乳腺癌诊治现状与争议

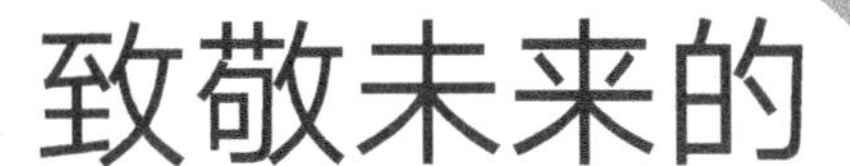

100个科学问题

主　编◎张　剑　李恒宇　聂建云

副主编◎叶松青　刘　蜀　罗　婷　韩兴华　李　薇

齐晓伟　王守满　熊慧华　郑亚兵　陈文艳

科学技术文献出版社

SCIENTIFIC AND TECHNICAL DOCUMENTATION PRESS

·北京·

图书在版编目（CIP）数据

乳腺癌诊治现状与争议：致敬未来的100个科学问题 / 张剑，李恒宇，聂建云主编. —北京：科学技术文献出版社，2023. 9（2024. 1重印）

ISBN 978-7-5235-0804-6

Ⅰ. ①乳…　Ⅱ. ①张…　②李…　③聂…　Ⅲ. ①乳腺癌—诊疗　Ⅳ. ① R737.9

中国国家版本馆 CIP 数据核字（2023）第 184825 号

乳腺癌诊治现状与争议——致敬未来的100个科学问题

策划编辑：孔荣华　帅莎莎　责任编辑：帅莎莎　责任校对：张吲哚　责任出版：张志平

出 版 者　科学技术文献出版社

地　　址　北京市复兴路15号　邮编 100038

编 务 部　(010) 58882938，58882087（传真）

发 行 部　(010) 58882868，58882870（传真）

邮 购 部　(010) 58882873

官方网址　www.stdp.com.cn

发 行 者　科学技术文献出版社发行　全国各地新华书店经销

印 刷 者　北京虎彩文化传播有限公司

版　　次　2023 年 9 月第 1 版　2024 年 1 月第 3 次印刷

开　　本　889 × 1194　1/16

字　　数　755千

印　　张　28.5　彩插6面

书　　号　ISBN 978-7-5235-0804-6

定　　价　138.00元

《乳腺癌诊治现状与争议——致敬未来的100个问题》

编　委　会

主　编：张　剑　李恒宇　聂建云

副主编：叶松青　刘　蜀　罗　婷　韩兴华　李　薇　齐晓伟　王守满　熊慧华　郑亚兵　陈文艳

编　委（排序不分先后）：

罗　婷　四川大学华西医院
张　璋　四川大学华西医院
钟晓蓉　四川大学华西医院
冯孟钠　四川大学华西医院
张　渝　四川大学华西医院
谭秋雯　四川大学华西医院
郑　丹　四川大学华西医院
谢钰鑫　四川大学华西医院
杨济桥　四川大学华西医院
王　浩　四川省肿瘤医院
罗红兵　四川省肿瘤医院
王　泽　无锡臻和生物科技公司
李恒宇　海军军医大学第一附属医院（上海长海医院）
江庆良　海军军医大学第一附属医院（上海长海医院）
刘湘林　海军军医大学第一附属医院（上海长海医院）
蒋英杰　海军军医大学第一附属医院（上海长海医院）
付　丽　上海科技大学 / 上海临床医学中心
王守满　中南大学湘雅医院
张克兢　中南大学湘雅医院
肖　志　中南大学湘雅医院
胡　煜　中南大学湘雅医院
聂建云　云南省肿瘤医院
黄　胜　云南省肿瘤医院
熊慧华　华中科技大学同济医学院附属同济医院
程　熠　华中科技大学同济医学院附属同济医院
赵艳霞　华中科技大学同济医学院附属协和医院
黄　乔　宜昌市中心人民医院
刘　蜀　贵州医科大学附属医院
罗　轲　贵州医科大学附属医院
任　宇　贵州医科大学附属医院
付玉梅　贵州医科大学附属医院
张　立　贵州医科大学附属医院
张永林　贵州医科大学附属医院
樊秀月　贵州医科大学附属医院
何明媛　贵州医科大学附属肿瘤医院
罗代琴　贵州医科大学附属肿瘤医院
李涛浪　遵义医科大学附属医院
吕俊远　遵义医科大学附属医院
李　勇　贵州省人民医院
罗晓清　贵州省人民医院
方延曼　贵阳市妇幼保健院
邹佳黎　贵阳市妇幼保健院
周富林　贵阳市妇幼保健院
丁　彧　贵阳市妇幼保健院
陈文艳　南昌市人民医院
陈小松　上海交通大学医学院附属瑞金医院

陈宏亮　复旦大学附属妇产科医院
徐　菲　中山大学肿瘤防治中心
易佩君　中山大学肿瘤防治中心
胡　泓　深圳市人民医院
张聚良　空军军医大学第一附属医院
邵　彬　北京大学肿瘤医院
叶松青　福建省立医院
李　薇　南京医科大学第一附属医院（江苏省人民医院）
王　珏　南京医科大学第一附属医院（江苏省人民医院）
黄　香　南京医科大学第一附属医院（江苏省人民医院）
孙春晓　南京医科大学第一附属医院（江苏省人民医院）
韩兴华　中国科学技术大学附属第一医院（安徽省立医院）
林　琳　中国科学技术大学附属第一医院（安徽省立医院）
宁　洁　安徽医科大学第一附属医院
王章桂　安徽省第二人民医院
张　燕　马鞍山市人民医院
杨清默　厦门大学附属第一医院
吕鹏威　郑州大学第一附属医院
陈　曦　中国人民解放军联勤保障部队第九〇〇医院
陈恩霖　中国人民解放军联勤保障部队第九〇〇医院
林航颖　中国人民解放军联勤保障部队第九〇〇医院
林伟伟　中国人民解放军联勤保障部队第九〇〇医院
林　云　中国人民解放军联勤保障部队第九〇〇医院
陈群响　中国人民解放军联勤保障部队第九〇〇医院
张焕林　中国人民解放军联勤保障部队第九〇〇医院
郭婉婷　中国人民解放军联勤保障部队第九〇〇医院
张　剑　复旦大学附属肿瘤医院
江一舟　复旦大学附属肿瘤医院
朱秀之　复旦大学附属肿瘤医院
王　晗　复旦大学附属肿瘤医院
林明曦　复旦大学附属肿瘤医院
金奕滋　复旦大学附属肿瘤医院
曾　铖　复旦大学附属肿瘤医院
郭　晴　复旦大学附属肿瘤医院
周　腾　复旦大学附属肿瘤医院
肖玉铃　复旦大学附属肿瘤医院
陈策实　昆明医科大学 / 云南省肿瘤医院
陈雯敏　昆明医科大学
齐晓伟　陆军军医大学西南医院
田　浩　陆军军医大学西南医院
郑亚兵　中国科学院大学附属肿瘤医院（浙江省肿瘤医院）
黄　圆　中国科学院大学附属肿瘤医院（浙江省肿瘤医院）
张子文　中国科学院大学附属肿瘤医院（浙江省肿瘤医院）
周济春　浙江大学医学院附属邵逸夫医院
王林波　浙江大学医学院附属邵逸夫医院
林茜茜　浙江大学医学院附属邵逸夫医院
康　夏　中国人民解放军西部战区总医院
李召卿　南昌大学第一附属医院
胡邓迪　温州医科大学附属慈溪医院
罗名鹏　浙江中医药大学第一临床医学院

序一

乳腺癌是一种常见的恶性肿瘤，从2023年发布的全球癌症统计数据结果来看，女性恶性肿瘤中乳腺癌的发病率居第一位、死亡率居第二位。中国的乳腺癌发病率也逐年上升，这也意味着我们需要更加关注乳腺癌的相关问题。作为医生，我们每天都在治疗具体的患者，但如何救治更多的患者，并且都能实现精准诊断、明确分型，像管理慢性病一样，让更多患者得以重获健康、回归有质量的生活，是立志“精诚”的“大医”要思考的问题。

我认为有责任的乳腺专科医生，也会是一位研究型医生。坚持践行“实验室—床旁”理念，要从核心临床问题中提炼科学问题，大胆假设，小心求证，依托相关实验室成果，自主设计发起IIT研究，搭建临床基础连接桥梁，进行精准治疗探索，让取得的科研成果再服务于临床实践。

近年来，复旦大学肿瘤医院乳腺外科结合数字病理和人工智能技术实现快速病理分型，将本中心首创的三阴性乳腺癌“复旦分型”“腔面型乳腺癌SNF分型”与临床研究紧密结合，实现新辅助和晚期乳腺癌研究的全覆盖。该研究模式下的系列临床试验正在顺利开展中，包括了SNF系列及FUTURE 2.0等平台型研究、FUTURE及MULAN等“伞型”研究。这些研究致力于解决局部晚期乳腺癌新辅助化疗方案单一且疗效不佳、激素受体阳性HER2阴性乳腺癌CDK4/6抑制剂耐药后治疗选择困难、晚期三阴性乳腺癌无药可用等临床治疗难题，并与病理科、精准中心和实验室密切协作，以快速探索新药在临床治疗中的价值，且紧密衔接启动后续多中心研究。

“一花独放不是春，百花齐放春满园”，面对复杂的病理机制和患者个体化的治疗需求，我们也希望更多的中国乳腺癌研究者探索乳腺癌的病理机制，以更好地治疗这一疾病。我欣喜地看到张剑、李恒宇、聂建云等教授组织国内众多乳腺癌领域的专家学者致力于乳腺癌的诊疗事业。

最后，作为临床医生和科研工作者，我们希望能够在乳腺癌治疗领域实现更加人性化、精准化的治疗模式。为此，我们建立了乳腺肿瘤精准治疗协作组（BCTOP），以提升乳腺癌治疗疗效、提高我国乳腺癌诊治水平为目的，通过开展多中心临床研究、开发新药及新技术为手段，期望能够推动乳腺癌领域的进一步发展。我们欢迎广大医疗和科研工作者关注并参与乳腺肿瘤精准治疗协作组的工作，共同致力于乳腺癌领域的研究和实践。希望中国乳腺癌研究逐渐屹立于世界乳腺癌研究的“潮头”，向世界发出“中国声音”、提出“中国方案”。通过我们的努力为乳腺癌治疗注入新的希望与活力，让每一位患者都能够早日康复，重获美好生活。

邵志敏

序二

乳腺癌已成为全球范围内女性健康领域最受关注的疾病之一。得益于国内外同道的不懈努力，乳腺癌的诊治在过去的数十年中取得了一系列令人瞩目的进展。如今，乳腺癌诊疗已迈入精准治疗和多学科综合治疗时代，新型诊断技术与治疗策略也不断涌现。作为肿瘤领域的临床医生和科研工作者，我们比以往任何时候都拥有更多、更强大的武器来与这一疾病作斗争。但仍需指出的是，乳腺癌的诊疗依然面临诸多挑战，如乳腺癌的耐药、复发转移等问题，仍然困扰着医学界。“雄关漫道真如铁，而今迈步从头越。”如何克服这些难题以进一步提升乳腺癌治疗的效果、改善患者的生存和生活质量始终是我们的初心和使命，也是我们未来持续奋斗的方向。

本书汇集了包括长江学术带乳腺联盟成员在内的众多知名专家学者在乳腺癌领域的经验和见解，系统性地总结了目前乳腺癌诊治领域的现状，并深入探讨了其中有争议性的问题。此外，本书还特别关注了乳腺癌诊治中涉及的新兴技术和前沿研究，并通过问答的形式对乳腺癌的未来发展方向进行了展望，为广大读者提供了前沿而全面的信息。

希望本书能为乳腺癌领域的广大医疗和科研工作者提供参考、指导和启发，推动乳腺癌诊疗的规范化和高质量发展，为构建健康中国贡献力量！

胡夕春

前言

在医学研究的道路上，我们时刻都在追寻真理，探索未知，尤其是对于乳腺癌这样一种严重威胁女性健康的疾病。乳腺癌的诊治一直是医学界关注的焦点。然而，关于乳腺癌诊治的参考文献虽已呈爆发式增长，但这似乎只能作为一个安慰，面对如此海量的研究数据，我们依旧陷入困惑，因为我们对乳腺癌诊治结果有着更高更远的需求。这无疑是乳腺癌领域工作者必须面对的巨大的时代挑战。

知识的岛屿越大，无知的海岸线便也越长，无奈便也越多。然而，对于我们急于攻克的对象，了解的多总是要比了解的少好。如今，科技的进步和研究的深入正推动着乳腺癌诊治的发展，我们通过科学手段不断探究乳腺癌的疾病本质和发生机制，提出了许多新的诊断方法和治疗策略。但我们仍然陷于一定的困惑之中，这虽然给我们带来了些许无力感，并不意味着我们应该掩饰这种缺陷、回避这些争议。相反，我们应该正视它，将其视为科学探索的动力，推动乳腺癌诊治工作不断向内深入、向前发展。

本书针对乳腺癌，归纳出诊治现状、寻找出叩启出未来之问。我们邀请了乳腺癌各领域的知名专家学者，对每个专题进行了深入而全面的梳理分析。我们希望通过提出一系列亟待未来解决的100个关键问题，给到广大乳腺癌工作者研究方向上的提示，以期早日获得答案，最终使患者获益。这些关键问题涵盖了乳腺癌的早期诊断、分子分型、预后评估、治疗策略、基础转化等多个方面。事实上，有争议的问题远不止100个，篇幅原因不能更多呈现，我们其实更希望通过这本书来引发读者的思考，因为我们相信，只有通过不断的追问和探索，才能够更好地理解乳腺癌的本质，才能找到更精准有效的诊治对策。

我们要向所有对乳腺癌基础研究和临床诊治做出贡献的科学家、医生和患者致敬。正是因为你们的努力和奉献，才大大改善了乳腺癌的诊治现状，极大地提高了乳腺癌患者的远期生存。愿我们努力完成的这本书，不仅能使新进乳腺癌领域的医疗从业者迅速地掌握目前的诊治格局，也能使业界资深人士对未来研究方向拥有良好判断和浓厚兴趣，最终为乳腺癌相关领域带来新的思路和突破。

最后，让我们一起踏上这段探索之旅，致敬未来的科学，为乳腺癌诊治的进步贡献我们的智慧和力量。我们相信，共同努力解决现有争议就可以迎来一个更加光明的未来，让乳腺癌不再是威胁女性健康的恶魔，而成为我们战胜的对象。愿本书能成为乳腺癌诊治领域的重要参考工具书，推动我们迈向一个更加健康和美好的明天。

由于乳腺癌领域进展迅速、资料繁多，又因时间和能力受限，本书难免有错漏之处，敬请读者斧正。

张剑　李恒宇　聂建云

目录

第一篇　乳腺癌的诊断

第二篇　乳腺癌的基因相关问题

第三篇　乳腺癌的外科治疗

第四篇　乳腺癌的放射治疗

第五篇　乳腺癌的内分泌治疗

第六篇　乳腺癌的化学治疗

第七篇　乳腺癌的抗 HER2 治疗

第八篇　乳腺癌的靶向和免疫治疗

第九篇　乳腺癌的新辅助治疗

第十篇　乳腺癌的支持康复及特殊人群诊治

第十一篇 乳腺癌的临床研究

第十二篇 乳腺癌的基础与转化研究

第一篇　乳腺癌的诊断

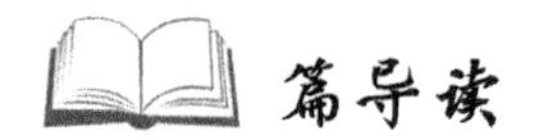

篇导读

本篇对乳腺癌病理、分子及影像诊断的现状、争议及未来发展等内容进行了系统性讲述，期望通过对病理、分子和影像这三大乳腺癌诊断手段的多维度解读，为读者构建乳腺癌诊断模式的基础框架，并在此基础上展现乳腺癌诊断的前沿进展。

乳腺癌分子诊断的现状、争议、未来之间一章从标本前处理、冰冻及石蜡切片病理诊断、新辅助治疗后评估到基因检测等多方面的问题都给予了较为详细的阐述和解答，阐明了较多困扰临床医生及病理医生的问题。随着高通量基因检测技术的发展和“精准医疗”概念的深入，作为乳腺癌诊断模块中极为重要的分子诊断也在不断发展，以契合临床诊疗需求。乳腺癌多基因检测 / 预后工具通过数值化的客观指标辅助病理诊断及临床诊治，将为患者的治疗方案的选择带来更多的益处。“Oncotype DX”“MammaPrint70”“PAM50”等基因检测工具已成为临床的重要辅助决策手段。尤其对于仅根据临床分期或病理特征难以选择治疗手段的患者，分子诊断从基因表达层面提供了更加个体化的决策方式。因此本章节对乳腺癌领域分子诊断策略进行了系统性回顾，以期作为低年资临床医师或基层医院医师应用分子诊断的细致参考。同时，本章节系统性地探讨了乳腺癌临床诊疗中的常规影像评估手段，详细梳理了X线、彩超、CT和MRI等多种影像学检查方式在乳腺疾病诊断中的成像特征、适用范围与价值，为临床医师及非乳腺亚专业影像科医师提供了丰富的乳腺癌影像诊断基础知识。

尽管目前对于乳腺癌诊断已有相对明确的综合诊断模式，但在繁杂的临床工作中仍然存在部分诊疗争议，缺乏统一的指导意见。如术中冰冻和石蜡切片评估切缘的优劣；切缘处存在导管上皮非典型增生（atypical ductal hyperplasia，ADH）时，临床医生需如何处理；前哨淋巴结的病理评估等。此外，对于罕见疾病诊断标准的统一，特殊类型乳腺癌组织学分级的必要性，生物标志物的阈值等也均存在争议。在临床实践中，临床医生与病理医生针对上述争议需要加强沟通，共同商议诊治方案。而影像及分子检查领域目前也存有争议，如新辅助治疗疗效影像评估及分子诊断中临界值的选择等问题，希望可以为本领域临床医师及研究者们提供探索的新思路和新方向。

尽管各种诊断方式在临床应用中仍存在疑义，但随着病理、分子和影像诊断技术的进步，未来乳腺癌诊断正朝着从“宏观”到“微观”、从“粗放”到“精准”、从“人工”到“智能”的方向发展，以适应临床个体化诊疗的发展趋势。精准治疗时代，高通量基因检测与人工智能的双重加持为乳腺癌的综合诊断带来了前所未有的机遇，乳腺癌诊疗技术的进步也为该疾病科学合理的全程管理提供了必要保障。本篇章介绍的诊断策略不一定适用于所有临床实践，需要读者结合实际情况进行辩证分析。或有不尽之处，欢迎各位同道批评指正。

罗婷

第一章　乳腺癌病理诊断的现状、争议、未来之问

第一节　病理诊断的现状

一、标本前处理对乳腺病理诊断具有重要的影响

大多数浸润性乳腺癌（invasive breast carcinoma，IBC）可表现或触诊为非常明显的肿块，具有不规则的蟹足状轮廓或结节状形态，肿瘤边缘通常缺乏清晰的边界。多数浸润性癌质中偏硬，切面可有沙砾感。然而，一些 IBC，包括新辅助治疗的病例，肿瘤可能非常不明显，需要在大体检查和组织取材时与影像形态紧密联系。

（一）概述 - 乳腺标本取材

大体评估应包括对影像结果的预览，以便为取材时评估病变的数量、核对肿瘤大小、肿瘤内标志物 / 钛夹及其位置提供关键信息。较大标本的放射照片有助于识别钛夹、钙化和提供其他线索，以指导大体检查。理想情况下，手术标本应该进行不同的墨汁染色，并以 0.5 ～ 1 cm 组织厚度连续切开乳腺，以确保充分固定和可检测到较小的浸润性癌病灶。乳腺癌组织的充分取材是为更准确地评估肿瘤 T 分期。大体检查中，相邻的两个肿物之间的取材也很重要，有利于病理医生结合镜下组织学形态，证明它们是真正的多发性肿瘤还是一个较大的肿瘤，以便进行分期。当病变的范围或大小在大体上不明显时，通常需要对较大病变组织多处取材，将组织块合并对应绘图。对新辅助治疗后的标本尤其如此，因为更难触及残留的肿瘤病灶，并且可能只存在纤维疤痕区域（除了无反应或最小反应的情况外）。另一个需要广泛取材的病变类型是以导管原位癌（ductal carcinoma in situ，DCIS）为主要成分的肿瘤，多数或全部病灶送检取材便于识别微浸润性病灶。皮肤溃疡、乳头病变和存在分离的皮肤结节的大体评估对肿瘤分期也很重要。对于大体表现为明显占位性病变的癌，应记录病灶与切缘之间的距离，并对切缘进行取样以镜下评估切缘是否受累。

（二）标本前处理流程及意义

组织从离体到最后的病理标本切片，将经过固定、脱水、浸蜡等多个步骤，每一个步骤都会影响到最终的病理诊断结果。其中影响诊断结果的因素主要包括组织缺血时间、固定及包埋后蜡块的标准储存，部分还有脱钙因素。外科医生或超声医生穿刺取出标本的时间、放置于固定剂中的时间，以及标本取材前的固定时间，均应记录下来。肿瘤从体内取出到放置于固定剂中的时间又称为冷缺血时间（cold ischemia time），其与样本固定时间均可影响肿瘤标志物检测的准确性、病理医生对浸润性癌分级和淋巴血管侵犯的评估。

乳腺癌的治疗已经进入了精准医疗和个体化治疗的时代，新型药物的出现为乳腺癌患者提供了更多治疗的选择，但同时也给病理诊断带来了一些挑战。目前与乳腺癌预后评估和治疗相关的免疫组织化学（immunohistochemistry，IHC）和分子检测指标包括雌激素受体（estrogen receptor，ER）、孕激素受体（progesterone receptor，PR）、人表皮生长因子受体 2（human epidermal growth factor receptor 2，HER2）及增殖标志物 Ki-67，*NTRK* 融合，PI3K/Akt/mTOR 通路突变，*ESR1* 突变；免疫治疗指标有 PD-L1，MSI，TMB 及以

遗传性乳腺癌*BRCA1/BRCA2*为主的多基因检测等。这些蛋白及分子检测，都是建立在规范的标本前处理的基础上。进行规范的标本前处理是乳腺癌精准检测的前提。

（三）肿瘤标志物（ER、PR及HER2）检测要求

病理科应加强临床病理沟通，重视组织标本的制备。

1. 用于肿瘤标志物检测的标本类型

手术切除标本；粗针穿刺活检标本；麦默通活检标本；大于100个癌细胞的细胞学标本。

2. 标本的固定

所有乳腺癌标本离体后都应尽快固定（1小时内）。固定时应将标本每隔0.5～1 cm切开，并可在组织间嵌入纱布或滤纸等物。固定液量与所浸泡组织的比例应足够，小标本要求至少为10 ：1。固定时间以6～72小时为宜（彩插1）。

3. 固定液类型

4% 中性甲醛（10% 中性福尔马林）固定液，pH值范围在7.0～7.5。

4. 组织切片的检测要求

未染色的切片置于室温下时不宜超过6周，以防抗原丢失；用于IHC染色的切片厚度以3～5 μm为宜，原位杂交（in situ hybridization，ISH）法以4～5 μm为宜；完成检测后，IHC和亮视野原位杂交的切片可按常规长期保存，荧光原位杂交技术（fluorescence in situ hybridization，FISH）结果应立即采图存档并长期保存，FISH切片建议于–20 ℃保存至少3个月，以供备查；各种检测方法均应有苏木精–伊红（hematoxylin-eosin，HE）染色切片作为比对。

（四）标本前处理对乳腺病理检查的影响

1. 冷缺血时间对组织形态的影响

研究显示，标本从离体到固定的时间应控制在1小时以内。当冷缺血时间超过2小时，会出现细胞质收缩，核质比升高，细胞核内染色质透明和（或）边集等情况。肿瘤细胞失去黏附性，容易与淋巴造血系统肿瘤相混淆。当冷缺血时间超过4小时，肿瘤细胞会出现收缩的假象，与间质分离，形成假性微乳头状结构。当冷缺血时间超过8小时，可能会导致肿瘤细胞与成纤维细胞难以鉴别，更有甚者可能会出现肿瘤细胞的自溶。

2. 缺血时间对免疫组织化学检测的影响

细胞膜的标志物，如E-cadherin、表皮生长因子受体（epidermal growth factor receptor，EGFR）的免疫组织化学评分在延迟固定2小时后开始下降；细胞质的标志物在延迟固定4小时后，染色质量会明显变差，这与细胞质的空泡化有关；细胞核的标志物在延迟固定4～8小时后，免疫组织化学评分明显降低。FISH检测样本的缺血时间要控制在1小时之内。缺血时间在24小时之内，对PCR检测结果的影响没有显著差异。

3. 组织固定对免疫组织化学检测的影响

（1）组织的固定处理情况对检测结果影响较大。推荐使用10% 的中性福尔马林浸泡固定。有研究提出可以在0.5% 或1% 缓冲福尔马林中进行微波加速固定。但对于加速固定是否能产生与浸泡固定相似或更好的效果，目前的研究尚有争议。中性福尔马林的渗透性较低，室温下为1～3 mm/h。中性福尔马林一方面可以保护组织的蛋白核酸不降解；另一方面它可能使组织的DNA发生断裂交联、剪切改变，甚至在二代测序时出现假突变。尽管有文献提到低温可以缓冲福尔马林对核酸的破坏，但是降低温度会导致固定剂的渗透性降低，需要延长固

定时间才能达到充分固定。

（2）组织固定时间对样本检测也十分重要。激素受体（hormone receptor，HR）的免疫组织化学研究结果显示，过长的固定时间（大于 72 小时）会导致检测结果的假阴性；固定时间不足（小于 6 小时）则会导致组织抗原表达的异质性。

4. 蜡块储存对样本检测的影响

关于蜡块储存多少年会对形态产生不良的影响，目前尚没有报道。病理科蜡块的储存期限为 15 年。保存超过3年的蜡块，核抗原就有可能减弱；用于蛋白提取的蜡块不能超过10年；用于DNA检测的蜡块不应超过5年；一般来说 RNA 检测与 DNA 检测的要求大致相同，但应用于 RNA 检测的蜡块尽量选择 1 年之内的。若已制成切片，在室温下保存不可超过 3 个月；在 4 ℃或 –80 ℃保存，可以适当延长时间。

5. 组织处理标准化

综合以上乳腺标本前处理，所有乳腺标本离体之后应尽快固定（≤ 1 小时，粗针穿刺样本≤ 30 分钟）。当送检的淋巴结≥ 2 cm 时，应该切开被膜固定。当组织较大时，固定时应将标本每隔 0.5 ～ 1.0 cm 切开，并在中间嵌入纱布或滤纸，以保证固定液充分渗入。取材组织块大小以 1.5 cm × 1.5 cm × 0.3 cm 为宜。固定液选用 10% 的中性福尔马林溶液。固定液与所浸泡组织的比例至少为 10 ： 1，固定时间为 6 ～ 72 小时。固定温度以 22 ～ 37 ℃最佳，当室温低于 10 ℃时应适当延长固定时间。对固定的环节进行监控，其中包括固定液的浓度及固定液的 pH 值。应每天更换各装载标本容器中的固定液。

二、乳腺标本的冰冻－石蜡符合率及术中冰冻临床病理沟通要点

手术中的冰冻切片病理检查，简称冰冻，是高年资病理医生对手术中切下的病变组织做出初步诊断，指导临床医生对患者的手术方式，避免或降低患者二次创伤的风险。术中冰冻由于时间紧迫、送检标本存在局限性等因素，导致冰冻诊断不能达到术后石蜡切片诊断的精确效果。冰冻检查只能作为术中指导手术方案的参考诊断，最终诊断仍以石蜡病理诊断为准。基于以上原因，首先需要临床医生知晓并理解的内容包括乳腺术中冰冻的适应证、冰冻与石蜡诊断不符的表现及其可能的原因。

（一）乳腺术中冰冻的适应证

乳腺术中冰冻的适应证主要包括以下几方面：①择期手术时，需要确定病变性质（肿瘤 / 非肿瘤，良性 / 恶性），以决定手术方案；②评估手术切缘情况；③评估恶性肿瘤的扩散情况，包括有无前哨淋巴结转移。对于确定病变性质来说，粗针穿刺活检具有非常突出的优势。与之相比，术中冰冻存在很多的局限性，如制片假象多、对医生及技术人员专业能力水平要求高等。因此建议临床医生对于穿刺活检能够解决的问题，尽量不要做术中冰冻（表 1-1-1）。

表 1-1-1 粗针穿刺活检与术中冰冻比较

粗针穿刺活检	术中冰冻
选择性取材，多角度穿刺，与术后病理诊断一致性高	选择性取材，需要经验
创伤小	创伤较大
组织形态真实，可行免疫组织化学辅助诊断	假象多，对诊断医生及制片技术员专业水平要求高，多数单位未开展术中免疫组织化学辅助诊断
便于疑难病例会诊及充分补充病史	时间紧，会诊困难，了解病史受限
	乳头状病变、脂肪组织、可疑淋巴瘤及软组织病变等不宜进行术中冰冻诊断

（二）术中冰冻存在的局限性

①取材局限性：术中通常只能选取1～2块可疑病变组织进行制片观察，由于不能充分反映标本全貌和本质，有可能会造成与术后病理诊断结果不一致的情况。②技术局限性：冰冻切片是将新鲜组织快速低温冷冻，使组织变硬易于切片，其厚度是石蜡病理切片厚度的2～3倍，因此诊断的准确率会受到影响。③诊断局限性：冰冻后的组织或者细胞变形会影响诊断。④诊断时间限制：部分病变的良恶性、组织来源、是否为浸润性病变等需要通过免疫组织化学染色、分子病理等检测手段进行辅助诊断和鉴别诊断，这些无法在术中冰冻时进行。⑤病理医生的诊断水平及经验具有差异性。

（三）冰冻与石蜡不符的表现及其可能的原因

1. 保乳切缘由阴性升级为阳性

乳腺切缘富含脂肪组织，实质成分不规则地穿插其中，密度不同，切片困难，脂肪易和恶性病变在冰冻切片一起丢失，造成假阴性结果。

2. 前哨淋巴结阴性升级为微转移甚至宏转移

有研究报道，前哨淋巴结术中冰冻诊断（包括导管癌和小叶癌）假阴性率高达4.9%，假阳性率为0。①经典型浸润性小叶癌的淋巴结转移：经典型浸润性小叶癌细胞体积仅比淋巴细胞稍大，低级别核，细胞质较少，黏附性差，散在分布（彩插2）。在淋巴结HE切片中很难辨认这些散在的肿瘤细胞与淋巴细胞，建议使用CK标记免疫组织化学进行鉴别。然而在术中冰冻时，由于时间紧，任务重，无法使用免疫组织化学，容易造成假阴性结果。②术中冰冻诊断新辅助化疗后淋巴结状态：由于治疗后的淋巴结间质反应及肿瘤细胞的形态学改变，导致纤维细胞、内皮细胞、肿瘤细胞与组织细胞间难以辨认。

3. 良性病变升级为恶性

良性病变升级为恶性的原因包括冰冻取材未取到恶性病变区域、病变本身的复杂性、技术制片假象及诊断经验不足等。其中最常见的是病变本身的复杂性，如复杂硬化性病变合并小叶癌、恶性叶状肿瘤的异质性。

在临床实践中，临床医生应该正视术中冰冻的局限性，并且严格把握术中冰冻的适应证，与患者及家属进行充分的告知及术前沟通。

三、前哨淋巴结：病理报告规范和诊断难点

前哨淋巴结（sentinel lymph node，SLN）是乳腺癌原发肿瘤区域淋巴结中特殊的淋巴结，为原发肿瘤发生淋巴结转移的第一站。由于前哨淋巴结无转移时，其他淋巴结发生跳跃性转移的概率较小，所以前哨淋巴结活检可以有效地判断肿瘤是否发生区域淋巴结转移。乳腺癌前哨淋巴结活检已逐渐取代传统的腋窝淋巴结清扫（axillary lymph node dissection，ALND）来评估早期乳腺癌患者的区域淋巴结情况，前哨淋巴结活检阴性者可避免进行腋窝淋巴结清扫。乳腺癌的外科处理中，临床医生会根据前哨淋巴结的病理诊断结果，结合临床实际情况，最终做出手术及后续治疗的具体方案。对于前哨淋巴结，目前的病理检测方式有活检、术中快速诊断和（或）印片细胞学、术后石蜡诊断。

（一）术中SLN病理评估的方法主要包括术中冰冻切片和术中细胞印片

1. 术中冰冻切片

术中冰冻切片是将每片组织制成冰冻切片行病理评估。术中冰冻切片的优点是诊断特异性好，能够避免因

假阳性而造成不必要的腋窝淋巴结清扫；缺点是组织损耗，用时长，费用较高，且难以评估脂肪化的淋巴结等。术中冰冻规范取材的方法是连续切分方法，垂直淋巴结长轴，依次间隔 2 mm 切开；仔细检查每片组织上是否存在肉眼可见的转移灶；所有切面均需送检评估（彩插 3）。术后石蜡病理评估：每个蜡块至少切 1 张切片。

2. 术中细胞印片

术中细胞印片是对每个切面行细胞印片。推荐巴氏染色和 HE 染色。术中细胞印片的优点是可保全整个淋巴结组织，对组织无损耗，可对淋巴结的不同切面进行取材，价廉，所需时间短，制作流程简单；缺点是在印片的高细胞密度背景下辨认出分散的癌细胞（如小叶癌）有一定难度。术中细胞印片有很好的诊断特异性，但其诊断敏感性受多种因素的影响。

（二）SLN 转移灶类型判定标准

转移灶的位置不影响宏转移（macrometastasis）、微转移（micrometastasis）及孤立肿瘤细胞（isolated tumor cell，ITC）的诊断。转移灶可位于淋巴结内、累及被膜或侵犯淋巴结外脂肪；转移灶伴间质纤维反应时，转移灶大小应为肿瘤细胞和相连纤维化病变的长径。

1. 宏转移

宏转移（彩插 4A）：淋巴结内存在 1 个以上＞ 2 mm 的转移癌病灶。仅依据前哨淋巴结活检（sentinel lymph node biopsy，SLNB）分期或 SLN 加非前哨淋巴结（non SLN，nSLN）＜ 6 个，加标记（sn），如 $pN_{1(sn)}$；SLN ≥ 6，不再另加标记（sn）。

2. 微转移

微转移（彩插 4B）：转移癌病灶最大直径＞ 0.2 mm，但不超过 2 mm。记录只发现微转移（无宏转移）的淋巴结数目，标记为 pN_{1mi} 或 $pN_{1mi(sn)}$。存在多个转移灶时，测量最大转移灶的最大直径，不能累计计数。

3. 孤立肿瘤细胞

孤立肿瘤细胞（彩插 4C 和彩插 4D）：淋巴结转移灶≤ 0.2 mm，或单张组织切片不连续或接近连续的细胞簇≤ 200 个肿瘤细胞。淋巴结不同纵 / 横切面或不同组织块不能累计计数。通常没有或很少组织伴有间质反应；可通过常规组织学或免疫组织化学检出。记录 ITC 受累淋巴结数目，标记为 pN_0（i+）或 pN_0（i+）(sn)；使用分子生物学技术（实时定量 PCR）检出组织学阴性淋巴结的微小转移灶，标记为 pN_0（mol+）。未经新辅助治疗，仅有 ITC 的不作为 pN 分期阳性，记录为 pN_0（i+）。

（三）SLN 不同转移类型的处理

1. 宏转移

ALND 是标准治疗模式。对于未接受过新辅助治疗的临床分期为 $T_{1\sim2}$ 期、临床腋窝淋巴结为阴性、病理学检查发现 1 ～ 2 枚 SLN 宏转移且会接受后续进一步辅助全乳放疗及全身系统性治疗的保乳患者，可免除 ALND。对于接受乳房切除术、存在 1 ～ 2 枚 SLN 宏转移的患者，如果 ALND 获得的预后资料不改变治疗决策且患者同意不行 ALND，腋窝放疗可以作为 ALND 的替代治疗。

2. 微转移

ALND 可导致 15% 的患者分期提高，7% 的患者辅助治疗方案改变。SLN 微转移患者接受保乳治疗（联合放疗）时，可不施行 ALND。SLN 微转移且后续仅行乳房全切除术而无放疗时，大多数中国专家的意见倾向于对腋窝的处理等同于宏转移患者。

3. ITC

目前认为ITC与微转移患者一样可以通过辅助全身治疗获益。但ITC患者即使不接受腋窝治疗，其腋窝复发率也并无显著升高，故不推荐常规实行ALND。

（四）新辅助治疗后淋巴结的状态

新辅助治疗后淋巴结的状态是影响患者预后的重要因素。有治疗相关反应的淋巴结数量与患者术后腋窝辅助放疗决策相关。新辅助治疗后淋巴结的分期（ypN分期）原则与pN分期相同。ypN分期仅测量最大的连续残留病灶，任何治疗相关的纤维化不应包含在内。对于新辅助治疗后的淋巴结需要评估和报告淋巴结是否有治疗相关反应（如癌细胞退变、胶原化、纤维化或组织细胞反应等）。要仔细辨认新辅助治疗后淋巴结的4种状态，并且详细记录每一种状态的淋巴结个数（表1-1-2）。特别需要诊断出没有肿瘤细胞但伴有治疗后改变的类型，因为它往往提示淋巴结在治疗前可能有肿瘤细胞转移，且对新辅助治疗敏感。

表1-1-2　新辅助治疗后淋巴结状态

	淋巴结状态及其数量
无肿瘤细胞	伴治疗后改变
	无治疗后改变
有肿瘤细胞	伴治疗后改变
	无治疗后改变

新辅助治疗后淋巴结中出现孤立肿瘤细胞群（ITCs），记录为ypN_0（i+）。如果原发灶无浸润性癌残留，仅有ITCs，也不能判定为病理学完全缓解（pathologic complete response，pCR）。这种情况下ITCs多代表宏/微转移灶治疗后的降期而非真正的ITCs。

（五）前哨淋巴结病理诊断难点

1. 取材难点

术中冰冻取材制片困难、组织损耗、用时长、工作量大，而且难以评估脂肪化的淋巴结。送检淋巴结的数量要求不超过6枚，97%的阳性淋巴结被发现在送检的前3枚中；新辅助治疗后的病例，淋巴结送检要求3枚以上。

2. 病理报告难点

假阴性率可高达13.3%。新辅助化疗后，假阴性率明显增加。当原发灶为导管原位癌、小叶癌时，仅进行组织学诊断可能漏诊。因此在加强与临床沟通、多学科讨论的同时，建议可辅助免疫组织化学（如CK）、分子检测（如RT-PCR检测CK19、*mammaglobin*基因表达、Gene Search）等辅助诊断。

四、乳腺微浸润性癌：病理学诊断难点和临床意义

乳腺微浸润性癌（microinvasive carcinoma）T_{1mic}：指癌细胞突破基底膜浸润至邻近组织，其浸润灶的最大直径≤1 mm。乳腺微浸润性癌往往发生在原位癌基础上，特别是在体积大、范围广、级别高的原位癌周围。

微浸润性癌为肿瘤早期的浸润状态，其特点为①浸润灶：范围小（单个、簇状、巢状、条索状、团片状细胞）、成分少（连续切片难以找到）；②肿瘤微环境常表现为淋巴细胞浸润和纤维间质反应。出现微浸润性癌时，应在报告中注明，并测量微浸润灶最大直径。单灶性微浸润指单灶浸润，最大直径≤1 mm；多灶性微浸润指多灶浸润，最大直径≤1 mm，浸润灶大小不可累加，需在报告中注明多灶性微浸润（彩插5）。

（一）诊断难点

乳腺微浸润性癌病灶微小、易漏诊，连续切片病灶可能消失；原位癌累及小叶或小叶癌化、累及腺病，放射状瘢痕，硬化性病变均易造成误诊；需注意间质纤维化，腺管扭曲疑似假浸润；人为因素导致的假浸润现象，如穿刺导致上皮异位及送检组织存在挤压、烧灼等情况。

（二）临床意义

微浸润性癌的死亡率、治疗模式及预后与较小的早期浸润性癌（$T_{1a} \leq 1$ cm）相似。微浸润性癌的高危因素主要包括多灶性、原位癌大小＞ 5 cm、HER2 阳性、ER 阴性、Ki-67 指数高、级别高、伴有坏死等。

五、乳腺癌的组织学分级：病理诊断规范及仍然存在的问题

浸润性乳腺癌的预后评估是结合肿瘤大小、淋巴结状态和组织学分级的综合分析，规范化病理报告应该对所有非特殊类型的浸润性乳腺癌都进行组织学分级。浸润性乳腺癌组织学分级建议采用 Nottingham 分级系统。

（一）病理规范化报告

1925 年，Greenough 根据腺管形成等 8 个参数首次提出了较为完善的乳腺癌组织学评分系统，经过 3 次改进与发展，2003 年 Nottingham 分级系统作为浸润性乳腺癌的标准组织学分级系统被 WHO 采纳，并沿用至今（表 1-1-3）。

1. Nottingham 组织学分级评分

病理医生对腺管结构比例、细胞核多形性及核分裂象计数三个指标分别进行评分：总分 3 ～ 5 分，组织学分级为 Ⅰ 级（G_1：高分化）；6 ～ 7 分，组织学分级为 Ⅱ 级（G_2：中分化）；8 ～ 9 分，组织学分级为 Ⅲ 级（G_3：低分化）（彩插 6）。为了规范评分与病理质控的需要，建议将各项得分分别报告，如“浸润性乳腺癌，非特殊型，评分 3+2+1=6 分，中分化”。

表 1-1-3　Nottingham 组织学分级半定量评分表

特征	评分	最终分级
腺管形成的比例		
＞ 75%	1	
10% ～ 75%	2	
＜ 10%	3	将三项分值相加 G_1：3 ～ 5 分 G_2：6 ～ 7 分 G_3：8 ～ 9 分
细胞核的多形性		
小且规则一致	1	
中等大小	2	
大而多形	3	
核分裂象计数		
根据显微镜视野大小评分	1 ～ 3	

（1）腺管形成的比例。腺管指中央为真性腺腔、癌细胞在周围有极向地环绕排列所形成的管腔结构。腺管形成的比例＞ 75%，评为 1 分；10% ≤腺管形成的比例≤ 75%，评为 2 分；腺管形成的比例＜ 10%，评为 3 分。值得注意的是，缺乏肌上皮的浸润性癌其腺管结构形态多样，可以是成角的或狭长的腺管形态，腺管中也可有上皮搭桥形成，甚至形成筛孔样结构。

（2）细胞核的多形性。参照正常乳腺上皮细胞核评判肿瘤细胞核的大小及核的多形性。评估核的多形性

时，应注意选取多形性更为显著的浸润性癌区域。

（3）核分裂象计数。浸润性癌的病理性及非病理性核分裂象均应纳入计数。计数时需要注意①在细胞丰富、形态保持良好的区域中选取增殖活性最高处计数；②在核分裂象最活跃区计数10个40×的高倍视野，并将计数数值累加。病理医生需注意不同的显微镜视野直径不一样，故应使用对应的核分裂象计数截断值标准[视野直径（FD）= 视场数（FN）/ 物镜放大倍数]。

2. Nottingham组织学分级应用注意事项

分级系统仅针对浸润性乳腺癌，不包括原位癌；新辅助治疗前的标本，建议分级；良好的组织固定是镜下精确评估的首要前提。

3. 乳腺原位癌的分级

乳腺导管原位癌的分级主要是细胞核分级，诊断标准如下。①低核级导管原位癌：由小而一致的癌细胞组成，呈僵直搭桥状、微乳头状、筛状或实体状结构；细胞核大小一致，染色质均匀，为1.5～2倍红细胞大小，核仁不明显，核分裂象少见。②中核级导管原位癌：形态介于低核级和高核级导管原位癌之间，细胞的大小、形状、极性有中等程度差异；染色质粗细不等，可见核仁、核分裂象，可出现点状坏死或粉刺样坏死。③高核级导管原位癌：由高度不典型的细胞组成，形成微乳头状、筛状或实体状；细胞核多形性明显，＞2.5倍红细胞大小；癌细胞排列缺乏极性，染色质粗块状，核仁明显，核分裂象多见；管腔内常出现伴有大量坏死碎屑的粉刺样坏死，但腔内坏死不是诊断高级别导管原位癌的必要条件；有时导管壁衬覆单层细胞，但细胞高度异型，也可以诊断为高核级导管原位癌。

（二）乳腺癌组织学分级应用仍然存在的问题

1. 影响组织学分级评估可重复性的细节

在组织学分级评估中，由于存在病理医生主观判断，很难达到量化和可重复性，如假性腺管误判为真性腺管，以正常上皮细胞作为参照的医生个体判读差异，对核分裂象的识别是否正确等。由于正常乳腺上皮受激素状态的影响会出现各种各样的变化，大汗腺化生的腺上皮细胞核与萎缩的腺上皮细胞核可相差数倍以上，因此有学者提出，也可以用间质中的淋巴细胞作为细胞核大小的参照。

2. 肿瘤异质性造成组织学分级困难

肿瘤异质性造成的组织学分级困难可见于如下情况。①粗针穿刺标本取材的局限性：穿刺病变组织过少，无法进行充分的核分裂计数以实现规范化的分级；②全切肿瘤标本内肿瘤异质性：手术切除标本内不同肿瘤区域、同一张切片的不同区域都可能存在高分化与低分化共存的状态；③核多形性的评估：应选取多形性更为显著的浸润性癌区域进行评估，且目前多形性明显的区域应占整体肿瘤的比例仍需要明确的界定。

3. 新辅助治疗后残余浸润性癌的组织学分级

新辅助治疗后，肿瘤细胞可能会发生治疗后核级变化，如新辅助治疗后细胞核的异型性增高，应结合新辅助治疗前穿刺组织中浸润性癌的形态，有利于判定治疗后肿瘤核级增高是穿刺与术后标本异质性差异还是治疗反应所致。

六、石蜡病理参数指导乳腺癌预后预测评估

传统的临床病理指标包括患者年龄、肿瘤大小、淋巴结状态、肿瘤类型、肿瘤级别、脉管侵犯、皮肤乳头侵犯、核分裂象、切缘情况等。

（一）传统的临床病理参数

1. TNM 分期

基于肿瘤浸润灶大小、淋巴结状态和有无远处转移进行的 TNM 分期是乳腺癌独立的预后预测因子。一项评估 TNM 分期和 5 年生存率关系的研究显示，乳腺癌 5 年生存率总体约为 79%，从早期（$T_1N_0M_0$）患者的 98% 到晚期转移患者的 18%。

2. 组织学分级

组织学分级代表肿瘤的分化程度。在乳腺癌中，基于 Nottingham 评分系统可将乳腺癌组织学分级分为 1、2、3 级（表 1-1-3），是评估浸润性乳腺癌患者强有力的预后预测指标，是乳腺癌患者无病生存的独立预测因子，也是独立于肿瘤分期的重要预测因子。即使乳腺癌研究进入分子时代、纳入基因表达谱标记后，组织学分级仍是乳腺癌重要的预后决定因素及临床选择辅助化疗的参考指标。

3. 乳腺癌组织学类型

因乳腺癌的不同组织学类型预后不同，临床工作中应对特殊类型乳腺癌进行报告。①预后好或良好的乳腺癌类型：纯的小管癌、筛状癌、纯的黏液癌、黏液性囊腺癌、伴有极性翻转的高细胞癌等；②预后较差的乳腺癌类型：浸润性微乳头状癌（invasive micropapillary carcinoma，IMPC）、高级别化生性癌等。

4. 切缘状态

早期浸润性乳腺癌患者是否完整切除肿块是影响局部复发的重要因素，实现乳腺癌切缘阴性可降低患者局部复发风险。

5. 脉管侵犯

肿瘤脉管侵犯常见于肿瘤周围 1 mm 内。肿瘤周围的脉管侵犯与局部复发和总生存率均有显著的相关性。对于淋巴结阴性且同时缺乏其他高危因素的患者，是否存在脉管侵犯对于临床的治疗选择非常重要。对于淋巴结阳性的患者，判断是否存在脉管侵犯同样有必要，其作为独立的预后因素影响评估。

（二）具有预后意义的最新形态学参数

间质反应模式和肿瘤微环境成分变化极大，可能表现为富含淋巴细胞的间质；或表现为间质内丰富的成纤维细胞增生，较少结缔组织成分；或表现为间质明显的透明变性。

1. 肿瘤浸润淋巴细胞

肿瘤中的免疫细胞浸润称为肿瘤浸润淋巴细胞（tumor infiltrating lymphocyte，TIL）。TIL 是指单核淋巴细胞浸润肿瘤及其间质，反映宿主对肿瘤的免疫反应，可预测三阴性乳腺癌（triple negative breast cancer，TNBC）和 HER2 阳性乳腺癌的新辅助治疗反应，并且与三阴性乳腺癌的生存获益相关。

2. 浸润性癌伴有纤维灶

部分浸润性癌存在纤维性病灶，定义为浸润性癌内部＞ 1 mm 的反应性间质纤维灶，其中常含有成纤维细胞、胶原纤维，常形成放射状的纤维硬化中心，伴或不伴有凝固性坏死。据报道，这些病例表现出更具侵袭性的生物学行为，是独立的不良预后因素，尤其是在 Luminal B 型乳腺癌中。

（三）临床实践应用

1. 浸润性乳腺癌的危险度评估

基于石蜡病理学参数对浸润性乳腺癌的危险度分级仍然是临床诊治过程中评估浸润性乳腺癌的最基本原

则，是评估患者术后复发风险高低及制定全身辅助治疗方案的重要依据（表1-1-4）。

表1-1-4 浸润性乳腺癌危险度分级

低危险度	中危险度	高危险度
淋巴结阴性并具备以下所有特征	淋巴结阴性并具备以下6项中的1项	
① pT ≤ 2 cm	① pT ＞ 2 cm	①淋巴结阳性（1～3个淋巴结受累），以及HER2蛋白过表达和基因扩增或ER和PR缺失
②组织学分级为1级	②组织学分级为2～3级	②淋巴结阳性（4个或4个以上淋巴结受累）
③未侵犯肿瘤周边脉管	③有肿瘤周边脉管侵犯	
④无HER2蛋白过表达或基因扩增	④ HER2蛋白过表达或基因扩增；ER和PR缺失	
⑤ ER和（或）PR表达	⑤年龄＜35岁	
⑥年龄≥35岁	⑥淋巴结阳性（1～3个），无HER2蛋白过表达或基因扩增	

2. 新辅助治疗后的病理评估

目前国内最常用的新辅助治疗后的病理评估为Miller–Payne（MP）分级系统（主要评估肿瘤细胞的丰富程度）、国际乳腺癌协作组推荐的残余癌症负荷指数（residual cancer burden index，RCB）评分系统及美国肿瘤联合会（American Joint Committee on Cancer，AJCC）的ypTNM分期。

（1）MP分级系统：见表1-1-5。

表1-1-5 MP分级系统

级别	组织学改变
1级	浸润性癌细胞无改变或仅个别癌细胞发生改变，数量总体未减少
2级	浸润性癌细胞轻度减少，但数量仍高，减少比例不超过30%
3级	浸润性癌细胞减少介于30%～90%
4级	浸润性癌细胞显著减少超过90%，仅残留小细胞团或单个癌细胞
5级	原瘤床部位无浸润性癌细胞残留，但可存在导管原位癌

（2）RCB评分系统：$RCB=1.4（f_{inv}d_{prim}）^{0.17}+[4（1-0.75^{LN}）d_{met}]^{0.17}$。

①肿瘤原发灶因素：$f_{inv}=[1-（\%CIS/100）]×（\%CA/100）$（原位癌所占比例、残余肿瘤的细胞密度）；$d_{prim}=$（d1、d2为瘤床床径）。②淋巴结因素：阳性淋巴结数；转移灶最大直径。

（3）ypTNM分期：ypT指瘤床中残余浸润性癌的最大病灶；ypN指淋巴结中残余转移癌的最大病灶。

新辅助治疗后的评估无论采用哪种评估系统，都是建立在石蜡病理参数的基础上；新辅助治疗后仅残余脉管内癌栓或以脉管内癌栓残余为主均与预后不良相关。

七、乳腺癌HER2检测：病理判读现状

*HER2*是乳腺癌的驱动基因，15%～20%的乳腺癌中存在HER2过表达。与HER2阴性患者相比，HER2阳性患者的复发率更高、生存率更低。近年来，针对HER2阳性乳腺癌患者的抗HER2治疗（曲妥珠单抗、拉帕替尼）在临床上取得了良好疗效，新的抗HER2药物如帕妥珠单抗、T–DM1、吡咯替尼等也越来越多地用于临床，改变了HER2阳性乳腺癌患者的自然病程。

由于靶向治疗的选择，对HER2状态的评估显得至关重要。*HER2*基因扩增或HER2蛋白过表达可用于筛选适合HER2靶向治疗的乳腺癌患者。HER2状态也可以预测乳腺癌对紫杉醇及蒽环类药物的治疗反应，对他

莫昔芬的耐药性等。

中国《乳腺癌 HER2 检测指南（2019 版）》，涵盖 2018 版 ASCO/CAP 指南，并补充更新了 HER2 检测和治疗领域的最新进展。从检测方法、检测时机、检测流程、标本制备等各个方面展开论述，强调规范化检测、质量控制和临床病理的联系。

指南推荐采用 IHC 检测 HER2 蛋白的表达水平（图 1-1-1，彩插 7），应用原位杂交（ISH）或荧光原位杂交（FISH）法检测 *HER2* 基因扩增水平（图 1-1-2），对所有乳腺原发性浸润性癌进行 HER2 检测，并包括可获得组织的复发灶和转移灶。乳腺癌标本一般可先做 IHC 检测，IHC 3+ 诊断为 HER2 阳性，IHC 0 和 1+ 则诊断为 HER2 阴性。IHC 2+ 者需进一步结合 ISH 进行 *HER2* 基因扩增状态检测，也可以选取不同的组织块重新检测或送其他实验室进行检测。

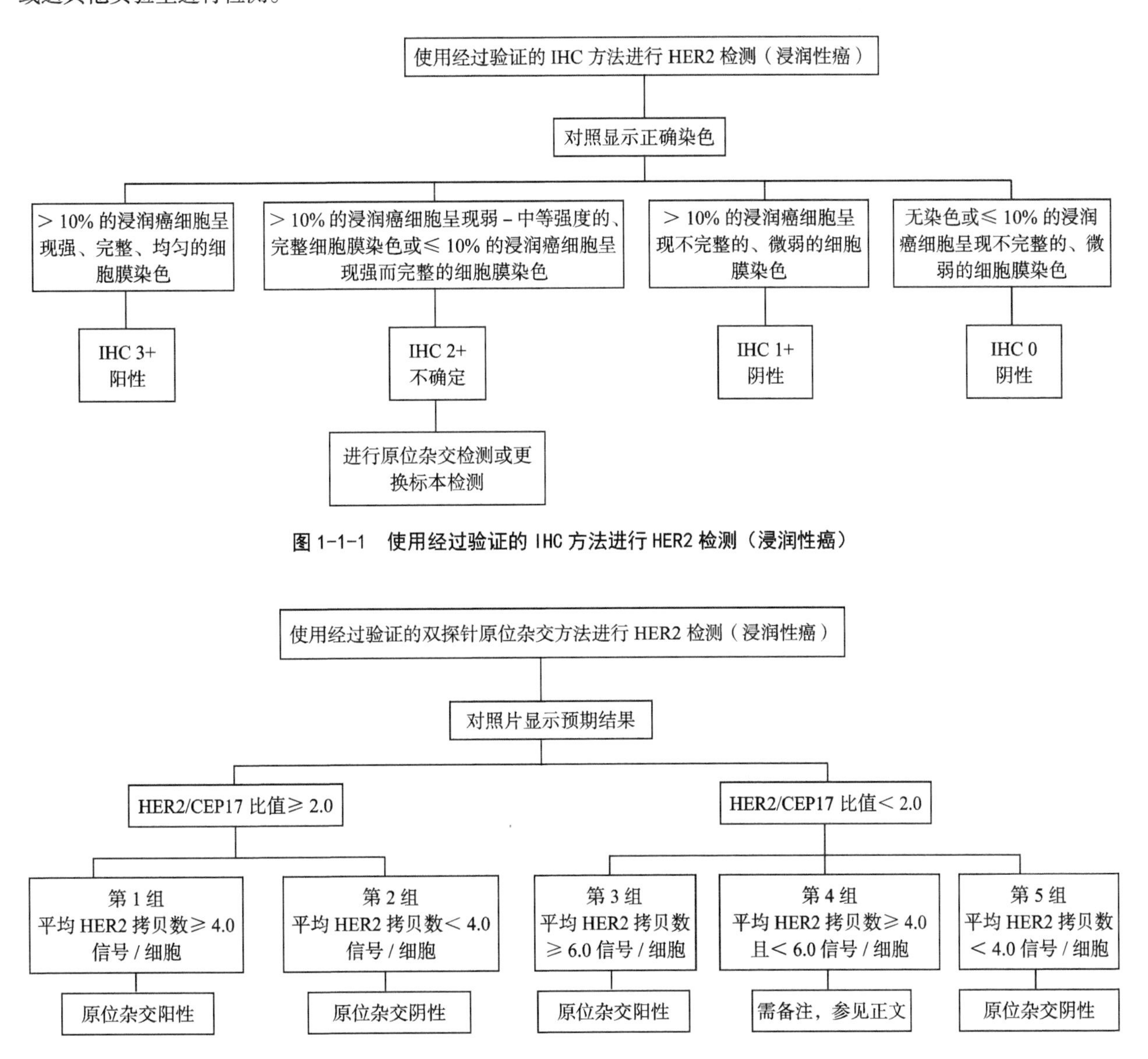

图 1-1-1　使用经过验证的 IHC 方法进行 HER2 检测（浸润性癌）

图 1-1-2　使用经过验证的双探针原位杂交方法进行 HER2 检测（浸润性癌）

现有的循证医学证据显示，若 HER2 的 IHC 结果为非 3+，双探针原位杂交结果为 HER2/CEP17 比值< 2.0、平均 HER2 拷贝数 / 细胞≥ 4.0 且< 6.0，此类患者能否从抗 HER2 靶向治疗中获益目前尚不确定。此种情况建

议重新计数至少20个细胞核中的信号，如果结果改变，则对两次结果进行综合判断分析。如仍为上述情况，需要在双探针原位杂交报告中备注：此类患者HER2状态的判断需结合IHC结果，若IHC结果为3+，HER2状态判为阳性；若IHC结果为0、1+或2+，HER2状态应判为阴性。

HER2特殊表达模式的判读问题。浸润性微乳头状癌出现较强的U型细胞膜染色，经FISH检测均存在*HER2*基因扩增。2019版指南提出，在乳腺浸润性微乳头状癌和部分有分泌现象的乳腺癌中，如果HER2染色程度为强着色，百分比足够，不完整的U型细胞膜染色，也应被视为HER2（3+）。

病理诊断时应当注意HER2检测结果是否与组织病理学特征相符。以下组织类型常为HER2阴性：组织学分级为Ⅰ级的浸润性导管癌、经典型浸润性小叶癌、小管癌、黏液癌、筛状癌、髓样癌、分泌性癌、低级别腺鳞癌、腺样囊腺癌等。当HER2检测结果与组织病理学特征不相符时，需要复核病理诊断是否正确、HER2检测结果是否准确。

八、乳腺癌HER2异质性：病理学诊断标准和临床意义

2013版ASCO/CAP指南提出HER2异质性是指同一肿瘤内存在不同HER2扩增状态的细胞亚群。据文献报道，5%～40%的乳腺癌存在*HER2*基因异质性，容易出现在HER2状态不确定或是临近界值的病例中，常表现为低水平扩增，而在HER2明显扩增的病例中少见。

（一）HER2异质性的判读问题

在浸润性乳腺癌中，HER2表达或扩增可存在异质性（彩插8）。《乳腺癌HER2检测指南（2019版）》指出：在FISH检测中只要HER2扩增细胞连续、均质，且占浸润性癌10%以上，就应明确报告为原位杂交阳性；可补充报告不同细胞群（＞10%）的计数值（包括计数的细胞总数、HER2拷贝数、CEP17数值、HER2/CEP17比值），并报告扩增细胞群占所有浸润性癌细胞的比例。虽然目前*HER2*基因异质性的临床意义尚不明确，但它可导致IHC与原位杂交、原发灶与转移灶、穿刺标本与手术切除标本的检测结果不一致。在原位杂交计数之前，应观察整张切片或使用IHC切片确定可能存在HER2扩增的区域。

HER2的异质性分为空间异质性和时间异质性。空间异质性主要是指存在于同一原发灶不同区域、原发灶与转移灶之间或不同转移灶之间的异质性。时间异质性是指伴随着肿瘤整个生命周期而发生的肿瘤细胞基因的改变，如原位癌向浸润性癌的演变、原发肿瘤随着时间的自身演变、从原发灶向转移灶的发展。

（二）病理学诊断标准

基因蛋白检测（gene-protein assay，GPA）是将HER2的IHC和ISH结合在一张切片上，以识别*HER2*基因扩增和蛋白质过表达之间的一致性。一项研究将GPA分析的HER2蛋白和*HER2*基因状态的模式分为六类：①IHC和ISH阳性；②IHC阳性和ISH阴性；③IHC不确定和ISH阳性；④IHC不确定和ISH阴性；⑤IHC阴性和ISH阳性；⑥IHC和ISH阴性。在上述一些模式中存在HER2蛋白和*HER2*基因状态的异质性。

日常工作中，HER2的表达可以呈弥漫、一致的同质性表达模式，也可以表现为异质性（彩插9）。异质性包括两种模式，一种是簇状聚集型，其定义为分离的*HER2*扩增肿瘤细胞群和*HER2*非扩增肿瘤细胞群；一种是马赛克型，其定义为混合的*HER2*扩增和*HER2*非扩增肿瘤细胞群。

对于存在HER2异质性的病例，在进行判读的时候需要观察整张切片，对照HE切片中的形态判断是否具有组织学的异质性，对照IHC切片确定可能存在*HER2*扩增的区域。至少选择2个代表性区域计数，包括扩增区和非扩增区，每个区域至少随机计数20个细胞，分别计算HER2/CEP17的信号比值、*HER2*拷贝数、CEP17

数值，报告扩增细胞群所占比例。即使存在异质性，只要扩增细胞连续、均质，且占浸润性癌10%以上，就应明确报告为原位杂交阳性。

（三）HER2异质性的临床意义

HER2异质性可能导致HER2状态评估不准确，影响治疗决策，从而影响患者的临床预后。目前关于*HER2*基因异质性的临床意义尚不明确。HER2异质性肿瘤可能存在组织学异质性，表现为肿瘤体积大、组织学分级高、激素受体阳性、总体生存率低。在一项研究中，与HER2同质性的患者相比，具有30% HER2阳性肿瘤细胞的HER2异质性患者的无病生存期（disease-free survival，DFS）没有显著差异。另一项研究表明，与具有均质HER2扩增的肿瘤相比，HER2异质性与较差的DFS相关。在接受曲妥珠单抗辅助治疗的原发性和转移性HER2阳性乳腺癌中，HER2异质性与DFS降低有关。HER2异质性是抗HER2新辅助治疗不完全反应的独立预后因素。文献报道提示，与HER2同质性表达的病例相比，HER2异质性表达的病例对HER2靶向治疗的反应更弱，新辅助靶向治疗后pCR率更低。2019版指南也指出当FISH结果出现异质性时，推荐报告扩增细胞群的比例；当IHC结果出现异质性时，也应该标记异质性以提示临床。对于存在*HER2*基因异质性的病例，多学科讨论有助于为患者提供更恰当的治疗。

九、HER2低表达乳腺癌：病理诊断现状

基于临床研究结果，在进行HER2状态检测的人群中，将IHC检测HER2（1+）或HER2（2+）且FISH阴性的乳腺癌病例定义为HER2低表达。

（一）临床意义

抗体偶联药物（ntibody-drug conjugates，ADC）Enhertu（trastuzumab deruxtecan）治疗HER2低表达的不可切除或转移性乳腺癌患者的Ⅲ期临床试验结果正式公布，并同步发表于《新英格兰医学杂志》（*NEJM*）。这项名为DESTINY-Breast04的研究结果显示，与化疗相比，Enhertu在HER2低表达患者群体中将疾病进展或死亡风险显著降低50%，死亡风险显著降低36%。随着新型抗HER2药物DS-8201（T-DXd）的出现，为HER2低表达患者提供了全新的治疗思路。T-Dxd是一种新型的靶向抗体偶联物药物，通过一种四肽分子将靶向HER2的单克隆抗体Trastuzumab（曲妥珠单抗）与一种新型拓扑异构酶Ⅰ抑制剂exatecan衍生物（DX-8951衍生物，DXd）链接在一起，可靶向递送细胞毒制剂至癌细胞内。与通常的化疗相比，可减少细胞毒制剂的全身暴露风险，具有更高的药物/抗体比，不仅可以靶向杀伤HER2高表达的肿瘤细胞，还可以通过有效的跨膜作用，发挥旁观者效应（bystander effect），作用于周边HER2低表达的肿瘤细胞。

一个独立的队列比较了2014—2016年438例雌激素受体阳性（ER+）的早期乳腺癌患者中，HER-low和HER2（0）患者的Oncotype DX® 复发评分和HER2 mRNA表达。HER2表达的分类[HER2（0）和HER2–low]在不同活检和相应切除标本之间及同一患者的多个肿瘤之间存在差异，这可能会影响HER2低表达病例接受新型HER2靶向药物治疗的临床决策。

（二）HER2低表达检测存在的问题

目前针对HER2低表达乳腺癌检测的准确性和可操作性，需要病理科在检测前标本的固定、免疫组织化学及荧光原位杂交检测环节、判读环节等方面做到精准，提高病理报告的可重复性和一致性。提高HER2 IHC 0和1+之间的阈值在临床上的可操作性，需要更清晰、更可重复的IHC定义、培训和（或）开发更准确的方法

来检测蛋白质表达水平的细微差异。人工智能（artificial intelligence，AI）算法辅助在相关研究中显示其可提高HER2 IHC 0和1+评估的判读准确性和一致性，在具有异质性的肿瘤中评估HER2 IHC评分具有一定的价值。

十、乳腺癌原发灶和转移灶间的肿瘤标志物表达差异

乳腺癌是由多种分子遗传学改变叠加导致的复杂性恶性肿瘤。为提高对治疗药物反应的预测水平、协助肿瘤分型及减少组织病理学诊断存在的主观性，引入了肿瘤标志物。

（一）乳腺癌肿瘤标志物概述

目前常用的肿瘤标志物有雌激素受体（ER）、孕激素受体（PR）、人表皮生长因子受体2（HER2）及增殖标志物Ki-67。在乳腺癌患者的预后与治疗方面，肿瘤标志物如ER和PR已被用来作为乳腺癌患者的预后因素及内分泌治疗反应的预测因素。HER2用来作为预后因素（预后不良的标志）和对某些靶向治疗方案的预测因素，包括曲妥珠单抗（针对HER2受体的单克隆抗体）。目前，在浸润性乳腺癌患者中，评估这些肿瘤标志物被认为是标准治疗方案决策的依据。在过去的十年中，肿瘤标志物改变了乳腺癌的治疗，并通过不同的分子亚群使治疗趋向个性化。而乳腺癌的早期诊断，改进的成像方法和筛选方案，则更加强调需要肿瘤标志物检测患者有无残余病变，来明确新的治疗策略的潜在价值。

1. ER

ER属于类固醇激素受体家族，当它们与各自的配体结合时起转录因子的作用。ER和PR在乳腺癌的表达涉及一系列复杂的信号传导通路，与细胞的多种存活和增殖途径相互作用。已经证明在乳腺癌中，ER和PR是有价值的预后因素，是临床治疗中重要的预测因素。评估原发性及转移性肿瘤中ER和PR状态是乳腺癌临床治疗决策的决定因素。肿瘤细胞核中有1%～100%的ER或PR阳性被认为是阳性。对于ER（而非PR）的报告，如果1%～10%的肿瘤细胞核阳性着色，则应将样本报告为ER低水平表达，并给出建议的注释。70%～80%的乳腺癌呈ER、PR表达阳性。虽然IHC会受到各种分析前因素的高度影响，包括组织固定时间和抗原修复方法等，但是IHC方法仍是评价激素受体状态的一线检测标准。PR的表达强烈依赖于ER的存在，它是功能性ER信号通路的反映。在乳腺癌病例中，肿瘤表达PR但不表达ER不足1%，因此，需要重复检测ER状态以避免ER假阴性结果。研究显示，在单纯PR阳性的肿瘤罕见病例中，患者仍能从内分泌治疗中获益。RNA为基础的分析定量方法（21基因检测）已经被用来检测ER和PR的量化。相比IHC方法，这些定量检测具有潜在的优势，并可能成为将来的分析选择。

2. HER2

ErbB2蛋白是一种受体酪氨酸激酶，是表皮生长因子受体（EGFR）酪氨酸激酶蛋白家族的成员。它是一种膜蛋白，在所有上皮细胞中低水平表达。*HER2/neu*癌基因参与调节细胞增殖和侵袭。HER2阳性定义：经IHC检测，超过10%的细胞出现完整细胞膜强着色（3+）和（或）原位杂交检测到*HER2*基因扩增（＞10%连续、均质细胞群，单拷贝*HER2*基因＞6.0或HER2/CEP17比值＞2.0），其大约在25%的乳腺癌患者中呈过表达。ErbB2扩增是在没有辅助治疗下，提示预后不良的独立预后指标，与转移率增加、复发时间缩短和整体存活率降低有关。作为治疗预测指标，它与以蒽环类为基础结合曲妥珠单抗治疗的反应有关。免疫组织化学和原位杂交是评估HER2状态最常见的方法，分别检测蛋白过度表达和基因扩增。免疫组织化学法是一种简便、快速、廉价的方法，评估石蜡组织中浸润性癌HER2蛋白表达状态。与激素受体一样，组织的固定、处理都会极大地影响组织样本的免疫反应性。然而，在大多数情况下，良好的标准化免疫组织化学可以确定HER2阳性或阴性。

不确定的免疫组织化学（IHC）结果（2+）可以通过荧光原位杂交（FISH）或显色原位杂交（chromogenic in situ hybridization，CISH）来确定基因扩增状态。通过免疫组织化学检测的 HER2 蛋白过表达和 FISH/CISH 检测的基因扩增高度符合，符合率＞95%。

3. 增殖指标 Ki-67

增殖指标如 Ki-67 已作为乳腺癌预后不良的指标。虽然 Ki-67 判读标准是报告阳性肿瘤细胞核占肿瘤的百分比，但缺乏标准化的方法和具体的临界值，这限制了它的使用价值。

（二）肿瘤标志物表达不一致的现状

美国国立综合癌症网络（National Comprehensive Cancer Network，NCCN）乳腺癌指南指出：原发灶与转移灶之间的肿瘤标志物可能不一致，其不一致率分别为 ER：15% ～ 30%，PR：20% ～ 40%，HER2：10% ～ 20%。近期文献研究结果也显示，ER/PR 不一致率为 20% ～ 40%，HER2 不一致率为 10% ～ 30%。回顾近年来的相关研究可以发现，乳腺癌原发灶与转移灶之间肿瘤标记物表达的差异程度与疾病分期之间具有一定的联系：原发灶与远处转移灶之间的差异＞原发灶与局部复发 / 腋窝淋巴结转移灶之间的差异。大多数研究显示，ER、PR 和 HER2 由阳性转为阴性较多见，尤其 PR 在转移灶中转为阴性更常见。另一些研究显示 Ki-67 的表达从乳腺癌原发灶到淋巴结转移灶有明显的降低趋势。当转移灶 Ki-67 低表达时，与 ER 在乳腺癌原发灶与转移灶之间的阳性表达具有较好的相关性和一致性。

（三）肿瘤标志物表达不一致的原因

1. 免疫组织化学技术操作及判读

标本的前处理、免疫组织化学的质控及病理医生判读的主观性都会影响病理报告的准确性和可重复性。

2. 肿瘤的异质性及生物进化

（1）乳腺癌的异质性：乳腺癌是一种高度异质性肿瘤，同一肿瘤内存在多个不同的克隆，包括容易转移的亚克隆。乳腺癌在发生侵袭和转移后，会发生基因组的克隆进化，侵袭性强的相关基因或表型可能在转移灶中表达水平增高，从而影响其肿瘤标志物的检测结果。肿瘤干细胞要比非肿瘤干细胞具有更强的致瘤能力及侵袭和转移能力，肿瘤干细胞可能就是形成转移灶的肿瘤细胞。

（2）空间异质性和时间异质性：肿瘤的空间异质性是指存在于同一原发灶不同区域、原发灶与转移灶之间或不同转移灶之间的异质性；肿瘤的时间异质性是指伴随着肿瘤整个生命周期而发生的肿瘤细胞基因的改变，如原位癌向浸润性癌的演变、原发肿瘤随着时间的自身演变、从原发灶向转移灶的发展。

（3）肿瘤内异质性的两种解释模型：①克隆进化模型。肿瘤细胞的表型是在肿瘤细胞的遗传因素及与周围细胞发出的旁分泌信号相结合的基础上所决定的，肿瘤细胞的表型并不稳定，可以随着肿瘤的演进而发生变化。②肿瘤干细胞模型。肿瘤是由肿瘤干细胞及其产生的分化程度不均的细胞亚群组成的，分化的肿瘤细胞没有进行自我更新的细胞分裂能力，只有肿瘤干细胞具有自我更新和多向分化的能力，积累额外的基因改变来推进肿瘤的演进。

（4）肿瘤发生转移的两种模型：①线性转移模型。肿瘤的转移灶是由离开原发灶的恶性肿瘤细胞经过竞争筛选后自我复制克隆而来的，所以转移灶表型与原发灶基本相同。②平行播散模型。在原发灶早期就形成了转移灶，并且转移灶与原发灶平行独立发展并进行自我克隆复制。由于肿瘤细胞所面临的选择压力及其固有的遗传不稳定性，形成了原发灶和转移灶的异质性。

3. 与治疗作用有关

目前乳腺癌的治疗手段有内分泌治疗、化疗、靶向治疗、免疫治疗。可以确定的是，内分泌治疗可以选择性杀伤ER阳性的乳腺癌细胞，靶向治疗可以选择性杀伤HER2阳性的乳腺癌细胞。乳腺癌原始肿瘤细胞由不同的亚克隆组成，在单一用药、联合用药、间歇联合用药过程中，肿瘤细胞的亚克隆出现了不同的变化。

（四）肿瘤标志物表达不一致与预后

1. 单因素分析转移灶受体状态与患者DFS的关系

转移灶ER、PR阳性患者的中位DFS明显长于阴性患者（均$P<0.05$），其中原发灶和转移灶ER均为阳性的患者中位DFS最长，两者均为阴性的患者中位DFS最短，转移灶ER转为阳性的患者中位DFS优于转为阴性的患者。转移灶HER2阳性的患者中位DFS明显短于HER2阴性的患者，Ki-67高表达的患者中位DFS明显短于Ki-67低表达的患者（均$P<0.05$）。

2. ER、PR的表达和生存率的关系

分别对比原发灶和转移灶ER、PR的表达和生存率的关系，每个肿瘤标志物分为3组：原发灶和转移灶均阳性、均阴性、不一致。结果显示，ER阳性的生存率最佳，PR阴性的生存率更差，而HER2在3组中没有显著的差异。

3. 激素受体表达差异与恶性程度的关系

原发灶及其转移灶激素受体表达有差异的乳腺癌患者恶性程度比激素受体表达无差异的患者更高；转移灶中ER和PR阳性、HER2阴性及Ki-67低表达的患者，术后的DFS更长；HER2从原发灶阴性变为转移灶阳性的患者与原发灶及转移灶皆为阳性、皆为阴性和由阳性转为阴性的患者相比，有更高的生存率。

（五）肿瘤标志物表达不一致与治疗策略

尽管治疗策略多种多样，但需要具体结合每一位患者的多方面因素综合评判。综合目前的文献回顾，我们认为当乳腺癌原发灶及同期转移灶存在受体表达明显差异时，依据恶性程度更高的转移灶受体状态指导治疗可能会改善患者的治疗结局。在乳腺癌的进展过程中，无论其原发灶或转移灶是否出现ER或HER2状态不一致，只要出现ER或HER2阳性，均应推荐内分泌或靶向治疗。从肿瘤的生长曲线和治疗方案两方面对肿瘤的影响来看，早期、联合、有针对的治疗方案可为患者带来更大的获益。

十一、治疗前明确乳腺癌分子亚型对新辅助治疗后病理评估具有重要作用

《乳腺癌新辅助治疗的病理诊断专家共识（2020版）》要求新辅助治疗前获取的肿瘤标本应通过免疫组织化学和（或）原位杂交检测确定肿瘤标志物（ER、PR、HER2和Ki-67）状态，作为患者选择新辅助治疗方案和预测治疗反应的重要依据。

对于新辅助治疗后是否进行肿瘤标志物检测——回答是肯定的。总体来说，新辅助治疗前、后肿瘤标志物的表达多数一致，但由于新辅助治疗前的检测多采用乳腺穿刺组织，取材有限，当肿瘤标志物表达存在异质性时可能会导致新辅助治疗前、后检测结果的差异性。新辅助内分泌治疗可导致治疗前、后激素受体状态的改变，HER2阳性乳腺癌经过靶向治疗，HER2表达状态也可以发生改变。鉴于上述原因，若新辅助治疗后有浸润性癌残余，建议重新进行ER、PR、HER2和Ki-67检测，尤其是新辅助治疗前ER、PR和HER2检测阴性者。有研究显示，新辅助治疗后残余肿瘤的Ki-67阳性指数也有助于判定预后。

（一）明确乳腺癌分子亚型对新辅助治疗的作用

1. 乳腺癌新辅助治疗适应证

乳腺癌新辅助治疗是指对于未发现远处转移的初治乳腺癌患者，在计划的手术治疗或手术加放疗的局部治疗前进行的全身系统性治疗，现已在临床广泛开展。其适应证最初只针对局部晚期乳腺癌，后来不断扩大，在2021年《中国抗癌协会乳腺癌诊治指南与规范》中规定的适应证：对局部晚期乳腺癌（AJCC Ⅲ期，$T_3N_1M_0$除外）局部不可手术者进行降期；可手术，但是未达保乳或保留腋窝条件（Ⅱ A～Ⅱ B期及$T_3N_1M_0$），患者强烈要求保乳或保腋窝人群；具有一定肿瘤负荷的HER2阳性或TNBC（满足淋巴结阳性或肿瘤大小2 cm及以上）的优选人群，可以利用新辅助治疗的疗效信息，指导术后辅助治疗。

2. 新辅助治疗方案的选择

新辅助治疗包括新辅助化疗、新辅助内分泌治疗、新辅助靶向治疗及其组合。对具有适应证的患者该如何选择，一方面要参考患者的临床分期，另一方面要结合穿刺活检组织的病理分子分型。大量文献提示免疫组织化学分子分型（见下表）不仅可以指导治疗方案的选择，还可用于预测患者治疗效果和预后。2018年来自美国一项多中心的大宗病例报告显示分子分型是乳腺癌新辅助治疗后达到pCR和总生存期（overall survival，OS）的独立预测因素，HER2过表达型乳腺癌和三阴性乳腺癌患者对新辅助治疗更敏感，更易获得pCR。

（二）乳腺癌分子分型

1. 根据基因表达谱的乳腺癌分子分型

Luminal A型、Luminal B型、正常乳腺样型、HER2过表达型、基底细胞样型（basal-like subtype）。

2. 基于免疫组织化学染色的乳腺癌分子分型

基于免疫组织化学染色的乳腺癌分子分型见表1-1-6。

表1-1-6　乳腺癌分子分型（免疫组织化学染色）

分子分型	HER2	ER	PR	Ki-67
Luminal A型	–	+	≥ 20%	低表达
Luminal B型	–	+	＜ 20%	高表达
	+	+	±	任何
HER2过表达型	+	–	–	任何
三阴性	–	–	–	任何

3. 中国临床肿瘤学会临床诊疗指南乳腺癌分子分型

中国临床肿瘤学会（Chinese society of clinical oncology，CSCO）临床诊疗指南的乳腺癌分子分型见表1-1-7。

表1-1-7　乳腺癌分子分型（CSCO临床诊疗指南）

分子分型	HER2	ER	PR	Ki-67
HER2阳性（HR阴性）	+	–	–	任何
HER2阳性（HR阳性）	+	+	任何	任何
三阴性	–	–	–	任何
Luminal A型	–	+	+且高表达	低表达
Luminal B型（HER2阴性）	–	+	–或低表达	高表达

4. 分子分型相关标志物的阳性定义

ER：≥ 1% 的肿瘤细胞呈现任何强度的核阳性；PR：低表达和高表达以 20% 为临界值；HER2：> 10% 的肿瘤细胞呈现强、完整、均匀的膜阳性，或 FISH 检测呈扩增状态；Ki-67：低表达和高表达的阈值目前存在争议，以 14% 或 20% 为阈值。

（三）乳腺癌肿瘤标志物精准检测是精准治疗的基石

1. 规范化的检测流程需要优良的病理质控体系

（1）抗体的选择。建议使用通过国家食品药品监督管理总局（China Food and Drug Administration，CFDA）[①] 认证批准的检测试剂。

（2）染色对照的设立。内对照：癌旁的正常乳腺导管上皮染色表现为强弱不等的着色；外对照：选择已知的明确呈现阴性和阳性表达的细胞株。

（3）检测方法的选择。自动免疫组织化学染色系统更易达到标准化，有更好的可重复性。

2. 标准化的结果判读

通过标准的判读，能为临床提供精准的病理分子分型，并为后续的新辅助治疗提供重要的依据。

十二、乳腺癌患者 *BRCA1/2* 检测

乳腺癌易感基因（breast cancer susceptibility gene，BRCA）是乳腺癌重要的抑癌基因，包括 *BRCA1* 和 *BRCA2*。*BRCA1/2* 基因在调节人体细胞的复制、DNA 损伤修复、细胞正常生长方面有重要作用，其突变与遗传性乳腺癌和卵巢癌的发病密切相关。*BRCA1/2* 基因是评估乳腺癌、卵巢癌和其他相关肿瘤发病风险的重要肿瘤标志物，也是影响患者个体化治疗方案选择的肿瘤标志物，所以 *BRCA1/2* 基因检测具有重要的临床意义。由于 *BRCA1/2* 基因没有热点变异，且变异遍布于 2 个基因的全长，因此国内对于 *BRCA1/2* 基因检测一般采用下一代测序技术（next - generation sequencing，NGS）或高通量测序的方法。但需要注意，NGS 流程复杂，各实验室之间技术参数差异大，检测水平参差不齐。

（一）*BRCA1/2* 基因突变类型

1. *BRCA* 突变类型

（1）胚系突变：指来源于精子或卵母细胞的生殖细胞的突变，整个人体细胞都会携带突变，并能遗传给后代。

（2）体细胞突变：指发生于肿瘤细胞的突变，不会遗传给后代。

2. *BRCA* 突变与相关癌症发生的终身风险密切相关

（1）*BRCA1* 突变：乳腺癌为 72%，且常常发病年龄小；卵巢癌为 44%；其他如前列腺癌、结肠癌的风险也升高。

（2）*BRCA2* 突变：乳腺癌为 69%；卵巢癌为 17%；男性乳腺癌为 6.8%；前列腺癌、胰腺癌的风险增加，具体数值不详。

（二）乳腺癌患者检测 *BRCA1/2* 基因的临床意义

1. 判断预后

携带 *BRCA1* 基因突变的乳腺癌患者发生对侧乳腺癌的概率明显增高，在未来 10 年对侧发生乳腺癌的可能

---

① 2013 年 3 月成立，2018 年 3 月，根据第十三届全国人民代表大会第一次会议审议通过的《国务院机构改革方案》，不再保留国家食品药品监督管理总局。

性高达 30%，且预后较差。

2. 选择用药

BRCA1/2 基因突变的乳腺癌由于同源重组修复功能缺陷，可能对铂类化疗药物或 PARP 抑制剂等致 DNA 损伤药物更为敏感。对于伴有 *BRCA1/2* 基因胚系突变或体细胞突变的晚期或复发转移性乳腺癌患者，制定化疗方案时可以优先考虑铂类药物，也可选择 PARP 抑制剂如奥拉帕尼作为化疗的替代药物。

（三）*BRCA1/2* 基因检测的适应人群

《中国癌症杂志》推荐对乳腺癌患行 *BRCA* 基因检测的专家共识见表 1-1-8。

表 1-1-8　推荐对乳腺癌患者进行 BRCA 基因检测的专家共识

推荐对乳腺癌患者进行 BRCA 基因检测的专家共识
家族中有已知的 *BRCA1/2* 基因有害突变
乳腺癌病史符合以下条件
确诊年龄≤ 45 岁
确诊年龄 46 ～ 50 岁
▶第二原发乳腺癌
▶≥ 1 位直系亲属确诊乳腺癌，其确诊年龄不限
▶≥ 1 位直系亲属确诊高级别前列腺癌（Gleason 分值≥ 7 分）
▶有限或未知家族史
三阴性乳腺癌确诊年龄≤ 60 岁
年龄不限，但符合以下一项条件
▶≥ 1 位直系亲属且满足：乳腺癌确诊年龄≤ 50 岁，或卵巢癌，或男性乳腺癌，或转移性前列腺癌，或胰腺癌
▶≥ 2 位直系亲属确诊乳腺癌
卵巢癌病史
男性乳腺癌病史
胰腺癌病史
转移性前列腺癌病史
任何年龄的高级别前列腺癌病史（Gleason 分值≥ 7 分）并且符合以下一项条件
▶≥ 1 位直系亲属确诊卵巢癌、胰腺癌或转移性前列腺癌，确诊年龄不限或乳腺癌确诊年龄≤ 50 岁
▶≥ 2 位直系亲属确诊乳腺癌、前列腺癌（任何级别），确诊年龄不限
肿瘤中发现 *BRCA1/2* 有害突变且胚系突变状态未明
无论家族史，*BRCA* 突变相关癌症受益于靶向治疗（如卵巢癌 /HER2 阴性的转移性乳腺癌 PARP 抑制剂治疗，前列腺癌铂类药物化疗）
不符合以上标准但有≥ 1 位一级或二级亲属符合以上任何一条的个体。对于未携带者（*BRCA1/2* 有害突变）检测结果的解读是有局限性的，需要充分讨论

注：符合以上标准中一条或多条即应考虑进一步的风险评估、遗传咨询，以及基因检测与管理。仅有家族史的个体应慎重解读基因检测结果，因其可能存在明显局限性。

（四）某些组织病理特征可提示患者进行 *BRCA1/2* 基因检测

携带 *BRCA1* 突变基因的乳腺癌镜下组织学形态常表现为肿瘤边界清晰，肿瘤细胞实性巢状分布，间质具有较多淋巴细胞浸润，且伴有明显的核异型、高级别核、高核分裂象，分子亚型以三阴性或基底样亚型常见。携带 *BRCA2* 突变基因的乳腺癌大多数为浸润性导管癌、小叶癌、小管癌等，分子亚型以 Luminal A 型常见。

（五）*BRCA1/2* 基因检测方法

目前国内常用下一代测序技术（NGS）方法检测新鲜肿瘤组织或石蜡包埋肿瘤组织的 *BRCA* 基因突变；用血液或唾液、口腔拭子检测胚系突变，综合得出检测报告。基于 NGS 技术的 *BRCA1/2* 基因检测流程可以概括为以下 6 个环节，即样本获取及处理、核酸提取、文库构建、上机测序、下机数据分析及变异解读，每个环节都应包括相应的质控步骤（图 1-1-3）。《基于下一代测序技术的 *BRCA1/2* 基因检测指南（2019 版）》指出，对于肿瘤患者可行肿瘤或胚系 *BRCA1/2* 基因检测以指导后续治疗方案的选择。对于优先选择肿瘤组织进行检测的患者，当肿瘤 NGS 检测结果为阳性时，建议采集血液或唾液等样本进行胚系 BRCA1/2 检测（可采用 Sanger 测序等方法），以明确该突变是否为胚系突变。肿瘤或胚系 NGS 检测结果（点突变，小片段插入缺失）为阴性时，可进行大片段重排（large genomic rearrangement，LGR）检测 *BRCA1/2* 基因，以进一步明确是否含有该项变异（尤其是对于有相关肿瘤家族史的人群）。现阶段 LGR 检测主要推荐采用多重连接探针扩增技术（multiplex ligation-dependent probe amplification，MLPA）方法，检测样本以血液为主。若用特殊设计的 NGS 检测 LGR，需要使用足够的样本进行充分的方法学验证。若胚系 *BRCA1/2* 基因突变检测结果为阳性，建议对其进行检测后遗传咨询及相应的风险管理，并对有风险的亲属进行遗传咨询。

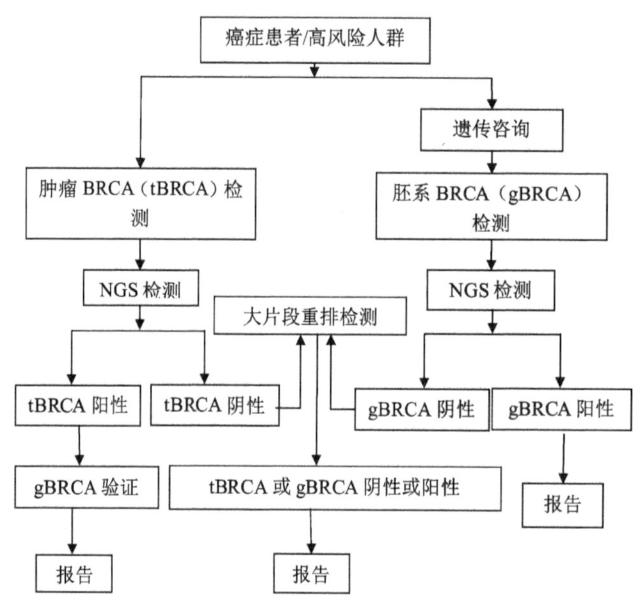

图 1-1-3　BRCA1/2 检测推荐路径

第二节　病理诊断的争议

一、保乳手术标本切缘为导管上皮非典型增生病灶需要进行扩切的争议

随着乳腺癌治疗观念的改变，保乳手术（breast-conserving surgery，BCS）广泛开展，已作为早期乳腺癌安全有效的治疗选择。保乳手术的关键问题是保证切缘阴性、防止术后复发、提高乳腺癌总体生存率。术后复发与多种因素相关，其中最关键的一环为切缘状态。

（一）背景

1. 保乳手术切缘

很长一段时间以来，乳腺专科医生对阴性切缘的概念存在争议。直到 2014 年，美国外科肿瘤学会（Society of Surgical Oncology，SSO）联合美国放射肿瘤学会（American Society for Therapeutic Radiology and Oncology，

ASTRO）共同制定关于浸润性癌切缘指南，指出浸润性癌阴性切缘指“墨染处无肿瘤”。2016 年 SSO-ASTRO 发布关于导管原位癌（ductal carcinoma in situ，DCIS）切缘共识指南，指出原位癌切缘距离不小于 2 mm 为安全切缘。手术切缘状态与局部复发的发生率成反比：与阴性切缘相比，阳性切缘患者的局部复发风险高 2 倍或以上。由于 DCIS 通常在大体上不是明显可见的，因此应在显微镜下仔细检查切缘，并且在报告中应提及最接近切缘的位置及其与 DCIS 的距离。当切缘为阳性时，应报告所累及切缘的程度（局灶性、多灶性还是广泛性）。当原位癌与浸润性癌混合时，应当提及肿瘤中原位癌的体积（需报告 DCIS 占肿瘤的百分数），因为与浸润性癌混合的广泛的 DCIS 具有更高的局部复发率，特别是当 DCIS 接近或存在于切缘处时。

2. 导管上皮非典型增生病变

导管上皮非典型增生（atypical ductal hyperplasia，ADH）被认为是导致低级别 DCIS 和 ER 阳性低级别浸润性导管癌的早期病变。ADH 患者发生乳腺癌的风险升高 4 ～ 5 倍，其与低级别 DCIS 的区分主要是病变范围的差异，其界定具有主观性（尤其在穿刺活检标本中）。由于 ADH 常为多灶性及穿刺取样的局限性，后续手术切除标本升级为恶性病变（DCIS 及浸润性癌）概率较高（24% ～ 45%）。乳腺粗针穿刺活检（core needle biopsy，CNB）标本中发现 ADH 并结合占位性病变，首选处理方法是手术切除。应该指出的是，诊断为 ADH 只适用于低级别病变；中、高核级 DCIS 的诊断应不考虑病变大小。

（二）切缘存在 ADH 是否会增加早期乳腺癌术后局部复发风险

当前现状缺乏明确的指南与治疗推荐，尚存争议。

（1）多数外科医生认为不需要扩切。①文献研究针对早期乳腺癌人群（0 ～ Ⅰ 期单侧乳腺癌），将接受保乳手术联合术后放射治疗者分为两组：切缘有 ADH/ALH 者 233 例（原位癌 33 例，浸润性癌 200 例），均未再进行扩切；无 ADH/ALH 者 158 例（原位癌 23 例，浸润性癌 135 例）。根据 NCCN 指南，必要时进行辅助化疗、靶向治疗和内分泌治疗，随访时间为 15 ～ 152 个月，平均 76 个月。结果显示两组间同侧乳腺肿瘤复发率、无转移生存期、总生存期均无显著差异，原发肿瘤类型、肿瘤大小、淋巴结状态、免疫表型等因素与同侧乳腺肿瘤复发率无显著相关性。因此得出结论：早期乳腺癌保乳手术切缘存在不典型增生不会增加同侧乳腺肿瘤复发风险，没有足够证据支持切缘发现 ADH 需要再次切除。②另一项研究：在 155 例“单纯”ADH 肿物切除术（非早期乳腺癌保乳手术）的病例中，切缘有 ADH 者 7 例，切缘无 ADH 者 68 例，切缘状态不明者 80 例，均未接受进一步治疗，随访时间为 0 ～ 119 个月，平均 26 个月。结果显示：在 68 例切缘无 ADH 的病例中仅 1 例在切除部位出现浸润性癌；87 例切缘有 ADH 或状态不明的病例均未进展为浸润性癌。因此对于“单纯”ADH 手术切除病例，切缘存在 ADH 不会增加后续进展为癌的风险。

（2）部分外科医生认为需要扩切。来源于如下研究：乳腺肿物手术标本切缘查见 ADH 的病例共 44 例（初始诊断：ADH33 例，DCIS9 例，浸润性癌 2 例），其中 24 例接受再次切除（包括 15 例 ADH，7 例 DCIS，2 例浸润性癌）。对再次切除的标本重新评估，结果显示在 15 例初始诊断为 ADH 的病例中，6 例有病变残留（2 例 ADH，2 例 DCIS，2 例浸润性癌）；在 9 例初始诊断为 DCIS 和浸润性癌的病例中，8 例有病变残留（4 例 ADH，4 例 DCIS）。因此得出结论：若手术切缘存在 ADH，则残留 ADH 或癌的概率增高，建议对所有切缘查见 ADH 的患者进行再次扩大切除。但是需要注意该项研究存在一定的缺陷：①样本量小（只有 44 例切缘处存在 ADH 的病例，且初始诊断包括 ADH、DCIS 及浸润性癌）。②与前述研究不同，该研究比较的是再次手术后病变残留情况，而不是同侧乳腺肿瘤复发率。③前述研究切缘存在 ADH 病例均未进行再次切除，此研究再次切除率

（24/44，55%）较高，而且多数病例存在残留肿物与钙化。其诊断标准、处理方式及结论和乳腺外科临床实践认知有相当大的差异，故参考价值值得商榷。④实际工作中保乳手术主体病变是浸润性癌或 DCIS，ADH 是次要病变；保乳术后放疗或系统性辅助治疗（包括内分泌治疗）可以消除和控制少量残留病变。⑤病理阅片中 ADH 和 DCIS 的鉴别诊断存在医生诊断的主观性，诊断一致性不高；冰冻与石蜡诊断存在一定不一致性。一项分析了 19 项研究结果、共计 6769 个病例的 Meta 分析结果显示，因冰冻与石蜡诊断不一致导致的再次手术率为 5.9%。

（三）小结

保乳手术切缘查见 ADH，一般不需要扩切，但需要注意 ADH 和 DCIS 的鉴别、冰冻与石蜡诊断存在不一致性、肿瘤主体可能会有残留等因素。建议病理医生积极与临床沟通，并结合影像学进行综合评估。

二、新辅助治疗后保乳标本切缘处查见纤维化瘤床是否诊断为切缘阳性存在争议

2019 年，St.Gallen 共识和近期研究支持将新辅助治疗后保乳切缘阴性定义为染色切缘处无肿瘤（no ink on tumor）。我国《乳腺癌新辅助治疗的病理诊断专家共识（2020 版）》推荐病理医生客观报告保乳标本切缘状态：若切缘阳性，应注明切缘处肿瘤的类型 [浸润性癌和（或）导管原位癌]；采用垂直切缘放射状取材时，建议报告残余肿瘤距最近切缘的距离；当治疗后残余浸润性癌呈散在多灶分布时，“纤维化瘤床出现在阴性切缘” 提示切缘可能为假阴性，建议在报告中注明或加以备注。

（一）新辅助治疗后肿瘤退缩模式

影响新辅助治疗后降期保乳治疗的局部复发因素与新辅助治疗后肿瘤退缩模式相关。新辅助治疗后肿瘤细胞的退缩主要有两种模式：向心性退缩和非向心性退缩。非向心性退缩即肿瘤退缩呈散在多灶分布（彩插 10）。新辅助治疗后残余肿瘤主要有以下表现形式：孤立型（Ⅰ型）、多灶斑片状（Ⅱ型）、残留肿瘤伴卫星病变（Ⅲ型）。

对于在新辅助治疗后保乳手术中什么是适当的阴性切缘，目前还有很多争议和不同的观点。

（二）争议一：新辅助治疗后保乳标本墨染切缘处见纤维化瘤床算切缘阳性

有研究认为当肿瘤细胞呈非向心性退缩，导致肿瘤形成斑片状残留和（或）伴卫星结节，切缘处出现纤维化瘤床时，微小病灶可能会延伸到切缘处纤维化瘤床之外。所以在多灶退缩模式中，即使术中切缘为阴性，如果切缘处见纤维化瘤床则可能提示切缘假阴性，术后仍可能有癌残余。

新辅助化疗后，存在肿瘤多灶残留的患者 5 年局部无复发生存率明显降低，同侧乳腺肿瘤复发率高达 20%。对这一现象的可能解释：残留肿瘤的多灶模式反映了肿瘤切除的不完全，即存在切缘的假阴性。术前是否有精确的影像学定位，新辅助治疗后病理标本取材的复杂性及规范性，都可能导致切缘评估出现假阴性。在这些因素的前提下，切缘处出现纤维化瘤床更应高度警惕。早在 2015 年国际工作组的建议中就提到，当肿瘤纤维化瘤床延伸至墨染切缘时应进行记录。

2019 年 ESMO 会议对“墨染切缘处无肿瘤”的标准进行了重申，强调是针对适当的选择性病例；对于新辅助治疗患者，专家组建议，无论是否存在单灶或多灶性病变，最佳的切除方法仍然是去除所有已知的残留肿瘤，包括切缘处出现的纤维化瘤床。

无论是来自国际工作组的推荐，还是 2019 年的 St.Gallen 共识，抑或是 2020 版的国内专家共识，都说明墨染切缘处出现纤维化瘤床不容忽视。在对纤维化瘤床没有达成国际公认共识的情况下，更为安全且有效地保证无肿瘤残留且降低局部复发的方式是墨染切缘处不存在纤维化瘤床。

一项研究显示，与辅助化疗相比，新辅助化疗与更高的局部复发率相关，15 年局部复发率分别为 15.9%、21.4%，且具有统计学意义。新辅助化疗导致局部复发风险中度增加，可能是由于手术范围的减少。研究显示大幅减少局部复发也能降低乳腺癌的死亡率，大约每预防 4 个乳腺癌患者局部复发，就能预防 1 个患者死亡，并且即使有后续放射治疗，保乳手术后局部失败的概率也高于没有放射治疗的乳房全切除。

（三）争议二：新辅助治疗后保乳标本墨染切缘处见纤维化瘤床算切缘阴性

尽管一部分患者新辅助治疗后实施保乳手术使得局部复发率明显上升，但第 17 届 St.Gallen 大会上的一个研究报告显示：在新辅助治疗后接受保乳手术（breast conserving surgery，BCS）的患者中，切缘状态与同侧乳腺肿瘤复发无统计学差异。导致局部复发率明显上升的主要原因是患者在初始治疗阶段就存在较大的复发及转移风险，而非手术及切缘状态的影响。

新辅助治疗后肿瘤细胞的退缩主要有两种模式：向心性退缩和非向心性退缩。肿瘤切除标本从乳房取出，由于缺乏周围组织的支持，导致切缘的定位有部分偏差；涂在标本表面的墨水经常会渗透到标本的更深部分，也会给病理医生在镜下确定真正切缘的位置带来重大挑战；不管是垂直取材、离断取材，或是外科医生在切除肿瘤标本后送检残腔壁为切缘，都会因为取材及制片的影响出现抽样误差；即使是全部按顺序包埋，也只检查了部分肿瘤切缘。因此，切缘评估存在着很大程度的可变性。多数外科医生认为在不明确肿瘤退缩模式的情况下，无论采用何种切缘评估技术，按治疗后残留病灶范围进行切除时，再宽的手术阴性切缘也不能保证无残留病灶。同时，如果新辅助治疗后仍按照最初的肿瘤范围进行手术，那么术前降期的意义减少。故对此类患者，更宽的手术切缘不一定能有效地改善局部控制效果，反而可能会增加手术创伤，影响保乳后的美容效果。在接受新辅助治疗的患者中，由于担心切缘与较高的残余肿瘤负荷相关，可能会导致不必要的再次切除，甚至可能进行乳房切除术。超过阴性切缘切除带来的也许是不必要的乳房外形缺失。对于拥有小到中等乳房的亚洲女性来说，手术同时保持乳房的自然形状，这对患者以后的生活质量有很重要的影响。

（四）解决策略：多学科诊疗模式——多学科参与，规范术式及术后治疗

降期、提高保乳率是新辅助治疗的重要目的之一。通过根治性局部治疗和系统治疗有机结合，大部分降期保乳术后局部复发的患者仍可获益，其远期预后远高于Ⅳ期乳腺癌。要做好新辅助治疗后保乳手术切缘的评估，需要注意以下几个方面。

1. 保乳手术前评估

（1）外科评估：肿瘤大小、退缩模式、患者评估。

（2）影像学评估：临床评估新辅助治疗后肿瘤情况的方法主要有体格检查、彩超、乳腺 X 线及乳腺 MRI 检查。MRI 检查可以鉴别残留灶与纤维化改变，能较准确地预测肿瘤治疗后残留灶的形态；外科医生应充分利用术前 MRI 评估新辅助治疗后的病理反应，在治疗前放置定位夹标记。

2. 保乳术中

达到阴性切缘的前提下，尽量保存正常乳腺组织，也就是最小容积切除。常规不推荐通过冰冻切片检查评估新辅助治疗后保乳标本的切缘状态。

3. 保乳术后

对新辅助治疗后接受保乳手术的患者，均应接受术后全乳放疗。随着全身治疗的进步和目前放射技术的应用，显著改善了局部控制和全身复发的治疗效果。

（五）小结

对于切缘仅存在纤维化的患者，扩大或二次手术可能会带来并发症、额外的医疗费用、美容效果欠佳等一系列继发问题，从而可能导致患者对手术的不满。依据治疗反应和残余癌灶表现形式的不同，应个体化地选择手术方式及保乳手术切除范围。保乳手术能充分体现乳腺癌多学科诊疗的全程管理水平。从患者选择、外科实施到术前术后治疗都依赖于病理学、影像学、肿瘤内科、放疗科及整形外科的协作。实际工作中仍存在诸多困惑和疑问，需要更多的研究（前瞻性）以获得更多的循证医学证据，进一步指导乳腺癌的精准治疗。

三、术中冰冻作为评估前哨淋巴结的唯一检测手段存在争议

大多数乳腺癌首先通过淋巴管转移到区域淋巴结。第一个引流淋巴结被称为前哨淋巴结（sentinel lymph node，SLN）。有证据表明，对该淋巴结进行采样评估可获得准确的分期，该方法有利于避免无转移的患者进行腋窝清扫和相关的淋巴水肿风险。

（一）概述

确定SLN的方法是术前通过向肿瘤周围组织注射蓝色染料和放射性标志物来识别前哨淋巴结。对于转移灶＜2.0 mm的患者，腋窝清扫通常是非必要的。一般情况下，无须行免疫组织化学检测，但在某些病例中，可用免疫组织化学鉴别可疑或非典型细胞的性质（如小叶癌或新辅助治疗后病例）。术中分子检测敏感性高，但应用不广泛；冰冻切片或印记细胞学检测前哨淋巴结敏感性较低，但在临床上更为适用。在新辅助治疗的背景下，前哨淋巴结检查的价值和残余孤立肿瘤细胞的临床意义尚不清楚，有待于正在进行的临床试验结果。

关于SLN的最新指南都指出保乳术中2枚以内SLN转移不需行ALND。① 2021 Ontario Health/ASCO早期乳腺癌腋窝管理指南：对转移形式（宏/微转移，ITC）无要求，只强调是否为阳性及阳性个数，因此要更加注重检测准确性。② 2022版NCCN乳腺癌指南：微转移需单独列出；总体对转移形式（宏/微转移，ITC）无要求；满足Z0011/AMAROS标准即可保留腋窝。③ SINODAR-ONE试验：研究对象为伴有1～2个前哨淋巴结转移的T_1～T_2乳腺癌患者，该研究是一项比较完全腋窝淋巴结清扫和保留腋窝淋巴结对预后影响的多中心、随机临床研究，结果显示标准组和试验组在预后方面无显著差异。

（二）国内多数医院使用术中冰冻切片评估前哨淋巴结

1. 术中冰冻切片在评估前哨淋巴结的国内外现状

乳腺癌外科治疗的发展经历了单纯肿瘤切除术→乳房全切除术→乳腺癌根治术→扩大根治术→改良根治术→保乳手术→保乳＋重建手术；腋窝淋巴结清扫→前哨淋巴结活检。

（1）术中冰冻切片是国外临床研究评价SLN状态的主要方法。2014年ASCO指南推荐主要以冰冻切片评价SLN状态：在评估SLN的临床实践中以术中病理检测为主；了解术中检查SLN的优势和局限性至关重要；可通过大体检查、细胞学印片和冰冻切片进行术中病理评估；同时指南也指出术中冰冻切片的局限性较多，会造成假阴性结果。

（2）国内临床实践推荐术中冰冻切片作为SLN的主要检查方法（彩插11）。中华医学会《临床技术操作规范》规定术中快速活检的适用范围：了解恶性肿瘤的扩散情况、评估肿瘤是否浸润相邻组织及有无区域淋巴结转移等。《中国抗癌协会乳腺癌诊治指南与规范》指出：准确、快速的SLN术中诊断可以使SLN阳性患者通过一次手术完成ALND，避免二次手术的费用负担和手术风险。推荐使用快速冰冻病理组织学和（或）印片细胞学作为SLN术中诊断的检测方法。一项关于早期乳腺癌前哨淋巴结活检的多中心研究纳入全国38家大型三

甲医院共 11 942 例早期乳腺癌患者，结果显示中国目前有 43.5% 的早期乳腺癌患者行 SLNB 手术。对于存在 1～2 个 SLN 阳性的患者，83.0% 继续接受了 ALND；存在 3 个及以上 SLN 阳性的患者，97.2% 继续接受 ALND 治疗。SLNB 术中冰冻准确率高达 99.2%，假阴性率为 4.59%。因此得出结论：国内常用的术中冰冻切片病理检查准确率高，可以明显减少二次手术风险。

2. 术中冰冻切片与术后石蜡切片的对比

术中冰冻切片与术后石蜡切片的对比见表 1-2-1。

表 1-2-1 术中冰冻切片与术后石蜡切片优缺点比较

术中冰冻切片	术后石蜡切片
优点	优点
第一时间获得 SLN 转移情况	准确获得 SLN 转移情况（宏转移，微转移，ITC）；可使用 IHC
临床决策及时	可全部取材
	不受脂肪组织对制片的影响
	假阴性率可以忽略不计
缺点	缺点
取材的局限性	需要二次手术
淋巴结常有较多脂肪，冰冻切片难度大	
若送检淋巴结多，制片和报告耗时长	
假阴性	

（三）其他前哨淋巴结评估方法

1. 印片细胞学的可替代性

虽然《中国抗癌协会乳腺癌诊治指南与规范》推荐使用快速冰冻病理组织学和（或）印片细胞学作为 SLN 术中诊断的检测方法，但是术中 SLN 评估方法都存在假阴性和敏感性问题（表 1-2-2）。淋巴结内及其周围的脂肪组织会造成冰冻制片困难，操作复杂耗时、增加麻醉风险，对组织的损耗大，冰冻操作会对形态学造成影响。虽然术中冰冻与印片细胞学相比，研究文献多但无绝对优势，各研究间结果差异显著，离散度高。

在临床工作实践中总结发现，细胞印片简单便捷，学习曲线更易掌握。术中细胞学检查总体诊断符合率高，特别是对于宏转移，细胞学的石蜡诊断符合率＞ 95%，所以术中细胞学检查不劣于冰冻切片，是一个可靠的检测方法。当术中冰冻不可及时，细胞学印片也可以作为术中 SLN 评估的首选方案。

表 1-2-2 术中冰冻和细胞学印片对前哨淋巴结转移的敏感性

Meta 分析	术中冰冻	细胞印片
总体敏感性	44%～100%	34%～95%
对微转移的敏感性	11%～100%	5%～57%
对宏转移的敏感性	80%～100%	70%～98%

2. 只做术后石蜡评估具有可行性

（1）前哨淋巴结评估并非绝对必要。2014 年 *BMJ* 社论提出讨论：术中前哨淋巴结评估是否必要，一方面术中评估的各种方法都存在准确性和敏感性问题，不是所有患者切除前哨淋巴结后都需要进行下一步处理，SLN 评估必要性下降；另一个方面，乳腺癌患者腋窝处理原则已经发生改变。美国外科医生协会肿瘤学组（American College of Surgeons Oncology Group，ACOSOG）Z0011试验、浸润性乳腺癌SG 23-01试验和AMAROS试验等已经说明，对于$cT_{1\sim2}$、cN_0且无术前治疗的患者，即使存在1～2枚SLN转移，如果术后辅助放疗，也可以豁免腋窝淋巴结清扫术（ALND）。

（2）多项研究显示cN_0患者前哨淋巴结状态提示绝大部分SLN为阴性结果。①NSABP B-32试验：SLN阴性（3989/5611，71.1%）。②INSEMA试验：SLN阴性（623/751，83.0%）、微转移（2.8%）；1～2枚宏转移（12.9%）；≥3枚宏转移（1.3%）。所以结合既往研究，表明大部分cN_0患者前哨淋巴结状态为阴性，阴性占比约80%，即使出现了转移，微转移和宏转移的比例也很低。

（3）腋窝淋巴结处理原则及国内外现状。目前国内对于cN_0、SLN 1～2枚转移的BCS患者，大部分医院（61/110，55.45%）仅＜10%的患者免除后续ALND；对于cN_0、SLN 1～2枚转移的乳房全切除患者，84家（76.36%）医院对＜10%的患者免除后续ALND；对术中SLN评估需求强烈；大部分SLN阳性患者进行了ALND。在美国，根据ACOSOG Z0011试验结果，将对ALND有倾向性的外科医生分为低倾向、选择性倾向和高倾向组。调研他们是否会推荐SLN的术中冰冻切片时，在低倾向组中，有28.7%外科医生会推荐使用术中冰冻确定SLN的状态，而44.1%选择性倾向ALND手术的外科医生和86.5% ALND高倾向外科医生会使用术中冰冻确定SLN的状态。SLN中存在ITC及微转移：后续进行ALND概率较低；SLN中存在1枚宏转移：49%的医生选择ALND；SLN中存在2枚宏转移：63%的医生选择ALND。英国多数医院对SLN实行术后石蜡病理评估。采用石蜡切片评估为85.6%；PCR分子检测评估为7.5%；术中冰冻评估为3.8%；细胞印片评估为3.1%。

所以，评估前哨淋巴结的多种检测手段各有优势和局限性，如何结合医院临床手术和病理科实际应用最适合的检测手段，是需要在实践中摸索并校正的。

四、穿刺组织的病理报告为多灶性ADH，后续临床处理的争议

导管上皮非典型增生（atypical ductal hyperplasia，ADH）患者发生乳腺癌的危险度是正常人群的3～5倍。ADH治疗方法为病变/肿物的切除联合定期随访；导管原位癌（ductal carcinoma in situ，DCIS）的治疗方法为肿物切除加或不加放疗，或乳房全切除。针对ER阳性的DCIS患者要给予5年的内分泌治疗，并定期密切随访。所以ADH和DCIS的病理诊断直接影响临床治疗。

（一）ADH及多灶性ADH的概念

1. ADH

ADH是一种细胞形态和组织结构都与低级别DCIS相似的导管上皮增生性病变，但终末导管小叶单位受累程度和连续性病变的范围又不足以诊断低级别DCIS。

2. 多灶性ADH

多灶性ADH：≥3灶，累及独立的终末导管小叶单位，小叶之间由明确的乳腺间质分割开来。多灶性ADH有别于单灶ADH，需考虑其进展为浸润性癌的风险。基于多灶性ADH可能发展为浸润性癌的风险性，在穿刺组织诊断多灶性ADH后，后续临床处理存在争议。

（二）争议一：多灶性ADH应按照DCIS的原则进行临床处理

1. 在病因、发病机理及组织病理方面ADH与低级别DCIS具有共性

（1）病因共性：ADH与ER阳性DCIS都是受到雌激素驱动的致病进程；与ER阳性浸润性乳腺癌发生、发展相关的因素均可增加ADH致癌风险。

（2）分子遗传机制共性：研究显示在 ADH、低级别 DCIS 和 ER 阳性低级别浸润性癌中发现了相似的等位基因失衡和杂合性缺失，包括 1q、16q 和 17p；ADH 被认为是低级别 DCIS 和 ER 阳性低级别浸润性乳腺癌的早期阶段。

（3）组织病理共性：ADH 与低级别 DCIS 形态相同，只存在量的差异；ADH 与低级别 DCIS 免疫组织化学表型完全相同（ER+，PR+，HER2−）。

2. 多灶性 ADH 与低级别 DCIS 的鉴别诊断存在病理医生主观性

在病理诊断中，ADH 与低级别 DCIS 的区分依赖诊断标准 [2 mm 和（或）2 个导管]；但是多灶性 ADH 的诊断存在病灶测量误差、取材充分程度、病理医生诊断标准的应用和病灶间隔的界定等问题，使得两者间鉴别诊断具有局限性。

3. 穿刺诊断多灶性 ADH，手术切除标本病变升级

因穿刺取样的局限性，穿刺诊断 ADH，病灶在手术切除标本升级为 DCIS 和（或）浸润性癌的概率较高（22% ～ 45%）；而穿刺发现多灶性 ADH，手术切除后诊断升级为 DCIS 和（或）浸润性癌的概率（63.64%）明显高于单灶 ADH。

4. 多灶性 ADH 进展为乳腺癌的风险显著升高

一项研究对纳入的 142 例 ADH、175 例 ALH 和 14 例 ADH+ALH 进行随访研究，评估 ADH 病灶数量、年龄和家族史等因素随时间变化进展为乳腺癌的风险。142 例初诊为 ADH 的患者平均随访 13.7 年后，34 例（24%）进展为乳腺癌；多灶性 ADH 进展为乳腺癌的风险明显升高；≥ 3 灶者 20 年后进展为乳腺癌的累计发病率为 45%；≥ 3 灶 ADH 且伴有钙化者 20 年后进展为乳腺癌的累计发病率为 50%。因此研究得出结论：多灶性（≥ 3 灶）ADH 进展为乳腺癌的风险显著升高，尤其是合并钙化者（20 年累计发病率＞ 50%）。另一项对纳入的 300 例 ADH、327 例 ALH 和 32 例 ADH+ALH 患者进行随访的研究也得出了相同的结论。

5. 多灶性 ADH 可能提示与乳腺癌相关的遗传性肿瘤综合征

部分患者患有多灶性 ADH，可能存在与乳腺癌相关的遗传性肿瘤综合征，这也反映了多灶性 ADH 与单灶性 ADH 不同。如在纤维腺瘤背景下出现的多灶性 ADH 常提示伴有 Cowden 综合征可能，这类患者甚至需要预防性乳房切除；PTEN 胚系突变可导致 Cowden 综合征，导致甲状腺、乳腺、子宫内膜等部位恶性肿瘤发病率显著增加。

6. 内分泌治疗可显著降低 ADH 致癌风险

一项研究纳入了 1987—2010 年期间 2938 例非典型增生病例，包括 ADH、ALH、LCIS。其中 1658 例没有进行内分泌药物治疗，随访 68 个月后 184 例（11.1%）进展为乳腺癌，没有行内分泌治疗的 ADH 患者 10 年后乳腺癌发病率为 19.87%，而接受内分泌治疗的 ADH 患者发病率为 8.53%，风险下降了 57%，因此研究得出了内分泌治疗可显著降低乳腺上皮非典型增生患者进展为乳腺癌的风险的结论。鉴于多灶性 ADH 5 年累计乳腺癌发病率为 13.5%，相较于单灶 ADH，多灶性 ADH 接受内分泌治疗的理由更充足。

（三）争议二：多灶性 ADH 仍应按 ADH 的原则进行临床处理

1. ADH 与 DCIS 临床处理原则截然不同

DCIS 处理原则为着力消灭肿瘤及可能出现肿瘤的区域，而 ADH 的处理更多关注患者的风险控制。在临床实践中，大多数 CNB 诊断的 ADH 患者，无论是否为“多灶”，其后进行了切除活检。如 ADH 均按 DCIS 处理，超过 70% 患者可能存在过度治疗。

2. 鉴别多灶性ADH与低级别DCIS具有挑战性

病理医生是风险控制的重要环节，病理诊断原则：粗针穿刺活检诊断应偏向保守，切除活检应遵循诊断标准。研究显示，病理医生对ADH的诊断一致率仅为40%～60%。ADH与DCIS实则为同一病变谱系，主要是病变范围/量的不同，ADH诊断标准为累及＜2个导管，累及连续范围≤2 mm。这一诊断标准是基于切除活检标本数据统计提出的，因此将该量化标准应用于CNB标本时要慎重。穿刺后，ADH病灶在手术标本中组织学诊断为DCIS/浸润性乳腺癌的升级比例为15%～30%。

3. “多灶”并不是导致ADH继发乳腺癌风险升高的唯一因素

“多灶”并不是导致ADH继发乳腺癌风险升高的唯一因素，应实施多维度风险评估及个体化精准管理。ADH提示乳腺癌发病风险升高，累积风险随时间推移呈线性升高；而多灶性ADH（≥2灶），年龄小、缺乏小叶退变时伴随更高风险；但乳腺癌家族遗传史是否作为风险因素仍存争议。ADH是否伴随更高风险的影响因素很多。对于乳腺ADH，应该进行风险控制管理模式。指南推荐的修订Gail模式纳入了多种因素去计算ADH患者5年乳腺癌发病风险，并进行干预，而不是都当作DCIS来治疗。ADH可采用旨在降低风险的内分泌治疗策略，可减少乳腺癌86%的发病风险。目前国际指南也推荐低风险DCIS宜采取降阶梯治疗策略。

（四）小结

ADH与低级别DCIS同为雌激素驱动的克隆性增生性病变，具有相同的染色体缺失。多灶性ADH与低级别DCIS的鉴别诊断存在病理医生主观性。活检标本中发现多灶性ADH，术后诊断升级概率更大。多灶性ADH不仅进展为乳腺癌的风险显著升高，而且还可提示与乳腺癌相关的遗传性肿瘤综合征。基于内分泌治疗可降低风险，多灶性ADH接受内分泌治疗的理由更充足。但需要注意临床对于DCIS的处理原则在于清除肿瘤，而对于ADH更关注其风险控制。鉴别诊断多灶性ADH与低级别DCIS对病理医生具有挑战性。多灶性ADH不是患者唯一的风险因素。WHO专家组建议：穿刺样本中多灶性ADH或未及病变全貌的时候，病理诊断要相对保守。对于切除活检标本，应充分取材，结合IHC检测，结合临床是否为肿物占位性病变，结合患者是否具有高风险病理特征等。严格遵循诊断标准，对ADH患者实施多维度的风险评估和个体化精准管理才是重点。

五、浸润性乳腺癌是否必须报告Nottingham组织学分级存在争议

《中国抗癌协会乳腺癌诊治指南与规范》提出乳腺癌的规范化报告至少应提供的信息包括浸润性乳腺癌的最大直径（pT）、组织学分型、组织学分级、脉管内癌栓情况、切缘状态、前哨或区域淋巴结（pN）状态、分子分型相关的免疫组织化学结果及必要的分子检测判读结果等信息。由此可见，精确的组织学分级对乳腺癌患者的预后评估有着非常重要的指导意义（表1-2-3）。

表1-2-3　浸润性乳腺癌危险度评估

危险度	判别要点	
	转移淋巴结	其他
低度	阴性	同时具备以下6条：标本中病灶大小（pT）≤2 cm；分级为Ⅰ级；瘤周脉管未见肿瘤侵犯；ER和（或）PR表达；*HER2*基因没有过表达或扩增；年龄≥35岁
中度	阴性	以下6条至少具备1条：标本中病灶大小（pT）＞2 cm；分级为Ⅱ～Ⅲ级；有瘤周脉管肿瘤侵犯；ER和PR缺失；*HER2*基因过表达或扩增；年龄＜35岁
	1～3枚阳性	未见HER2过表达和基因扩增且ER和（或）PR表达
高度	1～3枚阳性	HER2过表达或基因扩增或ER和PR缺失
	≥4枚阳性	

（一）组织学分级内容

Nottingham 组织学分级系统：建议对浸润性乳腺癌的腺管形成比例、细胞核的多形性和核分裂象计数 3 个方面分别评分，将 3 个分值相加得到最终的组织学分级。如左乳浸润性乳腺癌，非特殊型，组织学评分 7 分（腺管形成 3 分 + 核多形性 2 分 + 核分裂象 2 分），中分化。

（二）组织学分级意义

准确的组织学分级有利于临床精准的治疗和预测预后。

1. 指导治疗

术后放疗在包含以下因素的患者中更有意义：年龄≤ 40 岁，腋窝淋巴结清扫数目＜ 10 枚时转移比例＞ 20%，激素受体阴性，HER2 过表达，组织学分级高，脉管侵犯阳性等。乳腺癌术后辅助化疗的适应证：浸润性肿瘤大于 2 cm，淋巴结阳性，激素受体阴性，HER2 阳性（对 T_{1a} 以下患者目前存在争议），组织学分级为 3 级。

2. 预测预后

第八版 AJCC 癌症手册指出，影响乳腺癌预后分期最主要的因素包括 TNM 分期、激素受体及 HER2 状态、组织学分级等。专家建议对所有组织学类型的浸润性乳腺癌均有必要进行组织学分级。有文献提出，组织学分级比组织学分型对乳腺癌的预后提示意义更加明确，且更为客观，可重复性更高。在 2658 例原发性乳腺癌的多因素分析中，组织学分级是预测生存率最重要的因素。

（三）组织学分级争议

基于临床对乳腺癌预后危险度评估涵盖组织学分级，病理诊断提出：是否需要对所有浸润性乳腺癌进行组织学分级？

1. 争议一

不同类型的浸润性癌应该报告对应的组织学分级。

（1）浸润性导管癌 / 非特殊类型：Nottingham 组织学分级最适用于浸润性导管癌，组织学分级高的患者预后明显差于分级低的患者。

（2）浸润性小叶癌：是第二常见的浸润性乳腺癌，可进一步分为经典型、组织细胞样、印戒细胞样、实体型、腺泡型、多形性等多种亚型，每种亚型对应的组织学分级不尽相同，因此预后意义也不相同。组织学评分为 5 分（1 级 / 高分化）的经典型小叶癌较评分为 9 分（3 级 / 低分化）的多形性小叶癌的预后更好。浸润性小叶癌无腺管结构，用 Nottingham 组织学分级是否会提高组织学级别？根据临床经验发现，经典型浸润性小叶癌细胞多形性及核分裂象罕见，故组织学评分多为 5 ～ 6 分，分化较差的多形性小叶癌的组织学评分集中在 8 ～ 9 分。实体型、多形性浸润性小叶癌的预后明显差于经典型浸润性小叶癌，这与分级结果并不矛盾，同时也说明浸润性小叶癌同样可以使用 Nottingham 组织学分级系统进行分级（彩插 12）。

（3）黏液癌：经典型黏液癌无腺管结构，细胞核核级一般为低 - 中度，核分裂象较少，组织学分级一般为 1 ～ 2 级。1 级黏液癌 10 年生存率超过 80%，2 级黏液癌 10 年生存率为 60% ～ 80%，两者间是存在差异的（彩插 12）。

（4）浸润性微乳头状癌（IMPC）：单因素分析显示组织学分级为 3 级的 IMPC 患者的淋巴结转移率明显高于 2 级的患者；多因素分析显示只有组织学分级是腋窝淋巴结转移的独立危险因素，这说明 IMPC 的淋巴结易转移性与其组织学分级较高有关。

（5）化生性癌：化生性癌有多种组织学亚型。一项研究对2412例乳腺化生性癌进行单因素分析，结果显示肿瘤组织学分级高（低分化或未分化）不仅与较低的OS相关，还与较低的生存率直接相关。

（6）乳腺神经内分泌肿瘤：乳腺神经内分泌肿瘤（neuroendocrine neoplasm，NEN）的性质是浸润性癌。根据肿瘤分化程度分为神经内分泌瘤和神经内分泌癌（neuroendocrine carcinoma，NEC），因此组织学分级可用于辅助诊断；同时，乳腺神经内分泌肿瘤按照组织学分级遵循特殊类型和非特殊类型浸润性乳腺癌的标准方案治疗。

2. 争议二

组织学分级仅适用于部分浸润性乳腺癌。

（1）Nottingham分级系统的不足。①纳入指标单一：随着肿瘤学的发展，除癌细胞本身外，肿瘤微环境、分子蛋白和基因表达等因素在癌细胞侵袭转移过程中也起着关键作用。Nottingham分级系统仅纳入与乳腺癌癌细胞形态学相关的三个参数，缺乏与肿瘤侵袭转移密切相关的微环境、分子蛋白和基因表达等重要信息，难以全面准确地揭示乳腺癌的生物学行为。②评估结果变异较大：Nottingham分级系统需病理专家根据与乳腺癌癌细胞相关的三个参数进行评估，存在评估结果主观性强、对工作经验要求高、评估过程复杂、易受主观因素影响等局限性，导致部分病例存在观察者之间不一致性。③评估效率较低：乳腺癌研究的发展方向是建立在大数据的基础上，根据患者预后情况，研究肿瘤的生物学行为，据此建立预后预测模型，并指导患者的个体化治疗。Nottingham分级系统完全依靠病理学家进行人工评估，评估指标较少，评估效率较低，无法对大量数据进行快速、准确及客观评估。

（2）Nottingham组织学分级系统不适用于所有类型的浸润性乳腺癌。随着对乳腺癌研究的进展，乳腺癌的组织病理学亚型也不断推陈出新，并愈发复杂。Nottingham分级系统对涎腺源性肿瘤、化生性癌等亚型的分级具有局限性。如乳腺的腺样囊性癌，其多见于唾液腺，发生于乳腺者罕见。2019年第5版WHO将其分为经典型、实体基底样型、高级别转化型。有研究者通过对64例经典型及23例实体基底样型腺样囊性癌进行随访研究，证实实体基底样型更容易发生淋巴结受累及远处转移。并认为腺样囊性癌组织学亚型应被视为预后指标，而组织学分级对其预后的影响值得进一步研究。

（四）小结

对常见浸润性乳腺癌亚型的组织学分级是十分必要的。对于少见类型的浸润性乳腺癌，建议进行组织学分级，并在报告中反映，同时加强临床病理沟通。

六、乳腺小叶原位癌是否为“癌”存在争议

小叶原位癌（lobular carcinoma in situ，LCIS）由Foote和Stewart命名，指发生在乳腺小叶和终末导管的一组原位癌，其特征是细胞的黏附性丧失。在2019年第5版WHO乳腺肿瘤最新分类中，将LCIS定义为“起源于终末导管小叶单位（terminal ductal lobular units，TDLU）失黏附上皮细胞的肿瘤性增殖，伴或不伴有终末导管的派杰样受累，TDLU中一半以上的腺泡被肿瘤细胞填充和扩张。”虽然LCIS与随后乳腺癌发病风险相关。但第八版AJCC立足于临床干预策略，将乳腺小叶原位癌移除了原位癌（pTis）分类，将其按良性增生性病变处理。

（一）分类概述

2019版WHO将LCIS的组织学分型为经典型LCIS和旺炽型/多形性LCIS，其在影像学表现、镜下形态、肿瘤标志物表达方面均存在差异。经典型LCIS较少出现钙化，而旺炽型/多形性的表现更类似于DCIS，往往伴有钙化、腔内坏死，异型性更明显，更高的HER2表达，也就更具有侵袭性（彩插13）。虽然多形性LCIS罕

见，目前缺乏足够证据建立相应的推荐处理原则，但是部分临床医生认为多形性 LCIS 的临床处理原则应类似于 DCIS。

（二）LCIS 与浸润性小叶癌具有相同的分子遗传学特征

Ju 等 2019 年发表于 *Clincal Cancer Research* 的文章显示 LCIS 与浸润性小叶癌（invasive lobular carcinoma，ILC）共有特征性 *CDH1* 突变。除了各型 LCIS 表现为低级别浸润性乳腺癌的分子特征以外，旺炽型 / 多形性 LCIS 的基因组更具不稳定性，LCIS 与 ILC 具有类似的体系突变谱特征。

在 LCIS 和 ILC 的发生机制中，最为常见的是由于编码 E-cadherin 的抑癌基因 *CDH1* 的缺失、突变或启动子甲基化。*CDH1* 无热点突变，仅少数位于胞内段（C 端：常用 E-cadherin 克隆位点）。60% ～ 80% 的 ILC 出现 *CDH1* 体细胞突变。*CDH1* 基因的改变会导致约 90% 的非典型小叶增生（atypical lobular hyperplasia，ALH）和 LCIS 缺乏 E-cadherin 的免疫表达，其余 10% 的病例存在 E-cadherin 异常表达（即碎片状、片段状、串珠状膜染色，弥漫的细胞质染色或罕见的核旁点状染色）。后者染色模式是因为虽然 E-cadherin 蛋白功能失活，但它作为一种细胞固有蛋白持续存在于细胞表面的结果。*CDH1* 不同的突变形式和位点可能是引起 ILC 中 E-cadherin 异常表达模式的原因之一。E-cadherin N 端缺失可能是其功能缺陷的分子机制，N 端信号肽 / 前体序列缺失可导致 E-cadherin 异常表达模式（影响转录过程）。

LCIS 是克隆性和肿瘤性病变，瘤内异质性存在分子特征。常见的体细胞改变包括 16p、16q、17p 和 22q 的丢失，1q 和 6q 的获得，以及 *PIK3CA*、*Akt1* 或 *PTEN* 的突变。LCIS 的分子表型与 ILC 和 Luminal A 型浸润性乳腺癌相似，但常缺乏 *TP53* 和 *PTEN* 突变。LCIS 和 ILC 在 16q22.1（*CDH1* 基因所在位点）上有相同的等位基因丢失。值得注意的是，LCIS 可能通过克隆演化及筛选过程发展为 DCIS 和 ILC。旺炽型 / 多形性 LCIS 与经典型 LCIS 存在相同的基因改变，包括 1q 的获得、16q 的缺失和 *CDH1* 基因改变。*HER2* 突变常见于旺炽型 / 多形性 LCIS 及伴有旺炽型 / 多形性 LCIS 的 ILC 中。旺炽型 LCIS 的基因组结构比多形性 LCIS 和经典型 LCIS 复杂，在旺炽型 LCIS 中观察到的基因改变还包括 *CCDN1* 基因（11q13.3）的扩增、17q 的获得、8p 的丢失、17p 的丢失和 11q 的丢失。

（三）LCIS 为浸润性癌的危险因素

WHO 中提到经典型 LCIS 是浸润性乳腺癌的危险因素和潜在的前驱病变（precursor lesion），但发展为浸润性癌的整体风险性低。在影像学 – 病理学相关性研究中，经典型 LCIS 的癌变率较低。经典型 LCIS 患者继发浸润性乳腺癌的风险是正常人群的 8 ～ 10 倍，风险提高 30% ～ 40%。经典型 LCIS 患者癌症的总体风险可以通过以下统计数据来总结：每年风险增加约 1%，10 年风险约为 10%，20 年后风险约为 20%。在继发的浸润性乳腺癌中：同侧为 63%、对侧为 25%、双侧为 12%。化学预防（chemoprophylaxis）可减少 LCIS 继发浸润性乳腺癌事件的发生。多形性 LCIS 被认为是侵袭性 ILC 的前驱病变。旺炽型 / 多形性 LCIS 常见 *HER2* 突变提示其更具侵袭性的生物学行为，影响临床预后评估及治疗策略制定。

（四）鉴别诊断

1. 经典型 LCIS 与多形性 LCIS

经典型 LCIS 与多形性 LCIS 的鉴别依据为细胞的异型性；经典型 LCIS 与旺炽型 LCIS 通过结构的异常和腺泡扩张的程度来鉴别。若形态是介于经典型 LCIS 与多形性 LCIS 或经典型 LCIS 与旺炽型 LCIS 之间的交界性病变，则诊断为经典型 LCIS。

2. 经典型LCIS与低级别DCIS及多形性LCIS、旺炽型LCIS与高级别DCIS

经典型LCIS与低级别DCIS的鉴别及多形性LCIS、旺炽型LCIS与高级别DCIS的鉴别以形态学特征为基础，依据细胞黏附性丧失和免疫组织化学进行诊断。鉴别困难时免疫组织化学E-cadherin、P120和β-catenin可协助诊断。E-cadherin、α-catenin及β-catenin在LCIS中失去活性，E-cadherin蛋白相关基因*CDH1*基因的突变存在于LCIS中。

（五）治疗管理

密切的临床随访是降低LCIS风险性的合理策略。可以考虑对经典型LCIS患者采用激素疗法（如他莫昔芬）进行预防性治疗，可将癌症风险性降低50%以上。经典型LCIS对放射治疗相对不敏感。有高风险乳腺病变的患者建议进行手术治疗，其目的是识别和切除共存的肿瘤，而不是为了降低后续的乳腺癌风险。对于非高风险乳腺经典型LCIS患者，需要分析影像学－病理学是否具有特征性联系，并得到乳腺病理医生、影像医生和外科医生的一致同意后才能提出切除病变的建议。切除标本中经典型LCIS的大小和边缘状态不需要报告。

旺炽型/多形性LCIS的复发率存在差异。粗针穿刺活检诊断为旺炽型/多形性LCIS，病变切除以后出现更高级别肿瘤类型的发生率增高，约50%旺炽型/多形性LCIS与ILC共存，因此，对它们应考虑病灶全切。虽然旺炽型/多形性LCIS的预后情况尚待进一步积累，但建议在切除标本中报告旺炽型/多形性LCIS的切缘状态。这样有助于在包含临床、影像学及病理学多学科背景中做出合适的管理决策。由于旺炽型LCIS具有与经典型LCIS相似的细胞学特征，但处理方法可能不同，所以在粗针穿刺活检中应准确识别和区分旺炽型LCIS和经典型LCIS。

多形性LCIS通常合并浸润性癌，分子研究也显示多形性LCIS与多形性ILC有相似改变，因此建议对多形性LCIS进行更积极的治疗。NCCN指南提出“LCIS的一些亚型（多形性LCIS）可能具有与DCIS相似的生物学行为”。目前，临床医生可能会考虑对多形性LCIS进行病灶全切。但是对切缘的要求，多数医生同意应该根据对患者综合风险的评估来确定。针对多形性LCIS使用放射治疗的证据仍不够充分，但是激素治疗可以降低肿瘤风险。在多形性LCIS中，存在与不良预后相关的治疗靶点（HER2、P53和FOXP3）的表达，因此可根据这些标记物的表达情况来协助制定治疗方案。

（六）联系临床：穿刺诊断LCIS，临床如何处理？

对于穿刺活检提示为经典型LCIS的患者，则可以进行常规的影像学随访而不行开放活检。若穿刺活检提示为多形性LCIS或穿刺活检结果与影像学检查不符，需行开放活检以除外DCIS及浸润性癌。

七、微乳头型黏液癌的肿瘤分类争议

微乳头型黏液癌（mucinous carcinoma with micropapillary features，MPMC）指一类在形态学上既有黏液分泌又有微乳头结构的浸润性癌，这类疾病最早在2002年被学者提出，但其归类问题一直困扰着病理医生。黏液癌为惰性，治疗策略保守，而微乳头状癌为侵袭性，需积极的疾病管理，所以临床实践中有必要将微乳头型黏液癌进行区分并归入二者之一。

（一）概述

形态学上，微乳头型黏液癌兼具黏液癌和微乳头状癌的形态：肿瘤具有＞90%黏液湖伴局灶或弥漫性微乳头结构（桑葚样、中空细胞簇、边缘锯齿状），EMA/MUC1示极向反转。免疫组织化学结果和电镜也显示出非常类似微乳头状癌的极向反转特征。所以仅从形态学方面，很难对其进行归类。

（二）分类：黏液癌 – 微乳头亚型 *vs.* 微乳头状癌 – 黏液亚型

1. 黏液癌 – 微乳头亚型

低 – 中核级且不伴其他不良临床病理特征。理想标准：＜ 50% 微乳头成分；ER 表达，HER2 阴性。其中更具侵袭性的病例应归入微乳头状癌 – 黏液亚型。

2. 微乳头状癌 – 黏液亚型

高核级或中 – 低核级伴不良临床病理特征，如高 Ki-67 指数、高核分裂活性、伴有坏死、脉管浸润、＞ 50% 微乳头成分、ER 阴性和（或）HER2 阳性。主要基于分子分型和分期制定治疗决策。

（三）临床病理特征

与经典单纯性黏液癌（pure mucinous carcinoma，PMC）患者相比，MPMC 患者的年龄较小，具有更高的核级，更频繁的淋巴结转移、淋巴管侵犯，更高的 *HER2* 扩增比例，更高的 Ki-67 指数；也有临床研究发现二者的临床病理特征无显著差异（彩插 14）。

（四）生物学行为

按分期配对Ⅱ、Ⅲ期病例组，微乳头型黏液癌的 OS、无复发生存（recurrence-free survival，RFS）介于经典型黏液癌和微乳头状癌之间；按临床病理特征配对，结果显示在配对和非配对队列中，其无进展生存期（progression free survival，PFS）均低于经典型黏液癌。一项大宗队列研究显示：微乳头形态＞ 50% 是淋巴结转移和 RFS 的独立不良预后因素。也有研究显示不同比例的微乳头状结构与淋巴结转移和生存状态无明显关系。

（五）遗传学特征

对 PMC（n=11）和 MPMC（微乳头比例＞ 50%）（n=10）样本进行全外显子组测序，体细胞突变结果分析表明：*GATA3*、*SF3B1*、*TP53* 基因突变为 MPMC 中的常见突变，而 *PIK3CA* 突变仅出现在经典 PMC 中。Pareja 等对来自 5 例 MPMC 的 DNA 进行全外显子组测序。3 例遗传学模式类似于 PMC：缺少 *PIK3CA* 突变、1q 扩增联合 16q 缺失。2 例遗传学模式类似于微乳头状癌：存在 16q 缺失。

（六）小结

MPMC 在形态学、临床病理及遗传学方面兼具黏液癌和微乳头状癌的部分特征，这种双重表型可能决定了它的生物学行为介于两者之间。在临床病理特征和遗传学上均存在一定的异质性，可能不能构成一种独立的组织学类型。基于样本量、研究方法及诊断标准的不一致导致对其研究结果存在差异性。对于归类困难的病例，需将传统临床病理参数与多基因检测相结合。

八、乳腺神经内分泌肿瘤诊断的争议

乳腺癌的神经内分泌分化最早由 Feyrter 和 Hartmann 于 1963 年在黏液性癌中提出，研究观察到这是一种浸润性癌，银染色阳性，形态类似于睾丸类癌。第 1 个病例系列发表于 1977 年，将其命名为“乳腺原发性类癌”。随后用电子显微镜和改良银染色证实了肿瘤内神经分泌颗粒的存在。

（一）概述

乳腺神经内分泌肿瘤（NEN）被定义为上皮起源的肿瘤，其形态与胃肠道和肺的神经内分泌肿瘤相似，在至少 50% 的浸润性肿瘤细胞中表达神经内分泌标志物，特别是嗜铬粒蛋白或突触素。

（二）诊断标准

1. WHO 分类

神经内分泌肿瘤的分类从 WHO 2003 版的四分类到 2012 版的三分类再到 2019 版的简化两分类，分类目的是与全身其他部位神经内分泌肿瘤的分类进行统一，提高诊断的可重复性并明确其临床意义（表 1-2-4）。

表 1-2-4 神经内分泌肿瘤命名演进

WHO 2003 版 神经内分泌肿瘤	WHO 2012 版 伴神经内分泌特征的癌	WHO 2019 版 神经内分泌肿瘤
● 上皮起源； ● 形态学类似胃肠道和肺的 NEN； ● 至少 50% 浸润性癌细胞表达神经内分泌标记（CgA、Syn）	● 形态学类似胃肠道和肺的 NEN； ● 任意比例表达神经内分泌标记（CgA、Syn）	● 一种浸润性癌； ● 形态学类似胃肠道和肺的 NEN； ● 弥漫、一致地表达神经内分泌标记（CgA、Syn）
➢实体性神经内分泌癌 ➢非典型类癌 ➢小细胞癌 / 燕麦细胞癌 ➢大细胞神经内分泌癌	➢神经内分泌肿瘤，高分化 ➢神经内分泌癌，低分化小细胞癌 ➢伴神经内分泌分化的浸润性癌（NST，黏液癌，实性乳头状癌）	➢神经内分泌瘤：G_1、G_2 ➢神经内分泌癌：小细胞、大细胞

2. 神经内分泌肿瘤（NEN）

（1）定义：神经内分泌肿瘤是一种浸润性癌，以低 – 中等级别为主，具有神经内分泌形态，存在神经内分泌颗粒，弥漫、一致地表达神经内分泌标记，占乳腺原发肿瘤＜ 1%，大部分患者为 60 ～ 70 岁。在临床诊断中，建议报告为浸润性乳腺癌，形态及免疫表型支持乳腺神经内分泌肿瘤，WHO 分级为 G_1/G_2（彩插 15A，彩插 15B）。

（2）组织学特点：①组织结构以细胞致密的实性巢团状为典型特征，也可见小梁状、腺泡状及少数岛状、乳头状结构；②间质均为纤细的纤维血管；③细胞形态多样，有梭形、浆细胞样、多角形伴嗜酸性 / 颗粒状胞质、大的透亮细胞；④细胞核：低 – 中等级别。

（3）诊断分子病理学特点：弥漫、一致地表达一种或以上神经内分泌标志物（CgA、Syn），50% 表达 CgA，16% 表达 Syn，100% 表达 NSE；多数肿瘤细胞表达 ER、PR；常缺乏 HER2 表达；Ki-67 增殖指数低。另外，一种新的神经内分泌标志物——INSM1 在乳腺 NEN 中的表达情况还有待于进一步研究。

3. 神经内分泌癌（NEC）

（1）定义：神经内分泌癌是一种高级别的浸润性癌，具有神经内分泌形态（小细胞或大细胞），存在神经内分泌颗粒，弥漫、一致地表达神经内分泌标记，非常少见，占乳腺原发肿瘤＜ 0.1%，大部分患者为 43 ～ 70 岁，约 40% 的小细胞癌发生淋巴结转移（彩插 15C）。

（2）组织学特点：①小细胞神经内分泌癌（small cell neuroendocrine carcinoma，SCNEC）：浸润性生长，排列致密，瘤细胞体积小、深染、大小一致，核质比高、细胞质少，核仁不明显，细胞质界限不清。乳腺 NEC 在形态学上与肺的 NEC 不能区分。②大细胞神经内分泌癌（large cell neuroendocrine carcinoma，LCNEC）：细胞质明显、细胞核高度多形性、染色质粗糙。与 SCNEC 的共同特点：大量核分裂象、伴有灶性坏死、淋巴管癌栓常见。

（3）分子病理学特点：乳腺神经内分泌肿瘤 CK 阳性，超过 2/3 的病例表达神经内分泌标记（CgA、Syn），多数肿瘤表达 PGP9.5、CD56、NSE。SCNEC 表达 BCL2 但不表达 HER2；30% ～ 50% 的病例表达 ER，少部分病例表达 PR，SCNEC 可表达 TTF-1 但不会呈弥漫核阳性；乳腺 NEC 表达 GATA3 但转移癌不表达。

4. 鉴别诊断

（1）混合型浸润性癌伴神经内分泌分化。多数浸润性癌表达神经内分泌标记，属于混合型浸润性癌，而非神经内分泌肿瘤。其分类取决于具有神经内分泌形态的成分在肿瘤中所占的比例（表 1-2-5）。

（2）转移性神经内分泌肿瘤。诊断乳腺神经内分泌肿瘤，首先需要排除其他部位转移至乳腺的 NEN。提示原发性乳腺神经内分泌肿瘤的证据如下：可见导管原位癌；ER+（注：部分肺小细胞癌可表达 ER、PR），GATA-3（+），GCDFP-15（+）；腋窝转移；缺乏乳腺外原发神经内分泌肿瘤的病史。

（3）其他。淋巴瘤、恶性黑色素瘤、高级别实体性腺样囊腺癌、伴有基底样细胞的浸润性癌 NST 等。

表 1-2-5 肿瘤中 NEN 所占比例

分类	肿瘤中 NEN 所占比例
NEN 或 NEC	＞90%
混合型浸润性癌和 SCNEC（应报告 NEC 所占比例）	10%～90%
浸润性癌 NST 或其他类型	＜10%

（三）仍然存在的问题

1. 浸润性乳腺癌是否需要常规加染神经内分泌标记

定义中强调 NEN 应具有神经内分泌肿瘤（含细胞及组织形态）形态，以及弥漫、一致地表达神经内分泌标记可诊断为 NEN。临床工作中，不推荐常规对浸润性乳腺癌做 NEN 免疫组织化学染色，下列情况可考虑加染标记：细胞实性片状排列，周围栅栏状或岛状，由纤细的纤维血管分隔；向产生黏液的方向分化，包括细胞内及细胞外黏液；低 – 中核级；细胞质呈嗜酸性颗粒状或透亮，细胞之间界限不清；具有神经内分泌肿瘤的细胞核特点：核深染、染色质细腻、核仁不清楚；梭形细胞等。

2. 神经内分泌标记判读定量标准

乳腺 NEN/NEC 定义均强调弥漫、一致地表达神经内分泌标志物，实际工作中如何把握标志物表达的范围和程度尚存争议。如“弥漫”表达的比例：50%？90%？100%？“一致”是否指染色只需阳性，而无论强或弱的染色强度？

3. 乳腺神经内分泌肿瘤的分级标准

乳腺原发 NEN 根据 Nottingham 组织学分级系统进行分级，而胃肠、肺等部位的 NEN 根据核分裂指数、Ki-67 及坏死划分为 NEN（G_1、G_2、G_3）及 NEC。分级标准尚待统一。

4. 预后及预测方面的临床意义

肿瘤分期、分级及核分裂指数是重要的预后因素。神经内分泌分化对于乳腺癌的预后价值尚存在争议。在治疗上，神经内分泌分化无特殊治疗意义，乳腺 NEN/NEC 通常参照非特殊类型浸润性癌进行治疗；晚期转移性 SCNEC 患者，可尝试肺小细胞癌的治疗方案；部分证据显示 ER 阳性 SCNEC 可对内分泌治疗有反应；目前研究缺乏 LCNEC 的临床预后相关信息。

（四）小结

神经内分泌肿瘤组织学形态和表达神经内分泌标志物是最重要的诊断标准；诊断原发性乳腺神经内分泌肿瘤时，首先排除乳腺外转移；乳腺神经内分泌肿瘤的定义及诊断标准需进一步细化；当肿瘤不完全具备神经内分泌肿瘤的形态及弥漫、一致地表达神经内分泌标记时，诊断为伴有神经内分泌分化的浸润性癌；特殊类型如实性乳头状癌、富于细胞的黏液癌可表达神经内分泌标记，但因其特殊的组织类型，不归属于神经内分泌肿瘤。

九、HER2 低表达乳腺癌：病理诊断准确性面临的争议

新版指南的颁布解决了 HER2 检测实际工作中的绝大部分问题。为进一步提高 HER2 检测的准确性和可操作性提供了保障。然而，目前仍然存在一些问题。

（一）HER2 低表达乳腺癌的假阴性结果不容忽视

虽然多数临床研究将 HER2 IHC 1+、2+ 且 FISH 阴性的乳腺癌病例定义为 HER2 低表达。但是需要注意在临床实践中，病理医生在评估 IHC 时，需要在 0 和 1+ 不确定的情况下，中高倍视野仔细观察，避免 HER2 低表达病例的漏诊。

针对 HER2 的 IHC 检测结果（3+）与 FISH 结果（未扩增）不一致，应对所有可能的变量进行检查，包括分析前、分析中和分析后存在的因素。对同一组织蜡块进行重复 IHC 和（或）FISH 检测，增加 FISH 计数的细胞数量，或将蜡块送到相关实验室进行测试。如果重复后 HER2 结果差异仍然存在，则应在病理报告中明确记录差异。并且建议与临床医生沟通，对该组患者进行多学科决策。

（二）HER2 阳性 FISH 分层病例与 HER2 低表达病例部分重叠

Alhamar 等在 2021 年的研究将 HER2 阳性病例在 FISH 检测中可进一步分为低扩增、扩增和高扩增三组。研究发现，虽然同为 HER2 阳性，但三组之间的预后却有显著差异。HER2 高扩增的患者对 HER2 靶向治疗有更好的反应，具有较好的预后。HER2 拷贝数为 4.0 ～ 5.9 的乳腺癌患者组的新辅助靶向疗效 pCR 显著低于 HER2 拷贝数＞ 6 的患者组。详细的 HER2 阳性组分层诊断可能是未来的趋势之一（表 1-2-6）。该项研究还推论出 HER2 拷贝数表达水平可能对于 HER2 靶向治疗的获益更为重要。

表 1-2-6　HER2 阳性组分层

分组	定义
低扩增	HER2/CEP17 比值 2.0 ～ 2.99，平均 HER2 拷贝数 / 细胞 4.0 ～ 5.9
扩增	HER2/CEP17 比值 2.0 ～ 2.99，平均 HER2 拷贝数 / 细胞≥ 6.0
高扩增	HER2/CEP17 比值≥ 3.0，平均 HER2 拷贝数 / 细胞≥ 4.0

基于 HER2 拷贝数表达，这些 HER2 阳性病例平均 HER2 拷贝数 / 细胞为 4.0 ～ 5.9 的在 HER2 拷贝数绝对计数上与 HER2 低表达部分病例重叠。两者之间临床病理特征及预后关系待进一步研究。

（三）HER2 超低表达乳腺癌

NSABP B-31 试验和 NCCTG N9831 试验的回顾性分析结果显示有部分患者的 HER2 依据 ISH/IHC 评估呈阴性，但仍然受益于 HER2 靶向治疗。因此有研究者认为目前的 HER2 评估方式不能完全代表 HER2 蛋白的改变，提出了 HER2 超低（ultra-low）表达的概念，即评分为 0 但≤ 10% 的肿瘤细胞显示出不完整和微弱的染色。这也许就能解释一些 HER2 阴性的乳腺癌患者也能获益于 HER2 靶向治疗。为了识别对 HER2 抑制敏感的 HER2 阴性肿瘤，一些研究已经开始寻找预测性标记物的存在，该标记物可以预测受益于这种治疗的 HER2 阴性患者。

十、ER 阳性阈值的病理诊断争议

雌激素受体（ER）是一种核转录因子，由雌激素激活，调节正常乳腺组织的发育、生长和分化。已经证

明，在乳腺癌中雌激素受体表达是重要的预后因素及治疗预测因素。ER 状态是乳腺原发癌及转移癌评估的一项重要工作，检测结果决定临床决策。目前针对 ER 阳性阈值的定义存在争议。ER 阳性是患者接受辅助内分泌治疗的前提条件，阈值设定至关重要。

（一）概述

2021 年 St.Gallen 专家组关于 ER 阳性阈值的投票显示 1% 和 10% 的支持率相当。2010 年 ASCO/CAP 指南推荐 ER/PR 阳性定义为至少 1% 的细胞核阳性（同时设有内外对照）。其中一篇文献指出 Allred 评分≥ 3 分的患者预后显著优于≤ 2 分的患者，Allred 评分≥ 3 分则对应 1% 的界值。随后，文献中界定 ER 阳性的标准多数采用 Allred 评分≥ 3 分，经换算后即为≥ 1% 的细胞核阳性。对此，2015 年中国《乳腺癌雌、孕激素受体免疫组织化学检测指南》也采用了 1% 的阳性界值。2010 版 ASCO/CAP 指南颁布后，更多学者关注到 ER 低表达人群。ER 低表达人群的临床病理学特征更接近于 ER 阴性者；ER 低表达组的分子分型 88% 为基底样亚型或 HER2 过表达型，10% 为 Lumina A 亚型。还有研究发现 ER 低表达患者更年轻且具有更高的组织学分级和临床分期。2015 年 St.Gallen 专家组接受 ASCO/CAP 的 ER/PR 阳性定义标准（≥ 1%），并指出 ER 在 1% ～ 9% 属于特殊激素受体表达状态，该类患者不能仅仅依靠内分泌治疗。因此，2020 版 ASCO/CAP 指南指出，对于 ER 1% ～ 10% 低水平表达的病例，临床医生可以与患者充分沟通内分泌治疗的利弊，综合多种因素制定合理的治疗策略。

2019 年 ESMO 会议中指出，ER 在 1% ～ 10% 的患者可能较少获益于内分泌治疗，鉴于数据有限，多数专家依然推荐 ER ≥ 1% 作为阳性界值。2019 年 WHO 分类中也依然采用 1% 为 ER 阳性界值，同时强调了 ER 低表达的概念为 1% ～ 10%。2020 年 ASCO/CAP 检测指南更新中也沿用 1% 作为 ER 阳性界值，同时强调 ER 低表达概念，并指出虽然内分泌治疗对 ER 低表达患者总体获益的研究数据有限，但现有结果提示可能有效，因此这部分患者仍然可以推荐使用内分泌治疗。

（二）2010 版与 2020 版 ASCO/CAP 推荐 ER 阳性阈值应为 1%

①内分泌治疗的低毒性。②虽然文献中提示在 ER 低表达的病例中多数为基底样亚型和 HER2 过表达型，但仍有近 10% 的病例属于 Luminal 型。③潜在的治疗获益：许多文献指出，在所有接受内分泌治疗的患者中，ER ≥ 1% 的患者预后显著优于 ER ＜ 1% 的患者，ER 低表达的患者可以从内分泌治疗中获益。④临床医生倾向于选择 1% 作为阳性界值。在 2021 年 CSCO 乳腺癌治疗指南中也指出对 ER 低水平表达患者可酌情考虑进行辅助内分泌治疗。面对 ER 为 1% ～ 10% 的患者，实际工作中都会建议先使用内分泌治疗，如果患者在半年、1 年或 2 年内出现任何不能耐受的毒副作用，或出现复发，仍然可以更换治疗方案。⑤多数文献表明，ER 低表达患者更年轻，且具有更高的组织学分级和临床分期。年龄、组织学分级和临床分期恰恰均为乳腺癌复发风险评估的关键因素。这就意味着对于 ER 低表达的患者，在临床实践中往往不会单纯进行内分泌治疗，而是应该结合危险度评估，甚至是多基因检测来进一步制定治疗策略（是否需要联合化疗或分子靶向治疗）。所以即便部分患者内分泌治疗获益有限，联合化疗或分子靶向治疗才是整体治疗决策。⑥ ER 阳性界值 1% 是基于大量随机对照临床试验数据而设定的，而现在 ER 低表达患者内分泌治疗获益有限的数据多来自回顾性研究，缺乏大规模前瞻性研究数据的支持。另外，多基因检测、精准分子检测等手段的应用，在逐渐削弱单个指标对治疗决策的影响，而 ER 的 1% 阳性界值可以给到 ER 低表达患者更多的选择。基础的内分泌治疗，无论是毒副作用还是经济方面，对于患者的影响均较小，因此，在不增加负担的同时使得更多的患者拥有选择内分泌治疗的机会。

（三）也有学者建议应将ER阳性阈值定为10%

虽然2020年ASCO/CAP定义1%为ER阳性肿瘤的阈值，但重新定义了ER低表达肿瘤（1%～10%），并认为ER为1%～10%的患者内分泌治疗获益证据不足，且生物学行为与ER阴性肿瘤更相似，应将ER阈值设为10%，因为这部分患者的病理结果与临床意义更符合，对＞10%的ER阳性患者进行内分泌治疗是无争议的，该类患者都能从内分泌治疗中获益，能更客观地为临床治疗提供依据。在2014年ASCO/CAP颁布之前，ER阈值为10%。研究表明，当ER阈值设定为10%时，＞10%和＜10%的患者DFS差异最显著，而ER阳性阈值定为1%的证据来源样本量十分有限。

ER低表达肿瘤的临床病理特征如下：①ER低表达的肿瘤较ER高表达的肿瘤体积更大，组织学级别更高，坏死更常见，sTIL更多，N分期更高，Ki-67、HER2、EGFR、CK5/6阳性，PR、AR阴性。②ER低表达人群所占比例约3%，样本量少。在一项纳入16 606个病例，其中ER低表达834例的Meta分析中，ER低表达组接受辅助内分泌治疗和未接受治疗预后无统计学差异，研究得出ER低表达肿瘤从内分泌治疗中获益有限的结论。③在新辅助治疗后，ER低表达肿瘤与ER阴性肿瘤的pCR率更为相似。ER低表达病例pCR率为29.1%，ER阴性病例pCR率为26.3%，而ER阳性病例pCR率为7%。ER低表达组复发及预后与ER阴性组无显著差异，ER低表达组和三阴性乳腺癌组在预后上无差异。因此建议ER阳性阈值定为10%。④ER阈值对于AJCC预后分期的影响。AJCC综合TNM、组织学分级、ER、PR、HER2状态的预后分期显示（表1-2-7）：ER阈值设为1%会导致更多ER低表达肿瘤预后分期降期，造成临床医生在治疗决策上的误判。⑤分子检测辅助分型，ER低表达组具有显著异质性。用*BreastPRS*基因分型和*PAM50*基因分型均得出此类肿瘤为基底样亚型肿瘤，其中极少数病例能从内分泌治疗中获益。

表1-2-7　ER阈值对于AJCC预后分期的影响

ER结果	ER阈值	判读	预后分期	TNM分期
5%	1%	阳性	ⅠB	ⅡA
5%	10%	阴性	ⅡA	ⅡA

十一、ER–/PR+乳腺癌的病理争议

雌激素受体（ER）和孕激素受体（PR）是一系列复杂的信号传导通路，与细胞的多种存活和增殖途径相互作用。PR的表达强烈依赖于ER的存在，它是一个功能性ER通路的反映。

（一）ER–/PR+病例概述

ER–/PR+的病例是肿瘤表达PR但不表达ER，这种病例是罕见的，在乳腺癌病例中不到1%，因此，需要重复检测ER状态以避免ER假阴性。研究发现，不同染色平台和选用不同的抗体克隆号对ER的存在情况判断存在差异，差异源于不同平台和抗体克隆号的识别区域和结合的氨基酸序列不同。《ASCO/CAP激素受体免疫组化检测指南》中推荐了多种ER/PR抗体克隆号，但要设立阴性和阳性对照，组织处理和染色都要遵循严格的程序规范，从而排除假阴性和假阳性。在一项纳入5497例乳腺癌患者的研究中，选用ED-1D5和PR-636抗体进行规范化流程染色后，未发现1例ER–/PR+的病例，因此认为ER–/PR+病例的诊断需要首先排除技术假象。据ASCO/CAP指南，病理实验室应建立标准化操作流程，ER–/PR+样本均应重复检测，且由经验丰富的病理医生进行判读。

（二）ER–/PR+ 分子机制

PR 激活有两种途径，一种是经典的激素依赖型途径；另一种为非激素依赖型途径。如 EGFR 的激活可上调 PR 的表达，进而引起下游的 FAK/PI3K-Akt 信号通路参与肿瘤的发生。IGF-1 和 EGF 也可通过非 ER 依赖型途径上调 PR 表达。

基因组数据分析表明 ER–/PR+ 的病例是一种新的分子亚型，ER– 和 ER+ 患者的 *ESR1* 基因表达存在差异。KEGG 数据库信号通路分析发现 ER–/PR+ 病例基因组中没有发现任何已知的细胞周期调节和生长的下游 ER 靶基因。这些靶基因通常见于 Luminal 型肿瘤，进一步证实了其独特的生物学特性。ER–/PR+ 肿瘤更常见 *P53* 突变、E-cadherin 表达减少、AR 不表达，其可能存在低 ER 信号传导，常规 IHC 可能无法检测到，诊断或将基于 mRNA 的表达水平。

（三）病理特点和临床意义

虽然 ER–/PR+ 乳腺癌占全部乳腺癌总数的 1.5% ～ 10%，但是这种病例存在独特的临床特点和分子特征。ER–/PR+ 乳腺癌患者发病年龄更年轻，年龄＜ 50 岁者占 56.4%（101/179）；组织学分级较高，HER2 阳性率高，而在肿瘤大小、淋巴结状态等方面无差异；中位随访 62 个月，观察 3 组患者的 DFS 发现，ER–/PR+ 介于 ER+/PR+ 及 ER–/PR– 病例之间。针对早期乳腺癌患者进行研究的 Meta 分析显示，ER–/PR+ 乳腺癌患者组未从内分泌治疗中获益。研究表明处于晚期或出现转移的 ER–/PR+ 乳腺癌患者对内分泌治疗的反应比双阳性乳腺癌患者差；ER–/PR+ 与双阳性的病例相比，无论治疗策略如何，十年生存率较差。对比使用他莫昔芬激素治疗后，ER–/PR+ 患者的预后也相对较差。研究证实 ER–/PR+ 乳腺癌患者对化疗的敏感度高于对内分泌治疗的敏感度；80% 接受化疗及内分泌治疗的 ER–/PR+ 乳腺癌患者，HER2 状态比 ER–/PR+ 状态更易对患者的预后产生影响。也有研究发现，ER–/PR+ 和 ER+/PR–，即单一激素受体阳性患者的 DFS 和 OS 均差于 ER+/PR+ 患者，提示预后不良。另一研究发现 ER–/PR+ 和 ER–/PR– 的复发和死亡率非常接近，也提示 ER–/PR+ 的乳腺癌患者预后不好。

十二、乳腺癌常规检测雄激素受体必要性的争议

2019 版 WHO 乳腺肿瘤指出乳腺癌传统的临床病理参数包括年龄、分期、分级、组织学类型、切缘状态和脉管侵犯，传统的预后 / 预测标志物为 ER、PR、HER2，而其他预后 / 预测因子则包含了雄激素受体（androgen receptor，AR）。在乳腺癌的分子分型、Lehmann 三阴性乳腺癌（TNBC）分型和 FUSCC TNBC 分子分型中，AR 状态也是重要的分型依据。

（一）AR 在正常乳腺组织的表达

雄激素受体（AR）属于核受体超家族中的类固醇受体。AR 在正常乳腺组织中的导管腺上皮细胞细胞核中表达。根据阳性染色情况，AR 染色常为 3 种类型：散在染色（＜ 10% 的细胞），最常见于正常小叶或腺病；中度染色（约 50% 的细胞），可见于正常终末导管或伴有普通型增生的导管；弥漫染色（＞ 90% 的细胞），通常见于柱状细胞病变的导管。乳腺癌中 AR、ER 和 PR 的表达可能是由终末导管小叶单元乳腺干细胞群状态决定的，ER 和 AR 在肿瘤发生发展过程中可能发挥促进癌细胞增殖的作用。

（二）AR 在乳腺癌中的表达

原发性乳腺癌中 AR 表达率在 70% ～ 90%，ER 阳性（57.8%）与 ER 阴性（24.7%）的乳腺癌相比，有较高的 AR 表达。在 ER 阳性乳腺癌中，AR 表达与低分级、低 pT 分期、PR 阳性相关，是 Luminal-HER2 型 DFS

较长的独立预后因素；在ER阴性乳腺癌中，AR的表达特征与基底细胞样（basal-like）明显不同。同样，一项大宗病例研究显示，在不同免疫表型中，AR的预后价值是不同的，不同分子分型乳腺癌中的调控机制存在交叉作用，提示AR表达在ER阳性和ER阴性的乳腺癌中有明显不同的意义，应分组研究。既往研究建议将AR纳入替代分子分型的免疫组织化学指标，有利于乳腺癌辅助分型和预测预后。

1. AR在三阴性乳腺癌（TNBC）中的作用

（1）腔面雄激素受体亚型：组织学形态以浸润性大汗腺癌为主，该亚型除AR阳性表达，还有较其他亚型高的HER2突变率及细胞周期激活相关基因。AR在此类TNBC中具有促增殖、迁移、侵袭的作用。有学者认为，在TNBC中，TIL或AR与预后均无相关性，转移部位的TIL水平和AR表达均较低；另有学者认为，AR和TIL的表达存在相关性，TIL+/AR+与较长的DFS相关。研究显示，该亚型潜在可应用CDK4/6抑制剂、PI3K抑制剂、mTOR抑制剂和AR拮抗剂。

（2）四阴性乳腺癌：指AR阴性的TNBC，占TNBC的70%～80%，基因表达谱的改变不同于AR+的TNBC。一项关于AR拮抗剂在局部晚期或转移性TNBC中的Ⅱ期临床研究提示，只有20%～30%的患者能从中获益。

2. AR在ER+乳腺癌中的作用

在ER+/AR+细胞中，与配体结合的AR和ER竞争性结合细胞核中的ERE，导致细胞凋亡；在ER–/AR+细胞中，AR与细胞核中的雄激素相关元件结合，导致细胞增殖。相关临床研究表明，AR的过表达，特别是高AR ∶ ER（≥2）与内分泌治疗耐药有关，预示传统内分泌治疗疗效差。该类病例主要以管腔B型和HER2富集型肿瘤为代表。

3. AR在HER2过表达乳腺癌中的作用

AR是表皮生长因子超家族成员，常与HER2/EGFR共表达。在AR的非基因组激活方式中，细胞外信号调节激酶介导的AR信号传导涉及PI3K、Src和Ras，在HER2阳性的乳腺癌中起促增殖作用。有研究发现AR和TIL存在相关性，AR表达和TIL及曲妥珠单抗反应有关，可作为HER2过表达乳腺癌潜在的治疗靶点，特别是对曲妥珠单抗治疗耐药的病例。

4. AR在原发癌和转移癌中的作用

转移癌中AR高表达提示雄激素信号持续驱动或参与肿瘤转移，研究提出抗AR联合靶点治疗的前景。此外，乳腺癌骨转移中AR表达也较高，结合GATA3检测结果可辅助鉴别诊断原发或转移性乳腺癌。

（三）小结

AR不仅能预测乳腺癌的疾病进展，而且能为其治疗提供靶点。因此需要病理质控AR检测抗体及平台。目前建议报告浸润性癌AR阳性表达率及表达强度。是否定义AR低水平表达为1%～10%，还需更多临床研究的循证依据。在ER阳性患者中，AR高表达提示预后较好，而在HER2阳性患者中则提示预后较差；在ER阴性患者中，AR与预后关系尚待进一步明确。

十三、乳腺癌管腔A型和管腔B型的病理诊断检测方法争议

乳腺癌是一种高度异质性疾病，具有多样性的形态学特征、临床预后及治疗反应。乳腺癌组织学分型长期应用在临床治疗及预后评估。虽然肿瘤的大小、组织学分级、年龄分组、淋巴结状况等都能在一定程度上反应肿瘤的生物学行为，但是随着分子病理研究进展，越来越多的研究显示即使同一组织学类型的乳腺癌也存在不同的基因改变。

（一）概述

1999 年，美国国家癌症研究所（National Cancer Institute，NCI）提出乳腺癌分子分型的概念。2000 年，Perou 等利用基因芯片技术首次提出乳腺癌的分子分型内容：管腔型（luminal subtype）、基底细胞样型（basal-like subtype）、HER2 过表达型（HER2–overexpression subtype）、正常乳腺样型（normal breast-like subtype）。2003 年 Sorlie 课题组提出 Luminal 型 /ER 阳性乳腺癌至少还可以分为两到三种亚型：Luminal A 型：高表达 ER、GATA3；Luminal B 型：ER 低 – 中度表达；Luminal C 型：高表达一些功能还不确定的新基因。其中 C 型在后来的研究中并没有被成功复制出来。

Luminal B 型虽然也表现为 ER 阳性，但该型对于内分泌治疗的获益低于 Luminal A 型；20% 的 Luminal B 型也可以是 HER2 阳性表型；临床病理参数表型为：ER+ 和（或）PR+，HER2 ±，同时具有较高增殖能力（Ki-67 高表达），组织学分级Ⅲ级的乳腺癌所占比例较 Luminal A 型要高、预后较 A 型差。在临床实践中，由于化疗方案的选择在管腔型乳腺癌中存在差异，所以，如何区分 A 型和 B 型，如何选择反映乳腺癌预后预测的指标来指导个体化治疗就显得尤为重要。NCCN 指南推荐，在全面评估 ER+/HER2– 乳腺癌人群中，对部分患者采用 21 基因进行预测复发评分，高复发评分者可以考虑在辅助内分泌治疗中增加辅助化疗，因此无论是精准的分子亚型分型还是临床治疗决策，以及疾病的预后分析都离不开基因检测。

多基因表达检测技术在乳腺癌中主要应用在分子分型、风险分层及预后评估中，如基因芯片技术、定量 PCR、NGS等。常用的产品有PAM50，Oncotype DX®，Prosigna®（PAM50修订版本），MammaPrint®，Breast Cancer Index 等。不同的基因芯片在检测方法、包含的基因、采用的界值上均不相同。国内自主研发的多基因检测及标准化的检测平台缺乏大宗中国人群数据的性能验证。循证医学证据显示基因芯片区分 Luminal A 型与 B 型的重复性不高。对于 HER2 阳性的 Luminal B 型病例，仍然需要依赖免疫组织化学联合荧光原位杂交检测确定 HER2 状态。多基因检测技术难度高，需要专门的检测设备，试验周期长、费用高、性价比低等局限性限制了其广泛应用。

基于免疫组织化学的分子分型替代方案，由于操作简便、设备通用、性价比高而在实际工作中常规开展。乳腺癌免疫组织化学替代分型（ER，PR，HER2，Ki-67）如下。① Luminal A-like 型：ER+、PR ≥ 20%、HER2 阴性、Ki-67 ＜ 20%；② Luminal B-like 型：ER+、PR ＜ 20% 和（或）HER2 过表达和（或）Ki-67 ≥ 20%；③ HER2 过表达型：ER–、PR–、HER2 过表达；④ Basal-like 型：ER–、PR–、HER2 阴性（表 1-2-8）。

表 1-2-8　乳腺癌 Luminal 分子分型

分子分型	HER2	ER	PR	Ki-67
Luminal A 型	–	+	+，≥ 20%	低表达
Luminal B 型	–	+	+，＜ 20%	高表达
	+	+	±	任何

研究显示组织学分级和肿瘤标志物（ER，PR，HER2 及 Ki-67）的免疫组织化学替代分型，对于识别激素受体阳性的乳腺癌高危女性是具有统计学意义的。通过激素受体阳性，HER2 阳性 / 阴性或 Ki-67 低表达可以区分大部分 Luminal A 型和 Luminal B 型乳腺癌。但在临床实践中仍然需要意识到传统的免疫组织化学分子亚型和 PAM50 分子分型是有区别的。在 2015 St.Gallen 共识会议上，对乳腺癌临床病理替代分型又进行了具体的定义，强调免疫组织化学并不是真正的分子分型，而是替代方法。专家组认为，在 Luminal A 型和 B 型中存在一个中间型，其疾病的风险、对内分泌治疗和化疗的反应尚难以评估。

（二）根据临床病理参数区分Luminal A型和B型的局限性

1. 两者分子亚型不一致性

多个独立研究一致发现基于免疫组织化学的亚型和基因检测的肿瘤固有亚型存在不一致性，两者的管腔A和B型一致性得分仅为0.196和0.407。免疫组织化学分型与PAM50分型不一致组的总生存期显著低于两者一致组。来自Prat等的研究发现，在基因表达谱分型的Luminal A型肿瘤中，仅有87%的乳腺癌是ER+/HER2–，余下7%属于Luminal B型，5%属于三阴性乳腺癌，1%属于HER2富集亚型；研究结果显示有13%的病例归类都不正确。在Luminal B型中有8%的病例归类为错误的免疫组织化学替代表型。基于免疫组织化学替代分型尚存在不一致性，由此带来的治疗决策也可能存在偏差，故对于管腔A、B型存在争议的病例，必要时行多基因检测。

2. 免疫组织化学分型关键标记Ki-67的临界值争议

Maggie等利用PAM50结合免疫组织化学检测方法进行研究。其中HER2阴性的Luminal A型为84例，B型60例。联合利用ROC（receiver operating characteristic）曲线及基因表达谱，定义Ki-67的临界值为14%，用于区分Luminal A型与B型。但目前以14%作为Ki-67临界值标准，仍然存在一定的争议。需待开展大样本研究，将Ki-67临界值标准与其他临床病理参数、分子特征及预后相关联，进行定量及定性诊断。现阶段乳腺癌病理诊断主要报告浸润性癌Ki-67的具体数值，供临床医生参考。

3. 免疫组织化学分型中的ER低水平表达病例

2020年ASCO/CAP指南重点关注ER状态对分子亚型的影响，在同样以1%为界值的情况下，提出一个新的分型，即1%～10%的肿瘤细胞ER低水平表达。ER低水平表达的乳腺癌在分子水平上更接近ER阴性病例，免疫组织化学表型与分子亚型存在一定比例的差异，所有免疫组织化学ER表达＜10%的肿瘤中，8%划分为Luminal B型，48%划分为Basal-like型。由于管腔肿瘤的复发率、转移模式和治疗方案都不同于HER2过表达和基底样亚型，所以部分患者的分子亚型可能被低估了，这种差异对患者的预后和治疗会产生一定的影响。

4. 免疫组织化学判读的主观性不可避免

通过加强病理医生的判读培训可以显著提高诊断者间重复性。同时，免疫组织化学抗体染色质控工作有利于获得更准确、可重复性的肿瘤标志物检测结果。

（三）小结

基于免疫组织化学的替代分型具有一定的局限性，有条件的患者在管腔A型和管腔B型的临床决策制定前，可以使用多基因检测辅助精准分型。

十四、三阴性乳腺癌常规检测肿瘤浸润淋巴细胞（TIL）存在的争议

肿瘤浸润淋巴细胞（TIL）是指肿瘤上皮内（iTIL）或肿瘤间质中（sTIL）浸润的免疫细胞，包括淋巴细胞及浆细胞。这些淋巴细胞中有部分是针对肿瘤特异性突变抗原的细胞，深入到肿瘤内部实施免疫打击的一群免疫细胞。在原发性乳腺肿瘤中，TIL主要由T细胞组成，随着TIL数量的增加，相对于$CD4^+$而言$CD8^+$ T细胞的比例也随之增加，表明细胞毒性T细胞应答增强。在乳腺癌中，更多的研究强调的是肿瘤间质中浸润的免疫细胞，反映宿主对肿瘤的免疫反应，其可预测新辅助化疗反应，并且在TNBC和HER2阳性乳腺癌中与生存获益相关。

（一）概述

三阴性乳腺癌在所有乳腺癌中占12%～17%，这是在临床病理特征、组织学形态、治疗反应等多个方面具

有显著异质性的肿瘤。该类亚型预后差，目前主要的治疗方法为手术切除、放疗和常规的化疗。化疗方案以蒽环类或紫杉类为主，一些新的治疗方法也开始应用，其中最令人期待的是开启了肿瘤治疗新篇章的免疫治疗。

免疫治疗的基础是肿瘤微环境，肿瘤微环境中不同细胞间进行着复杂的信号传递和细胞交互，既有以 $CD8^+$ 的 T 细胞为代表的抑瘤细胞，也有可获得免疫逃逸的促瘤细胞，此外还有辅助性 T 细胞、调节性 T 细胞等。在三阴性乳腺癌中，TIL 在肿瘤及其微环境中浸润程度及分布可作为预测免疫检查点抑制剂（immune checkpoint inhibitor，ICI）反应的重要指标，是判断预后和调节免疫应答的靶点（彩插 16）。如 T 细胞高度浸润的肿瘤患者免疫治疗获益高，而肿瘤组织及边缘均无 T 细胞浸润的患者免疫治疗临床效果差。有文献显示 TIL 越高，提示预后越好；TIL 每增加 10%，对应的局部复发、远处转移和死亡风险分别降低 13%、17% 和 21%。上述研究结论支持 TIL 作为 TNBC 亚型的重要预后肿瘤标志物，可指导临床医生根据 TIL 水平对患者进行升期和降期。2019 年，Park 等通过回顾性研究和一项随机试验报告了Ⅰ期 TNBC 患者的结果，所有患者均未接受任何辅助全身化疗，高 TIL 患者（≥ 30% TIL）的 5 年 DDFS 为 97%（93% ～ 100%），总生存率为 98%（95% ～ 100%）。这些数据支持将 TIL 纳入早期 TNBC 新疗法的临床试验中，作为治疗预测指标。总体来说，TNBC 被认为是适合乳腺癌免疫检查点抑制治疗的最佳亚型，TNBC 具有较高的肿瘤浸润淋巴细胞（TIL）和 PD-L1 表达率，TIL 与 PD-L1 的联合检测影响患者治疗策略的选择。

（二）TIL 在乳腺癌预后及治疗中的临床意义

在 HER2 阳性乳腺癌中，比较使用含曲妥珠单抗的化疗方案及使用曲妥珠单抗和帕妥珠单抗的患者预后，研究结果观察到高 TIL 与改善预后之间存在正相关关系。在 Short-HER 研究中，TIL 较高（≥ 20%）的原发性 HER2 阳性患者，曲妥珠单抗持续相对较短的时间就可发挥临床效应；相比之下，低 TIL 患者只有在持续完整的一年时间后才能获得良好的结果。该数据进一步支持 TIL 水平作为良好的预后标志物，有助于确定患者适合使用细胞毒性较低的化疗或持续时间较短的抗 HER2 治疗。双重抗 HER2 靶向药物与曲妥珠单抗的预后研究也在进行中。

在晚期乳腺癌中，肿瘤免疫细胞上 PD-L1 表达的富集似乎是 TNBC 和 HER2 阳性乳腺癌中阿替利珠单抗和帕博利珠单抗获益的先决条件。对于转移性三阴性乳腺癌免疫治疗的 KEYNOTE-086 研究结果显示，高 TIL 可以使转移性三阴性乳腺癌获得更好的免疫应答，并且区分出可以取得更好治疗效果的患者亚群。因此在早期三阴性乳腺癌中应常规检测 TIL，评估是否需要化疗。在晚期三阴性乳腺癌患者中 TIL 的预后价值主要是用来判断是否要进行免疫治疗。

另一项研究发现，在 PD-L1 阳性患者中，TIL ≥ 5% 进一步改善了在既往接受过治疗的晚期 TNBC 和 HER2 阳性乳腺癌患者的两项单臂Ⅱ期研究中对帕博利珠单抗有较高应答概率患者的识别。在一项评价阿替利珠联合 TDM-1 治疗的随机研究（KATE2）亚组分析中，较高的 TIL 水平也与 PD-L1 阳性及高 TIL ≥ 5% 组的 PFS 和 OS 获益增加相关，与 PD-L1 阳性患者的效应相似。Ⅲ期 KEYNOTE-119 研究随机分配既往接受过晚期 TNBC 治疗的患者。在本研究中，患者入组时不考虑其 PD-L1 状态。尽管该研究未显示帕博利珠在意向治疗人群中的 OS 获益，但在一项回顾性分析中，在 PD-L1 评分较高的患者亚组分析中观察到获益增加。与此一致，与化疗相比，TIL ≥ 5% 的患者从帕博利珠获得显著的生存改善。

在新辅助治疗背景下，前瞻性分析也表明，免疫变量（包括 TIL 和 PD-L1）最好以连续方式评估，因为两者均有助于预测 TNBC 和 HER2 阳性患者的缓解。当患者的肿瘤具有高 TIL 时，PD-L1 染色为阴性的可能性较小。30% ～ 50% 具有高 TIL 和高 PD-L1 表达的早期 TNBC 在经典化疗中会达到 pCR——研究结果也提示这些免疫肿瘤标志物是新辅助治疗预测因素。

（三）TIL 判读现状

作为肿瘤标志物，乳腺癌患者组织样本内的 TIL 均易于读取，且与是否还需要 PD-L1 染色无关。因此，TIL 可以被认为是晚期 TNBC 和 HER2 阳性乳腺癌患者常规报告的一部分，因为它可以提供患者基线免疫状态信息。鉴于 TIL 在三阴性乳腺癌的临床治疗和预后评估中具有重要作用，国际 TIL 工作组于 2015 年发布乳腺癌 TIL 判读指南，并创办相关网站供全世界研究者进行学习和训练。TIL 的判读仅需要显微镜和标准苏木精和伊红（HE）切片，检测简单易行；TIL 的判读借鉴了既往 ER、HER2 和 Ki-67 的判读经验，可操作性强；通过对指南的学习，参照提供的标准图卡，不同的病理学家间可以实现标准化；间质 TIL 具有良好的观察者间一致性，在导管原位癌中 TIL 的可重复性更高。

（四）TIL 判读局限性

需要注意的是 TIL 的判读分析需要培训和训练。有研究分析 4 位从业经验 3 ～ 27 年不等的病理医生间 TIL 评估的一致性，结果显示 sTIL 的 ICC 为 0.57（95%*CI*：0.53 ～ 0.61），iTIL 的 ICC 为 0.65（95%*CI*：0.56 ～ 0.74）。另一项研究纳入了中国医学科学院肿瘤医院（*n*=184）与癌症基因组图谱（The Cancer Genome Atlas，TCGA）（*n*=117）TNBC 队列，分析 TIL 人工计数（mTIL）与自动计数（aTIL）方法的一致性，结果显示中国医学科学院肿瘤医院队列人工计数与自动计数 TIL 的 ICC 为 0.62 ～ 0.70；TCGA 队列人工计数与自动计数 TIL 的 ICC 为 0.40 ～ 0.52。

（五）TIL 判读必要性

2019 年的 St.Gallen 早期乳腺癌共识会议、欧洲肿瘤内科学会（European Society for Medical Oncology，ESMO）早期乳腺癌指南及 2019 版 WHO 分类都将 TIL 作为独立的预后指标提了出来，更加注重病理和临床的结合。在乳腺癌预后预测指标中，TIL 是最新加入的，属于循证医学临床 Ⅰ B 类证据。针对治疗不能切除的局部晚期或转移性 TNBC，第一个在乳腺癌方面获得 FDA 批准的免疫治疗方案 IMpassion130 研究，纳入的患者是 PD-L1 阳性 TNBC，而无论 TIL 的状态如何。在 GeparNuevo 研究中，分析 TIL 在早期 TNBC 新辅助治疗前后的差异及其预测 pCR 的作用，研究结果显示 sTIL 在不同治疗（德鲁单抗 *vs.* 安慰剂）组间无显著差异，sTIL 在治疗组获得 pCR 的患者中无显著差异。基于此，在 St.Gallen（2017/2021）专家共识关于 TIL 评估方面，超过 60% 的专家认为无须常规检测 TIL。基于大会专家们的意见而发表的文章中明确表态，认为无须在三阴性乳腺癌石蜡病理报告中体现 TIL 的比值，TIL 只是一个预测预后和疗效的指标，并不能指导治疗方案的选择。

（六）小结

回顾之前的研究发现，TIL 国际工作小组纳入的研究基于单中心数据及 Meta 分析。TIL 评估的实验结果多基于单中心临床数据，同时 TIL 的阈值在不同研究中并不统一。关于 TIL 的临床应用价值，目前缺乏大规模、多中心研究数据的支持。在中低收入国家，PD-L1 检测的高昂成本会为患者带来一定的经济压力，但使用 HE 染色的载玻片就可做出临床判读的 TIL 百分比，可有效地缓解患者的经济压力，且相对统一的判读标准有利于结果的互认，值得引起更广泛的关注与应用。在肿瘤领域里具有临床预测与治疗指导意义的肿瘤标志物，仍有待进一步的探索与研究。

十五、恶性叶状肿瘤的病理诊断争议

叶状肿瘤（phyllodes tumor，PT）是一种具有上皮－间质双向分化的纤维上皮性肿瘤。叶状肿瘤首次由Muller于1838年报道，命名为叶状囊肉瘤。1981年WHO组织学分类推荐使用“叶状肿瘤”这一术语，以避免潜在的过度治疗风险。2019版WHO分类为良性、交界性及恶性叶状肿瘤。

（一）概述

PT相对少见，占所有原发乳腺肿瘤的0.3%～1.0%。几乎所有PT均可复发，总体局部复发率为21%，其中良性、交界性、恶性PT的局部复发率分别为10%～17%、14%～25%和23%～30%。与良性或交界性PT相比，恶性PT的复发率明显升高，致死率在统计学中具有明显差异。有9%～27%的恶性PT可发生远处转移，肺为其最常见的转移部位。准确鉴别PT的良、恶性对患者的术式选择及预后评估尤为重要。在PT的诊断中，难点在于良性与交界性、交界性与恶性之间的鉴别诊断。

在恶性PT中，17.6%（12/68）的病例出现转移，且转移仅发生于恶性PT。PT的级别与预后显著相关，且不同的组织学诊断特点与PT的复发也具有相关性。由此可见，区别恶性PT很重要，因为其易于复发、转移和死亡。为避免过度治疗，诊断恶性PT应当有严格的组织学标准。

（二）诊断标准

诊断标准包括间质细胞密度、间质过度生长、核分裂活性、肿瘤边界、间质细胞非典型性（表1-2-9）。

表1-2-9　2019版WHO叶状肿瘤分类

组织学特征	纤维腺瘤	叶状肿瘤		
		良性	交界性	恶性（彩插17）
肿瘤边界	边界清楚	边界清楚	边界清楚，局部可呈浸润性	浸润性
间质细胞密度	变异较大，细胞少，一致性增加	轻度富于细胞，分布不均匀或弥漫分布	中度富于细胞，分布不均匀或弥漫分布	重度富于细胞，弥漫增生
间质细胞非典型性	无	无或轻度	轻度或中度	重度
核分裂象	通常无/极少	通常少见：$<2.5/mm^2$（$<5/10$ HPFs）	相对多见：$2.5\sim5/mm^2$（$5\sim9/10$ HPFs）	常见：$>5/mm^2$（$\geqslant10/10$ HPFs）
间质过度生长	无	无	无/局灶性	常有
	无	无	无	可能存在
在叶状肿瘤中所占比例		60%～75%	15%～26%	8%～20%

1. 间质细胞密度增加

细胞密度轻度增加（间质细胞核无重叠）；细胞密度中度增加（间质细胞核部分重叠）；细胞密度显著增加（细胞核相互重叠现象明显）。

2. 间质过度生长

间质增生，不见任何乳腺腺体或导管结构≥1个低倍视野（4×物镜和10×目镜）。

3. 核分裂活性

应根据间质细胞最丰富的区域和最旺炽的结构区域进行计数。由于不同型号显微镜每高倍视野场大小不同，有学者提出叶状肿瘤核分裂象计数与视野直径的大小（20 mm）有关（表1-2-10）。

4. 肿瘤边界

肿瘤边界呈推挤性或浸润性。恶性 PT 以浸润性生长为主。

5. 间质细胞非典型性

间质细胞非典型性参见表 1-2-11。

6. 恶性异源性分化

出现恶性异源性分化（骨肉瘤、软骨肉瘤、横纹肌肉瘤等，除外高分化脂肪肉瘤），即可诊断恶性 PT。

表 1-2-10　核分裂活性与组织学特征的关系

组织学特征	良性	交界性	恶性
核分裂活性	＜ 5/10 HPF （＜ 2.5/mm^2）	5 ～ 9/10 HPF （2.5 ～ 5/mm^2）	≥ 10/10 HPF （＞ 5/mm^2）

表 1-2-11　间质细胞非典型性评估

细胞形态	轻度	中度	重度
细胞核大小差异	轻微	差异较大	显著多形性
染色质	淡染、均匀	部分深染	深染
细胞核膜	光滑	不规则	不规则

（三）恶性 PT 的诊断标准如何综合应用存在争议

虽然部分病理医生认为恶性 PT 需要同时具备间质细胞密度增加、间质过度生长、核分裂活性高（≥ 10/10 HPF）、浸润性肿瘤边界、显著间质细胞非典型性组织学特征才能诊断，当仅符合其中部分诊断标准时，诊断为交界性叶状肿瘤。但在良、恶性 PT 的诊断标准中，诊断恶性 PT 的 5 个组织学形态特征在诊断分级和复发风险中所占权重不同。在多因素分析中，只有异型性和间质过度生长是明确的独立预后因素，所以 RFS 风险重要性依次为：异型性＞间质过度生长＞核分裂象＞间质细胞密度和肿瘤边界。异型性、间质过度生长和核分裂象是提示恶性生物学行为更重要的因素。其中间质细胞密度丰富和细胞异型性无明确定量、定性标准，评估存在主观性，影响肿瘤分级。病理诊断单独强调核分裂象可能会导致过度诊断。

诊断恶性 PT 的 5 个组织学形态特征在实际病例中往往以组合的形式出现，在 PT 不同的区域存在不同的组织学级别，诊断报告一定反映最高级别。25.9% ～ 55.6% 的恶性 PT 并非同时具备所有病理特征（核分裂象、显著异型性、浸润边界、间质过度生长等）。日常工作中也存在仅符合上述部分诊断指标但仍呈恶性生物学行为的病例。

（四）分子遗传学改变

目前研究显示部分 PT 存在 *MED12*、*RARA*、*FLNA*、*SETD2* 和 *KMT2D* 基因的体细胞突变。在此基础上，交界性和恶性 PT 中发现了包括 *TP53*、*RB1*、*ECFR* 和 *NF1* 等在内的更多高频突变基因，并伴有拷贝数改变；拷贝数增多可能与 PT 级别增高有关。同时，*PAX3*、*SIX1*、*TGFB2*、*HMGA2* 和 *HOXB13* 在交界 / 恶性 PT 的间质成分中也呈表达增加趋势。PT 中检测到 *TERT* 启动子 -124C ＞ T 热点突变和（或）*TERT* 基因扩增，适用于 PT 与纤维腺瘤的鉴别诊断；在良性、交界性、恶性 PT 中 TERT 突变率分别为 18%、57% 和 68%（$P < 0.01$），提示 *TERT* mRNA 表达增加在不同级别 PT 诊断及进展中的潜在作用。上述 PT 中的分子遗传学异常改变（*MED12*，*RARA2*，*TERT* 启动子突变等）对评估 PT 分级和复发风险的价值仍有待探索。

（五）PT 的临床治疗

NCCN 指南指出，交界性与恶性 PT 的手术方式均为：广泛切除，距切缘≥ 1 cm，并随访 3 年。对于乳腺根治性切除患者，放疗不能降低 PT 局部复发风险。发生转移的病例可参照 NCCN 软组织肉瘤的治疗模式。最新 NCCN 指南指出：交界性 PT 与恶性 PT 的临床手术方式相同，即广泛切除和临床随访 3 年，转移性 PT 则依据软组织肉瘤进行处理。在 PT 复发后，43.7% 的良性 PT 级别升高，12.5% 的交界性 PT 级别升高为恶性。

第三节　病理诊断的未来之问

一、乳腺癌多基因检测 / 预后工具（Oncotype DX®、Mammaprint® 等）

乳腺癌的治疗原则为个体化综合治疗，包括手术治疗、放射治疗、内分泌治疗、化疗和靶向治疗等。乳腺癌术后辅助全身治疗的选择应基于肿瘤病理学上的分子亚型、复发风险个体化评估及患者对不同治疗方案的反应性。

目前临床上主要根据淋巴结状态、肿瘤大小、组织学分级、患者年龄及免疫组织化学指标（ER/PR、HER2 和 Ki-67）来预测患者的预后和复发风险。但是，乳腺癌是一种高度异质性肿瘤，需要一种数值化的综合生物学指标以实现不同患者间的精准医疗，来指导治疗选择，因此多基因检测工具应运而生。

（一）目前常用的乳腺癌多基因检测工具

随着高通量技术的引入，许多基因的特征已被确定，在乳腺癌治疗决策中的作用已经突显。目前常用的多基因检测工具有 Oncotype DX®（21 基因）、MammaPrint®（70 基因）、PAM50®（50 基因）、Breast Cancer Index®（7 基因）和 EndoPredict®（12 基因）等。Oncotype DX® 和 MammaPrint® 已被 NCCN 和 ASCO 认可并批准上市，现已普遍应用于国外早期乳腺癌临床复发转移风险预测评估及指导早期乳腺癌术后辅助治疗。

1. Oncotype DX® recurrence score（21 基因）

适合 HR 阳性、HER2 阴性、淋巴结阴性或 1 ～ 3 个淋巴结阳性的乳腺癌患者，用于复发风险评估，从而使低风险患者避免不必要的化疗。NCCN 指南推荐对上述患者使用 21 基因指导是否需要进行辅助化疗。根据 16 个肿瘤基因和 5 个参考基因，将乳腺癌患者的风险分级分为 3 级（表 1-3-1）。

（1）对于 pN_0（淋巴结阴性）或 pN_1（1 ～ 3 个淋巴结阳性）、HR 阳性、HER2 阴性的绝经后患者：当复发风险评分（recurrence score，RS）＜ 26 分时，在内分泌治疗的基础上不推荐辅助化疗；当 RS ≥ 26 分时，在内分泌治疗的基础上推荐辅助化疗。

（2）对于 pN_0、HR 阳性、HER2 阴性的绝经前患者：当 RS ≤ 15 分时，在内分泌治疗的基础上不推荐辅助化疗；当 RS 为 16 ～ 25 分时，在内分泌治疗的基础上考虑辅助化疗；当 RS ≥ 26 分时，在内分泌治疗的基础上推荐辅助化疗。

（3）对于 pN1、HR 阳性、HER2 阴性的绝经前患者：当 RS ＜ 26 分时，在内分泌治疗的基础上考虑辅助化疗；当 RS ≥ 26 分时，在内分泌治疗的基础上推荐辅助化疗。

表 1-3-1 乳腺癌风险分级

风险分级	复发风险评分（分）
低风险	RS < 18
中风险	18 ≤ RS < 31
高风险	RS ≥ 31

2. MammaPrint®（70 基因）指导辅助化疗

MammaPrint®（70 基因）是欧洲开发的由 70 个基因组成的风险预测模型。该模型对淋巴结阴性与 1 ～ 3 枚淋巴结阳性的 HR 阳性、HER2 阴性患者均可实施。70 基因将乳腺癌患者分为低风险和高风险两个等级，其对具有临床高风险基因、低风险年龄（> 50 岁）的患者具有规避化疗的价值。

3. 乳腺癌 PAM50 指导分子分型

相当一部分患者的 IHC 亚型与 PAM50 亚型之间存在差异。PAM50 分子分型是通过聚类分析对乳腺癌患者进行精准的分子分型，并在此基础上进行预后预测。主要用于：①指导新辅助治疗；②评估复发风险：新发且未发生转移的乳腺癌患者，淋巴结阴性或 1 ～ 3 个阳性，无论激素受体情况和 HER2 状态，均可进行检测。

4. Breast Cancer Index（7 基因）指导内分泌治疗

BCI 对 HR 阳性、HER2 阴性、淋巴结阴性与 1 ～ 3 枚淋巴结阳性的患者均适用；BCI 可以识别出 35% ～ 45% 存在较高晚期复发风险的患者，而这些患者可能获益于延长辅助内分泌治疗。

（二）多基因检测局限性

目前上述多基因检测尚未普及开展，存在诸多局限性：①检出的中度风险患者较多，无法明确化疗是否受益。②基因检测基于石蜡组织（RNA 完整性较差），难以获得高质量的基因表达谱。③缺乏对具体化疗药物敏感性的预测。④目前各个检测平台费用高，未来需通过优化平台来降低基因检测成本。⑤缺乏中国人群的大型临床试验数据，中国人群乳腺癌的基因表达及突变位点与西方人群相比，存在着明显的差异。需要建立国内大型临床试验和统一的乳腺癌基因检测标准。制定适合中国国情的临床应用规范，进一步推进国内精准医疗的发展。

（三）小结：乳腺癌患者如何选择不同的多基因检测工具

多基因检测在预测早期乳腺癌患者复发风险的同时，还可辅助制定治疗决策：①评估乳腺癌类型：PAM50（50 基因）；②是否需要化疗：Oncotype DX®（21 基因）、MammaPrint®（70 基因）；③是否需要延长内分泌治疗：Breast Cancer Index（70 基因）。

二、精准诊断 HER2 低表达乳腺癌（HER2-low breast carcinomas）

在Ⅲ期 NSABP-B47 试验中，研究人员通过在早期乳腺癌患者标准辅助化疗中联合曲妥珠单抗，证实了 HER2 低表达的肿瘤患者没有从曲妥珠单抗治疗中获益。提示在缺乏 *HER2* 基因扩增或蛋白过度表达的情况下，使用曲妥珠单抗阻断 HER2 通路的临床价值有限。抗体偶联药物（antibody-drug conjugate，ADC）作为近年来热门的抗癌药物，为 HER2 低表达乳腺癌提供了新的治疗思路。抗体偶联药物是通过一个化学链接将具有生物活性的小分子药物连接到单抗上，单抗作为载体将小分子药物靶向运输到目标细胞中。DS-8201-A-J101 研究显示：HER2 低表达乳腺癌患者获得 37% 的客观缓解率。目前，针对该药物的Ⅲ期临床试验正在进行中。在该项研究中，纳入的 HER2 低表达乳腺癌指 IHC（2+）且 FISH 阴性或 IHC（1+）的浸润性乳腺癌。这将传统的

HER2二元论（HER2–positive/HER2–negative）当中的HER2阴性乳腺癌划分为HER2–0和HER2–low两个亚组，完成向HER2三元论（HER2–pos、HER2–0和HER2–low）的转换。

（一）临床病理特征

约50%的乳腺癌患者表现为HER2低表达。一项纳入13个数据库3689例HER2阴性乳腺癌的研究显示，HER2低表达乳腺癌具有更大的肿瘤体积和更多的淋巴结转移。还有研究显示，HER2低表达乳腺癌具有更高的激素受体阳性率、更低的组织学级别和更低的Ki-67增殖指数。HER2低表达和HER2–0两组患者在接受新辅助治疗后，HER2低表达乳腺癌具有更低的pCR率，HER2–low/HR+组与HER2–0组乳腺癌相比，也具有更低的pCR率。

HER2低表达与HER2–0具有不同的突变和遗传背景：*TP53*在HER2低表达组的突变率低于HER2–0组；*PIK3CA*在HER2低表达组的突变率高于HER2–0组；*BRCA1/2*和10个乳腺癌易感基因在HER2低表达组的突变率低于HER2–0组。

（二）HER2低表达乳腺癌的检测方法

主要是免疫组织化学和原位杂交技术相结合。

1. 免疫组织化学

免疫组织化学（immunohistochemistry，IHC）最常用，用于检测HER2蛋白表达情况。但因其为半定量的方法，敏感性不足，易受多种因素的影响，会导致HER2低表达乳腺癌被低估。

2. 原位杂交

原位杂交（in situ hybridization，ISH）用于检测*HER2*基因扩增情况。但是如果ADC发挥作用并不依赖*HER2*基因的扩增，那么ISH则不是预测药物有效性的可靠方法。

3. HER2 mRNA的检测

实时定量聚合酶链反应、液滴数字PCR及原位mRNA检测可对HER2的mRNA进行检测，具有更标准、客观和自动化的优点，同样也适用于小样本（CNB）。但需注意的是瘤内HER2的异质性可造成假阴性结果。

（三）HER2低表达乳腺癌在临床实践中存在的问题

1. 精准检测

基层实验室与中心实验室对HER2低表达判读的一致性较差，所以应严格执行《ASCO/CAP乳腺癌HER2检测指南（2018版）》《乳腺癌HER2检测指南（2019版）》的规定，并开发新技术，利用人工智能特别是结合数字图像分析与传统检测方法（IHC）对HER2表达情况直接定量。

2. HER2异质性

具有HER2异质性的患者预后不良，且对抗HER2治疗反应性差。HER2低水平表达组与HER2（3+）组相比，前者具有较高的瘤内异质性。随着具有旁观者杀伤效应（bystander killing effect）的ADC出现，其通过杀伤周围HER2阴性的肿瘤细胞来根除乳腺癌，给具有HER2异质性的HER2低表达乳腺癌患者带来了曙光。

3. HER2突变

HER2体细胞突变在HER2低表达乳腺癌中更常见，酪氨酸激酶抑制剂可能使这部分患者受益。

（四）HER2低表达乳腺癌的治疗

目前，HER2低表达乳腺癌的治疗药物包括ADC、单克隆抗体、疫苗、双特异性抗体。由于保留了所有曲妥珠单抗的抗肿瘤特性，与改善的肿瘤特异性细胞毒性效应及旁观者杀伤效应相关，ADC即使是在HER2低水平表达的情况下，也能够靶向杀死表达HER2的乳腺癌细胞。T-Dxd是一种新型的靶向ADC，通过一种四肽连接子将曲妥珠单抗与拓扑异构酶Ⅰ抑制剂exatecan衍生物（DX-8951衍生物，DXd）连接在一起，靶向递送细胞毒制剂至癌细胞内。T-Dxd是首个被批准用于HER2低表达乳腺癌患者的HER2靶向治疗药物。与通常的化疗相比，可减少细胞毒制剂的全身暴露风险，具有更高的药物/抗体比，不仅可以靶向杀伤HER2高表达的肿瘤细胞，还可以通过有效的跨膜作用，发挥旁观者杀伤效应，作用于周边HER2低表达的肿瘤细胞。T-DM1是将经典的抗HER2靶向药物曲妥珠单抗与抑制微管聚集的化疗药物美坦新通过硫醚连接子连接而成。多项研究表明T-DM1在HER2阳性乳腺癌中疗效较好，也成为全球首个获批的单药治疗实体瘤的ADC。HER2低表达乳腺癌患者治疗的进一步发展来自对新的治疗组合策略的评估。考虑到ADC具有诱导免疫原性细胞死亡的能力，从而形成免疫肿瘤微环境，因此迫切需要进一步研究ADC联合免疫抑制剂的结果。总的来说，这些早期试验结果为激动人心的HER2低表达乳腺癌治疗新领域奠定了基础。

三、未来畅想：乳腺癌病理与人工智能

人工智能（artificial intelligence，AI）是精准医学时代重要的发展方向。大数据的发展、医疗资源的紧缺、诊疗模式的转变为人工智能发展提供了很大的机遇。人工智能已经渗透入我们的日常生活，在医学领域也广泛应用，人工智能已在医学影像学、病理学、辅助决策系统等方面取得了一定的进展。其中最热门的是图像诊断，其他还有基因学、心电图诊断、肿块筛查等，其中就包括了在病理学的应用。目前，AI技术的潜在优势（疾病检出、多维定量、精确诊断、治疗评估）可以改善病理诊断发展不平衡、精确性不足、重复性欠佳及医生短缺等薄弱环节。

（一）在乳腺癌领域，病理人工智能已经取得了一定的研究成果

利用人工智能识别更多组织形态学信息：识别含有（或可能含有）肿瘤细胞的图像，进行核分裂计数；提高免疫组织化学评分的准确性和可重复性；应用标准化组织学分级标准，用于指导患者管理；深度学习工具可用于评估肿瘤间质或肿瘤微环境中与免疫治疗反应相关的肿瘤浸润淋巴细胞（tumor infiltrating lymphocyte，TIL）；识别淋巴结转移，提高医生的诊断效率；从病理中提取对诊疗有用的特征，进行定量化分析，发现病理特征和诊疗策略之间的关联性，指导最佳治疗决策。

利用人工智能进行乳腺癌综合组学与组织病理学分类分析：使用机器学习平台来识别形态特征和遗传学基础之间的关系（TCGA基因组数据共享）；机器学习平台观察既定突变状态的影响，而不是特定的插入缺失或移码突变；算法在改善患者诊断、预后和治疗分层最终目标时具有更大价值；图像识别判断导致突变的原因，而不是单独识别突变。

1. 核分裂计数和组织学分级

通常，病理专家在高倍镜下手动标记肿瘤核分裂象存在的局限性表现为耗时长、判定有丝分裂形态学的主观差异大等。因此，使用AI技术自动化这个过程对于减少病理医生的劳动强度非常重要。而且全切片图像（whole slide image，WSI）可能包含的高倍视野多，计数更为准确。目前，针对核分裂象检测平台的国际性学术挑战赛已经成功举办，并吸引了全球数百个团队参与。挑战赛希望人工智能算法能够检测不同扫描仪产生的数字切片，提升算法在核分裂象检测这一任务中的普适性。在组织学分级评估中，由于存在病理医生主观判断性，很难达到量化和可重复性。未来病理诊断的发展方向可考虑借助人工智能以协助诊断，研究显示，e-learning是一种可行且有前景的方法，可以减少观察者间的差异性，提高恶性乳腺病变组织学分级的可重复性，评估一致

性超过 90%。目前仍需进一步的研究，使用更多的数据和建立强有力的参考标准来评估模型的性能。

2. 免疫组织化学切片的定量判读

乳腺癌免疫组织化学存在着大量的定量判读。在大约 20% 的浸润性乳腺癌中发现 HER2 蛋白过度表达和（或）*HER2* 基因扩增。它是 HER2 靶向治疗获益的唯一预测标志物，因此，HER2 检测是病理学诊断乳腺癌的常规步骤。作为半定量分析，HER2 的判读常常会出现 intraobserver/interobserver 差异的问题。因此，在乳腺癌的免疫组织化学方面，针对 HER2 低水平表达病例的细胞膜染色定量判读和辅助 H-Score 核染色定量判读吸引了不少研究者。深度学习通过组织学形态来判断 ER、PR 和 HER2 的状态。在一项研究中，通过对组织指纹“fingerprints”的学习，在 120 个随机选取的区域提取指纹，计算随机模块 Marker 状态的平均值，得出表达数据。这一模型对 ER、PR 和 HER2 的检测都显示出了良好的性能，其曲线下面积（area under the curve，AUC）值均＞ 0.8。另一项研究显示，一种卷积神经网络训练模型通过 HE 切片可以预测 HER2 的状态，以及预测 HER2 阳性乳腺癌对曲妥珠单抗治疗的反应。当 DOI 由病理学家选择时，模型显示了良好的性能。对接受曲妥珠单抗治疗的 187 名 HER2 阳性患者进行分类器训练，在 5 倍交叉验证中达到了 0.8 的 AUC 值。

3. 预测淋巴结转移

乳腺癌发生腋窝淋巴结转移不仅是影响预后的因素，也是决定临床治疗策略的重要因素，前哨淋巴结的状态也为治疗提供了有价值的依据。因此能否准确判断淋巴结转移，对于乳腺癌患者的精准治疗非常重要。目前，人工智能在淋巴结转移中的应用主要包括基于组织学形态评估淋巴结转移情况，尤其是对于孤立肿瘤细胞（isolated tumor cell，ITC）；基于临床病理特征预测淋巴结状态。2017 年发表于 *The Journal of the American Medical Association* 的一项研究发现，基于深度卷积神经网络的 AI 技术可辅助评估乳腺癌患者腋窝淋巴结有无少量癌细胞扩散，特别是孤立性肿瘤细胞，其表现要优于病理医生显微镜下评估的结果。研究结果显示，诊断最优的病理医生预估的平均曲线下面积为 0.810，而最佳的 AI 算法为 0.994，AI 算法显示出较好的性能。对于病理医生来说，检出宏转移及微转移的平均敏感度分别为 92.9% 和 38.3%，对应平均曲线下面积分别为 0.964 和 0.685。因此，病理医生对宏转移的敏感性较高，但对于淋巴结微转移和孤立性肿瘤细胞，AI 辅助评估具有显著优势。Dihge 等将患者的病理特征纳入人工神经网络（artificial neural network，ANN）来识别遗漏的 SLN。此项研究共纳入 800 例患者，建立了基于 ANN 的淋巴结预测模型，包括淋巴结状态的 15 个风险变量。结果显示肿瘤大小和血管侵犯是最高预测因子，ANN 作为诊断淋巴结疾病的辅助工具显示了良好的结果。如果进行前瞻性验证，使用预测模型，最不可能出现淋巴结转移的患者可以免于前哨淋巴结活检。因此这项研究对临床治疗的选择具有一定价值。

4. 乳腺癌综合组学与组织病理学分类分析

Ektefaie 等使用卷积神经网络（机器学习）平台来识别形态特征和遗传学基础之间的关系，并且实现 TCGA 基因组数据共享。在 HE 切片上开发了弱监督深度学习模型，以检查视觉形态信息、临床亚型、基因表达和乳腺癌突变状态之间的关系。该模型使用视觉信息，在 ER/PR/HER2 状态、PAM50 状态和 *TP53* 突变状态方面显示了强大的预测性能。该研究通过揭示视觉形态和遗传状态之间的联系，证明了基于深度学习的图像模型在临床和研究方案中的实用性。

（二）在乳腺癌领域，病理人工智能处于进展中的研究

2022 年第 111 届美国与加拿大病理学会（USCAP）年会的研究摘要如下。

1. 人工智能辅助诊断

机器学习可解决有肿块形成的导管原位癌（ductal carcinoma in situ，DCIS）病理诊断难题。尽管经常发现孤立的DCIS，但是在粗针穿刺活检中发现有肿物形成的DCIS通常被认为是被漏诊的浸润性癌。到目前为止，尚没有方法证明哪些活检时诊断为DCIS的患者在术后会升级为浸润性癌。本研究应用机器学习（machine learning，ML）分析了有肿物形成的DCIS数据，并评估微环境情况。该研究收集了44例超声引导下穿刺的DCIS标本，并纳入了20例手术切除的标本。使用可以对WSI进行分析的QuPath（0.2版）软件进行机器学习。该模型基于超像素理念，在分割成的补片中进行训练，得到了一个基于随机森林决策树的ML分类器，以识别黏液样间质、胶原间质和DCIS肿瘤细胞，然后从WSI中识别出DCIS的区域。结果显示，纳入的44例中，20例在术后被诊断为浸润性癌。从DCIS升级到浸润性癌的特征包括4种。高黏液样基质比例，AUC值为0.923；低胶原间质比例，AUC值为0.875；高DCIS比例，AUC值为0.681；低基质面积比例，AUC值为0.682。在有肿块形成的DCIS中应用机器学习可以确定患者具有哪些特征将升级为浸润性癌，并且该模型具有较高的敏感性和特异性。该发现有可能改变对活检时诊断为肿块性DCIS患者的临床管理。尽管本研究的结果表明使用机器学习是很有前途的，但需要对机器学习预测肿块形成DCIS的特征进行更大规模的研究。

2. 人工智能辅助评估

（1）人工智能辅助评估乳腺癌免疫治疗微环境（TIL、PD-L1）：肿瘤微环境中的TIL在免疫监视和免疫耐受中具有重要作用，PD-L1也是肿瘤微环境免疫抑制的重要机制。目前，病理医生在TIL、PD-L1的视觉评估定量上缺乏准确性和可重复性。因此，此研究利用机器深度学习，在云平台上采用细胞检测和区域分割等技术进行TIL和PD-L1评估。通过AI辅助判读，所有病理医生对TIL的判读结果均优于视觉评估，判读结果均达到了出色的一致性，不同级别病理医生提高了对TIL的判读水平。在AI辅助判读模型的帮助下，PD-L1判读结果的一致性得到显著提高，且中级病理医生提升最明显。人工智能模型可帮助病理医生提高判读PD-L1的准确性，最高可提升近40%的准确率。

（2）利用全卷积回归网络和肿瘤区域分割网络技术评估Ki-67指数：病理学家直接测量Ki-67指数费时费力；且现有的自动计算方法有局限性，即肿瘤区域必须手动设置。该项研究提出了深度学习方法，基于全卷积回归网络和肿瘤区域分割网络技术评估Ki-67指数。结果显示，采用肿瘤区域分割技术，自动计算Ki-67指数更加准确；并且可通过学习和扩展数据集来提高性能。

（3）人工智能辅助评估HER2：使用全数字切片图像对乳腺癌HER2免疫组织化学进行半自动分析。抗HER2单克隆抗体已经彻底改变了HER2阳性乳腺癌的治疗方法，而针对HER2低表达乳腺癌（IHC2+/FISH–、IHC1+/FISH–）的抗体偶联药物的发展使得IHC 0到2+之间的区别至关重要。该研究使用由3DHISTECH公司（匈牙利布达佩斯）开发的QuantCenter（QC）软件验证半自动计算模型，以辅助HER2 IHC判读。使用HER2 IHC评分为0到3+和FISH的校准数据集，对IDC区域进行手动注释，并由QC软件生成IHC分数。主要研究终点是将HER2 IHC显微镜下评分与QC的半自动评分进行比较。结果显示，使用WSI的半自动分析和显微镜评估产生相似的HER2 IHC分数，特别是对于2+和3+，显示该工具在培训、判读和准确治疗方面的实用性。但是即使使用计算工具，区分HER2 IHC 0和1+仍然具有挑战性，需要进一步研究。机器学习也可预测IHC模棱两可（2+）的浸润性乳腺癌的最终HER2状态。该研究训练了一种机器学习算法，直接对HER2 IHC 2+的患者进行预测。共纳入115例浸润性乳腺癌的HER2 IHC 2+的WSI，分为训练集和验证集。在训练集中，提取浸润性癌的代表区域，划分为一堆补片，训练方法包括使用已有的基本模型进行预训练及最终训练，以补片为单位，训练模型的 AUC 为 0.72。在验证集中，提取浸润性癌区域的 101 个补片，对补片的 HER2 状态做出预测，根据阳性补片占比对应到整张切片，判断整张切片的HER2状态。以切片为单位，得到的预测结果AUC为0.83，该模型能够在 79.4% 的 IHC 切片评分为可疑（2+）的病例中正确预测 HER2 扩增状态。虽然灵敏度和特异度还不足以完全代替 FISH 检测，但在 HER2 FISH 检测不容易进行的中心，这种方法可能对分诊病例和制订治疗计划有一定的帮助。

3. 人工智能预测模型

（1）人工智能模型预测 ER 低水平表达乳腺癌患者群体

ER 低水平表达为 ER 1% ～ 10%，是一类存在异质性的乳腺癌，大多数和 ER 阴性患者具有相似的临床病理特征和预后，从内分泌治疗中获益局限。研究者利用机器学习算法来确定 ER 低水平表达乳腺癌的状态，可以为临床治疗决策的制定提供参考方法。利用图像处理技术提取每个细胞的形态学特征，并结合患者的临床病理特征构建模型，来预测 ER 的表达状态。

通过 5 倍交叉验证评估预测模型的性能，该模型对 ER 的表达状态有很好的鉴别能力，AUC 值为 0.91（95%*CI*：0.88 ～ 0.94）。利用构建的预测模型将 260 例 ER 低水平表达乳腺癌进行亚组预测，其中 79.23% 的患者被预测为阴性，20.77% 的患者被预测为阳性。为排除抗 HER2 靶向治疗对预后的影响，选取 HER2 阴性经内分泌治疗后的患者进行分析，结果显示预测结果为阴性的患者 DFS 和 OS 均较差。因此，在 ER 低水平表达的乳腺癌患者中，预测结果为阴性的患者预后较差且不能从内分泌治疗中获益。

（2）深度学习预测乳腺癌分子亚型并改善浸润性乳腺癌复发风险评估

乳腺癌是一种异质性疾病，其预后与肿瘤分子分型密切相关。该研究的目的是开发深度学习模型，通过肿瘤 WSI 预测乳腺癌的分子分型，并结合 HE 染色的 WSI 和临床数据来预测乳腺癌的远处复发风险。该研究共纳入 1802 例 WSI，其中包括 1429 例 ER 阳性 /HER2 阴性，110 例 ER 阳性 /HER2 阳性，70 例 ER 阴性 /HER2 阳性，193 例 ER 阴性 /HER2 阴性。对几个深度模型进行训练，根据 WSI 预测分子分型，并根据 WSI 结合临床数据预测 5 年无远处转移间歇期（metastasis free interval，MFI），使用交叉验证评估模型的性能。

深度学习模型预测分子表型：ER 的接受者操作特征曲线下面积（area under the receiver operating characteristic，AUROC）为 0.90，PR 为 0.76，HER2 为 0.89，Ki-67 为 0.85，ER–/HER2– 为 0.90。在 ER+/HER2– 亚组中，仅基于标准危险因素（年龄、pT、pN、肿瘤大小、肿瘤数量、手术类型）预测 5 年 MFI 的 Uno 曲线下面积为 0.77。将 AI 模型与标准风险因素相结合，性能进一步改善，UAUC 为 0.82（*P*=0.03）。该模型能够预测组织学二级亚组的复发风险（UAUC=0.70），这表明模型超越了现有预测组织学分类的能力。该模型确定的高复发风险肿瘤表现为较高的肿瘤细胞占比、明显的核异型性和结构异型性，而低风险的肿瘤表现为间质纤维化和存在少数低级别肿瘤细胞。

因此，基于单张 HE WSI 的深度学习模型在生物标志物状态和分子分型预测方面显示出较好的性能。使用基于 AI 的模型与现有的临床病理特征相结合，提高了对高复发风险患者的识别。此外，对大型独立队列的外部验证正在进行中。

（三）AI 在乳腺癌病理应用的局限性

1. 训练集数据的质量要求高

图像质量、标注准确性、病理医生的经验等。

2. 应用于临床的局限性

验证标准与目前临床标准一致性的问题。

3. 高度依赖于数据的质量

数据的获取、管理、应用与分享暂时没有规范和共识。

（四）小结

AI的进步在更准确地检测、分类和预测乳腺癌上显示了较好的发展前景。目前AI技术在病理诊断中的应用也是备受期待和关注。AI辅助病理诊断，其AI判读结果的可解释性、因果性分析水平等有待提高。进一步健全AI发展标准和监管制度，实现AI技术的整合创新，并不断完善和改进算法，开展前瞻性研究，将有助于其更好地适用于临床工作。相信在不久的将来，AI技术将以更精准的模型、更多维度的综合及更立体的呈现来辅助病理医生。

张璋　冯孟钠　张渝　罗婷

第二章　乳腺癌分子诊断的现状、争议、未来之问

第一节　分子诊断的现状

乳腺癌的发生发展是一个多基因参与的复杂过程。对乳腺癌的传统治疗主要依赖于组织病理学和免疫组织化学技术。基因组学的深入发展使得乳腺癌标志基因的筛选及测定成为可能。基因组学、转录组学和蛋白质组学的成果开始应用于临床肿瘤领域，为肿瘤的个体化生物学特性评估提供更为详尽的信息，有助于为个体病例提供更为精确的治疗决策与预后信息。

TNM分期是恶性肿瘤预后判断的重要依据之一。大量研究已经证实，乳腺癌是一种高度异质性的疾病，即使临床分期及病理类型相同的患者，其术后复发风险及对系统治疗的反应也可能不同。随着分子诊断技术的进展，新技术的出现突破了传统乳腺癌预后评估方案的局限。在2017年第8版美国癌症联合委员会（American Joint Committee on Cancer，AJCC）乳腺癌分期指南更新内容中，首次强调了乳腺癌多基因检测的重要意义，并将Oncotype DX® 以Ⅰ类证据级别加以推荐。这肯定了多基因检测在乳腺癌诊断、预后判断和治疗中越来越重要的价值。同时，循环肿瘤细胞（circulating tumor cell，CTC）作为肿瘤远处转移的指标，被纳入AJCC指南（第7版）。CTC被列为cM_0（i+）分期的新形式，是介于M_0和M_1之间的状态。而第8版AJCC指南将CTC列为乳腺癌预后评估指标。CTC成为继ER/PR、HER2、Ki-67和肿瘤组织学分级四项核心生物学指标之后的又一项乳腺癌预后评估工具。由此，分子诊断的进展改变了乳腺肿瘤的临床实践。

乳腺癌分子分型出现在TNM分期系统的基础上进一步对患者进行分类，是乳腺癌近年来最重要的进展之一。基于多基因表达的乳腺癌分子分型可以预测辅助化疗、靶向治疗及免疫治疗的效果，进而有针对性地制定个体化治疗方案，提高治疗效率。然而，仅使用TNM分期及仅靠检测ER/PR、HER2、Ki-67的表达情况是

远远不够的。近年来，随着分子生物学进展，多种基因 / 蛋白质的检测可对乳腺癌的治疗和预后判断提供更个体化的信息，并逐渐形成了可以提供预测肿瘤生物学行为并帮助决策的工具。目前已有多种分子诊断产品来评估患者个体化的复发风险及预测治疗反应，如 Oncotype DX®（21 基因）、MammaPrint®（70 基因）、PAM50 等。NCCN、St.Gallen 乳腺癌专家共识、ASCO、欧洲肿瘤标记物协作组（European Groupon Tumor Markers，EGTM）等行业重要指南以高级别证据推荐 Oncotype DX® 及 MammaPrint® 进入临床实践。MammaPrint® 也已在我国上市，中国临床肿瘤学会（Chinese Society of Clinical Oncology，CSCO）乳腺癌诊疗指南（2021 版）也推荐 MammaPrint® 检测作为部分 HR 阳性、HER2 阴性乳腺癌患者辅助化疗选择的依据之一。乳腺癌的治疗逐渐进入个体化精准医学时代。

本篇将梳理目前指南推荐及广泛关注的分子诊断方法。

一、21 基因检测

（一）概述

21 基因检测，商品名 Oncotype DX®，是由美国国家外科辅助乳腺癌和大肠癌研究计划（NSABP）和 Genomic Health 公司（GHI）共同开发，针对 ER 阳性、淋巴结阴性及部分淋巴结阳性乳腺癌患者，预测其远处转移的发生风险，进而辅助化疗决策的一种多基因工具。

21 基因检测是使用反转录聚合酶链反应（real time quantitative PCR，RT-qPCR）技术，检测肿瘤样品中 16 个肿瘤相关基因和 5 个内参基因的表达情况，结果以积分形式表示，量化为复发评分（recurrence score，RS）。患者根据风险指数被分为低风险（RS ＜ 18）、中风险（18 ≤ RS ＜ 31）和高风险（RS ≥ 31）。21 基因检测为患者提供个体化的治疗效果预测和 10 年复发风险的预测。

相较于其他多基因检测工具，21 基因检测是目前证据最充分且唯一被证实能预测化疗疗效的工具。ASCO、NCCN、St.Gallen、EGTM 等指南多以 I 类证据推荐 21 基因检测在特定乳腺癌患者中的应用。然而，以欧美人群作为主要数据来源的 21 基因检测，在亚裔，特别是中国人群中的预测价值仍有争议。

（二）建立及验证过程

2004 年 Genomic Heath 公司启动 Oncotype DX® 多基因检测的研究，旨在探索该体系对乳腺癌患者接受内分泌治疗后长期生存的预测价值。21 基因检测体系建立过程大致可以分为以下阶段。

1. 选择候选基因

根据相关研究报道的乳腺癌基因组学数据库和 DNA 微阵列实验数据综合选定 250 个基因作为候选基因。

2. 基因筛选及模型建立

根据共计 447 例患者的数据，验证 250 个候选基因与乳腺癌复发的相关性，筛选出表达水平与乳腺癌预后高度相关的基因，最终确定了 16 个与预后高度相关的肿瘤相关基因，以及 5 个表达变异率低且与乳腺癌预后无关的管家基因作为参考基因，以 16 个肿瘤基因及 5 个管家基因为基础，通过分析这 21 个基因的表达程度，建立了分值 0 ～ 100 的 RS 评分标准和计算公式，最终形成包括 21 个基因的 Oncotype DX® 多基因检测体系。同时，结合 NSABP B-20 试验入组患者研究 RS 评分与 10 年复发风险之间的关系，将乳腺癌分为低复发风险组（RS ＜ 18）、中复发风险组（18 ≤ RS ＜ 31）和高度复发风险组（RS ≥ 31）3 个阈值范围。

3. 回顾性临床试验验证

对来自 NSABP B-14 临床试验入组的 668 例淋巴结阴性、接受他莫昔芬治疗的患者人群进行验证。通过对该组患者行21基因检测验证RS和远处转移风险比关系的曲线，证实高复发风险组（RS ≥ 31，占比27%）10年远处转移风险是低复发风险组（RS < 18，占比51%）的4倍（30.5% *vs.* 6.8%，$P < 0.001$）。多因素分析表明RS是远处转移的独立的预后因素。在不同年龄、肿瘤大小和肿瘤分级的亚组中RS高危组和低危组之间远处转移率均存在明显差异。初步证实了Oncotype DX®多基因检测系统对总生存期和远处转移的预测价值。

目前，已有大量临床研究证实RS与复发风险及化疗获益密切相关。同时研究探索了在不同人群中21基因检测的预后价值和系统治疗效果的预测价值。

4. 前瞻性临床研究证实

TAILORx（Trial Assigning Individualized Options for Treatment）是一项大型多中心随机对照Ⅲ期临床研究，旨在将基因检测用于构建临床预测模型，并指导临床决策。研究入组标准包括：激素受体阳性、HER2阴性、淋巴结阴性，原发肿瘤$T_{1c\sim2}$，或T_{1b}合并中、高组织学分级或核分级的原发性乳腺癌。患者均接受Oncotype DX®检测，并根据RS评分进行分组并指导临床治疗。研究证实，RS < 11，单纯内分泌治疗足以达到5年乳腺癌疾病控制，并避免不必要的化疗。RS评分11 ~ 25分的患者，在内分泌治疗中增加化疗的治疗益处目前尚未确定。

第8版AJCC乳腺癌分期系统以Ⅰ类证据推荐临床适应证患者进行Oncotype DX®多基因检测，并推荐其作为乳腺癌预后分期参考信息用于指导临床决策。

（三）21基因检测预后价值的临床试验

1. 21基因检测在淋巴结阴性患者中的预后价值

21基因检测的预后价值首先NSABP B-14临床试验中被验证。研究分析了668例ER阳性、淋巴结阴性的接受他莫昔芬治疗的早期乳腺癌患者的RS与远处转移的关系。研究发现RS低危组（RS < 18；占总人群51%）患者10年远处转移率为6.8%（95% *CI*：4.0% ~ 9.6%），而高危组患者（RS ≥ 31；占总人群27%）的10年远处转移率为30.5%（95% *CI*：23.6% ~ 37.4%）。多因素分析提示RS是ER阳性、淋巴结阴性早期乳腺癌的独立预后因素。

一项基于人群的回顾性病例对照研究分析了在淋巴结阴性、未接受化疗的乳腺癌患者中Oncotype DX®的预后意义。该研究选择了220例死于乳腺癌的患者（淋巴结阴性，未接受化疗）作为病例组。按照年龄、种族、他莫昔芬治疗、确诊时间和随访时间等因素进行配对得到570例对照组患者。研究表明，RS低危组、中危组和高危组患者10年死于乳腺癌的危险性分别为2.8%（95% *CI*：1.7% ~ 3.9%）、10.7%（95% *CI*：6.3% ~ 14.9%）和15.5%（95% *CI*：7.6% ~ 22.8%）。该结果与NSABP B-14人群结果一致，印证了21基因检测在ER阳性、淋巴结阴性人群中的预后价值。更多临床研究验证了21基因检测在ER阳性、淋巴结阴性乳腺癌中的预后价值。

目前21基因检测在ER阳性、淋巴结阴性人群的适应证在NCCN、ASCO、St.Gallen乳腺癌指南/共识中广泛推荐。

2. 21基因检测在淋巴结阳性患者中的预后价值

随着21基因检测在ER阳性、淋巴结阴性人群中的广泛推荐，大量研究亦证明21基因检测在ER阳性、淋巴结阳性乳腺癌患者中也有预后价值。一项针对SWOGS8814临床试验的回顾性分析367例ER阳性、淋巴结阳性乳腺癌患者中RS的预后价值。研究发现，RS在仅接受他莫昔芬治疗人群中具有预后价值（P=0.006）。调整阳性淋巴结个数后，RS低危组（RS < 18）未显示化疗获益（P=0.97，HR=1.02，95% *CI*：0.54% ~ 1.93%），

而 RS 高危组（RS ≥ 31）接受化疗则能明显改善无病生存（P=0.03，HR=0.59，95% CI：0.35% ～ 1.01%）。交互检验提示，RS 对化疗疗效的预测作用在 5 年内较为显著（P=0.029）。此后，多项临床试验的结果先后验证 RS 在淋巴结阳性人群的预后价值。

一项针对前瞻性注册的临床试验的回顾性分析提示，RS ＜ 18 的 HR 阳性、淋巴结阳性且仅接受内分泌治疗的乳腺癌患者 5 年远期复发率为 2.7%，在这个人群中仅行内分泌治疗是可行的。

West German Study Plan B Trial 5 年随访结果基于基因组特征和临床病理因素分组显示，临床高危、基因组低危（RS ≤ 11）$pN_{0\sim1}$ 患者仅内分泌治疗，5 年无病生存期（disease free survival，DFS）和总生存期（overall survival，OS）分别为 94% 和 99%（P ＜ 0.001），建议此部分患者免于化疗。Poorve 等报道不同 RS 风险的 N_0 和 N_1 患者 6 年无远处复发生存（distant recurrence-free survival，DRFS）率分别为 94.4% 和 92.3%（低危，RS ＜ 11），96.9% 和 85.2%（中危，11 ≤ RS ＜ 26），85.1% 和 71.3%（高危，RS ≥ 26），证实 N_0 且 RS ≤ 25 或 N_1 且 RS ＜ 11 组预后好，N_0 且 RS ≥ 26 或 N_1 且 RS ≥ 11 组具有潜在的复发风险。前瞻性 Rxponder 研究探讨针对 1 ～ 3 枚腋窝淋巴结转移 HR 阳性 /HER2 阴性患者是否可以在 21 基因检测辅助下指导有效避免化疗。研究发现，在中位随访 5.1 年后，RS ≤ 25 的绝经后患者（n=3350，67%）中，化疗与未化疗组 5 年无侵袭性疾病生存（invasive disease free survival，IDFS）无显著差异（91.6% *vs.* 91.9%）。因此，该研究认为伴有 1 ～ 3 个淋巴结阳性且复发评分≤ 25 的 HR 阳性 /HER2 阴性绝经后早期乳腺患者可有效避免接受辅助化疗。在复发评分≤ 25 的绝经前患者（n=1665，33%）中，两组的 5 年 IDFS 分别为 94.2% 与 89%，化疗可提高 5%IDFS。因此，对于 1 ～ 3 个淋巴结阳性且复发评分≤ 25 的 HR 阳性 /HER2 阴性绝经前早期乳腺患者，建议行辅助化疗。

超过 4 枚腋窝淋巴结阳性的人群 RS 的预测价值也受研究者关注。一项针对 4 枚以上腋窝淋巴结阳性的回顾性研究发现，低、中、高危 RS 患者的 5 年乳腺癌特异性生存率（breast cancer specific survival，BCSS）分别为 92.7%、88.3% 和 70.7%（P ＜ 0.001），5 年 OS 分别为 92.1%、80.6% 和 66.6%（P ＜ 0.001）。该研究认为 21 基因检测对 4 枚以上腋窝淋巴结转移的患者也有预后价值及化疗效果预测价值。

（四）21 基因检测对系统治疗预测价值

1. 对化疗的预测作用

化疗是重要的系统治疗手段，然而其不良反应也是不容忽视的。部分早期乳腺癌人群使用辅助化疗的不良反应可能超过其治疗获益。前瞻性研究 TAILORx 9 年的随访数据提示，对于绝经后淋巴结阴性、HR 阳性、HER2 阴性乳腺癌患者（n=6711），在内分泌治疗基础上增加化疗并无 DFS 获益，单凭临床风险特征不足以确定化疗的益处。同时，约 25%RS 低风险人群（RS ＜ 26）具有较高的临床风险，而约 43%RS 高风险人群（RS ≥ 26）具有较低临床风险，单凭临床风险会使超过一半的患者接受过度治疗或治疗不足。准确甄别低危患者以免除化疗具有积极的临床意义。TAILORx 研究同时证实了 RS 结果为 0 ～ 25 的患者单独接受内分泌治疗后结果良好，而 RS 结果为 26 ～ 100 的患者可以从化疗中明显获益。

以 NSABP B-20 研究验证了不同 RS 在 ER 阳性、淋巴结阴性且接受他莫昔芬治疗的患者化疗获益情况。研究纳入 2306 例 ER 阳性、淋巴结阴性乳腺癌患者，随机分配进行 5 年他莫昔芬治疗或联合化疗。化疗可使 RS 高危组（RS ＞ 31）10 年远处转移发生率绝对值下降 27.6%（HR=0.26，95% CI：0.13 ～ 0.53，P ＜ 0.001），而 RS 低危组患者化疗获益不明显（HR=1.31，95% CI：0.46 ～ 3.78，P=0.610）。ECOG2197 研究证明，针对腋窝淋巴结阳性患者，RS 每降低 10 分，复发风险下降 21%。

不同年龄人群化疗获益不一致，21基因检测在不同年龄人群中对化疗预测价值仍在研究中。年轻乳腺癌人群肿瘤可能具有更强侵袭性的生物学特性及相对更差的预后，年轻女性患者行辅助化疗后的治疗效果也更好。在50岁以下且RS中危人群中（16≤RS＜26）化疗是有益的。在50岁或更年轻女性中，RS＞15即可出现化疗获益，而在50岁以上人群中化疗获益则出现在RS＞25。年龄低于50岁且高RS的患者更有可能被推荐化疗。

老年患者乳腺癌肿瘤可能具有更惰性的生物学特性，但老年患者并发症的发病率更高，预期寿命更短。一项对老年患者乳腺癌的调查发现，老年患者与年轻患者RS分布相似，高RS能够独立预测老年患者更高的死亡风险（*HR*=1.47；95% *CI*：1.15～1.90），然而，化疗与提高生存率无关。

基于21基因检测对化疗的预测价值，21基因检测的临床运用显著改变了化疗决策。一项汇总分析显示，使用21基因检测后患者的化疗总体净减少26%，治疗建议改变32%。一项系统评价提示，21基因检测使21%～74%的患者改变治疗建议，接受化疗的患者减少了13%～34%。21基因检测可协助对患者病情更全面地评估，减少不必要化疗带来的不良反应，提高患者生存质量。然而，21基因检测在中国人群中临床决策研究的证据目前仍不充分。

2. 对他莫昔芬疗效的预测作用

通过分析NSABPB14研究人群显示，ER阳性淋巴结阴性乳腺癌患者中他莫昔芬的疗效与低RS和高ER水平显著相关（$P < 0.05$），提示低RS可能是他莫昔芬治疗有效的预测因子。RS低、中危患者可从5年内分泌治疗中获益，而这种获益在高危患者中的差异无统计学意义（P=0.820）。

3. 21基因检测复发风险评分阈值的演变

RS是优于年龄、肿瘤大小和病理分级的预后指标，也是独立于ER和PR表达水平的预后指标。RS评分采用从0到100的连续量表，且RS值与预后有线性关系，即评分越低，复发的概率也就越低；而高RS患者更可能从化疗获益。评分阈值设定对于临床决策有指导意义。

在2004年发表的研究中，患者按照RS评分被分为低复发风险组（RS＜18）、中复发风险组（18≤RS＜31）和高复发风险组（RS≥31）3个阈值范围。为了更精准筛查中危组患者是否化疗获益，TAILORx研究将RS评分阈值由之前的18分和31分重新设置为11分和26分，研究发现中位随访7.5年，在中复发风险组（11≤RS＜26）的患者中，单独内分泌治疗的疗效并不差于化疗联合内分泌治疗，即两组患者的9年无病生存率（83.3% *vs.* 84.3%）、远处转移率（94.5% *vs.* 95%）、总生存率（93.9% *vs.* 93.8%）相似。RS评分为11～25分（中风险）的早期乳腺癌患者，70%可以免除化疗。基于此研究结果，2021版NCCN指南中针对pN_0患者重新界定21基因复发风险评分阈值为26分和31分，即低危（RS＜26），中危（26≤RS＜31）和高危（RS≥31），而pN+患者继续使用18分和31分作为阈值，即低危（RS＜18），中危（18≤RS＜31）和高危（RS≥31）。

二、70基因

（一）概述

70基因（MammaPrint®）是由荷兰癌症研究院于2002年与Agendia公司联合开发的用于淋巴结阴性及1～3枚淋巴结转移的乳腺癌患者术后预后判断的多基因检测系统。其运用循环肿瘤DNA（ctDNA）微阵列技术检测肿瘤冰冻组织或FFPE样本中基因mRNA表达水平，通过系统聚类统计方法，筛选出与预后最相关的70个基因，包括肿瘤浸润、转移、间质侵犯、血管生成相关基因等，组成MammaPrint®检测系统。MammaPrint®表达谱可准确地从具有远处转移高风险的患者中筛选出发生远处转移概率较小的患者。2007年，

MammaPrint® 作为美国 Agendia 公司推出的乳腺癌预后检测产品，获得美国食品和药品监督管理局（FDA）批准上市，成为第一个经批准的体外诊断多基因检测产品。FDA 批准其适用于淋巴结阴性、激素受体阳性或阴性、肿瘤直径≤ 5 cm 的 T_1 或 T_2 期浸润性乳腺癌患者，预测患者 10 年和 5 年的转移复发率。70 基因分析是唯一一个具有前瞻性 1A 水平证据指导 1 ～ 3 个淋巴结阳性早期乳腺癌患者治疗决策的基因工具。

（二）建立及验证过程

回顾性选取 78 例年龄＜ 55 岁、N_0、肿瘤＜ 5 cm 的乳腺癌肿瘤冰冻样本和随访资料进行，研究利用快速冰冻肿瘤组织制备互补 RNA（complementary RNA，cRNA），应用寡核苷酸 Hu25K 基因芯片（Agilent 公司）检测 24 479 个目标基因和 1281 个参考基因（人类全基因组）。筛选至少在 5 个样本中肿瘤组织与正常组织表达差异在 2 倍以上（$P < 0.01$）的基因，最终通过无偏差随机森林算法筛选出来与疾病预后高度相关的且对疾病预测能力最高的 70 个基因组合，分别包含了与细胞增殖、侵袭、转移和血管生成相关的基因。

根据 MammaPrint® 检测的基因表达谱与临床随访结果的相关性，将患者分为预后良好组和预后不良组。中位随访时间 7.8 年，预后良好组均没有发生远处转移，而预后不良组患者均出现远处转移。最终确定了目前应用的 MammaPrint® 多基因检测系统。

随后，Van de Vijver 等扩大样本量进一步验证 MammaPrint® 的预后预测能力。选择 295 例年龄≤ 52 岁、肿瘤直径＜ 5 cm 的 T_1 ～ T_2 期浸润性乳腺癌患者，经 MammaPrint® 检测分为预后良好组及预后不良组。其中预后不良组和预后良好组的平均 10 年生存率分别为 54.6% 和 94.5%（$P < 0.001$），10 年无远处转移生存率分别为 50.6% 和 85.2%（$P < 0.001$）；预后不良组相对于预后良好组发生远处转移的危险度为 5.1。多变量 Cox 回归分析显示，MammaPrint® 是有效预测疾病转归的独立危险因素，它可以准确地从 5 年高风险的患者中识别 10 年后仍预后良好的患者，此验证研究表明 MammaPrint® 在乳腺癌预后预测方面有重要价值。

70 基因检测是在回顾性研究的基础上开发的，RASTER（MicroarRAy PrognoSTics in Breast CancER）研究是 2004—2007 年开展的第一项旨在前瞻性评估 70 基因检测预后性能的研究。该研究对 427 例患者的预后进行评估。70 基因判定为高风险组的患者（208 例，49%）中仅 184 例（43%）患者具有临床病理学高风险。中位随访时间 61.6 月的数据更新提示，在 MammaPrint® 分类低风险的患者中，临床病理学分类低风险及高风险的患者具有相似的 5 年 DMFS，前瞻性证实 70 基因检测的预后价值。MammaPrint® 可以识别 20 年乳腺癌特异性生存率为 94% ～ 97% 的超低风险患者。

MINDACT 试验（Microarray in node-negative and 1 to 3 Positive Lymph Node Disease May Avoid Chemotherapy，MINDACT）提供了第一个报道的前瞻性随机数据证实 MammaPrint® 有助于早期乳腺癌的治疗决策。MINDACT 研究提示高临床风险患者，基因检测判定低复发风险而不接受化疗仅降低 1.5% 的 5 年疾病控制获益，提示低基因风险患者可以免除辅助化疗。

2011 年 St.Gallen 专家共识首次将 MammaPrint® 纳入早期乳腺癌患者的临床诊治推荐。2017 年 ASCO 专家组以高质量和高强度证据级别推荐临床适应证人群选择 MammaPrint® 多基因检测。此外，MammaPrint® 被纳入第 8 版乳腺癌 TNM 分期标准中，MammaPrint® 低风险、ER 阳性、HER2 阴性、腋窝淋巴结阴性的肿瘤降级为与 $T_{1a \sim 1b}N_0M_0$ 肿瘤相同的预后类别。

（三）70 基因检测对淋巴结阴性患者的预后价值

MammaPrint® 在淋巴结阴性患者中的预后价值在一项回顾性研究中得到证实。该研究对 307 例腋窝淋巴结阴性乳腺癌患者行MammaPrint®检测和临床病理指标的回顾性分析。中位随访13.6年，该研究结果表明，无论临床病理指标低危或高危，MammaPrint®高危组患者10年无远处转移生存率为69%，MammaPrint®低危组患者为88%～89%；MammaPrint®对远处转移时间和总生存率的预测风险比率（HR）分别为2.32（95% *CI*: 1.35～4.00）及2.79（95% *CI*：0.60～4.87），MammaPrint®对各终点事件的预测要优于临床病理指标。基于此项研究的临床验证数据，2007年FDA批准MammaPrint®产品上市。MammaPrint®在淋巴结阴性人群中的预后价值获得了NCCN在内的指南推荐。

（四）70基因检测对淋巴结阳性患者的预后价值

腋窝淋巴结状态被认为是乳腺癌最重要的预后因素之一，25%～30%的淋巴结阳性患者即使没有辅助全身治疗也能长期无远处转移生存，如何筛选出淋巴结阳性患者中低危人群对避免不必要的化疗损伤有积极意义。Mook等使用241例淋巴结1～3枚阳性、T_1～T_2期乳腺癌患者的新鲜冰冻标本行MammaPrint®检测，中位随访7.8年，结果显示低危患者（*n*=99，41%）10年无远处转移生存率和乳腺癌特异性生存率分别为91%、96%，高危患者（*n*=142，59%）分别为76%、76%。这项研究认为，70基因检测系统可能用于判断淋巴结阳性患者的预后，以避免对部分可长期无风险生存的淋巴结阳性患者实施过度治疗。目前，70基因检测对腋窝淋巴结1～3枚阳性患者的预测价值已得到NCCN在内的指南推荐。

（五）70基因检测在绝经后患者中的预后价值

MammaPrint®体系建立基于对＜55岁年轻乳腺癌患者的回顾性分析。然而，乳腺癌新发病例多为绝经后，约2/3的新发病例年龄≥55岁。同时，早期乳腺癌临床试验协作组（EBCTCG）的荟萃分析表明乳腺癌化疗获益受年龄的影响，年龄越大获益越小；绝经前患者的化疗获益维持在前10年，而绝经后患者的化疗获益仅维系在前5年。基于以上背景，为扩大MammaPrint®的临床适应证，部分研究者探讨MammaPrint®在绝经后患者中的预后价值。

Wittner等采用MammaPrint®对100例绝经后患者（中位年龄62.5岁）的预后进行预测，中位随访11.3年，研究结果显示，低危组（*n*=27，27%）患者10年中无1例出现远处转移，高危组患者（*n*=73，73%）10年发生远处转移9例。MammaPrint®对于低风险组发生5年远处转移的阴性预测值为100%，但阳性预测值较低，仅为12%。Mook等采用MammaPrint®对148例55～70岁、T_1～T_2、淋巴结阴性的绝经后乳腺癌患者进行预测分组，中位随访12.5年。结果显示，低危组5年乳腺癌特异性生存率为99%，高危组为80%（$P<0.05$）；多因素分析表明，MammaPrint®是5年乳腺癌特异性生存率的独立预测因子（*HR*=14.4）。以上研究结果表明，基于＜55岁年轻乳腺癌患者建立的MammaPrint®检测系统，同样可准确判断绝经后患者的预后，为MammaPrint®在绝经后患者这一特定人群中的适用性提供了额外的证据。

（六）70基因检测在化疗效疗预测中的应用

考虑到MammaPrint®在乳腺癌远期复发风险预测中的价值，Knauer等探索MammaPrint®检测在指导早期乳腺癌化疗的价值。该研究共纳入541例T_1～T_3期、淋巴结0～1枚阳性的乳腺癌患者，315例仅接受内分泌治疗（ET），226例接受内分泌治疗联合辅助化疗（ET+CT）。中位随访7.1年，研究结果表明，低危组患者中（*n*=252，47%），内分泌治疗联合化疗并无生存获益，5年乳腺癌特异性生存率分别为97%和99%(*P*=0.62)，5年无远处复发生存率分别为93%和99%（*P*=0.20）。高危组患者中（*n*=289，53%），内分泌治疗联合化疗具有生存获益，5年乳腺癌特异性生存率分别为81%与94%（$P<0.01$）；5年无远处复发生存率分别为76%与88%（$P<0.01$）。该研究结果提示，MammaPrint®预测的高危组患者能从辅助化疗中获益，而低危组患者未能

从辅助化疗中获益，采用 MammaPrint® 区分患者复发风险的高低对是否应该选择辅助化疗具有指导意义。

MammaPrint® 在化疗疗效预测的价值中也同样被证实。Straver 等的前瞻性研究共纳入 167 例 $T_1 \sim T_3$ 接受新辅助化疗的乳腺癌患者，病理学完全缓解定义为新辅助治疗后乳腺原发灶及区域淋巴结无癌细胞残留。结果表明，低危组（*n*=23，14%）患者无 1 例达到病理学完全缓解，而高危组（*n*=144，86%）的病理学完全缓解率为 20%，即高危组接受新辅助化疗的敏感性高。该研究提示通过 MammaPrint® 筛选出的高危组可建议积极实施新辅助化疗。研究进一步将 MammaPrint® 结果与分子分型相联系，分析发现非三阴性乳腺癌患者中高危组与低危组的化疗反应率分别为 32% 和 9%（$P < 0.05$），三阴组均为高危。这一发现与传统认知中化疗反应与肿瘤侵袭性强弱一致相符，表明 MammaPrint® 可用于 ER 阳性和（或）HER2 阳性患者新辅助化疗疗效的预测。

（七）70 基因检测在早期乳腺癌化疗决策中的应用

2007 年开展的大型前瞻性试验 MINDACT 研究主要评估临床病理学分类为高风险而基因标记分类为低风险人群的化疗获益情况，是第一个报道前瞻性数据报道 MammaPrint® 与早期乳腺癌治疗决策的研究。该研究招募了于 2007—2011 年纳入来自 9 个国家、112 个医疗机构的 6693 例淋巴结 0 ～ 3 枚转移的早期浸润性乳腺癌患者，并测定了 MammaPrint® 和 Adjuvant! Online（AOL）评估基因风险和临床病理学分类风险；临床病理学和基因标记分类为低风险的患者均不进行化疗，而临床病理学和基因标记分类为高风险的患者均进行了化疗；对于风险结果不一致的患者，将患者随机分组，使用基因标记风险分类或临床病理学风险分类来确定化疗的使用。结果显示，共有 1550 例患者（23.2%）被认为是临床病理学分类高风险而基因标记分类低风险，5 年 DMFS 为 94.7%（95% *CI*：92.5 ～ 96.2），且该组患者较接受化疗组的患者生存率低 1.5%；与 ER+/HER2– 及腋窝淋巴结阴性或腋窝淋巴结阳性患者的 5 年 DMFS 相似。更长时间的随访显示 70 基因检测可以在具有高临床风险的患者中识别基因组风险较低的亚组，在单独接受内分泌治疗时具有相似的无远处转移生存率，高临床风险、低基因风险乳腺癌中也有将近 46% 的患者可能不需要化疗。基于 MINDACT 研究结果，多项指南推荐了 MammaPrint® 在早期乳腺癌的应用。

70 基因检测还可以用在经 21 基因检测评为中等风险的早期乳腺癌患者辅助化疗决策提供参考。在 PROMIS 研究中，经 21 基因检测被评为中风险的早期乳腺癌患者，70 基因检测后 374 例（45%）患者被重新评为基因低风险，466 例（55%）患者被评为基因高风险。29% 的基因低风险患者避免了过度治疗，37% 的基因高风险患者避免了治疗不足。因此，对于 21 基因检测结果为中风险的乳腺癌患者，无法明确是否加化疗时，可再通过 70 基因（MammaPrint®）检测进行辅助治疗建议。

（八）70 基因检测适应人群及指南推荐情况

70 基因检测 2013 年通过了 St.Gallen 国际乳腺癌专家共识推荐，2015 年通过欧洲肿瘤医学学会（European society of medical oncology，ESMO）推荐，2016 年 AJCC 认可了 MammaPrint® 的临床价值，2017 年起，ASCO、NCCN 及 CSCO 指南中先后增加了 70 基因表达谱检测，70 基因检测被正式纳入到乳腺癌术后辅助治疗评估推荐当中。

三、28 基因检测

（一）概述

Oncotype DX®、MammaPrint® 等多基因工具是基于基因表达谱建立。然而，这些多基因检测技术均起源于欧美人群，人种差异可能导致基因表达谱存在差异，高低风险分级的截断值亦可能存在偏倚，这些基因工具对亚洲人群的预后的评判价值有待考量。

28基因检测（RecurIndex®）是第一个在大样本和多样化乳腺癌人群中得到验证的亚洲基因表达谱，它依靠基因表达水平并结合临床病理因素分析，研发了两个临床－基因组模型，即RI-LR（recurrence index for local recurrence）和RI-DR（recurrence index for distant recurrence），用于预测淋巴结阳性早期乳腺癌患者局部复发和远处转移的风险程度，具有较高的敏感性和特异性。然而，28基因检测能否为亚洲早期乳腺癌人群免除辅助化疗提供决策依据仍需要更多研究证实。

（二）28基因检测系统的起源及基本组成

1. 初步证实多基因表达谱可预测临床预后

亚洲人群的乳腺癌多基因模型最早是在2003年由中国台湾学者Cheng等提出。研究使用基因芯片技术分析89例华人患者的基因表达与淋巴结转移状态，以及临床复发转移的相关性。使用Bayesian统计树分析的37例患者中（18例临床高风险，19例临床低风险），仅4例患者的临床风险与基因预测不一致（3例临床低危/基因高危，1例临床高危/基因低危）。这4例患者中有3例（1例临床高危/基因低危，2例临床低危/基因高危）最终出现复发转移，提示基因表达分析可以辅助临床病理资料进一步区分高风险人群。同时，针对淋巴结转移1～3枚的52例患者（34例未复发，18例复发）进行临床复发转移分析，提示基因表达分析能精准区分出有复发与未复发人群，可以作为乳腺癌患者预后预测的指标。此研究的开发综合了淋巴结状态和复发相关的基因表达预测模型，准确率达90%。该研究证实通过多基因表达谱分析可预测乳腺癌患者的临床预后，为后续研究奠定基础。

2. 精选基因，构建基因组预测模型

2004年，研究者通过分类树模型发现除了相关基因表达外，淋巴结转移状态对预测预后影响也较大，提示基因－临床模型较单独基因表达模型或者临床信息模型更为准确，首次表明基因－临床模型在预测临床预后的可行性，为28基因检测体系构建建立了基础。

在后续研究中，研究者关注筛选基因并精简基因数。2006年，Cheng等进一步优化基因模型，先后筛选出258个、34个基因组。随后34基因组模型在2016年后续的验证中将所需的基因数减少到与预后相关性最高的18个核心基因，这18个基因由细胞周期和增殖（*DDX39*、*BUB1B*、*STIL*、*TPX2*、*CCNB1*）、致癌基因（*BLM*、*TCF3*、*PIM1*、*RCHY1*、*PTI1*）、炎症和免疫反应（*CCR1*、*NFATC2IP*）、细胞－细胞相互作用（*TRPV6*、*OBSL1*、*MMP15*）、细胞凋亡和新陈代谢相关基因（*C16ORF7*、*DTX2*、*ENSA*）组成，并根据多变量分析生成了18个基因的评分算法，分值范围为0～100分。同时，此次研究报道中以44分为界分为低风险组（＜44分）和高风险组（≥44分）。结果显示，低风险组5年LRR（local recurrence rate，局部复发率）是高风险组的3倍（99.0% *vs.* 30.4%，$P < 0.0001$），初步确定了该系统的参数评价标准。同时研究者发现，18基因评分＜21分患者出现局部复发或是远处转移概率极低。因此，研究者在后期研究中将评分≥21分者定义为高危患者，将＜21分者定义为远处转移的低危患者。此次基因模型升级将准确率提升至93%，获得了更好的预测灵敏度和特异性。

3. 形成基因－临床模型，确立乳腺癌复发风险28基因检测模型

基因表达分析与临床病理因素均对预后判断具有不可忽视的作用，综合运用基因与临床信息可更准确地区分出高危和低危复发患者。因此2019年发表的一项研究公布了可预测局部复发和远处转移的基因－临床模型，LGM-CM4（RI-LR）由13个基因和4个临床病理因素（年龄、ER状态、脉管癌栓和淋巴结分期）组成，可以用于预测乳腺癌的局部复发；DGM-CM6（RI-DR）由17个基因和6个临床病理因素（年龄、ER状态、脉管癌

栓、淋巴结分期、肿瘤大小、肿瘤分级）组成，可用于预测远处转移。这项研究中验证了 388 例 $T_{1\sim3}N_{1\sim2}$ 浸润性乳腺癌患者，结果显示 RI-LR 可以很好地区分局部复发风险，两组 10 年 LRFI 分别为（100% *vs.* 93.0%，*P*=0.0146）。LGM-CM4 与 DGM-CM6 模型相较于其他单基因表达模型或者单临床信息模型，在复发风险的预测能力上有更好的一致性指数、更高的特异性和敏感性。基于该研究形成了目前的 28 基因体系，即包含 18 个核心基因和 10 个辅助基因，用于预测乳腺癌局部复发风险和远处转移风险。

（三）28 基因检测的预后预测价值

对接受或未接受辅助化疗患者的 18 基因预测结果与实际临床远处转移率的一致性分析显示，在接受术后辅助化疗的患者中，18 基因阴性预测值（negative predictive value，NPV）达 98.8%（79/80），在未接受术后辅助化疗患者中，NPV 更是高达 100%，18 基因检测低复发风险患者 9 年后生存率达 96%。因此，18 基因在低复发风险患者中仍有较高的预测价值，可作为辅助手段用于国内早期乳腺癌患者复发风险评估。

Cheng 等对早期乳腺癌患者远处转移风险的准确性做了进一步的回顾性研究。该研究回顾性分析了 2005—2014 年接受治疗的 683 例患者，证实高风险组（≥ 21 分）患者远处转移率显著增加（18.1% *vs.* 2.7%，*P* < 0.0001）。在低危组患者中（< 21 分），即使是临床分期Ⅲ期的患者，其 5 年无远处转移生存率也高达 90.9%（*P*=0.0175），而高危组患者中仅为 65.3%（*P*=0.0175）。同时在 327 例患者的外部验证中发现，低危患者（*n*=106）5 年、10 年无远处转移生存率分别为 89.5% 和 84.1%，在 67 例Ⅰ～Ⅱ期、ER/PR 阳性和 HER2 阴性的低危患者中高达 97% 和 95.3%。因此，18 基因检测可在一定程度上不分亚型地区，分低危和高危乳腺癌患者。

淋巴结状态是重要的预后指标之一。淋巴结阴性患者 10 年 LRR 为 1.6% ～ 3.0%，1 ～ 3 个淋巴结转移患者 10 年 LRR 为 3.8% ～ 20.3%。淋巴结阴性患者中，18 基因检测可识别出近 10% 属于高复发风险组，其 5 年 LRR 达 49.2%（*P* < 0.0001），77.8% 的患者 5 年内出现了远处转移（*P* < 0.0001），5 年总生存率仅 44.4%（*P* < 0.0001）；1 ～ 3 个淋巴结转移的患者中有 31.4%（11/35）属于高复发风险组，其 LRR 达 72.7%（*P* < 0.0001），77.2% 的患者出现了远处转移（*P*=0.0014），总生存率仅 26.7%（*P*=0.0272）。可见，18 基因是独立于淋巴结状态的预后预测因素。

RI-LR 可以相对准确地识别淋巴结阳性患者中的低危人群。研究显示，在淋巴结阳性乳腺癌患者中，RI-LR 的 10 年无局部复发间期（local recurrence free interval，LRFI）在低危组（< 27）和高危组（≥ 27）间存在显著差异（100% *vs.* 93%，*P*=0.0146）。在 45 例未进行放疗的患者中，低危组和高危组间 10 年 LRFI 存在显著差异（100% *vs.* 79.2%，*P*=0.0409）。此外，在 RI-LR 高危的 N_1 患者中，接受全脑放疗或区域淋巴结放疗（PMRT/RNI）后患者 10 年复发率下降 10.4%（21.0% *vs.* 31.4%）。由此可见，RI-LR 临床 - 基因模型组可以在一定程度上识别真正高危的 N_1 患者，并通过 PMRT/RNI 等局部治疗降低其局部复发风险。同时，该研究发现，RI-LR 低危患者并不能从 PMRT/RNI 中获益，而高危 RI-DR 患者即使接受辅助化疗，10 年内仍有 19.2% 的复发风险。

DGM-CM6（RI-DR）同样具有高度敏感的预测性。Huang 等针对该模型对 10 年复发风险预测的研究结果显示，在 RI-DR 低危组（< 33）和高危组（≥ 33）中远处转移率有显著性差异（3.5% *vs.* 13.5%）。两组在 10 年无远处复发间期（distant recurrence-free interval，DRFI）上相差 9.1%（94.1% *vs.* 85%，*P* < 0.0001），10 年无复发生存率（relapse-free survival，RFS）相差 9.5%（90.0% *vs.* 80.5%，*P*=0.0003）。在未接受化疗的低危和高危患者中，其 10 年 DRFI 分别为 97.0% 和 82.3%（*P*=0.012），接受化疗的患者则为 93.4% 和 85.2%（*P*=0.0008）。因此，低危患者从化疗中的获益不明显；而在高危患者（≥ 33）中，即使术后接受辅助化疗，仍有较高的远处复发转移风险。

上述多个研究的多因素分析结果均证实，18基因可作为早期乳腺癌的独立预后因素。在几乎所有的亚组中，18基因均与远处转移显著相关。无论患者是否接受辅助治疗，18基因都可以作为早期乳腺癌局部复发与远处转移的预后生物标志物之一，协助临床决策。

（四）28基因检测 *vs.* 21基因检测

乳腺癌28基因检测是目前由中国人群的肿瘤组织研发而成的多基因检测工具，相较于Oncotype DX®等源于欧美人群的检测工具，其在人种选择上有着无法超越的优势。有研究提示，Oncotype DX®可能高估了亚洲早期乳腺癌患者的复发风险。Oncotype DX®是否适用于亚洲人群仍有待进一步考证。

在检测敏感度评估方面，Huang等在已有的18基因分类基础上与Oncotype DX®进行了点对点比较。研究结果显示，两种检测符合率达73.2%（164/224），但在被18基因归类为低风险的80例患者中，有50例被Oncotype DX®归为高危患者。此外，该研究还分析了接受或未接受辅助化疗患者18基因预测结果与实际临床远处转移率的一致性。结果显示，接受术后辅助化疗的患者中，18基因的NPV达98.8%（79/80），在未接受术后辅助化疗患者中，NPV更是高达100%，18基因检测低复发风险患者9年后生存率达96%。Yang等的研究显示，在纳入的138例HR阳性、HER2阴性且$N_{0\sim2}$的早期乳腺癌患者中，104例28基因RI-DR低危（＜36）的患者中仅1例复发，NPV为99%（103/104），而34例高危患者中有5例复发。相比之下，121例21基因检测RS评估低危（＜26）的患者中有3例出现复发，NPV为97.5%（118/121），而17例非低风险患者中有3例出现复发。单从敏感性角度而言，RI-DR的灵敏性相对占有优势（83% *vs.* 50%）。

四、PAM50基因

Prosigna®又名PAM50复发风险（PAM50 risk of recurrence，PAM 50 ROR），是基于荧光条形码（Nano-String）的基因表达定量技术，对与乳腺癌相关的50个基因（PAM50）的表达量进行检测，计算从0～100的复发风险（risk of recurrence，ROR）分数。使用该评分，淋巴结阴性患者被分为低风险（0～40）、中风险（41～60）或高风险（61～100）；淋巴结阳性患者被分为低风险（0～40）或高风险（41～100）。Prosigna®可用于乳腺癌分型，后逐渐发展用于术后复发风险分层。Prosigna®于2013年9月通过FDA批准用于乳腺癌预后预测的体外诊断，并目已被欧盟、以色列、澳大利亚等国家和地区批准认证。

Prosigna®得分可以有效地对术后5年和15年的复发风险进行分层，并且可以预测绝经后患者内分泌治疗后的远期复发风险。ATAC及ABCSG-82等临床试验证实ROR评分对于绝经后ER阳性淋巴结阴性或淋巴结阳性患者仅用内分泌治疗后的远期复发率预测有较大价值。丹麦乳腺癌合作组织（Danish Breast Cancer Cooperative Group，DBCG）发起的多中心、前瞻性、随机对照、Ⅳ期临床试验证实PAM50对绝经后ER阳性乳腺癌患者的预后有预测价值，不仅可预测该类型乳腺癌患者的长期预后，还能够免除相当一部分淋巴结阴性和1～3个淋巴结阳性患者的化疗。PAM50预测辅助化疗疗效的能力还有待证实，ROR中风险人群临床意义不明。

五、循环肿瘤细胞及循环肿瘤DNA

CTC于1896年由澳大利亚医生Ashworth首次提出，是指从恶性肿瘤原发部位脱落，通过血管或淋巴系统进入血液循环的细胞。CTC具有血行转移、免疫逃逸、自我种植等特征，是导致肿瘤扩散的关键因素。CTC能够一定程度反映实体肿瘤的情况，可以作为补充手段进行病理诊断、疾病监测、分子测序等。CTC能够发挥分子分型的作用，对化疗及靶向治疗的疗效评估提供预测作用。CTC 实现了治疗过程中的动态监测，可基于 CTC 预测肿瘤疗效及调整治疗方案。

美国癌症联合会（AJCC）从《2010 AJCC 肿瘤分期手册（第七版）》起将 CTC 作为肿瘤远处转移的指标，且在 TNM 分期中增加 cM_0（i+）期，CTC 阳性被列为 cM_0（i+）分期，出现在 M_0 和 M_1 之间。第八版手册中将 CTC 列为乳腺癌预后评估指标，晚期乳腺癌患者若外周血 CTC 数目≥ 5 个 /7.5 mL，或早期乳腺癌患者外周血 CTC 数目≥ 1 个 /7.5 mL，则提示预后不良。同时，此版指南中将 CTC 列为继 ER/PR、HER2、Ki-67 和肿瘤组织学分级四项生物学指标之后的又一项乳腺癌预后评估工具。2019 年 V1 版《NCCN 临床实践指南：乳腺癌》指出，接受一线化疗 3 周后，CTC 数目持续升高患者的无进展生存期（progression free survival，PFS）和 OS 较短，但 CTC 计数还不能作为独立预测指标。《2019 CSCO 乳腺癌诊疗指南》明确指出，CTC 可以用无创方式替代组织样本进行病理诊断、疾病监测、分子测序等，不仅可以动态监测，还可以用于判断预后。近年来，随着单细胞测序技术的进步，CTC 可从基因组或转录组水平探究肿瘤内部机制，了解发病原因及耐药机制，实现了 CTC 从计数到表型的转变。

循环肿瘤 DNA（circulating tumor DNA，ctDNA）是指由肿瘤细胞和循环肿瘤细胞等凋亡、坏死后释放到血管中的游离的 DNA 片段。这些 DNA 片段通常与蛋白质结合形成核小体游离于循环中。ctDNA 的降解可能与肝脏和肾脏代谢相关，根据不同 DNA 片段大小、结构不同，其半衰期差异较大，范围从 10 分钟至 2 小时。ctDNA 能够反映短时间体内肿瘤负荷，实时、动态监测药物疗效，在保证较高敏感性和特异性的同时能提早预测病情变化，在早期诊断、肿瘤负荷监测、药物疗效预测、复发转移风险评估和预后分析等方面发挥重要作用。然而，ctDNA 游离及筛选有一定技术难度，且目前检测标准不一，临床应用受限。

ctDNA 可用于肿瘤的基因遗传学和表观遗传学研究。同时，ctDNA 也具有早期诊断、化疗效果评估、耐药性监测和病程进展预测等临床诊疗上的潜在应用价值。中国《乳腺癌 HER2 检测指南（2019 版）》和美国 2018 年《ASCO/CAP 乳腺癌 HER2 检测指南》中推荐不能获取组织的晚期转移乳腺癌患者，ctDNA 可用于治疗效果的动态监测及管理。

六、小结

乳腺癌多基因检测主要用于患者复发风险评估及精准治疗。NCCN 2022 年乳腺癌诊断指南对多基因检测在系统治疗中的治疗决策做了详细推荐（表 2-1-1，表 2-1-2）。目前有不少多基因检测工具已经进入临床实践或在临床前验证中，建议根据患者个体化临床病理学特点谨慎选择。

表 2-1-1　辅助系统治疗决策中的多基因检测：推荐强度（NCCN 指南，2022 版）

检测	预测	预后	NCCN 推荐等级	NCCN 证据级别
21 基因检测（Oncotype DX®）（对于 pN_0）	是	是	推荐	1
21 基因检测（Oncotype DX®）对于 pN_1（1～3 个阳性淋巴结）	是	是	绝经后：推荐 绝经前：其他	1 2A
70 基因（MammaPrint®）对于 pN_0 和 pN1（1～3 个阳性淋巴结）	未定	是	其他	1
50 基因（Prosigna®）对于 pN_0 和 pN1（1～3 个阳性淋巴结）	未定	是	其他	2A
12 基因（EndoPredict）对于 pN_0 和 pN1（1～3 个阳性淋巴结）	未定	是	其他	2A
乳腺癌指数（BCI）	延长辅助内分泌治疗获益的预测	是	其他	2A

表 2-1-2　辅助系统治疗决策中的多基因检测：临床意义（NCCN 指南，2022 版）

检测名称	复发风险划分	治疗方案
21 基因检测（Oncotype DX®）对于 pN_0 和 pN_1（1 ～ 3 个阳性淋巴结）的绝经后患者	＜ 26	$T_{1b/c \sim 2}$、pN_0、HR 阳性、HER2 阴性的乳腺癌患者，当 RS 评分为 0 ～ 10，远处转移的风险＜ 4%；RS 评分为 11 ～ 25 的患者，在前瞻性 TAILORx 研究中，在内分泌治疗的基础上加用化疗没有获益。在前瞻性 RxPONDER 研究中，RS ＜ 26 的 $pT_{1 \sim 3}$、pN_1、HR 阳性、HER2 阴性的绝经后乳腺癌患者未从内分泌治疗加用化疗中获益
	≥ 26	对于 RS ≥ 26 的 $pT_{1 \sim 3}$、HR 阳性、HER2 阴性及 pN_0 和 pN_1（1 ～ 3 个阳性淋巴结）的绝经后乳腺癌患者，建议在内分泌治疗的基础上加用化疗
21 基因检测（Oncotype DX®）对于 pN_0 的绝经前患者	≤ 15	在前瞻性 TAILORx 研究中，RS ＜ 16 的 $T_{1b/c \sim 2}$、pN_0、HR 阳性、HER2 阴性的绝经前患者未从内分泌治疗加用化疗中获益
	16 ～ 25	在 RS 为 16 ～ 25 的绝经前乳腺癌患者，不能排除加用化疗的微小获益，但尚不清楚该获益是不是由于化疗诱导的卵巢抑制作用所致。对于这组患者，可考虑化疗后再进行内分泌治疗，或者卵巢功能抑制联合他莫昔芬或 AI 治疗
	≥ 26	对于 RS ≥ 26 的 HR 阳性、HER2 阴性和 pN_0 的绝经前乳腺癌患者，建议在内分泌治疗基础上加用化疗
21 基因检测（Oncotype DX®）对于 1 ～ 3 个阳性淋巴结的绝经前患者	＜ 26	对于 RS ＜ 26 的 $pT_{1 \sim 3}$ 和 pN_1（1 ～ 3 个阳性淋巴结）的绝经前患者，与单用内分泌治疗相比，在内分泌治疗的基础上加用化疗具有较低的远处复发率，但尚不清楚该获益是不是由于化疗诱导的卵巢抑制作用。对于这组患者，可考虑化疗后再进行内分泌治疗，或者卵巢功能抑制联合他莫昔芬或 AI 治疗
	≥ 26	对于 RS ≥ 26 的 HR 阳性、HER2 阴性、$pT_{1 \sim 3}$ 和 pN_1（1 ～ 3 个阳性淋巴结）绝经前患者，建议在内分泌治疗的基础上加用化疗
70 基因检测（MammaPrint®）对于 pN_0 和 1 ～ 3 个阳性淋巴结的患者	低	具有高风险和低风险基因组的患者随机分配为接受化疗（*n*=749）或不化疗（*n*=748）两组。在意向治疗人群中，化疗人群中 8 年无远处转移生存率为 92.0%（95% *CI*: 89.6 ～ 93.8），而未化疗人群为 89.4%（86.8 ～ 91.5）（HR=0.66; 95% *CI*: 0.48 ～ 0.92）。一项仅限于 HR 阳性、HER2 阴性患者亚组的探索性分析显示 1358 例（其中 676 例接受化疗，682 例未接受）中，化疗对 8 年无远处转移生存率的影响有年龄差异：在 464 例 50 岁以下的患者中，化疗组为 93.6%（95% *CI*: 89.3 ～ 96.3），未化疗组为 88.6%（95% *CI*: 83.5 ～ 92.3）[绝对差 5.0%（SE：2.8；95% *CI*: –0.5 ～ 10.4）]。894 例 50 岁以上女性中化疗组与未化疗组分别为 90.2%（95% *CI*: 86.8 ～ 92.7）与 90.0%（95% *CI*: 86.6 ～ 92.6）[绝对差 0.2%（SE：2.1，95% *CI*: –4.0 ～ 4.4）]。一项有关淋巴结状态的探索性分析显示，699 例淋巴结阴性患者的 8 年无远处转移生存率在化疗组为 91.7%（95% *CI*: 88.1 ～ 94.3），非化疗组为 89.2%（95% *CI*: 85.2 ～ 92.2）[绝对差 2.5%（SE，2.3；95% *CI*: –2.1 ～ 7.2）]。658 例有 1 ～ 3 个阳性淋巴结的患者中，化疗组为 91.2%（95% *CI*: 87.2 ～ 94.0），非化疗组为 89.9%（95% *CI*: 85.8 ～ 92.8）[绝对差 1.3%（SE：2.4，95% *CI*: –3.5 ～ 6.1）]
	高	
PAM50 基因（Prosigna®）对于 pN_0 和 1 ～ 3 个阳性淋巴结的患者	淋巴结阴性：低（0 ～ 40）	对于 $T_{1 \sim 2}$、HR 阳性、HER2 阴性、pN_0 的乳腺癌患者，如果 RS 评分低，无论肿瘤大小都将患者的预后列入与 $T_{1a \sim 1b}N_0M_0$ 相同的预后类别
	淋巴结阴性：中等（41 ～ 60）	
	淋巴结阴性：高（61 ～ 100）	
	淋巴结阳性：低（0 ～ 40）	在 RS 评分较低的 HR 阳性、HER2 阴性、pN+（1 ～ 3 个阳性淋巴结）患者中，仅接受内分泌治疗 10 年远处复发率低于 3.5%；在 TransATAC 研究中，相似人群 10 年时未见远处复发
	淋巴结阳性：高（41 ～ 100）	
12 基因检测（EndoPredict）对于 pN_0 和 1 ～ 3 个阳性淋巴结的患者	低（≤ 3.3）	对于 T_1 和 T_2、HR 阳性、HER2 阴性和 pN_0 的乳腺癌患者，12 基因检测如果 RS 评分低，无论肿瘤大小，都将患者的预后列入与 $T_{1a \sim 1b}N_0M_0$ 相同的预后类别。在 ABCSG6/8 研究中，低危组患者 10 年远处复发风险为 4%，在 TransATAC 研究中，低危组中 1 ～ 3 个阳性淋巴结的患者 10 年远处复发风险为 5.6%。该检测对患者的内分泌治疗和化疗 – 内分泌治疗具有预后指导意义
	高（＞ 3.3）	

（续表）

检测名称	复发风险划分	治疗方案
乳腺癌指数（BCI）	BCI 低风险	对于 T_1 和 T_2、HR 阳性、HER2 阴性和 pN_0 的乳腺癌患者，BCI（H/I）在低风险范围内（0～5），无论肿瘤大小，都将患者的预后列入与 $T_{1a\sim1b}N_0M_0$ 相同的预后类别。BCI（H/I）低的患者表现出较低的远处复发风险 [与 BCI（H/T）高相比]，并且在延长内分泌治疗持续时间方面，与对照组相比，DFS 或 OS 没有显著改善
	BCI 高风险	对于 T_1、HR 阳性、HER2 阴性和 pN_0 的乳腺癌患者，BCI 高风险显示有较高的远处复发率。在 MA.17、Trans-aTTom 和 IDEAL 试验的二次分析中，HR 阳性、$T_{1\sim3}$、pN_0 或 pN+ 且 BCI（H/I）高的患者与对照组相比，辅助内分泌治疗持续时间延长时 DFS 显著改善。相反，BCI（H/I）低的患者未从延长辅助内分泌治疗中获益

第二节　分子诊断的争议

随着分子生物学技术的发展，临床分子诊断取得了飞跃的进步，已成为肿瘤诊断中最具发展潜力的领域。目前常用的分子诊断技术包括生物芯片、聚合酶链反应、高通量测序等。分子诊断具有更强的特异性、更高的检测灵敏度，以及更可靠的检测准确性。在乳腺癌现有医疗水平及诊断模式下，分子诊断技术具有不可替代性。但目前国内分子诊断标准尚不规范，循证医学证据有限，部分分子诊断技术受限于其背后支撑的循证医学证据所纳入的研究人群，导致仅适用于特殊分子分型或分期的患者；同时，部分分子诊断技术受限于结果判定方式而导致无法对部分临界值结果进行判定。因此，目前乳腺癌领域分子诊断技术在应用及结果判读过程中存在部分争议。

一、HER2 FISH 检测结果争议

HER2 属于表皮生长因子受体家族，具有跨膜酪氨酸激酶活性。在乳腺癌分子亚型判定中，当 HER2 免疫组织化学（immunohistochemistry，IHC）表达呈现中等强度（2+）时，根据 ASCO 和美国病理学院在 2007 年共同发表的 HER2 IHC 检测指南和 FISH 检测指南中对 HER2 IHC 为 2+ 乳腺癌的 HER2 表达状态的判定标准，须再进行 *HER2* 基因双探针原位杂交（fluorescence in situ hybridization，FISH）检测确定 HER2 表达状态。该分子检测手段利用固定的 *HER2* 基因探针及 17 号染色体着丝粒（chromosome 17 centromere，CEP17）探针同时对肿瘤组织进行原位杂交检测，计算 *HER2* 基因拷贝数及 *HER2* 基因拷贝数与 CEP17 数目比值，判定 HER2 状态。然而目前利用 FISH 原位杂交检测 HER2 表达状态存在一部分难以确定 HER2 状态的病例，包括① HER2/CEP17 比值≥ 2.0，但平均 *HER2* 拷贝数＜ 4.0；② HER2/CEP17 ＜ 2.0，平均 *HER2* 拷贝数≥ 6.0；③ HER2/CEP17 ＞ 2.0，平均 *HER2* 拷贝数≥ 4.0 且＜ 6.0。2018 版指南中取消了“HER2 不确定”的诊断名称，对于第一类有争议的 HER2 状态，即 HER2/CEP17 比值≥ 2.0，但平均 *HER2* 拷贝数＜ 4.0 病例的处理共识为增加计数细胞，若结果维持不变则判定为 FISH 阴性。但学者对于这类结果中 *HER2* 是否存在扩增仍有不同意见，有研究对比了双色银染原位杂交（dual color silver in situ hybridization，DISH）和 FISH 在 HER2 表达状态检测中的诊断结果差异，发现 FISH 和 DISH 检测总体符合率达 95%，阴性符合率为 100%，但阳性符合率仅为 94.7%。研究者认为 DISH 相比于 FISH 判定结果不一致主要为阳性病例减少，不确定病例增加。在 DISH 判读中，黑色重叠信号计数为 1 个，低拷贝或 CEP17 多体时可能增加阴性结果；由于乳腺癌高度异质性，在选择计数区域时可能由于主观因素决定的计数区域不同而导致结果差异。对于第二类情况，

即 HER2/CEP17 < 2.0、平均 *HER2* 拷贝数≥ 6.0 的患者，*HER2* 检测指南仍建议增加计数细胞，若结果维持不变，判定为 HER2 阳性。但先前的研究显示，若将 CEP17 替换为 17 号染色体上其他探针，这部分特殊病例中有相当一部分其 HER2 检测结果将转变为 HER2/CEP17 > 2.0，平均 HER2 拷贝数≥ 6.0。在 2019 版乳腺癌 HER2 检测指南中，建议对这样的检测结果增加备注：在现有临床试验数据中，缺乏充分依据显示此部分患者能从抗 HER2 治疗中获益，对此组特殊人群尚需积累更多循证医学依据。对于第三类 HER2 FISH 检测结果，即 HER2/CEP17 > 2.0，平均 *HER2* 拷贝数≥ 4.0 同时< 6.0，循证医学证据显示若这部分患者的 HER2 IHC 检测结果不为 3+，那么其是否能从抗 HER2 治疗中获益尚不确定。2019 版乳腺癌 HER2 FISH 检测指南对这类检测结果的推荐处理为重新计数至少 20 个细胞核中信号，若结果改变，则综合分析两次结果；若仍为上述情况，则需在 FISH 检测报告中备注：此类患者 HER2 状态的判断需结合 IHC 结果，若 IHC 为 3+，则 HER2 状态判为阳性。若 IHC 结果为 0、1+ 或 2+，HER2 状态应判为阴性。对于上述三类 FISH 结果的患者是否能从抗 HER2 治疗中获益目前都不明确，需要更多的循证医学证据。HER2 IHC 联合 FISH 检测是否足以判定其分子亚型以进一步指导临床治疗决策，抑或需要增加或替换为其他分子检测手段或分子标志物尚需要进一步探索。研究显示 CEP17 增加并不能代表 17 号染色体整条多体，存在 *HER2* 与 CEP17 共同扩增的情况。目前指南建议同时报告 HER2/CEP17 比值及 *HER2* 拷贝数和 CEP17 数值。但也有文献报道可用多个 17 号染色体基因探针替代 CEP17，但目前用不同的 17 号染色体基因探针进行 FISH 检测获得的结果并不一致，所以对于该种检测方法意见并未统一。在临床检测中针对这类无法确定的 HER2 检测结果，或判读有困难的，选择何种分子检测方式，以及对于是否接受抗 HER2 治疗的选择，需要结合临床实际情况综合考虑。

二、几种基因表达预后评分体系临床应用争议

目前应用于临床的商业化预后评分方法包括 Oncotype DX®（21 基因检测），MammaPrint®（70 基因检测），Prosigna®（PAM50），RecurIndex®（28 基因检测）等。Oncotype DX® 和 MammaPrint® 都用于 HR 阳性、HER2 阴性乳腺癌复发风险预测，帮助制定辅助治疗决策。

（一）Oncotype DX® 21 基因检测

Oncotype DX® 用于激素受体阳性、HER2 阴性、淋巴结阴性乳腺癌的辅助及新辅助化疗适宜人群筛选。21 基因检测体系研发阶段的主要证据来自欧美人群测序数据，因此国内外乳腺癌人群 21 基因研究结果存在差异。韩国的一项研究显示肿瘤 Ki-67 表达水平、肿瘤组织学分级、淋巴结浸润和肿瘤微转移与 21 基因复发评分预测结果相关，但与肿瘤大小和组织学类型无关；我国的研究则显示肿瘤大小、组织学分级、PR、Ki-67 表达水平及肿瘤分子亚型均与 21 基因复发风险评分相关。另一项研究则显示肿瘤组织学类型、组织学分级、thymidylate 合成酶和 DNA 拓扑异构酶Ⅱ α 基因表达水平与 21 基因复发风险评分相关。Sun 等的研究则显示，利用 21 基因检测评估 ER 阳性淋巴结阴性的中国乳腺癌患者，低、中、高危组 10 年复发率分别为 42.1%，57.0% 和 79.2%，而其中低危组复发风险显著高于西方人群（6.8%），因此 21 基因检测体系在亚裔人群中的预测价值需要进一步评估。虽然该研究没有区分患者 HER2 表达状态，但提示 21 基因检测在中国人群中的预测准确度需要进一步评估。

根据肿瘤组织中包括增殖、侵袭、雌激素及 HER2 等在内的 16 个肿瘤相关基因和 5 个内参基因的表达情况，21 基因预后评分体系将患者分为低、中、高危三个复发风险组，对于低危和高危组都给予了明确的治疗策略指导，但对于中危组患者，尚未给临床治疗提供明确的指示。因此对于中危组患者的预后及治疗决策的选择，需

要基于大规模患者基因表达谱和不同治疗方案下患者的预后作进一步分析。张燕娜等的研究显示，21基因检测体系用于评估浸润性小叶癌（invasive lobular carcinoma，ILC）患者复发风险分组和评估浸润性癌（非特殊型，NST）的分组差异显著，ILC中高危组比例明显低于NST。因此，21基因检测体系对于ILC的预后价值尚存在争议，需要进一步验证。

（二）MammPrint 70® 基因检测

MammaPrint® 分别在2007年和2019年被FDA和CFDA批准作为体外诊断多基因检测产品，用于淋巴结阴性或1～3枚阳性早期乳腺癌患者术后预后判断。与21基因检测不同的是，70基因检测只分为高复发风险组和低复发风险组，减少了中间组的预测不确定性。MINDACT临床试验中结合了70基因检测和Adjuvant! Online v8.0临床病理系统同时判定患者临床及基因风险。该临床试验结果显示对于临床低危（C-Low）组患者、基因高危（G-High）或基因低危（G-Low），化疗带来的获益都十分有限，可以对这部分患者免除化疗。对于C-High/G-Low患者需要进一步了解患者绝经状态。在C-High/G-Low的绝经前患者群体中，接受化疗能使8年无远处转移生存率提高5%；而对于绝经后的C-High/G-Low患者群体，化疗获益十分有限，这部分患者可以豁免化疗。综上所述，70基因检测的最佳适合人群为激素受体阳性、HER2阴性，无淋巴结转移或有1～3枚淋巴结转移的浸润性乳腺癌，Adjuvant! Online评估为临床高危的绝经后患者。对于绝经前患者，当临床风险评估为高危时，进行70基因检测的价值值得商榷。

（三）RecurIndex® 28基因检测

28基因检测是目前唯一一个基于亚洲乳腺癌患者测序数据开发的多基因检测工具。用于构建该复发风险预测体系的样本全部来自中国乳腺癌患者，其中大部分患者接受了辅助化疗、PMRT或RNI，仅有少部分研究对象未接受术后辅助治疗。因此，该体系所判定的低风险患者组其真实复发风险还需要大样本患者数据进行验证。同时，该复发风险预测体系数据来源于回顾性研究分析，还可能存在较大偏倚。1～3枚淋巴结阳性乳腺癌的术后辅助放疗一直存在争议，基于RecurIndex® 工具的一项临床研究纳入了$pT_{1\sim2}N_1M_0$的乳腺癌患者，根据基因检测风险评分将患者分为低危组和高危组，发现其中高危组患者接受术后辅助放疗显著降低了复发及远处转移风险，并提高了7年无局部－区域复发生存结果、无远处复发间隔及无远处复发生存结果；而低危组患者未从术后辅助放疗中获益。在该研究中，RecurIndex® 检测显示出对需要术后辅助放疗的早期淋巴结阳性乳腺癌良好的筛选作用。另一项研究在$pT_{1\sim2}N_0M_0$激素受体阳性患者中探索了RecurIndex® 对术后辅助化疗人群的筛选作用，发现基于RecurIndex® 评分低危组患者的7年无复发风险显著低于高危组，但仍需更多临床证据来验证RecurIndex® 对于术后辅助放化疗人群的筛选。

（四）Prosigna® PAM50检测

与21基因检测类似，PAM50检测通过检测乳腺癌相关的50个基因的表达量将乳腺癌分为4个亚型，即管腔A型、管腔B型、HER2富集型和基底型，并计算ROR，可用于激素受体阳性、HER2阴性早期乳腺癌结局预测，以及淋巴结阴性和1～3枚淋巴结阳性乳腺癌患者化疗人群筛选。相比于21基因检测，基于PAM 50基因检测结果不仅能对乳腺癌患者复发风险进行预测，还能形成分子分型体系。一些研究评估了根据PAM50基因检测结果（分子分型、ROR）接受内分泌治疗后人群的远处转移风险预测能力进行了评估。发现尽管PAM50分子分型及ROR被认为显著改善了乳腺癌预后相关亚型的分类，但目前PAM50也只能在激素受体阳性、HER2阴性的淋巴结阴性或1～3枚阳性患者中应用，其应用范围与21基因检测使用人群非常类似，临床应用价值有限。

更有趣的是，2019年发表于*Annals of Oncology*的一项对比PAM50-ROR和21基因检测复发风险评分的研究中发现，分别使用PAM50和21基因检测体系对同一早期乳腺癌队列进行复发风险评估，25%的患者在两个风险评估体系中风险分级不同，导致CT检查率平均提高约2.47%；7%的患者在PAM50评分体系中被分到高危组（需要化疗），而在21基因检测体系中RS评分≤25分（无法通过化疗获益）；同时在PAM50低/中危组（无须化疗/化疗获益不确定）中11%的患者在21基因检测中RS＞25分（需要化疗以降低复发风险）；另有25%在PAM50中风险组的患者RS评分≤25分。考虑21基因检测是目前NCCN指南中评估化疗获益的首选复发风险评估体系，因此该研究提出PAM50预测结果与21基因检测存在较高不一致性，使用PAM50-ROR可能导致不必要的化疗及对部分高风险患者免除化疗。但目前尚缺乏前瞻性研究证据评估PAM50基因检测评分的预后价值。

三、ctDNA及循环肿瘤细胞检测

（一）ctDNA

血循环中存在着由正常细胞和肿瘤细胞释放并被高度片段化的DNA，称无细胞DNA（cell-free DNA，cfDNA）。其中由凋亡或坏死肿瘤细胞释放并进入血液循环称为循环肿瘤DNA（circulating tumor DNA，ctDNA）。由于可能储存有肿瘤特异性的突变特征，并且肿瘤细胞通常较正常细胞释放出更多的DNA，因此在许多基础和前临床研究中显示，ctDNA可用作诊断、疗效监测和预后生物标志物。Magbanua等用ctDNA作为分子生物学标记检测早期或局部晚期乳腺癌新辅助治疗的疗效，并评估了ctDNA用于对有残留病灶的患者进行进一步分层，预测早期复发的价值。Papakonstantinou等利用Meta分析研究了ctDNA在接受新辅助治疗的早期乳腺癌患者中的预后价值，发现基线及新辅助治疗完成后捕捉到ctDNA与更差的无复发生存结果相关，但研究并未发现ctDNA与新辅助治疗后病理学完全缓解（pathologic complete response，pCR）率相关。该研究认为ctDNA在用于接受新辅助治疗的早期乳腺癌的预后评估方面仍然需要更多前瞻性证据来进一步验证其应用价值。

ctDNA在血液中含量极低，仅占cfDNA的0.01%，因此对于ctDNA的检测非常困难。多个研究评估了ctDNA作为乳腺癌生物标志物的价值，然而不同研究报道的ctDNA在乳腺癌中诊断的敏感性和特异性差异较大。尽管一项Meta分析报道ctDNA对于转移性乳腺癌的诊断敏感性和特异性分别为88%和98%，但该研究提出ctDNA作为乳腺癌诊断或筛查工具的效果仍不明确。此外，CHIP相关的基因突变对于利用ctDNA发现驱动突变造成一定程度的影响。目前对ctDNA的检测分析方法主要是通过基于已知肿瘤特异性突变和全基因组测序（whole-genome sequencing，WGS），利用Sanger测序、PCR或RT-PCR来对ctDNA中的基因进行定量，从而实现对等位基因中已知突变进行靶向检测，或非靶向检测基因拷贝数变异和点突变。

已知肿瘤特异性突变的靶向检测法的优势在于具有参考模板，能稳定高效检测出临床已知或有靶向治疗手段的突变位点，为临床治疗药物选择提供参考。但这类ctDNA检测方法只能发现有限的几种已知突变，无法检测未知的潜在有害突变。而利用全基因组测序能更全面地发现ctDNA中的突变位点，通过与原发灶基因组序列进行比对后可获得转移灶异质性特征及治疗靶点。尽管利用WGS方法进行ctDNA分析的效果已在概念验证研究中得到证实，但受限于ctDNA极低的丰度和高度碎片化的ctDNA序列，WGS检测错误率较高。

在对ctDNA的采集过程中，血液抗凝剂及储存方式都可能影响最终获得的ctDNA的质量。肝素具有抑制PCR反应的作用，因而不适合用作ctDNA来源血液的抗凝；4 ℃或室温下血液可保存最长6小时不会影响cfDNA的浓度，但此温度下更长时间储存后，可能由于发生溶血导致cfDNA的浓度升高，使结果偏离真实值。

离心获得的血浆样品在 –80 ℃下可保存 2 周，而分离出的 cfDNA 则可保存至多 3 个月。由于 cfDNA 在血液样品中浓度低，且 cfDNA 本身碎片化程度高，因此目前尚没有高效且分离效果稳定的 cfDNA 分离技术。

综上所述，未来 ctDNA 的研究应探索更高效、稳定的分离技术，控制 WGS 检测错误率，以达到更全面地发现肿瘤治疗靶点，指导临床诊疗的目的。

（二）循环肿瘤细胞

由于细胞间黏附分子表达减低，肿瘤细胞间的黏附能力较正常组织细胞更弱，容易脱离原发肿瘤灶，播散到邻近组织器官，或进入血液循环成为循环肿瘤细胞（circulating tumor cell，CTC）。入血的肿瘤细胞中极少数能逃脱免疫系统攻击，部分在循环中形成肿瘤微栓（circulating tumor microemboli，CTM），部分转移到远隔部位。在肿瘤患者外周血中，大约每 10^9 个血细胞或每 10^6 ～ 10^7 个白细胞中有一个 CTC。由于 CTC 在体积、变形性、密度和电荷等性质上区别于正常血细胞，同时肿瘤细胞表面通常表达包括上皮黏附分子（EpCAM）、HER2、EGFR 等受体。因此目前可利用物理及生物特性实现 CTC 捕获。其中物理捕获方法主要利用微流控、电化学等检测技术，通过筛选细胞大小、电荷等方式正性或者负性富集 CTC；而生物捕获则是利用抗肿瘤细胞表面抗体的特异性抗原来实现对 CTC 的富集。基于 CTC 的液体活检技术可用于转移性乳腺癌筛查，疗效监测及预后分析，CellSearch（Veridex）也已被 CFDA 批准用于对转移性乳腺癌患者进行 CTC 采集和计数。近年来，CTC 用于乳腺癌新辅助及辅助治疗的疗效评估、治疗人群筛选，以及药代动力学分子标志物检测等领域的研究发展迅速，CellSearch 的 CTC 检测手段也已被 CFDA 批准用于乳腺癌。但在不同的前临床研究中，研究者基于 CTC 所进行的分析诊断所获结论存在争议。细胞角蛋白（cytokeratins，CK）是上皮来源肿瘤细胞上常见的特异性分子标志物。前临床研究报道了利用 RT-PCR 技术对原发性乳腺癌患者外周血 CTC 进行分子诊断，其中 CK-19 mRNA 阳性 CTC 的检出提示患者无病生存时间及总生存时间缩短，并提出利用 RT-PCR 检测外周血中 CK-19 mRNA 阳性的 CTC 数量，对于辅助治疗前的乳腺癌具有预后判断价值。Gaforio 等的研究也发现化疗前外周血中鉴定出 CK+CTC 与乳腺癌患者更差的无病生存期和总生存期相关。然而，Pierga 和 Benoy 等的研究结果则未能显示出化疗前乳腺癌患者外周血 CK+CTC 与预后的相关性。

现有的 CTC 分离富集技术，包括密度梯度离心、免疫梯度离心、ISET（isolation by size epithelial tumor cell）、Oncoquick 离心法等，都是以密度梯度离心为基础，依靠 CTC 与正常血细胞密度不同的理论基础来实现分离效果。免疫梯度离心是在密度梯度离心的基础上结合基于免疫结合作用的负向分离，使非靶细胞与红细胞交联后被梯度离心去除；ISET 则是依据细胞大小，通过过滤直接富集上皮性肿瘤细胞；Oncoquick 离心法则在密度梯度离心管中加入多孔屏障，以避免全血各层面交叉污染。目前应用最广泛的免疫学 CTC 富集技术的富集原理为利用连接有上皮源性肿瘤细胞表面普遍表达的 EpCAM 抗体或 CK 抗体的免疫磁性微球（immunomagnetic microsphere，IMMS）与肿瘤细胞进行免疫识别结合，随后在外加磁场作用下富集 CTC- 抗体 – 磁珠复合物。

根据现有前临床试验结果，CTC 诊断技术在原发性乳腺癌中的预测价值仍有待证实。首先，CTC 在循环血中极其稀少，肿瘤细胞形态大小多变，导致单一的 CTC 富集方法难以达到精准捕获效果。相比于 CTC，骨髓中上皮细胞对乳腺癌复发预测价值更大。其次，CTC 分离技术所需血液样本量较大，交叉污染率较高，CTC 易丢失。Stathopoulou 等的研究报道 CK-19 mRNA 阳性的 CTC 在早期和转移性乳腺癌中检出率分别为 30% 和 52%，提示由于 CTC 的产生大都来自局部晚期或晚期肿瘤细胞从原发灶而进入血循环，早期肿瘤中 CTC 的检出率较低。因此限制了基于 CTC 的分子诊断技术在早期乳腺癌领域的应用。此外，在对 CTC 进行捕获分离时，由于不同识别捕获CTC手段具有不同的特异度和敏感度，因此根据诊断目的对捕获手段进行选择也至关重要。对于利用CTC诊断对转移患者进行筛选时，特异度更高的捕获手段能有效降低过度治疗可能性，而敏感度更高的捕获手段则有助于提高转移患者检出率。

综上所述，基于CTC的分子诊断技术由于其非侵入性的检查方式，使得临床诊断中对于晚期乳腺癌患者的转移病灶分子分型的确定及疗效监测更为便捷，有助于获得更准确的肿瘤分子特征信息，辅助治疗决策。但另一方面，由于CTC数量稀少，且不同亚型间及个体间CTC数量异质性较大；同时CTC细胞表面分子标志物表达不稳定，因此对CTC的捕获方式、阳性细胞数判定阈值需要根据具体情况来确定，缺乏统一标准；并且表达特定分子标志物的CTC对于乳腺癌预后及疗效的预测作用在研究中也存在争议。因此利用CTC作为乳腺癌分子诊断方式需要考虑结合其他检测手段进行综合判断。

四、MicroRNA检测

miRNA是一类长度约19～25 nt的内源性非编码小RNA，在转录后层面基因表达调节和细胞生物学特性调控中发挥着重要作用。自1993年microRNA（miRNA）首次在秀丽隐杆线虫中被发现具有调节mRNA蛋白编码功能后，随后的数年中该发现对基因表达过程调控研究领域产生了深远的影响，大量研究者对miRNA展开了深入研究。miRNA一经发现，其在动植物基因表达的生物学调控中的重要地位就被确立了。miRNA功能异常可能参与多种恶性肿瘤的发生和发展。基础和前临床研究证据显示miRNA的表达模式与癌症类型、分期及肿瘤其他临床和病理因素相关。其表达模式的改变在肿瘤进化过程中可以同时发挥促癌和抑癌基因功能。

许多研究报道了miRNA的表达水平与肿瘤患者预后相关。如miR-18b，miR-103，miR-107等的上调与三阴性乳腺癌患者较差的总生存结果相关。而miR-493上调的三阴性乳腺癌患者则提示生存预后更好。基于大量的miRNA在恶性肿瘤领域的研究基础，Lowery等发现，miR-342在ER阳性/HER2阳性的luminal B型乳腺癌中表达水平最高，在三阴性乳腺癌中表达水平最低。miR-520g在ER阴性、PR阴性的乳腺癌中表达水平下调。因此提出基于神经网络分析获得的miRNA具有区分乳腺癌分子分型的能力。尽管如此，对关键miRNA进行筛选分析的算法及定量分析的技术等问题，在当前基础与临床研究水平上并未十分成熟。因此目前并没有miRNA被作为乳腺癌特殊亚型鉴别、预后或者疗效预判的分子生物学标志物。

利用定量实时聚合酶链式反应来对miRNA进行绝对定量，存在多次检测间结果不一致的问题，这阻碍了对miRNA的表达水平的精准判定，限制了通过检测miRNA表达水平来预测肿瘤患者的相关临床结局或进行临床治疗决策。而用于临床乳腺癌分子亚型判定的手段，包括21基因检测（Oncotype DX®）、70基因检测（MammaPrint®）所采用的定量方式均为绝对定量。相比于这些已经在临床广泛应用的预后评估体系，miRNA受目前定量检测手段的限制，其结果的可靠性和可重复性较低，因此临床转化能力较差。

由于miRNA独特的合成路径使其可以同时存在于细胞质内和体液中，这使得对基于miRNA表达水平的肿瘤预后和疗效评估等临床信息的获取有了多样化、非侵入性的检测手段。大量研究报道了miRNA作为循环肿瘤标志物用于检测恶性疾病及其亚型鉴定等。例如，通过液体活检的方式（血液、组织液、外泌体等）检测乳腺癌相关的miRNA水平，来评估肿瘤增殖状态及治疗效果等。但开发基于miRNA的液体活检手段用于包括乳腺癌在内的各种恶性肿瘤诊断的前提条件是具备从全血或血浆中高敏感性和特异性的分离检测miRNA的技术手段。研究报道，全血中检测miRNA水平多变，原因在于全血中存在的循环肿瘤细胞可能导致miRNA水平的变化。同时，利用抗凝、离心、低温储存等条件制备和保存血液制品的过程中都可能引起miRNA水平的变化。

在目前研究阶段，miRNA 的临床转化仍然需要进一步的探索。

另外，由于 mRNA 是由含茎环结构的前体 miRNA 经 Dicer 酶剪切后形成，因此成熟 miRNA 通常与其前体形式具有序列同源性，导致对成熟 miRNA 表达水平的检测可能受到前体形式同源序列的干扰。

第三节　分子诊断的未来之问

传统的乳腺癌分子分型主要是通过免疫组织化学、荧光原位杂交等方法检测特定指标来对患者进一步分类，为诊断、治疗和预后提供参考。临床上常用的检测指标有 ER、PR、Ki-67、HER2 等。St. Gallen 及 CSCO 乳腺癌诊疗指南（2021 版）发布了乳腺癌分子亚型的定义，将乳腺癌分为 LuminalA 型、LuminalB 型、三阴型及 HER2 型。当明确相关分型后，根据具体的病情选择对应的治疗方法，实现患者个体治疗。

随着精准医疗时代及先进医疗技术的发展，人们不再局限于当前的分子诊断，期望通过高通量基因芯片和测序等技术，利用大数据平台对乳腺癌患者的基因和蛋白进行深入解析，绘制出乳腺癌的基因图谱，这或将有利于发现更多乳腺癌的特异性靶点和分子特征，从而对乳腺癌患者进行精准的个体化诊疗。

本篇主要梳理目前正在进行与推广的前瞻性临床研究，为分子诊断的未来提供有力线索。

一、三阴性乳腺癌的分子谱

三阴性乳腺癌（triple-negative breast cancer，TNBC，指雌激素受体、孕激素受体和表皮生长因子受体均为阴性）占所有乳腺癌的 15% ～ 20%，是临床上最难治愈的乳腺癌，具有发病年龄早、恶性程度高、易转移、预后差等特点。三阴性乳腺癌不表达激素受体和表皮生长因子受体，对于现有的激素或表皮生长因子抑制药物无法响应；因此，尽管三阴性乳腺癌异质性高，却缺乏特异性的分子标记。目前，临床上只有化疗是其主要治疗手段，所以探索更有效的三阴性乳腺癌治疗方法面临着巨大的挑战。

越来越多的研究表明，三阴性乳腺癌可能不是单一的类型。2011 年，Lehmann 等对 587 例三阴性乳腺癌患者的肿瘤样本进行了基因谱分析，将三阴性乳腺癌细分为六个亚型：基底样 1 型（BL1），基底样 2 型（BL2）、间充质（M）、间充质茎样（MSL）、免疫调节（IM）和腔面 / 雄激素受体型（LAR）。随后，复旦大学附属肿瘤医院乳腺外科邵志敏研究团队致力于三阴性乳腺癌的精准诊疗研究与探索，建立了目前世界最大的三阴性乳腺癌多组学队列，提出了三阴性乳腺癌的“复旦分型”标准，将三阴性乳腺癌细分成 4 个分子亚型，分别是大量免疫细胞浸润、预后较好的免疫调节型（IM），雄激素受体通路活化的腔面 / 雄激素受体型（LAR），干细胞通路激活、预后较差的间质型（MES），以及高度基因组不稳定的基底样免疫抑制型（BLIS）。并在此基础上挖掘每个亚型内部的治疗靶点、制定相应治疗方案，为三阴性乳腺癌诊断和治疗提供了新的理论依据和可行方案。

目前，大多数三阴性乳腺癌分子亚型的研究基于 mRNA 水平，但 mRNA 的表达水平不能准确反映细胞的分化程度。在蛋白质翻译中有许多修饰和调节步骤会影响靶向治疗效果和疗效，从而影响患者预后。因此，不同的生物标志物与三阴性乳腺癌分子亚型的关系及其临床意义需要进一步研究。目前许多前瞻性研究试图通过对患者样本不同基因表达的聚类分析，实现高度异质性三阴性乳腺癌的精确分子分型（表 2-3-1）。也许在未来的临床实践中，基因芯片技术可用于快速确定乳腺癌患者的分子亚型，而对三阴性乳腺癌蛋白表达的分子分析可以准确反映三阴性乳腺癌表型并指导靶向药物等的临床应用。

表 2-3-1 正在开展的三阴型乳腺癌分子诊断临床研究

NCT 号	临床研究	国家	性别	年龄	标本	研究内容	意义	研究方法
NCT01434420	Triple Negative Breast Cancer：Study of Molecular and Genetic Factors	法国	女	≥ 18 岁	非转移癌组织	基因组图谱分析	指导治疗	高通量测序
NCT04362462	Molecular Profiling After Neoadjuvant Chemotherapy for Triple-negative Breast Cancer	美国	女	18 ～ 86 岁	非转移癌组织	基因组图谱分析	预测残存肿瘤耐药基因，指导治疗	高通量测序
NCT05111067	Molecular Subtyping of Triple-negative Breast Cancer and African Ancestry-related Immunogenicity	加拿大	女或男	不限	三阴性乳腺癌组织	基因组图谱分析	肿瘤分型与免疫相关性	高通量测序

二、转移性乳腺癌的分子分型

近 1/3 的早期乳腺癌患者最终会发生转移，大约有 7% 患者在首次诊断时已经出现转移性疾病。尽管从原发乳腺癌到发生转移，中间可能经历数年，但对已有转移性疾病的治疗通常是基于原发病灶的分子表达状态。

然而，越来越多的研究认为，乳腺癌复发或远处转移后的分子分型与原发灶相比，并非一成不变。既往显示，ER、PR、HER2 在原发和转移灶之间，不一致率分别可高达到 20%、37%、16%。原发肿瘤和转移灶之间分子分型不一致的潜在机制和病因可能是多方面的。首先，必须考虑技术原因，比如免疫组织化学染色的重现性和准确性存在差异。另一个可能导致受体状态差异的原因是恶性细胞的克隆选择和生长。另外，治疗和自身免疫系统会杀灭一部分癌细胞，而导致恶性度高或具有抗性的细胞存活下来。因此，转移灶分子分型的再评估非常重要，可以为判断患者转移后的生存和指导全身个体化治疗提供依据。

近年来，高通量技术的进步，如微阵列和下一代测序（NGS）技术，使得乳腺癌分子亚型的分类更加精确，抗癌治疗方法也因此更加个性化。目前，许多前瞻性临床研究正在利用高通量测序等技术（表 2-3-2），探索复发转移性乳腺的分子特征和新的分子标志物，使乳腺癌分子分型更加精细、准确，转移性乳腺癌个体化治疗也会随之更加精准。

表 2-3-2 正在开展的转移性乳腺癌分子诊断临床研究

NCT 号	临床研究	国家	性别	年龄	标本	研究内容	意义	研究方法
NCT02445482	SOLTI Breast Cancer Molecular Screening Program（AGATA）	西班牙	女或男	18 ～ 70 岁	转移癌组织	基因组图谱分析	指导治疗	高通量测序
NCT02102165	AURORA： Aiming to Understand the Molecular Aberrations in Metastatic Breast Cancer	比利时	女或男	≥ 18 岁	转移癌及血液	基因组图谱分析	耐药机制	高通量测序
NCT01322893	Enumeration and Molecular Characterization of Circulating Tumour Cells in Women With Metastatic Breast Cancer	瑞典	女	≥ 18 岁	转移癌血液	循环肿瘤细胞	评估疗效及预后	液体活检
NCT03769415	Harnessing Analysis RNA Expression and Molecular Subtype to Optimize Novel TherapY MBCA	美国	女或男	18 ～ 99 岁	转移癌组织	分子分型	指导治疗	RT-qPCR，IHC 等

三、雌激素低表达阳性乳腺癌

ER 状态在乳腺癌患者的临床决策和预后评估中起着至关重要的作用。ER 表达阳性患者对内分泌治疗有良好反应性，并且预后比 ER 表达阴性患者更好。既往，ER 阳性定义为乳腺癌细胞核经免疫组织学染色≥ 1%，这引起了人们对 ER 1% ～ 10% 表达，即“ER 低阳性”的肿瘤内分泌治疗获益情况的关注。该亚组占所有患者的 3% ～ 9%，并且可能具有独特的分子特征及治疗反应。

研究发现，ER 低表达乳腺癌是一类具有明显的异质性的肿瘤，其临床病理特征和预后均较“ER 高表达”差，与 ER 阴性乳腺癌具有更相似的临床病理特征。ER 低表达肿瘤分子分型研究中，利用微阵列再次评估 ER、PR、HER2、Ki-67 等的表达后发现，约 48% 和 32% 分别重新被归类为基底细胞样型和 HER2 过表达型，而这两种类型均被视为 ER 阴性亚型。另外，ER 低表达乳腺癌对内分泌治疗的反应性与预后的影响尚不清楚。最新的指南没有对“ER 低阳性”乳腺癌治疗进行详细描述和规定，因此没有可依据的治疗决策。一部分研究表明，即使 ER 低阳性乳腺癌存在明显异质性，但它们通常对内分泌治疗有反应。另一些则认为，ER 低阳性患者使用内分泌治疗获益甚微，与 ER 阴性乳腺癌患者相似。由于这些患者所占总体乳腺癌较少且使用内分泌治疗周期长，探索内分泌治疗对 ER 低阳性乳腺癌患者作用的随机对照试验具有挑战性，迄今无相关报道。同时，除了常见的内分泌治疗和化疗，是否有新的靶点及靶向治疗药物也不得而知。

乳腺癌细胞可以通过生长因子介导的 MAPK 通路过度激活，而导致 ER 表达降低。因此，这条通路成为目前的研究热点，研究者们试图通过靶向 MAPK 通路关键分子，逆转 ER 低表达状态，从而提高其对内分泌治疗的反应性。相关的临床研究（表 2-3-3）的开展将为此类患者提供更多的治疗机会，获得更好的生存。

表 2-3-3 正在开展的“ER 低阳性”乳腺癌分子诊断临床研究

NCT 号	临床研究	国家	性别	年龄	纳入人群	研究内容	意义	研究方法
NCT02115048	Clinical Study for the Treatment of Breast Cancer：the Patient Will Receive Afatinib Plus Letrozole or Letrozole Alone	美国	女	≥ 18 岁	IV ER 阳性 / HER 阴性 低 ER 表达绝经后	Afatinib 一线疗效	指导治疗	Ⅱ期随机对照
NCT01313039	Evaluation of the Use of AZD6244 to Induce Increased ER Expression and Anti-Estrogen Response in ER-Negative/Low Breast Cancer	美国	女	≥ 18 岁	ER 低表达	AZD6244	指导治疗	Ⅰ期单臂
NCT03594396	Window of Opportunity Trial of Neoadjuvant Olaparib and Durvalumab for Triple Negative or Low ER+ Breast Cancer	韩国	女或男	≥ 19 岁	三阴性或 ER 低表达	Olaparib Durvalumab	指导治疗	Ⅰ / Ⅱ期

四、液体活检与乳腺癌

获得组织学病理是确诊“肿瘤”的金标准，然而传统的组织活检存在创伤性和取材受限等问题，而液体活检是在体液中检测肿瘤相关分子的技术方法，作为一种便捷、非侵入性的检测方法，可多次取材、实时分析肿瘤原发灶或转移灶释放入血液或其他体液的肿瘤细胞或肿瘤细胞产物，用于早期检测原发肿瘤的发生，预测肿瘤复发转移，监测疗效，确定个体化治疗的靶点和发现耐药机制等，协助疾病诊疗的方方面面，起到综合评估肿瘤的作用。液体活检的检测指标主要包括CTC，即脱离原发肿瘤，通过血管或淋巴管等进入体液循环的肿瘤细胞；ctDNA，即起源于凋亡或坏死的肿瘤细胞的片段，释放到循环体液中被检测到的游离DNA等。另外，液体活检还涵盖了细胞外囊泡（extracellular vesicles，EVs）和循环肿瘤RNA（circulatingtumor RNA，ctRNA）。

接受新辅助治疗（neoadjuvant treatment，NAT）的乳腺癌患者，动态监测CTC和ctDNA有助于早期识别肿瘤患者对不同治疗的反应性，预测患者预后，同时有助于指导后续治疗，以期改善患者预后。受到辅助治疗的患者，动态体液活检的监测有助于判断患者复发转移的风险，并在早期发现复发转移人群，以指导后续药物治疗。而对于晚期患者而言，液体活检在一定程度上可以反映肿瘤负荷及生物学特性，有助于确定个体化治疗的靶点和发现耐药机制。目前已有针对不同类型患者开展的多项临床研究（表2-3-4），其成果将为液体活检作为临床检验新技术推广应用提供依据。

表2-3-4　正在开展的乳腺癌液体活检临床研究

NCT号	临床研究	国家	性别	年龄	纳入人群	研究内容	意义
NCT04768426	Serial Circulating Tumor DNA（ctDNA）Monitoring During Adjuvant Capecitabine in Early Triple-negative Breast Cancer	美国	女或男	≥18岁	Ⅰ～Ⅲ期三阴性乳腺癌	监测ctDNA表达变化	预测复发转移
NCT01313039	Circulating Tumor Cells and Treatment De-escalation After Neoadjuvant Therapy for HER2 Positive Breast Cancer	巴西	女或男	≥18岁	Ⅰ～Ⅲ期HER2+乳腺癌	监测CTC表达变化	预测复发转移，指导治疗
NCT02035813	DETECT IV-A Study in Patients With HER2–negative Metastatic Breast Cancer and Persisting HER2–negative Circulating Tumor Cells（CTC）	德国	女或男	≥18岁	Ⅳ期HER 2-乳腺癌	监测CTC表达变化	预测进展，指导治疗
NCT01322893	Enumeration and Molecular Characterization of Circulating Tumour Cells in Women Breast Cancer	瑞典	女	≥18岁	转移癌血液	监测CTC表达变化	评估疗效及预后

谭秋雯　钟晓蓉　郑丹　谢钰鑫　罗婷

第三章　乳腺癌影像诊断的现状、争议、未来之问

第一节　乳腺癌影像诊断的现状

一、影像学手段在乳腺癌筛查及早期诊断中的应用现状

乳腺癌在全球范围内女性恶性肿瘤中发病率高居首位，且随着我国生活水平的提高，其发病率逐年递增。早期筛查、早诊早治的二级预防对于降低乳腺癌患病率及病死率尤为重要。在乳腺癌的筛查和乳腺癌患者的全周期管理中，医学影像学技术飞速发展并发挥了重要作用，包括乳腺超声、乳腺X线、乳腺磁共振成像（magnetic resonance imaging，MRI）、乳腺电子计算机断层扫描（computed tomography，CT）、正电子发射计算机断层成像（positron emission tomography，PET）及其衍生技术等。

（一）彩超在乳腺癌诊断中的应用

目前，临床上常用的乳腺超声技术包括传统二维超声、三维超声、彩色多普勒超声、弹性成像等技术。乳腺超声显示乳腺病变的大小、形态、位置、边界及回声情况，结合目标组织的声像特点及血流信号等特征分析，可以较为清晰直观地呈现受检者的乳腺及腋窝的解剖结构。据报道，超声诊断乳腺癌的敏感度、特异度、诊断正确率、阴性预测值均高达 99% 以上，但是阳性预测值较低，可能与乳腺肿块的早期生物学特征不显著、超声表现不典型有关。此外，新生血管直径小、数量少，增加了低速血流正常显示的难度，从而使得应用乳腺超声诊断乳腺癌更困难。因此，需要将超声与其他辅助检查方法联合以明确诊断。虽然欧美国家乳腺癌筛查指南强烈推荐乳房 X 线作为首选，但中国女性乳腺大多体积小且腺体致密，近一半以上的乳腺癌发生在绝经前，更适合行超声检查。乳腺超声由于其操作简单方便、无创、无辐射、患者不适感最小、能检出致密腺体内的早期乳腺癌等特点，可以作为中国年轻女性人群首选的筛查手段。

二维超声主要是通过观察病灶的大小、形态、血流状态进行评估。典型的乳腺癌超声检查表现通常有以下几点：边缘不清、肿块形态不规则，可见分叶状或蟹足状，纵横比＞ 1，边缘可见毛刺，内部回声不均且伴有沙砾样钙化，后方回声衰减。但是需要注意的是，一些较小的乳腺癌和早期的乳腺癌很少出现后方回声衰减的影像学表现，因此仅使用传统二维超声检查容易导致漏诊。彩色多普勒成像技术是指将血流信息经过处理后，用彩色图像的形式对受检者体内的血流情况加以体现，是一种无创、无须注射造影剂来显示组织血流的方法。通常在彩色多普勒超声当中，按照不同的等级来对血流情况进行标记。根据 Adler 标准，血流分为：0 级，未发现血流信号；Ⅰ级，少量血流，病灶内可见 1 ～ 2 个点状或细棒状血管；Ⅱ级，中量血流，病灶内可见 3 ～ 4 个点状血管，或 1 条接近或超过肿块半径的血管；Ⅲ级，大量血流，≥ 5 个点状血管或 2 条较长的血管。彩色多普勒对血流情况的评估具有高灵敏性，但它无法显示出直径小于 0.2 mm 的血管。

超声造影（contrast enhanced ultrasound，CEUS）通过静脉团注微泡造影剂使后散射回声增强，观察微气泡在病灶中的血流走行情况，对其微循环灌注进行评估，从而获得对比增强的图像。大量研究表明，恶性肿瘤在高频 CEUS 成像下可以发现，肿瘤边缘部位呈现模糊不清的毛刺状突起，逐渐向中心过渡，出现不均匀性填充；而对于良性肿瘤的患者来说，结果恰恰相反，造影剂填充非常均匀，且边缘也非常清晰、光滑。CEUS 在区分乳腺良性肿瘤及恶性肿瘤的敏感性可达到 93%。超微血管成像是多普勒成像技术的一种，其技术核心为小微血管的检测。相较于传统的彩色多普勒血流成像，其可以通过自适应的算法显示低流速的微小血管，并具有较高的空间分辨力、较少的运动伪影，为鉴别良恶性乳腺结节提供了新思路。超微血管成像在描述微血管及其走行分布等细节方面更具优势。CEUS 和超微血管成像在诊断效能上有较高的一致性。超声弹性成像依据不同组织弹性系数不同的原理，评估组织病变后导致的组织硬度变化。肿瘤硬度主要由胶原含量决定，超声弹性成像在鉴别乳腺结节良恶性上具有较高的灵敏度，恶性结节的组织硬度较高，而良性结节较软。

（二）乳腺 X 线在乳腺癌诊断中的应用

乳腺 X 线检查是早期发现和诊断乳腺癌的有效检查方法之一。目前，乳腺 X 线已被广泛应用于年龄≥ 40 岁女性的乳腺癌筛查。乳腺 X 线检查是一种二维图像，基于发现肿块、可疑钙化、不对称和结构扭曲等特征表现对乳房进行评估。标准化的乳房 X 线筛查照片由每个乳房的头尾位和内外斜位视图组成。乳腺 X 线可以较全面地观察乳腺内部组织结构，有效识别异常的软组织及密度，可靠地鉴别乳腺良性病变和恶性肿瘤，也能对不同乳腺实质进行分型，划分危险程度，从而指出需要重点监测的人群范围。X 线对微小钙化及恶性肿块较为敏感，检出率高，在一定程度上可弥补超声检查的不足。但是，乳腺X线检查的局限性也较为显著。乳腺X线不适用于乳腺腺体致密的女性。对于致密型乳腺，其敏感度可降至70%以下。另外，乳腺X线也不适用于有植入物的女性。目前，对于X线的辐射、致癌风险等尚存在争议，对于乳腺X线适用与筛查的年龄段及筛查频率各学术组织有不同建议。

全数字乳腺成像（full-filed digital mammography，FFDM）具有高曝光容限、宽动态范围的特点。它可清晰地显示病变的密度、大小、边缘、形状等，对于有钙化的病灶，能清晰显示钙化形态、密度、分布范围等。但该成像方式对于微小病灶及致密型乳房内病灶的敏感度相对较低，在致密乳腺组织中灵敏度降至50%以下。作为一种三维断层成像技术，乳腺数字乳腺断层摄影（digital breast tomosynthesis，DBT）可以有效减少非病理性纤维腺组织与病变组织的重叠，更清晰地呈现隐藏在纤维腺、非钙化病变和致密腺体中的不同位置和不同形式的病变，在非钙化病灶及致密型腺体中的显示尤为显著，可提高敏感度及检出率、降低假阳性率、减少过度医疗。DBT仍有一定局限性，如DBT平均辐射剂量增加20%。此外，DBT在极端致密乳房的女性中仍可能漏检乳腺癌。作为乳房成像中的一项新兴技术，对比增强乳腺X线成像（contrast-enhanced spectral mammography，CESM）既可以与常规乳腺X线一样进行形态学评估，也可以同时评估作为恶性肿瘤指标的肿瘤血管新生。CESM在注射碘对比剂之前和之后同时获取低kV图像和高kV图像，其检测乳腺癌的敏感性为93%～100%，特异性约87%。在乳房腺体致密或密度不均匀的女性中，由于肿瘤血管生成增加血管分布，CESM可以检出小的隐匿性癌症。CESM的缺点在于碘对比剂的注射导致与CT检查相似的过敏反应。因此，CESM只能在有复苏条件的机构开展，并且在肾功能受损的患者、有过敏史的患者和老年人中应谨慎使用。

（三）MRI在乳腺癌诊断中的应用

MRI是早期发现乳腺癌最敏感的成像技术，能有效地检测藏在乳房组织内的微小结节，它利用静脉造影剂显示血液在乳房内流动，突出肿瘤的外形。MRI常用的检查方法有磁共振扩散加权技术（diffusion-weighted imaging，DWI）、动态增强扫描（dynamic contrast-enhanced magnetic resonance imaging，DCE-MRI）、磁共振波谱技术（magnetic resonance spectroscopy，MRS）、磁敏感加权成像技术及MRI灌注成像技术等。在软组织成像方面，MRI从形态学、血流动力学、组织细胞扩散程度等方面评估病变区域，以达到区分病灶良恶性的目的。研究显示，MRI诊断乳腺癌的敏感性为90%～96%，特异性约72%，诊断乳腺癌的能力高于X线与超声的联合诊断。MRI除了具有良好的软组织对比度外，还具有分辨率高、无电离辐射和多向成像等优点。随着双侧乳腺专用线圈的使用、MRI硬件性能的提高、造影剂的应用，以及各种快速成像序列的发展，乳腺MRI评估的性能得到了显著提高。

MRI已成为具有多种临床适应证的乳房成像技术，如术前分期、对新辅助治疗的反应评估、瘢痕与复发、乳房植入物完整性评估、未知原发癌患者的评估，以及筛查高危患者。MRI不适用于常规的乳腺癌筛查，多用于乳房X线和乳腺超声检查中难以诊断的病变的进一步检查，或作为体检、乳腺超声或X线检查中发现病变的进一步评估方法。在携带*BRCA1/2*基因致病突变的女性中，MRI可与乳房X线联合运用于乳腺癌的筛查。近几年，“简化MRI（abbreviated MRI）”成为降低MRI成本的解决方案，同时将检查时间缩短为数分钟，有可能使得乳腺MRI的运用范围进一步扩大。

DCE-MRI是乳腺癌检测中最敏感的方式之一，其敏感性可达93%，特异性约为71%。DCE-MRI提供高分辨率的乳房形态和增强动力学，以将血管生成描述为肿瘤特异性特征。该模式具有较高的软组织分辨率，且清晰度、空间及时间分辨率均较好，可发现微小或隐匿性病变，有助于提高乳腺疾病的准确性。恶性肿瘤的生长依赖于血管系统提供充足的营养，乳腺恶性肿瘤周围血供丰富。基于此，DCE-MRI 通过注入对比剂后获得多方位增强图像，并将其与原始图像比较分析，获得病灶增强的形态学特征，从而基于评估病灶血流分布来判断肿块性质。恶性病灶在 DCE-MRI 上的特征包括形态不规则、边缘不光滑、边界不清晰、分叶状或毛刺样改变、环形强化；非肿块的恶性病变根据分布特征可出现局灶样、线样或弥漫性分布等表现，呈簇状小环样或网格状强化。DWI 检测水分子在活体组织中的扩散运动，间接反映病变的生物学改变特征并提供有关组织细胞结构和微观结构的信息，是一种非侵入性的无创性方法。组织中水分子的流动性会影响 DWI 信号的强度。弥散成像的定量指标和区分良恶性肿瘤的依据主要包括表观扩散系数（apparent diffusion coefficient，ADC）值。研究显示，ADC 值还与乳腺肿瘤的组织学分级和预后有关。新生血管是肿瘤的生长、进展和转移的主要特征。

（四）乳腺 CT 在乳腺癌诊断中的应用

CT 是临床上应用最广泛的影像学方法之一，但 CT 并不是乳腺疾病检查的主要影像手段。乳腺锥形束 CT 检查（cone beam breast CT，CBBCT）是指专门用于乳腺检查的锥形束 CT，是在低剂量辐射的 X 线发生器下围绕乳房进行扫描，可以全方位、多角度地进行乳腺三维立体成像。乳腺 CT 可以扫描乳房横截面，防止重叠组织的影响，明确癌灶与周围组织的关系，判断淋巴结状态及周围浸润情况。值得注意的是，乳腺 CT 辐射量大且价格稍高，不适用于乳腺癌筛查，也不适于年轻及孕期女性，一般多用于补充检查及早期乳腺癌术前评估等。

（五）PET 在乳腺癌诊断中的应用

近年来，核医学已广泛应用于乳腺癌的临床诊治。氟脱氧葡萄糖（fluorodeoxyglucose，FDG）跟随葡萄糖进入高代谢组织，最常用于评估各种癌症的分期、治疗反应或复发。乳腺纤维腺体组织表现出不同的 FDG 摄取，并且通常继发于激素对乳腺血管的影响，因此在整个生命过程中发生显著变化，在绝经后状态通常变得最小。FDG 摄取在正常乳房组织中通常是轻微的，并且在哺乳期乳房中显著。PET/CT 结合了 PET 的诊断优势和 CT 的高分辨率，以及解剖结构清晰的优势，对受检者全身显像，从分子水平上反映机体存在的病理生理变化，灵敏地探测疾病早期的代谢异常，可以发现处于可切除和可治疗期的早期癌症，能比传统检查技术提前数月甚至数年发现病变。此外，PET/CT 通过示踪剂的摄取和成像反映病灶的代谢变化，区分生理性和病理性核素浓聚，实现了分子影像与解剖影像的图像融合，能够从分子层面反映肿瘤组织代谢情况，能够显示小病灶和低代谢状态的肿瘤，对乳腺癌的诊断具有很高的价值。

根据目前的文献和 NCCN 指南，FDG PET/CT 检查价格昂贵、检查时间长，在乳腺癌筛查中没有作用，PET/CT 也不是乳腺癌早期诊断的常规方法。除了高昂的成本之外，使用 PET/CT 来建立早期乳腺癌的诊断还受到其低空间分辨率的限制，这会因遗漏小病灶而降低其敏感性。但是，PET/CT 在诊断乳腺癌方面特异性较高。据报道，PET/CT 诊断乳腺癌的敏感性为 48% ～ 96%，特异性为 73% ～ 100%。PET/CT 目前能探测原发、手术及放化疗后的局部复发灶，能发现腋窝、纵隔淋巴结及远处转移灶，可用于局部区域分期、高危患者的腋窝淋巴结疾病、内部乳腺淋巴结状态、全身分期及骨骼转移受累的评估，也可用于评估局部晚期乳腺癌在新辅助治疗和治疗后的反应。

二、腋窝淋巴结状态的影像学评估

腋窝淋巴结是乳腺癌最常见的局部转移部位。腋窝淋巴结状态是乳腺癌诊断、分期和治疗方案的重要依据，也是临床预后评估的重要因素。与无腋窝淋巴结转移的乳腺癌患者相比，有腋窝淋巴结转移的乳腺癌患者的 5 年生存率从 82% 左右下降到 72% 以下。自 2005 年起，美国临床肿瘤学会推荐前哨淋巴结活检（sentinel lymph node biopsy，SLNB）作为早期乳腺癌患者早期腋窝淋巴结清扫术（axillary lymph node dissection，ALND）的首选替代方案，以避免前哨淋巴结阴性的乳腺癌患者接受不必要的腋窝干预。SLNB 是早期乳腺癌患者腋窝淋巴结分期的金标准。然而，SLNB 存在精准定位困难、手术创伤及特定示踪剂可及性有限等不足。影像学检查在腋窝的术前成像和可疑淋巴结活检方面发挥着重要作用，目标是确定和检测不可触及的腋窝淋巴结（低或高肿瘤负荷）中是否存在转移性疾病，其阳性预测值足够高，可以为前期 ALND 选择患者。腋窝淋巴结的影像学评估方法包括彩超、MRI、乳腺 X 线及乳腺 CT 等。

（一）彩超在乳腺癌腋窝淋巴结评估中的应用

乳腺超声是目前临床上评估确诊或疑似乳腺癌患者淋巴结受累和引导淋巴结活检的首选影像学方法。正常腋窝淋巴结的特征是肾形，结构包括高回声髓质和低回声皮质，最大皮质厚度为 3 mm，无局灶性隆起，边缘光滑，可辨别中央脂肪门。乳腺癌患者中转移性淋巴结转移早期常表现为实质不均匀增厚。随着肿瘤细胞浸润，肿瘤细胞通常通过输入淋巴管到达淋巴结皮质并沉积在被膜下淋巴窦内，穿过副皮质进入淋巴门。淋巴结体积逐渐增大，横径增大，长短径比减小，正常结构破坏甚至融合。随着病情进展，腋窝负荷增加，逐渐表现为淋巴门部分或完全消失，最终形成圆形低回声改变。在识别淋巴结转移时，形态标准比大小标准更重要。据文献报道，仅基于大小标准的超声诊断敏感性为 49% ～ 87%，特异性为 55% ～ 97%。如果结合形态学特征，超声的特异性可高达 88% ～ 98%，敏感性为 26% ～ 76%。

乳腺癌腋窝淋巴结转移过程可能伴有肿瘤新生血管形成，这可能是彩色多普勒超声下形成非门性皮质血流特点的一个重要原因。正常淋巴结通常在彩色多普勒超声上显示门性血流。由于乳腺癌淋巴结转移过程中出现肿瘤血管新生，转移淋巴结多为周边型或混合型血流。为提高诊断准确性，临床上通常将二维灰阶超声与彩色多普勒超声结合应用于腋窝淋巴结的评估。CEUS 可获得强于传统超声的图像对比分辨率。目前，将淋巴结 CEUS 的增强模式分为了以下类型：均匀增强型、不均匀增强型、微弱增强或无增强型。无肿瘤细胞浸润的阴性淋巴结通常表现为快速和均匀增强，而转移性腋窝淋巴结因血管新生事件而形成不均匀增强的灌注模式。随着疾病进展及肿瘤负荷增加，乳腺肿瘤细胞数目增加，进一步堵塞脉管后在 CEUS 上可表现为不增强。一项研究分析了 92 例乳腺癌患者的腋窝淋巴结 CEUS 表现。结果发现，相较于正常腋窝淋巴结，转移性淋巴结的增强程度显著增加，强化时间显著延长。研究表明，CEUS 诊断腋窝淋巴结转移的灵敏度约为 83%，特异度约为 88%，具有较高的诊断效能。但是，CEUS 仍存在成本高、主观性强等缺点。目前，一些研究人员正在尝试将抗肿瘤药物加载到超声微泡造影剂上，通过微泡靶向肿瘤，CEUS 有望在未来成为一种新的临床治疗方法。

（二）MRI 在乳腺癌腋窝淋巴结评估中的应用

MRI 在评估腋窝淋巴结方面具有一定局限性。主要原因是当使用专用乳房线圈时，它提供的获得腋窝完整可视化的能力有限。此外，腋窝淋巴结偶尔可被来自心脏的搏动伪影所掩盖。转移性腋窝淋巴结的特征性征象包括皮质增厚、边界不规则、形状变圆、直径增大、淋巴门消失或结构异常、弥散受限、ADC 值降低、增强扫描后出现异常不均匀强化、时间 – 信号曲线为流出型等。已有研究指出，DCE-MRI 检测腋窝淋巴结转移的敏感性为 100%，特异性为 56%，阳性预测值为 38%，阴性预测值为 100%。可见，DCE-MRI 检测腋窝淋巴结转移特异性低，不能作为诊断腋窝淋巴结转移的准确依据。但 DCE-MRI 具有较高的阴性预测价值，可用于排除腋窝淋巴结转移。近年来，超小顺磁性氧化铁颗粒（ultrasmall superparamagnetic iron oxide，USPIO）被认为是新型造影剂的研究热点之一。USPIO 的原理是造影剂被正常人体组织中的巨噬细胞吞噬后显像。在转移性淋巴结中，淋巴结结构被破坏，巨噬细胞被肿瘤细胞取代，淋巴结对 USPIO 的吸收减少，因此注射造影剂后仍可保持高信号。研究发现，高信号区域越大，组织恶性程度越高。淋巴结中的白色区域，即高信号＞ 30% 的估计面积对受累淋巴结具有较高的预测价值，其敏感性和特异性分别为 93% 和 96%。因此认为，以 USPIO 为造影剂的 DCE-MRI 的敏感性和特异性较高，在腋窝淋巴结转移的应用中值得进一步探索。

（三）PET 在乳腺癌腋窝淋巴结评估中的应用

PET 通过病变对显像剂的摄取来反映显像剂的代谢变化，利用正常组织与肿瘤组织的代谢差异来诊断肿瘤。PET/CT 可以同时扫描胸部、腹部、骨骼等系统，在检测有无骨转移方面比骨扫描更准确。在乳腺癌患者的术前检查中，PET/CT 的主要意义是确定内乳淋巴结、锁骨上淋巴结、胸骨旁淋巴结和远处器官是否有转移。然而，PET/CT 诊断腋窝淋巴结转移的敏感性较低，这一点不容忽视。转移性淋巴结的诊断缺乏明确的标准，在操作技术上造成了研究结果的差异。一项 Meta 分析研究分析了 26 篇评价 PET/CT 的文章，发现 PET/CT 诊断腋窝淋巴结转移的平均敏感性为 63%，但平均特异性高达 94%。研究认为，PET/CT 的固有图像空间分辨率有限，仅有 5 ～ 8 mm，而 PET/CT 灵敏度低的原因可能与此有关。也正因此，PET/CT 难以发现直径在正常范围内的异常淋巴结。目前 PET/CT 检查不在我国医保范围内，检查费用昂贵。虽然 PET/CT 在乳腺癌骨转移和远处器官转移方面具有独特的优势，但对乳腺癌腋窝淋巴结转移的诊断价值有待提高，不适合用于常规检查。PET/MRI 旨在结合功能成像 PET 的高特异性及 MRI 的高灵敏度，以提供相关信息并在单次会话中实现更高的诊断准确性。初步数据表明，诊断性的专用腋窝 ^{18}F-FDG PET/MRI 有可能提高临床淋巴结阳性乳腺癌患者腋窝淋巴结分期的诊断性能，但需要进一步研究来证实和扩大当前的证据。

（四）乳腺 CT 在乳腺癌腋窝淋巴结评估中的应用

CT 图像中腋窝淋巴结转移表现为体积增大，形态饱满，边缘模糊，长径大于 1.0 cm，短径大于 0.5 cm，长短径之比小于 2，增强扫描有强化，淋巴门结构消失等特点。乳腺 CT 在乳腺癌分期中的作用有限，但 CT 可通过淋巴结评估辅助手术操作。清扫范围精准的 ALND 对腋窝淋巴结状态的术前影像学评估提出了更高的要求。为了了解手术区状况，提高手术成功率，减少手术出血量，不仅需要获得腋窝淋巴结大小、数量、形态和增强信息，还需要获得关淋巴结与血管相互关联情况。在影像学诊断中，如果能够提供腋窝淋巴结与血管的粘连并分级，对于不能剥离或结扎、不适合 ALND 的患者，可以先行新辅助治疗，以改善术区状况，达到手术指征，提高后期手术的成功率，降低手术风险。CT 血管造影（CT angiography，CTA）可用于乳腺癌腋窝血管和淋巴结的术前评估。CTA 进行多平面重建、容积再现、最大密度投影等多种后处理重建技术，可全方位显示肿瘤、淋巴结、血管等结构的状态及其相互之间的关联。

（五）乳腺 X 线在乳腺癌腋窝淋巴结评估中的应用

在乳房 X 线中，乳腺癌转移性淋巴结腋窝淋巴结的特征性表现包括淋巴结形态饱满或不规则，边缘模糊或毛刺，直径绝对值明显大于正常值或较对侧明显增大，淋巴门消失，密度增加等。然而，由于空间分辨率有限，并且部分腋窝区域可能无法显示，乳腺 X 线在乳腺癌诊断中评估淋巴结受累情况被认为是不可靠的。但是，乳腺 X 线可以通过在特定病例（如淋巴瘤或原发灶不明确的恶性肿瘤）中识别肿大的淋巴结来完善对患者的整体评估。

三、乳腺癌新辅助治疗疗效评估的影像学评估

新辅助治疗是指未发现远处转移的乳腺癌患者，在计划中的手术治疗加或不加放疗的局部治疗前，以全身系统性治疗作为乳腺癌患者的初始治疗手段。对新辅助治疗疗效的及时、准确评估尤为重要，可以最大限度减少不必要的化疗及其可能带来的不良反应。评估新辅助治疗疗效最准确的方法是病理检查，新辅助治疗后达到pCR的患者可获得较好的预后。然而不同患者对新辅助治疗的疗效和反应不同，新辅助治疗后对残存肿瘤范围的精确评估是制定手术方案的重要依据，同时准确评估新辅助治疗后是否达到pCR有助于避免治疗不足或过度治疗，为患者提供个体化治疗方案。评价乳腺癌新辅助治疗的疗效是判断肿瘤对治疗的敏感性和制定下一步手术方案的重要依据。病理学评价是客观反映肿瘤对药物治疗敏感性的金标准，组织学反应显著提示肿瘤对治疗药物高度敏感。然而，病理检查是一种有创性检查，且病理学评价存在时间滞后性，在治疗过程中并不提倡积极应用。目前乳腺影像学检查是临床术前评价新辅助治疗疗效的主要方法，影像学评估贯穿新辅助化疗实施的全过程，包括治疗前基线影像明确病变范围、治疗中疗效评估及治疗后残存病灶评估等。目前，实体瘤疗效评价标准（response evaluation criteria in solid tumors，RECIST）1.1仍是乳腺癌最常用的临床疗效评价标准。《中国乳腺癌新辅助治疗专家共识（2019年版）》中建议，在新辅助治疗前后采用乳腺X线、乳腺超声和MRI检查。此外，FDG PET/CT在新辅助治疗疗效评价中也有一定价值。

（一）MRI在新辅助治疗疗效评估中的应用

目前乳腺MRI是评估新辅助治疗疗效灵敏度、准确度最高的影像学检查方法。乳腺MRI对乳腺癌新辅助治疗后疗效评价与组织病理学一致性较高，对病变范围的显示与组织学病变范围最为接近；另外对新辅助治疗后残余病变与纤维化的鉴别及微小残余病变的检出明显优于临床触诊、X线和超声检查。新辅助治疗有效的乳腺癌其MRI可表现为肿瘤体积缩小或消失，肿瘤血供显著降低，动态增强MRI上肿瘤强化程度减低且强化模式发生改变，时间-信号强度曲线类型由治疗前流出型或平台型转变为渐增型，增强后MRI定量或半定量参数如容量转移常数、速率常数、初始增强曲线下面积和最大增强斜率等数值明显减低。通常新辅助治疗后肿瘤组织发生坏死，细胞萎缩，细胞密度明显降低，细胞外水分子扩散能力增加，导致ADC值升高。由于乳腺癌原发肿瘤的形态、大小、退缩方式、异质性、分子分型和治疗方案等不同，MRI可能会高估或低估残余病变的范围。高估残余病灶可能的原因为肿瘤反应和愈合引起的反应性炎症、周围硬化和坏死、多发性散在病灶和伴有导管原位癌等，而低估残余病灶可能原因为部分抗血管生成药物作用、肿瘤周围缺乏炎症反应、残余小病灶的部分容积效应等。与其他影像学检查方式相似，MRI对新辅助治疗疗效的评价受肿瘤退缩方式的影响。通常向心性退缩时病变边界较易判断，因此MRI对病变大小评估与组织病理学相关性最高；而多中心退缩不易清楚地判断病变边界，很难准确测量残余肿瘤的大小并明确区分残余癌灶和新辅助治疗后的反应性改变。乳腺癌新辅助治疗方案可能影响MRI评价的准确性。如乳腺癌治疗方案中使用抗血管生成药物会使肿瘤细胞促血管生成因子生成减少，从而导致肿瘤血供减少，增强MRI检查上病灶强化明显减弱或无强化，这些因素均可能造成增强MRI在残余癌灶评价中出现低估或假阴性情况。因此，MRI动态增强检查联合DWI对残余癌灶进行综合评估更为准确。

（二）超声在新辅助治疗疗效评估中的应用

MRI受成本高、检查时间长、患者接受度等因素影响，在国内广泛推广受限。而超声检查可作为无创、无辐射、低成本的检查方法，可在每一疗程前后使用。化疗药物可通过血液循环破坏肿瘤的新生血管，使肿瘤对周围组织的压迫减少，血流动力学的改变是评估疗效的一个指标。但当化疗药物作用于肿瘤血管发生内膜及周

围组织的炎性改变时，血管出现管腔的狭窄及闭塞，在这种情况下，会影响测量的结果，因此彩色多普勒的应用受到一定的限制。血管生成是肿瘤生长、浸润、转移的重要条件，微血管密度（microvessel density，MVD）则是衡量肿瘤新生血管的客观指标。CEUS对目标的评估主要通过肿瘤区域大小、微血管形态及分布、灌注特征等定性指标和峰值强度、血流速度及达峰时间等定量指标几个方面进行。新辅助治疗后，肿瘤细胞被化疗药物破坏的同时其微血管环境也发生了变化，如血管发生萎缩、闭塞。通常血流灌注的变化常先于形态学的变化，特别是对于肿瘤局部发生液化坏死时，CEUS相比于二维灰阶超声在评估肿块大小上具有更高的准确度。新辅助治疗后CEUS测量的病灶最大直径与术后病理标本的相关性优于二维超声，能更准确地反映肿瘤的真实大小，但通过CEUS测得新辅助治疗后病灶前后径变化的百分比预测pCR特异性不高，仅为54.3%。化疗后MVD的降低可能继发于肿瘤细胞的消退和药物对血管的直接作用，因此血液灌注变化可能是除形态变化外又一评估治疗效果的重要指标。

（三）乳腺X线在新辅助治疗疗效评估中的应用

与其他影像方法相比，乳腺X线摄影可以检出伴钙化的恶性病变，并可以显示新辅助治疗前后钙化的范围、数量等的变化。新辅助治疗后可能会出现新的钙化灶，或者原有钙化可能增加、减少或消失。目前多数研究显示新辅助治疗后钙化的变化与疗效、pCR之间无明显的相关性。残存钙化的范围并不是新辅助治疗反应的可靠指标，并非所有的钙化均代表存活的肿瘤。乳腺X线摄影对乳腺癌的微小钙化检出敏感，但乳腺病灶可能被腺体遮挡从而限制了乳腺X线摄影对病灶范围的准确评估，故单独应用乳腺X线摄影评估乳腺癌新辅助治疗疗效的准确度较低，常推荐与超声等其他影像学方法联合应用。尽管MRI对新辅助治疗后病灶残存范围的评估最准确，但当乳腺X线摄影上显示有残存可疑恶性钙化灶时，无论增强MRI是否有强化，仍建议进行手术切除。

（四）PET在新辅助治疗疗效评估中的应用

PET/CT可同时观察肿瘤形态学表现和功能代谢，通过观察细胞对于FDG的摄取判定性质，可在肿瘤发生明显形态学改变之前显示肿瘤在新辅助治疗早期的代谢变化，但其空间分辨率较低，且对亚厘米级病灶和导管原位癌等高分化肿瘤检测能力相对较低，导致假阴性率较高。目前由于PET/CT检查费用昂贵，许多患者难以承担检查费用，因此尚未广泛用于临床。

第二节　乳腺癌影像诊断的争议

一、乳腺癌影像诊断在保乳术前评估价值的争议

乳腺癌术前影像评估的目的是通过准确评估乳腺病灶的浸润范围，发现同侧多灶、多中心病灶，以帮助临床医生进行个性化的手术方案制定和更好的术中切缘预判。随着保乳手术被广泛认可和推广，保乳术的术前影像评价也成为越来越重要的检查手段。但对保乳术术前影像评估方法的推荐，目前尚未达成广泛的共识。其中乳腺X光检查和超声已被广泛应用于乳腺癌的保乳术术前检查，但MRI是否应该成为乳腺癌保乳术术前的常规影像检查推荐方面，目前研究仍然存在一定的争议。尽管相对于乳腺X光检查和超声，乳腺MRI能更准

确地评估乳腺病灶的实际浸润范围，更好地发现同侧多灶、多中心病灶和对侧同时性乳腺癌的能力，但是关于MRI在乳腺癌保乳术术前的常规应用价值方面，目前研究尚存在很大争议。其中争议的焦点在于，现有研究对保乳术术前MRI是否可以改善手术结果（如再次手术率和可能增加全乳切除术风险）方面仍然存在很多矛盾的结果。关于MRI是否可以降低乳腺癌患者保乳术术后再次手术率的最早随机对照研究是COMICE（Comparative Effectiveness of MRI in Breast Cancer）研究，但结果却显示术前MRI检查并没有明显降低其保乳术术后的再次手术率。另外一项关于MRI是否可以降低可接受保乳术的导管原位癌（DCIS ductal carcinoma in situ）患者再次手术率的IRCIS研究，结果也显示术前MRI虽然可以轻微降低这类患者的再次手术率（MRI组再次手术率20%，而无MRI组再次手术率27%），但最终两组间再次手术率并未达到明显统计学差异，而两组间全乳切除率也没有统计学差异。众所周知，乳腺MRI是一项对乳腺病灶诊断敏感性很高的一项检查，也就是意味着术前MRI可以发现更多可疑的病灶，如果不能将这些可疑病灶在术前进行明确诊断，可能就需要更多额外的手术操作来进行术中明确。因此美国放射学院目前推荐，最好采用术前MRI引导下病理活检和定位的方法，以明确保乳术术前MRI发现的这些额外可疑病灶。依据超声或MRI引导下活检技术的辅助，POMB（PreOperative MRI of the Breast）研究结果显示，术前MRI组乳腺癌的二次手术率较无MRI组有明显下降（MRI组再次手术率5%，而无MRI组再次手术率15%，$P<0.001$），同时两组间的全乳切除率也没有统计学差异。此外，也有一些其他研究显示MRI可以改善手术结果，Mann等进行的一项回顾性研究显示，术前MRI可以明显降低浸润性小叶癌的二次切除率（MRI组二次切除率9%，而无MRI组二次切除率为27%），同时MRI组全乳切除率（48%）也有所降低（无MRI组为59%）。Kuhl等研究结果显示，术前MRI对浸润性乳腺癌伴导管原位癌成分诊断敏感性（84.9%）明显高于传统影像手段（36.7%），依靠术前MRI引导活检和定位的技术，使浸润性癌伴导管原位癌成分组的术中切缘阳性率（5%）和全乳切除率（10.8%）均与单纯浸润性癌组类似（3.3%和8.1%）。

二、乳腺癌影像诊断在乳腺癌新辅助治疗疗效评价的争议

影像学在乳腺癌新辅助治疗（neoadjuvant therapy，NAT）评价中的价值在于准确评价疗效，为外科医生新辅助治疗后的手术决策、患者中远期的预后判断和最优治疗方式选择提供有价值的影像学参考。传统影像如钼靶、超声成像主要依靠形态学改变进行疗效评价，因此在乳腺癌NAT疗效评价中作用受到限制。因此功能成像的方法，如MRI和PET-CT成为乳腺癌NAT后广泛研究的影像检查方法。理论上，^{18}F（fluorodeoxyglucose，FDG）PET/CT能检测到乳腺癌NAT后早期肿瘤内部的代谢改变。虽然有报道显示乳腺癌NAT前后标准摄取值的降低与pCR相关，但文献报道其敏感性和预测性差异却很大，其原因可能是不同研究缺乏统一的评价NAT后代谢活性改变的FDG摄取临界值和没有形成统一的NAT后进行FDG-PET检查的时间选择。一项头对头比较PET/CT和MRI的荟萃分析结果显示，MRI是更适合作为预测乳腺癌NAC后病理应对的检查方法。

MRI是乳腺癌NAT后的优选检查方法，但现有的研究在使用多参数MRI的什么序列（如DCE-MRI序列，DWI序列，T_2WI序列等）能更好地评价和预测NAT后乳腺病灶的病理应答方面，还存在一定的争议。既往一项比较DWI与DCE-MRI诊断NAT后病理应答效能的荟萃分析结果显示，DWI的诊断敏感性相对较高，而DCE-MRI的诊断特异性相对较高。但近期一项类似荟萃分析结果却显示DWI与DCE-MRI对NAT后乳腺癌的病理应答的诊断效能没有统计学差异。该研究还显示DCE-MRI序列对乳腺癌NAT后的病理应答的诊断敏感性和特异性均不受MRI机器磁场差异（如1.5 T和3.0 T）的影响，但DWI对乳腺癌NAT后病理应答的诊断特异性要受MRI机器磁场的影响，使用3.0 T的机器采集的DWI对乳腺癌NAT病理应答的诊断特异性低于1.5 T机

器采集的DWI诊断特异性。这些差异可能因为DWI更容易受到磁场强度影响，且对于乳房等体表器官，它们不仅会随着胸腔的呼吸而移动，而且还有大量的脂肪，更容易造成伪影。因此，DCE-MRI是评估和预测NAT后早期治疗反应的优选序列，而形态学结合功能成像的多参数MRI是提高影像学对乳腺癌NAT后病理应答诊断效能的理想方法。最近一项多中心研究结果显示，结合T_2WI、DWI及DCE-MRI序列的组学特征和PR及HER2状态的临床组学模型对预测乳腺癌患者NAT后病理应答能达到最优的诊断效能。

此外，DCE-MRI使用什么时期（如增强早期、中期、晚期）能更好诊断乳腺癌NAT后病理应答也存在一定争议。不过目前学者和研究还是普遍认为DCE-MRI增强早期是诊断乳腺癌NAT后是否存在乳腺癌残留的最好时期。因为在动态增强晚期，会因为病灶内治疗后的纤维化、炎性等改变，造成一定的假阳性结果，所以相对增强动脉早期，增强晚期诊断乳腺癌NAT后病理应答特异性会有所降低。因此当MRI上的残余病变增强很微弱且仅在延迟期出现时，可能提示MRI对乳腺癌NAT后的癌残留诊断是假阳性结果。

第三节　乳腺癌影像诊断的未来之问

一、定量影像（影像组学）在乳腺癌影像诊断应用的未来之问

传统影像学是建立在影像医生对病灶图像形态特征的主观评价、判断基础上。而随着计算机技术与影像学的发展，定量影像学（影像组学）将成为未来影像学发展的方向。未来，影像学将不再只是以单纯图像作为临床诊治参考，而将成为定量数据，通过研究这些定量数据与乳腺癌的病理特征、基因及分子分型、临床结局等的内在联系，去不断发掘影像数据里潜在的影像生物标志物（imaging biomarkers），为乳腺癌保乳术术前决策和切缘高危因素预警方面提供更精准的影像诊断信息，未来将实现为乳腺癌的临床决策提供更精准、个性化且符合循证医学要求的影像参考。

二、人工智能技术在乳腺癌影像诊断应用的未来之问

人工智能技术已经成为各个领域的未来趋势与潮流，而医学影像领域更是人工智能技术重要的发展方向之一。人工智能技术的辅助，尤其是深度学习、计算机视觉等新兴算法在医学影像的应用，未来必将极大推动医学影像在乳腺癌智能筛查、早期诊断、预后判断及治疗效果的个性化方面的进步，减轻影像医生繁重的工作任务，实现乳腺癌影像诊治的智能化。

三、分子影像学在乳腺癌影像诊断应用的未来之问

传统影像检查方法，包括X线、CT、MRI、超声等，反映的是乳腺及病灶解剖结构的改变，主要还是形态学成像范畴，不能反映细胞或分子层面的变化，很难适应新时代精准医学的发展需要。未来，随着针对乳腺癌特异表达的分子靶点（如HER2、ER、PR等）的分子成像技术的进步和广泛临床应用，可以实现对乳腺癌活体组织的分子水平变化的定性、定量分析和成像，使影像学能更精准地对乳腺癌进行诊断、分型和治疗效果的监测。因此，分子成像是更好地适应未来精确诊断的医学发展方向的医学成像方法，能满足临床更个性化的影像诊断需求。

王浩　杨济桥　罗红兵　罗婷

致敬未来的科学问题

1. HER2 低表达的下限是否还会更新？如何减少免疫组化判读的不一致性？
2. 免疫细胞亚群分布不同是否影响乳腺癌免疫治疗效果？
3. 对于导管原位癌患者，术中进行了 shave margin 是否可以不再接受放疗？
4. 前哨淋巴结检查中，存在微转移和孤立肿瘤细胞的病例之间是否存在预后差异？
5. 罕见的特殊类型乳腺癌是否能从传统治疗方法中获益？
6. 与传统切片相比，全数字切片中存在哪些诊断陷阱，应该如何避免？
7. 如何构建多模态影像精准预测乳腺癌新辅助治疗 pCR 的数字模型？
8. 人工智能如何更好地辅助病理医师做好病理诊断和评估？
9. 如何利用分子影像更精准地对乳腺癌进行诊断、分型和疗效监测？

第二篇　乳腺癌的基因相关问题

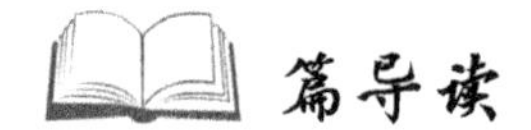

乳腺癌的基因相关问题既与本书其他章节是并列关系，也是乳腺癌诊疗的主线。Bernard Fisher 提出“乳腺癌是全身性疾病”，因为乳腺癌的发生、发展与驱动基因密不可分。在乳腺病理的临床工作中，紧密围绕“基因”开展工作。我们熟悉的免疫组织化学是检测组织中蛋白的水平，HER2 荧光原位杂交（fluorescence in situ hybridization，FISH）是检测 DNA 扩增水平，而 21 基因检测是对 21 个与乳腺癌相关的基因的 mRNA 表达量进行定量检测。除了临床病理，目前对 *BRCA1/2* 基因进行检测，多采用二代测序平台，而二代测序平台更广泛用于基础与转化研究方面。

当我们提及遗传性乳腺癌，首先想到的是遗传易感基因。美国国立综合癌症网络（National Comprehensive Cancer Network，NCCN）临床实践指南：遗传 / 家族高风险评估 – 乳腺癌、卵巢癌和胰腺癌通过不断更新，更加明确了推荐检测的人群和检测的基因数目，而检测后的结果也可以按照指南推荐进行筛查和预防性治疗。但由于人群较小，研究较少，目前的推荐还是以“粗线条”为主，其中很多细节有待完善，如适合中国人的检测、标准和基因数目，以及检测后中等外显率基因突变患者如何管理等。

关于多基因检测，多种检测工具在早期乳腺癌的免除化疗的研究中有重要作用，但我们也要清楚地看到，不同检测工具的临床研究入排标准与结论不同，因此要更加重视中国人群数据、检测试剂盒的原研与本土化等问题。多基因检测工具除了对化疗决策有帮助外，在未来是否有可能指导内分泌治疗与精准预后的判断方面，值得研究与期待。

对临床医生来说，二代测序涉及的内容范围广、难度大，特别是与当前较热点的单细胞测序、免疫治疗、液体活检等相关，为探索乳腺癌的发生发展、转移耐药机制提供了技术方法。我们相信二代测序的技术与方法会带动乳腺癌研究的进步。

付丽

第四章　遗传性乳腺癌的现状、争议、未来之问

第一节　遗传性乳腺癌的现状

据 2021 年全球癌症统计报道，乳腺癌已成为全球发病率最高的肿瘤，在全球范围内每年有新发乳腺癌患者 2 261 419 例，中国乳腺癌每年新增人数 416 371 例，占全球新发病人数的 18.4%，且其发病率仍呈上升趋势。目前也已证实约 10% 的乳腺癌患者具有遗传倾向。

一、遗传性乳腺癌发生的相关因素

乳腺癌的发生与体内外多种因素相互作用有关，包括外源性的环境因素和内源性因素。外源因素是指人体处在各种特定的物理、化学致癌物暴露的环境中，或人体所处生活环境、饮食习惯等。内源性因素是指遗传因素、个体免疫状态、激素状态、疾病史等。其中比较重要的高危因素是遗传因素，即乳腺癌患病具有遗传倾向及家族聚集特征。

有研究指出，患乳腺癌的风险会随着亲属中患乳腺癌人数的增加和确诊年龄的年轻化而增加，同时也与患病亲属的亲缘关系远近有关。1974 年就有研究人员注意到，在美国，有一级亲属患乳腺癌的妇女发生乳腺癌的相对危险度较无家族史的散发乳腺癌患者高 2 ～ 3 倍；若一级亲属在绝经前患双侧乳腺癌，则相对危险度更是高达 9 倍。

此外，与散发性乳腺癌相比，遗传性乳腺癌通常有发病年龄较早、双侧乳腺癌多发及合并其他癌症的特点。且三阴性表型所占比例较高，细胞核分级也较高。

二、遗传易感性与基因相关

在相同的致癌因素影响下，部分女性会罹患乳腺癌，分析这一现象发生的原因，其中最重要的一个就是患者个体遗传易感性不一致，即患者个体的遗传背景不同，所以对致癌因素的敏感度也不同。

肿瘤是一种基因病，是基因突变逐渐积累的结果，肿瘤的遗传易感性与两类基因是息息相关的：驱动基因与易感基因。驱动基因即对肿瘤的发生发展起到直接的推动作用且影响显著，这部分基因主导了肿瘤的发生。易感基因不直接导致肿瘤发生，但在受到环境刺激时，其发生突变会影响驱动基因的突变率，与肿瘤的通路激活或者抑制相关。

遗传性乳腺癌是指患者携带乳腺癌易感基因致病性胚系突变，患病风险高于普通人群。遗传性乳腺癌属于常染色体显性遗传，致病胚系突变基因有 50% 的概率遗传给后代，常呈家族聚集性。虽然并不是所有的遗传性乳腺癌患者均有乳腺癌家族史，但乳腺癌家族史对遗传性乳腺癌患者的风险评估、预防干预以及临床处置均有非常重要的影响。

根据这些易感基因在人群中的分布频率和患癌风险，可将其分为高外显率易感基因、中等外显率易感基因和低外显率易感基因。高外显率易感基因人群分布频率极低，但发病风险极高（即携带者与非携带者相比相关

风险高达5～20倍）；中等外显率易感基因人群中分布频率较低，具有较高患病风险（其携带者患病风险是非携带者的2～5倍）；低外显率易感基因人群中具有较高的频率分布，但其对乳腺癌发病的影响作用较微弱（携带者患病风险一般低于1.5倍）。

剑桥大学牵头发起的一项研究显示，多个基因的致病性胚系突变与乳腺癌的遗传易感相关，如ATM、BRCA1/2、CHEK2、PALB2蛋白质截短变异与总体乳腺癌风险相关。结合国外及中国队列研究数据，目前认为*BRCA1*、*BRCA2*、*TP53*和*PALB2*是高外显率的乳腺癌易感基因，携带上述基因突变，会增加至少5倍的乳腺癌风险。对携带上述基因致病性突变的患者和健康个体，临床上可以采用治疗和干预措施。一些中等外显率的乳腺癌易感基因，如*CHEK2*、*ATM*等，会增加2～4倍的乳腺癌发病风险，目前尚缺少足够证据表明携带上述中等外显率的乳腺癌易感基因突变对临床治疗决策产生的影响。

（一）基因*BRCA1*与*BRCA2*

*BRCA1*和*BRCA2*基因是最早发现的并且是最重要的乳腺癌易感基因。1940年人类首次发现乳腺癌的家族遗传现象，随后研究者在1990年首次发现了*BRCA1*基因，定位于人染色体17q21上，具有23个外显子。1994年研究者又发现了*BRCA2*基因，定位于人染色体13q12上，含有27个外显子，并将研究结果发表在*Science*上。*BRCA1/2*二者均为抑癌基因，且呈常染色体显性遗传。BRCA1和BRCA2蛋白所有的功能尚未确定，但BRCA1目前已知功能可能是其致癌作用的基础，包括DNA修复、细胞周期检查点控制、蛋白质泛素化和染色质重塑。BRCA2参与同源重组修复，但对其功能尚需进一步研究。

1. 乳腺癌患者的*BRCA1/2*突变频率及患病风险

国内多项研究结果表明，*BRCA1*和*BRCA2*在未经选择的中国乳腺癌大样本中突变频率约为6%。在遗传性乳腺癌患者中，20%～60%的乳腺癌患者携带*BRCA1/2*的胚系突变，携带这两个基因致病性突变的女性其一生中患乳腺癌、卵巢癌的危险性显著增加。欧美人群前瞻性研究统计，*BRCA1*突变携带者至80岁时乳腺癌累计发病风险可达72%，卵巢癌累计发病风险可达44%；*BRCA2*突变携带者至80岁时乳腺癌累计发病风险可达69%，卵巢癌累计发病风险可达17%。中国乳腺癌患者队列研究发现，*BRCA1*、*BRCA2*突变携带者乳腺癌的发病率分别为11.0%、12.7%，分别是普通人的3.77倍和4.42倍，中国女性*BRCA1*突变携带者至70岁时乳腺癌累计发病风险可达37.9%，*BRCA2*突变携带者至70岁时乳腺癌累计发病风险可达36.5%，超出健康人群乳腺癌发病风险（3.6%）近9倍。

除此之外，携带*BRCA*基因突变的乳腺癌患者患其他癌症的概率也非常高，有研究表明携带致病性*BRCA1/2*等乳腺癌易感变异的患者经常出现胰腺影像学异常。女性*BRCA1/2*基因携带者患胰腺癌的风险大约是未携带*BRCA1/2*人群的2倍。*BRCA1/2*基因男性携带者患乳腺癌的风险也会增加。相对于一般人群，男性*BRCA1*突变携带者乳腺癌的患病风险增加10～50倍，*BRCA2*突变携带者乳腺癌的患病风险增加50～100倍，相对风险在30～40岁时最高，并随着年龄的增长而降低，*BRCA2*突变携带者的相对累计风险均高于*BRCA1*突变携带者。因此，检测家族性乳腺癌高危人群中*BRCA1/2*基因突变的携带情况对于早期预防和干预还是非常有必要的。在原发性乳腺癌（primary breast cancer，PBC）接受放疗后，辐射诱发的继发性乳腺癌可能是一个值得关注的问题，特别是年轻的携带胚系*BRCA*突变相关的乳腺癌患者中，对侧乳腺癌（contralateral breast cancer，CBC）的风险已经很高了，并且对辐射的遗传易感性可能增加。2023年一项大型研究结果显示：在3602例携带致病性胚系*BRCA1/2*的患者中，在PBC诊断后接受放疗的胚系*BRCA1/2*致病突变携带者，尤其是g*BRCA2*致病突变携带者，与CBC风险增加有关。

2. *BRCA1/2* 基因检测适用人群

根据 2023 年美国国立综合癌症网络（National Comprehensive Cancer Network，NCCN）指南 V3 版本，*BRCA1/2* 基因检测的适用人群如下。

（1）有乳腺癌病史的人群，需要满足下列任意标准。

1）≤ 50 岁。

2）任何年龄。

①治疗指征：协助使用多腺苷二磷酸核糖聚合酶 [poly（ADP-ribose）polymerase，PARP] 抑制剂进行转移性乳腺癌的系统性治疗决策，或协助使用奥拉帕利（Olaparib，Lynparza）在高风险、人类表皮生长因子受体 2 阴性（human epidermal growth factor receptor 2 negative，HER2–）乳腺癌的辅助治疗决策。

②病理 / 组织学：三阴性乳腺癌（triple-negative breast cancer，TNBC），多原发性乳腺癌（同时或异时），小叶型乳腺癌伴弥漫性胃癌个人史或家族史。

③男性乳腺癌。

④祖先具有德系犹太人血统。

⑤家族史。

a. ≥ 1 名有以下任何一项的近亲，如年龄≤ 50 岁且患有乳腺癌、男性乳腺癌、卵巢癌、胰腺癌，以及转移性 / 高危或极高危前列腺癌患者。

b. 患者和（或）近亲中≥ 3 名诊断为乳腺癌。

c. ≥ 2 名近亲患乳腺癌或前列腺癌（任何级别）。

（2）关于健康人群，在家系中如果满足以下条件可以考虑进行基因检测。

家系中至少有 2 例乳腺癌患者，至少 2 种癌症类型包括乳腺癌、卵巢癌、前列腺癌或胰腺癌且其中至少有 1 例为乳腺癌（注意：建议家系中已患癌的个体优先进行 *BRCA* 基因检测，特别是具有发病年龄早或多原发肿瘤特点的个体；当患者不可及时，再考虑检测家系中健康人群）。

（二）基因 *TP53*

TP53 是一个重要的抑癌基因，是细胞生长周期中的负调节因子，与细胞周期的调控、DNA 修复、细胞分化、细胞凋亡等重要的生物学功能有关。*TP53* 胚系突变会导致家族性癌症易感，Li-Fraumeni 在 1969 年首次观察到这种综合征，突变携带者一生罹患恶性肿瘤的风险很高，最常见的癌症是软组织肉瘤和女性乳腺癌。根据家族中癌症的类型，可将其定义为 Li-Fraumeni 综合征（Li-Fraumeni syndrome，LFS）和 Li-Fraumeni 样综合征（Li-Fraumeni like syndrome，LFL），LFS 和 LFL 表征包括软组织肉瘤和骨肉瘤、乳腺癌、脑癌和肾上腺皮质癌等，为常染色体显性遗传。

乳腺癌患者的 *TP53* 突变频率及患病风险

TP53 突变在乳腺癌早期发病女性中的患病率已在不同人群中进行了研究。在 30 岁以下确诊且 *BRCA1* 或 *BRCA2* 无致病变异的乳腺癌患者中，有 5% ～ 8% 的患者 *TP53* 存在致病变异，而在 30 ～ 39 岁确诊的乳腺癌患者中比例较小。如果患者有 LFS 相关癌症的家族史，或者有额外的 LFS 相关癌症的个人史，则其 *TP53* 突变的可能性增加。

北京大学肿瘤医院乳腺中心对未经选择的 10 053 例乳腺癌患者进行了二代测序（next generation sequencing，NGS）和 Sanger 测序分析，数据显示在该大型队列中 0.5% 的患者携带致病性 *TP53* 胚系突变，但是在极早发性乳腺癌（首诊年龄≤30岁）中*TP53*胚系突变频率可达3.8%，*TP53*突变携带者更易患早发性癌症和双侧乳腺癌。另有研究证实了该结论，研究显示*TP53*突变频率较低（0.8%），突变携带者的平均年龄为31.65岁，在*TP53*突变携带者中，76%的患者为激素受体阳性患者。

*TP53*胚系变异携带者至60岁时乳腺癌累计发病率高达85%，女性乳腺癌年度风险在18～19岁时开始增加，并在约40岁时达到顶峰。终生癌症风险高达80%～90%，甚至高于*BRCA1/2*突变携带者的患病风险。研究发现，有少部分女性乳腺癌患者在没有*BRCA1*和*BRCA2*变异时，具有*TP53*变异。

（三）基因*PALB2*

*PALB2*是一种BRCA2结合蛋白，它是重要抑癌基因*BRCA2*向细胞核内转移定位及维持在核内稳定的协同因子，在保持基因组稳定和调节细胞周期过程中起重要作用。*PALB2*的双等位胚系功能缺失突变会导致Fanconi贫血，而单等位胚系功能缺失突变则与乳腺癌和胰腺癌的风险增加相关。*PALB2*变异所导致的家族性胰腺癌和乳腺癌是常染色体显性遗传。

乳腺癌患者的*PALB2*突变频率及患病风险

*PALB2*基因胚系突变携带者的乳腺癌终生发病风险为35%。北京大学肿瘤医院的一项研究显示，经过多基因Panel检测*PALB2*突变，在7657名中国*BRCA1/2*野生型人群中，0.71%的患者携带致病性*PALB2*胚系突变，与非*PALB2*携带者相比，*PALB2*致病突变携带者患乳腺癌的年龄更小（47.52岁*vs.* 51.35岁，*P*=0.016），并且在具有乳腺癌或卵巢癌家族史的TNBC或HER2阴性乳腺癌患者中更为常见。另一项国内大型研究纳入来自国内的10个省份未经选择的乳腺癌患者21 216例，其中5890例健康女性作为对照通过NGS测序检测*PALB2*，结果显示致病性*PALB2*突变携带者在乳腺癌队列中占0.97%，在健康对照组中占0.19%。

研究显示，中国*PALB2*胚系突变女性携带者乳腺癌发病风险为一般女性的5倍，其他肿瘤的风险鲜见报道。对于*PALB2*携带者来说，乳腺癌的年发病率随着年龄的增长而增长。与健康人群相比，＜40岁的携带*PALB2*胚系突变的女性，乳腺癌的风险增加至8～9倍；40～60岁的*PALB2*携带者风险增加至6～8倍；≥60岁的*PALB2*携带者风险增加至5倍。

三、遗传易感基因的检测技术

关于遗传性肿瘤的风险评估，2023年NCCN指南中明确推荐使用NGS技术进行多基因检测，其优势在于：①NGS技术一次可检测某一特异性家族肿瘤表型或多种肿瘤表型；②个人或家族肿瘤史可以用一种以上的遗传性肿瘤综合征解释，一次进行多基因检测可增加检测出致病性变异的概率；③受检者某一综合征检测阴性，但个人史或家族史有遗传易感倾向的建议行多基因检测；④少数人群携带一种或多种癌症易感基因，但有致病/可能致病（pathogenic or likely pathogenic，P/LP）变异的建议行多基因检测；⑤多基因检测可包含一些中等风险基因。随着分子生物学的发展，通过多基因检测评估遗传易感基因突变，用以指导遗传性乳腺癌患者或健康携带者的治疗决策和全程管理逐渐被认可。通过基因检测了解自身患乳腺癌的概率，同时还能够在其家族内部共享基因检测信息，有利于家庭成员进行基因检测以便发现突变携带者，后续采取适当的解决策略降低患癌风险。

近年来*BRCA1/2*突变检测金标准为一代测序（Sanger测序）结合多重连接探针扩增技术（multiplex ligation-dependent probe amplification，MLPA），但随着测序技术的发展和进步，NGS因其高通量等优势逐渐取代Sanger测序并且成了*BRCA1/2*检测的更优检测手段，NGS测序检测BRCA1/2的方式有两种，一种是仅检测*BRCA1/2*基因突变的目标区域测序，较Sanger测序来说，检测范围全面覆盖*BRCA1/2*基因的编码区域，包含

BRCA1/2 编码区全部外显子及其上下游的内含子区域；另一种是检测包含 *BRCA1/2* 在内的多个乳腺癌易感基因。《中国家族遗传性肿瘤临床诊疗专家共识（2021 年版）》专家组推荐 *BRCA1/2* 基因突变检测技术采用只包含 *BRCA1/2* 或涵盖 *BRCA1/2* 基因的目标区域测序方法进行检测。Sanger 测序可用于 NGS 测序结果的补充，如通过 Sanger 测序对 NGS 测序结果进行验证。在 NGS 测序结果未检测 *BRCA1/2* 基因，但仍高度怀疑患者具有乳腺癌遗传易感突变的情况下增加 MLPA 检测，确认该患者是否具有 *BRCA1/2* 大片段重排突变。

四、乳腺癌家系的遗传咨询与预防性治疗

具有乳腺癌家族史的个体作为高危人群，进行遗传咨询和遗传风险评估是非常有必要的。有研究表明，对于通过基因检测确诊为肿瘤易感基因突变携带者的人群，我们可以采取一系列措施降低其相关肿瘤的发生风险。

（一）*BRCA1/2* 基因突变携带者健康人群的风险管理与乳腺癌患者的治疗策略

1. *BRCA1/2* 基因突变携带者健康人群的风险管理

（1）开展检测与早诊：*BRCA1/2* 基因突变的遗传性乳腺癌的遗传筛查、预防和诊疗相关的研究趋于成熟，超声、钼靶和 MRI 都是筛查的主要检测技术手段。在辅助 *BRCA1* 和 *BRCA2* 突变携带者诊断早期乳腺癌层面，MRI 能够提高诊断敏感性，并且优于钼靶。根据 2023 年 NCCN 指南 V3 版本的乳腺癌高危人群筛查指南，对发病风险高的人群进行致病性 *BRCA* 基因突变检测，对突变携带者建议从 18 岁就开始进行乳腺自查，25 岁之后每 6 ～ 12 个月进行 1 次临床乳房检查。乳腺癌筛查：25 ～ 29 岁每年进行 1 次乳腺 MRI 检查（或乳房 X 线检查，仅在没有进行 MRI 检查的情况下），如果在 30 岁之前诊断出乳腺癌，则根据家族史进行个体化检查；30 ～ 75 岁每年进行 1 次乳房 X 线检查，可考虑钼靶或乳腺 MRI 造影剂筛查；75 岁以后酌情考虑。超声、钼靶或乳腺 MRI 都是筛查的主要手段，可考虑联合应用。结合中国国情，我国专家建议：携带 *BRCA1* 和 *BRCA2* 突变的健康女性从 25 岁开始每年 1 次乳腺 MRI 检查联合每半年 1 次乳腺超声检查，从 30 岁开始在此基础上增加每年 1 次乳腺 X 线摄影检查。若不具备 MRI 检查条件，建议从 25 岁开始每年 1 次乳腺 X 线摄影联合每半年 1 次乳腺超声检查。

（2）男性 *BRCA1/2* 突变携带者的风险管理：美国 *BRCA1* 突变男性携带者 70 岁累积乳腺癌发病风险为 1.2%，*BRCA2* 突变男性携带者 70 岁累积乳腺癌发病风险为 6.8%，均高于一般人群中男性的乳腺癌风险（0.1%）。欧美研究通过多基因风险评分（polygenic risk score，PRS）评估欧美 *BRCA* 致病性突变男性携带者的乳腺癌患病风险，研究结果显示，*BRCA2* 携带者 85 岁时乳腺癌风险为 7.7% ～ 18.4%。与 *BRCA1/2* 突变女性携带者相比，男性患乳腺癌的风险相对较低，且通过体检可以及时查出。2023 年 NCCN 指南 V3 版本的乳腺癌高危人群筛查指南建议 *BRCA* 突变男性携带者从 35 岁开始接受乳腺自查，且每 12 个月进行 1 次乳腺临床检查，并且建议比家族中最早患男性乳腺癌个体的发病年龄提前 10 年或者 50 岁时进行乳腺 X 线钼靶检查。

（3）携带 *BRCA1/2* 突变的健康人群的优生优育：健康育龄期的 *BRCA1/2* 胚系突变携带者，无论男性、女性，均有 50% 的概率将该突变遗传给其后代（任何性别）。若携带者有明确反对将致病性突变遗传给下一代的意愿，进行胚胎植入前遗传学诊断（preimplantation genetic diagnosis，PGD）是伦理上更可能接受的选择。PGD 技术是将携带者夫妇体外受精后筛选的无 *BRCA1/2* 致病性突变的胚胎植入子宫。目前，PGD 已被证明能够成功治疗一些家族性疾病，如家族性腺瘤性结肠息肉病、Li-Fraumeni 综合征、视网膜母细胞瘤、Ⅰ型和Ⅱ型神经纤维瘤病等。2023 年 NCCN 指南 V3 版本的遗传 / 家族高危人群筛查指南建议若基因检测结果发现 P/LP 变异的健康人群在有生育计划时考虑 PGD 是非常有必要的。国内专家建议在遗传咨询中，针对携带 *BRCA1/2* 突变的健康人群，若其有强烈的意愿将无 *BRCA1/2* 致病性突变表型的胚胎移植入母体，阻断疾病向子代传递，应充分告知

PGD需要进行的准备、风险评估、知情同意及移植建议（相关的获益及风险），让其决定是否采取后续治疗。

2. *BRCA1/2* 基因突变乳腺癌患者的治疗策略

（1）手术治疗：包含保乳手术和预防性对侧乳腺切除手术。

《中国家族遗传性肿瘤临床诊疗专家共识（2021年版）》建议 *BRCA1/2* 突变携带患者若满足保乳条件，并且有强烈保乳意愿，可以将保乳手术作为选择，但需医生告知风险（包含同侧乳腺癌复发与同侧乳腺新发癌和对侧乳腺癌发生风险），谨慎选择治疗方式。

近年来，单侧乳腺癌中行预防性对侧乳腺切除手术（contralateral prophylactic mastectomy，CPM）的患者急剧增加，对于 *BRCA1* 和 *BRCA2* 突变的患者，已证明通过CPM可以降低这类患者的病死率。在未经选择的中国乳腺癌患者队列研究中，具有乳腺癌家族史的携带 *BRCA1/2* 突变的乳腺癌患者对侧乳腺癌发病风险较高，其10年对侧乳腺癌患病风险接近30%。国外也有研究发现胚系 *BRCA1/2* 致病性变异携带者发生对侧乳腺癌的风险显著升高（风险比＞1.9）。接受CPM的患者，对侧乳腺微小或者隐匿癌的发病率低于5%。国内专家建议在进行CPM之前，应根据患者的个人情况与其充分沟通，告知利弊（如对侧乳腺癌的发病风险）。好在已有针对BRCA携带者的对侧乳腺癌风险预测模型，为评估 *BRCA1/2* 基因携带者发生对侧乳腺癌的绝对累积风险提供了一个有用的工具，可帮助携带者和临床医生根据个体对侧乳腺癌风险选择最佳的风险降低策略。

（2）化疗：在 *BRCA* 胚系突变的晚期TNBC患者中，卡铂联合多西他赛有更好的疗效，客观缓解率（objective response rate，ORR）可提高至少1倍。针对 *BRCA1/2* 突变的晚期TNBC患者，建议使用卡铂。

基于铂类对 *BRCA* 突变晚期的TNBC治疗的有效性，研究者在新辅助治疗层面也进行了研究，107例 *BRCA1* 突变的乳腺癌患者先进行4个周期的顺铂治疗后再进行手术和常规化疗，其中65例患者观察到病理学完全缓解（pathologic complete response，pCR）（61%），提示 *BRCA* 突变患者对顺铂敏感度高。北京大学肿瘤医院牵头的一项研究显示在TNBC患者中，*BRCA1* 突变携带者比 *BRCA1* 野生型人群更有可能从基于蒽环类药物的新辅助治疗中获益。另一项多中心Ⅱ期试验比较顺铂和多柔比星–环磷酰胺对胚系 *BRCA* 突变HER2阴性乳腺癌患者新辅助治疗的疗效和残留病灶负荷（residual cancer burden，RCB），所有患者分析结果显示，顺铂组pCR率为18%，多柔比星–环磷酰胺组pCR率为26%，顺铂组RCB-0或RCB-1的患者比例低于多柔比星–环磷酰胺组。TNBC亚组分析结果显示，顺铂组疗效仍然低于多柔比星–环磷酰胺组（23% *vs.* 29%），因此，针对 *BRCA1/2* 突变的TNBC患者是否在新辅助化疗方案中加入铂类尚存在争议，需要更广泛的研究。

（3）靶向治疗：PARP抑制剂是早期携带致病性 *BRCA* 突变的乳腺癌患者的有效靶向药物，其中Olaprib、Talazoparib在乳腺癌领域研究比较深入。

2018年1月12日，美国食品和药品监督管理局（Food and Drug Administration，FDA）批准Olaprib用于治疗既往经治进展的胚系 *BRCA* 突变、HER2阴性转移性乳腺癌患者。同年10月，FDA批准Tarazoparib（Talzenna）用于胚系 *BRCA* 突变、HER2阴性局部晚期或者转移性乳腺癌。一项最新的现实世界研究结果显示，在有胚系 *BRCA1/2* 突变的晚期乳腺癌患者中，与标准化疗相比，talazoparib单药治疗在无进展生存期方面有显著益处，与EMBRACA研究的发现一致。另外，2022版《中国临床肿瘤学会（CSCO）乳腺癌诊疗指南》中更新：晚期TNBC患者若紫杉醇治疗失败，新增Olaprib方案（Ⅲ级推荐）。因此，建议对于转移性的HER2阴性乳腺癌患者进行 *BRCA* 胚系突变检测，若检测结果为 *BRCA* 突变阳性，则建议选择PARP抑制剂进行治疗。

2022年3月11日，PARP抑制剂奥拉帕利获得FDA批准，适用于辅助治疗 *BRCA* 胚系突变的HER2阴性高危早期乳腺癌患者，这些患者既往接受过新辅助化疗或者辅助化疗（基于临床试验OlympiA的结果）。

2022 版《中国临床肿瘤学会（CSCO）乳腺癌诊疗指南》中也对奥拉帕利有更新：早期 TNBC 患者在新辅助治疗后未达到 pCR 伴 *BRCA* 突变的 TNBC，术后奥拉帕利辅助强化更优（Ⅱ级推荐）。中国专家推荐针对 HER2 阴性的原发乳腺癌患者进行 *BRCA1/2* 突变检测（包含 TNBC 和 HR 阳性、HER2 阴性的高风险乳腺癌患者）。若 TNBC 和 HR 阳性、HER2 阴性的高风险乳腺癌患者是 *BRCA1/2* 突变携带者，在完成新辅助化疗后仍有病灶残留，或者在完成辅助化疗后，建议术后进行奥拉帕利治疗 1 年。

在乳腺癌新辅助治疗中，PARP 抑制剂也初现成效。一项 20 例的小样本量临床研究结果表明，可手术的 *BRCA* 胚系突变、HER2 阴性乳腺癌患者每日 1 次 talazoparib，6 个月后进行确定性手术，RCB-0（pCR）率高达 53%，说明 PARP 抑制剂在新辅助治疗中同样有获益。另一项研究探索紫杉醇联合奥拉帕利（PO 组）或紫杉醇联合卡铂（PCb 组）方案新辅助治疗 *BRCA* 胚系突变或 HRD 评分高的 HER2 阴性早期乳腺癌患者的疗效对比。两个治疗方案的 pCR 率无显著性差异（55.1% *vs.* 48.6%），与 PCb 组相比，PO 组治疗方案具有更好的安全性，由此可知，PARP 抑制剂联合紫杉醇在新辅助治疗中也可以发挥较强抗肿瘤作用。虽然两个方案 pCR 率无显著差异，但紫杉醇联合奥拉帕利具有更好的安全性及耐受性，未来将 PARP 抑制剂作为新辅助治疗中的一部分还是非常值得进一步研究的。

（二）*TP53* 基因突变携带者健康人群的风险管理与乳腺癌患者的治疗策略

在早发性癌症并且确定有胚系 *TP53* 突变的患者中，预计有 7% ～ 20% 的突变是新生的。这与由 *BRCA1* 或 *BRCA2* 基因突变引起的遗传性乳腺癌和卵巢癌综合征形成对比，在这些疾病中，*TP53* 新生突变较罕见，这一结果支持对年轻的乳腺癌患者进行 TP53 检测，即使在没有家族史的情况下。

根据 2023 年 NCCN 指南 V3 版本的遗传 / 家族高危人群筛查指南，*TP53* 突变检测被推荐用于早发型乳腺癌患者或者符合经典 LFS Chompret 标准的患者。建议女性 *TP53* 突变携带者类似 *BRCA* 突变携带者进行乳腺检测，此外，每年进行全身 MRI 和皮肤癌筛查，25 岁时每 2 ～ 5 年进行结肠镜检查。《中国家族遗传性肿瘤临床诊疗专家共识（2021 年版）》建议对发病年龄≤ 30 岁的乳腺癌患者或来自 LFS 家系的女性患者进行 TP53 检测。

对于健康的 *TP53* 突变携带者可考虑进行预防性双侧乳腺切除和Ⅰ期重建。对于没有手术干预意愿的健康携带者，建议从 20 岁起进行乳腺癌的早诊筛查。

虽然目前尚无针对 *TP53* 突变的有效药物，但有证据表明携带 *TP53* 突变的患者对低剂量辐射的反应交叉，且放疗诱发新恶性肿瘤的风险较高，因此 *TP53* 突变状态在临床管理中具有重要意义。

携带 *TP53* 突变的乳腺癌患者不推荐进行保乳手术，对于预期寿命比较长的女性，考虑进行预防性对侧切除和Ⅰ期重建。

（三）*PALB2* 基因突变携带者健康人群的风险管理

《中国家族遗传性肿瘤临床诊疗专家共识（2021 年版）》建议早发性、TNBC 和具有乳腺癌家族史的乳腺癌患者进行 *PALB2* 基因检测。建议健康的 *PALB2* 突变携带者的乳腺癌早诊筛查可以从 30 岁开始每年 1 次乳腺 X 线摄影和每半年 1 次乳腺超声检测，还可考虑增加乳腺 MRI 检测。

五、总结

在临床乳腺癌发病率不断升高的大背景下，明确乳腺癌易感基因致病性突变检测标准以及提升风险评估水平，可以方便我们鉴定高危人群并进行早期筛查、及早进行个体化预防和实施干预治疗，降低高危人群的发病率，使更多的人群受益。

第二节　遗传性乳腺癌的争议

争议一：PARP 抑制剂的精准治疗应用

通常认为 *BRCA1/2* 胚系基因突变首先是在乳腺癌中发现的，但是许多肿瘤细胞虽然没有 *BRCA1/2* 胚系基因突变，但肿瘤中存在 DNA 同源重组修复（homologous recombination repair，HRR）缺陷，因此也可能对 PARP 抑制剂敏感。为此，研究人员决定开发检测肿瘤细胞 HRR 功能的诊断方式和寻找与 HRR 缺陷相关的生物标志物。目前 PARP 抑制剂在乳腺癌中应用有以下几方面争议。

首先，OlympiA 与 OlympiAD 研究奠定了 PARP 抑制剂在晚期乳腺癌与辅助阶段应用的基础。但是 PARP 抑制剂能不能在新辅助阶段起到提高 pCR 率、降低化疗应有强度的作用呢？BrighTNess 是在 TNBC 新辅助治疗中加入维拉帕利联合紫杉醇、卡铂对比紫杉醇、卡铂。结果显示，无论胚系 *BRCA* 状态如何，在紫杉醇中添加卡铂（联合或不联合维拉帕利）相较于紫杉醇单药均可显著提升患者 EFS，但是否联合维拉帕利对 EFS 没有影响。加用卡铂的血液学副反应发生率更高，该研究没有证实 PARP 抑制剂的新辅助功效。但是，一项单臂先期研究显示了 PARP 抑制剂尼拉帕利（Niraparib）新辅助治疗在局限性 HER2 阴性、*BRCA* 突变乳腺癌患者中的抗肿瘤活性和安全性。另一项抑制作用更强的 PARP 抑制剂，Talazoparib 新辅助单药口服持续 6 个月，无须化疗，可产生明显的 RCB-0，且毒性可控。与之相似的临床研究 NCT03499353 也在进行中。此外，在一项 Talazoparib 新辅助治疗有遗传性 *BRCA* 突变早期乳腺癌患者的初步研究中，通过多重免疫荧光染色观察到肿瘤免疫微环境的变化，这些发现支持 PARP 抑制剂在增强肿瘤免疫原性方面的新作用。由此可见，PARP 抑制剂对于新辅助治疗的未来还是值得期待的。

在 GeparOLA 研究中，与紫杉醇周疗联合卡铂组相比，虽然紫杉醇周疗联合奥拉帕利组在意向性分析（intention-to-treat，ITT）人群中并没有获得阳性结果，仅显示出略高的 pCR 率（55.1% *vs.* 48.6%），但在亚组分析中，奥拉帕利联合紫杉醇组在年轻患者（＜ 40 岁）亚组中较对照组显示出更好的 pCR 率，达到了 76.2%；在 HR 阳性亚组中也显示出更高的 pCR 率，达到了 52.6%。无论是在之前的乳腺癌应用 PARP 抑制剂新辅助治疗临床试验中，还是在 HR 阳性、HER2 阴性乳腺癌新辅助治疗中均未见到如此高的 pCR 率。亚组分析的结果仍具有非常重要的启示作用，由于当前研究亚组病例数较少，值得开展进一步研究以证实真正获益的优势人群。

其次，*BRCA* 突变相关的晚期乳腺癌中的最佳顺序存在争议，如周期蛋白依赖性激酶 4/6（cyclin-dependent kinase 4 and 6，CDK4/6）抑制剂，程序性死亡受体 1（programmed death 1，PD-1）抑制剂与 PARP 抑制剂的应用顺序。看题目似乎是循证医学与精准医学之争，因为 CDK4/6 抑制剂的临床研究最多，循证医学证据最充分。而 PARP 抑制剂是针对 *BRCA1/2* 突变的乳腺癌，通过合成致死途径杀伤。但事实并非如此，在没有符合入组条件的头对头比较随机对照研究的情况下，相似入组人群的间接比较也可以作为治疗选择的依据。然而，针对 *BRCA1/2* 基因突变乳腺癌人群的临床研究较少，针对性的临床研究只有 PARP 抑制剂的相关研究。第 6 届晚期乳腺癌国际共识会议专家组给出的建议是在 HR 阳性 *BRCA* 相关的晚期乳腺癌中，*PARP* 抑剂制与内分泌治疗 ± CDK4/6 抑剂制治疗的最佳顺序尚不清楚。然而，考虑到 CDK4/6 抑制剂带来的总生存期（overall survival，OS）获益，专家组认为其是一线治疗标准，并建议在 PARP 抑制剂前使用（LoE/GoR：专家意见 /A）（94%）。而在程序性死亡受体 – 配体 1（programmed cell death-ligand 1，PD-L1）阳性和胚系 *BRCA* 相关的三阴性晚期乳腺癌中，*PARP* 抑制剂和化疗 + 免疫检查点抑制剂治疗的最佳顺序尚不清楚。然而，鉴于免疫治疗带来的 OS 获益，专家组认为它是大多数患者一线治疗的首选（LoE/GoR: 专家意见 /B）（91%）。此问题尚有争议，值得后续深入研究。

如何组合增效？PARP 抑制剂研发的初衷是让肿瘤细胞可以对引发 DNA 损伤的化疗更敏感，但是以往 PARP 抑制剂与化疗的组合疗效不尽人意。主要的原因是两者的不良反应谱常有重叠。目前临床前研究表明，由高剂量的 PARP 抑制剂与相对低剂量的化疗构成的组合疗法能够达到抑制肿瘤细胞增殖的效果。

临床前研究显示如磷脂酰肌醇 3 激酶（phosphoinositide 3-kinase，PI3K）抑制剂等一系列靶向药物可以导致或加强肿瘤细胞的 HRR 缺陷，使肿瘤细胞对 PARP 抑制剂更为敏感。目前也有临床研究入组 17 例平均接受过三线化疗的 TNBC 患者，将两药联合 [阿培利司（Alpelisib）联合奥拉帕利] 以探究其疗效。结果证实治疗是可耐受的，并且为其在非 BRCA 携带者中也有活性提供了证据。细胞游离 DNA（cell-free DNA，cfDNA）提供了重要的预后信息。结果显示，PI3K 抑制剂可能协同使用，使同源重组评分高（*BRCA* 野生型）的 TNBC 对 PARP 抑制敏感，并提示 PARP 抑制剂的应用可能扩展到 *BRCA* 突变型肿瘤之外。

PARP 抑制剂与免疫检查点抑制剂组合的理由是具备 HRR 缺陷的肿瘤大多携带更多基因突变，因而可能产生更多的新抗原，这会诱发更强的抗癌免疫反应。一项研究发现在 *BRCA* 缺陷 TNBC 模型中，PARP 抑制剂的功效依赖于瘤内干扰素基因刺激因子（stimulator of interferon genes，STING）通路激活诱导的 $CD8^{+}T$ 细胞募集。该研究揭示了 PARP 抑制剂的新作用机制，并为将 PARP 抑制剂与免疫疗法结合用于治疗 *BRCA* 相关 TNBC 提供了额外机制原理。同时多项研究也支持在遗传性肿瘤中 STING 通路会出现变异，靶向 DNA 损伤应答（DNA damage response，DDR）与 PD-1/PD-L1 抑制联合是合理的治疗策略。目前已有多项临床研究正在进行。

PARP 抑制剂与抗体偶联药物（antibody drug conjugate，ADC）组合的相关研究也正在开展中。一项纳入 6 例患者的研究结果表明，卢卡帕尼（Rucaparib）联合戈沙妥珠单抗（sacituzumab govitecan，SG）在晚期实体瘤患者中具有抗肿瘤活性，包括具有或没有 *HRR* 基因突变的 PARP 抑制剂暴露的肿瘤患者。SEASTAR 研究的结果提供了概念验证的临床证据，支持 PARP 抑制剂与携带 Trop2 抑制剂有效载荷的 ADC 药物组合的进一步开发，如进行联合试验以研究 PARP 抑制剂与 SG 或其他 ADC 药物的间歇性给药，以减少骨髓抑制并优化抗肿瘤疗效。未来的研究也可能有助于阐明每种药物对观察到的抗肿瘤活性的相对贡献。虽然发现 PARP 抑制剂已有十多年的时间，但仍方兴未艾，多项临床试验正在进行中。我们仍然期待未来有更优的 PARP 抑制剂和治疗方法。

争议二：遗传性乳腺癌的药物与手术预防措施

药物预防：NASBP-P1 回顾性研究结果显示，他莫昔芬（Tamoxifen）治疗的 *BRCA1/2* 致病性变异携带者的乳腺癌风险比分别为 1.67（95% *CI*：0.32 ～ 10.70）和 0.38（95% *CI*：0.06 ～ 1.56），基于这些结果，他莫昔芬对 *BRCA1/2* 致病性突变携带者的保护作用非常有限，对 *BRCA2* 致病性突变携带者的保护作用稍好，但这种有限的效应可能与该研究中病例数量有限有关（该研究中分别有 8 例和 11 例 *BRCA1* 和 *BRCA2* 致病性突变携带者）。TAM-01 研究的 10 年随访结果近期得到公布，他莫昔芬（5 mg，1 次 / 日）治疗 3 年可显著预防非浸润性乳腺癌停药 7 年后的复发，且无远期不良反应。该临床研究没有限定在 *BRCA* 基因突变人群且针对的是乳腺癌复发，所以尚不能作为携带 *BRCA1/2* 突变健康人群选择他莫昔芬作为预防药物的依据，期待后续有强有力的临床研究证据。Behan LA 等认为芳香化酶抑制剂（aromatase inhibitor，AI）可以预防绝经后妇女的乳腺癌；然而，AI 在 *BRCA1/2* 致病性变异型乳腺癌中的预防作用尚未见报道。目前已在参与 *BRCA1* 表达的雌激素依赖性调节的基因（*ZNF423* 和 *CTSO*）中鉴定出常见的单核苷酸多态性。这些基因变异与选择性雌激素受体调节剂治疗期间乳腺癌风险的改变有关，并可能最终为预测个体患者使用这些化学预防方法获益的可能性铺平道路。

关于口服避孕药使用效果的研究和关于 *BRCA1/2* 变异携带者患乳腺癌风险的研究报道了相互矛盾的数据。两项荟萃分析表明，口服避孕药的使用与乳腺癌携带者的乳腺癌风险没有显著相关性。

作为 *BRCA1/2* 突变乳腺癌患者治疗药物，PARP 抑制剂是否会具有预防作用，目前还没有明确的临床研究证据，OlympiA 中主要终点无侵袭性疾病生存期的界定里，也包括了对侧新发乳腺癌，但 OlympiA 研究的亚组分析中还没有详细的预防对侧新发乳腺癌的数据，从机制上来讲，PARP 抑制剂的机制是阻止单链 DNA 的修复，如果作为预防性药物可能要考虑用药时长、药效和不良反应之间的平衡。

其他如核因子受体激活因子 - κ B 配体（receptor activator for nuclear factor- κ B ligand，RANKL）抑制剂地诺单抗（Denosumab）（BRCA-P 研究）和免疫预防方法还没有最终研究结果报道。

预防性切除手术：美国临床肿瘤学会、美国放射肿瘤学会和外科肿瘤学会的遗传性乳腺癌管理指南指出，新诊断的乳腺癌和 *BRCA1/2* 突变的患者可考虑进行保乳治疗，局部控制率类似于非 *BRCA1/2* 突变携带者。但是，它与不良的短期和长期生存结果无关，应将保乳手术作为 *BRCA* 突变携带者的一种选择。携带突变的乳腺癌患者对侧乳腺癌发生风险显著增加，特别是在年轻女性中，以及在同侧乳腺癌中发生新癌症的风险更高，值得讨论双侧乳房切除术。预防性双侧全乳切除术（bilateral risk-reducing mastectomy，BRRM）可使乳腺癌发病风险降低至少 90%，但 BRRM 能否为 *BRCA1/2* 突变健康携带者带来生存获益目前仍具争议。保留乳头乳晕复合体乳房切除术（nipple-sparing mastectomy，NSM）联合乳房重建能提供较好美容效果，并已被广泛认可，且回顾性研究表明 NSM 对 BRCA 人群患乳腺癌具有高度的预防性。目前国内一项研究显示 3 例具有乳腺癌家族史的携带 *BRCA1/2* 突变的年轻健康中国女性（35 岁 ±1 岁）实施 NSM 以及Ⅰ期假体重建术后，其中位随访时间为 18 个月，没有乳腺癌发生，对重建术结果满意，且心理状态良好。我国专家认为，应该结合国情综合考虑是否进行预防性切除手术，如个体具有强烈的意愿进行预防性切除，考虑其家属是否支持。若患者及家属均同意进行预防性切除手术，还需明确告知手术的利与弊（包含风险和局限性），给予其足够的时间进行考虑。个体具有强烈手术的意愿并且其家属给予支持时，可在适当的年龄进行干预，同时还需要关注其术后的心理和情绪状态。总而言之，在国内开展预防性切除手术仍需非常慎重。目前在临床上建议对此类高风险人群采取密切监测，包括乳房 MRI 筛查和有效的医患沟通，可帮助患者做出既考虑风险又兼顾个体化的选择。目前也有多项研究关注 *BRCA1* 和 *BRCA2* 突变携带者的预防。

乳房再造手术的逐步发展与更多预防性切除手术的增长趋势平行，并且选择预防性手术的绝大多数女性会选择即刻乳房再造。Baildam 提出的绝对禁忌证包括：未能确认遗传高危状态；无已知遗传基因变异；伪造家族史、不是患者自己的选择；等待基因突变检测结果；拒绝接受手术并发症风险；外科医生在手术方面缺乏经验。而相对禁忌证包括：等待遗传学家 / 外科医生的进一步咨询；患者犹豫不决、心理上的担忧；家庭分歧，精神疾病，身体畸形；对于美容和预防结果的不切实际的期望；选择乳房再造手术完全是出于“美容”的原因，而不是肿瘤学的原因。以上观点值得外科医生在临床实践中思考。

除了手术与药物治疗之外，放疗是否也有预防作用值得思考。一项回顾性研究分析了 255 例 *BRCA1/2* 携带者，结果表明 *BRCA1/2* 突变携带者接受乳房切除术后未进行乳房切除术后放射治疗（post-mastectomy radiotherapy，PMRT），其同侧乳腺肿瘤复发（ipsilateral breast tumor recurrence，IBTR）率高于进行 PMRT 或保乳治疗（breast-conserving therapy，BCT）的患者。

争议三：检测基因数目多少为优，检测的方式方法是否需要改进，解读标准是否需要完善

NGS 允许同时对多个基因进行测序。目前晚期乳腺癌中遗传突变出现频率比非转移性疾病高，表明特定基因的突变可能促进肿瘤转移的发生和发展。因此有学者建议多基因 NGS 在晚期患者中的应用，以识别出可以靶向治疗的人群。有研究发现接受易感基因生殖细胞系变异体筛查后的患者表现出较强的疾病侵袭性特征，如肿瘤增殖较高，但按亚组或分子亚型分层后，差异仍不显著，使用转录组测序技术（RNA sequencing，RNA-seq）和基因特征进一步细化患者选择是有可能的。

基于个人和家族史的 NGS 检测通常更有效，也有更高的成本效益。现在，在许多医疗机构或者第三方检测机构，遗传易感基因的多基因 Panel 检测已成为常规的诊疗选项。关于多基因测试，有几个问题需要考虑。首先，不同检测机构的检测产品存在显著差异，例如分析的基因数量、检测周期、保险可及性、实验室专业性、生信分析准确性等。此外，如多个基因或者多个位点是 P/LP 突变，进一步增加了风险管理的复杂性。随着多基因检测应用越来越多，被解释为意义不明确的突变（variants of uncertain significance，VUS）的频率预计会降低。基于基因检测结果的管理计划应仅针对目前有临床意义的突变位点进行制订。目前关于多基因检测的主要难题是多个基因相关的癌症风险程度，如何管理这些基因携带者的风险，以及数据有限，缺乏明确的指南。遗传性疾病的低发病率使这一问题更加复杂，常难以进行有足够效力的研究。多基因检测包括中等程度外显率的基因，通常还包括低外显率基因，这些基因几乎没有关于癌症风险程度和风险管理指南的可用数据。与包含不确定临床相关性基因的大 Panel 相比，建议首选以与乳腺癌相关并在临床上验证可行的癌症易感基因定制的 Panel，可参考《NCCN 临床实战指南：遗传 / 家族高风险评估 – 乳腺癌、卵巢癌和胰腺癌》。英国乳腺癌学会联盟（Breast Cancer Association Consortium，BCAC）对 60 000 多例乳腺癌女性患者和 53 000 多例对照女性进行了胚系 DNA 测序，采用包含 34 个已知或疑似乳腺癌易感基因的基因 Panel，根据绝对风险估计值，*BRCA1*、*BRCA2* 和 *PALB2* 的变异归属于高危类别，*ATM*、*BARD1*、*CHEK2*、*RAD51C* 和 *RAD51D* 的变异归属于中危类别。这些结果可以指导乳腺癌筛查工作，以及根据各国指南实施旨在降低风险的手术或药物治疗。虽然该研究的样本量大，但在结果中，有几个基因（如 *FANCM*、*MSH6* 和 *NF1*）与乳腺癌风险之间的关联证据仍不明确，而且即使是与风险明确相关的基因，风险估计值的置信区间也较宽。结合家系数据，并与其他研究综合分析有可能提高这些估计值的精确度。

PRS 可针对 *BRCA1*、*BRCA2*、*ATM*、*CHEK2*、*PALB2*、*BARD1*、*BRIP1*、*CDH1* 和 *NF1* 中的致病性变异进行评估。一项研究共评估了 26 798 例非西班牙裔白种人乳腺癌病例和 26 127 例对照，这些病例来自与易感性相关的癌症风险评估中以人群为主的研究。基于 105 个常见变异的 PRS 是使用乳腺癌全基因组关联研究的效应估计创建的，包括多个单核苷酸多态性（single nucleotide polymorphism，SNP）在内的 PRS 可分层突变携带者的乳腺癌风险，结果还需要进一步验证和纳入不同人群。该方法需要从更多样化的人群中获得更大的样本。鉴于 PRS 缺乏有效性，目前不应常规将其用于临床健康管理中。

争议四：如何通过遗传咨询更好地帮助患者克服心理恐惧，回归正常工作生活

乳腺癌遗传风险评估和遗传咨询需要多学科专家参与，涉及对有家族性或遗传性癌症风险的个体进行识别和咨询。乳腺癌遗传咨询的目的是帮助易感人群了解与遗传性乳腺癌相关的风险因素，以帮助他们了解基因检测的意义从而更好地预防或治疗肿瘤。目前国内基因检测率不高，许多接受基因检测的患者没有得到适当的咨询。

遗传风险评估是一个动态的过程，如果其他亲属被诊断出患有癌症，患者本人的风险就可能会发生变化。当已经在另一个家庭成员中发现遗传易感基因呈 P/LP 时，后续家庭成员的遗传测试策略将大大简化。在这种情

况下，基因检测实验室可以将对其他家族成员中突变位点的搜索限制在基因中的相同位置。在有理由怀疑家族中不止一个突变时，也可以考虑进行更多遗传易感基因的检测。对于大多数未知有无突变的家庭，首先考虑对受影响的家庭成员（先证者）进行测试，尤其是患有早发性疾病、双侧疾病或多种原发性疾病的家庭成员，因为该个体测试结果阳性的可能性最高。接受异基因造血细胞移植的个体不应该对血液样本进行分子遗传学检测，因为这些血细胞将代表捐献者的DNA。在这种情况下，如果有的话，应该从成纤维细胞培养物中提取被测个体的DNA。如果无法做到这一点，则可以将颊细胞视为DNA的替代来源。

检测中经常会发现VUS，这种遗传改变实际上可能代表了与癌症风险增加无关的良性多态性，或者可能表明癌症风险增加。若超过90%的VUS被重新分类，它将被降级为良性或可能是良性的。这些患者可以通过实验室研究来确定基因变异的功能，未来可以通过临床实验室或注册机构进行变异重新分类计划。要注意的是，目前一些机构对于如何解释某些VUS的临床防治策略可能存在不一致之处，这可能会导致目前对这类人群健康管理的混乱。分类的同时也必须仔细考虑被检测者的家族史以及其他功能研究，以确定是否有助于变异分类。随着研究中发现更多信息，中国科学家应该共同努力开发VUS分类系统，还应鼓励更多遗传基因突变携带者参与临床试验或基因登记，同时也应鼓励携带者每隔几年重新联系他们的遗传学提供者以获取更新的信息，相关实验室也应适时发布修正报告。

基因检测前和检测后咨询：测试前咨询应包括讨论为什么需要进行检测以及检测后的结果如何影响其医疗决策和健康管理，并与其讨论该突变相关的癌症风险，以及测试技术的准确性、成本考虑、遗传歧视的风险、社会心理方面、保密问题、测试结果对家庭成员的潜在意义等。目前，特别是疫情后时代，远程医疗（如通过视频通话、网络会议等）也越来越多地用作面对面遗传咨询的可行替代方案。远程选项有可能帮助提高接触不足地区的基因检测率。测试后咨询包括结果披露、相关医疗风险的讨论、评估结果对个人情绪状态的影响、讨论结果对个人医疗管理的影响，以及如何、在何处筛查患者的癌症风险。

第三节　遗传性乳腺癌的未来之问

一、全民*BRCA*基因检测时代是否即将到来？

首先是有必要进行全民检测吗？要回答这个问题，先要看看遗传基因突变的危害性。目前研究认为遗传性乳腺癌在所有乳腺癌中所占的比例为5%～10%，而目前已经发现具有明确致病突变基因的只有5%左右，且其中只有大约25%的病例可归因于*BRCA1*和*BRCA2*突变。研究显示，中国*BRCA1*突变携带者70岁时乳腺癌的风险为37.9%，*BRCA2*突变携带者为36.5%，且*BRCA*突变患者有更高的同侧和对侧复发风险。而针对年轻乳腺癌*BRCA*突变患者的英国POSH研究并没有发现*BRCA*突变患者的预后更差，POSH研究结论的矛盾，也许与缺乏长期随访有关。

测序方面的最新进展揭示了遗传性乳腺癌中突变基因的异质性，尽管*BRCA1/2*在DNA同源重组损伤修复中的作用已经确立，但新发现基因突变的功能仍未完全了解。总的来说，这些发现将增加靶向治疗遗传性乳腺癌的可能性。未来通过使用大基因Panel检测，为以快速且具有成本效益的方式识别易感基因变异提供了新的可能性，但也为临床管理和咨询带来了挑战。将易感变异分类为致病性必须基于可靠的临床证据，但我们面临的情况是可能无法获得罕见变异的队列。从该领域的最新发展来看，结合人工智能和后台大数据库生成可靠的功能数据，并进行精准检测与解读似乎是可行的方案，这也符合 chat GPT 所理解的科技与医疗的结合趋势。精准检测与解读似乎是可行的。全民基因检测需要多方面因素共同作用，绕不开的问题是检测成本如何下降，这需要将其纳入国家医保支付范围或普及商业医疗保险等。

二、中等外显率基因突变患者未来如何管理？

中等外显率基因突变患者的发病风险通常被认为是平均风险的 2 ～ 5 倍。致病变异导致终身乳腺癌的风险在 20% ～ 50%。目前由于国内的基因检测费用较高、检测公信力等问题，从基因检测向预防性治疗的路依旧狭窄。目前 NCCN 指南给出了不同基因的推荐预防筛查策略，如 *PTEN*、*STK11*、*CDH1* 建议高危人群在 30 岁时开始通过 *MRI* 和钼靶进行筛查，*ATM*、*CHEK2*、*NF1* 建议是 40 岁左右，而 *BARD1*、*BRIP1*、*RAD51C*、*RAD51D* 等要根据家族史再制定筛查策略。但是没有关于中等外显率基因突变患者的手术预防和药物预防的数据，更没有生存效益的证据。美国临床肿瘤学会、美国放射肿瘤学会和外科肿瘤学会的遗传性乳腺癌管理指南指出，中等外显率基因突变的患者应进行保乳治疗。对于有 *BRCA1/2* 突变或中等外显率基因突变的患者，有资格进行乳房切除，同时保留乳头、乳晕复合体。TBCRC 048 临床研究让我们看到了中等外显率基因突变的治疗希望，如 *ATM* 和 *CHEK2* 等基因。对中等外显率基因中 *CDK12* 和 *BLM* 的体细胞突变也有疗效。说明 PARP 抑制剂可能有效，但也需要进一步研究证实。为了更精准地评估患者的癌症风险，未来不再仅仅依靠单一基因或特定基因位点的算法，而是考虑多个基因和多个位点之间的相互作用，并将其纳入评估因素中。这样可以更全面、更准确地评估患者的患病风险，从而制定更为有效的预防和治疗策略。相信未来临床医生和患者都需要更加专业的教育和风险评估。

三、基于遗传基因突变携带者的检测、分析与临床服务的智慧医疗体系的构建

随着信息技术的进步，人工智能、5G 等新技术在肿瘤监测和分析、追踪、筛查、诊断等方面发挥了巨大作用，基于遗传基因突变携带者的乳腺癌疾病检测、预防与临床服务的智慧医疗体系的构建也呼之欲出。有学者认为未来的智慧医疗应定义为数字和智能技术赋予的最佳“健康生态系统”。而乳腺癌的遗传基因检测也许是通向未来智慧医疗体系的试金石。

基于基因检测，可以从三个维度规划智慧医疗体系。第一个维度是数据层面，包括数据云体系的构建，对个体的检测结果经过质控过滤，进行生物信息学分析，提供临床决策的辅助信息以判断致病性。在第二个维度，可以结合实体服务，通过线下或线上的肿瘤外科、内科的治疗及遗传咨询门诊生殖阻断治疗等，实现对突变携带人群的精准防治。第三个维度是人群管理，主要是通过互联网人工智能系统提供检测咨询、高危追踪、病情随访等功能。通过全要素、全流程和全链优化，可以覆盖整个乳腺癌高危人群，以实现高质量、高效且具有成本效益的医疗保健。智能医疗将促进“精准医疗”“人文关怀”“精益管理”等理念的落地。随着人群覆盖率提升，智能医学的新科学研究模式将纳入并集成分析海量多模态高维数据，以探究乳腺癌的发病机理。

当前，智能医学仍然面临许多挑战，例如法律监管与新技术发展之间的不匹配、过时的标准和法规、实质性的数据安全问题以及棘手的隐私保护。行业急需可持续、成熟的商业模式，以及智能医药的全方位人才。在未来的智能医学产业中，将深化医疗与工程技术的融合，通过充分利用技术创新，避免伤害，实现健康效益的最大化。

王泽　江庆良　李恒宇

第五章　多基因检测工具的现状、争议、未来之问

第一节　多基因检测工具的现状

中国乳腺癌的发病率呈逐年上升的趋势，虽然我国的乳腺癌预后已经得到改善，但与欧美发达国家近 90% 的 5 年生存率相比仍然存在着差距。随着分子生物学和基因组学的发展，乳腺癌也进入了精准诊疗时代，多基因检测也逐渐被认可并应用于临床，尽可能地避免了治疗不足或者过度治疗，进一步改善了乳腺癌患者的预后情况。

在手术前后进行的药物新辅助或者辅助治疗延长了乳腺癌患者的预后，但是还有一部分患者没有得到恰当的治疗，如何判断患者是否需要辅助治疗，需要哪种辅助治疗呢？在有些患者家庭经济条件或者身体条件受限时，如何选择药物治疗才能够使其免于不必要的潜在毒性和高昂的治疗花费呢？

多基因检测工具的出现为早期乳腺癌的预后和诊疗均提供了很大的帮助，通过评估不同患者的预后来了解辅助化疗、内分泌治疗决策，但是不同的多基因检测工具在研究背景、临床试验、适用人群以及证据等级上均有不同。目前比较有影响力的有 MammaPrint®（70 基因）和 Oncotype DX®（21 基因），此外还有 Prosigna®（PAM50，50 基因）、RecurIndex®（28 基因）和 Breast Cancer Index®（BCI，7 基因）等检测工具。

一、MammaPrint®（70 基因）

（一）检测技术研究背景

MammaPrint® 是一款良好的预后预测工具，适用于 HR 阳性、HER2 阴性的淋巴结阴性或 1 ～ 3 枚淋巴结阳性的早期浸润性乳腺癌患者。MammaPrint® 检测结果分为高风险和低风险，分值范围为 -1 ～ 1。-1 ～ 0 为高风险，0 ～ 1 为低风险。当临床高风险且基因检测结果为低风险（C-high/G-low）时，可考虑豁免化疗。临床风险和基因风险均为高风险（C-high/G-high）时建议化疗。

2002 年，荷兰癌症研究所从人类全基因组 25 000 个候选基因中筛选出 70 个可预测肿瘤复发风险的最重要的基因并检测其表达，组成 MammaPrint® 检测系统，这 70 个基因覆盖了与肿瘤生长增殖、局部侵袭、血管生成和转移有关的 7 条通路，根据 5 年和 10 年的远期复发风险将患者分为低风险和高风险两组，开发出了 MammaPrint® 技术。该项技术最初应用于快速冰冻的新鲜组织，现可应用于福尔马林固定石蜡包埋（formalin fixed and paraffin embedded tissue，FFPE）标本，并在各个检测机构内和机构间都显示出高度可重复性。

MammaPrint® 是唯一经 FDA 510（k）批准、Conformite Europeenne（CE）认证的预后预测工具，证据等级 1A，用于早期浸润性乳腺癌体外诊断检测，可评估患者 5 年内的远处转移风险。

（二）对临床决策的指导价值

MINDACT 研究入组了来自欧洲的 112 个肿瘤中心的 6693 例早期浸润性乳腺癌患者，研究结合临床风险和基因风险对患者进行治疗方案的制定，其中临床风险以 Adjuvant! Online v8.0 临床病理系统来划分，基因风

险以 MammaPrint® 检测结果来划分。当临床风险和基因风险均为低风险（C-low/G-low）时，该组患者不进行术后辅助化疗；当临床风险和基因风险均为高风险（C-high/G-high）时，该组患者进行术后辅助化疗；而基因风险和临床风险不一致时，则进行随机分组，化疗或者不化疗。2016 年 *The New England Journal of Medicine* 上报道了研究结果，研究达到了首要研究终点，C-low/G-low 组患者的预后最好，5 年无远处转移生存（distant metastasis-free survival，DMFS）率为 97.6%。C-high/G-high 组患者尽管给予了术后辅助化疗，5 年 DMFS 率依然最低为 90.6%。C-high/G-low 组患者化疗组和未化疗组的 5 年 DMFS 率分别为 95.9% *vs.* 94.4%（P=0.27），化疗组的获益只增加了 1.5%。即使根据淋巴结状态进行亚组分析，也还是可以发现 1 ～ 3 枚淋巴结阳性的乳腺癌患者的化疗获益依然很小（化疗组 *vs.* 未化疗组 5 年 DMFS 率为 96.3% *vs.* 95.6%），该研究结果提示 C-high/G-low 组患者可以考虑豁免化疗，MammaPrint® 可使临床高风险患者中近一半（46.2%）的患者能够安全的豁免化疗，避免过度治疗。

2020 年美国临床肿瘤学会大会对 MINDACT 研究进行了 8.7 年随访数据的更新，整体结论与 2016 年的结论一致。C-high/G-low 患者，化疗组和未化疗组相比，5 年的 DMFS 率绝对差值是 0.9%，8 年的 DMFS 率绝对差值是 2.6%，中位随访 8.7 年之后依然没有统计学意义，结论依然是 C-high/G-low 组患者可以考虑豁免化疗，但对于＜ 50 岁的 C-high/G-low 组患者，DMFS 率仍然有 5% 的获益，但目前尚未明确这 5% 的获益是否为由化疗引起的卵巢功能抑制所影响。对于这部分患者需要权衡患者的意愿、治疗获益及毒副作用，综合考虑后制定治疗方案。

前瞻性研究 NBRST，经过新辅助化疗的 HR+/HER2– 乳腺癌患者，通过 MammaPrint® 检测分类为基因低风险组和基因高风险组两组，基因低风险亚组 pCR 率仅为 2%，而基因高风险亚组 pCR 率可达到 13%，且 MammaPrint® 分值与新辅助化疗 pCR 可能性高度相关，表明具有基因高风险的患者更能够从新辅助化疗中获益。

2023 年美国临床肿瘤学大会上公布了多中心三期临床研究 NATALEE 第二期中分析结果，该研究纳入具有复发风险的Ⅱ～Ⅲ期 HR 阳性 /HER2 阴性早期乳腺癌患者，按照 1 ： 1 的比例随机分为两组：ribociclib 联合内分泌治疗（来曲唑或阿那曲唑或单独内分泌治疗。其中 N0、Ⅱ A 期患者伴随组织学 2 级及高位风险因素（Ki67 ≥ 20% 或基因检测高风险，如 Oncotype Dx® RS ≥ 26 分、MammaPrint® 高风险等），这部分患者根据 Adjuvant! Online v8.0p 判断也亦为临床高风险患者，在随访了中位数 27.7 个月后，与仅内分泌治疗组相比，ribociclib 联合内分泌治疗组无浸润性疾病生存期明显降低了 25.2%。这也证实了 NATALEE 研究第二期中分析达到了主要重点，五浸润疾病生存期有统计学显著意义和临床意义的改善，同时，也说明当患者符合 NATALEE 研究入组标准时，结合 MammaPrint® 等基因检测技术提示，当 C-H/G-H 时，可以考虑 CDK4/6 抑制剂联合内分泌治疗方案。

（三）对预后的预测能力

多项回顾性研究结果显示，MammaPrint® 在不同人群中均具有预后价值（绝经前或绝经后、pN_0 或 pN_+），低风险组和高风险组 10 年的总生存率分别为 94.5% ± 2.6% 和 54.6% ± 4.4%，与较低风险组相比，高风险组发生远处转移的危险比为 5.1（95% *CI*：2.9 ～ 9.0，P ＜ 0.001），其预后能力在诊断后的前 5 年最强。

2021 年中山大学肿瘤防治中心王树森教授、徐菲教授团队于 *Frontiers in Oncology* 上发表了首个结合 Miller-Payne 分级（MP 分级）与 MammaPrint® 且在新辅助化疗后未达到病理学完全缓解的 HR 阳性、HER2 阴性乳腺癌患者的分析结果。研究对采用新辅助化疗后存在病理残留的 HR 阳性、HER2 阴性乳腺癌样本进行 MammaPrint® 检测，研究结果显示，MP 分级与 MammaPrint® 均与较好的无病生存期（disease free survival，

DFS）相关（P 值分别为 0.037，0.018），两者相结合也与 DFS 显著相关（P=0.048）。该研究中患者的治疗方案为他莫昔芬或芳香化酶抑制剂联合卵巢功能抑制辅助内分泌治疗，新辅助化疗反应差、基因高风险组的患者 DFS 最差，说明对于该组患者仅进行内分泌治疗是不够的，后续还需要进行强化治疗。该研究结果提示，MP 分级和 MammaPrint® 检测结合制定更适合的辅助治疗方案可能延长患者的 DFS 并改善预后。

2017 年欧洲肿瘤内科学会（European Society for Medical Oncology，ESMO）在大会上报道了 RASTER 研究的 10 年随访结果，对临床低风险的患者进行 MammaPrint® 检测，结果显示，基因低风险组和基因高风险组 5 年远处无转移间隔期是一致的，但 5 年之后开始出现差异，在第 10 年时，两组绝对差值近 10%，说明 MammaPrint® 在 5 年后仍然具有预后预测的价值。

MINDACT 研究通过 MammaPrint® 检测结果发现 15% 的患者具有基因极低风险（MammaPrint® 极低风险评分范围为 0.355 ～ 1），基因极低风险组患者中 84% 接受了全身辅助治疗（包含内分泌治疗和内分泌治疗联合化疗等），16% 未接受全身辅助治疗，在中位随访 8.7 年后，基因极低风险组患者 8 年的 DMFS 率达到 97%，而低风险但非极低风险组患者 8 年的 DMFS 率为 94.5%，提示基因极低风险组的患者预后相对低风险但非极低风险组患者以及基因高风险组患者更好。

另一项研究对 MammaPrint® 检测结果为低风险的患者治疗方案的选择展开探讨，研究将 LN-、肿瘤≤ 2 cm 的 HR+/HER2- 乳腺癌患者分为两组：不接受全身辅助治疗组（No AST 组）和仅接受辅助内分泌治疗组（ET 组），比较两组的生存情况。可以看到 ET 组与 No AST 组相比，ET 组具有更好的 8 年远处无间隔转移期（No AST 组 *vs.* ET 组 =97.3% *vs.* 94.8%）、较低的局部区域复发和对侧乳腺癌累计发生率（No AST 组分别是 4.7% 和 4.6%，ET 组分别是 1.4% 和 1.5%），从总生存期来看，No AST 组与 ET 组之间几乎没有差异。这些临床数据说明，对于 LN-、肿瘤≤ 2 cm 的 HR+/HER2- 的低风险早期乳腺癌患者来说，虽然不接受全身治疗并不影响总生存期，但是，辅助内分泌治疗可显著减少部分乳腺癌相关事件的发生。

二、Oncotype DX®（21 基因）

（一）检测技术研究背景

Oncotype DX®（21 基因）目前在临床上适用于 HR 阳性、HER2 阴性的早期浸润性乳腺癌患者，具有预后价值。Oncotype DX® 技术的开发，是通过美国国家乳腺癌和大肠癌研究计划（National Surgical Adjuvant Breast and Bowel Project，NSABP）B14 和 NSABP B20 等相关研究，结合现有的文献研究结果、患者的预后状况，最后从 250 个候选基因以及疾病复发的关系中筛选出来的 16 个肿瘤相关基因和 5 个内参基因，包括增殖相关基因（*Ki-67*、*Cyclin B1*、*STK15*、*Survivin*、*MYBL2*），激素受体表达相关基因（*ER*、*PR Bel2*、*SCUBE2*），通路激活相关基因（*HER2*、*GRB7*），细胞侵袭相关基因（*Stromelysin3*、*Cathepsin L2*）和其他基因（*GSTM1*、*BAG1*、*CD68*），以及用于标准化目标检测基因表达水平的内参基因（*ACTB*、*GAPDH*、*GUS*、*RPLPO* 和 *TFRC*），采用 qRT-PCR 技术平台检测 FFPE 样本以检测上述基因的表达水平，通过算法计算出复发评分（recurrence score，RS）。

RS 评分范围 0 ～ 100，根据淋巴结状态进行进一步划分，具体如下。

（1）针对 N_0 期的患者，低 RS 组（＜ 11 分）可考虑豁免化疗。中 RS 组（11 ～ 25 分）需要根据绝经状态去考虑：＞ 50 岁的患者可考虑豁免化疗；≤ 50 岁的患者且 RS 评分为 11 ～ 15 分可以考虑豁免化疗，RS 评分为 16 ～ 25 分时化疗具有一定的获益，虽然可能是化疗带来的卵巢功能抑制所产生的影响，考虑化疗后续内分泌治疗或者强化内分泌治疗联合卵巢功能抑制。高 RS 组，若 RS ≥ 26 分则建议患者接受化疗方案。需要注意的是，中 RS 组具有一定的不确定性。

（2）针对 N_1 期的患者，若 RS ＜ 26 分根据绝经状态去考虑，≤ 50 岁的患者，内分泌联合化疗可降低远处复发率，但不能确定是否为化疗产生的卵巢功能抑制作用的影响，或考虑内分泌治疗联合卵巢功能抑制的治疗方案；对于＞ 50 岁的患者，可考虑豁免化疗。若 RS ≥ 26 分则建议患者接受化疗方案。

（二）对临床决策的指导价值

NSABP B-14 研究验证了 LN-、HR+/HER2– 早期乳腺癌低、中、高 RS 3 组患者的 10 年复发率，低 RS 组 10 年的复发率低于中、高 RS 组（6.8% *vs.* 14.3% *vs.* 30.5%）。NSABP B-20 研究表明，LN- 的早期乳腺癌高 RS 组患者采用化疗联合他莫昔芬提高获益，但中 RS 组未提示明确的化疗获益。TAILORx Ⅲ期前瞻性研究中，研究者用 Oncotype DX® 将 RS 分值重新划分，将患者分为低 RS 组（＜ 11 分）、中 RS 组（11 ～ 25 分）及高 RS 组（＞ 25 分）3 组，研究入组的 LN-、$T_{1\sim2}$ 的 HR+/HER2– 早期浸润性乳腺癌患者，低 RS 组仅接受内分泌治疗方案（ET），高 RS 组接受内分泌联合化疗的治疗方案（ET+CT），中 RS 组随机分为 ET 和 ET+CT 两种治疗方案，结果显示，中 RS 组患者接受 ET 与 ET+CT 的无浸润性疾病生存率、无远处转移复发率均无显著差异，这组患者可免除化疗。在结合临床风险与 Oncotype DX® 分析患者化疗获益时，选择＜ 50 岁的中 RS 组患者，临床高风险组患者化疗组较未化疗组 9 年的远处复发率低，提示绝经前的临床高风险患者有可能从化疗中获益，同 MammaPrint® 关于＜ 50 岁患者的临床高风险基因低风险研究结果保持一致。WSG-ADAPT 试验指出，在高风险的 HR 阳性 /HER2 阴性早期乳腺癌患者中，白蛋白结合紫杉醇在新辅助试验中比单用紫杉醇显示出更好的疗效，结合 RS 和内分泌治疗反应（ET）评估似乎可以选择 pCR 率最高的患者。这是一项大型新辅助随机试验，支持使用 RS 来帮助选择高危 HR 阳性 /HER2 阴性的早期乳腺癌患者进行新辅助化疗。

至此研究均入组的是 LN 阴性的乳腺癌患者，在 SWOG 8814 回顾性研究中，研究者纳入绝经后、LN 阳性的 ER 阳性乳腺癌患者，结果显示，仅接受他莫昔芬治疗的患者，RS 能够作为 DFS 和 OS 的预后性指标。化疗联合内分泌治疗的患者中，低、中 RS 组（RS ＜ 18 分）无显著化疗获益，高 RS 组 10 年 DFS 获益显著（P=0.033）。在 RxPONDER 研究中，将 1 ～ 3 枚淋巴结阳性的 RS ≤ 25 分的患者分为 ET 组和 CT+ET 组，整体人群分析未观察到化疗的获益，根据绝经状态划分，绝经后的患者可考虑免除化疗，但绝经前的患者 RS 在 0 ～ 13 分或 14 ～ 25 分均有不同程度的获益，无法免除化疗。值得注意的是，入组人群中 2 ～ 3 枚淋巴结阳性的患者仅占 34.4%，所以这部分患者对该结论还需要更加谨慎。

（三）对预后的预测能力

TransATAC 队列研究数据表明，不论总体患者还是 LN 阴性患者，Oncotype DX® 在前 5 年的预后价值均优于 5 ～ 10 年，Albain KS 等认为，RS 评分在 5 年后没有额外的预后价值。

三、Prosigna®（PAM50，50 基因）

（一）检测技术研究背景

PAM50 是由美国北卡罗来纳大学教堂山分校与 Prosigna® 公司研发的，使用反转录聚合酶链反应（reverse transcription PCR，RT-PCR）肿瘤样本检测与乳腺癌相关的 50 个基因的表达量，用来对患者进行乳腺癌分型，以及预测肿瘤＜ 5 cm、ER 阳性、HER2 阴性、0 ～ 3 枚淋巴结阳性的绝经后早期乳腺癌患者 10 年的远处复发风险。PAM50 分值结合淋巴结状态进行风险分层：淋巴结阴性的乳腺癌患者分为低（0 ～ 40 分）、中

（41～60分），高（61～100分）三组；将1～3枚淋巴结阳性患者分为低（0～40分）和高（41～100分）两组。高风险患者远处复发风险高，建议患者内分泌治疗联合化疗；低风险患者建议仅内分泌治疗，中风险患者具有一定的不确定性。

（二）对临床决策的指导价值与对预后的预测能力

丹麦一项前瞻性研究入组近2600例绝经后的ER+/HER2–早期乳腺癌患者，研究中位随访时间为9.2年，根据淋巴结状态划分，淋巴结阳性组中，低风险组和高风险组的远处复发率（distant recurrence，DR）分别为3.5%和22.2%。淋巴结阴性组中，低风险组和高风险组的DR分别为5.0%和17.8%。Luminal B型患者与Luminal A型患者DR分别为18.4%和7.6%，Luminal B型患者预后差（$P < 0.001$）。PAM50可预测绝经后早期乳腺癌患者的长期预后，还可免除一部分0～3枚淋巴结阳性的患者术后辅助化疗。

四、Recur Index®（28基因）

（一）检测技术研究背景

针对新诊断的Ⅰ～Ⅱ期、ER+/HER2–乳腺癌患者，适用于预测术后局部区域复发风险和远处转移风险。

（二）对预后的预测能力

28基因最早是由台湾研究者Cheng等提出的，从258个与乳腺癌复发转移密切相关的潜在基因中筛选出18个相关性最高的核心基因，将乳腺癌分为低复发风险和高复发风险两组，低复发风险组5年无复发生存率为99%，高复发风险组5年的无复发生率为30.4%。

2017年，研究者Cheng等利用683名原发性、可手术乳腺癌患者的可用、新鲜冷冻肿瘤组织预测乳房切除术后局部、区域复发以评估18基因是否能够作为乳腺癌远处转移的预后标志物。研究发现，低复发风险组和高复发风险组的5年无远处转移率分别为96.2%和80.9%，说明18基因可以用来评估远处转移风险。

2018年Huang等将28基因与Oncotype DX®检测进行比较性的回顾性研究，结果显示224例乳腺癌患者中有164例两种检测工具的检测结果相同，但被28基因判定为低风险的80例患者中有近63%的患者被21基因判定为基因高风险患者，而被21基因判定为低风险的40例患者中有25%的患者被28基因判定为高风险，这提示临床医生不同的多基因检测工具检测结果可能不同，在选择时需要谨慎。

2020年基于28基因的一项10年随访研究入组了752例可手术的Ⅰ～Ⅲ期乳腺癌患者，研究入组人群中，89.1%的患者采用辅助化疗，82例患者（10.9%）未进行辅助化疗。低复发风险患者与高复发风险患者10年DRFI分别为94.1%和85.0%（$P < 0.0001$），低复发风险患者与高复发风险患者的10年无复发生存（relapse free survive，RFS）率分别为90.0%和80.5%（$P=0.0003$），均具有显著差异。在结合复发风险以及是否接受术后辅助化疗进行亚组分析时发现，低复发风险的患者化疗与不化疗两组10年DRFI差异不大（93.4% *vs.* 97%），同样，高复发风险的患者化疗与不化疗两组10年DRFI差异也不大（85.2% *vs.* 82.3%）。

目前28基因相关研究均是通过回顾性研究展开的，人群基线尚有偏移，大部分研究患者接受了辅助化疗（89.1%）和术后放疗或区域淋巴结放疗（PMRT/RNI）（75.5%），而未接受术后辅助治疗的样本量有限，无法确定基因检测低风险的患者是否真正处于低风险状态，期待28基因有更多前瞻性的研究结果报道，能够更好地指导术后辅助治疗，避免真正的高风险患者治疗不足和真正的低风险患者接受过度治疗，以进一步改善患者生存。

五、Breast Cancer Index®（BCI，7 基因）

（一）检测技术研究背景

Breast Cancer Index®（BCI）检测平台为 RT-PCR，涵盖目标基因 7 个，以及参考基因 4 个，主要适用人群为 LN-、ER+、HER2– 的早期乳腺癌患者，可用于预测延长辅助内分泌治疗的获益及远处复发风险。

（二）对临床决策的指导价值

Trans-aTTom 等试验分析结果显示，在激素受体阳性、淋巴结阳性乳腺癌患者中，高 BCI（HOXB 13/IL17BR）（H/I）患者具有显著的晚期远处复发率（*P*=0.007），延长他莫昔芬治疗至 10 年比 5 年更能获得显著益处。相比之下，低 BCI（H/I）的患者从延长内分泌治疗中没有获益。MA.14 Ⅲ期临床试验对 299 例 LN-/+ 乳腺癌患者的标本进行了 BCI 检测，结果证实 BCI 能预测单独用他莫昔芬治疗的早期乳腺癌患者的 RFS，以及在 LN 阳性患者中，一半的患者被归类为低复发风险，说明 BCI 对区域淋巴结阳性患者也有一定的预后价值，其有一个预后良好的亚组，但目前证据还不够充分，还需要更多前瞻性的临床试验来验证这一结论。

六、总结

目前，多基因检测工具主要适用于 HR+/HER2– 的早期乳腺癌患者的复发风险评估，结合患者的临床病理信息，辅助指导患者是否可以免除化疗。但早期乳腺癌多基因检测工具多种多样，不同的检测工具检测出来的结果并不完全一致，所以在帮助患者选择多基因检测工具时，建议临床医生在严格把握检测指征的基础上选择一种工具进行检测并且慎重解读检测结果，而不是同时选择多种多基因检测工具（表 5-1-1）。

表 5-1-1　多基因检测工具在国内的可及性及指南推荐情况

	MammaPrint®（70 基因）	Oncotype DX®（21 基因）	RecurIndex®（28 基因）	Prosigna®（PAM50，50 基因）	Breast Cancer Index（BCI，7 基因）
NCCN 指南推荐证据级别	level 1	绝经后： 淋巴结阴性、1 ～ 3 枚淋巴结阳性，level 1 绝经前： 淋巴结阴性，level 1； 1 ～ 3 枚淋巴结阳性，level 2A	未提及	level 2A	level 2A
CSCO 指南推荐证据级别	鉴于原版优先推荐	推荐	推荐	未提及	未提及
中华医学会乳腺外科临床实践指南	1A	1B	未提及	未提及	未提及
国内可及性	原版独家引进	原版国内未上市	推荐	原版国内未上	原版国内未上

第二节　多基因检测工具的争议

近年来，针对早期乳腺癌的多基因检测工具不断面世，不同的临床诊疗指南都明确推荐多基因检测工具应用于早期乳腺癌患者的复发风险评估，期望通过结合基因层面检测结果及临床信息指导临床医生制定合理的诊疗策略，避免过度治疗。但目前国内相关研究依然较少，现有的部分多基因检测工具实验室仿照国外检测工具的标准和算法研发多基因检测工具，这部分工具有待验证，相关的行业标准、指南及专家共识也需更加规范，推荐的早期乳腺癌多基因检测工具细节尚存争议，临床应用中还需要谨慎选择。

争议一：绝经前的患者内分泌治疗联合化疗具有一定的获益，但获益尚不能确定是不是由化疗带来的卵巢功能抑制而获得的

中山大学孙逸仙纪念医院刘洁琼等研究发现中国35岁以下乳腺癌患者具有更高级别的肿瘤、更大的脉管浸润概率，且生存预后差，特别是对于HR阳性/HER2阴性亚型的患者。国外研究也表明与老年对照组相比，年轻乳腺癌患者的复发风险增加，DFS缩短。年轻乳腺癌患者相对较差的预后尤其见于激素受体阳性疾病。许多指南也已将小于35岁作为乳腺癌高风险因素，有研究建议为年轻患者提供延长治疗和强化化疗方案，尽管缺乏更多证据表明这可以改善他们的疾病结果。但过度化疗会对年轻乳腺癌患者的生活质量产生不利影响，因为这一群体面临着与化疗引起的闭经、不孕和性功能障碍相关的独特挑战。前文提到的Oncotype DX®、MammaPrint®、RecurIndex®、Prosigna®、Breast Cancer Index等检测工具主要在由绝经后患者组成的大型队列中开发和验证。因此，有必要进一步探索，以确定年轻患者是否可以安全避免辅助化疗。

TAILORx试验结果显示≤50岁且具有中高复发评分（RS为21～25分）的女性和复发评分在16～20分且临床风险高的女性可从辅助化疗中获益。该亚组分析与主要研究结果的分析不一致，主要研究结果表明单独内分泌治疗在中危患者中与化疗效果一样好。此外，仅在41～45岁的患者和46～50岁的绝经前患者中观察到中高风险类别（即RS为16～25分）化疗的益处，但在≤40岁的组中未观察到。这一观察结果略显矛盾。在Poorvu等的研究中，他们没有观察到年轻乳腺癌患者的6年DRFS化疗对中等复发风险（即RS为11～25分）的益处。

在MINDACT试验中，C-high/G-low组的年龄≤50岁的患者似乎从化疗中获得了更多益处，这也与考虑到所有患者数据的主要结果不同，要将这些数据放在研究背景中考量。首先，在TAILORx和MINDACT试验中，没有预先计划根据年龄进行亚组分析，在某些情况下，没有达到统计学意义，因此很难证明这些基因组测试在年轻患者中的临床效用是合理的。其次，来自SOFT和TEXT试验的最新数据证实，卵巢功能抑制与他莫昔芬或依西美坦联合使用是优于单独使用他莫昔芬的治疗选择。因此，在这些试验中随机接受单独内分泌治疗的大多数年轻乳腺癌患者是否得到充分治疗仍然值得思考。值得注意的是，在TAILORx和MINDACT试验中，分别只有15%和8%的患者接受了卵巢功能抑制治疗。因此，可以适当推断，对于具有中等复发评分的患者，化疗不太可能与单独的充分内分泌治疗相比，提供临床相似的生存获益。

2020年美国圣安东尼奥乳腺癌研讨会报告的RxPONDER研究中位随访5年的分析结果显示，化疗的获益与绝经状态具有显著关系，研究入组1～3枚淋巴结转移、RS≤25分的乳腺癌患者，绝经后的患者分为化疗组与内分泌治疗组两组，5年的无侵袭性疾病生存率分别为91.6%和91.9%，绝对差异是没有统计学意义的。而绝经前的患者化疗组和内分泌治疗组5年无侵袭性疾病生存率分别为94.2%和89%，绝对差值为5.2%。与RxPONDER研究结论类似，MINDACT研究8.7年随访结果显示＜50岁的C-high/G-low患者，DMFS率仍然有5%的获益。那么这近5%的获益是如何获得的呢？EBCTCG的荟萃分析认为化疗本身的获益是在术后5年内出现，同时MINDACT研究中C-high/G-low组患者的卵巢功能抑制使用率较低，仅为16%，而RxPONDER研究中内分泌治疗组和化疗组卵巢功能抑制的使用率分别为15.9%和3.7%，因此对于绝经前患者应用化疗的获

益多少来源于化疗诱发的卵巢功能抑制，还需要对化疗组和内分泌治疗组使用卵巢功能抑制的数据进行验证，当然目前还不能获得该部分结果，所以临床在对这部分患者执行豁免化疗时可能需要谨慎对待，应该考虑加强内分泌治疗。

尽管如此，考虑到各种生活质量因素，临床实践中需要与患者沟通这种不确定性，这些因素因患者而异，但考虑到多基因相关的乳腺癌大型辅助临床研究需要超大样本量，组织管理高度复杂，代价非常高，因此，目前的临床实践需要整合其他临床病理学风险因素，以便为每位年轻患者做出适当的量身定制的决定。

争议二：导管内癌患者是否需要多基因检测，人种差异对于检测结果的影响尚有待进一步明确

目前，乳腺导管原位癌（ductal carcinoma in situ，DCIS）进行手术治疗（保乳治疗或乳房切除术），然后在大多数情况下进行辅助放疗，这降低了局部复发的风险。根据 HR 状态，也可以进行内分泌治疗。然而，人们越来越担心过度治疗。Oncotype DX® DCIS（Genomic Health，Inc.）使用 12 基因表达分析（Oncotype DX® for IBC 的一个子集），提供从 0 ～ 100 的 DCIS 评分，细分为低风险（RS ＜ 39 分）、中风险（RS 为 39 ～ 54 分）和高风险（RS ≥ 55 分），Oncotype DX® DCIS 评分期望去量化单纯 DCIS 术后 10 年同侧乳腺局部或者侵袭性复发的风险。具有高风险 DCIS 复发评分的患者局部复发率较高（DCIS 或浸润性乳腺癌），建议保乳术后增加放射治疗。该检测已在两个临床队列中得到验证，且仅适用于接受过保乳治疗的患者。目前，Oncotype DX® DCIS 评分尚未针对具有一个或多个微浸润灶的病例进行临床验证，并且对浸润性癌进行检测在技术上是不可行的。

目前除 RecurIndex® 外，大部分多基因检测工具的研发和验证均以欧美人群为主，缺乏用中国人群的研究数据验证人种差异是否会对检测结果有影响，所以结合中国人群的前瞻性临床研究的展开是非常必要且重要的。RecurIndex® 虽然是基于亚洲人群肿瘤样本的多基因检测工具，但其相关研究目前均是通过回顾性研究分析的，正如前文分析结果所述，研究中人群基线尚有偏移，期待 RecurIndex® 大型前瞻性研究结果的报道。而 MammaPrint® 虽然缺乏中国人群数据，但是在其验证的过程中亦经历了韩国与日本人群的验证。期望后续各多基因检测工具均能结合国人数据优化产品，以便为中国乳腺癌患者提供更具国人特色的早期乳腺癌检测工具。

争议三：多基因检测工具的选择需谨慎

多基因检测工具日趋成熟，它能够提供除临床信息外的预后信息，进一步筛选辅助化疗的适应证，从而减少过度化疗或者避免化疗不足的情况出现。目前关于多基因检测工具的筛选有以下几点争议。

（1）检测工具 Panel 的筛选：临床决策的制定需要将临床病理特征与多基因检测工具的检测结果相结合，但是目前部分多基因检测工具的基因列表中已包含部分临床病理学指标，如 ER、PR、HER2 和 Ki-67 等，这类多基因检测工具在基因的选择范围方面相对来说较为局限，不能完全独立于临床病理信息。MammaPrint® 在基因的选择方面没有局限于前期的研究报道，在独立于临床病理学的基础上进行基因组测序筛选，筛选结果更为客观，能够在临床风险判断的基础上补充临床未及的信息。

（2）检测工具的资质与可靠性：目前各多基因检测机构具有相似的多基因检测工具，但机构之间没有统一的业内检测标准，相同的检测工具，分析算法可能具有很大的不同，可靠性有待验证。在选择多基因检测工具时建议选择原研产品或具备严格检测资质的机构，如 21 基因（Oncotype DX®）、BCI。在原研产品国内不可及的情况下，部分机构仅是仿照国外原研产品的检测标准和分析算法进行多基因检测，并未获得原研公司的授权

或相应的检测资质，获得的检测结果可能会出现同一样本经过不同机构的检测，结果差异较大的情况，临床医生需对患者自身情况结合多基因检测产品的适应证去谨慎推荐多基因检测工具，收到检测结果后还需谨慎判读。

此外，不应忽视对绝经前妇女的不准确风险预测的经济影响。目前多基因风险评估工具被国内各大指南推荐，但并没有纳入医保，价格相对较高。随着TAILORx和最近的RxPONDER等研究扩大21基因测试的适应证，预计未来可及性会更好。鉴于多基因检测的高成本，继续使用它的一个经济理由是它可以降低放弃化疗患者的化疗相关成本。鉴于需要21基因检测化疗的患者大多数为绝经前妇女，该亚组中不精确的风险分层可能会产生重大的经济后果。随着我们越来越依赖肿瘤基因表达来定制个性化治疗计划，我们必须考虑对这些测试的解释是否广泛适用于所有患者亚组，并确定何时需要进一步完善。在HR阳性、HER2阴性乳腺癌的绝经前妇女中，进一步的研究对于确定21基因检测的有效性和预后价值至关重要。

所以，当各种多基因检测工具层出不穷时，研究者及临床医生在患者接受检测前应告知其检测的目的，结合患者的需求与临床具体患者信息进行谨慎选择和推荐。

第三节　多基因检测工具的未来之问

一、未来结合国人数据可以优化早期多基因检测工具的开发？

多基因检测工具指导临床治疗势不可挡，但选择合适的检测方法亦尤为重要，考虑到现阶段缺乏中国人群自主的检测工具，开展中国人群的大样本量多基因检测工具的前瞻性临床研究势在必行，以便为中国乳腺癌患者提供更具国人特色的早期乳腺癌检测工具，例如国内可及的MammaPrint® 目前均缺少中国研究队列的大型前瞻性研究验证试验，期待未来MammaPrint® 等多基因检测工具能够完成中国人群数据验证，并且证明其是适合中国人群的检测工具，也期待有新的本土化的多基因检测工具能够应用于临床并造福早期乳腺癌患者。

二、目前多基因检测工具均用于HR阳性、HER2阴性的患者，是否将来能让HER2阳性、TNBC的患者也能使用多基因检测工具呢？

多基因检测工具对早期乳腺癌的预后预测和治疗方案起到辅助作用，通过检测特定基因对患者的预后进行评估，进而指导患者辅助化疗和内分泌治疗决策的制定。目前多基因检测工具的适应证是HR阳性、HER2阴性的早期浸润性乳腺癌患者，在这些检测工具相关的临床研究中HER2与TNBC患者的占比相对较少，例如，在MINDACT研究中，HER2阳性乳腺癌和TNBC患者占比分别为9.5%和9.6%，在临床高风险基因低风险组中占比分别为8.0%和1.3%，整体占比较低，研究者未对这部分人群进行单独分析，所以从目前的情况来看，暂无明确证据证明HER2阳性乳腺癌和TNBC患者可以选择MammaPrint® 指导治疗。RxPONDER研究中入组的是HR阳性、HER2阴性的乳腺癌患者，同样，RecurIndex® 在HER2阳性、TNBC患者中亦缺少较强的证据。我们期待未来多基因检测工具可以应用于全部早期乳腺癌患者。

三、未来多基因检测工具是否可以指导新辅助内分泌治疗决策的制定？

新辅助内分泌治疗应用于有降期保乳需求的乳腺癌患者，还可以提前了解药物的敏感性。对于HR阳性、HER2阴性的患者，多基因检测工具可以预测辅助化疗的获益和患者的预后，获得国内外多项指南的强力推荐，而多基因检测工具也开始应用于新辅助治疗的患者筛选相关研究。TransNEOS 研究入组了 295 例绝经后淋巴结阴性、ER 阳性、HER2 阴性的乳腺癌患者，将 21 基因复发评分作为人群筛选工具，研究结果为低 RS 组（RS＜18 分）新辅助内分泌治疗的完全缓解率和新辅助内分泌治疗后保乳手术（BCS）率显著高于高 RS 组（RS ≥ 31 分）。Bear 等研究入组 64 例不适合进行 BCS 的 ER+/HER2- 浸润性早期乳腺癌患者。RS ＜ 11 分的患者接受新辅助内分泌治疗，RS ＞ 25 分的患者接受新辅助化疗，RS 在 11 ～ 25 分的患者则随机分至新辅助内分泌治疗组或新辅助化疗组。研究结果为 4 组的 BCS 率没有显著差异，RS 在 11 ～ 25 分的患者，新辅助化疗后均未达到 pCR，提示对于 RS ≤ 25 分的患者，新辅助内分泌治疗可能是一种潜在的有效策略。

迄今为止，这方面的可用证据主要基于小型回顾性研究，并非所有可用的多基因检测工具都提供相同质量的证据，证明它们与患者对新辅助治疗的反应相关。

因此，迫切需要更大规模的前瞻性试验来证实这些结果，并进一步优化 HR 阳性、HER2 阴性乳腺癌患者的新辅助治疗策略。

王泽　蒋英杰　李恒宇

第六章　二代测序的现状、争议、未来之问

第一节　二代测序的现状

肿瘤的精准检测是指结合基因组学、蛋白组学、代谢组学等多学科组学，来获取肿瘤相关信息，结合组学分析结果对肿瘤筛查和临床诊断起到一定的辅助作用。利用二代测序（next generation sequencing，NGS）技术，根据多个基因及其相关变异位点设计探针，即目标区域测序，也称 Panel，进而进行测序分析，获得肿瘤相关的基因突变以及具体的突变信息，包含了乳腺癌发生发展相关的易感基因、驱动基因、靶向药物相关基因、耐药相关基因等多种突变检测结果，专业人员对检测结果结合具体情况进行解读，提供精准检测服务。NGS 技术在乳腺癌患者精准诊疗方案的选择以及确定健康人群的遗传易感基因等方面均有重要的意义。

传统的肿瘤分型方法往往无法完全揭示肿瘤的内在异质性。借助 NGS 技术，我们有能力进一步将肿瘤更细致 、精准地划分到不同的亚型中。例如，通过“复旦分型”，三阴性乳腺癌可以被细分为免疫调节型（IM）、腔面雄激素受体型（LAR）、基底样免疫抑制型（BLIS）和间质型（MES），每种亚型都有独特的分子特征和潜在的治疗靶点。此分类法由复旦大学附属肿瘤医院团队于 2019 年提出，它基于对 465 例中国三阴性乳腺癌患者的基因组学信息的深入分析，能够为每一亚型的患者提供更为精准和个性化的治疗方案。与此同时，该团队最新的多组学数据还揭示了 HR 阳性 /HER2 阴性癌症的显著异质性，通过“SNF 分型”，这类癌症可以被划分为典型的 Lumina 1 亚型（SNF1）、免疫原性亚型（SNF2）、增殖亚型（SNF3）和 RTK 驱动亚型（SNF4）。这 4 个亚型均有各自的驱动突变和潜在的治疗策略，如 *PI3KCA* 突变的富集、免疫细胞的富集、细胞周期的激活和 RTK 路径的激活。这种精准分型不仅能深度揭示肿瘤的生物学特性和内在异质性，更将极大地推动为不同

亚型的患者制定更加精确和个性化的治疗方案，真正实现精准医疗。这种细致且深入的分型方法与我们所熟知的基因组学、蛋白组学、代谢组学等多学科组学相结合，可提供关于肿瘤相关的详细和全面信息，为临床诊断和治疗提供极为重要的辅助。

一、二代测序及平台介绍

过去的 20 年里，测序技术不断发展，1997 年 Frederick Sanger 发明了双脱氧链终止法基因测序技术，又称“Sanger 测序法”，Sanger 测序平台的测序读长可达 1000 bp。此外第一代测序技术还包含了 Walter Gilbert 发明的“化学测序法”。因为 Sanger 测序法操作简便，测序结果稳定被更广泛地应用于研究。

二代测序技术也称新一代测序技术或高通量测序技术（high-throughput sequencing）。二代测序能够一次并行几十万条至几百万条 DNA 分子的序列测定，具有高准确性、高通量、高灵敏度及成本更低的优势。目前在测序领域，一代测序仍然稳定占据市场，二代测序因其在规模、通量应用上的优势也占据了较大的市场份额。二代测序相对于一代测序其通量和产出均相对增加，可以实现同时对多个样本进行多基因多位点的检测，单位时间内数据产出量呈现了数量级式的增长。

二代测序包含 DNA 测序、RNA 测序，其中 DNA 测序主要包括全基因组测序（whole-genome sequencing，WGS）、全外显子组测序（whole exome sequencing，WES）和目标区域测序（targeted regions sequencing，TRS）；RNA 测序包括了 mRNA 测序（RNA-sequencing，RNA-seq）、lncRNA 测序、small RNA 测序、单细胞转录组测序（single-cell RNA sequencing，sc RNA-seq）等。物种以人为例：

（一）WGS

WGS 组能够获得人类整个基因组的测序数据，包含外显子、内含子和基因间区等非编码区，有效数据覆盖均一，在保证 SNV（点突变）、InDel（插入缺失）检出的同时，还适用于 CNV（拷贝数变异）、SV（结构变异）、融合基因、非编码区突变、病毒整合位点检测等的研究。

（二）WES

WES 是利用探针杂交富集人基因组全部外显子区域的 DNA 序列，然后通过高通量测序，主要识别和研究编码区相关突变的技术手段。相较于全基因组测序，由于外显子只占人类基因组约 1%（约 30 Mb），因此更容易做到高深度测序，检测到更多低频和罕见变异，同时也能降低费用，缩短周期。

（三）TRS（又称 Panel）

Panel，是指利用目标区域捕获若干基因的基因序列并进行富集和测序的分析方法（捕获原理同 WES 类似），测序需求数据量较 WES 小，能够获得更高的测序深度。

这里说的“若干基因”即 Panel，Panel 选择比较灵活，不仅要考虑包含的基因数目，还要考虑基因所覆盖的区域大小，根据具体需求进行设计。Panel 可分为大、中、小 Panel。

（1）大 Panel：覆盖 300 至上千个基因，既能进行用药指导基因的检测，也能提供遗传或者患病风险，同样也可进行预后预测等分析。除此之外，还可报告 TMB、MSI 这些小 Panel 不能提供的内容。

（2）中 Panel：覆盖 30 ～ 200 个基因，通常用于癌症早筛或者预后预测，以及疗效评估、肿瘤易感基因检测或者遗传性肿瘤基因检测。

（3）小 Panel：覆盖基因数目小于 30，通常用于直接指导患者的靶向用药或化疗。

（四）RNA-seq 和 scRNA-seq

RNA-seq 是用于转录组水平上的测序方法；scRNA-seq 是对单个细胞进行的高通量和高分辨率的转录组测序方法，它能以单细胞分辨率测量整个转录组并区分肿瘤组织中的不同细胞类型，克服了传统 RNA 测序方法的局限性，能够更清晰地展示肿瘤发生的分子机制，并揭示整个肿瘤进化过程中的突变信息以及检测肿瘤异质性动态变化。

二、二代测序在乳腺癌研究中的应用

晚期乳腺癌患者预后较差，疾病特征复杂，若选择有效的治疗方案，部分患者可以实现长期带瘤生存，提高生存质量。针对晚期乳腺癌患者进行 NGS，可获得体细胞突变或者胚系突变的信息，在这些信息的辅助下可以获得该患者可获益的靶点以及对应的靶向药物，还可以了解患者具有的耐药基因，辅助临床医生制定治疗方案。还有另外一种情况，在药物治疗过程中患者发生疾病进展时，若经济条件允许且病理样本可及，基因检测也是一种必要的检测手段。

（一）Panel 与靶向治疗

2017 年 7 月 FDA 批准了第一个 NGS Panel 检测工具，即罗氏的 Foundation One CDX，2017 年 11 月 FDA 又批准了纪念斯隆凯特琳癌症研究中心（Memorial Sloan-Kettering Cancer Center，MSKCC）的 NGS 基因检测工具 MSK-IMPACTTM 用于肿瘤基因检测。两个多基因检测产品检测基因数目分别为 324 和 468。二代测序技术的出现使大样本量乳腺癌关键基因的筛选成为可能。随着乳腺癌关键驱动基因的发现，如 *HER2*、*PIK3CA*、*ESR1*、*BRCA1/2* 等，可逐渐有针对性地调整治疗策略使用相应的靶向治疗药物，真正做到个体化治疗。

1. *HER2* 基因

HER2 是乳腺癌患者重要的预后指标，也是抗 HER2 药物治疗的主要预测指标。

2020 年 CLEOPATRA 研究报道，帕妥珠单抗（Pertuzumab）联合曲妥珠单抗（Trastuzumab）与多西他赛（Docetaxel）三药联用，用于 HER2 阳性转移性乳腺癌的一线治疗，安慰剂组为 Trastuzumab 联合 Docetaxel 与安慰剂治疗，与安慰剂组相比，Pertuzumab 组中位总生存期为 57.1 个月（安慰剂组为 40.8 个月），Pertuzumab 组中位 PFS 为 18.7 个月（安慰剂组为 12.4 个月），Pertuzumab 联合 Trastuzumab 与 Docetaxel 三药联用可以改善患者的生存治疗与生存时间。

HER2CLIMB Ⅲ期临床试验于 2020 年在 *The New England Journal of Medicine* 上发表结果，比较图卡替尼（Tucatinib）联合 Trastuzumab 和卡培他滨（Capecitabine）与对照组为 Trastuzumab 联合 Capecitabine 在治疗局部晚期不可切除或者转移性 HER2 阳性乳腺癌患者的疗效，与 Tucatinib 联合 Trastuzumab 方案相比，Tucatinib 联合 Trastuzumab 和 Capecitabine 后线治疗方案可延长患者 PFS（7.8 个月 *vs.* 5.6 个月）及 OS（21.9 个月 *vs.* 17.4 个月），对于有脑转移的患者，依然能够延长其 PFS，且疾病进展或死亡风险显著降低了 52%。2020 年 4 月 17 日，FDA 批准 Tukysa（Tucatinib）与 Trastuzumab 和 Capecitabine 联用，用于手术无法切除或转移性经治晚期 HER2 阳性乳腺癌成人患者的治疗。

通常 HER2 的过表达通过 IHC 和 FISH 检测，但这两种检测手段仅能检测到 HER2 扩增，不能检测 *HER2* 基因点突变，而 NGS 可以识别 HER2 扩增与 *HER2* 基因点突变，这也为抗 HER2 治疗提供新的突破口。2017 年一项汇总性分析纳入 31 项研究，总计 12 905 例乳腺癌患者，近 4% 的患者检测到 *HER2* 点突变，这些基因突变与 HER2 扩增状态独立相关。浙江大学医学院附属邵逸夫医院于 2019 年报道了 1 例Ⅳ期 Luminal B 型乳腺癌患者，该患者已发生肝转移，IHC检测结果为HER2（2+）（FISH HER2–）、ER+（60%）、PR+（5%）和Ki-67（40%），通过NGS未发现HER2扩增，组织和血浆样本中均检测到*HER2 V777L*突变，该患者接受曲妥珠单抗联合长春瑞滨治疗后达到PR，说明通过NGS检测到*HER2*点突变可能作为HER2阴性晚期乳腺癌患者基于抗HER2治疗策略的预测生物标志物。

2. PI3K－Akt－mTOR信号通路

磷脂酰肌醇3激酶（phosphoinositide 3-kinase，PI3K）通路是调控细胞生长代谢、生存和迁移的重要信号通路，它在乳腺癌发展中也起到重要作用。PI3K通路高激活是导致乳腺癌内分泌治疗耐药的一个因素，可由*PIK3CA*基因突变引起，约40%的HR阳性、HER2阴性晚期乳腺癌患者存在*PIK3CA*基因激活突变。PI3K-Akt-mTOR通路突变广义定义为该通路上的所有突变，狭义定义为*PIK3CA*突变、*PTEN*缺失/突变、*Akt*突变。Alpelisib（BYL719）是一种口服的小分子药物α-PI3K抑制剂，既往研究显示，若晚期乳腺癌检测到*PIK3CA*突变，则对Alpelisib治疗敏感。

*PIK3CA*与*HER2*双突变的乳腺癌患者使用曲妥珠单抗和（或）拉帕替尼疗效不如*HER2*单突变患者，*PIK3CA*与*HER2*双突变乳腺癌患者可以使用T-DM1治疗。*PIK3CA*突变提示了乳腺癌抗HER2治疗效果较差。两项Ⅲ期试验BOLERO-1和BOLERO-3结果显示，具有*PIK3CA*突变、*PTEN*缺失或者过度活跃的PI3K通路的HER2阳性晚期乳腺癌患者可以采用曲妥珠单抗、化疗联合依维莫司（Everolimus）改善患者生存。

SOLRA-1研究入组了之前接受过内分泌治疗的HR阳性、HER2阴性晚期乳腺癌患者，根据肿瘤组织PIK3CA突变状态将患者分成两组，*PIK3CA*突变型组和*PIK3CA*野生型组，两组分别进行Alpelisib＋氟维司群或安慰剂＋氟维司群治疗。在*PIK3CA*突变型组中Alpelisib＋氟维司群亚组PFS为11个月，而安慰剂＋氟维司群亚组PFS为5.7个月，说明Alpelisib＋氟维司群可逆转AI耐药。2019年5月24日，FDA批准Piqray（Alpelisib）与氟维司群联合用于携带*PIK3CA*基因突变、HR阳性、HER2阴性、接受内分泌治疗方案期间或之后进展的晚期或转移性乳腺癌患者（包括绝经后女性和男性）。

3. *ESR1*基因

*ESR1*在既往未接受过内分泌治疗的原发乳腺癌患者中突变率仅为3%，但在乳腺癌晚期尤其是曾接受过AI治疗的患者中突变率升高，*ESR1*突变以Y537S、Y537C、Y537N和D538G这些错义突变为主。PALOMA3研究显示，*ESR1*突变率在既往内分泌治疗进展的患者和曾接受过AI治疗的患者中分别为25%和29%。

BOLERO-2临床试验二次分析结果显示，28.8%的患者携带*ESR1* D538G/Y537S突变，携带*ESR1* D538G/Y537S突变的患者总生存期较野生型短，说明*ESR1*基因突变提示不良预后。

PADA-1研究第一阶段分析结果显示，与基线*ESR1*野生型患者相比，基线*ESR1*突变型患者中位PFS较短（26.7个月*vs.* 11个月），说明基线cfDNA存在*ESR1*基因突变，提示不良预后。但经过哌柏西利＋AI治疗1个月后，70%（23/33）的患者cfDNA中*ESR1*突变被清除，mPFS可达24.1个月。研究第二阶段，对在哌柏西利＋AI治疗中疾病进展前检测到*ESR1*突变或者原有的*ESR1*突变频率上升的患者随机分组，分为哌柏西利联合AI继续治疗组（对照组）和氟维司群联合哌柏西利组（实验组），当血浆中检测到*ESR1*突变时将哌柏西利联合AI换成氟维司群联合哌柏西利，可以获得更好的临床获益，当哌柏西利联合AI继续治疗组的患者疾病进展后二线采用AI换成氟维司群治疗时，二线PFS是3.5个月，与前线的PFS两者相加仍然不如提前换氟维司群联合哌柏西利（即实验组），所以一旦*ESR1*突变使用AI联合CDK4/6抑制剂疗效不佳时，PADA-1研究结果提示可提前换药可延长PFS。

4. *BRCA1/2* 基因

奥拉帕利于2018年1月获得了批准，是首个获批用于乳腺癌治疗的PARP抑制剂，用于新辅助治疗、辅助治疗或者转移背景下接受化疗的致病或可能致病*BRCA*胚系突变且HER2阴性的MBC患者。同年，Talazoparib（PARP抑制剂）获批用于治疗致病或可能致病*BRCA*胚系突变、HER2阴性的局部晚期乳腺癌或MBC患者。此外，在识别除携带*BRCA*胚系突变外的*HRD*基因突变的，能从PARP抑制剂中获益的患者方面仍需探索。

（二）Panel与免疫治疗

近年来，免疫治疗广泛应用于癌症患者。与传统的化疗或靶向治疗直接杀伤肿瘤细胞的方式不同，免疫治疗是通过解除自身免疫系统对肿瘤的耐受，提高机体免疫细胞功能，从而达到杀伤肿瘤目的的。目前筛选从免疫治疗中获益患者的方法，还没有一个统一的标准，但临床研究发现，基因检测显示存在微卫星不稳定性（microsatellite instability，MSI）、错配修复缺陷（mismatch repair deficiency，dMMR）与肿瘤突变负荷（tumor mutation burden，TMB）的不同瘤种患者均能从免疫治疗中获益。

错配修复是DNA损伤修复机制中的一种，是指在DNA复制时，机体可修复单碱基和单个SNP/Indel的碱基错配，而dMMR是由错配修复蛋白缺失导致其功能缺陷。微卫星是指在人全基因组中的简单重复序列，通常是由1～6个核苷酸串联并重复排列组成，而MSI是指由复制错误造成的微卫星重复的数目发生了改变，导致其发生的机制为错配修复缺陷。当发生dMMR时，由错配修复蛋白缺失导致微卫星序列复制错误不能被修复，即形成微卫星高度不稳定（MSI-High，MSI-H）。MSI-H和dMMR可以作为实体瘤对ICI临床反应的预测性生物标志物。使用pembrolizumab治疗的5项临床试验（KEYNOTE-016、KEYNOTE-164、KEYNOTE-012、KEYNOTE-028、KEYNOTE-158）中的dMMR或MSI-H患者在结直肠癌、子宫内膜癌、胆管癌、胃癌、食管癌、胰腺癌和乳腺癌中显示出持久的疗效。2017年5月23日FDA批准pembrolizumab用于治疗MSI-H或dMMR患者既往治疗后疾病进展且没有更好替代疗法的不可切除或转移性实体瘤。

TMB是指每百万碱基中被检出发生体细胞突变的数目，由于肿瘤体细胞突变而产生的新抗原，能够诱导机体的抗肿瘤免疫反应，因此，高TMB（TMB-High，TMB-H）的患者对于免疫治疗药物反应较好。在一组关于TMB是否能预测TNBC患者免疫检查点抑制剂有效性的研究中，TMB-H被定义为≥10 mut/Mb。在一组接受抗PD-1或抗PD-L1抑制剂治疗的患者中，单独或联合化疗或靶向治疗，TMB-H与显著延长的PFS相关（12.5个月 *vs.* 3.7个月，P=0.04），提示TMB可能作为一种潜在的生物标志物。2020年6月，FDA批准帕博利珠单抗单药用于治疗TMB-H（≥10 mut/Mb）、既往治疗后疾病进展且没有更好替代疗法的不可切除或转移性的实体瘤患者。

PD-L1是免疫抑制性受体PD-1的主要配体，具有负向调节免疫应答的作用，表达于多种实体肿瘤细胞表面，也可以表达于肿瘤微环境中的其他细胞，如肿瘤浸润淋巴细胞（tumor infiltrating lymphocyte，TIL）和巨噬细胞。PD-L1阳性的晚期TNBC患者比PD-L1阴性患者有更好的预后和更长的生存时间。KEYNOTE-355研究显示，在PD-L1高表达（CPS≥10）晚期TNBC患者中，一线应用帕博利珠单抗联合化疗与单独化疗相比，PFS具有显著改善。

此外，TIL在肿瘤免疫机制中起免疫应答和调控的作用。TIL根据细胞所在部位分为：肿瘤内TILs（iTILs）和间质TILs（sTILs），以淋巴细胞为主的异质性淋巴细胞群。研究显示，TNBC患者TIL的水平越高，免疫治疗效果越好，其表达水平与无病生存期等预后呈正相关。KEYNOTE - 086研究发现，在转移性TNBC中，丰富的间质TIL与Pembrolizumab较好的疗效密切相关，对TIL的评估可能更有助于筛选出能从免疫治疗中获益的患者。2021 年 4 月，中山大学孙逸仙纪念医院刘洁琼等的Ⅱ期临床研究再次分析报告，进一步探讨了卡瑞利珠单抗 + 阿帕替尼对中国晚期三阴性乳腺癌患者疗效的潜在生物标志。研究采用免疫组织化学法对乳腺癌标本的肿瘤浸润淋巴细胞、细胞毒性淋巴细胞、PD-1 和 PD-L1 表达水平进行测定，通过多重磁珠免疫法或流式细胞仪对血液样本的 59 种细胞因子或趋化因子、生长因子或免疫检查点相关蛋白、血液免疫细胞亚群进行测定，对这些生物标志与临床结局（包括客观缓解率、无进展生存、总生存）之间的相关性进行分析。结果表明，治疗前肿瘤浸润淋巴细胞比例较高、治疗时细胞毒性 T 淋巴细胞增加较多、治疗前血液 HGF 或 IL-8 较低、治疗时血液 IL-8 或 TIM-3 降低或 CD152 升高、治疗前血液 $CD4^+$ T 细胞或 B 细胞比例较高，均可作为预测卡瑞利珠单抗 + 阿帕替尼对中国晚期三阴性乳腺癌患者疗效的潜在生物标志。

（三）Panel 与遗传易感筛查

在遗传性乳腺癌的现状一节中有提到遗传性肿瘤与易感基因之间的相关性，多种基因影响个体患乳腺癌的风险，最常见的与乳腺癌相关的易感基因包含 *BRCA1/2*、*TP53*、*PALB2* 等，通过对这些基因的检测，能够提早了解健康人群是否携带致病易感基因，是否需要定期监测、及早诊疗等。Panel 技术在易感基因筛查的过程中也起到了非常重要的作用。

（四）单细胞测序与肿瘤异质性

肿瘤异质性影响患者对靶向治疗的疗效和预后。TNBC 以广泛的肿瘤间和肿瘤内异质性为特征。研究发现 TNBC 存在较高水平的体细胞突变、*TP53* 高频突变和非整倍数重排，这些情况的出现导致 TNBC 具有广泛的瘤内细胞异质性。scRNA-seq 可以在单个细胞水平上，高通量和高分辨率评估乳腺癌的基因异质性，揭示肿瘤内复杂的生物学多样性。哈佛大学一项研究对在 6 例接受任何局部或者全身治疗前的原发性 TNBC 浸润性导管癌患者中收集的至少 1500 个新鲜细胞进行单细胞测序，证实原发性 TNBC 内存在细胞间异质性。Ding S 等的研究在不同分型的乳腺癌患者中收集了 515 个细胞进行 scRNA-seq，发现 TNBC 肿瘤细胞中具有高水平的转录组异质性。scRNA-seq 的出现使大众能够以单细胞分辨率评估乳腺癌的遗传异质性，这也有助于研究人员揭示肿瘤中巨大的生物复杂性。

（五）循环肿瘤 DNA 检测与辅助诊断

血浆游离 DNA（cell free DNA，cfDNA）是血浆中游离的 DNA，有的来自正常细胞，有的来自肿瘤细胞；而循环肿瘤 DNA（circulating tumor DNA，ctDNA）是由肿瘤细胞释放到血浆中的单链或者双链 DNA，携带与原发肿瘤一致的突变，通过 ctDNA 检测到基因突变，可以揭示体内肿瘤细胞的突变信息，因此 ctDNA 可以作为一种具有临床应用价值的生物标志物，在乳腺癌的诊疗中（如动态检测肿瘤的发生发展以及治疗疗效、耐药情况等），具有巨大的应用价值。

临床中，ctDNA 检测作为非侵入性基因检测方式，可以在组织检测不可及的情况下为晚期乳腺癌患者提供实时的基因组突变信息。近年来在晚期乳腺癌患者的个性化诊疗中，ctDNA 检测发展神速。Alimirzaie S 与 Nicolini A 等的研究均显示，ctDNA 检测能够比蛋白、影像学更早发现晚期乳腺癌的复发扩散（早 3～5 个月），且灵敏度更高。临床试验 plasmaMATCH 于 2020 年发现，利用液体活检能够可靠地检测出进入晚期乳腺癌女性血液中的 ctDNA 突变（ctDNA 检测结果与组织检测结果的一致率达到 98%），并可根据 ctDNA 的特定突变指导患者接受针对性治疗。2021 年伦敦癌症研究所联合皇家马斯登医院等多个中心对临床试验 plasmaMATCH 的患者进行 ctDNA 检测，研究结果发表在 *Nature Communications*。该研究利用 ctDNA 检测结果证明晚期乳腺癌的亚克隆多样性，并获得转移性乳腺癌的基因组图谱，分析结果显示*ESR1*突变和MAPK通路突变协同突变，与单个*ESR1*突变相比，多克隆*ESR1*突变的患者中MAPK通路发生突变显著增多。此外，治疗途径与SNV、Indel和mVAF的数量增加有关。plasmaMATCH试验结果提供了迄今为止非常有力的证据，通过液体活检可以追踪乳腺癌的疾病发展、对患者进行指导并选择有效的治疗使其获益。

2020年8月7日，FDA批准了首个基于NGS的液体活检伴随诊断产品上市，该产品基于血液检测用于泛实体瘤的全基因组分析。因此，ctDNA检测作为重要的液体活检技术可有效评估晚期乳腺癌的TMB和突变特征，对于临床取样困难者，以及在临床动态监测、筛选合适的治疗方案等方面均起到一定的作用和影响。

三、总结

随着现代医学对基因组学研究不断深入，NGS技术逐渐应用于临床的不同层面，不同的目的需要选择不同的NGS技术，未来基于多基因检测结果的药物选择会逐渐增多，证据等级也会逐渐升高，我们期待后续NGS技术能够更好地对乳腺癌进行诊断和分类，更精准地预测患者预后，以便制定更合适的诊疗方案，使患者能够更好地从治疗中获益。

第二节　二代测序的争议

争议一：同一样本不同NGS检测一致性与标准化如何保证？常用的NGS检测数据库是否适合中国人群呢？

通过二代测序的现状一节可知，从检测成本、检测范围及分析内容等方面来考虑，与WES和WGS相比，临床检测更加倾向于NGS Panel检测，相比于中Panel、小Panel，大Panel检测内容更加全面，所以下文以NGS大Panel为例进行分析。2016年，*Journal of Clinical Oncology*报道，NGS大Panel检测相较于单基因热点检测或者NGS小Panel检测而言，检测结果更加全面，且能够准确选择最合适的诊疗方案将患者分层，反观单基因热点检测和NGS小Panel检测，则可能因漏检导致患者错失最佳的治疗方案。近年来，FDA陆续批准了多项NGS大Panel产品，可见在国外基于肿瘤样本和血液样本检测的NGS大Panel检测标准已经非常成熟，但国内目前还没有基于肿瘤样本和血液样本检测的NGS大Panel产品获批，虽然有多家检测机构正在积极申报，但目前仍然缺乏相应的标准。

NGS大Panel检测内容包含基因突变信息、TMB、MSI和HLA等，样本类型、肿瘤类型、捕获区间、Panel大小、测序深度、生信分析参数及阈值设定等均影响TMB、MSI等内容的检测。TMB检测的金标准是WES，MSI检测的金标准是PCR，虽然检测机构内部在产品验证阶段NGS大Panel检测工具与金标准一致性较高，但是在国内不同的NGS检测工具如何能够保持同一样本的一致性还有待进一步达成共识。

在NGS大Panel的生信分析和报告解读过程中，使用的癌种和药物相关的数据库均为国际通用数据库，如OncoKB数据库、COSMIC数据库等，这些数据库大部分侧重西方欧美人种，由于不同人种之间的基因突变信息存在差异性，国际通用的这些数据库对于中国人群的癌症分析不够具有针对性，若完善中国人群的癌症基因组数据库可能对于检测结果的解读及后续的治疗更有指导意义，也更有利于促进中国肿瘤精准诊疗行业的进一步发展。

晚期乳腺癌患者是否应常规进行NGS检测呢？目前存在争议。欧洲肿瘤内科学会（European Society for Medical Oncology，ESMO）提出了使用NGS的三个级别的建议。根据目前的证据，ESMO建议对晚期非鳞状非小细胞肺癌、前列腺癌、卵巢癌和胆管癌的肿瘤样本常规使用NGS。当标准的癌症治疗不起作用或者医生不能确定患者的癌症起源（原发灶）时，NGS可以帮助确定肿瘤中的基因突变，这些突变可能与某些针对特定变异的药物相匹配。有研究在15.8%的癌症患者中发现了潜在的可遗传胚系致病变异（增加患癌风险），其中4.8%与靶向治疗相关。

不同检测机构的NGS检测Panel中基因数目虽然不同，但针对乳腺癌患者有临床指导意义的基因通常都包含在内。ESMO分子靶点临床可操作性量表对在乳腺癌中观察到的个体复发性基因组改变的证据水平进行排名。数据库的分析表明，乳腺癌中有大约40种高频突变。*ERBB2*扩增、胚系*BRCA1/2*突变、*PIK3CA*突变被列为ⅠA级，这类突变是基于常规前瞻性临床研究已经获得显著生存获益的靶标突变类型。*NTRK*融合和MSI被列为ⅠC级。*ESR1*突变和*PTEN*缺失被列为ⅡA级，*ERBB2*突变和*Akt1*突变被列为ⅡB级。体细胞*BRCA1/2*突变、*MDM2*扩增和*ERBB3*突变被列为Ⅲ级。根据临床前证据，17个基因被列为Ⅳ级。

争议二：ctDNA检测对乳腺癌患者是否适用，技术是否已成熟？

由于乳腺癌属于异质性高的肿瘤，组织活检常不能反映肿瘤全貌。在患者外周血中检测肿瘤细胞衍生的cfDNA，即ctDNA，可能会克服这些限制。然而，ctDNA检测也有局限性，ctDNA在体内半衰期短，有报道称其从凋亡或坏死的细胞中释放出来到清除在16～150分钟。更重要的原因是ctDNA含量可能极低，需要高度灵敏的检测方法才能检测到。与组织NGS类似，目前常用的检测方法为WES和Panel靶向测序，但应用策略相反。外周血低肿瘤负荷挑战了WES的应用，因为只能进行低深度测序，让结果偏差较大并且价格较高。靶向二代测序允许同时进行多基因、深度测序分析，具有高度准确性且成本较低。ctDNA目前在临床应用中存在的争议有能否优化更加友好的操作平台、稳定的云存储空间和自动化生信分析软件，以及提高技术的可重复、可验证性、临床实用性和成本效益。此外，是否能改善乳腺癌的早期检测，如原位癌的检测仍然不确定。

ctDNA目前为临床提供了简单的方法，不仅可以监测治疗反应，而且可以在耐药克隆开始出现时更早地指导治疗，如*TP53*、*PIK3CA*、*ESR1*、*GATA3*、*ARID1A*和*PTEN*是常见突变，其中*TP53*、*PIK3CA*热点基因变异的检测，可以明确指导用药。新近的测序和算法可以分析肿瘤的克隆进化和基因组可塑性。然而，这些分析需要在诊断时和整个治疗过程中对多个病变进行重复活检，这意味着需要考虑成本效益且需要患者有较好的依从性。如内含子中的大片段缺失或断点，使用当前的测序方法检测到的可能性较小。尽管需要进一步的研究，但基于ctDNA的测定可以提供一种快速且经济有效的方法来筛查患者与对TKI药物、PARP抑制剂等产生耐药性相关的变异。目前正在进行的旨在评估ctDNA筛选预测价值的临床试验（如NCT03182634等）可能会进一步阐明该方法的潜在用途。

目前有越来越多的研究将液体活检纳入项目分析，常用于治疗反应监测、查找耐药机制、指导后续治疗。随着ctDNA检测技术、分析算法进一步成熟，未来可为制定标准化方案提供指导。

争议三：NGS目前能用于指导新辅助化疗临床研究和临床实践吗？

目前通过NGS进行临床研究后生物标志物分析的研究比较多，但真正通过NGS结果，个体化指导临床实践的研究比较少。最为著名的是BRE12-158研究。这是一项针对non-pCR三阴性乳腺癌患者的个体化治疗与医生选择治疗的新辅助治疗后随机Ⅱ期试验，共纳入193例患者，通过NGS检测对新辅助化疗后残留的肿瘤进行测序。将患者随机分配到4个周期的根据基因检测结果指导治疗方案组（A组）与由医生判断的标准治疗方案组，即TPC组（B组），主要终点是随机分配的患者2年DFS。结果是A组DFS为56.6%(95% *CI*：0.45～0.70)，而B组为62.4%（95% *CI*：0.52～0.75），统计学差异不显著。结论是对于新辅助化疗后残留TNBC的患者，基因组定向治疗并不优于TPC。研究虽然以失败告终，但也开创了一个NGS指导治疗的先河。

ctDNA状态仍然是预后的重要预测指标。NeoALTTO研究显示，新辅助治疗前检测到*PIK3CA*或*TP53*突变与pCR率低相关，这说明可以对带有上述突变的患者提出更积极或更有针对性的治疗方法。新辅助治疗前高ctDNA水平与肿瘤大小、侵袭性明显有关。不仅如此，新辅助治疗后ctDNA的存在也与pCR率较低有关，而治疗后ctDNA的消除与更长的生存期有关，即使在non-pCR的患者中也是如此。

Kim团队通过单细胞DNA和RNA测序对8例新辅助治疗的TNBC患者进行深入分析，结果显示，TNBC患者在多西他赛和表柔比星治疗前后，其染色体数目和基因组发生了变化，并且被选择性适应。他们发现耐药基因型是预先存在的，并在治疗期间逐渐选择富集。该数据支持一个耐药模型，在这个模型中有适应性和获得性两种模式耐药的肿瘤。

而表观遗传ctDNA改变也被提议作为早期乳腺癌中有前途的生物标志物。分析新辅助化疗期间采集的系列血浆样本的*BRCA1*、*MGMT*、*GSTP1*、*Stratifin*和*MDR1*的甲基化状态，*BRCA1*甲基化频率在响应者和非响应者中是不同的。

争议四：单细胞测序技术是不是乳腺癌异质性和耐药研究的破冰船？

目前靶向治疗耐药，多是肿瘤微环境（tumor micro-environment，TME）的影响。TME是一个由肿瘤细胞、免疫细胞和成纤维细胞、血管内皮细胞等基质细胞组成的复杂生态系统。单细胞测序是解析异质性高组织的新型技术，它同样是基于NGS技术，区别主要是体现在前期对细胞的处理上。目前该技术及其衍生技术仍存在一定的缺陷，有着很大的改进潜力。在整个单细胞测序的技术流程中，获得单个具有活性的细胞样本是保证后续文库构建和测序数据质量的前提。在单细胞文库构建的过程中，如何避免核酸丢失和扩增偏差，提高灵敏度和可重复性是其首要解决的问题。如何获得细胞的位置信息，尤其是测序数据中隐藏的非目标细胞，也是亟待解决的问题。

目前单细胞测序越来越多地用于解决临床实际问题，如在IMPASSION130中将白蛋白结合型紫杉醇与阿替利珠单抗（anti-PD-L1抗体，又称T药）组合可延长转移性TNBC患者的无进展生存期，并且已被批准用于治疗转移性或局部晚期不可切除的TNBC患者。然而，在研究设计相类似的IMPASSION131研究中，紫杉醇与阿替利珠单抗的联合治疗组未能达到主要终点，因此出现了一个有趣的悖论，在相同的研究设计下，虽然只换一个化疗药物，但是研究结果截然不同。刘芝华教授团队通过单细胞RNA测序（RNA-seq）和ATAC测序（ATAC-seq）技术对22例接受紫杉醇或其与阿替利珠单抗联合治疗的TNBC患者的免疫细胞进行分析，发现基线CXCL13+ T细胞表达高与巨噬细胞的促炎特征有关，并且可以预测对联合治疗的有效反应。CXCL13+ T细胞等在紫杉醇单药治疗后反而减少，从而解释了之前两项临床研究矛盾的结果。

单细胞测序也可用于监测治疗后的耐药细胞亚群的出现以寻找潜在的治疗靶点。但单细胞测序技术在乳腺癌领域的应用也处于刚刚起步的阶段，许多问题仍没有得到充分解答，如肿瘤干细胞、克隆进化、多药耐药等，未来单细胞测序将会对以上这些问题进行进一步研究和探索。

第三节　二代测序的未来之问

一、治疗模式之问：NGS是否还能发现新的驱动基因？如何克服多重耐药？

Stephens等发现在测序的100种乳腺癌中，有73种不同的癌症基因突变组合。虽然乳腺癌突变基因和突变组合存在多样性，但与其相关的信号通路却具有高度一致性。正是由于信号通路存在一致性，其乳腺癌表型可能相似。既往的精准治疗强调寻找并区分“驱动”突变（driver mutations）和“乘客”突变（passenger mutations），但值得注意的是两者也会发生动态变化。抗体偶联药物（antibody-drug conjugate，ADC）药物的独特作用机制，把化疗与抗体依赖性细胞介导的细胞毒作用结合，ADC的迭代更新可能是克服多重耐药的终极武器。尽管我们对二代测序用于临床疗效评估的了解越来越多，但目前仍不清楚如何将当前对耐药机制的生物学认识应用于常规临床实践，以帮助临床医生进行选择。从原发性或转移性肿瘤活检或循环肿瘤细胞中获得的患者源性类器官或异种移植物，可能有助于我们探究耐药性相关的生物学机制，未来可能会对个性化医疗产生影响。此外，目前已有NGS结合人工智能技术用于预测药物反应，为未来医疗带来了希望。

二、治疗模式之问：晚期乳腺癌一定要杀光肿瘤吗？

晚期乳腺癌通常认为是不可治愈的，因此提高患者总生存期是晚期乳腺癌治疗的终极目标。但我们目前的临床研究都是以某项治疗或药物为研究对象，以PFS为主要研究终点，这样的研究设计是为了验证药物的有效性，而不是验证患者全程治疗的有效性。目前还没有以一线到多线治疗方案作为整体的临床研究，当然此类临床研究可能超越了随机对照试验的设计能力，常以真实世界研究的方式出现。回过来说，以往的研究策略常是在患者可耐受前提下的“焦土策略”，即最大剂量杀伤肿瘤细胞。汤钊猷院士在《中国式抗癌》一书中，用《孙子兵法》中的“穷寇勿追”阐述化疗的应用。他认为，根治术后的化疗属于“穷追猛打、斩尽杀绝”战略，未必是最优策略。可以保持一定数量的对化疗药物敏感的细胞，它们可以很好地压制耐药肿瘤细胞的数量。从害虫防治中可以得到另外一个启示：耐药性管理方案能够让我们长时间地控制害虫的种群数量。一些动物实验以及早期的临床研究显示该适应性治疗策略是可行的，即适量的药物，使肿瘤保持较小的状态，并不试图杀死全部肿瘤，并利用药物敏感细胞来抑制耐药细胞的生长。

三、治疗模式之问：ctDNA+博弈论

癌症治疗的博弈论分析表明，肿瘤学中的精准医学可以从目前对分子目标的关注扩大，最大限度地提高立即反应的可能性。此外，精准医学应该纳入癌症治疗游戏，以预测和引导患者特异性和治疗特定的进化动力学，控制抗性人群的出现和成功。即使最初针对性很强的治疗方法，耐药性也会导致失败、疾病进展和患者死亡。未来期望将ctDNA和新的图像分析工具如放射学模型和癌旁组织成像等应用于动态和复杂疗法中，建立Stackelberg模型，以此模型进行治疗敏感和治疗抗性肿瘤患者。此前，类似的数学模型极少用于肿瘤治疗研究，但未知的条件实在太多，我们必须利用数学、物理学的理论和工具，帮助我们选择最可能成功的条件。目前已有临床前和临床研究尝试上述理念。

四、治疗模式之问：NGS 时代的免疫治疗？

目前通过 NGS 数据可以发现数十种免疫细胞类型。未来研究会聚集在单细胞水平上探索肿瘤免疫。通过 HE、IHC、MIBITOF 或空间分辨转录组学等可以提供实际的高分辨率可视化分析方法。人工智能的出现也为免疫组学的发展提供了一个新的方向。放射学和病理学图像衍生的组学数据能够表征预测预后和免疫治疗反应的时间，表明无创或微创方法的临床应用潜力。江一舟等提出，随着免疫组学技术的发展，可持续发展需要考虑几个问题。首先，尽管已经实施了许多质量控制和改进算法原理的方法，但这些技术的有效性仍有待提高。特别是在肿瘤抗原预测、单细胞测序和空间分辨转录组学方面，技术噪声和混杂因素阻碍了后续分析。其次，更具成本效益、更易获取、更自动化的技术有望出现，从而彻底改变该学科的发展。再次，希望研究人员充分利用现有技术探索肿瘤免疫，促进临床转型。利用先进技术分析临床试验样本可能是一个切实可行的解决方案。最后，有必要开发更多针对癌症类型的技术。尽管还有很多工作要做，但免疫组学很可能在未来的肿瘤免疫学领域占据主导地位，其临床价值无疑将极大地促进该学科在免疫组学、单细胞和人工智能领域的发展。

王泽　刘湘林　李恒宇

致敬未来的科学问题

1. *BRCA* 基因全民检测是否必要？

2. 中等外显率基因突变患者未来如何管理？

3. 乳腺癌多基因检测工具在 HER2 阳性患者、三阴性患者及 $T_{1\sim2}N_1M_0$ 的 ER 阳性 /HER2 阴性患者乳房切除术后放疗必要性判断中的价值如何？

4. 多基因工具在新辅助治疗中的应用价值如何？

5. 乳腺癌多基因检测工具的中国版本开发路在何方？基于中国人群的分子亚分型如何更准确地指导临床实践？

6. 如何将二代测序应用在乳腺癌驱动基因的发现和克服耐药性方面？

7. 表达特定分子标志物的 CTCs 监测、ctDNA 定性定量检测如何指导未来乳腺癌的辅助和解救治疗决策？

第三篇　乳腺癌的外科治疗

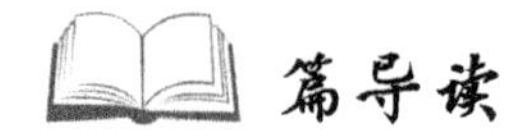

在乳腺癌的治疗历史上，外科手术一直是乳腺癌最重要的治疗手段之一。虽然随着人们对乳腺癌的认识越来越深入，诊治技术不断提升，系统治疗方法日益丰富，乳腺癌患者预后得到了大幅度改善，乳腺癌手术治疗的价值和地位仍然不可撼动。基于乳腺癌领域的研究成果，无论是国外乳腺癌NCCN指南（2023 V4）、2023年St. Gallen共识，还是国内CBCS指南2022版，对乳腺癌的外科手术治疗都给出了一些新的认识和指导。

一、保乳和重建的诊治

随着现在人们对生活质量需求的不断提高，乳腺癌的手术治疗越来越注重外形和美观的要求。目前在我国，保乳率较国外仍远远不足，未来需要在乳腺癌的早期诊断、保乳理念的推广、保乳切缘的精准判断、系统治疗的优化、放疗设备的完善度等方面不断提升。不具备保乳条件的患者，乳房切除术后的乳房重建是恢复患者形体完整的主要方式。随着医疗科技日新月异的发展，更多的医用材料应用于重建手术，未来对于医生和患者都将有更多的乳房重建手术方式可供选择，使得在保证肿瘤切除安全性的基础上，患者有机会得到更好的生存和生活质量获益。

二、前哨淋巴结活检

前哨淋巴结活检术（sentinel lymph node biopsy，SLNB）的应用作为乳腺癌外科治疗中的一个重大进展，避免了腋窝淋巴结低负荷患者清扫腋窝淋巴结可能造成的淋巴回流受阻、上肢水肿和肩关节功能障碍等问题，提高了患者的生活质量。目前，越来越多的临床医生正逐步接受并实施腋窝的手术降级处理，指南与共识也指出SLN微转移的早期乳腺癌患者可免行ALND，而对于新辅助化疗后的患者也可以在规范化的操作下进行SLNB，SLNB更完善的规范和标准，也成为学者们进一步研究的热点。

三、腔镜与机器人技术

随着医学技术的发展，从腔镜辅助到机器人辅助的乳房手术在保证肿瘤安全性的同时，可获得更好的手术美观度及患者满意度。相比于传统手术，腔镜和机器人技术手术切口小，瘢痕少，更隐蔽，可以帮助医生近距离观察，视野清晰，能提高手术的准确性。但基于该技术要求的手术设备更多，耗时更长，对于术者要求更高，因此掌握正确的腔镜技术和应用原则就显得非常重要，未来也需要有相应的使用规范的操作和专业的培训平台来减少手术并发症、降低手术风险。

四、晚期乳腺癌局部手术的诊治

对于初诊为Ⅳ期的转移性乳腺癌，原发病灶有没有必要进行手术干预一直存在争议，是否有生存获益结论不一。有回顾性研究提出手术获益局限在原发肿瘤小、合并症较少、肿瘤转移负荷小的患者，可以改善局部复发，但一些前瞻性研究则显示，手术治疗虽然有局控获益，但并不能提高晚期乳腺癌患者的远期生存获益。因此，未来仍需要大量的随机临床试验来明确此类患者接受局部治疗的风险和获益，进一步精准甄别可能获益的人群。

五、乳腺原位癌局部手术

乳腺导管原位癌（ductal carcinoma in situ，DCIS）局部手术方式包括保乳术和不可保乳的术式。对于符合保乳条件的患者在保证切缘阴性及术后联合放疗的前提下优选保乳术，对于病灶范围广泛、多中心病灶的 DCIS 来说，全乳切除术是更安全的治疗方式，当然，也可根据患者的意愿选择保留皮肤或保留乳头的全乳切除术及乳房重建术。在对待乳腺原位癌腋窝淋巴结手术处理这个问题时，大多数指南建议如果是单纯 DCIS 不用进行腋窝手术，但倘若不能排除 IDC，可同期进行 SLNB。

总之，基于现代医学诊治技术和系统治疗的进步，乳腺癌外科治疗的脚步得到了极大的延伸，同时也面临新的挑战。如何做好乳腺外科手术的精准分类、分层治疗，如何兼顾生存获益和生活质量，仍是我们需要深入探讨的课题。

聂建云　王守满

第七章　保乳和重建的现状、争议、未来之问

第一节　保乳和重建的现状

乳腺癌保乳手术和乳房切除术后的乳房重建是保持女性对称体型的优效治疗措施。保乳手术是乳腺外科治疗措施之一，通常需要完整的多学科团队予以完成，而该治疗策略的实施，已经成为当前早期乳腺癌的一种标准治疗模式。乳房重建手术旨在帮助乳腺癌全切除术后的患者重塑身体外形，使两侧乳房外形基本对称，使患者在术后自信地回归正常的社会和生活角色。

一、保乳手术的现状

乳腺癌保乳手术并不适用于所有乳腺癌患者，手术的实施对患者是有选择性的，一般为早期乳腺癌患者（Ⅰ期、Ⅱ期），术中切缘为阴性，并且乳房体积在手术后可以保持良好的外形，同时患者的意愿也非常重要。除炎性乳腺癌外，乳腺癌患者在术前进行化疗降期或内分泌治疗后，满足保乳手术指征，可考虑行保乳手术治疗，这样能提高患者的治疗安全性及有效性，防止手术治疗过程中出现各种不良情况。乳腺癌保乳术绝对禁忌证：①妊娠期间放疗者；②拒绝保乳手术治疗者；③炎性乳腺癌患者；④肿瘤局部广泛切除后切缘阳性且再次切除不能保证阴性切缘者。相对禁忌证：①同侧乳房既往接受过放疗；②靠近或侵犯乳头；③存在对放疗耐受性差的活动性结缔组织病；④保乳术后同侧乳房复发风险增加者；⑤影像学提示为多中心病灶者。

当前我国总体保乳治疗率相对较低，来自上海、北京等乳腺治疗中心的回顾性研究显示，我国保乳率为5%～20%，在主要大型临床研究中心可能相对较高，在农村地区可能还不足5%。而在欧美或亚洲的日韩等国家，保乳率通常在50%左右。分析我国保乳率较低的原因可能包括：①缺乏基于群体的乳腺癌超声和钼靶筛查项目，人群的癌症防范筛查意识较薄弱，大多是患者自己触及肿块后而就诊，因此确诊时肿瘤体积偏大；中国妇女乳腺体积比欧美妇女小，适合保乳的患者比例相对较低。②患者或医生担心保乳后的局部复发，加之中国社会整体的思维模式，患者“谈癌色变”，在诊断为乳腺癌后潜意识认为完整地切除乳房就等同于根治了肿瘤。③缺乏病理科的支持，由于保乳治疗中病理科医生承担更为繁重的病理诊断工作，在医疗人力资源相对欠缺、医疗技术相对落后的情况下，难以为全国所有地区的患者提供准确病理评估的保证，从而限制了保乳治疗的推广。④缺乏保乳所需的放疗设施和经费，保乳术后需进行放疗。而我国绝大多数地区放疗设备落后、欠缺；即便在大城市或医疗机构拥有较好的放疗设备，但也难以满足过多数量放疗的需求；加之放疗费用给患者带来的经济负担也不同程度地限制了保乳治疗的发展。⑤乳腺肿瘤整复技术的欠缺，难以达到保乳术后良好外形的要求。

二、保乳手术操作过程中的具体现状

（一）手术切口的选择

乳腺癌保乳手术切口的选择对手术进行具有重要作用。一方面，手术切口的选择应该满足手术需求，保证

手术顺利进行；另一方面，要考虑到患者需求，保证术后具有良好的乳腺形体效果。通常情况下，乳房切口可以采用放射性切口或弧形切口。一般肿瘤位于乳房上方时，通常采用弧形切口切除肿块；腋窝淋巴结活检或清扫可在腋窝另做切口，较为隐蔽，使外形较好。当然，有时肿块位于乳房腋窝尾部或者外上方时，也可以采用放射状切口，并向腋窝延伸，以便腋窝淋巴结可以整块切除。而位于乳房下方的病灶，则采用放射状切口。伴随肿瘤整复技术的运用，当前乳腺癌保乳手术切口的选择不局限于放射状或弧形切口，位于不同象限的肿瘤可以采用双环切口、菱形切口、蝙蝠翼形手术切口。通过肿瘤整复技术可以更方便地切除较多肿瘤周围的乳腺组织，并通过转移邻近脂肪及乳腺组织予以填充，适当调整乳头的位置，从而在保证外观的情况下提高切缘阴性率。术后患者的乳房会相对比较饱满和挺拔，必要时还可以同时进行健侧乳房整复。

（二）皮肤切除

为了保持局部有较好的外形，目前并不建议做广泛的皮肤切除。如果肿瘤与皮肤无粘连，一般可保留肿瘤表面皮肤，或仅切除肿瘤表面的一小片皮肤，皮下可保留部分脂肪。为了美观，有时可以切除与所需切除腺体量对应的皮肤，保证缝合后乳房的外形比较饱满，没有明显残腔。

（三）分离乳腺组织

在皮肤及皮下组织分离，再向深处乳腺组织分离，注意保证一定的切缘和正常组织。手术时尽量暴露充分，可从一个方向先切开乳腺组织，进入乳腺后间隙，然后将一手指伸入乳腺后间隙，这样可以将整个标本掌握在手中，能比较简单地把握切缘宽度。

（四）术中标记切缘

病理科对切缘的判断通常采用两种方法，即垂直切缘放射状取材和切缘离断取材。在手术操作中，切除的乳腺标本必须及时进行切缘标记，同时送残腔切缘行病理检测，明确边缘、表面、基地是否有癌累及。当术中冷冻病理切片或术后石蜡病理检查提示切缘阳性时，通常建议再次手术行广泛切除；如切缘多次仍为阳性，必要时放弃保乳手术而改为全乳切除术。事实上，由于我国保乳手术的指征相对比较严格，切缘阳性率通常＜5%，再次手术的比例相对于国外文献报道要低很多。至于术后石蜡病理的阴性切缘推荐采用墨汁染色评估，并规定切缘无肿瘤（no ink on tumor）即可确认为浸润性癌切缘阴性。通常外科医生在术中用缝线明确切除乳腺组织的不同切缘，术后送病理石蜡检查。虽然早期研究报道，在保乳病例中如果切除肿瘤周围 0.5 ～ 1.0 cm 的正常组织，那么 95% 的病例手术切缘组织学检查为阴性。但随后有文献指出，在切缘阴性的患者中，切缘宽度和局部复发率之间并无显著关联。一项来自丹麦的研究，对 11 900 例单侧乳腺癌接受保乳术的患者进行了中位 49 年的随访，发现 5 年和 9 年的累计同侧乳腺癌复发率分别为 2.4% 和 5.9%。只要保证切缘阴性即可，扩大切缘（＞1 mm、＞3 mm、＞5 mm 等）不会进一步降低同侧乳腺癌的复发率。2017 年 SABCS 上报道了一项分析结果，共纳入 38 项研究，涉及 55 302 例患者，中位随访时间为 7.2 年，发现切缘阳性患者的局部复发率为 10.3%，而以墨汁染色边界或者宽于墨汁染色边界定义的切缘阴性患者局部复发率为 3.8%（$P < 0.001$）。目前 NCCN 指南仍将切缘阴性定义为“墨汁染色无肿瘤”。

（五）创面处理

创面应仔细止血，在切缘处放置钛夹标记，指引后续放疗。如果切除乳腺组织较少，建议缝合残腔；如果切除乳腺组织较多，在不进行乳腺整复的情况下，并不要求对缝；切除乳腺组织较多时，也可以采用邻近皮瓣转移填充。创面彻底止血后，不强求必须放置引流条，少许渗液也可以填充局部缺损，使外观饱满。

（六）淋巴结清扫

在乳腺癌保乳手术治疗中，腋窝淋巴结清扫是一个关键操作，需确定临床分期，选择最佳治疗方案，也是患者判断预后的依据。腋窝淋巴结清扫数目一般为10个以上，只有达到这一数目，才能更加清晰、准确地显示出腋窝淋巴结情况。近年来，前哨淋巴结活检术在临床应用较为广泛，将其应用于早期乳腺癌患者治疗中，能取得较好的效果。通过前哨淋巴结活检术，然后经病理检验，对腋窝淋巴结情况加以明确，能避免腋窝淋巴结清扫而出现的并发症，如肢体功能障碍等。在国外，前哨淋巴结活检术已逐渐取代腋窝淋巴结清扫术。

三、保乳整复手术的现状

经保乳手术治疗的乳腺癌患者中有10%～30%术后存在乳房畸形，美容效果不佳。因此，如何修复保乳手术造成的乳房缺损以获得最佳的美容效果是外科医生所面临的新的挑战，也是国内外学者关注的焦点。近年来，国外学者提出将肿瘤整形技术用于乳腺癌的保乳手术，不仅可以提高手术安全性，还可以取得较好的美容效果。在乳腺癌保乳手术后乳房缺损的修复中，对于乳房体积较大的患者，采取缩乳技术和腺体组织瓣移位技术可获得理想的美容效果。然而，当乳房体积属中等及以下大小且切除肿瘤后组织缺损量较大时上述方法难以达到理想的美容效果，这时需采用组织替代方法来修复缺损，乳房邻位组织瓣是最常使用的组织瓣的统称，它主要包括但不局限于以下组织瓣：腋侧胸背部脂肪筋膜瓣，保留背阔肌的胸背动脉穿支皮瓣，乳房下皱襞腹直肌前鞘上方脂肪筋膜瓣，肋间动脉穿支脂肪筋膜瓣等。对合适的早期乳腺癌患者采用乳房整形技术进行保乳手术治疗是一种安全、有效且可获得理想美容效果的有效方法。邻位组织瓣具有皮肤纹理及颜色与缺损区相近、质地柔软、可塑性强、供区隐蔽等优点，但其缺点是手术后可能发生皮瓣血运障碍、组织坏死、脂肪坏死液化，供区血肿、积液、切口裂开、切口感染等并发症，值得进一步关注。乳房整形技术在我国处于起步阶段，与西方发达国家尚存在一定差距，其主要原因是我国的乳腺外科医生缺乏整形外科技术的培训，这就需要乳腺外科医生积极主动地学习整形外科技术或与整形外科医生合作进行手术规划。相信随着我国医疗技术的进步、医学观念的转变及腔镜技术的应用，乳腺癌保乳手术治疗及保乳后的乳房缺损修复也将逐渐成为乳腺癌手术治疗的主要研究焦点，可为乳腺癌患者手术提供更多的选择。

四、重建手术的现状

从20世纪80年代开始重建手术得以逐渐发展。2014年，美国乳腺癌患者术后即刻重建率已超过50%；2016年英国乳房重建率为42%。但是我国的乳房重建比例仍长期处于较低水平。2017年国内110家医院参与调研，乳腺癌手术量为85 772台，其中87.3%的医院已开展乳房重建手术，但是乳房重建手术比例仅为乳腺癌手术总量的10.7%，近一半以上医院该比例在5%以下。导致我国重建率不高的主要原因如下：①患者自身对癌症比较恐惧，医生对患者和家属的宣教也不够，导致患者及家属谈癌色变，认为完整切除是治疗的唯一手段，不愿考虑重建手术，从而丧失重建的机会。②虽然很多专科医院或综合医院进行乳腺癌的诊疗，但对重建手术的技术掌握还比较欠缺，与整形外科的合作也不够紧密，难以对多数患者提供乳房重建、整形的医疗服务。③重建辅助材料的不足（设备资源可获得性低、假体规格不全等）。④经济原因等。

（一）乳腺重建的时机

可以分为即刻重建、延期重建和延期－即刻重建。

其中乳房即刻重建是指在乳腺癌切除手术进行的同时完成乳房重建手术。即刻重建的乳房残留组织顺应性好，可以最大限度地保留乳腺美学元素，达到最佳的美学效果。延期重建是在乳腺癌切除术后一段时间（一般在手术 1 年后或放疗后半年至 1 年）再行乳房重建手术，可避免放疗对重建乳房的不利影响。延期 – 即刻重建先通过植入组织扩张器，最大限度地保留乳房区域皮肤和美学结构。目前认为影响乳房重建手术时机的因素主要有两个：第一个因素是放疗，放疗可能会导致伤口愈合不良问题或乳房重建后感染，因此部分患者更愿意完成放疗后再进行重建手术。其中自体组织乳房重建术通常选择在放疗实施之后，以便用身体其他部位的健康组织代替因放射损伤的乳房和胸壁组织。得益于手术和放疗技术的进步，需要放疗的患者也可以选择立即放置植入物。第二个影响乳房重建手术时机的因素是乳腺癌的类型。通常炎性乳腺癌患者需要广泛切除更多的皮肤，会使即刻重建面临较大挑战，因此建议将此类患者的重建推迟到辅助治疗完成后进行。也有学者担心化疗可能导致伤口愈合不良或术后伤口感染率增加，或者乳房重建并发症干扰术后辅助化疗给药。但据现有研究证实化疗不会明显增加伤口愈合不良等问题的发生，且乳房重建不会延迟化疗或恢复。

（二）乳房重建的原则

乳腺癌切除术后的乳房重建是在根治基础上的美容、重建，而非美容、重建基础上的根治，本末不可倒置。乳腺癌术后乳房重建面对的是确诊的乳腺癌患者，因此必须首先保证肿瘤学安全性，任何乳房重建手术都不能干扰乳腺癌的标准手术治疗及其他综合治疗。此外，术前要进行多学科团队讨论充分评估，且术前应与患者充分沟通。此外，乳房重建术后可能需多次修整才能达到形态对称的最终目标，这一方面也应在行乳房重建术前告知患者。

（三）乳房重建手术的类型

目前常用的重建技术包括自体组织重建、植入物重建、自体组织联合植入物重建及乳头乳晕重建技术等。①自体组织重建是将身体其他部位取出一块包含皮肤、脂肪、血管、肌肉的组织，移植到乳房缺损部位用于重建乳房，这块组织称为皮瓣。用于乳房重建的皮瓣通常来自腹部或背部，也可以从大腿或臀部取出。根据来源，皮瓣可分为带蒂皮瓣和不带蒂皮瓣。借助带蒂的皮瓣，组织和附着的血管可一起通过身体移动到乳房区域，由于带蒂皮瓣的血液供应保持不变，因此皮瓣移动后不需要重新连接血管；但是如果借助游离的皮瓣，由于皮瓣无血液供应，必须使用显微外科技术将其附着在乳房区域的新血管上，为重建的乳房提供血液。腹部和背部皮瓣包括 DIEP 皮瓣、LD 皮瓣、SIEA 皮瓣和 TRAM 皮瓣。②植入物乳房重建已成为全乳切除术后乳房重建的主要选择，可分为一步法和扩张器 – 假体置换二步法。一步法适合皮肤缺损较小、皮下组织厚度足够的全乳切除术，特别是预防性乳腺切除术后的即刻乳房重建和保留乳头乳晕的全乳切除术。二步法即乳腺切除术后即刻植入扩张器，经扩张器注水扩张，再行二期手术更换假体，其适应证较广，应用率远高于一步法，更适合需要辅助放疗或延期重建的患者。植入物乳房重建手术一般将植入物放在胸大肌和前锯肌下方。随着重建技术的完善，一步法植入物重建也被广泛应用，脱细胞真皮、生物补片或合成补片可联合假体用于乳房重建，可改善重建乳房的轮廓和美观度。其优点是可以减少手术次数和额外瘢痕，同时缩短手术恢复时间，尤其适用于双乳切除患者，能最大限度地保证双侧重建乳房的对称性。缺点是需要联合使用脱细胞真皮或补片，可能增加手术并发症，对乳腺外科医生的技术要求较高。③自体组织联合植入物重建是将上述两种手术方式进行融合，既可以解决乳房局部皮肤缺损过大问题，又能解决转移皮瓣容量不足的问题，降低了手术风险并减少了局部并发症。④近年来，游离脂肪移植技术越来越广泛地应用于乳房重建，尽管该技术仍然需要多次手术，但是这一技术的应用前景将有进一步发展。自体脂肪移植可用于简单、美观的乳房增大术及纠正乳房不对称性、纠正乳房畸形，还可作为乳房重建术的辅助工具或主要工具，以及覆盖乳房植入物的软组织等。总之，随着经济发展和社会进步，乳房重建手术将会是未来发展的一个重要方向。

第二节　保乳和重建的争议

保乳手术是乳腺外科史上里程碑式的重要事件，基于对乳腺癌生物学的全新认识和大量循证医学证据的证实，对于早期乳腺癌保乳治疗的安全性和疗效与乳房全切除术相同。但仍存在着一些尚有争议的问题。随着基础医学及临床实践的发展，对于乳腺癌这一疾病的认识越来越深入，新辅助治疗的重要性已不言而喻。新辅助治疗后肿块降期可以提高保乳率，Mammounas等对于新辅助化疗后局部复发的相关因素分析，提示局部复发率与年龄、腋窝淋巴结有无转移和是否获得病理学完全缓解疗效相关。EBCTCG荟萃1983—2002年10项研究4756例乳腺癌患者，中位随访9年，结果显示新辅助化疗保乳率提高（65% *vs.* 49%），15年局部复发率也较高（21.4% *vs.* 15.9%，P=0.0001），而远处复发率和死亡率并无差异。对于新辅助治疗后保乳手术的最大争议，仍集中在手术切除的范围是原发肿瘤的边界还是降期后的肿瘤边界。虽然在2017年的St.Gallen专家投票中，超过80%的专家支持以新辅助治疗后的边界进行手术切除，但目前相关研究不足，缺乏证据支持。在有充分的定位标记（如新辅助前marker定位）及定期乳房磁共振评估肿块退缩模式的前提下，排除筛状退缩模式，按照新辅助治疗后的肿块大小选择切除范围可以谨慎开展，但仍需告知患者局部复发风险可能增加。乳房重建手术是目前乳腺外科发展的趋势，对于不能保乳但对外形有需求的患者，重建手术可以在一定程度上满足患者的需求。但重建手术是非常专业的问题，既包含了肿瘤外科治疗的根治性专业，也包含了重建过程中的整形专业。在无法做到融会贯通的情况下，乳腺外科及整形外科团队的联合是非常重要的。而对于能够行保乳手术的，不应该为了追求整形手术技艺而选择整形。

第三节　保乳和重建的未来之问

一、保乳手术的治疗理念改变之问

乳腺癌外科的外科治疗经历了扩大根治术、改良根治术、保乳术、重建术等一系列治疗理念的进步，给患者带来更好的生存质量，临床医生的治疗理念也逐步在更新。目前在我国，保乳率虽然有一定的上升趋势，但保乳率在40%以上的医院仅占5.5%，在广大经济欠发达地区，保乳率小于10%是非常普遍的现象。既往研究结果表明，早期乳腺癌保乳治疗与全乳切除术相比，可以获得同样的远期生存效果，且保乳手术组患者的生活质量评分显著高于全乳切除植入物重建组患者。因此，未来对于早期乳腺癌手术方式的选择，医生和患者都需要进行相应理念上的改变。

二、保乳手术的外观修复技术之问

常规的保乳手术常常会出现乳房局部凹陷、外形改变、不对称、美观效果差等问题，因此将乳腺外科手术与整形外科技术相结合，在保证切缘阴性的前提下通过局部修复得到满意的外观是目前保乳手术发展的趋势。肿瘤整形技术分为容积移位和容积替代两大类，如将周围的腺体和皮肤腺体瓣转移填充至缺损区或利用远处组织筋膜瓣进行修复等。国内多中心的调查结果显示，目前国内保乳整形手术中，容积移位技术使用比例显著高于容积替代技术。近年来，自体脂肪移植技术逐渐应用于乳腺癌保乳手术的外形修复中。已有多项临床研究表明了脂肪注射手术对乳腺癌保乳手术患者的安全性，肿瘤局部复发或者转移的风险没有明显增加。随着医疗技术日新月异的发展，我们可以期盼未来能够有更多的个性化材料用于保乳手术的整复过程。

三、乳房重建手术的方式选择之问

乳房重建手术包括假体植入重建、自体组织皮瓣重建术，手术时机包括即刻重建和延时重建。其中，假体植入重建又分为一步法重建和扩张器－假体置换二步法重建。一步法适用于乳房皮肤缺损较小的全乳切除术后即刻乳房重建，二步法适用于乳腺切除术后即刻植入扩张器，经过注水扩张皮肤再行二期手术更换假体。据美国全国范围住院患者数据库统计，1998—2012年接受假体重建手术的患者，一步法重建比例为13.6%，二步法重建比例为86.4%，其中二步法更适用于需要辅助放疗或者延迟重建的患者。自体皮瓣重建术主要有带蒂组织瓣技术、游离组织瓣技术和自体组织瓣移植结合假体植入技术。传统的带蒂皮瓣以背阔肌肌皮瓣、单/双蒂腹直肌肌皮瓣为主，目前也会应用穿支皮瓣技术比如胸背动脉穿支皮瓣、肋间动脉穿支皮瓣等进行乳房重建。游离腹壁下动脉穿支皮瓣、股深动脉穿支皮瓣等可用于游离组织瓣重建手术，而自体组织瓣结合假体植入技术则较多应用背阔肌肌皮瓣进行手术。随着医疗科技日新月异的发展，更多的材料应用于重建手术，未来对于医生和患者都将有更多的乳房重建手术方式可以选择，使得在保证肿瘤切除安全性基础上，让患者获得更好的生存和心理获益。

四、乳房植入重建的放疗之问

随着乳房重建手术的日益增多，乳腺癌术后相关辅助治疗的开展也越来越得到重视，对于乳房植入重建术后的患者，放疗不但会增加手术并发症的发生率，还会增加放疗的难度并影响放疗开始的时间。对于那些有放疗计划的患者，自体组织重建相对更具有优势，但同样存在放疗时机选择的难题。随着放疗技术的进步和修补材料的增多，也有越来越多针对植入物重建术后放疗的临床实践研究，有研究认为生物源性修补材料能够有效降低植入物重建手术并发症尤其是包膜挛缩的发生率，也有研究认为应该材料覆盖假体重建放疗后发生感染等风险增加，因此目前循证级别不足，有待大型的前瞻性随机对照研究为需要制订放疗计划的患者在乳房植入物重建手术方式的选择和放疗时机方面提供循证医学证据。

肖志　胡煜　张克兢　黄胜　聂建云　王守满

第八章　前哨淋巴结活检的现状、争议、未来之问

第一节　前哨淋巴结活检的现状

腋窝淋巴结状态是乳腺癌分期的重要因素，可以评估乳腺癌患者的预后情况。20世纪90年代之前，腋窝淋巴结清扫（axillary lymph node dissection，ALND）一直是可手术乳腺癌患者的腋窝淋巴结标准分期和手术方案。但是在清除转移淋巴结的同时，也可能给患者带来诸多术后并发症，如上肢淋巴水肿、肩部功能障碍。随着前哨淋巴结活检（sentinel lymph node biopsy，SLNB）技术逐渐成熟，SLNB已经成为临床腋窝淋巴结阴性（cN_0）患者的标准分期方案。一系列大样本前瞻性临床试验证实了SLNB的安全性，即SLNB可以提供准确的腋窝淋巴结分期，前哨淋巴结（sentinel lymph node，SLN）阴性患者SLNB替代ALND的腋窝复发率和并发症发生率很低。由于中国SLNB在乳腺癌中的应用晚于国外，而且迄今示踪剂的使用及病理学诊断方法仍不规范，乳腺癌前哨淋巴结活检仍需继续推广和普及。

2017年中国大型医院SLNB的调研显示所有参与调查的医院均开展腋窝SLNB，77.27%的医院对超过50%的cN_0乳腺癌患者常规进行腋窝SLNB；大部分医院未开展内乳前哨淋巴结活检（internal mammary sentinel lymph node biopsy，IM-SLNB），仅有15.45%医院常规开展IM-SLNB。

目前前哨淋巴结使用单染法的医院较多，但也有部分大型医疗中心使用双染法行SLNB。最常用的SLNB示踪剂为染料（主要是亚甲蓝，62.73%），其次为纳米碳（16.36%）及核素联合蓝染料（14.55%）。由于SLNB的适应证也在不断扩大，且该手术方式简单易推广，因此前哨淋巴结活检在我国能广泛实施。

前哨淋巴结的术中诊断可以使大多数SLN阳性患者一次完成ALND，避免二次手术费用的负担和手术风险。推荐使用冷冻切片病理检查和（或）印片细胞学作为SLN术中诊断的检测方法。术中冷冻切片病理检查和印片细胞学两者或任一诊断阳性者，均可作为SLN阳性进行腋窝分期及后续腋窝处理的依据。根据2017年大型医院的调研报告显示，在选择病理学诊断方法时，97.27%的医院均常规使用术中快速冰冻切片对SLN进行病理学诊断，仅1家（0.91%）医院使用印片细胞学对SLN进行术中诊断，2家（1.82%）医院不进行术中诊断，均行术后石蜡切片病理学检查。

对于腋窝淋巴结SLN宏转移、微转移或者存在孤立肿瘤细胞，不同的乳房手术方式可能会影响是否需要进一步的其他综合治疗。腋窝淋巴结宏转移，乳腺癌患者一般需要进行ALND。对于cN_0、SLN 1～2枚转移的保乳手术患者，是否免除后续ALND，大多数临床医生持谨慎态度。大部分医院仅对少于10%的该类患者免除后续ALND。Z0011试验告诉我们符合以下所有条件的乳腺癌患者可以免行ALND：乳腺原发肿瘤T_1或T_2期（＜5 cm）、1～2个SLN阳性、接受保乳手术、接受全乳放疗及未接受辅助化疗者。随着美国Z0011临床试验结果的发布，在SLN宏转移的患者中行后续ALND的患者已经大大减少。欧洲乳腺癌专科医师学会调查了Z0011研究证据对欧洲早期乳腺癌腋窝处理方式的影响，结果显示，ALND从2010年的89%降低至2016年的46%，然而在不同国家之间仍存在显著差异。而目前中国临床实践仍无大的改变，并且在不同经济水平的地

区间也未见明显差异，原因可能包括：①Z0011研究入组的人群为较低危患者，肿瘤分期为T_1、激素受体阳性、年龄大于50岁，同时在SLNB组中，单个淋巴结转移占71%，其中44%为微转移。②国内的病理学诊断也不能如Z0011所述进行60个切片的评估，可能显著低估了微转移淋巴结的存在。③中国BCS占比远低于欧美国家，因此中国符合Z0011入组条件的患者较少。尽管AMAROS研究纳入了部分全乳切除患者，但全乳切除患者比例仅12%。④中国医院广泛开展的术中SLN病理学诊断，也使得后续行ALND的比例更高。对于cN_0、SLN 1～2枚转移的全乳切除患者，是否免除后续ALND，现在的实践操作表现得更为谨慎。关于微转移，目前的循证医学证据证实SLN微转移是独立的预后指标，有效的全身治疗使SLN微转移患者SLNB与ALND的5年总生存率差异只有1.2%，SLN微转移为确定辅助化疗的唯一指标是比较少见，此外SLN微转移患者接受保乳治疗时不需要借用ALND来进行区域控制。

乳腺癌新辅助化疗（neoadjuvant chemotherapy，NAC）不仅可使乳腺原发肿瘤降期，以增加保乳术机会，也可使40%～70%的腋窝淋巴结阳性患者降期为阴性。对于接受NAC的患者，大约45.45%的医院倾向于在NAC后进行SLNB，54.55%的医院选择在NAC前进行SLNB，行NAC较多的医院更倾向于在NAC后进行SLNB。2017年由中国抗癌协会和中国医师协会发起的前哨淋巴结活检调研结果显示，SLNB在NAC中应用的时机在中国仍存在争议。关于在NAC前进行SLNB的观点认为SLNB在NAC前应用已被证实是一种可靠的诊断方法，而化疗可能引起瘢痕形成、淋巴结引流模式改变，从而使得NAC后行单染料示踪SLNB成功率较低，假阴性率较高。SENTINA及ACOSOG Z1071研究均探讨了NAC前临床腋窝阳性者，在系统治疗转阴后行SLNB，其假阴性率在两个研究中分别为14.2%和12.6%，因此，NAC后行SLNB仍具有一定的局限性。同时，一项系统综述回顾了72个研究中的7451例患者，发现NAC后SLN的检出率为89.6%，假阴性率为14.2%，其准确率仍低于在NAC前行SLNB。尽管在NAC后行SLNB可减少手术次数，并且能明显减少过度治疗，但现阶段中国仅14.55%的医院使用双示踪法，85.45%的医院不进行钛夹标记，也缺乏高标准的SLN病理学检测技术，因此，NAC后行SLNB应当慎重。

此外，新辅助化疗后SLNB还有其他存在争议的地方，如cN_0患者NAC与SLNB的时机，cN +患者接受NAC转为ycN_0后SLNB的假阴性阈值设定、准确率及其改进措施。一般来说，新辅助化疗后腋窝淋巴结清扫的占比较高，但仍有可能cN +患者在接受NAC后行SLNB，进而避免腋窝淋巴结清扫。cN +患者接受NAC后行SLNB的措施和人群优化的合理选择如下：SLNB患者（$T_{1\sim3}N_1$）、双示踪剂淋巴显像、检出≥3个SLN、NAC前穿刺阳性淋巴结放置标志夹并于术中检出、考虑对SLN进行CK19免疫组织化学检测。此外，目前的指南与专家共识均推荐对于NAC后SLN阳性患者，即使为N_0（孤立肿瘤细胞存在）亦应进行ALND。新辅助化疗后SLNB替代ALND还有很长的路要走，不仅需要获得临床认可的成功率和假阴性率，还需要SLNB替代ALND后可以达到ALND相似的区域复发率及总生存率。

内乳淋巴结转移是一条重要的淋巴转移途径，其转移状况是确定乳腺癌临床/病理分期、判断预后和制定辅助治疗方案的重要依据。但当下国内常规进行内乳淋巴结活检的医院较少。随着乳腺癌外科诊疗技术的不断发展，内乳淋巴结活检的重要性正在重新引起乳腺科医生的兴趣。既往研究提示内乳淋巴结转移总体概率为18%～33%，且大多数伴有腋窝淋巴结转移，但确实存在部分患者仅有内乳淋巴结转移而无腋窝淋巴结转移，其发生率为2%～11%，现有的治疗标准可能导致对这部分患者的治疗不足。目前，对乳腺癌原发肿瘤及腋窝淋巴结的治疗已经接近个体化水平，但关于内乳淋巴结的活检和最佳治疗方案尚有争议，未达成统一的临床实践标准。

第二节 前哨淋巴结活检的争议

乳腺癌前哨淋巴结活检是乳腺外科领域的一项革命性创新，作为一种精确的微创腋窝分期技术，使乳腺癌治疗中的腋窝处理方面发生了革命性的变化，早期乳腺癌患者避免腋窝淋巴结清扫及相关并发症，在不降低治疗效果的同时，显著提高了患者的生活质量。2021年JCO在线发表了加拿大安大略癌症治疗中心和美国临床肿瘤学会早期乳腺癌腋窝管理指南，对前哨淋巴结活检做了详尽的梳理。乳房切除术合并1～2枚前哨淋巴结阳性，放疗是否可替代腋窝淋巴结清扫仍存在争议，根据IBCSG 23-01研究，虽然省略腋窝淋巴结清扫是可行的，但研究中此部分患者事件数较少，证据并不充分，临床工作中仍需个体化解决问题。同样随着新辅助治疗的广泛开展，新辅助治疗后的患者行前哨淋巴结活检是否足够安全，仍有很多问题亟须解决。在2021年St.Gallen专家投票中，可以看到对于一些情况，专家的意见尚不统一。如治疗前为cN1的患者，经新辅助治疗达到cN_0，并接受术后腋窝放疗，在淋巴结存在标记夹的情况下，哪些患者可避免腋窝淋巴结清扫，意见非常不统一，需要谨慎开展这些临床工作。

第三节 前哨淋巴结活检的未来之问

一、前哨淋巴结微转移临床决策之问

随着临床越来越多地进行SLN，我们面对前哨淋巴结微转移的临床思考也越来越多：微小转移灶患者是否比前哨淋巴结阴性患者预后更差？是否有必要进行ALND？前哨淋巴结微小转移灶是否需要局部放射治疗和全身辅助治疗？有研究结果显示：SLN微小转移（含MMs和ITCs）的患者与SLN阴性患者的8年DFS和OS组间差异均无统计学意义，但也有研究结果提示未接受全身辅助治疗的患者5年DFS显著低于阴性患者。因此，对于未接受全身辅助治疗的早期乳腺癌患者，SLN存在微小转移灶意味着患者5年DFS降低和复发转移风险增加。有研究对比SLN微转移术后是否接受放疗，未接受辅助放疗的乳房切除术患者的复发风险明显高于接受保乳手术的患者。AMAROS研究更新的10年随访数据显示，ALND组和SLN微转移放疗组的10年累积腋窝复发率无显著差异，且10年DFS率和OS率也未见显著差异。

二、新辅助治疗患者前哨淋巴结活检手术时机之问

对于需要行新辅助治疗且可行前哨淋巴结活检的患者，手术时机的选择一直是外科医生想得到解答的问题。在新辅助治疗前进行SLNB，则可以提供精准的腋窝分期，为术后放疗决策提供信息，SLN阴性则手术时可免除ALND，如存在ITC、微转移或宏转移，则必须行ALND，因为目前二次SLNB发现率低，假阴性率高。在新辅助治疗后进行SLNB，可以在治疗效果的基础上筛选出可以避免ALND的病例，但往往假阴性率较高，需在新辅助化疗开始前放置标记夹并于术中检出，同时采用双示踪剂显像。基于上述利弊，对于新辅助治疗患者前哨淋巴结活检手术的最佳时机，需要结合具体情况分析来做出最优选择。

三、内乳前哨淋巴结活检的必要性之问

腋窝与内乳淋巴结均为阴性时患者生存率很高，均有转移时预后很差，腋窝淋巴结与内乳淋巴结转移的相关性不强，显示内乳淋巴结转移在腋窝淋巴结阳性和阴性者中均有独立的预后价值。结合术前淋巴结显像和术

中 γ 探测仪定位内乳区前哨淋巴结成功率高、安全性好，可以为乳腺癌患者提供精确的淋巴结转移分期，并且指导个体化的内乳区放疗策略。但因其后续疗效和生存分析还需要进一步研究来验证，常规开展内乳前哨淋巴结活检仍然存在争议。

四、前哨淋巴结示踪剂选择之问

随着前哨淋巴结活检技术越来越成熟，前哨淋巴结示踪剂也逐渐成为研究热点，目前共识和指南大都推荐核素+染料双示踪来进行标记，但临床实践中，核素技术并没有得到广泛应用，那么，是否能用其他方法进行前哨淋巴结的检出？对于无须新辅助治疗的患者，从目前研究数据来看单染料和双示踪相比，同样具有比较高的检出率和临床可接受的假阴性率。对于接受新辅助治疗的患者，由于化疗对淋巴系统的影响，导致检出率下降，假阴性率增加，有研究显示荧光+染料对比核素+染料在检出率和假阴性率上没有明显差别，但还需要更多的循证证据予以佐证。

肖志　胡煜　张克兢　黄胜　聂建云　王守满

第九章　腔镜与机器人辅助技术的现状、争议、未来之问

第一节　腔镜与机器人辅助技术的现状

从20世纪90年代初施行腹腔镜胆囊切除开始，腔镜技术在腹部外科应用至今已30余年，腹部外科手术模式已发生重大转变。腹腔作为自然存在的腔隙，为完成腔镜手术提供了充分的操作空间。乳房和腋窝虽为实质性器官或组织，但可以通过人工扩展乳房皮下间隙和乳房后间隙这两个腔隙为乳腺手术创造手术空间。目前的腔镜下操作技术已能完成大多数可手术乳腺癌的腺体切除和腋窝淋巴结清扫，同时部分医疗中心开展了腔镜下乳房重建的手术，并取得了良好的社会效应。但并不是所有可手术乳腺癌均需要进行腔镜手术。在进行腔镜手术前首先要考虑术式本身的彻底性和患者的美观需求。术者需掌握适应证和禁忌证。

已有多项临床研究对腔镜腋窝淋巴结清扫的可行性和安全性进行了验证和评价，证明无论是手术的完整性（淋巴结清扫数目），还是手术的安全性（术后复发率）方面，均不劣于传统开放手术。腔镜技术可以使隐蔽且复杂的腋窝解剖结构暴露得更加清晰，同时在腔镜的放大作用及溶脂剂中肾上腺素的缩血管作用下，可以最大限度地避免对腋窝重要神经、血管和淋巴管的损伤，从而最大限度地减少上肢淋巴水肿、功能障碍等严重并发症的发生，提高了患者的生活质量。

对于乳腺腺体的手术，通常情况下只要肿瘤未侵及皮肤和胸大肌筋膜，都可以考虑行腔镜手术，且对肿瘤大小、位置无严格的限制。腔镜手术的禁忌证主要是从手术的安全性角度考虑，以下情况行腔镜手术不能保证手术的安全性时，不应考虑行腔镜手术：①肿瘤直径＞5 cm，侵及皮肤或胸肌；②肿块表面有明显的“酒窝”征；③因肿瘤本身引起乳头内陷或偏斜；④经新辅助化疗后，肿块距腺体表面最近处仍＜2 mm，发现已有远处转移者。关于腔镜手术的相对禁忌证，主要是考虑到术后过多的皮肤改变可能对外观造成不良影响，明显下垂

的乳房即使符合以上进行腔镜手术的条件也不适合进行全腔镜手术。腔镜在乳腺癌保乳手术中也表现不俗。近年开展的全腔镜联合术中超声定位＋真空辅助旋切或染料标记切缘技术实施早期乳腺癌精准局部扩大切除，实现了保留乳房手术的关键技术突破，同时采用隐蔽切口，在根治切除病灶的同时达到了最佳的保乳效果，术后乳房形态保持明显优于常规开放手术。

基于乳腺腔镜美容效果突出，在患者术后形体和心理康复方面具有常规手术难以达到的突出效果，腔镜在乳房重建术中发挥了越来越重要的作用。腔镜皮下腺体切除＋一期假体植入乳房重建术是目前全乳腺切除术后乳房重建最常用的方式。对于合适的病例，尤其是乳房较小或肿瘤相对较大、保留乳房手术后美容效果不佳的患者，行腔镜皮下腺体切除＋一期假体植入乳房重建，并不增加术后感染、上肢淋巴水肿、切口边缘坏死等并发症的发生率，且美学效果更好。同时，因手术完全在腔镜下进行，止血更彻底，囊袋分离更充分，且切口不在假体前方而未形成张力，手术后出血、积液和切口愈合不良所致假体外露等并发症明显减少，手术更加安全，患者术后满意度更高。使用腔镜技术行背阔肌乳房重建避免了背部巨大的手术瘢痕，美容和微创效果明显优于常规手术，并获得与传统手术相同的组织量。随着技术的成熟，对于合适的患者，皮下腺体切除和背阔肌转移乳房重建可在全腔镜下完成，最大限度地突出了腔镜手术的微创和美容优势，同时又可降低术后出血、水肿、淤斑、血清肿和感染等并发症的风险。但由于背阔肌肌皮瓣体积较小，对于乳房体积较大、过度肥胖和吸烟的患者，此术式仍存在局限性。还有部分医学中心尝试通过腔镜获取大网膜行乳房重建，也有少量报道，但通过腔镜获取大网膜进行乳房重建存在术前难以准确评估大网膜状况、难以预测大网膜体积等缺点，因此该术式的广泛推广尚不成熟。

与传统腔镜技术相比，机器人机械臂自由度更高，术者视觉更立体，操作空间感更强。随着机器人手术系统在外科领域的广泛应用和腔镜乳腺手术的逐步成熟，对机器人乳腺手术也开始了积极的尝试和探索。借助其三维视野和机械臂多自由度的灵活操作，使用机器人手术系统行复杂的乳房重建手术，如乳房切除＋背阔肌肌皮瓣乳房重建，切口更加隐蔽，血肿、血清肿、皮肤和乳头乳晕损伤、坏死或感染等并发症发生率更低，术后恢复更快，美容效果更佳，患者满意度也更高，但手术总体时间相对延长，而且治疗费用增加。此外，国内学者还开展了机器人内乳淋巴结清扫手术，机器人灵活的机械臂可以轻松跨过心脏的阻挡，从而使左侧内乳淋巴结清扫较腔镜手术更方便和安全，可能是这一手术的最佳选择。机器人手术系统是乳腺外科发展中新的技术，将具有更加广阔的应用前景。

第二节　腔镜与机器人辅助技术的争议

腔镜与机器人辅助技术在其他肿瘤外科领域已经广泛开展，但在乳腺外科领域仍处于起步阶段。首都医科大学附属北京友谊医院屈翔教授团队及陆军军医大学西南医院姜军教授团队近年来大力推动了腔镜及机器人辅助技术在乳腺外科中的应用。乳腺腔镜手术起步晚于腹腔镜手术和其他学科的腔镜手术，技术要求高，学习时间长。相较于传统手术方式，腔镜与机器人技术在微创、美容方面具有无可比拟的优势。腔镜乳腺手术尚处于探索过程中，经济成本的考量是医院和学科管理者都非常关注的问题，开展微创手术需要专门引进腔镜、机器人等大型手术设备并计入成本。腔镜手术已经可以在安全性上媲美传统手术，如何规范操作流程、如何使用腔镜进行乳腺肿瘤整形手术等仍需深入研究，腔镜技术和机器人手术系统等的发展需要创新理念、科学论证和严谨的技术设计，进一步明确相关的适应证和这些手术可能给患者带来的益处。

第三节 腔镜与机器人辅助技术的未来之问

一、乳腺腔镜手术的禁忌证之问

腔镜手术是近20年来乳腺外科技术的重大发展，随着在无腔隙器官进行腔镜手术的技术瓶颈被克服之后，也在学术和技术上解决了手术安全性等问题。近些年，乳腺疾病的腔镜手术得到了十足的发展。乳腺腔镜手术的优点是切口隐蔽且微小，同时又能完成复杂手术的操作，出血少，对机体干扰小，治疗效果确切，并发症少。最突出的特点是微创、美容和功能保留。基于以上优点，那么如何准确掌握该项手术的禁忌证也是临床医生常常思考的问题。专家共识推荐肿块大于5 cm并且侵犯皮肤和胸肌、癌肿引起明显“酒窝”征及乳头凹陷、术中肿块表面组织冰冻病理提示有癌组织及局部晚期和有远处转移的患者不适宜进行腔镜手术。未来随着腔镜技术的不断发展和提升，以及手术方式的不断改进，我们可以期待手术适应证和禁忌证的进一步更新。

二、乳腺腔镜手术的并发症处理之问

乳腺腔镜手术利用腔镜优势从远离病灶部位的切口进行手术，改变了传统的手术方式，随着目前腔镜手术的逐渐开展，腔镜乳腺手术技术的安全性和预防、处理并发症问题都备受关注。常见的并发症一部分与腔镜技术和操作相关，主要包括皮下气肿、高碳酸血症、出血、皮瓣和乳头乳晕坏死等；另外还与乳腺肿瘤外科治疗相关，包括因腔镜手术所造成的肿瘤残留和转移，特别是术中肿瘤破裂导致的术后种植转移和负压抽吸脂肪过程中淋巴结破裂所导致的肿瘤扩散等，需要特别引起临床医生的注意。因此，掌握正确的手术方法和原则就显得非常重要，使用规范的操作来降低复发风险。

三、乳腺疾病机器人辅助技术的优势之问

近年来，机器人辅助技术在外科手术领域的开展日益增多，但在乳腺外科的应用还比较滞后，基于机器人辅助技术对于机器、设备、场地、外科医生技术操作的要求都非常高，那么如此的高精尖手术方式对于患者有何优势也是临床医生一直探讨的问题。相比于传统手术，机器人辅助手术切口小，瘢痕少，更隐蔽，可以帮助医生近距离观察，视野清晰，能提高手术的准确性。其与普通腔镜手术相比具有额外运动缩放和震颤过滤功能，更为精准灵活。机器人手术解放外科医生身体限制的同时，拥有360° 灵活机械手臂，能突破传统技术限制。人工智能与自动化的结合，为乳腺癌患者提供了一个更好的选择。

四、机器人辅助技术的术后并发症之问

随着目前机器人辅助手术的数量逐渐增多，达芬奇机器人手术系统所产生的并发症也不能忽视。除了腔镜相关并发症之外，机器人辅助技术还有特殊的手术并发症，如使用达芬奇机器人可能会延长手术时间和麻醉时间。与任何外科设备一样，达芬奇系统也有可能出现故障或失灵，导致严重的损伤，或者需要改用另一种手术方式导致手术时间、麻醉时间更长，因而并发症增多。

肖志 胡煜 张克兢 黄胜 聂建云 王守满

第十章 晚期乳腺癌局部手术的现状、争议、未来之问

第一节 晚期乳腺癌局部手术的现状

晚期乳腺癌局部手术治疗仍然是一个有争议的问题。有研究表明，在发达国家中，初诊为晚期乳腺癌的患者占初诊乳腺癌患者的6%～10%，而在发展中国家这个比例要更高。既往回顾性的研究提示乳腺癌为激素受体敏感性肿瘤，肿瘤负荷较低，可以从原发病灶局部治疗中获益。支持晚期乳腺癌局部手术的观点认为，第一，对于原发病灶、孤立转移病灶、区域淋巴结的转移病灶进行化疗、内分泌治疗、生物治疗等都不如手术能完全确切地切除或消除肿瘤负荷；第二，切除原发肿瘤会使得转移灶对化疗更加敏感；第三，切除原发肿瘤有助于提高免疫力和改善营养状况。反对的观念认为手术切除原发肿瘤会影响微转移灶的生长动力学，加速转移的形成，其原因是手术损伤可能加速去除血管生成抑制因子，并释放生长因子和免疫抑制因子，特别是手术创面可能会释放生长因子。此外，手术和麻醉也会引发免疫抑制等不利因素，进而改变肿瘤的免疫系统。

早期的回顾性研究认为，对于晚期乳腺癌原发灶的手术切除可以带来生存获益。SEER数据库中的回顾性研究也提示，对于接受手术的晚期乳腺癌患者的中位生存期相较于非手术患者明显延长（$P < 0.01$）。当然，也有回顾性的研究持反对观点：手术并没有明显延长生存时间。尽管大多数的回顾性研究都支持晚期乳腺癌行局部手术治疗，但是由于数据的局限性和单一研究机构的偏倚，往往导致研究结果的可接受度不高。

国内外学者进行了一些前瞻性的临床试验。比较重磅的研究有以下几个，第一就是土耳其的MF07-01研究，这是一项Ⅲ期多中心随机对照临床试验，入组的关键标准为初诊晚期乳腺癌患者，原发肿瘤可以被完全切除，患者身体状况可以耐受相应的治疗方案。这项研究一共入组了274例患者，其中手术组138例，非手术组136例。在中位随访时间为36个月的时候，该研究未发现手术可以改善晚期乳腺癌的生存率；但是随着更长时间的随访，研究显示总生存率存在统计学意义的提高，即手术组死亡风险相较非手术组有所改善（HR=0.066，95% CI：0.49～0.88，P=0.005）。特别是对于那些激素受体阳性、单发骨转移和年龄小于55岁的患者，可以从初始手术治疗中获益。第二个研究是TBCRC 013研究，这个多中心的前瞻性研究一共纳入了112例晚期乳腺癌患者，先接受系统性治疗，如果临床医生评估治疗有效，可以进行后续的随机化分组，进入手术组或者非手术组。在TBCRC 013研究中，手术组并没有发现有明显的生存改善。第三个研究是印度的TATA研究，它同样也是一个开放的随机对照临床研究，该研究给予晚期乳腺癌患者先行全身性的综合治疗，对于那些治疗有反应的患者（350例患者），再进行随机分组，分为手术组和非手术组，研究结果发现手术并不能改善患者的总生存期，仅仅对局部症状的改善有帮助。以上研究看似类似，但又存在诸多不同，研究结论更是相互矛盾。MF 07-01采用的治疗策略为外科局部治疗在前，综合治疗在后，旨在探讨外科减瘤术后再行综合治疗是否能够改善总体的生存预后。结果提示，在外科减瘤术后可能会对综合治疗产生积极的作用。而其他两项研究采取的是综合治疗在前，手术治疗在后，旨在探讨在全身治疗有效的情况下，再进行乳腺原发病灶的切除是否能够改善总体预后。结果提示乳腺癌局部手术治疗并没有改善这些患者的预后。针对已发表的这些前瞻性临床研究

的 Meta 分析提示，在共计 850 例患者的分析中，总生存期并没有因为手术的局部治疗而获得明显统计学差异（*HR*=0.84，95% *CI*：0.61 ～ 1.15）。由于对该问题仍旧存在巨大的争议，相关的多个前瞻性的临床研究也正在进行中，我们期待更多的研究回答晚期乳腺癌局部手术治疗的意义。

综上所述，对于晚期乳腺癌患者局部治疗是否能使患者生存获益仍然存在很大的争议。肿瘤的生物学特性和伴随的全身治疗在不断进步，乳腺癌的治疗进程在不断改善，使得该研究的结论更难以轻易定论。对于初治晚期的乳腺癌原发灶的手术干预，我们可能需要关注的是手术治疗如何缓解局部症状，在一定程度上提高患者的生活质量，至于延迟生存时间，可能综合治疗方案的选择才是关键。

第二节　晚期乳腺癌局部手术的争议

对于Ⅳ期乳腺癌患者来讲，治疗的主要目的是缓解症状、提高生活质量和延长生存期，晚期乳腺癌患者局部手术是不是必要的，学术界对此问题的争议颇多，手术是否可以给患者带来更多的生存获益是其中的关键性问题。2021 发表在 *Annals of Surgical Oncology* 的一项研究，对美国国家癌症数据库中的 12 838 例女性受试者进行了分析，她们在确诊时均为Ⅳ期乳腺癌，对于 HER2 阳性的乳腺癌患者，如果接受手术 + 全身治疗，生存优势显著。接受手术 + 放疗 + 全身治疗，其 5 年生存率为 48%，接受手术 + 全身治疗，5 年生存率为 41%，如只接受全身治疗，5 年生存率仅为 29%。手术切除可能减少整体的癌症转移负荷，乳腺癌原发灶手术切除，可能会降低血管抑素水平，导致远处微转移血管生存，增加对化疗药物的敏感性；可能逆转癌症诱导的 T 细胞抑制，促进抗体应答等。但这项研究仅是观察性研究，具有哪些晚期乳腺癌特征的患者能够真正从局部手术中获益，仍需要更为严谨的临床试验来证实。

第三节　晚期乳腺癌局部手术的未来之问

一、晚期乳腺癌局部手术价值和意义之问

对于初诊为Ⅳ期的转移性乳腺癌，有没有必要对原发病灶进行手术干预？首选全身治疗还是手术治疗？这些问题一直是临床的讨论热点，也一直有着很多争议。有多中心前瞻性研究发现，对化疗有反应的晚期乳腺癌患者不论分型如何，接受手术治疗与不接受手术治疗相比，其生存期均无明显改变，也就是说手术治疗在全身治疗获益的情况下可能并不能提高晚期乳腺癌患者的预后。而 MF07-01 研究结果刚好相反：手术处理原发灶之后再进行系统治疗与单纯系统治疗相比，前者的中位生存期更长，对Ⅳ期乳腺癌患者先进行原发灶手术干预的效果较好。目前来看，回顾性研究均提示初治Ⅳ期乳腺癌原发灶外科治疗有生存获益；前瞻性研究的结果却不一致，提示有且只有一部分初治Ⅳ期乳腺癌原发灶外科治疗有生存获益。

二、晚期乳腺癌局部手术适宜人群之问

MF07-01 研究表明：手术获益人群为年龄小于 55 岁、luminal 型、单发骨转移的患者；有 Meta 分析指出，

初治Ⅳ期乳腺癌原发灶手术获益局限于原发肿瘤小、合并症较少、肿瘤转移负荷小的患者；有回顾性研究显示，初治Ⅳ期乳腺癌原发灶手术获益局限于手术切缘阴性的患者。一项纳入了六大RCT研究的Meta分析结论指出，初治Ⅳ期乳腺癌原发灶适合手术治疗的人群为年轻、合并症少、HR阳性、仅发生骨转移（病灶小于5个）且能确保手术切缘阴性的患者。因此，并非所有的晚期乳腺癌都需要局部手术治疗，临床医生需要不断评估，探索局部手术的适用人群。

三、晚期乳腺癌局部手术时机之问

MF07-01研究中，先手术后全身治疗较单纯全身治疗有生存获益，而TATA研究、TBCRC 013研究、EA2108研究均是先全身治疗后序贯手术较单纯全身治疗没有生存获益。在先进行手术再行全身治疗的前瞻性研究中，往往入组患者的肿瘤负荷更大，预后更差，不能说明初治Ⅳ期乳腺癌应先手术后全身治疗。有回顾性研究显示，手术与全身治疗的顺序对于患者预后的影响无明显差别。在探索单纯骨转移的初治Ⅳ期乳腺癌原发灶手术切除对生存获益影响的前瞻性研究中，接受手术的患者中，全身治疗＋手术组较手术＋全身治疗组有更长的OS。由此可见，对于晚期乳腺癌局部手术时机的问题，目前并没有头对头的RCT研究来回答，虽然MF07-01的研究结果表明先行局部手术有生存获益，但更多的专家认为，先行全身治疗后行局部手术更能获益，并且手术的具体时间并不确定，临床试验多为4～8个月，但更多专家认为需转移部位有明确的缓解，以及行保乳手术前原发灶达到最大程度地缓解。

四、晚期乳腺癌手术方式之问

关于晚期乳腺癌局部手术的具体手术方式，也是各大临床研究中探索的问题之一。研究指出，初治Ⅳ期乳腺癌原发灶手术的术式与早期乳腺癌相似，但文章中并没有分析手术术式对生存的影响。有回顾性研究显示，初治Ⅳ期乳腺癌原发灶手术的术式与早期乳腺癌相似，但先行全身治疗后行局部手术的患者，大多选择乳房切除术；如若选择保乳手术，则应确保切缘阴性，术后行局部放疗的意义目前尚不明确。

肖志　胡煜　张克兢　黄胜　聂建云　王守满

第十一章　乳腺原位癌局部手术的现状、争议、未来之问

第一节　乳腺原位癌局部手术的现状

乳腺原位癌包括小叶原位癌和导管原位癌。

一、小叶原位癌

乳腺小叶原位癌是一种非常特殊的病变，相对于导管原位癌而言，它具有癌前病变间歇时间长的特征，并存在多发性多位点的特点。尽管从病理学上来看，它是一种癌前病变，但是其生物学行为更趋向于癌变的危险

因子。1970年以前，外科治疗的模式以双侧乳房切除为主。但随着超过20年的随访研究证明，小叶原位癌不是癌前病变，而是乳腺癌的危险因子，故认为传统的双侧乳房切除并非必要。由于可能存在小叶原位癌合并浸润性癌或合并导管原位癌，因此美国NCCN、欧洲ESMO及NHSBSP等均推荐对于小叶原位癌应行单纯的肿块切除或全乳切除，以降低局部复发风险。近10年来的研究表明，保守治疗或成为小叶原位癌治疗的趋势。NSABP有关小叶原位癌12年的随访结果发现，全部入组的180例患者均行肿块局部切除术，仅有9例患者（占总病变5%）在同侧乳房发生乳腺癌，同时还发现有10例患者（占总数5.6%）在对侧乳房发生乳腺癌。该研究认为，小叶原位癌相对于导管原位癌而言，是一种静息性病变，保守性肿块切除或区域切除已经足够，没有足够的理由进行乳房切除。关于空心针穿刺活检，明确诊断为小叶原位癌，是否需要进行外科手术切除病变，目前仍有争议。一般认为空心针穿刺活检确诊为小叶原位癌，对病灶进行切除的目的是最大限度地降低导管原位癌和浸润性癌的共存风险。近来一项前瞻性多中心研究TBCRC 020证明，如果病理证实是纯小叶原位癌，浸润性癌或导管原位癌与其共存率仅为1%。因此，对于此类病例推荐可以进行随访，密切观察。

由于小叶原位癌有多个象限双侧发病的特点，有关小叶原位癌与浸润性癌或导管原位癌共存时保留乳房手术是否会增加肿瘤的局部复发率，成为近年来的另外一个热点。但多数研究并未发现小叶原位癌合并浸润性癌或者导管原位癌是保乳治疗之后局部复发的危险因素。Robin等总结了1974—2007年早期乳腺癌保乳治疗的2887例患者，其中290例伴有小叶原位癌，中位随访5.2年，结果提示两组局部复发率均为6%，未发现小叶原位癌增加局部复发率。尽管其他类似研究结果提示伴有小叶原位癌者局部复发率增加（29% *vs.* 6%），但是基于该组病例中22%的患者切缘为阳性或不确定性，如何解释该研究的相关结论缺乏可靠依据。总的来说，乳腺小叶原位癌有10%～20%的恶变率，因此属于导致乳腺癌发生的高危因素，密切监控是必需的。对于那些穿刺明确诊断为小叶原位癌的患者，局部切除、临床密切随访或内分泌治疗是目前治疗的主要趋势，乳房切除一般不采纳。

二、导管原位癌

导管原位癌的肿瘤异质性强，治疗选择具有多样性，需要以局部外科手术治疗为主，结合辅助放疗、内分泌治疗来进行综合治疗。导管原位癌手术治疗的先决条件在于要准确地进行评估：是否伴有微浸润癌成分。单纯的导管原位癌的确诊是建立在组织病理学连续切片结合免疫组织化学的精确诊断基础之上的。如果不能做到病理的精确诊断，那么精准的导管原位癌的治疗也无从谈起。我们现阶段的治疗是基于非精确的诊断之上的，因此我们现阶段的治疗可能会有不尽如人意之处。

乳房全切除术是导管原位癌的一种治愈方法，特别是对那些范围广，多中心病灶，弥漫性分布的钙化，证实有*BRCA1/2*胚系突变，保乳术后切缘阳性或保乳术后局部复发的患者，都需优先考虑行全乳切除术。对于那些有乳房重建要求的患者，乳房全切除术后加乳房一期重建也是导管原位癌手术治疗的另外一个发展方向。

保乳手术后加以辅助放疗是导管原位癌的另外一种治疗方式，而且该术式的占比在逐年增加。保证切缘阴性并结合术后全乳放疗是当今导管原位癌最流行的手术方式。基于美国SEER数据库的研究分析表明，相比单纯乳房切除术，保乳手术联合放疗的总生存期稍有延长，单纯保乳手术不联合放疗总生存期缩短，但并无统计学差异。尽管目前尚没有大型随机对照研究对比导管原位癌接受全乳切除术和保乳手术加放疗之间的疗效差异，但是相关的Meta研究发现，全乳切除术后复发率为1.4%，保乳联合放疗的复发率为8.9%，单纯保乳术后的复发率为22.5%。

保乳术后的安全切缘一直存在争议。一般认为保乳术后接受辅助放疗的患者，手术安全切缘为2 mm。这是基于一项纳入20项研究的Meta分析所得出来的结论。该研究发现，保乳安全切缘＞2 mm，相对于切缘阴性的患者，可以降低同侧乳腺癌复发风险达50%；更宽的手术阴性切缘（＞3 mm）也未能显著降低同侧乳腺癌复发风险。

对于导管原位癌，腋窝淋巴结是否需要活检的问题，也是一个有争议的话题。基于导管原位癌的诊断无法做到精准，因此一般认为导管原位癌的腋窝淋巴结的评估是必要的。最新版《中国抗癌协会乳腺癌诊治指南与规范》指出，存在以下情况，可考虑行前哨淋巴结活检：①全乳切除术患者；②穿刺获得导管原位癌诊断者；③导管原位癌肿瘤较大者，特别是肿瘤大于3 cm者。对于某些腋窝淋巴结转移风险特别低的患者，如小病灶、低级别导管原位癌，同时又接受保乳手术，是否需要前哨淋巴结活检尚存在争议。

导管原位癌患者前哨淋巴结活检出现宏转移或微转移的临床病例较少，故无法开展大规模的临床研究。一般认为导管原位癌伴腋窝淋巴结转移的处理可参考浸润性癌的相关处理方法：①前哨淋巴结出现1～2枚微转移，且行保乳手术的，无须进一步清扫腋窝淋巴结；②前哨淋巴结出现1～2枚宏转移，且行保乳手术的，无须进一步清扫腋窝淋巴结；③前哨淋巴结出现1～2枚宏转移或者微转移，且行全乳切除术的，可进一步行腋窝淋巴结清扫或补充腋窝放疗，两者可达到相似的局部控制率和无病生存率。

第二节　乳腺原位癌局部手术的争议

乳腺原位癌作为疾病的早期阶段，通过手术可以达到治愈的目的。由于导管原位癌通常存在广泛的钙化灶，保乳手术如何达到足够的阴性切缘及是否需要行前哨淋巴结活检目前尚有一定的争议。在许多已经发表的Meta分析中提示，对于原位癌，进行保乳手术时，保证2 mm的阴性切缘是相对安全的。在2021年St.Gallen专家投票中，也可以看到足够安全的切缘对于患者豁免术后放疗的重要性。在实际手术过程中，外科医生应遵循个体化原则，根据具体情况决定切除范围，以保证足够的切缘距离。如手术前肿块已经完整切除，病理证实仅为原位癌，理论上不需要行前哨淋巴结活检。但在日常工作中，仍需要注意到穿刺提示的导管原位癌，有10%～30%的患者会升级为浸润性癌或伴有局部微浸润。许多临床指南中所提到的导管原位癌不需要行前哨淋巴结活检，这建立在肿块通过病理检查被充分证实为原位癌的基础上，如临床实践中碰到穿刺提示原位癌，手术操作仍建议行前哨淋巴结活检。

第三节　乳腺原位癌局部手术的未来之问

一、乳腺原位癌局部手术方式之问

乳腺导管原位癌（ductal carcinoma in situ，DCIS）是非浸润性的恶性乳腺疾病，通常被认为是浸润性乳腺癌（invasive breast carcinoma，IBC）的前期病变。随着医疗技术的不断发展，越来越多的DCIS被临床发现，但并非所有的DCIS均可演变成IBC，因此目前乳腺DCIS的治疗存在着很多争议。DCIS在乳房钼靶影像上大多为微小簇状钙化，并且多数病例被诊断为广泛或多中心病灶，因此保乳手术具有相当高的难度，而乳房切除术就成了DCIS的有效外科治疗手段。有研究数据显示，在病灶范围＜10 mm的患者中行全乳切除术者约占10%，而在病灶范围＞20 mm的患者中约占72%，但对于如此早期的原位癌病变行全乳切除是否造成医疗过度也是临床医生值得思考的问题。随着自体组织重建和植入物重建手术的发展，乳腺DCIS的患者行皮下腺体切除术后一期重建也是越来越多医生的优选手术方式。

二、乳腺原位癌保乳手术切缘之问

乳腺原位癌大多为广泛或多发钙化病灶，行保乳手术如何才能保证足够的阴性切缘也是目前临床医生一直探讨的问题。2014年美国外科肿瘤学会和美国放射肿瘤学会指南推荐墨染切缘无肿瘤（切缘＞0）为保乳手术阴性切缘的标准，但指南明确指出该标准不适用于DCIS。而第14届St.Gallen上却提出该标准同时也适用于DCIS。一项纳入了20项研究的Meta分析显示，在联合全乳放疗的情况下，2 mm的切缘宽度同侧乳房肿瘤复发的风险最低，并且扩大切缘并不会显著降低复发风险。乳腺原位癌相关病理学分析研究认为高级别低分化的DCIS是以连续性方式生长，而低级别高分化的DCIS则更偏向于不连续性生长，后者可能使DCIS的阴性切缘变得更宽。而在DCIS接受放射治疗后，切缘宽度不再是复发的重要预测指标。

三、乳腺原位癌腋窝淋巴结处理之问

乳腺原位癌为非浸润性病灶，原理上并不需要进行淋巴结处理，但往往在临床中空芯针穿刺病理与常规术后病理并非完全一致，有研究显示，术前穿刺活检时诊断为DCIS，术后病理有近30%的患者会发现浸润性或微浸润病变，这可能与肿瘤异质性或穿刺活检组织量有关，使其未发现浸润成分。因此在对待乳腺原位癌腋窝淋巴结手术的处理这个问题上，大多数指南建议如果是单纯DCIS不用进行腋窝手术，只有在不排除存在IDC或因为解剖部位的原因（外上象限）保乳手术切除可能影响后续的SLNB时才同期进行SLNB；由于全切患者若需再次进行腋窝淋巴结手术时失去进行SLNB的机会，建议在进行乳房全切除术时同时进行SLNB。

四、乳腺原位癌术后放疗之问

关于乳腺导管原位癌，尤其是对于低风险患者切除术后是否需要放疗，是广大临床医生在思考的一个问题。有回顾分析研究结果提示，对于病灶较小尤其是组织学分级为中低级的患者而言，无论接受或不接受放射治疗，患者的局部复发率差异均无统计学意义，但一项全球多中心的大数据回顾性研究分析认为，放疗与未放疗相比，乳腺导管原位癌患者同侧乳腺癌复发比例显著较低，而与患者复发风险水平无关。即使对于低风险乳腺导管原位癌患者，放疗与未放疗相比，同侧乳腺癌复发比例也显著较低，表明在临床实践中推荐对此类患者进行放疗可能获益。因此，需要临床医生根据患者的个体情况来决定是否需要采取术后放疗来降低局部的复发风险，也期待未来能够出现有效的预测模型来准确评估患者的风险，从而指导临床决策，为患者制定最安全、最有效的治疗方案。

肖志　胡煜　张克兢　黄胜　聂建云　王守满

致敬未来的科学问题

1. 乳房重建手术中，即刻重建和延时重建，如何设计临床研究进行有效决策？
2. 假体植入重建中，一步法和两步法，如何利用临床研究进行有效决策？
3. 基于患者量身定制的个性化材料是否可广泛用于保乳或重建手术整复过程？
4. 植入物重建和放疗的时序问题，如何利用临床研究进行有效决策？
5. 如何更精准评估新辅助治疗前腋窝淋巴结状态，使更多患者能豁免腋窝淋巴结清扫？
6. 如何进行前哨淋巴结活检在新辅助治疗前还是后进行的决策？
7. 内乳淋巴结活检的必要性如何？
8. 机器人辅助技术在乳腺癌重建各术式中的发展前景如何？
9. 如何更精准选择值得进行局部手术（原发灶或转移灶）的晚期乳腺癌患者？

第四篇　乳腺癌的放射治疗

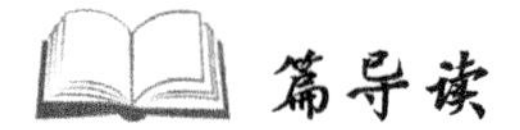

放射治疗是乳腺癌综合治疗的重要组成部分，但对于不同亚型、不同分期、不同阶段的乳腺癌，运用放射治疗的循证医学证据强度是不一样的。在新辅助治疗阶段，首先，放疗前需要区分早期和局部晚期乳腺癌，明确适宜人群、具体照射范围、分割方式和开始时机；其次，需要更多前瞻性临床试验的数据来验证放射治疗的有效性，特别是病理学完全缓解（pathological complete response，pCR）能够转化为长期生存获益的假设。辅助治疗放射治疗的证据更充分，适应证更明确。目前的研究热点主要集中在内乳淋巴结照射、$T_{1\sim2}N_1M_0$ 期乳腺癌改良根治术后是否需要放疗、早期乳腺癌的短程放疗等问题上，未来通过基因检测优化乳腺癌辅助放疗具有很大的研究价值。关于晚期乳腺癌通过体部立体定向放射治疗（stereotactic body radiotherapy，SBRT）处理寡转移灶有多项回顾性研究，但前瞻性研究目前只有寥寥几项，证据级别不充分，且多为阴性结果。如何筛选出更有价值的生物标志物，以及如何确定放疗的靶区勾画、放疗剂量和分割模式等需要更多的前瞻性数据。

乳腺癌是全身性疾病，全身系统治疗具有举足轻重的地位。在这样的背景下，如何针对不同亚型、不同分期、不同阶段的乳腺癌恰当地运用放射治疗，一是需要更多的设计精巧、有基因检测或生物标志物参与的前瞻性研究；二是需要多学科诊疗（multi-disciplinary treatment，MDT）团队，集合外科、内科、放射科等多学科的力量，选择最适宜患者的“排兵布阵”方式，将放射治疗与全身系统治疗有机结合，才能最大程度延长患者生存时间，提高患者生存质量。

熊慧华

第十二章 新辅助放疗的现状、争议、未来之问

第一节 新辅助放疗的现状

一、新辅助放疗在乳腺癌治疗中的价值

早在20世纪80年代，术前放疗已被应用于炎性乳腺癌。相对于术后放疗，术前放疗的潜在优势包括更准确地识别肿瘤部位、勾画靶区，更大程度地缩小肿瘤体积和达到更高的病理缓解率。此外，对于乳房切除术后需要乳房重建的患者，新辅助放疗可避免照射组织扩张器、植入物或自体组织皮瓣，从而达到改善手术美容效果和减少重建并发症的目的。近年来，一些研究还认为，新辅助放疗可能通过改变肿瘤微环境，将肿瘤免疫逃避状态转化为肿瘤免疫攻击状态，激活免疫系统，从而产生远处效应。

新辅助放疗已在其他类型实体肿瘤中广泛应用。例如，在直肠癌和Ⅲ期非小细胞肺癌患者中，与术后放化疗相比，新辅助放化疗的局部控制率更好，总生存率显著提升。但对乳腺癌而言，新辅助放疗可否使患者获得更高的局部控制率，甚至改善生存？与术后辅助放疗相比，新辅助放疗对哪些人群更有优势？这些问题均存在一定争议。

（一）新辅助放疗在局部晚期乳腺癌治疗中的价值

局部晚期乳腺癌（locally advanced breast cancer，LABC）被定义为Ⅱ B或Ⅲ A/B/C期，肿瘤最大直径大于5 cm或侵犯周围皮肤或肌肉，伴或不伴有腋窝淋巴结融合，内乳淋巴结或同侧锁骨上淋巴结侵犯，但临床上未发现远处转移的一类乳腺癌。对于局部晚期乳腺癌，通常采用新辅助化疗（± 靶向治疗）以达到保乳或缩小肿瘤、增加手术切除概率的目的。当LABC对新辅助化疗不敏感或失败时，新辅助放疗（术前放射治疗）则被视为挽救措施之一。随着放射治疗技术的不断发展，新辅助放射治疗在LABC治疗中占据越来越重要的地位。

Deng等回顾性分析了2010—2014年美国国家癌症数据库（National Cancer Database，NCDB）中41 618例局部晚期乳腺癌患者，其中78.39%的患者接受了术后辅助放疗，21.11%的患者未接受放疗，0.49%的患者接受了新辅助放疗。平均随访69.6个月后，LABC患者中接受术后辅助放疗、新辅助放疗以及未接受放疗的5年生存率分别为80.01%、64.08%和59.67%。但在倾向性评分匹配后，研究发现接受术后辅助放疗患者和接受新辅助放疗患者生存相似（*AHR*=1.23，95% *CI*：0.88～1.72，*P*=0.218）。Poleszczuk等使用了美国国立癌症研究所检测、流行病学和结果（surveillance，epidemiology and end results，SEER）数据库分析了250 195例早期乳腺癌患者，其中2554例接受新辅助放疗，247 641例接受术后辅助放疗。研究发现，与术后辅助放疗相比，接受乳房部分切除术且雌激素受体阳性患者中，新辅助放疗后出现第二原发肿瘤风险减少36%；而在接受乳房全切除术且雌激素受体阳性的患者中，新辅助放疗后出现第二原发肿瘤风险减少52%。但患者的总生存期不受先后放疗顺序影响。该研究提示新辅助放疗延长了雌激素受体阳性早期乳腺癌患者的无病生存时间。

（二）新辅助放疗在早期低危乳腺癌治疗中的价值

对于早期低危、高龄、不能耐受手术的乳腺癌患者，新辅助加速部分乳腺照射（accelerated partial breast irradiation，APBI）或立体定向放射外科（stereotactic radiosurgery，SRS）似乎是一种新的研究方向。

大多数乳房复发位于接近初始肿瘤部位（半径1～2 cm），因此对低风险肿瘤患者采用部分乳腺照射（paitial breast irradiation，PBI）或APBI技术，疗效与全乳放疗相当，但正常组织的照射体积更小，治疗时间更短。术前PBI的好处之一是减小靶体积，更准确勾画靶区。此外，在PBI后行手术治疗可以切除接受最高放疗剂量的乳房区域，乳房纤维化较少，美容效果较好。目前，关于术前PBI疗效评价和安全性的报道较少且随访时间较短。荷兰的一项前瞻性研究评估了70例具有低危复发风险的早期乳腺癌患者实施新辅助APBI的毒性和美容效果。纳入患者的年龄大于60岁，病灶呈单灶（< 3 cm）且腋窝淋巴结阴性。APBI实施方式为40 Gy/10 F/2 w。放疗后6周进行局部手术切除。在中位随访23个月（3～44个月）后，有2例患者出现了局部复发，并发症发生率非常低，纤维化体积很小，美容效果良好。尽管术前APBI对低风险乳腺癌患者具有良好的结果，也有部分学者提出了术前单次APBI技术的剂量参数条件，但目前对于早期乳腺癌患者实施新辅助PBI治疗时，对于肿瘤大小、靶区边界、分割剂量和手术时机等仍无法确定。

SBRT和SRS可能是早期乳腺癌新辅助放疗的新方法。SRS/SBRT允许在一次或几次放疗中提供更高的剂量，这不仅可提高患者的依从性，还可消耗更少的医疗资源，产生较好的美容效果。杜克大学的研究人员设计了一项Ⅰ期剂量递增试验，对单灶的早期乳腺癌患者进行单剂量术前放疗，患者的不同剂量递增水平分别为15 Gy、18 Gy和21 Gy。研究未观察到3级放射相关急性毒性反应和伤口愈合问题。中位随访23个月，未观察到肿瘤进展。Tiberi等对10例平均年龄72岁的Luminal A型Ⅰ期乳腺癌患者予以SRS（20 Gy/1 F）术前放疗，放疗后3个月实施保乳手术。结果发现8例患者达到新辅助病理分级MP评分3级以上，且这些患者平均残余细胞量为3%。Signal试验是一项前瞻性、单中心、单臂、单剂量的术前放疗临床试验，纳入27例雌激素受体阳性的早期乳腺癌患者（肿瘤直径小于3 cm，淋巴结临床阴性），术前对肿瘤部位予以21 Gy/1 F体外照射，结果发现患者术后3周、6个月和1年的不良反应均较低，美容效果好，生活质量高。上述研究结果虽然初步显示出术前PBI技术[如APBI、SRS及分次立体定向放射治疗（fractional stereotaxis radiotherapy，FSRT）等]对于雌激素受体阳性早期乳腺癌临床可行，疗效较满意，但仍缺乏大样本随机对照研究的长期随访结果进一步证实术前PBI技术的价值。

二、新辅助放疗的基本模式

（一）新辅助单纯放疗

在乳腺癌新辅助放疗研究中，将放射治疗作为唯一术前治疗模式的数据很少，且多为回顾性研究。Riet等纳入187例分期为$T_{2\sim4}$或N_2的局部晚期乳腺癌患者，在单纯新辅助放疗（剂量45～55 Gy/18 F）结束至少4周后再行乳腺癌改良根治术和术后辅助化疗，中位随访时间32年。研究发现，这些患者的25年局部控制率、无远处转移率和总生存率分别为89%、30%和30%。10%的患者可获得pCR，其中26%的三阴性乳腺癌患者达到了pCR，提示新辅助放疗治疗局部晚期乳腺癌患者的不良反应可耐受，且可获得长期较好的局部控制率。Mladenovic等纳入134例非炎性局部晚期乳腺癌患者，均接受新辅助单纯放疗而未行新辅助全身治疗，照射剂量为45 Gy/15 F/6 w，放疗结束至少6周后行根治性乳房切除术联合腋窝淋巴结清扫术，术后行6个周期辅助化疗（CMF或FAC方案），加或不加内分泌治疗。中位随访时间74个月。研究发现新辅助放疗后，这些患者的临床客观缓解率为77.6%，临床完全缓解率为21.6%，病理学完全缓解率为15%。5年无疾病生存率及总生存率分别为39.2%和

55.1%；10 年无疾病生存率及总生存率分别为 27% 和 37.8%。尽管上述临床研究显示新辅助单纯放疗对于局部晚期乳腺癌患者有效，可获得较高的临床客观缓解率、较好的局部控制率，甚至可提高某些患者的生存率，但相关研究均为单中心、小样本的回顾性研究，结果存在一定偏倚，因此上述研究结论具有一定局限性。

（二）新辅助放疗联合新辅助化疗

理论上，新辅助放化疗一方面可通过放疗及手术控制局部病灶，另一方面可通过全身化疗预防远处转移，提高无疾病生存率及总生存率。2001—2003 年，59 例不能接受保乳手术的 $T_{2\sim3}N_{0\sim2}M_0$ 局部晚期乳腺癌患者被纳入一项前瞻性、非随机Ⅱ期研究。患者接受了连续 4 个周期的长春瑞滨和 5- 氟尿嘧啶持续输注。在第 2 个化疗周期同时开始予以常规分割放疗，照射乳腺和区域淋巴结，然后进行乳房手术。其中 41 例（69%）患者行保乳手术，18 例（31%）患者行全乳房切除术，病理学完全缓解率为 27%。13 年总生存率和无远处复发生存率分别为 70.9% 和 71.5%；局部区域控制率和局部控制率分别为 83.4% 和 92.1%。29% 的患者报告 2 级纤维化，15.7% 的患者报告 2 级毛细血管扩张，1 例患者报告放射性皮炎。Lyer 等纳入 2015—2016 年共 100 例Ⅲ期乳腺癌患者，术前先后予以 4 个周期的 AC 方案和 4 个周期的紫杉醇化疗，在紫杉醇化疗期间同步予以新辅助放射治疗。研究发现，91 例接受改良根治术的患者中，34 例（37.4%）获得病理学完全缓解。2 年无事件发生率和总生存率分别为 73.1% 和 88%，提示新辅助同步放化疗似乎可取得比新辅助化疗更高的 pCR。O’Halloran 等进行的一项前瞻性研究将 48 例乳腺原发病灶大于 5 cm 或组织学证实受累淋巴结数目≥4 个的乳腺癌患者，按 1 ∶ 2 随机分为新辅助同步放化疗组或术后辅助放疗组。研究发现，与术后辅助放疗组相比，新辅助同步放化疗组有更高比例的患者接受乳房重建术（14/16 *vs.* 15/32，P=0.007），在更短的时间内完成治疗（P=0.001），但并发症并未增加（P=0.117）。在新辅助放化疗组中，激素受体阴性 HER2 阳性乳腺癌以及三阴性乳腺癌患者的 pCR ＞ 50%。此外，与术后辅助放疗组相比，新辅助同步放化疗组的总生存率有升高趋势，但差异无统计学意义。上述研究表明，新辅助放化疗联合治疗模式可明显提高局部晚期乳腺癌患者的 pCR，虽然有更长的无病生存期（disease-free survival，DFS）及总生存期（overall survival，OS），但并非所有的研究都提示有统计学差异的生存获益。Henry M Kuerer 等在美国的 7 个研究中心开展的一项多中心、单臂Ⅱ期临床试验，入组患者年龄大于 40 岁，最多只有一处淋巴结转移，无远处脏器转移，属于三阴乳腺癌或 HER2 阳性乳腺癌。经过新辅助治疗之后，入组患者接受了对残留病灶的穿刺活检。86% 的患者进行了立体定向指导下的乳房活检，14% 的患者进行了超声引导的穿刺活检。其中 19 例患者有残留的病灶，31 例患者无残留病灶，达到了病理学完全缓解。没有发现残留病灶的患者不用进行手术，患者接受标准的全乳房放疗（40 Gy/15 F 或 50 Gy/25 F），加上后面 14 Gy/7 F 的补充放疗。这项研究随访了近 2 年时间，经过新辅助治疗后，病灶完全消失或没有残留活细胞的乳腺癌患者，后期仅使用标准的放疗就达到了很好的疗效，没有出现局部或远处的病情复发。这一研究刊登在 *The Lancet Oncology* 杂志，这项Ⅱ期临床试验的研究结果表明，新辅助放疗联合新辅助化疗让部分早期乳腺癌患者免于手术。后期希望通过一项前瞻性Ⅲ期临床试验来证实这种治疗方式对患者的获益情况。另外，研究中的乳腺癌亚型以及最后进行病灶穿刺活检方式的选择也是非常重要的。

三、新辅助放疗与手术

早期研究发现，新辅助放疗或新辅助放化疗可能会导致血管损伤、微循环障碍，从而引起组织细胞变性坏死，造成乳腺纤维化及皮肤损伤。而乳腺纤维化及皮肤损伤会加大手术难度、延长手术时间，使得新辅助治疗模式的放疗未广泛应用于乳腺癌。但随着放疗技术的不断进步，调强适形放射治疗（intensity-modulated radiation therapy，IMRT）和容积弧形调强放射治疗（volumetric intensity modulated arc therapy，VMAT）等技术在临床中应用越来越广泛，同时，许多治疗理念越来越成熟，新辅助放疗对手术的影响，特别是放射治疗对自体乳房重建术的影响，以及新辅助放疗后手术时机的选择等越来越引起关注。

（一）新辅助放疗后行乳房切除术的并发症

伤口愈合延迟、伤口感染和术后血肿等问题可能在新辅助放疗后发生的概率更高。然而，近期一些有关新辅助放疗或新辅助放化疗的研究中并未观察到异常高的术后并发症。Riet 等报道，接受新辅助单纯放疗的乳腺癌患者行改良根治术的并发症总发生率为 19%，4% 的患者发生 2 级以上手术切口裂开，4% 的患者发生 3 级皮肤坏死，5% 的患者因血肿及感染行二次手术，淋巴水肿占 5%，心肌梗死占 0.5%，肺栓塞占 0.5%。

（二）新辅助放化疗与乳房重建术

美国国立综合癌症网络（National Comprehensive Cancer Network，NCCN）指南指出，所有接受乳腺切除手术的妇女在不影响癌症手术治疗及范围的情况下，都可选择乳房重建术。而乳房重建术之后的放疗会提高假体移植失败率，导致皮肤挛缩，同时增加感染的风险。因此，为减少乳房重建术的并发症以及避免影响美观，术后需要放疗的患者多选择在放疗结束后延迟一段时间再进行乳房重建。按照常规的“新辅助化疗－手术－放疗－重建手术”模式，患者不得不经历二次手术，整个治疗周期被延长。对有乳房重建需求的 LABC 患者来说，如果按“新辅助化放疗 / 放化疗－手术（包括假体重建手术）”模式，患者只需一次手术，即在乳腺切除术后立即行乳房重建术，生活质量将明显提高。

Baltodano 等评估了美国外科医师学会国家外科质量改善计划的数据库，发现 75 例患者接受了术前放疗和乳房切除术时即刻植入物重建，而 16 788 例患者没有接受术前放疗。对比术前放疗和没有接受术前放疗的两组患者，观察到两组术后并发症的发生率相同（5.3%）。一项研究纳入了 153 例接受新辅助放疗的局部晚期乳腺癌患者，在放疗结束后 4～6 周行全乳切除＋自体组织乳房重建术。结果发现，其手术并发症的发生率与接受辅助放疗的患者相似，18 例（11.8%）患者出现 3 级并发症，包括伤口感染（1.9%）、皮瓣坏死（1.9%）、皮肤坏死（3.2%）、伤口裂开等。另一项 Meta 分析纳入了 1756 例患者，对比了新辅助放疗（723 例）、辅助放疗（350 例）以及未接受放疗（683 例）的乳腺癌患者实施腹部游离皮瓣即刻乳房重建和延迟乳房重建的效果，发现新辅助放疗组与未放疗组中的总并发症发生率无显著差异，两组中的 Clavien-Dindo 并发症分级系统Ⅱ级和Ⅲ级并发症发生率无差异，脂肪坏死发生率无差异。因此与术后辅助放疗相比，新辅助放疗使得乳房重建术患者，特别是即刻乳房重建患者而言，手术可以一次完成，避免了二次手术漫长的等待，缩短了乳腺癌患者治疗时间，而并发症并未增加。新辅助放疗未来有望成为局部晚期乳腺癌的新治疗方式。

（三）新辅助放疗后的手术时机

迄今为止，关于新辅助放疗和乳房手术的最佳时机和顺序尚未明确。从其他实体肿瘤（如直肠癌或食管癌）中借鉴经验，放疗后最合适的手术时间间隔是 4～12 周。早于这个时间手术或超过 3 个月的时间间隔会使外科医生担心术后并发症的增加和伤口愈合的延迟。由于照射后组织纤维化的发生，医生可能会担心放疗后手术安全性降低、手术难度加大和手术并发症增多。此外，人们担心延长放疗－手术的间隔时间，也会延迟全身辅助治疗时间，从而可能增加肿瘤转移的风险。目前，对乳腺癌新辅助放疗和手术时间间隔的探索，缺乏像 Timing 研究直肠癌的相关临床试验，以探讨何种间隔时间可以达到更高比例的 pCR 率及更少的并发症。因此，未来需要设计类似的试验，以更好地评估术前放疗、化疗和手术的最佳排序和时机。

四、新辅助放疗后的美容效果和生活质量

Matuschek 等对 315 例乳腺癌患者予以新辅助放疗或新辅助放化疗，随访 17.7 年，结果显示行新辅助放疗或新辅助放化疗并未出现 3 级或 4 级皮肤组织纤维化等不良反应，且新辅助放疗和良好的美容结果相关。一项 Meta 分析纳入了 105 例新辅助放疗的乳腺癌患者，其中 64 例患者实施保乳手术（82% 接受自体皮瓣重建），41 例患者实施乳房切除术。平均随访 17 年后，所有患者都进行了 QLC-Q30 评估，结果发现 85% 患者评分为好或良好，15% 为稍差或差，提示新辅助放疗患者生活质量的长期随访结果并不比健康人群逊色。

五、小结

乳腺癌新辅助放疗价值的评估，首先需要区分早期和局部晚期乳腺癌，区分全乳房放疗和部分乳房放疗，区分标准分割和不同剂量超分割。到目前为止，关于乳腺癌术前放疗的临床研究得到的结果仍然有限，证据水平较低，样本量较小，大多数为回顾性研究。但总体来说，我们仍然相信新辅助放疗可以更加准确地勾画靶区，减少不良反应，达到更好的美容效果。此外，新辅助放疗还可能提高 pCR 率，转换成生存的获益。当然，未来还需要更多大型的前瞻性随机对照临床试验来验证上述的假设。

第二节　新辅助放疗的争议

一、新辅助放疗与内分泌治疗联合

对于 Luminal 型乳腺癌，术后辅助放疗通常不与内分泌治疗联合使用。但 Luminal 型乳腺癌的新辅助放疗能否与内分泌治疗联用，鲜有文献报道。Luminal 型乳腺癌新辅助化疗的 pCR 率低于 HER2 阳性乳腺癌及三阴性乳腺癌。在这部分患者中，采用新辅助放疗联合新辅助内分泌治疗，是否能提高 pCR 率，尚缺乏足够的证据。

Bollet 等进行了一项回顾性研究，纳入了 41 例绝经后、ER 阳性、大肿块且无法行保乳术的乳腺癌患者，采用他莫昔芬新辅助内分泌治疗联合新辅助放疗。结果显示，患者的保乳率为 74%，5 年 OS、无复发生存率（relapse-free survival，RFS）和局部控制率分别为 85%，84% 和 97%。29 例患者在新辅助治疗后行乳腺手术，pCR 率为 17%。Ishitobi 等对 25 例绝经后 ER 阳性、肿块≥ 3 cm、$N_{0\sim2}M_0$ 的乳腺癌患者进行了 6 个月的阿那曲唑新辅助内分泌治疗，同时在新内分泌治疗 3 个月后开始同步全乳 ± 区域淋巴结新辅助放疗（DT 50 Gy/25 F）。患者的临床缓解率为 92%。上述研究显示，新辅助内分泌治疗联合新辅助放疗对绝经后、激素受体阳性的乳腺癌患者，保乳率高，病理学完全缓解率高，且能获得较高的 5 年局部控制率。该联合治疗方法具有重要的潜在临床治疗价值。但上述两项研究年代较久远且样本量小，还需行大样本的前瞻性研究来进行深入探索，明确新辅助放疗与新辅助内分泌治疗联用的可行性及有效性。

二、新辅助放疗的剂量及分割方式探索

（一）局部晚期乳腺癌新辅助放疗的照射剂量及分割方式

回顾性分析发现新辅助放疗 / 放化疗可提高 LABC 患者，尤其是三阴性乳腺癌及激素受体阴性患者的 pCR，为不可直接手术的 LABC 患者提供了手术机会。但新辅助放疗在总生存上的获益上仍缺乏高级别循证医学证据，

尚需要进一步深入研究。研究发现，予以常规分割放疗（50 Gy/25 F）后，75.4%的患者肿瘤明显缩小，可以接受手术，且这部分患者的生存时间达到49个月。Nair等采用30 Gy/5 F的剂量分割治疗80岁以上不可切除的乳腺癌患者，也取得了满意的疗效和较低的不良反应。但是，对于局部晚期乳腺癌，目前尚无Ⅲ期研究以对比新辅助放疗常规分割和大剂量分割方式的效果。

（二）早期乳腺癌新辅助放疗的照射剂量及分割方式

1. 早期乳腺癌新辅助超大分割放疗

对于早期乳腺癌，新辅助APBI靶区勾画的优势在于能够更加精准地定位肿瘤，从而缩小照射体积。后续手术将切除高剂量照射区，大大降低乳腺组织纤维化的概率，从而取得更好的美容效果。Bosma等开展了一项多中心Ⅱ期研究，分析了133例年龄大于60岁并进行术前APBI治疗的早期浸润性乳腺癌患者（病灶均为单灶）。放疗靶区为瘤床区外扩25 mm，放疗剂量为40 Gy/10 Gy/2 w（2010—2013年）或30 Gy/6 Gy/1 w（2013年后）。放疗结束后6周行保乳手术。随访2年以上，乳房无或轻度纤维化患者的比例约为90%，5年局部复发率为3%。可见在早期乳腺癌患者中进行新辅助APBI可提高美容效果、降低纤维化的发生，提高局部控制率和pCR率。2021年ASTRO会议报道了梅奥医学中心发起的MC1732研究，该项研究聚焦于术前超大分割放疗的安全性。其结果显示，$cT_{1\sim2}N_0$浸润性乳腺癌患者在保乳手术前4～8周接受25 Gy/5 F的大分割放疗，pCR率可达14%，毒性反应可耐受，美容效果良好且可操作性高。但上述研究结论依然需要大样本、前瞻性、随机临床研究证实。

2. 早期乳腺癌新辅助单次SBRT

Vasmel等进行了一项单臂前瞻性研究，纳入了36例前哨淋巴结阴性的乳腺癌患者（年龄为50～70岁的患者，肿瘤最大直径为2 cm；年龄≥70岁的患者，肿瘤最大直径为3 cm）。肿瘤区单次照射20 Gy，临床靶区（肿瘤区外扩2 cm）单次照射15 Gy，6～8个月后行保乳术。结果发现，患者pCR率为42%。15例患者为放疗完全缓解，其中10例患者最终证实为pCR。中位随访时间为21个月，无局部复发。分别有31%和3%的患者观察到短暂的2级和3级毒性反应，且美容评价与治疗前基线相当。尽管目前一些研究结果提示，术前单次SBRT可提高患者的pCR且毒性可接受，可能成为早期低危乳腺癌的治疗手段，但如何筛选优势获益人群，甚至推迟或避免手术，需进行进一步的探索。

三、新辅助放疗在乳房重建患者中的应用

放疗对乳房重建后的美容效果和术后并发症的影响一直是研究的焦点。Jagsi等进行了一项前瞻性研究，分析了接受或不接受辅助放疗对乳房重建的影响。结果显示，辅助放疗使假体重建后的并发症发生率由21.8%升至38.9%，其中包膜挛缩是最常见的并发症。自体乳房重建术后接受或不接受辅助放疗的并发症发生率则分别为25.6%和28.3%，差异无统计学意义。但即刻重建乳房（特别是左侧乳腺癌）与正常乳房的解剖差异可能影响辅助放疗计划和对正常组织保护措施的实施。因此，在决定对局部晚期乳腺癌患者采用即刻乳房重建还是延迟乳房重建时，还应考虑放疗计划实施的可能性。

近年的研究发现，对于不适合保乳治疗的乳腺癌患者，乳房切除术前放疗+即刻自体游离皮瓣乳房重建可以避免放疗对健康供体组织的不良影响。但上述治疗顺序的相关研究并不多，且都来自回顾性分析。如Hughes等进行了一项回顾性研究，纳入了2013—2017年共40例新辅助放化疗后行即刻乳房重建手术的LABC患者。放疗靶区为全乳加区域淋巴结，放疗剂量为50.4 Gy/28 F，皮瓣最常见的选择是腹壁下深动脉穿支皮瓣（deep inferior epigastric artery perforator flap，DIEP）。术后主要并发症发生率为12.5%，轻微并发症发生率为15%，包

括血肿、皮瓣丢失及皮肤坏死。没有局部复发病例，仅 3 例（7.5%）患者出现远处疾病进展。研究表明，这种新辅助放疗后行手术 + 即刻重建的治疗顺序并未增加手术并发症，同时无须担心延迟辅助治疗，从肿瘤学的角度来看似乎是安全的。

2022 年 4 月发表在 *The Lancet Oncology* 上的 PRADA 研究，是一项多中心前瞻性非随机研究，纳入了 2016 年 1 月 25 日至 2017 年 12 月 11 日期间诊断为需要乳房切除术和术后放疗的原发性乳腺癌且适合 DIEP 重建的患者。术前放疗在新辅助化疗后 3 ～ 4 周开始，并根据需要给予 40 Gy/15 F/3 w 或 42.72 Gy/16 F/3.2 w 对乳房 + 区域淋巴结进行照射。术前放疗完成后 2 ～ 6 周行保留皮肤的乳房切除术和 DIEP 重建。结果发现，入组的 33 例患者中有 4 例患者有一个大于 1 cm 的开放性乳房伤口，1 例（3%）患者出现融合性湿性脱屑（3 级）。没有发生与治疗相关的严重不良事件，也没有与治疗相关的死亡。这项前瞻性研究提示，术前放疗后进行保留皮肤的乳房切除术和即刻 DIEP 重建是可行的、安全的，乳房开放性伤口的发生率与乳房切除术后放疗相似。因此有必要进一步开展比较术前放疗和乳房切除术后放疗的随机试验，以精确对比二者的手术、乳房重建术效果，肿瘤学结果，以及患者的生活质量。

第三节　新辅助放疗的未来之问

一、新辅助放疗的适宜人群

目前新辅助放射治疗并未在临床中常规使用，主要用于两类人群：一类是局部晚期乳腺癌（或不能接受保乳手术）患者，新辅助放疗与新辅助化疗 / 内分泌治疗 / 靶向治疗等联合应用，达到降期保乳以及争取手术的目的；另一类是早期低危、高龄、不能耐受手术的乳腺癌患者，新辅助放疗是一种有可能取代手术的有效选择。然而，如何提前预测并筛选新辅助放疗适宜人群，目前仍未有统一结论。例如，如何提前预测哪些人群对放射治疗敏感？哪些人群中放疗和化疗、内分泌治疗、靶向治疗以及免疫治疗可能起到协同作用，从而达到降期缩瘤、保乳及手术顺利实施的目的？目前仅有几篇文献报道了放疗后乳腺组织和细胞内发生了一些基因特征的改变，但尚未确定对放疗起到指导作用的基因模型 [如 28 基因（RecurIndex®）和 21 基因（Oncotype DX®）检测等基因模型在早期浸润性乳腺癌术后辅助放疗中的指导决策作用]。随着化疗药物、靶向药物及免疫治疗药物在新辅助治疗中发挥越来越重要的作用，新辅助放疗与新辅助药物的联合应用更加广泛，肿瘤基因特征和肿瘤微环境变得更为复杂。因此，未来需结合乳腺癌患者的临床病理特征及肿瘤微环境进行新辅助放射治疗基因生物标志物模型的相关探索。

二、新辅助放疗的靶区确定

对于新辅助放疗，如何精确地勾画原发肿瘤靶区十分重要。CT 定位的图像软组织分辨率较差，与之相比，MRI 具有良好的软组织分辨率、无电离辐射及可进行任意平面的多参数影像等优点，与实际肿瘤大小最为接近。术前 MRI 图像为肿瘤切除提供了大小和位置信息，所示 GTV 应与肿瘤病理切除体积显著相关。Schmitz 等通过准确对比 MRI 肿瘤显示与组织病理学，发现 MRI-GTV 与浸润性癌灶大小平均差异为 1.3 mm。MRI 显示的 GTV 外扩 10 mm 的边界可包括 52% 的隐匿性病灶，外扩 20 mm 可包括 75% 亚临床病灶。CTV 的外扩必须通过病理连续大切片技术来确定。这种病理大切片技术结合MRI影像，可指导NRT原发肿瘤的靶区精准勾画。对于体位而言，不同体位放疗（俯卧位或仰卧位）的CTV可能并无明显差异，还需更多的研究数据支持。

三、新辅助放疗后的辅助放疗

即使将新辅助放疗的目标人群严格控制为早期患者，但仍有可能在术后发现其前哨或腋窝淋巴结阳性，也必定面临是否需要补充辅助放疗的选择。PAPBI临床试验要求在新辅助放疗前进行前哨淋巴结活检，前哨淋巴结阴性患者才适合入组新辅助APBI。对于前哨淋巴结阳性患者，为避免术前、术后两次放疗，推荐依据术前活检得知的前哨淋巴结阳性数目及是否接受腋窝淋巴结清扫术，于术前一次完成全乳＋瘤床联合区域淋巴结放疗：前哨淋巴结1～2枚阳性计划免除腋窝淋巴结清扫术的患者，行高位切线野全乳＋瘤床联合锁骨上下野 ± 内乳区放疗；前哨淋巴结1～2枚或者≥3枚阳性计划腋窝淋巴结清扫术的患者，行全乳＋瘤床联合锁骨上下野 ± 内乳区放疗。随着腋窝免除外科手术分期研究的成功，将来有可能依据影像分期免除新辅助放疗前的前哨淋巴结活检。基于国外的临床试验或经验，由于该目标人群复发低危且已经行新辅助放疗，大多数不再补充辅助放疗，而是依靠全身治疗如化疗、靶向治疗及免疫治疗达到降低复发风险。

赵艳霞　熊慧华

第十三章　辅助放疗的现状、争议、未来之问

第一节　辅助放疗的现状

一、早期浸润性乳腺癌改良根治术后辅助放疗

（一）改良根治术后放疗指征及靶区

1. 改良根治术后辅助放疗指征

乳腺癌改良根治术后辅助放疗可使腋窝淋巴结阳性患者的5年局部区域复发率降低至原来的1/4～1/3。全乳切除术后，如具有下列预后因素之一，则符合高危复发条件，具有术后放疗指征：①原发肿瘤最大直径≥5 cm或肿瘤侵及乳房皮肤、胸壁；②腋窝淋巴结转移≥4枚；③淋巴结转移1～3枚的$T_{1\sim2}$期患者推荐放疗，但可权衡放疗的获益和风险，酌情豁免；④对$T_{1\sim2}$期乳腺单纯切除联合前哨淋巴结活检，如前哨淋巴结有1～2枚阳性，在不考虑后续腋窝清扫时推荐术后放疗，如不考虑放疗，则推荐进一步腋窝清扫；⑤新辅助治疗后接受改良根治术的患者，若新辅助治疗前或术中发现乳腺肿瘤最大直径≥5 cm或病理提示腋窝淋巴结转移，应考虑放疗。

2. 改良根治术后放疗靶区

胸壁和锁骨上是全乳切除术后最常见的肿瘤复发部位，约占所有复发部位的80%。因此这两个区域是术后放疗的主要靶区，但病理学分期为T_3N_0的患者可以考虑单纯胸壁照射，免除区域的淋巴结放疗作为个体化处理。

（1）胸壁照射。胸壁照射范围应包括患侧胸壁的皮肤、皮下组织以及胸大小肌。若肋骨和前锯肌受侵犯，则也应考虑纳入靶区。在放射治疗时应考虑到皮肤和皮下组织是靶区的一部分，采用补偿物提高皮肤照射剂量。

（2）腋窝是否要进行照射需要考虑多个因素。已经完整清扫的腋窝淋巴结引流区无须再行腋窝淋巴结引流区预防照射。ACOSOG Z0011 研究收集了临床上淋巴结阴性的Ⅰ期和Ⅱ期患者，有 1 ～ 2 个前哨淋巴结阳性且没有淋巴结外受侵，随机分配到两组，一组行腋窝淋巴结清扫术，另一组不进行腋窝清扫而补充放疗。2017 年报道 10 年的随访数据，不进行腋窝清扫的患者 OS 为 86.3%，而接受腋窝清扫的患者 OS 为 83.6%，在局部控制率上没有统计学差异。纪念斯隆凯特琳癌症中心纳入了 793 例符合 Z0011 资格的患者，这些患者中有 84% 没有进行腋窝淋巴结清扫术，经过放疗后也没有孤立的腋窝淋巴结复发。AMAROS 研究中的长期随访证实，在前哨淋巴结阳性且未做腋窝淋巴结清扫术的患者中，腋窝放疗可以获得与腋窝淋巴结清扫术相似的腋窝淋巴结复发控制率，而且行腋窝放疗患者的上肢淋巴水肿发生率显著低于行腋窝淋巴结清扫术的患者。因此，在腋窝淋巴结清扫术结果不影响治疗策略的情况下，前哨淋巴结阳性的患者也可考虑以腋窝放疗替代腋窝淋巴结清扫术。

（3）锁骨上下区是否纳入照射范围。2022 年中国临床肿瘤学会（Chinese Society of Clinical Oncology，CSCO）指南提出：由于目前尚无单纯针对Ⅱ期患者区域淋巴结放疗获益的Ⅲ期随机对照研究结果，根据目前已经有的术后辅助放疗证据，推荐 pN_2 以上或 T_4 患者术后胸壁和区域淋巴结放疗为Ⅰ类证据。既往研究证实 N_1 患者在接受有效治疗的前提下，锁骨上淋巴结复发率在 2% ～ 3%，是否需要常规放疗存在一些争议。年轻、ER 阴性、HER2 阳性、脉管瘤栓、腋窝淋巴结 1 ～ 3 枚阳性是锁骨上淋巴结复发的高危因素，这些患者进行锁骨上淋巴结预防照射可能有显著获益，但目前证据尚不充分。因此，对于 N_1 患者建议积极参加临床试验，也可告知患者存在的高危因素、面临的风险以及放疗利弊，来决定是否行辅助放疗。对于合并多个低危复发的因素的患者，如老年、T_1、脉管瘤栓阴性、1 枚或少量淋巴结转移、组织学分级低、激素受体强阳性及有限生存期等因素，在充分告知患者术后放疗的获益、治疗风险及并发症后，可考虑免除局部放疗。

（4）内乳区照射需要权衡利弊进行综合评估。乳腺癌患者生存时间长，随着时间的延长，对心肺这些关键器官的照射会显著增加心血管事件的发生风险。根据 EBCTCG 荟萃分析结果，需确保左侧乳腺癌患者全心平均照射剂量＜ 8 Gy，并且越低越好。2022 年 CSCO 指南指出，研究提示合并以下风险因素的患者内乳放疗获益更大：①对于≥ 4 枚腋窝淋巴结转移；②原发肿块位于中央或内侧象限，且存在腋窝淋巴结转移；③年龄≤ 35 岁，且存在腋窝淋巴结转移；④治疗前影像学诊断内乳淋巴结转移可能性较大或经过病理证实为内乳淋巴结转移。在内乳照射靶区方面需要注意的是，如内乳区未见淋巴结转移，则照射范围为 1 ～ 3 肋间同侧内乳区；如内乳区存在淋巴结转移，那么照射范围为 1 ～ 5 肋间内乳区。

随着全身治疗技术的进步，淋巴结照射的获益情况可能会有所下降。大部分放疗相关的临床试验并未考虑抗 HER2 治疗、内分泌治疗等全身系统治疗因素的影响。因此，在选择放射治疗时，除了目前推荐的治疗原则以外，还应根据个人不同情况来具体分析。

（二）改良根治术后照射剂量和照射技术

1. 改良根治术后放射治疗剂量

全乳切除术后放疗靶区的常规放疗剂量为 50 Gy/25 F/2 Gy，对于影像学（包括功能性影像）高度怀疑有残留或复发病灶的区域，可局部加量至 60 ～ 66 Gy。

中国医学科学院肿瘤医院于 2019 年发表了一项比较大分割放疗与常规分割放疗在高危乳腺癌患者改良根治术后疗效的单中心Ⅲ期随机对照研究。入组患者按 1 ∶ 1 随机分为常规分割放疗组（50 Gy/25 F，每次 2 Gy）或大分割放疗组（43.5 Gy/15 F，每次2.9 Gy）。放疗靶区包括胸壁、锁骨上及腋窝第三组淋巴引流区。研究结果显示，大分割放疗组和常规分割放疗组的5年局部区域复发率分别为8.3%（90%*CI*：5.8%～10.7%）和8.1%（90%*CI*：5.4%～10.6%）。两组的5年总生存率分别为84%和86%，两组的无病生存率分别为74%和70%。两组的急性和晚期不良反应相似。研究结果表明，大分割放疗的疗效及安全性不劣于常规分割放疗；同时，大分割放疗方案缩短了患者的治疗时间，减轻了患者的经济负担，在现有的放疗设备和医护人员条件下，为更多的患者创造了治疗机会。在不久的将来，该研究有望推进局部淋巴引流区的大分割放疗成为全球的标准治疗方案。

2. 改良根治术后放射治疗技术

与常规二维治疗相比，基于CT定位的三维治疗计划可显著地提高靶区剂量均匀性和减少正常组织不必要的照射，提高射野衔接处剂量的合理性。因此，在医疗软件和硬件许可的情况下，首先推荐采用三维治疗计划和照射技术。可采用的计划类型包括三维适形放射治疗（3-dimensional conformal radiation therapy，3D-CRT）和IMRT。调强技术设计包括正向调强、逆向调强及容积弧形调强技术，有条件的单位在计划和治疗时可加入呼吸控制技术——主动呼吸门控或被动呼吸控制，以进一步提高靶区治疗的精确性，降低正常组织的照射剂量。胸壁和区域淋巴结靶区勾画可以参照美国肿瘤放射治疗协作组（Radiation Therapy Oncology Group，RTOG）和（或）欧洲放射肿瘤学会（European Society Therapeutic Radiation Oncology，ESTRO）勾画指南。正常组织的勾画包括脊髓、双侧肺部、心脏及肱骨头等，后续需要在治疗计划中评估正常组织的照射剂量。

（三）新辅助治疗后辅助放射治疗

1. 新辅助治疗患者放疗指征

目前，新辅助化疗后的辅助放疗决策尚无Ⅲ期随机对照研究结果，建议结合患者新辅助治疗前的临床分期和新辅助化疗后的病理分期，按照病程中的最高分期进行放疗决策。对于初始分期为Ⅰ、Ⅱ期，治疗前腋下淋巴结临床及病理学检查评估为阴性，手术治疗后淋巴结阴性的患者，目前不推荐术后辅助放疗。

2. 新辅助治疗后行根治术患者放疗技术

放疗剂量推荐为常规放疗剂量（50 Gy/25 F/2 Gy），对于影像学（包括功能性影像）高度怀疑有残留或复发病灶的区域，可局部加量至60～66 Gy。

（四）改良根治术后放射治疗时机

对于有辅助化疗指征的患者，术后放疗推荐在完成辅助化疗后进行。行APBI的患者，由于放疗疗程较短，也可将辅助化疗放到放疗结束后。如果无辅助化疗指征，在切口愈合良好、上肢功能恢复的前提下，术后辅助放疗建议在术后8周内开始。

关于内分泌治疗和放疗的顺序目前仍然没有明确的共识。化疗结束后、放疗期间或放疗后行内分泌治疗都是可行的。根据Monarch E研究设计，CDK4/6抑制剂建议在放疗结束后开始使用。放疗前应该评估患者心功能情况，心功能正常则靶向药物治疗和放疗可以同期进行，但需要关注这部分患者的心脏安全性。如果术后需要行卡培他滨强化治疗，该步骤应该在放疗之后进行。对于卡培他滨是否能够与放疗同期使用，目前仍然缺乏有效证据。

二、乳腺癌保乳术后放疗

保乳术后放疗可以显著降低局部复发率，这部分患者推荐行术后放疗。保乳术后除了照射全部乳腺以外，是否需要预防照射区域淋巴结及照射哪些区域淋巴结，主要参考初诊时区域淋巴结的亚临床受累风险、术后的淋巴结复发风险、放疗的有效率、放疗的毒性、复发后挽救治疗的成功率及全身治疗控制远处亚临床病灶的有效率等。

（一）导管原位癌（duct carcinoma in situ，DCIS）保乳术后放疗

导管原位癌保乳术后，全乳放疗可降低约 50% 的同侧复发风险。如果患者存在相对放疗的禁忌证，则需要权衡患者复发风险。对于符合 Van Nuys 预后指数（Van Nuys prognostic index，VNPI）低危组，能进行内分泌治疗且依从性好，能按期复诊的高龄 DCIS 患者，可考虑减免术后放疗。回顾性研究报道，多基因模型如 DCISionRT、21 基因模型等可用于评估 DCIS 保乳术后复发风险及预测 DCIS 放疗获益情况，但该研究结论尚缺乏高级别证据支持。目前认为，综合患者年龄、组织学分级及切缘距离等各项临床病理因素，鼓励考虑进行多基因模型评估。

DCIS 患者保乳术后放疗可采用全乳常规分割方案（50 Gy/25 F）或大剂量分割方案（40.0 ～ 42.5 Gy/15 ～ 16 F），无须预防照射区域淋巴结。上述两种放射治疗方案疗效相等且不良反应相似。瘤床序贯加量方案推荐常规分割方案（10 ～ 16 Gy/5 ～ 8 F）或大剂量分割方案（8.7 ～ 10.0 Gy/3 ～ 4 F）。

（二）早期浸润乳腺癌保乳术后放疗

1. 早期浸润乳腺癌保乳术后放疗适应证

原则上接受保留乳房手术的患者均需要接受放射治疗。腋窝淋巴结为阴性者，建议行全乳放疗。经过 CALGB 9343 和 PRIME Ⅱ临床长期随访证实，对于 Luminal A 型、≥ 70 岁、病理学分期为 $T_1N_0M_0$、切缘阴性且能够耐受长期内分泌治疗的患者，是否接受术后放疗并未影响其总生存时间和无病生存期。因此，对于早期低危高龄乳腺癌患者，在接受内分泌治疗的基础上，建议结合患者意愿，充分考虑多项因素，评估患者的放疗风险和获益，酌情减免放疗。前哨淋巴结 1 ～ 2 枚阳性且没有接受完整淋巴结清扫的患者，以及符合 Z0011 研究入组条件的患者，如临床 T_1 期或 T_2 期浸润性乳腺癌，未扪及腋窝淋巴结病变，1 个或 2 个前哨淋巴结转移、前哨淋巴结阳性超过 25% ～ 30%，建议照射腋窝淋巴结引流区。

2. 靶区范围、照射剂量以及方式

（1）靶区范围

1）全乳照射：靶区勾画定义参考 RTOG/ESTRO 勾画共识或复旦大学附属肿瘤医院的《早期乳腺癌术后靶区勾画共识》：①腋窝淋巴结清扫术或前哨淋巴结活检阴性的患者，照射靶区只需包括患侧乳腺；②腋窝淋巴结清扫术后有转移的患者，照射靶区除患侧乳腺外，原则上还需要包括乳腺及区域淋巴引流区；③前哨淋巴结 1～2 枚转移 [微转移和（或）宏转移]，如果未行腋窝淋巴结清扫术，根据 Z0011 与 AMAROS 等临床研究结果，可以考虑高位切线野照射（切线野上界位于肱骨头下 2 cm 以内），具体范围包括低位腋窝的Ⅰ / Ⅱ组，或包含腋窝Ⅲ组及锁骨上内侧组淋巴引流区照射。对于宏转移的患者，照射范围更倾向于后者。

2）APBI：保乳术后患者的同侧乳腺复发，80% 左右发生在手术切口附近，其他象限的肿瘤复发率在 15% 左右，与对侧乳腺癌的发生率相似。有研究人员开展了保乳术后部分乳腺照射的临床研究，放疗范围只包括乳腺瘤床区域，可获得与标准的全乳放疗相当的局部控制率。APBI 具有可减少正常组织的照射体积、局部控制率与全乳放疗相当、治疗时间短的特点。Ⅲ期临床 RAPID 研究显示，采用 38.5 Gy、每日 2 次、共 10 天的治疗模式进行部分乳腺照射，对比常规全乳照射，局部控制率相似（APBI 乳腺局部复发率为 3%，全乳放疗为 2.8%），3 年评估乳腺美容效果方面，按照欧洲癌症研究与治疗组织乳腺癌美容评分系统（European Organisation for

Research and Treatment of Cancer Breast Cancer Cosmetic Rating System)，APBI组评分为“中或差”的比例（包括皮肤上可见的小血管增多，以及与辐射有关的乳腺组织增厚等）更高（APBI组29%，全乳放疗组17%）。APBI在局部控制率以及美容效果方面有一些冲突。因此，接受APBI治疗的患者需要严格筛选。ASTRO共识声明更新，提出了3个患者组：合适、谨慎和不合适，可作为临床实践参考。具体如下：①合适：年龄≤50岁，切缘阴性≥2 mm、T分期为T_{is}或T_1，或单纯DCIS且同时满足：筛查发现的低中分级、直径≤2.5 cm且阴性切缘≥3 mm。②谨慎：满足“合适”的标准但年龄在40～49岁的患者，需谨慎使用APBI技术。年龄≥50岁的患者若无不适合行APBI的因素且满足以下条件之一：单发病灶且大小为2.1～3 cm；T_2分期；切缘不足2 mm；局灶脉管浸润；激素受体阴性；侵袭性小叶癌；广泛导管内癌≤3 cm；不完全满足合适的标准且单纯导管内癌≤3 cm。③不合适：年龄≤40岁，或40～49岁且不符合谨慎分组的标准。

（2）照射剂量及方式

保乳术后患者行全乳照射，采用全乳切线野常规照射剂量（45～50 Gy/1.8～2 Gy/25 F）。切缘阴性患者，常规分割瘤床补量10～16 Gy；切缘阳性患者，瘤床补量15～20 Gy。瘤床加量可以用电子线照射，瘤床位置深的患者建议采用光子的三维适形技术，有条件的单位也可以开展术中X线、电子线或近距离后装技术加量。

START研究报道了全乳大分割放疗在早期乳腺癌中应用结果（40.0～42.5 Gy/2.66 Gy/15～16 F，每周5次）。ASTRO也认可了这样一种治疗模式。经过10年的随访，加速大分割的局部控制率与常规分割相同，美容效果和并发症相同或更好，而且患者治疗时间短，皮肤毒性略小。对于大多数DCIS以及早期浸润性乳腺癌患者来说，全乳大分割放疗是传统分割方案的替代方案。中国医学科学院肿瘤医院采用大剂量分割（43.5 Gy/2.9 Gy/15 F，瘤床补量8.7 Gy/3 F）方式照射$T_{1\sim2}N_{0\sim3}$的保乳术后患者，发现急性和晚期毒副反应与常规分割相似，且大剂量分割的2～3级急性皮肤反应更低。

第二节　辅助放疗的争议

一、内乳淋巴结是否作为乳腺术后辅助放疗的区域淋巴结？

在现代放疗技术和全身治疗背景下，区域淋巴结放疗（regional nodal irradiation，RNI）尤其是内乳淋巴结放疗（internal mammary nodal irradiation，IMNI）的最佳获益人群仍有待探索。此前探讨RNI与No-RNI疗效的EORTC 22922及MA20研究，二者的研究结论存在一定差异，仅有DBCG-IMN研究证实了IMNI可显著延长OS。EORTC 22922研究显示，即使在经历了长达15年的随访后，RNI仍然未能显示出在OS以及DFS方面的获益（15年OS：73.1% *vs.* 70.9%，*P*=0.36；15年DFS：60.8% *vs.* 59.9%，*P*=0.18）。但该研究也证实了包含内乳淋巴结放疗在内的RNI的安全性是令人满意的，RNI并未增加心血管的损伤及非乳腺癌相关的死亡率。2022年发表的KROG 08-06研究（NCT04803266）为内乳淋巴结放疗的价值提供了新证据。该研究为一项Ⅲ期多中心随机对照试验研究，入组患者均为病理证实LN阳性且接受改良根治或保乳术，清扫腋窝淋巴结≥8个的乳腺癌患者；几乎全部患者都接受了术后紫杉类全身辅助治疗，77.2%的HER2阳性乳腺癌患者接受了术后曲妥珠单抗全身辅助治疗。研究共入组735例患者，随机分为IMNI（362例）和Non-IMNI组（373例），所有患者均接受乳腺/胸壁+锁骨上区照射，剂量为45～50.4 Gy/1.8～2 Gy，保乳患者接受续贯瘤床加量，IMNI

组对1～3肋的内乳区进行照射。主要研究终点为7年DFS，次要研究终点为OS及毒性反应等。结果显示，中位随访8.5年后，两组间的DFS及OS均无明显差异。但亚组分析表明，对于内象限/中央区肿瘤而言，内乳淋巴结放疗能显著提高淋巴结阳性早期乳腺癌术后区域淋巴结放疗患者的DFS（7年DFS：91.8% *vs*. 81.6%，绝对获益提升10.2%）、乳腺癌相关生存率、无远处转移生存率（distant recurrence-free survival，DRFS）和OS。但是该研究的亚组分析不是方案预先设计的，内乳淋巴结放疗的最佳获益人群还需进一步的高级别循证证据明确。毒性反应方面，放射性肺炎发生率较低，IMNI也未增加心脏事件发生率。

2022年JCO在线发表了一项来自丹麦的、耗时长达15年的乳腺癌研究的长期结果。这项实施于2003—2007年的全国性前瞻性队列研究将淋巴结阳性的早期乳腺癌患者分配给接受或不接受IMNI的辅助放射治疗组。3089例女性分别被分配到接受IMNI治疗组（右侧，n=1491）和不接受IMNI治疗组（左侧，n=1598）。主要研究终点是OS，次要终点是远处转移率和乳腺癌死亡率。研究结果显示，中位随访时间为14.8年，有589例接受了IMNI治疗及701例没有接受IMNI治疗的患者死亡。内乳淋巴结放疗显著提高了淋巴结阳性早期乳腺癌术后区域淋巴结放疗患者的OS（15年绝对获益提升4.7%），降低了其死亡率和远处转移风险。近几年的不同研究取得了一些结果，也带来很多差异，但仍需要更多的循证医学证据明确内乳淋巴结放疗的最佳获益人群。

二、$T_{1\sim2}N_1M_0$期乳腺癌改良根治术后的放疗艰难抉择

目前，关于乳腺癌辅助放疗指征，最具争议的话题之一是“$T_{1\sim2}N_1M_0$期乳腺癌改良根治术后是否必须接受放疗”。NCCN最新指南指出：乳房全切后，若≥4枚腋窝淋巴结转移，要求在辅助化疗结束后给予胸壁、锁骨上下区、内乳淋巴结及任何高危腋窝区域进行放疗；若腋窝淋巴结未转移，只有当肿瘤直径＞5 cm或切缘阳性时才考虑对上述区域进行放疗；若出现1～3枚腋窝淋巴结转移，上述区域是否进行放疗仍有争议。

EBCTCG荟萃分析纳入了20世纪70年代和80年代进行的一系列研究，这些研究中的病例具有手术清扫淋巴结小于10枚、化疗方案较弱以及内分泌治疗疗程短等特点。放疗组患者的10年复发率高达33.8%，而最近的一系列研究显示其局部复发率低于10%。近期研究中放疗患者的局部复发率下降可能是有效的全身治疗及彻底的腋窝淋巴结清扫术等原因造成的。复旦大学附属肿瘤医院对$T_{1\sim2}N_1$期乳腺癌患者行乳房切除术后±放疗的局部区域复发影响因素进行了回顾性分析，并对乳房切除术后豁免放疗因素进行了探讨。研究结果表明，对于$T_{1\sim2}N_1$期乳腺癌患者，乳房切除术后局部区域控制较差的风险因素包括≤40岁、组织学3级、淋巴结转移2～3枚、肿瘤大小3～5 cm。对于仅有0～1个风险因素的$T_{1\sim2}N_1$期乳腺癌患者，乳房切除术后或可考虑豁免放疗，但接下来有必要进一步开展多中心前瞻性研究进行验证。目前，ASCO与ASTRO指南认为1～3枚淋巴结转移的$T_{1\sim2}$期患者接受乳房切除术后放射治疗（postmastectomy radiotherapy，PMRT）的获益（包括其对总体生存率的影响）是否超过其放疗毒性这一问题尚无定论。

三、早期乳腺癌的短程放疗

放射治疗已经成为早期乳腺癌患者保乳术后的标准治疗方法。常规分割放疗方案需要进行全乳放疗5～6周，其疗程长，依从性和生活质量稍差。另一方面，3周的短分割全乳放疗已成为标准放疗方案之一。科学家们还在进一步探索更短程乳腺癌放疗的价值。Fast-Forward研究结果显示，26 Gy/5 F/1 w的放疗方案有望成为部分早期低危乳腺癌患者术后全乳放疗的新选择。2021年ASTRO会议上，梅奥医学中心公布的一项MC1635研究将$T_{1\sim3}N_{0\sim1}$乳腺癌患者随机分为研究组（超大分割，25 Gy/5 F/1 w）和对照组（大分割，40 Gy/15 F/3 w），两组均可考虑瘤床的放疗补量。其中，50%的入组患者接受质子放射治疗方案。中位随访20个月后，结果提示

早期乳腺癌患者在保乳术后接受1周方案的超大分割是可行的，其安全性及美容效果与3周方案相似。相较于Fast-Forward研究，MC1635研究打破了乳腺癌短程放疗中光子与质子的界限，瘤床也保留了大分割的剂量，同时纳入了淋巴结阳性及DCIS的患者。但MC1635研究中超大分割放疗组的总体照射剂量低于Fast-Forward研究，其疗效数据仍待进一步长时间随访。

对早期低危的乳腺癌患者而言，乳房美容效果及晚期毒性反应常被作为评价指标。既往针对术前APBI的NSABP-39和RAPID研究均是采用每天2次的照射，前者疗效不甚满意，后者则美容效果较差。而2021年发表的Florence研究通过采用隔天1次的照射，局部控制疗效（10年局部复发率：2.6% *vs.* 3.9%，P=0.39）及美容效果均较为满意。APBI-OPAR研究对比了APBI剂量为27.5 Gy/5 F/1 w和30 Gy/5 F/1 w的两组患者，进一步验证了DCIS及N_0浸润性癌患者中行不同剂量梯度的APBI（每天1次）晚期毒性反应。4年随访结果显示，5.5 Gy/F或6 Gy/F，每日1次，共5次的治疗模式，美容效果显著优于RAPID研究，但仍劣于APBI-IMRT-Florence研究。因此，目前APBI的最低有效剂量仍在探索中。

李晔雄团队开展的世界上首个针对亚洲人群的乳腺癌保乳术后大分割放疗的随机研究。这项研究开始于2010年，5年共入组729例保乳术后$pT_{1\sim2}N_{0\sim3}$的早期浸润性乳腺癌患者，其中364例为大分割组（43.5 Gy/15 F/3 w；局部补量8.7 Gy/3 F），365例为常规分割组（50 Gy/25 F/5 w；局部补量10 Gy/5 F）。主要研究终点：两组患者的5年局部复发率均较低，大分割和常规分割照射分别为1.2%和2%，风险比（hazard ratio，*HR*）为1.63，非劣性检验有统计学意义（P=0.017）。次要研究终点包括局部区域复发率（local-regional recurrence rate，LRR）、DFS率与OS率，两组患者结果相当，均未见显著差异。不良反应方面，大分割放疗组的2～3级早期皮肤放疗反应发生率更低（3.0% *vs.* 7.5%，P=0.019），其他早/晚期放疗毒性反应、3年乳腺远期美容效果评价等方面在两组中均无差别。由中国医学科学院肿瘤医院独家完成的针对乳腺癌改良根治术后应用大分割放疗，历时8年的大型非劣性、随机对照Ⅲ期临床研究，比较了大分割放疗与常规分割放疗在高危乳腺癌患者改良根治术后的疗效。大分割放疗并不比常规分割放疗疗效差，大分割放疗组和常规分割放疗组患者的5年OS率和DFS率也均无显著差异。不良反应方面，放疗后1～3级急性皮肤反应在大分割放疗组和常规分割放疗组间具有统计学差异（P < 0.0001）；其他放疗相关毒性反应相当。

四、多基因检测指导$T_{1\sim2}N_1$期早期浸润性乳腺癌术后辅助放疗决策

RecurIndex®（28基因）和Oncotype DX®（21基因）等基因检测方式可指导早期浸润性乳腺癌术后辅助放疗决策。RecurIndex® 28基因模型同时纳入了临床因素和基因表达量，用于预测$N_{1\sim2}$期乳腺癌患者术后局部区域复发风险以及术后放疗区域淋巴结照射的潜在获益。该研究共纳入患者388例，均为Ⅰ～Ⅲ期接受全切或保乳手术的乳腺癌患者，以10年无局部复发（local recurrence-free interval，LRFI）率为主要观察指标。RecurIndex®检测将患者分为高危和低危组（P < 0.05），低危组患者无论是否接受过放疗，10年LRFI率均达到100%，提示未从放疗中获益；而高危组放疗与未放疗患者的10年LRFI率分别为93.7%和75.5%，可见高危组放疗可降低局部区域复发风险。有学者评估了RecurIndex®检测在$pT_{1\sim2}N_1M_0$期乳腺癌患者乳房切除术后辅助放疗决策中的临床价值。结果显示，低风险患者的7年LRFI率（96.14% *vs.* 84.30%，P=0.0095）、无远处复发生存（distant recurrence-free interval，DRFI）率（92.28% *vs.* 82.03%，P=0.031）和RFS率（88.55% *vs.* 73.83%，P=0.0092）均高于高风险患者。进一步亚组分析显示，接受和不接受辅助放疗的低风险患者的7年LRFI、DRFI、RFS和OS均无显著差异；而接受与不接受辅助放疗的高风险患者7年DRFI率、RFS率和OS率差异

有统计学意义，LRFI 率方面也有获益趋势。综上所述，对于 N_1 期乳腺癌患者，RecurIndex® 检测结果为低危者（局部风险＜8%）可考虑减免术后局部区域放疗，而高危者建议给予术后辅助放疗，以降低局部区域复发风险。

Oncotype DX® 检测在乳腺癌术后辅助放疗中的价值通过 NSABP B-28 研究进行了验证。研究显示，低危、中危、高危组的 10 年 LRR 率分别为 3.3%、7.2% 和 12.2%（*P*＜0.001）；多因素分析结果显示，复发指数（recurrence score，RS）是 LRR 的独立预测因子（*HR*=2.59，95% *CI*：1.28～5.26，RS 差值为 50 分，*P*=0.008）。结果提示，对于 HR 阳性淋巴结阳性的乳腺癌患者，Oncotype DX® 检测能够通过提示 LRR 的风险，帮助筛选需要接受术后辅助放疗的患者。在精准医学时代，更多的新型多基因预测模型聚焦于局部复发风险，指导乳腺癌放疗方案升降阶梯的选择。POLAR 研究开发了新的 16 基因的多基因模型，用于精准预测雌激素受体阳性 HER2 阴性早期乳腺癌术后辅助放疗能否获益，并用保乳手术 ± 放疗的两项随机对照Ⅲ期临床试验（SweBCG91-RT 队列和玛格丽特公主队列）进行了验证。研究结果显示，对于 POLAR 归类为低风险患者，不放疗与放疗相比，10 年局部区域复发率相似：对于 POLAR 归类为高风险患者，不放疗与放疗相比，10年局部区域复发率显著升高（SweBCG91-RT 队列：19% *vs.* 8%，*P*=0.0055；玛格丽特公主队列：22% *vs.* 8%，*P*=0.038）。2021 年 ASCO 会议上另一项研究显示，21 基因检测可优化 70 岁及以上人群保乳术后的放疗政策；70 岁及以上，HR 阳性 /HER2 阴性，T_1N_0 且 21 基因检测 RS 评分≥11 分的乳腺癌患者，在接受内分泌治疗的基础上，仍然可以从保乳术后放疗中得到生存获益，5 年 OS 率由 88% 提升至 93%。

第三节　辅助放疗的未来之问

一、内乳淋巴结照射

NCT04320979 是一项全国多中心的Ⅲ期研究，旨在探索内乳淋巴结放疗对高危患者的疗效，主要终点为 DFS，预计 2024 年 5 月完成入组。常规光子放疗可能会导致出现晚期心肺不良事件和继发性恶性肿瘤，而质子放疗是一种可以减少心脏和肺辐射暴露的乳腺癌放射治疗策略。国际粒子治疗联合会（Particle Therapy Co-Operative Group，PTCOG）乳腺癌小组委员会发布的共识认为，质子治疗适用于局部晚期乳腺癌患者，包括内乳淋巴结（internal mammary node，IMN）受累、有心脏病病史、带有永久性植入物或需乳房重建的患者。质子治疗也适用于需接受乳房切除术、PMRT、双侧乳腺癌术后放射治疗及再程放射治疗的乳腺癌患者。关于乳腺癌质子放射治疗的研究多为回顾性研究，缺乏随机性Ⅲ期多中心临床研究的证据，目前开展的乳腺癌质子放疗的大型Ⅲ期研究仅有 RAD-COMP（NCT02603341）和 DBCG 质子研究（NCT04291378）。2019 年 MD 安德森癌症中心发表的一项关于局部淋巴结照射乳腺癌患者进行质子束放射治疗的Ⅱ期研究显示，应用被动散射质子治疗的 APBI 相较于光子 3DCRT 可保护更多的正常组织（包括非靶区乳房和乳房皮肤），APBI 计划相较于 3DCRT 计划具有更优的均匀适形性。最近的数据显示，心脏平均剂量每增加 1 Gy，严重急性冠脉事件的风险就增加 7.4%，这种风险在随访的前 9 年甚至更高。目前在中国有几十个中心均在开展质子技术，比较成熟的是上海市质子重离子医院，已经开展了 300 多例乳腺癌质子放疗。一般光子放疗后的心脏中位平均剂量为 7 Gy 左右，而质子放疗的心脏中位剂量基本在 0.4～0.8 Gy，且对内乳淋巴结的剂量覆盖率更高。对于需要进行内乳淋巴结放疗或合并心脏疾病的乳腺癌患者，质子放射治疗可能是一个较好的选择。

二、早期乳腺癌保乳术后大分割放射治疗

HARVEST是由瑞金医院主导的多中心、随机对照Ⅲ期临床研究，旨在对乳腺癌术后区域淋巴结大分割和常规分割一体化IMRT的疗效进行对比。

入组标准为18～75岁女性，乳腺切除术后或保乳术后均可，要求诊断为浸润性癌，腋窝淋巴结转移个数≥1枚，无阳性锁骨上淋巴结或内乳淋巴结转移。入组患者随机分为大分割放疗组和常规分割放疗组。大分割放疗组患者接受40 Gy/15次/3周，保乳术后患者序贯瘤床加量10.68 Gy/4次；常规分割组患者接受50 Gy/25次/5周，保乳术后患者序贯瘤床加量10 Gy/5次。均采用一体化逆向多野IMRT技术，靶区包括内乳。主要研究终点为局部区域复发，次要研究终点包括远处转移、总生存期、毒性反应、保乳术后美容效果、生活质量、卫生经济学评价。计划入组801例。非常期待这项研究结果。

三、基因检测指导早期乳腺癌后辅助放疗的临床应用

目前，关于多基因检测在早期乳腺癌中的临床应用仍存在以下问题。

（1）人种之间的基因差异可能会对检测结果产生影响。目前仅有RecurIndex®检测是在中国人群中进行的研究，其余多基因检测工具的开发和验证均以欧美人群为主，缺乏中国人群的数据，人种差异对检测结果的影响尚不明确。

（2）临床决策的制定需要将临床病理特征和基因工具的检测结果相结合。尽管多基因检测已通过验证性研究证明其临床应用的可靠性，但早期乳腺癌辅助治疗决策的制定依然主要依赖于准确的临床病理特征，二者需结合分析。目前Oncotype DX®检测、乳腺癌指数（breast cancer index，BCI）原研产品在国内尚不可及，部分机构仅是仿照国外标准进行多基因检测，并未获得授权或资质。针对中国人群乳腺癌的临床治疗，需要进行更准确的基因生物标志物检测的探索，同时结合临床病理特征进行决策。目前已有的相关研究包括：中山大学孙逸仙纪念医院主导的28基因指导下包含内乳淋巴结的RNI的随机对照研究；瑞金医院进行的28基因指导下N_1乳腺癌患者内乳照射适应证优化的研究。期待我国的临床研究能为中国人群乳腺癌治疗提供更多的证据，以更好地指导精准放射治疗在乳腺癌领域的应用。

黄乔　熊慧华

第十四章　晚期放疗的现状、争议、未来之间

第一节　晚期放疗的现状

一、不可手术切除的局部晚期乳腺癌的放疗

局部晚期乳腺癌通常是指原发灶直径＞5 cm，在乳腺内广泛浸润或出现皮肤、胸壁粘连固定和（或）区域转移的腋窝淋巴结融合或同侧锁骨上内乳淋巴结转移，乳腺和区域淋巴结引流区肿瘤负荷较大，但无远处转移

的一类乳腺癌，多为临床Ⅲ期。炎性乳腺癌是局部晚期乳腺癌的一种特殊类型。原则上，这一类乳腺癌的新辅助放疗与早期乳腺癌新辅助放疗相似，主要应用于新辅助化疗疗效欠佳，仍无法手术切除者，需与外科医生共同评估，进行 MDT 会诊后执行。放疗范围包括全乳腺 + 淋巴结引流区，剂量为 45 ～ 50 Gy，常规分割，放疗后 4 ～ 6 周手术。

对局部晚期乳腺癌患者的治疗目标是尽可能创造根治性手术机会，但若术前放疗 45 ～ 50 Gy 后，评估肿瘤缩退效果不佳时，可改为单纯姑息治疗，在可能的情况下对残留病灶追加 10 ～ 25 Gy 剂量，以达到更好的局部控制率。鉴于全身治疗对于延长患者总生存期的重要性及争取更多手术机会的伦理上的考虑，很难开展随机对照研究来明确单纯姑息放疗对于患者总生存期的影响。上述剂量的建议亦来自回顾性研究，照射范围及剂量（全乳 + 淋巴结引流区照射、是否需要补量、抑或是单纯肿块部位放疗等）需要根据患者年龄、一般情况、肿瘤范围和正常器官耐受程度进行个体化设计。很显然，对于部分一般情况差的老年患者，在 6 ～ 7 周之内完成近 70 Gy 的局部照射剂量也是一项“不可能完成的任务”。对于这部分患者，大剂量分割放射治疗可能是更优的选择。Coelho 等进行的一项回顾性研究中纳入了 57 例肿块平均直径为 8.74 cm 的Ⅲ A 和Ⅲ B 期乳腺癌患者，其中 77.2% 的患者有淋巴结转移。采用的放疗模式为 50 Gy/25 F，75.4% 的患者肿瘤明显缩小，可以接受手术，且这些患者的生存时间达到 49 个月，而不能手术的患者生存时间仅为 18 个月。Courdi 等纳入 115 例平均年龄 83 岁的未进行手术的非转移性乳腺癌患者，接受每周 1 次全乳放疗（DT 32.5 Gy/5 F），局部肿瘤推量 1 ～ 3 次，每次 6.5 Gy，后序贯内分泌治疗。结果显示，这些患者的 5 年 OS 为 38%（其中 $T_{3\sim4}$ 期患者 26%，淋巴结阳性患者 30%），5 年局部无进展生存（progression free survival，PFS）率为 78%，只有 6% 的患者有 3 级及以上不良反应。Nair 等采用 30 Gy/5 F、局部推量每次 6 Gy，治疗 80 岁以上不可切除的乳腺癌患者，也取得了满意的疗效和较低的不良反应。

二、晚期乳腺癌缓解症状的姑息性放疗

晚期乳腺癌的定义为，在乳腺癌初诊或治疗过程中，出现乳腺、胸壁和区域淋巴结以外的远处转移。常见转移部位包括肺、肝、脑等。目前针对晚期乳腺癌患者的主要治疗方式是全身治疗，姑息性放疗常用于缓解转移灶症状。

（一）骨转移

治疗目的为缓解疼痛，减少骨相关事件的发生。方法包括体外照射与放射性核素治疗。体外照射适应证包括有症状的骨转移灶，用于缓解疼痛及恢复功能；选择性用于负重部位骨转移（脊柱、股骨等）的预防性照射；单纯内固定、减压或脊柱稳定性重建术后的姑息放疗。剂量 40 Gy/20 F、30 Gy/10 F、20 Gy/5 F 和 8 Gy/1 F，四者急性镇痛方面疗效相当，8 Gy/1 F 再次治疗率较高。临床上应根据患者预期生存时间、潜在可采用的全身治疗方式多寡及预期疗效、照射部位的正常组织耐受剂量选择合适的分割方式。肿瘤转移引起脊髓压迫时，如果为脊椎骨折引起的机械性压迫，应首选手术而非放疗；如果为肿瘤压迫脊髓，应尽早予大剂量激素，尽早开始手术或放疗，以降低不可逆的神经损伤的发生率。

放射性核素照射治疗对缓解全身广泛性骨转移引发的疼痛有一定疗效，但部分患者治疗后骨髓抑制发生率较高，一旦发生，恢复较慢（约 12 周），可能会影响化疗的实施。因此，临床上使用放射性核素治疗时需充分考虑患者的用药时机。

（二）脑转移

晚期乳腺癌脑转移患者的总体治疗原则是在充分评估全身情况的前提下，优先考虑针对脑转移的手术和（或）放疗，同时合理考虑全身治疗。对于 HER2 阳性患者，若局部症状可控，可考虑优先使用抗 HER2 药物治疗。

1. 不同类型脑转移治疗方式的选择

有限数目脑转移指的是脑转移灶不一定限于 3 个及以下，但是单个病灶最大直径不超过 3 cm，且可以对所有病灶进立体定向放射治疗（stereotactic radiotherapy，SRT），并获得和全脑放疗一致的局部控制率。对于这部分患者：①如果 KPS 评分≥ 60%，颅外病灶控制好，可考虑手术切除，术后残腔部位行 SRT；对于不需要手术或者活检证实存在转移灶的患者，可直接选择 SRT。②对于 KPS 评分低，颅外病灶控制差的患者，应考虑全脑放疗（可考虑含海马回保护）。

对于弥散性脑转移病灶，全脑放疗（可考虑含海马回保护）作为首选。

对于脑膜转移，目前没有标准的治疗方法。全脑放疗用于广发结节状病灶或有症状的线性脑转移患者；局部放疗用于有症状的局限脑膜转移；脑脊液中癌细胞阳性患者，考虑鞘内注射。

2. 全脑放疗（可考虑含海马回保护）

照射剂量为 30 Gy/10 F 或 20 Gy/5 F。已有临床研究证实，环海马区（5 mm 内）发生脑转移的晚期乳腺癌患者不超过 10%。RTOG 0933 研究发现，在疾病控制率相等的情况下，含海马回保护的全脑放疗较传统全脑放疗减少 30% 的认识功能下降；RTOG 0614 研究发现，全脑放疗联合美金刚较传统全脑放疗减少 22% 的认知功能下降；NRG-CC001 研究发现，含海马回保护的全脑放疗联合美金刚较传统全脑放疗减少 58% 的认知功能下降。如果是病灶距海马回最近距离不小于 1 cm，一般状况好，颅外病灶控制良好的患者，可考虑含海马回保护的全脑放疗，酌情使用美金刚。

（三）累及乳腺 / 胸壁的病灶

放疗可以缩小肿瘤，缓解疼痛，促进皮肤创口愈合，对于全身治疗无效而又无法手术的患者，起到缓解症状的姑息治疗作用。

三、寡转移性乳腺癌的立体定向放射治疗

1995 年，Hellman 和 Weichselbaum 教授提出寡转移的概念，指的是肿瘤介于局限性病变及广泛弥漫性病变之间、侵袭性较温和的阶段。多项研究表明，在全身治疗的基础上，对寡转移患者加强手术、射频消融和放疗等局部治疗手段可达到根治目的，明显延长了晚期患者的总生存期。既往寡转移定义为转移灶数目≤ 5 个，转移灶＜ 5 cm。随着研究不断深入，研究者发现单纯依靠数目来定义寡转移是不准确的，转移灶是否具有惰性生物学行为更加重要。2020 年 1 月发布的 ESTRO/EORTC 共识建议对寡转移进行分类（图 14-1-1），但尚无证据证明该分类可作为治疗决策工具，有待正在进行的 OligoCare 前瞻性临床研究（NCT03818503）评估其在临床实践中的作用及与预后的相关性。晚期乳腺癌患者中，寡转移性乳腺癌占 1% ～ 10%。

与传统放疗相比，SBRT 具有靶区小、分割次数少、单次分割剂量大、剂量分布集中、靶区周边正常组织受照射剂量跌落快、不良反应轻等特点，在临床上适用于骨、脑、肺、肝、淋巴结等寡转移灶治疗，有可能针对所有病灶进行照射。原则上，在满足正常组织限量要求的前提下，尽可能提高生物等效剂量（biological equivalent dose，BED），如≥ 100 Gy。2019 年引起广泛关注的 SABR-COMET 研究是一项Ⅱ期随机临床研究，

纳入了 99 例初始寡转移患者（≤ 5 个转移灶），其中乳腺癌患者占 18%。将其随机分为化疗 + SBRT 组和单纯化疗组，SBRT 组实行全病变放疗；结果显示 SBRT 组患者中位 PFS（11.6 个月 *vs.* 5.4 个月）和 OS（50 个月 *vs.* 28 个月）显著延长，SBRT 组对于转移灶的局部控制率分别为肾上腺 100%、骨 72%、肺 51%、肝 50%。此外，常规分割放疗会降低患者的免疫状态，与之不同的是，SBRT 可能激活全身免疫状态。

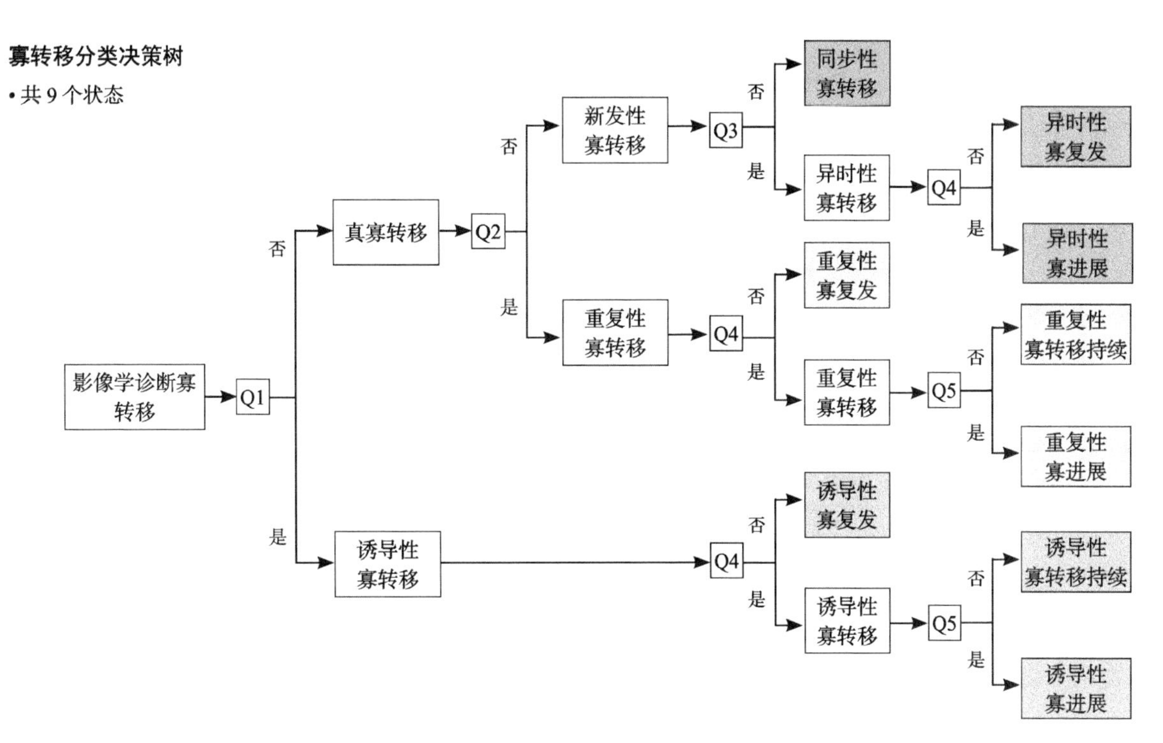

图 14-1-1 ESTRO/EORTC 共识建议的寡转移分类方式

（一）骨寡转移

骨转移乳腺癌患者预后优于内脏转移患者，SBRT 技术常用于乳腺癌的骨寡转移患者，常用剂量分割有 12 ～ 24 Gy/1 F、21 ～ 27 Gy/3 F 或 20 ～ 35 Gy/5 F 照射。2015 年的一项回顾性研究纳入了 50 例颅外寡转移的乳腺癌患者，患者除脑以外转移灶不超过 5 个。所有患者均有骨转移，7 例有肺、肝或淋巴结转移。由临床医生决定选取合适的患者接受全病变放疗，其他接受部分病灶放疗，中位放疗剂量为 30 Gy（20 ～ 60 Gy）；24% 患者联合化疗，85% 患者为激素受体阳性，接受内分泌治疗；5 年肿瘤局部控制率和 3 年远处 PFS 率分别为 66.1% 和 36.8%。高放疗剂量（≥ 50 Gy）与局部控制率改善显著相关。5 年总生存率为 49%。原发性肿瘤的激素受体阳性状态、病理 N 分期、单发骨转移和全病变放疗与较高的生存率相关。Ahmed 等报道了 66 例共 85 个病灶脊柱寡转移患者，其中 22 个（25.8%）是既往放疗后复发的病灶。患者中有 3 例乳腺癌患者。中位放疗剂量为 24 Gy（10 ～ 40 Gy），中位分次为 3 次（1 ～ 5 次），采用调强放疗，处方剂量覆盖 80% 的计划靶区（planning target volume，PTV）。结果显示，1 年局部控制率约为 90%，仅 2 例患者发生≥ 3 级的不良反应。2020 年的一篇综述系统性回顾了 40 项非脊柱部位的骨转移相关研究，结果显示 SBRT 技术的局部控制率约为 90%，不良反应发生率低。总之，对于乳腺癌骨寡转移患者，SBRT 安全有效，应用前景广阔。

（二）脑寡转移

脑转移常用的局部治疗手段包括手术、全脑放疗、SRS、FSRT。SRS推荐用于乳腺癌脑转移灶不宜手术，转移灶数目≤3个，肿瘤直径≤3 cm的患者。FSRT主要用于肿瘤直径＞3 cm或放疗照射体积＞10 cm^3或12 cm^3患者。Ratosa等采用SRS技术治疗45例脑转移乳腺癌患者，发现SRS治疗后中位OS延长至18.5个月，单因素分析显示生存时间与乳腺癌分子分型有关，ER阳性/HER2阳性患者生存时间可以长达39.5个月。多因素分析进一步发现，这些接受SRS治疗的乳腺癌脑转移患者的生存情况与是否接受二线以上的系统治疗有关。另一项纳入含乳腺癌在内的多项脑寡转移患者的研究发现，单纯接受SRS/FSRT的患者与接受全脑放疗＋SRS的患者生存时间相似，但是与全脑放疗相比，单纯接受SRS的患者具有更高的局部控制率和更低的认知功能受损。

（三）肺寡转移

对于年龄较大或合并基础疾病而不耐受手术、拒绝手术或不可手术切除的乳腺癌患者，可以采用SBRT的局部治疗来达到根治目的。SBRT是控制乳腺癌肺寡转移的有效手段，2年局部控制率可达80%～90%，却很少有3级以上不良反应。SBRT对于体积较小的病灶或周边型肺转移灶安全有效，但是对于病灶体积较大或中央型肺转移灶，需要注意预防不良反应，如放射性肺炎的发生。NRG-BR001临床试验共纳入42例3～4个寡转移灶的患者，其中乳腺癌患者占34.3%。采用50 Gy/5 F方式照射中央型肺寡转移灶，采用45 Gy/3 F方式照射外周型寡转移灶。Ⅰ期研究结果发现4例乳腺癌肺寡转移患者出现3级以上不良反应（如放射性肺炎、气管瘘等）。Singh等报道了34例肺寡转移患者，其中有4例为乳腺癌患者。肺部转移灶接受中位剂量为50 Gy（40～60 Gy）、分5次的SBRT治疗，80%的登记量线覆盖PTV（肿瘤区外扩7～11 mm）。患者的1、2、3年局部控制率分别为93%、88%、80%，总生存率分别为62%、44%、23%，大多数局部失败发生在12个月内，未出现治疗相关性肺炎。

（四）肝寡转移

肝转移灶局部治疗方法较多，包括手术、射频消融、肝动脉栓塞、放疗等。肝寡转移灶SBRT的经验主要来自结直肠癌肝转移，常用于存在合并症或并发症、需要大范围切除肝脏或不能耐受手术者，以及肿瘤附近有大血管不宜射频消融者。乳腺癌肝寡转移灶的SBRT常见指征为肝转移灶≤5个且肿瘤最大直径≤6 cm。在治疗前需评估患者的一般状况、肝外疾病控制情况及正常肝脏的体积及功能。通常认为，Child-Pugh评分为A且未照射的正常肝脏体积≥1000 mL是适宜行SBRT的良好指征。推荐SBRT剂量为36～75 Gy，分3～6次。通常采用3次分割照射，此时，总剂量达到48 Gy就可以使1年局部控制率达90%以上。如果采用单次照射，此时推荐剂量为14～30 Gy。2018年Onal等报道了专门针对乳腺癌肝寡转移（≤5个）的研究，回顾性分析了22例患者的29个病灶，包括初始寡转移和寡复发患者。89%的患者接受了二线及以上化疗，接受剂量为54 Gy/3 F的SBRT治疗，大部分患者后续维持内分泌治疗。结果发现，1年和2年局部控制率分别为100%和88%，PFS率分别为38%和8%，OS率分别为85%和57%，1例患者在治疗结束6个月后发生肋骨骨折，1例发生十二指肠溃疡。未发现肝转移次数和肝转移时间会影响局部控制率、PFS和OS。Mahadevan等报道了一项来自多中心的国际患者注册中心中SBRT与肝转移治疗的数据，共纳入427例患者的568个病灶，其中结直肠癌最为多见，乳腺癌占10%，中位肿瘤体积为40 cm^3（1.6～877 cm^3），中位放疗剂量为45 Gy（12～60 Gy），中位分次为3次（1～5）。结果显示，中位OS为22个月，中位局部控制时间为52个月，分组统计中乳腺癌肝转移患者中位OS为21个月，未报道≥3级不良反应，提示关于SBRT在不同原发性肝转移肿瘤中作用的未来前瞻性试验是有必要的。

（五）肾上腺寡转移

Reshko等报道了SBRT治疗23例肾上腺转移的患者，其中2例为乳腺癌。患者处方剂量为24～50 Gy/3～6 F，中位处方剂量为36 Gy/3 F。1年和2年OS率分别为66%和32%，1年的局部控制率为80%。不良反应方面，只有1例患者出现Ⅱ度恶心。研究认为，中性粒细胞与淋巴细胞比值偏高、一般状况差及肿瘤BED_{10}偏低常常提示患者预后不佳。目前对于肾上腺寡转移推荐处方剂量为25～48 Gy/3～5 F。当$BED_{10} \geq 100$ Gy，1年局部控制率≥90%。SBRT治疗的相关不良反应很轻，常为轻度胃肠道不适、局部疼痛及疲乏，很少出现肾上腺功能减退。

第二节　晚期放疗的争议

一、初诊转移性乳腺癌原发肿瘤局部治疗的争议

目前，对于初诊转移性乳腺癌患者是否应该进行原发肿瘤的局部治疗（包括原发灶手术切除等）尚有争议。《中国临床肿瘤学会（CSCO）乳腺癌诊疗指南2021版》指出，考虑到初诊转移性乳腺癌患者不可治愈，应以全身治疗为主；只有当原发肿瘤破溃、出血，需要缓解症状时，才考虑手术或放疗等局部治疗，可显著降低局部区域复发率，但不能提高总生存率。

目前公布的有关前瞻性临床研究的数据主要来自印度的NCT 00192778研究、土耳其的MF07-01研究、美国的TBCRC 013研究、奥地利的ABCSG28 POSYTIVE研究、美国的ECOG-ACRIN 2108研究等。印度的NCT 00192778研究纳入了350例初诊转移性乳腺癌患者，经过充分且有效的解救化疗（6个周期含蒽环的联合用药、8个周期蒽环序贯紫杉类药物或6个周期蒽环联合紫杉类药物）后，随机分为局部治疗组（手术和必要时辅助放疗）与非局部治疗组。结果发现，局部治疗并不能延长患者的OS（中位OS分别为19.2和20.5个月，2年OS率分别为41.9%和43.0%）。经过分析，不能获益的原因在于局部控制（89.0% *vs.* 47.5%）和远处转移（28.3% *vs.* 47.5%）之间的权衡，进行局部治疗的患者远处转移风险更高。其发生机制可能包括新的手术播散，循环肿瘤细胞（circulating tumor cell，CTC）与血管内皮黏附性增加，手术诱导的免疫抑制，手术诱导的新生血管生成及炎症级联反应。另外，这项临床试验中31%的患者为HER2阳性，但是由于经济条件限制，仅有15%的患者接受了靶向治疗。因此，该研究不能准确评估外科手术对于患者总体预后的影响。2018年首次报道了土耳其的MF07-01研究（NCT00557986）结果。该临床试验将274例初诊转移性乳腺癌患者按照1∶1随机分为立即局部手术联合全身治疗组和仅全身治疗组。随访36个月，显示两组OS差异无统计学意义；随访40个月，显示手术联合全身治疗组OS更长。亚组分析显示，激素受体阳性、HER2阴性、＜55岁以及孤立骨转移患者进行局部手术联合全身治疗的OS优于仅全身治疗组，而三阴性乳腺癌、肺/肝转移患者从局部手术中无获益。2021年报道了这项研究的10年随访结果，两组中位OS分别为46个月和35个月，10年OS率为19%和5%。这项研究显示出局部手术切除对部分初诊转移性乳腺癌患者的治疗价值，实施前应充分考虑患者年龄、肿瘤分子分型、转移灶负荷、一般状况、合并症等诸多因素。美国的TBCRC 013研究和提前终止的ABCSG 28 POSYTIVE前瞻性随机临床试验均表明，在全身治疗有效的情况下，局部手术并不能进一步提高患者的生存获益。ECOG-ACRIN

2108试验开始先进行为期4～8个月的最佳系统性治疗，然后将无远处疾病进展的患者随机分配成2组。一组（*n*=125）接受原发部位的早期局部治疗（包括完全切除肿瘤＋术后放疗），另一组（*n*=131）继续接受系统性治疗。两个治疗组的3年OS率分别为68.4%和67.9%。两组中位OS分别为54.9个月和53.1个月，并未显示对原发部位进行早期局部治疗的患者有生存优势。此外，两组的生活质量之间未显示出显著差异。

由此可见，对于初诊转移性乳腺癌患者，应遵循个体化治疗原则，需进行多学科会诊，谨慎选择可能从局部治疗中获益的人群。

二、局部晚期乳腺癌放射治疗方式和剂量的争议

对于局部晚期不可切除的乳腺癌患者，当全身治疗无法缩小局部肿块时，可以尝试使用放射治疗。越来越多的文献报道，与传统分割方式相比，大剂量分割照射可能具有更佳的局部控制率，不良反应更低，更便捷，但是对于采用何种大剂量分割方式效果最佳仍需要进一步的探索。此时建议结合乳腺癌的分子分型、基因组学、蛋白组学及代谢组学等，考虑同步或序贯予以靶向治疗、免疫治疗或内分泌治疗等，以进一步缩小肿瘤，争取手术机会。

三、标准全身治疗＋全部转移灶局部治疗作为一线方案治疗寡转移乳腺癌的前瞻性临床试验的争议

虽然SABR-COMET研究取得了阳性结果，但其中只有18%的患者为乳腺癌患者，且试验组的治疗相关的致死性不良反应却高达4.5%。Ⅰ期临床研究NRG-BR001临床试验纳入了有3～4个转移灶或者2个临近转移灶（彼此距离不超过5 cm）的乳腺癌、前列腺癌和非小细胞肺癌患者，确定了SBRT治疗3～4个转移灶或2个相邻转移灶的安全剂量，为后续专门针对寡转移乳腺癌患者设计的前瞻随机对照临床试验NRG-BR002奠定了基础。

NRG-BR002是一项前瞻性、随机对照的ⅡR/Ⅲ期临床研究，探索了标准全身治疗（主要为化疗、内分泌治疗、抗HER2靶向治疗）＋全部转移灶局部治疗（立体定向放射治疗、手术切除）作为一线方案治疗寡转移乳腺癌的疗效。影像学显示颅外转移灶不超过4个的寡转移乳腺癌患者，局部寡转移病灶在一线全身治疗方案12个月内控制稳定。患者按1∶1随机分为两组，对照组给予标准全身治疗（主要是化疗、内分泌治疗、抗HER2靶向治疗），试验组给予标准全身治疗＋转移灶局部治疗，包括立体定向放射治疗或者手术切除。预先分层因素包括寡转移灶个数（1个 *vs.* ＞1个）；激素受体状态、HER2状态以及是否使用解救化疗。该ⅡR期临床研究预计入组128例，预期相对于标准全身治疗组，联合转移灶局部治疗组可以改善研究主要目标——PFS的趋势（风险比0.55，中位PFS绝对值从10.5个月提高到19个月）。疾病进展定义为：局部寡转移病灶进展，出现新的转移灶或者患者死亡。考虑试验组可能优于对照组，而且该研究为小样本ⅡR期研究，因而统计方法设计为单侧检验，P值只要低于0.15就认为有统计学差异。如达到PFS获益要求，可继续开展以OS获益为主要目标的Ⅲ期临床研究。

该研究最终纳入125例符合条件的寡转移乳腺癌患者（对照组65例，试验组60例）。经过随机分组后，对照组95%患者和试验组93%患者接受了全身治疗，试验组中大部分患者（93%）接受了立体定向放射治疗，1例患者（2%）接受了手术切除，5%未对转移灶局部治疗。结果显示，对于寡转移乳腺癌，试验组对比对照组并未改善PFS（19.5个月 *vs.* 23个月，*P*=0.36）和OS（36个月OS率为68.9% *vs.* 71.8%，单侧*P*=0.54）。首次治疗失败分析显示，两组治疗区域内出现新转移灶比例相似，均为40%，而与对照组相比，试验组治疗区域外出现的新转移灶的比例较低（6.7% *vs.* 29.2%）。

NRG-BR002 不会继续进行Ⅲ期临床试验。虽然未能取得阳性成果，此研究引发的问题值得进一步思考：全身治疗有效的寡转移患者进一步联合局部治疗为何不能改善患者获益；肿瘤负荷大小、其他系统治疗方案是否会影响患者获益；能否筛选对局部治疗获益的寡转移患者进行进一步探索等。

第三节　晚期放疗的未来之问

一、不可手术切除的局部晚期乳腺癌放疗的未来之问

对于不可手术切除的局部晚期乳腺癌患者，局部放疗对局部控制率及总生存期的影响的相关随机临床试验很难得到开展。期待从 Meta 分析、真实事件研究以及更大的数据库中挖掘到相关讯息。就目前而言，根据患者具体情况具体分析的 MDT 模式可能会带来更大获益。

二、寡转移性乳腺癌的立体定向放射治疗的未来之问

（一）如何筛选真正的寡转移患者？

筛选真正的寡转移患者需要考虑的因素，除转移灶数目和体积外，需要涵盖其他临床特征，如激素受体阳性、单纯骨转移等，还需要检测反映肿瘤是否具备惰性等生物学行为的标志物，如CTC、ctDNA、microRNA 等。

（二）缺乏 SBRT 治疗寡转移的高级循证医学证据

既往多为回顾性和Ⅰ/Ⅱ期的研究，病例数少，随访时间短；入组人群并非专门针对乳腺癌寡转移，而是多癌种；NRG-BR002 研究的阴性结果对未来进行前瞻性临床试验设计提出了更高的要求。目前正在进行的Ⅲ期多癌种临床研究包括 SABR-COMET-3、SABR-COMET-10、NRG-LU002 等。专门针对寡转移乳腺癌评估转移灶局部治疗效果的前瞻随机临床研究有德国的 OLIGOMA 研究（NCT04495309）、复旦大学附属肿瘤医院邵志敏教授发起的 OMIT 研究（NCT04413409）、中国医学科学院肿瘤医院王淑莲教授牵头的多中心 NCC2493 研究（NCT04646564）等。

（三）需要权威国际共识和指南

需要权威国际共识和指南来确立靶区勾画、放疗剂量和分割模式等具体细节。

（四）如何进行放射治疗与免疫治疗的联合治疗？

针对部分已获得免疫治疗适应证的乳腺癌亚型，如何进行放射治疗与免疫治疗的联合治疗（同步？序贯？），进一步发挥远隔效应，尽可能减少患者肿瘤负荷。

三、初诊转移性乳腺癌原发肿瘤局部治疗的未来之问

基于现有资料，对于初诊转移性乳腺癌患者尚无局部区域治疗的建议。对化疗及靶向药物治疗敏感、转移部位及负荷有限、肿瘤具有惰性生物学行为的患者，局部治疗可能获益更大，但局部治疗的具体采用方式（放疗、手术等）和介入时机需要在临床试验及真实世界研究中得到进一步探讨。

熊慧华　程熠

致敬未来的科学问题

1. 如何提前预测并筛选出新辅助放疗的适宜人群？
2. 新辅助放疗后乳腺癌手术的最佳时机是？
3. 如何确定内乳淋巴结区域辅助放疗的真正获益人群？
4. 乳腺癌保乳术后豁免放疗人群如何精准筛选？
5. 多基因检测如何指导乳腺癌的辅助放疗？
6. 局部晚期乳腺癌放疗的方式和剂量如何选择？
7. 乳腺癌寡转移有放疗价值的人群如何选择？
8. 如何有效利用放疗和免疫治疗的联合效应，进一步改善患者预后？

第五篇　乳腺癌的内分泌治疗

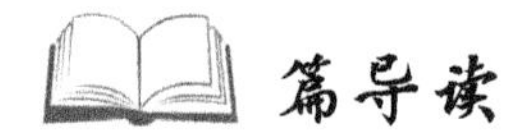

篇导读

Luminal型乳腺癌是最多发的乳腺癌类型，目前临床上建议绝大部分的ER阳性乳腺癌患者接受内分泌治疗。内分泌治疗旨在预防肿瘤转移和局部-区域复发，降低对侧乳腺癌风险，改善患者生存结局。研究显示，新辅助内分泌治疗（neoadjuvant endocrine therapy，NET）可取得与新辅助化疗（neoadjuvant chemotherapy，NCT）相似的疗效，对于无法耐受化疗的患者，NET似乎是更好的选择。此外，NET可预测内分泌治疗对肿瘤的敏感性，可有效地指导后续治疗。Ki-67、PEPI评分、Oncotype DX复发风险评分对于乳腺癌NET的疗效预测及预后评估都有重要意义。然而，NET的最佳疗程时间、疗效预测和预后评估标准仍存在争议，目前尚无共识，仍须未来继续探索；临床实践中需根据每个患者个体情况决定。

由于不同时期的雌激素来源不同，辅助内分泌治疗方案可分为绝经前和绝经后两种。绝经前患者的内分泌治疗方案以他莫昔芬为主，而芳香化酶抑制剂（aromatase inhibitor，AI）适用于所有绝经后的激素受体阳性患者。内分泌治疗的初始推荐时长为5年，随着后续各项临床试验研究结果的公布，专家们提出了内分泌延长治疗及强化理念，体现在时间的延长和强度的加强两方面。时间延长方面，对于初始内分泌治疗满5年且耐受性良好的患者，若存在高复发风险因素，可考虑延长内分泌治疗时间。强度加强方面，主要包括以下两种方案：①卵巢功能抑制（ovarian function suppression，OFS）联合内分泌治疗；②CDK4/6抑制剂联合内分泌治疗。随着OFS/TEXT研究12年、13年随访数据的公布，我们看到，对于绝经前患者，OFS联合内分泌治疗相较于单用他莫昔芬可显著降低远处复发和转移的风险。因此，对于绝经前具有中高度复发风险的患者，应考虑使用OFS联合内分泌治疗。Monarch E这项临床研究给我们带来了CDK4/6抑制剂辅助强化内分泌治疗的新航标，阿贝西利联合内分泌治疗比单纯内分泌治疗的复发风险降低31.3%。未来也期待更多的询证医学证据。辅助内分泌治疗周期较长，临床医生要根据个体的年龄、风险度和基础疾病等情况，制定个体化强化与延长用药方案，提高患者依从性，优化内分泌治疗全程管理策略，以期获得最大程度的“净获益”。

靶向药物的研发和问世，使得HR阳性/HER2阴性晚期乳腺癌进入“内分泌+”的时代。内分泌耐药是HR阳性/HER2阴性晚期乳腺癌面临的最大挑战之一，造成这一现象的常见突变机制包括ER信号途径改变（*ESR1*基因突变和ER甲基化）、PI3K/Akt/mTOR通路激活以及表观遗传学修饰等。根据这些耐药机制，一些新型靶向药物陆续研发成功，如CDK4/6抑制剂、PI3K抑制剂、Akt抑制剂、mTOR抑制剂等。面对日新月异的药物研发及层出不穷的临床研究，如何辩证地看待数据，合理地为患者选择方案，是临床医生目前面临的问题；同时，新药物、新方案的临床价值有待更多临床研究数据进一步论证，且患者内分泌治疗依从性、药物可及性等仍值得进一步深入研究。

刘蜀

第十五章　内分泌化学预防的现状、争议、未来之问

第一节　内分泌化学预防的现状

一、定义

化学预防又称为预防治疗，是指通过使用天然或人工合成的药物，来阻断引发癌变的DNA损伤或者逆转已经发生的癌前细胞转变，从而达到抑制乳腺癌发生的目的。目前，主流观点认为乳腺癌化学预防主要针对35岁以上、预期寿命10年以上的罹患乳腺癌高危人群，如既往有乳腺小叶原位癌（lobular carcinoma in situ，LCIS）、乳腺导管原位癌（ductal carcinoma in situ，DCIS）（主要为全切后）、乳腺导管非典型性增生（atypical dysplasia hyperplasia，ADH）、乳腺癌易感基因2（brest cancer susceptibility gene 2，*BRCA2*）致病突变或Gail模型评分≥1.67%的人群。而对乳腺癌易感基因1（brest cancer susceptibility gene，*BRCA1*）突变女性（多进展为激素受体阴性或三阴性乳腺癌）的化学预防价值尚不明确。

二、化学预防的循证医学证据

从1992年开始、持续5年的NSABP-P01试验，将年龄＞60岁或年龄在35～59岁，且Gail评分＞1.66%，或者表现为LCIS或ADH的13 388例有乳腺癌高危因 素但未患乳腺癌的患者，随机分为2组，予以他莫昔芬（Tamoxifen，TAM）20 mg qd或安慰剂5年。结果发现TAM相比后者使浸润性乳腺癌患者的累计发病率显著降低（43.4% *vs.* 22.2%），TAM治疗满5年后，雌激素受体（estrogen receptor，ER）阳性乳腺癌发病率减少了31%以上，在ER阴性患者中却未观察到发病率显著降低。一项来自意大利的研究针对5408例切除子宫的女性，予以TAM 20 mg qd或安慰剂。从81.2个月的随访结果看到，TAM组的乳腺癌发病率低于安慰剂组（3例 *vs.* 15例，*P*=0.03），ER阳性乳腺癌患者发病率的降低更加显著（1例 *vs.*11例，*P*=0.02）；并且后续11年的随访再次证实了TAM可以降低高风险女性乳腺癌的发病率（*RR*=0.84）。国际乳腺癌干预研究Ⅰ（International Breast Cancer Intervention Study Ⅰ，IBIS-Ⅰ）针对35～70岁的绝经期前和绝经期后有乳腺癌家族史的7000余名女性，随机给予TAM 20 mg或安慰剂5年。对照试验证明，在中位随访的前10年，试验组发生浸润性ER阳性乳腺癌和DCIS的风险程度低于安慰剂组（50个月的*RR*=0.68，96个月的*RR*=0.73）。和前述研究相同，TAM治疗并不能降低ER阴性乳腺癌的发病率。长期随访结果显示，这种获益10年后仍然存在。基于这些循证医学证据，针对绝经期前或者围绝经期的女性，可使用TAM 20 mg 5年进行预防治疗。TAM-01研究显示，对于DCIS、LCIS和ADH的患者，采取每日使用小剂量TAM（5 mg）并且进行3年的短周期治疗，其疾病复发风险或新发乳腺癌事件的发生率相对于安慰剂可以减半（5.5% *vs.*11.3%）。这项结果证明，在激素受体（hormone receptor，HR）阳性或未知的上皮内瘤变患者中使用小剂量TAM结合短疗程治疗可以降低一半的新发乳腺癌发生风险。NSABP P-2试验（也称作STAR试验）将19 747例绝经后乳腺癌高危女性随机分为2组，分别接受20 mg TAM qd或60 mg雷洛昔芬（Raloxifene，RAL）qd共5年。81个月的随访显示，TAM组浸润性乳腺癌

的发生率低于RAL组，非浸润性乳腺癌的发生率也低于RAL组（101例*vs.*137例，*P*=0.12）。美国临床肿瘤学会（American Society of Clinical Oncology，ASCO）临床实践指南推荐RAL可用于绝经后乳腺癌高危患者。基于此证据，也可选择雷洛昔芬60 mg使用5年。2003年启动的IBIS-Ⅱ入组了3864例绝经后乳腺癌高危女性，分为阿那曲唑和安慰剂组。从5年的中位随访中发现，阿那曲唑同样可以预防ER阳性的乳腺癌，但无法预防ER阴性乳腺癌。在MAP.3随机Ⅲ期临床试验中，将依西美坦和安慰剂分别给予入组的4560例绝经期后高危乳腺癌女性。在35个月的随访后发现，依西美坦可以有效降低浸润性乳腺癌的年发病率65%（0.19% *vs.* 0.55%，*HR*=0.35，*P*=0.002），并且能够将浸润性乳腺癌合并导管内癌的发病率降低54%（0.35% *vs.* 0.77%，*HR*=0.47，95% *CI*：0.27～0.79）。

三、国外化学预防应用现状

美国食品和药品监督管理局（Food and Drug Administration，FDA）分别于1998和2007年分别批准了TAM和RAL用于女性高危人群化学预防。ASCO、美国国立癌症综合网络（National Comprehensive Cancer Network，NCCN）、美国预防医学工作组（United States Preventive Services Task Force，USPSTF）等分别基于各项研究更新了各自的乳腺癌预防指南或共识，推荐他莫昔芬、雷洛昔芬、依西美坦、阿那曲唑用于乳腺癌高危女性的化学预防。但目前使用化学预防的人群数量仍偏低。主要原因有以下几点：第一，目前证实的化学预防药物仅可降低HR阳性乳腺癌发生风险，无法预防HR阴性乳腺癌。目前也没有任何手段帮助医生预测一个高危患者将来会出现HR阳性还是HR阴性乳腺癌。由于无法精准地做到细分人群，所以化学预防无法得到比较广泛的普及。第二，最佳时长不能确定，3年、5年或更长时间，目前没有最合理的答案。无论哪种时长，都会因为长时间的服药造成的药物不良反应导致患者依从性逐年降低。第三，无论是患者还是负责患者的初级保健医生，对于化学预防的认识不足，而且患者与专科医生沟通交流不够，大多数符合条件的女性既不接受个性化筛查，也不接受化学预防。现有的药物化学预防试验均只能降低发生率，但并不能改善病死率，而且只能预防受体阳性乳腺癌，而不能兼顾受体阴性的患者。因此有学者对化学预防价值提出异议。第四，预测模型的局限性。虽然Gail模型在大规模人群研究中已得到了验证，但结果只能针对部分人群准确（来源于欧美白种人女性），并带有明显的种族特点，对于非白种人女性评估能力较低。除此以外，该模型未纳入一二级亲属乳腺癌发病和患病情况及卵巢癌信息，也未加入*BRCA1/2*、*P53*等基因突变等遗传因素。目前大约有30多种预测模型，比较常见的有Claus模型、BRCAPRO模型、BOADICE模型和Tyrer-Cuzick模型等。由于Gail模型简单、快速、高效，综合考虑成本和效益，它仍然是使用最为广泛的经典乳腺癌风险评估模型。目前各种预测模型都有其各自的优缺点，暂无一款能够完全精准预测的模型。

除美国以外，其他国家高危人群使用化学预防的比例也偏低。英国的一项荟萃分析中，化学预防药物使用率仅为16.3%。在意大利摩德纳进行的一项研究中，共有471例绝经后女性，仅137例接受化学预防（29%）。德国一项IBIS-Ⅱ实验的招募中，446例患者最终只有3例女性同意接受化学预防。

四、国内化学预防应用现状

我国目前乳腺癌发病率上升较快，但国内化学预防的相关报道较少。在一项纳入183例女性的小样本研究中，化学预防率仅有22.4%。其中一项主要原因是没有合适的风险预测模型。虽然Gail模型针对亚太人群做了校正，国内也有学者使用该模型进行了研究，但该模型在我国的应用尚处于探索阶段，对中国人群适用性尚需要证实。好在《中国抗癌协会乳腺癌诊治指南与规范》（2021 年版）精要版中已经对高风险人群的化学预防做了推荐。

五、结语

尽管多项临床试验已经证明化学预防的价值，但由于国内外各自原因，在临床中很难大面积推广。故仍需要继续积极寻找低不良反应的化学预防，研发兼顾激素受体阴性的新预防药物，探索最佳时长；寻找适合不同人种的更全面、更精准的评估模型；探索有效的沟通模式；提升初级医生对化学预防的认识；筛选出真正的高危人群，使预防治疗效果达到更好的水平，期待能观察到乳腺癌发生率的降低转化为死亡率的下降。

第二节　内分泌化学预防的争议

之前的章节中提到，积极的化学预防有助于降低高危人群的患癌风险。但在高危人群的化学预防中仍然存在着很多方面的争议，本节内容主要针对一些争议点展开阐述。

一、风险预测模型与高危人群的定义

我们可以借助很多工具和模型识别高危患者，如改良的 Gail 模型、Tyrer-Cuzick 模型、Rosner-Colditz 模型等。但实际上，回顾这些风险识别模型时，难以找到一个足够优秀的模型，能真正准确地识别出可能罹患乳腺癌的女性。这些模型主要是在欧美人群中开发和验证的，它们在预测其他种族女性乳腺癌风险方面的准确性尚不确定。重要的是，尚没有一种主流的有效风险评估模型能将风险评估与全面的、个体化的乳腺癌预防和筛查流程相结合。重新定义不同危险因素的权重，开发更为精细的风险预测模型，为正在接受风险评估的女性提供充分的信息并提供适当的干预措施，可能是今后制定风险预测模型的风向标。我们甚至可以增加更多的信息，如 X 线致密乳腺的女性具有更高的危险因素，利用单核苷酸多态性（single-nucleotide polymorphism，SNP）的信息进一步识别高危女性等。

风险预测模型往往与预测常见的 ER 阳性乳腺癌最为相关。然而，增加识别年轻乳腺癌患者和预后更差的乳腺癌亚型（例如 ER 阴性乳腺癌）患病风险的能力才应该是更高优先级的研究方向。

此外，不同人种的危险因素之间的差异我们尚不了解。例如，非洲裔美国女性的乳腺癌发病率明显低于白人女性，尽管总体发病率较低，但与白人女性相比，非洲裔美国女性被诊断为晚期且 ER 阴性乳腺癌患者的比例显著增多。虽然这些差异的原因还不完全清楚，但它可能涉及某些风险因素和疾病亚型之间的已知关联。另外，孕育多胎和第一次怀孕时间提前尽管可以预防 ER 阳性的乳腺癌，但不能预防基底样癌的发展。

在不同的地区或共识中，对于罹患乳腺癌高危人群的定义也是不一致的。美国参考改良 Gail 模型，将 5 年累计患癌风险≥ 1.67% 的人群定义为高危人群，而英国国家卫生与临床优化研究所（National Institute for Health and Care Excellence，NICE）则认为终生累计患癌风险≥ 30% 或 40 ～ 50 岁患癌风险≥ 8% 的人群是高危的，其他地区和人种是否适用以上的风险模型也尚未得到充分验证。风险预测模型产品良莠不齐，局限性明显，临床医生在选择评估工具时对工具的熟悉程度、认可程度等往往相差甚远。在这样的背景下，高危人群如何界定，也是临床上难以达成共识的难题之一。

二、药物收益与风险平衡

目前，很多指南共识上推荐降低乳腺癌发生风险的药物有选择性雌激素受体调节剂（selective estrogen receptor modulator，SERM）他莫昔芬和雷洛昔芬，AI类药物依西美坦和阿那曲唑。现阶段，这些药物的共同不足之处在于，既没有被证明可以降低乳腺癌患者的死亡率，也没有降低ER阴性乳腺癌的风险。

他莫昔芬是研究最充分的降低风险药物，也是唯一被证明对绝经前和绝经后女性均有效的预防性药物。它将ER阳性乳腺癌的风险降低了33%，不仅在服药的5年内，而且在停药后至少15年内也能看到风险的降低。然而，他莫昔芬为患者带来更年期症状（如潮热），增加了一倍的血栓形成风险，特别是在年轻女性群体尤为明显。对于育龄期女性而言，他莫昔芬的使用会大大扰乱备孕、怀孕、哺乳的整个过程，这也是这部分女性拒绝他莫昔芬的关键原因。对于绝经后的女性，他莫昔芬使得子宫内膜癌的风险增加了一倍。

雷洛昔芬目前只在绝经后女性身上进行了试验。虽然在STAR试验中没有发现子宫内膜癌风险的增加，并且血栓事件少于他莫昔芬组，但是雷洛昔芬在减少ER阳性乳腺癌方面的有效性仅为他莫昔芬的76%。

在很多研究中，AI类药物已经被证实效果上优于SERM类药物，但仅可以用于绝经后女性。他莫昔芬仍然是绝经前女性的首选。

我们观察到使用他莫昔芬进行化学预防的女性比例非常低，在过去大家都认为患者是担心药物的毒副作用。但是，在包括13 000余名使用化学预防药物的女性在内的临床试验中，实验组或对照组的5年服药率约为70%。重要的是，因不良反应而停止的女性在试验组或安慰剂组中的占比最多也只存在5%的差异。这表明，药物本身的毒副作用并非患者服药依从性差的主要原因。

三、医学伦理上的担忧

风险评估是一把双刃剑，风险评估本身可能会导致许多女性的焦虑情绪。虽然乳腺癌风险评估有助于了解个体的患病风险，预防乳腺癌的发生，及早发现潜在的乳腺癌个体等。但是为健康女性贴上高危标签可能造成的危害，需要与她们本不必要面对的获益进行对比。一些女性在风险评估中高估了自己罹患癌症的风险。在STAR研究中，在接受风险评估以确定是否符合临床试验条件的女性中，只有一半被认为有更高的风险。也就是说，一半的女性自以为自己患癌的风险增加了，但实际并非如此。因此，更加具体、量化的风险评估可以减少女性对未来风险的焦虑，需要进一步对风险的量化估计做出现实的评估，因为这比大部分女性对风险的感知更准确。

向本身没有积极意愿提供个人信息的女性提供风险评估，可能会违背个人意志。向高危女性提供干预策略本身也具有相当大的难度。对于这些女性，目前建议的降低风险的措施包括改变生活方式（饮食、减肥、运动、减少酒精摄入量）和内分泌干预。到目前为止，还没有研究报道关于适度改变生活方式会对人体带来有害影响。相反，这种干预对预防乳腺癌和包括心血管疾病在内的其他疾病都是有益的。因此，更广泛的科普和宣教是值得尝试的手段。

综上所述，对于高危人群的内分泌预防而言，高危人群的定义，风险评估工具的选择，预防策略的制定，药物有效性、安全性的权衡，伦理上、个人意愿上的考量，都是临床工作者及科研工作者未来一段时间要积极解决的困难。必须承认，加强医疗干预前必须认真考虑预期的有效性和患者的耐受性。多学科方法对于理解个体因素和癌症发生之间的相互作用至关重要，除了经典的流行病学方法外，还需要基础实验和临床试验的参与。与USPSTF的建议一致，预防工作应该遵循ABC原则："预防药物应该是有效的和无毒的，反应有效性的生物标志物是必要的，需要高风险个体队列来评估干预措施的有效性”。因此，医疗机构要继续努力，改善风险评估和风险咨询，继续优化乳腺癌的预防工作。

第三节　内分泌化学预防的未来之问

高危人群的内分泌化学预防，虽然存在着很多方面的争议，但我们可以透过问题看本质，通过争议找方向，本节内容主要就几个未来方向展开阐述。

一、乳腺癌高危人群，怎么界定？

对于乳腺癌化学预防的研究设计，关键的一点是如何界定高危人群。乳腺癌高危人群的常规理解就是发病风险高于普通人群的人群。目前，不同的临床试验和不同的指南对高危人群的界定尚无统一的标准。迄今为止，大部分研究都采用了相对简单的风险评估方法，常用的危险分层因素包括年龄、Gail 模型评分以及异常的活检病理等。同时，风险预测模型参差不齐，各自都有其局限性；临床医生对评估工具的熟悉度、认可度、认知度等也有差异。另外，个体的主观预期风险与实际风险往往会出现差异，这就导致风险评估与接受预防治疗的意愿不成正比。在当前分子基因时代，我们希望能够有更精确的方法来重新定义高危因素以及预测患者对某种治疗或预防手段的获益度。所以，如何更加精确地筛选出化学预防对象，仍有待进一步研究。

二、乳腺癌化学预防，如何权衡？

MAP.3 研究、IBIS-Ⅱ研究和一项 Meta 分析研究显示，接受化学预防的高危女性，并无证据显示她们的总死亡率更低，预期寿命更长。随着“三早”（早筛查、早诊断、早治疗）的广泛开展和个体化、综合化治疗水平的提升，尤其是激素受体阳性乳腺癌患者的预后得到不断改善，化学预防的实际临床价值面临着挑战。同时，基于化学预防药物的毒副作用可能对患者的生活质量造成巨大影响或严重后果，患者都会存在不同程度的担忧，这也是大多数患者拒绝化学预防治疗的主要原因。实际上，很难在未来不确定的获益和现有的（甚至非常严重的）不良反应之间进行平衡和选择。所以，我们需要全面评估、权衡利弊。

三、乳腺癌化学预防，路在何方？

SERM 及 AI 都存在毒副作用，目前的研究提示绝大多数药物仅仅对激素受体阳性的乳腺癌具有预防潜力。因此，我们希望找到能够预防激素受体阴性乳腺癌、安全有效、不良反应小的药物。目前有研究报道，如阿司匹林、维生素 D、类维生素 A、二甲双胍、益生菌、双膦酸盐、他汀类及表皮生长因子受体抑制剂等药物已在动物实验或Ⅱ期临床试验中显示出预防乳腺癌的潜力，但目前尚缺乏大型Ⅲ期临床试验结果的支持。

综上所述，目前大多数研究还缺乏大型临床对照实验进行证实，乳腺癌化学预防任重而道远，重点在于“什么人”，问题在于“怎么防”。我们应该积极开展长期研究，以观察发生率的减少是否可转化为死亡率的下降，继续研发安全性更好且兼顾受体阴性乳腺癌的新预防药物，探索新的精准风险评估工具，重新定义并精准筛选出高危人群。这可能会成为乳腺癌化学预防的主要发展方向，乳腺癌的化学预防才将会得到有利的广泛开展。

任宇　邹佳黎　周富林　罗轲　刘蜀

第十六章　新辅助内分泌治疗的现状、争议、未来之问

第一节　新辅助内分泌治疗的现状

NET是指乳腺癌患者在术前进行的全身性内分泌治疗。NET和其他新辅助治疗有着相同的治疗目的，即肿瘤降期与改善预后，NET主要应用于不能耐受化疗的激素受体阳性局部晚期乳腺癌（locally advanced breast cancer，LABC）患者，尤其是腔面A型，NET可取得与NCT相似的疗效。除此之外，NET可预测内分泌治疗对肿瘤的敏感性，可有效地指导后续治疗。

一、新辅助内分泌治疗与新辅助化疗的比较

对于LABC的乳腺癌患者，NCT常为首选，但是对于占比约75%的Luminal型乳腺癌患者，对化疗的反应性相较于其他类型较差，反而可从内分泌治疗中获益更多，因此对于Luminal型乳腺癌患者NET似乎是更佳的选择。一项Ⅱ期随机临床研究和GEICAM/2006-03研究均入组ER和（或）孕激素受体（progestrone receptor，PR）阳性乳腺癌患者，对比新辅助化疗及新辅助内分泌治疗的效果，主要终点分别为客观缓解率（overall response rate，ORR）、临床缓解率（clinical response rate，CRR），以上两研究结果均显示：两组间无明显差异。该Ⅱ期随机临床研究还得出NET组保乳手术（breast-conserving surgery，BCS）率高于NCT组，但差异无统计学意义（33% *vs.* 24%，P=0.058）。另外一项前瞻性随机的Ⅲ期临床研究也得到类似的结果。除此之外，GEICAM/2006-03研究同时对不同的Ki-67表达水平进行分析，在Ki-67低表达患者中，两组疗效相近，高Ki-67患者对CT的反应更好（67 *vs.* 42%；P=0.075）。NET组与NCT组发生3～4级不良反应的比例远分别为9%、47%。综上，在HR阳性乳腺癌患者中，在肿瘤降期和保乳率方面NET都能够获得与NCT相似的效果，而且NET不良反应发生率较低，患者耐受性良好，因此对于年老、全身情况差、不能耐受化疗及拒绝化疗的患者不失为一个好的替代方式。

二、新辅助内分泌治疗药物选择

（一）绝经后乳腺癌患者新辅助内分泌治疗药物选择

起初，他莫昔芬最先应用到NET中，且有研究证明他莫昔芬的CCR可达40%，随后，第3代芳AI类药物，如来曲唑、阿那曲唑和依西美坦也逐渐应用到NET中。P024研究入组324例已绝经的ER和（或）PR阳性的LABC患者，分别给予来曲唑或他莫昔芬治疗4个月，无论是BCS率还是临床缓解率，来曲唑组均优于他莫昔芬组。同样，Semiglazov等证实依西美坦的CRR和保乳率高于他莫昔芬（P < 0.05）。IMPACT研究将330例ER阳性的已绝经患者分为三组，分别给予阿那曲唑、他莫昔芬及两者药物联合治疗3个月，3组的肿瘤缓解率（objective response，OR）无明显差异，但是阿那曲唑组相较于他莫昔芬组有更高BCS率（46% *vs.* 22%，P=0.03）。综上所述，NET中AI类药物均优于他莫昔芬。但3种AI类药物孰优孰劣，一项Ⅱ期临床试验ACOSOGZ1031证实阿那曲唑、来曲唑和依西美坦3组间无明显差异。

（二）绝经前乳腺癌新辅助内分泌治疗的药物选择

绝经前乳腺癌患者的 NET 仍不完善，但仍有迹可循。STAGE 研究评估了 NET 在绝经前患者的疗效，对比阿那曲唑与他莫昔芬分别联合戈舍瑞林的效果，得出阿那曲唑组 CRR 及 BCS 率均优于他莫昔芬组。这提示 ER 阳性绝经前乳腺癌患者 NET 以卵巢抑制联合 AI 为好。但是，绝经前 ER 阳性乳腺癌的 NET 尚无统一意见，NET 不应作为常规推荐。

三、新辅助内分泌治疗时长

NET 的最佳疗程时间仍存在争议，无明确定论。大多数临床研究 NET 疗程为 3 ～ 4 个月，但是越来越多的研究发现，较长的疗程有更高的 BCS 率。一项研究显示来曲唑的中位治疗时间为 7.5 个月，最适合减少肿瘤体积，BCS 率高达 69%，Allevi，Fontein 等也报道了类似的结果。虽然延长治疗时长可以得到更高的 CRR 及 BCS 率，但更应该遵循个体化治疗的原则，需综合考虑肿瘤的药物反应及、肿瘤大小、Ki-67 等情况。目前尚没有指南及专家共识明确指出新辅助内分泌治疗的时长，根据既往研究，一般建议 4 ～ 6 个月，最长时间不宜超过 1 年。不应企图依赖内分泌治疗长期控制局部病灶，根据治疗期间肿瘤的实际情况，把握最佳手术时机。

四、新辅助内分泌治疗的疗效评价

pCR 是 NCT 疗效评价的重要指标，pCR 提示更好的预后，但在激素受体阳性和 HER2 阴性乳腺癌患者中 pCR 率较低，用 pCR 来评价该类型患者的疗效比较局限。因此，进一步探索预测 NET 疗效的指标显得十分必要。研究发现内分泌治疗的无复发生存率（relapse-free survival，RFS）与 Ki-67 和 ER 表达相关，最新研究显示 NET 中 ER 表达与 Ki-67 呈负相关，这提示 Ki-67 和 ER 表达在预测 NET 预后方面具有一定的意义。Kutomi 等通过分析 ER 表达率、Ki-67 指数、组织学分级、淋巴结状态及 CRR 提出了术前内分泌预后指数（preoperative endocrine prognostic index，PEPI）的概念，来评价复发风险，PEPI 评分越低，预后越佳；PEPI 评分 $\geqslant$ 4 分提示内分泌治疗效果不佳，可考虑化疗。IMPACT 试验验证了 PEPI 评分的可靠性。无独有偶，Ellis 等同样证实 PEPI 评分低的患者从 NCT 中获益较少，更适合进行 NET。一项纳入了 8 项前瞻性研究的荟萃分析，比较不同的 Oncotype DX® 检测 RS 分值的 ER+/HER2– 乳腺癌患者对 NET 的反应，结果显示：RS 为中低风险（RS $<$ 25，OR=4.60，95% CI：2.53 ～ 8.37，$P < 0.001$）和（RS $<$ 30，OR=3.40，95% CI：1.96 ～ 5.91，$P < 0.001$）的乳腺癌患者的临床有效率是 RS 为高风险（RS $>$ 30，OR=1.27，95% CI：0.64 ～ 2.49，P=0.490）患者的将近 4 倍，从而辅助筛选出可豁免化疗的患者。Gnant 等将 NET 后的 1478 例患者进行 PAM50 检测，得出不同亚型乳腺癌的复发风险（risk of recurrence，ROR）评分，分为远期复发低、中和高危 3 组，结果显示 3 组的 10 年无病生存期（disease-free survival，DFS）分别为 97.6%、90.9% 和 82.5%，有统计学差异。在精准医学治疗的时代，基因检测不仅可指导治疗方案的选择，还可为乳腺癌患者的预后，疗效评估提供一定的参考。

五、结语

乳腺癌患者中，Luminal 型患者占有很大比重，该类型患者中 NET 与 NCT 相比疗效相近，且有更高的 BCS 率，对于无法耐受化疗的该类型患者 NET 似乎是更好的选择。对于绝经后患者，AI 优于他莫昔芬；绝经前患者 NET 相关研究较少，AI 联合卵巢抑制剂更优。NET 治疗最佳治疗时长，目前尚无共识，需根据每个患者个体情况决定，目前，NET 用药时间一般建议 4 ～ 6 个月。最后，随着 CDK4/6 抑制剂等药物逐渐应用于早期乳腺癌，那么，更多新型药物应用于新辅助内分泌治疗也将会在不久的将来逐一实现。

第二节 新辅助内分泌治疗的争议

新辅助内分泌治疗在HR阳性局部晚期患者中正被越来越广泛地被认识和接受，指南和共识逐渐增加对合适的患者进行新辅助内分泌治疗的推广力度。但是对于新辅助内分泌使用中，疗效评估体系、方案的选择等尚存在难以达成共识的争议，本节将针对一些可能存在争议问题，进行阐述，抛砖引玉。

一、现有评价体系恐难适应新兴药物的飞速发展

其实对于新辅助内分泌治疗评价体系可能存在的不足，我们可以从一些可临床研究中看出端倪。例如，PALLET试验中来曲唑组pCR率仅3%，即使是联合目前所谓的内分泌治疗中“最强的矛”CDK4/6抑制剂（CDK4/6i），pCR率也没有丝毫提高。而且从既往HR阳性新辅助化疗的数据看起来，pCR低下，并且pCR与患者预后并没有确切相关性，残留疾病的存在也不能改变辅助全身治疗的计划，因此，追求pCR率并不是我们在HR阳性患者新辅助治疗中的目标，大部分研究的重心集中在临床缓解率、保乳率及对比不同内分泌药物之间孰优孰劣。

现阶段而言，新辅助内分泌治疗的目标主要在于肿瘤缓解和提高保乳率，以保乳率作为评价指标的可行性也就显而易见了。P024研究在绝经后患者中来曲唑与TAM的对比中，来曲唑组无论是临床缓解率（55% *vs.* 36%，$P < 0.001$）还是保乳率（45% *vs.* 35%，P=0.022）都更具优势，这一结论在Semiglazov V教授的依西美坦与他莫昔芬的对比研究中也同样适用。PROACT研究中观察到了阿那曲唑对比TAM在保乳率上的优势（38.1% *vs.* 29.9%，P=0.11），但是临床缓解率上两组间无明显差异。在IMPACT研究中，阿那曲唑联合TAM后，在临床缓解率和保乳率上，并未显示出进一步获益。对于绝经前患者，我们在OFS后，也可以观察到阿那曲唑对比TAM在临床缓解率和保乳率上的获益。但仅从肿瘤缓解和保乳率的增加并不能完全说明新辅助内分泌治疗药物选择上的优势。

二、新的评价指标是否真的带来预后的获益尚需验证

GEICAM/2006-03试验中，虽然8个周期AC-T新辅助化疗组对比24周依西美坦新辅助内分泌组在CRR上优势不确切（66% *vs.* 48%，P=0.075），但是也间接发现了绝经前患者和Ki-67 > 10%的患者更可能从新辅助化疗中获益。一些较新的数据也支持Ki-67和ER表达可能在预测新辅助内分泌治疗预后方面具有一定的意义。

P024试验的多因素分析显示，肿瘤大小、淋巴结状态、ER状态和Ki-67阳性率是肿瘤复发及肿瘤相关死亡的独立预后因素，继而提出了PEPI的概念来进一步评价复发风险。在后续的IMPACT试验中，获得pCR及pT_1N_0、PEPI 0分的患者随访中未见复发，进一步肯定了PEPI评分在新辅助内分泌治疗后患者预后评估中的价值。PEPI评分结合了临床标志、病理标志对新辅助内分泌的疗效进行评价。除此之外，Ueno等研究者也证实低RS分值的患者（RS < 11）对新辅助内分泌治疗的反应率显著高于高RS分值的患者（RS > 25）（59.4% *vs.* 20.0%，P=0.015）。其他的基因工具，包括PAM50及其他基因谱等也能有效预测内分泌治疗的预后信息。

仅仅是在新辅助内分泌之后评价疗效可能是不足的，研究者们也希望能在新辅助治疗阶段的早期，设计一些评价指标来识别患者是否敏感，及时剔除那些明显对新辅助内分泌治疗不获益的人群。在Neo-MONARCH研究中，绝经后患者分别进入阿那曲唑、阿那曲唑联合阿贝西利、阿贝西利3组，2周治疗后再次活检，主要研究终点Ki-67的表达下降情况：阿贝西利+阿那曲唑：–93%（90%*CI*：–95～–90）；阿贝西利单药：–91%

（90%*CI*：–93 ～ –87）；阿那曲唑单药：–63%（90%*CI*：–73 ～ –49）。含阿贝西利的方案显著优于阿那曲唑单药治疗，具有统计学意义（$P < 0.001$）。在前 2 周的治疗中，含有阿贝西利的方案，达到完全细胞周期阻滞（complete cell cycle arrest，CCCA）的比例显著升高（联合组 66.1%、阿贝西利组 58.8%、阿那曲唑组 14.8%）。类似的研究还是有 PALLET 试验，来曲唑单药组与来曲唑联合哌柏西利组客观缓解率并无显著差异，且 pCR 均仅为 3%，这再次证明了，AI 之后，继续增加内分泌治疗对于临床、病理学评价指标而言，并无进一步提高。但是，14 周的来曲唑单药组与联合哌柏西利组对比，单药组仅 59% 的肿瘤细胞达到 CCCA，联合组中这一数据高达 90%。当然，现阶段而言，CCCA 比例能否预测患者预后仍然需要更多的工作证实，但至少在一定程度说明，既往的评价体系认为，AI 类药物之后，无论是联合 TAM、氟维司群或者 CDK4/6i，不再增加临床缓解，不再增加保乳率，似乎 AI 就是新辅助内分泌最佳药物选择了，但其实如果跳出过去新辅助化疗评价的框架，我们仍然有机会寻找更多的标志物评价新辅助内分泌治疗的效果。Neo-MONARCH 中，含阿贝西利方案导致 FOXM1、RRM2、CCNE1、MKI67 和 TOPO2A 表达下降。所有患者接受联合治疗 14 周后，各单药组和联合 AI 组的这些基因的表达差异趋于一致，Abemaciclib 的细胞周期抑制作用与对癌细胞的抗增殖作用相关。目前尚在进行的含 CDK4/6i 方案的新辅助内分泌试验中，POETIC 试验统计 2 周新辅助内分泌治疗后 Ki-67 降低至 10% 以下的患者与 Ki-67 在 10% 以上的患者对比，两组间复发风险具有统计学差异，并且，在 ACOSOG Z10131B 试验及 ALTERNATE 试验中，患者在 2 ～ 4 周新辅助内分泌后 Ki-67 仍然＞ 10%，则会被推荐到新辅助化疗组中。其他的类似 VARABELA 试验、ADAPT 试验新辅助治疗臂等，都设计了 2 周治疗后的活检，以明确向 Ki-67 这样的标志物对治疗敏感性及预后的影响，这也是未来一段时间内，新辅助内分泌治疗的研究热点。

三、新辅助内分泌治疗后治疗选择上的困扰

其实新辅助内分泌治疗的争议不仅仅存在于新辅助治疗阶段本身，既往的辅助治疗策略是基于新辅助化疗和是否伴随病理高危因素而决断的，但真正令人困扰的难题是，一旦本身需要化疗的患者进行了新辅助内分泌治疗，手术后治疗的选择将变得困难。对于新辅助化疗，残余病灶往往会改变后续用药强度，但新辅助内分泌的意义很可能不在于完全缓解病灶，那这一意义则不复存在。当然，如果新辅助内分泌治疗期间病灶持续增大，临床选择上必将倾向化疗的一端。

通过一些基因工具不仅将 HR 阳性患者豁免化疗的适应证从 N_0 扩展到 N_1，而且也可以进一步在新辅助内分泌治疗阶段提供治疗敏感性的评价，筛选那些真正对治疗敏感的人群，和预后较好的人群，豁免可能的化疗。特别是在新冠疫情期间，很多患者获得了新辅助内分泌治疗的试验窗口，在今后的临床实践中，新辅助内分泌治疗的疗效评估，强度与长度，术后治疗方案的选择将成为研究者讨论的热点，也期待更多的生物标志物出现，继续扩展新辅助内分泌治疗的适应证。

第三节　新辅助内分泌治疗的未来之问

新辅助内分泌治疗对于乳腺癌的治疗仍然存在相关优势，并且当层出不穷的内分泌治疗的药物相继问世后，更加激发了我们对于新辅助内分泌治疗在乳腺癌应用的探索之欲，那到底新辅助内分泌治疗在于未来之路该何去何从？

一、新辅助内分泌治疗的最佳预测指标，如何评判？

当前大多数学者认为新辅助治疗对于HER2过表达或三阴性乳腺癌更有效，因为其获得的pCR率更高。更高的pCR预示预后良好。的确，pCR是很好的预后指标，但是不是唯一的预测指标也不尽然。因此如何挑选合适且有效的新辅助内分泌治疗预测指标，是我们未来需要研究的方向。P024研究提出PEPI评分系统可作为复发风险独立预测工具。并在IMPACT这项临床试验中得到了验证。在P024试验、IMPACT试验和ACOSOGZ0131试验中看到Ki-67水平的下降同样是一个预测预后的指标。也有学者提出应用多基因检测如通过Oncotype DX®获得的复发评分（RS），联合PAM50特征和残留癌症负荷（residual cancer burden，RCB）肿瘤反应进行分析来获得预后指标。因此，如何选择一个合适的观察预测指标来判断新辅助内分泌治疗的有效性及激素受体阳性乳腺癌患者的预后，这是我们未来需要更进一步弄清楚的问题。

二、最优化的治疗方案，如何选择？

目前普遍接受认可的新辅助内分泌治疗方案为AI 3～6个月，但是这是否为标准方案，尚无定论。CDK4/6抑制剂联合内分泌治疗在晚期乳腺癌以及辅助治疗当中都获得了优异的成效，但是在新辅助治疗阶段并无出彩表现，对比AI，其pCR率并无明显获益，但是我们也看到Ki-67的下降率以及达到CCCA的比例显著升高。因此又回到了第一个问题，是否真的是因为治疗方案所导致的阴性结果，还是评估指标选择偏差所导致的，这也是需要解决的问题。旨在提高新辅助治疗有效性的治疗方案组合还包括内分泌治疗联合PI3K/Akt/mTOR通路的抑制剂。PI3K/Akt/mTOR通路的失调会导致原发或继发性内分泌耐药，因此有学者提出使用PI3K抑制剂联合内分泌治疗，是否可提高新辅助内分泌治疗疗效。其中，LORELEI试验的结果表明，术前在来曲唑中添加Taselisib可显著改善ER+/HER2–乳腺癌患者的临床结果。该试验发现与安慰剂组相比，Taselisib组患者的ORR更优（50% *vs.* 39.3%，OR=1.55，95% CI：1.00～2.38，P=0.049），但pCR组间无显著差异。

从临床角度来看，新辅助内分泌治疗代表了一种可行且有效的治疗选择，尤其是在ER+/HER2–绝经后患者中，AI术前给药3～6个月是目前的治疗金标准。但是目前有望成为下一步有效的治疗策略是由AI联合靶向治疗（如CDK4/6抑制剂或PI3K/Akt/mTOR通路抑制剂），但这需要进一步的研究来验证。同时我们需要选择合适的评价指标去验证新辅助治疗的疗效，因此如何选择一个最优化的方案，这个问题或许还有一段很长的路需要去走。

付玉梅　丁彧　张立　李涛浪　刘蜀

第十七章　辅助内分泌治疗的现状、争议、未来之问

第一节　辅助内分泌治疗的现状

术后辅助内分泌治疗是HR[ER和（或）PgR]阳性的乳腺癌患者综合治疗中必不可少的部分，相关的新研究不断涌现。本节将会针对乳腺癌辅助内分泌治疗的现状进行讨论。

一、辅助内分泌治疗的适宜人群

（一）HR 阳性人群

最新 ASCO/ 美国病理学家协会（College of AmericanPathologists，CAP）指南指出，HR 阳性是指≥ 1% 的乳腺癌肿瘤细胞免疫组织化学核染色呈阳性，术后辅助内分泌治疗是此类患者综合治疗的一剂良药。

（二）HR 弱阳性人群

HR 弱阳性是指 1% ～ 10% 的乳腺癌肿瘤细胞免疫组织化学核染色呈阳性。其通常与 HR 阴性乳腺癌的生物学行为相似，术后辅助内分泌治疗在此类患者中的获益通常不高，其治疗疗效存在不确定性，因此可考虑辅助内分泌治疗。

二、绝经前辅助内分泌治疗现状

（一）绝经前辅助内分泌治疗强度现状

讨论绝经前 HR 阳性乳腺癌辅助内分泌治疗强度时，涉及是否加用 OFS，以及如何加用。治疗策略包括单药 TAM、TAM 联合 OFS、AI 联合 OFS。既往的 NATO 研究、Stockholm 试验及 Scottish 试验表明，TAM 5 年在低危患者中疗效显著。2011 年，EBCTCG 基于 20 项研究进行了 Meta 分析，在低危患者中，5 年 TAM 治疗较无辅助内分泌治疗的 10 年相对复发风险下降 43%，绝对获益为 15.6%。SOFT&TEXT 8 年 DFS 随机Ⅲ期联合分析显示 OFS ＋ AI 优于 OFS ＋ TAM，更优于单药 TAM。但 OFS 联合治疗获益患者更多为腋窝淋巴结阳性的患者。在化疗亚组（也就是高危患者）分析中，OFS ＋ AI 较 OFS ＋ TAM 获益更加显著。因此，对于中危且淋巴结阴性的患者，需对年龄、组织学分级、脉管癌栓、肿瘤 T 分期等因素综合考虑后，再决定是否需要在辅助内分泌治疗强度上升级。

（二）绝经前辅助内分泌治疗长度现状

本段将讨论绝经前辅助内分泌治疗年限的长短。目前的标准治疗时长为 5 年。是否可将内分泌治疗延长至 10 年以及获益如何，现在也有了一些循证证据指导临床决策。既往的 NSABP B-14 研究数据显示，对于 pN_0 的 ER 阳性乳腺癌患者，术后 5 年 TAM 辅助内分泌治疗后继续延长至 10 年，并未取得其具有生存方面优势的结果。因此，对低危乳腺癌患者，不建议延长辅助内分泌治疗时长，仍为 5 年的标准治疗。而之后的 ATLAS 研究结果证实，在适合患者中，延长至 10 年的 TAM 辅助内分泌治疗较 5 年 TAM 治疗可降低乳腺癌复发率（*RR*=0.84，95% *CI*：0.76 ～ 0.94，*P*=0.002）及死亡率（*RR*=0.83，95% *CI*：0.72 ～ 0.96，*P*=0.01）。另外一项 aTTom 大型随机对照Ⅲ期研究结果也同样证实了延长 TAM 治疗至 10 年较 5 年可进一步降低乳腺癌患者的死亡率（*HR*=0.91，95% *CI*：0.80 ～ 1.04，*P*=0.18）及复发率（*RR*=0.86，95% *CI*：0.77 ～ 0.96，*P*=0.006）。因此，对于已经完成 5 年 TAM 初始治疗，仍处于绝经前状态且存在以下高危因素 [包括 pN（＋）、G3 及其他需要进行辅助化疗的高危因素，如 Ki-67 高表达、pT_2 及以上、年龄＜ 35 岁] 的患者，可考虑将 TAM 治疗长度延长至 10 年。而 MA.17R 研究证实，已完成 5 年（4.5 ～ 6 年）TAM 治疗的绝经后 HR+ 早期乳腺癌患者，继续进行 5 年 AI 延长辅助内分泌治疗较对照组 DFS 显著提高（*HR*=0.68，95% *CI*：0.56 ～ 0.83，*P*=0.0001）。因此，对于已完成 5 年 TAM 初始治疗、已达到绝经状态且存在复发相关高危因素的患者，可建议继续进行 5 年 AI 治疗。

目前缺乏相关研究验证，对于已完成5年OFS + TAM/OFS + AI治疗的患者是否需要延长OFS至10年。但是，考虑到此类患者为中高危患者，且依据延长内分泌治疗可获益的循证医学证据，对于可耐受的患者可以考虑延长OFS内分泌治疗至10年。

三、绝经后辅助内分泌治疗现状

（一）绝经后辅助内分泌治疗强度现状

讨论绝经后HR阳性乳腺癌患者辅助内分泌治疗强度时，涉及药物的选择以及内分泌加法的使用。此类患者均可使用单药AI治疗，特别是中、高危HR+乳腺癌患者；针对低危患者，可选择单药TAM治疗。既往的ATAC研究随访数据证实，5年AI辅助内分泌治疗较5年TAM治疗能显著提高患者的DFS（*HR*=0.87，95% *CI*：0.78～0.97，*P*=0.01）并降低复发风险，确立了AI单药辅助内分泌治疗可作为绝经后早期HR+乳腺癌患者标准治疗中的首选策略。BIG1-98研究中，除8年的随访结果与ATAC研究一致外，还证实了5年内TAM与AI单药换药策略较5年AI无显著差异。因此，绝经后患者首选5年AI单药治疗，若评估后确实存在AI治疗禁忌，可考虑TAM初始辅助内分泌治疗。同时，MA.17研究、DATA研究及ABCSG 6a研究也证实，初始治疗选择TAM的患者在治疗期间换用AI 2～5年治疗是可行且有效的。2015年，纳入9项大型随机研究的EBCTCG荟萃分析的10年随访结果显示，5年AI单药治疗较5年TAM治疗复发风险降低3.6%，也证实了绝经后患者优选AI辅助内分泌治疗方案。

2020年，Monarch E随机Ⅲ期研究结果显示，阿贝西利+标准内分泌治疗优于单药内分泌治疗。因此，对于pN（+）且≥4枚淋巴结转移的HR阳性乳腺癌（无论绝经前还是绝经后）患者，均可考虑在标准辅助内分泌治疗的基础上增加CDK4/6i阿贝西利强化2年；pN（+）、1～3枚淋巴结转移且伴有至少一项高危因素（如G3、T_3、Ki-67≥20%）的HR阳性患者也可考虑使用阿贝西利强化。

（二）绝经后辅助内分泌治疗长度现状

本段将会讨论到绝经后HR+乳腺癌辅助内分泌治疗长度是否可延长至10年及获益如何。目前的标准治疗长度为5年。一些研究已证实治疗长度延长至10年具有可行性及有效性。NSABP-B42研究随访10年的数据显示出，延长辅助内分泌治疗长度在整体上延续了获益趋势。随访7年时DFS绝对获益为3.4%（无统计学差异），随访10年时增加至4.0%（达到统计学差异）。因此，对于使用了5年AI标准辅助内分泌治疗或者TAM序贯AI满5年的治疗长度需要延长的高危患者，可建议继续5年AI治疗。但IDEAL研究、ABCSG-16研究结果显示，对于完成5年辅助内分泌治疗的患者（含辅助AI治疗5年），继续5年与2～2.5年AI相比较，未见显著的DFS获益。因此，对于耐受性良好，需要延长治疗长度的高危患者，可推荐延长AI治疗2～5年。

四、辅助内分泌治疗中临床模型应用现状

有一些绝经前乳腺癌患者在强度上是否需要联合OFS存在不确定的情况。此时，辅助内分泌治疗决策辅助工具——STEPP就发挥了其作用。STEPP是一款基于SOFT/TEXT数据建模、立足前瞻性数据开发、提供辅助OFS参考的分析工具，其纳入了复发风险相关因素，包括患者年龄、淋巴结转移、肿瘤大小、组织学分级、ER表达水平、PR表达水平、Ki-67表达水平等。通过录入相应数值，从而得到STEPP复发风险评分，帮助判断风险分层，指导是否需联合OFS治疗。此外，有一些乳腺癌是否需要延长内分泌治疗时间，同样存在模拟两可的情况，此时，CTS5工具就很好地发挥了预测作用。CTS5是一款基于ATAC开发集和BIG 1-98验证集建模的

预测工具，用于评估已绝经乳腺癌在5年标准内分泌治疗后是否需要延长内分泌治疗。其纳入的复发风险因素包括肿瘤大小、肿瘤分级、患者年龄、淋巴结转移等。通过录入相应数值得到CTS5评分，帮助进行风险分层，从而为延长内分泌治疗提供参考依据。

五、结语

经典的辅助内分泌治疗策略仍在临床上不断被使用及优化，关于辅助内分泌治疗强度及长度的新研究不断涌现。望两者齐头并进，成为攻克乳腺癌道路上的垫脚石。

第二节　辅助内分泌治疗的争议

不论年龄大小、月经状态、肿瘤大小及淋巴结是否转移，肿瘤细胞表达ER或PR阳性≥1%的乳腺癌患者，均应接受内分泌治疗。随着精准医学的发展，如何精准地优化内分泌治疗策略已成为亟待解决的问题，本节将对其中的几个争议话题的“矛”与“盾”进行简析。

一、辅助内分泌适宜人群的争议

研究表明，对于不同HR阳性率的乳腺癌患者，内分泌治疗效果也不同。复发风险不同的患者所需内分泌治疗的强度不同。如何在统一原则中对不同患者进行差异化治疗是此话题的主要争议点。

（一）HR弱阳性患者辅助内分泌治疗的争议

HR弱阳性乳腺癌的生物学行为更倾向于类似HR阴性的乳腺癌。Meta分析提示，ER弱阳性的患者接受内分泌治疗与未接受内分泌治疗的预后相当；而ER阳性的患者（ER≥10%）对内分泌治疗的响应明显提高（*OR*=0.52）。由此可见，HR弱阳性患者很难从内分泌治疗中获益，而这也是目前将ER/PR≥1%设为阳性诊断阈值备受争议的原因。随着精准医学的发展，可应用PAM50等基因工具对该人群进一步筛选。但各工具均有其优缺点，且缺乏亚洲人群数据，目前尚无定论。总之，HR弱阳性患者的诊断与治疗仍有待研究。

（二）辅助内分泌强化治疗人群选择的争议

EBCTCG的荟萃分析显示，早期乳腺癌的20年远期复发率可达14%；因此，如何甄别高复发风险人群，进而对其进行强化治疗以降低复发率，成为亟待解决的问题。目前主要是通过临床模型和多基因检测的方法进行评估。CTS5及STEPP评分是基于临床数据的复发风险评估模型。CTS5模型是以ATAC研究为训练集创建。有学者在TEAM试验和IDEAL试验中验证CTS5评分系统的效能，结果提示CTS5会高估高复发风险患者的复发风险，这意味着这类患者将被过度治疗。STEPP评分也存在类似问题。在该评分系统中，ER越低，评分却越高，提示患者越需要强化内分泌治疗；而事实上，ER越低，患者对内分泌治疗的响应度越低。当运用临床及病理特征不足以评估患者复发风险时，可选用多基因检测。目前运用较多的检测工具有Oncotype DX®、MammaPrint®和PAM50等，主要用于判断HR阳性患者是否需要化疗或豁免化疗，具体内容参见辅助化疗相关章节。乳腺癌指数（breast cancer index，BCI）也可以为内分泌强化治疗人群的筛选提供参考，其预测能力在TransaTTom及IDEAL等研究中均得到验证，是NCCN指南推荐工具之一。总之，目前尚无完美的评估工具，且同一患者使用不同工具评估，其结论可能不同。因此，使用评估工具时必须深入了解模型基础数据的特征及模型适用条件。

二、辅助内分泌强化治疗策略的争议

辅助内分泌强化治疗策略主要是通过时间强化和方案强化来实现。在时间强化方面，人们希望通过延长药物治疗时间，以达到“量－效”关系的累积。但在临床实践中是否延长内分泌治疗时间，更多取决于延长治疗后复发风险是否降低与不良反应是否增加。方案强化主要依赖于内分泌治疗药物的研制与革新。

（一）治疗时间的争议

据EBCTCG的一项荟萃分析显示，HR阳性早期乳腺癌在完成内分泌治疗后2～3年和7～9年分别有两次复发高峰。因此，人们希望延长内分泌治疗时间，以达到覆盖复发高峰期、降低复发率的目的。哪些患者需要延长治疗？延长时间如何确定？经过ATLAS、MA.17等系列研究，这些曾经的热点问题目前已达成共识，具体参见第十七章第一节。

（二）治疗方案的争议

1. 序贯方案

与MA.17R研究类似，GIM4研究、ABCSG-16研究比较了他莫昔芬序贯AI治疗2～3年或5年，结果均提示有获益倾向但未达统计学差异。其原因可能与纳入人群有关。在GIM4研究中，68%的患者为pT_1，55%为pN_0，约一半为中低危患者；同样ABCSG-16研究中73%的pT_1，67%的pN_0，大部分为低危患者。由此提示，强化治疗获益与否可能与患者危险分层有关。为此，EBCTCG对11项延长治疗的研究进行了荟萃分析。结果显示，对于接受5年初始或序贯AI的患者，继续延长3～5年的AI可获得1.9%的DFS绝对获益（8.9% *vs.* 7.0%），尽管差异有统计学意义，但获益并不显著；进一步对淋巴结状态进行亚组分析后，1～3枚淋巴结转移的患者5年DFS绝对获益为3.8%，而4枚以上淋巴结转移的患者5年DFS绝对获益达7.7%。由此提示，内分泌强化治疗仅对高复发风险的患者获益。临床实践中，需要在充分评估患者为高复发风险时，再进行强化方案的选择。

2. 联合卵巢功能抑制

年轻（＜40岁）、未绝经的HR阳性乳腺癌患者的预后较绝经后患者差。通过OFS，即用手术或药物抑制卵巢功能、减少雌激素的产生，可以达到抑制HR阳性乳腺肿瘤生长的目的。SOFT、TEXT、ASTRAR、HOBOE等大量研究证实，绝经前HR阳性中高危患者可从OFS联合他莫昔芬或AI的强化内分泌治疗中获益。但对于完成OFS强化治疗5年仍有高复发风险的患者，如何制定后续治疗方案，目前还缺乏相关的随机对照研究。在今年的St.Gallen国际乳腺癌会议中，针对这一问题专家进行了投票。40.8%的专家选择，若患者已绝经继续给予5年AI治疗，若患者仍处于绝经前则继续联合OFS；44.9%的专家选择仅用TAM单药延长，这可能是考虑到此时大部分患者将进入围绝经期。而EBCTCG最新Meta分析提示，绝经前患者应用OFS联合芳香化酶抑制剂可以降低乳腺癌复发的风险，而OFS联合他莫昔芬没有显著效果。总之，绝经前HR阳性中高危患者使用联合OFS强化治疗已达成共识，但5年后的治疗方案有待进一步探索。

3. 联合氟维司群

氟维司群是一种新的雌激素受体拮抗剂，作用机制与既往内分泌治疗药物不同。那么是否可通过联合使用不同作用机制的药物强化内分泌治疗效果呢？GEICAM/2006-10研究探索了阿那曲唑联合氟维司群辅助治疗绝经后HR阳性/HER2阴性早期乳腺癌的效果，结果显示阿那曲唑单药较联合方案DFS事件更高（62例 *vs.* 49例），但由于样本量限制，该获益趋势未达统计学差异（*HR*=0.84，95% *CI*：0.58～1.22，*P*=0.352）。值得注意的是，该研究中氟维司群的用量是 250 mg，低于 500 mg 的常规推荐剂量，如果以 500 mg 进行试验设计能否得到不同结果，是值得思考的问题。但从降低性激素水平的角度而言，联合 OFS 较联合氟维司群对性激素的抑制效应更强、更彻底，这可能也是此类研究偃旗息鼓的原因。

4. 联合 CDK4/6 抑制剂

CDK4/6 抑制剂是近年来冉冉升起的一颗明星。PALLAS 研究比较了哌柏西利联合内分泌治疗与单纯内分泌治疗对 HR 阳性乳腺癌强化治疗的效果，结果显示两组的 3 年无浸润性肿瘤复发生存（invasive disease-free survival，IDFS）率、无远处转移生存（distant recurrence-free survival，DRFS）率均无差异。PENELOPE-B 研究纳入了 HR 阳性 /HER2 阴性且在接受含紫杉类的新辅助化疗后达 pCR，并有复发高风险（CPS + EG 评分≥ 3，或≥ 2 且 ypN +）的乳腺癌患者，将其随机分为哌柏西利联合内分泌治疗与单纯内分泌治疗组，结果显示组间 IDFS 无差异。但令人振奋的是 monarchE 研究，其纳入 HR 阳性 /HER2 阴性高危早期乳腺癌患者，对比阿贝西利联合内分泌治疗与单纯内分泌治疗，结果显示 2 年 IDFS 率绝对获益为 3.0%（92.3% *vs.* 89.3%）。与对照组相比，联合阿贝西利组患者的无远距离复发生存率更优（93.8% *vs.* 90.8%），复发风险降低 31.3%。哌柏西利的药物不良反应可能是导致研究为阴性结果的原因。在 PALLAS 研究中，1199 例患者（42.2%）过早停药，仅 919 例患者（32.3%）完成计划方案治疗，因此该研究结果尚不能否定 CDK4/6 抑制剂联合内分泌治疗的作用及意义。这一治疗方案是内分泌强化治疗的新航标，我们也期待 monarchE 的后续结果及国产 CDK4/6 抑制剂达尔西利的相关研究结果。

5. 联合化疗

化疗及内分泌治疗均是治疗乳腺癌的重要手段，但目前所有的指南、共识均不推荐内分泌治疗联合化疗。其主要依据有以下两点：第一，早期多项体外研究发现，他莫昔芬减弱了 5-FU、氮芥和蒽环类细胞毒性药物的抗肿瘤活性；第二，SWOG-8814 的研究结果表明乳腺癌化疗与他莫昔芬不能同时使用，而 GEICAM9401 研究结果发现化疗序贯内分泌治疗优于联用方案。随着内分泌治疗药物的丰富，越来越多的证据提示，内分泌治疗不能联合化疗的结论不适宜推广至其他内分泌药物。POEMS 研究旨在探究乳腺癌化疗联合 GnRHa 能否降低卵巢功能早衰，结果显示，相比于环磷酰胺单药化疗，环磷酰胺联合戈舍瑞林可以在降低卵巢功能早衰的同时显著改善 DFS。PROMISE-GIM6 研究也得出类似结果。CREATE-X 和 JBCRG-04 研究旨在探索新辅助化疗后有残余病灶的 HER2 乳腺癌患者接受卡培他滨辅助治疗的效果。其对照组接受标准治疗，如 HR 阳性者接受内分泌治疗，HR 阴性者则不再接受全身化疗；试验组在标准治疗基础上加用卡培他滨。结果显示，试验组与对照组的 5 年 DFS 率分别是 74.1% 和 67.7%，亚组分析提示三阴性患者更能获益（*HR*=0.58），而 HR 阳性者的 *HR*=0.84，提示卡培他滨联合内分泌治疗不劣于单纯内分泌治疗。POTENT 研究亦证实化疗药物 S-1 联合内分泌辅助治疗可改善 HR 阳性 /HER2 阴性患者的 IDFS。总之，目前这一方案非临床常规，化疗是否可以联合内分泌治疗需进一步寻找基础及临床研究证据。

第三节　辅助内分泌治疗的未来之问

众所周知，HR 阳性乳腺癌是占比最大的一类乳腺癌，约占 70% ～ 75%。目前已证实，5 年的辅助内分泌治疗可以改善 HR+ 早期乳腺癌的预后，但其复发转移风险在术后 15 年仍然长期存在。为进一步改善患者预后，临床专家期望通过做“加法”来实现更多获益。

一、辅助内分泌治疗，如何做加法？

对接受内分泌治疗的早期乳腺癌患者，如何联合靶向治疗以进一步增强治疗效果，是临床医生现在和未来都要努力探索的方向。目前各项研究结果展示了 CDK4/6 抑制剂在 HR 阳性 /HER2 阴性晚期乳腺癌中的成功应用，探索该治疗方案在辅助内分泌治疗领域效用的多项Ⅲ期临床试验应运而生。基于 Monarch E 研究结果，阿贝西利获国家药品监督管理局（National Medical Products Administration，NMPA）批准用于乳腺癌辅助治疗适应证；CSCO 指南对高危复发风险Ⅰ级患者推荐新增 AI 5 年 + 阿贝西利 2 年（1A）。而 PALLAS 和 PENELOPE-B 研究中未能看到哌柏西利在早期辅助治疗中的显著获益。由于各项研究结果不一致，目前还不确定部分 CDK4/6 抑制剂在内分泌辅助治疗阶段的价值。2021 年发表的 OlympiA 研究结果显示，*gBRCA1/2* 突变的早期高危 HER2 阴性乳腺癌患者，在标准治疗的基础上使用 1 年多腺苷二磷酸核糖聚合酶（poly ADP-ribose polymerase，PARP）抑制剂奥拉帕尼可改善患者的预后。探索地诺单抗的 ABCSG-18 和 D-CARE、RG6171 等研究，以及探索新型 SERD 药物 Amcenstrant、Giledestrant 的研究也正在进行。我们也看到徐兵河院士团队介绍了组蛋白脱乙酰酶（histone deacetylase，HDAC）抑制剂 Entinostat 联合依西美坦治疗 HR+ 晚期乳腺癌的Ⅲ期临床研究的数据，这种Ⅰ型选择性 HDAC 抑制剂通过增强机体对内分泌治疗的敏感性发挥作用。我们期待着这些强化内分泌治疗或逆转内分泌治疗耐药的新药可以在早期的乳腺癌治疗中增添更多的新数据。我们预测，在精准医学的时代，如果能发现更多的靶点，更好地预测和监控疗效，内分泌联合时代，也就是内分泌“+”的时代，即将到来。

二、复发风险评估模型，应用前景如何？

作为乳腺癌中占比最大的一种亚型，激素受体 + 乳腺癌复发风险的预测在临床上无疑是非常重要的。目前，临床常用的工具有 21 基因复发评分（Oncotype DX®）、70 基因检测系统（MammaPrint®）、50 基因复发风险评分（PAM50）、临床治疗评分（CTS5）、4 项免疫组织化学指标评分（IHC4）等。目前，21 基因和 70 基因检测系统已经在临床上应用广泛，对于早期 HR+ 乳腺癌患者的治疗起到了指导作用。另外，研究显示 CTS5 能准确预测 ER+/HER2– 早期乳腺癌患者的远期复发风险，是一个优秀且可及性高的评分系统，期待它在临床上大放异彩。随着多基因检测技术的进步，各项探索性研究可能会发现 AI 内分泌治疗的敏感人群，从而创造早期 HR+ 乳腺癌 AI 治疗有效性的多基因预测模型，为患者提供更加个体化的诊疗策略，进一步为提高 HR+ 乳腺癌患者的预后做贡献。

三、内分泌治疗不良反应，如何干预以及管理？

乳腺癌患者的内分泌治疗必然是一个长期用药的过程，尤其需要长期监测其不良反应。常见不良反应包括：子宫内膜的问题；卵巢抑制后的绝经状态；AI 药物的并发症（如高血压、高血脂、糖尿病、肾功能不全、骨质疏松等疾病）；使用阿贝西利联合内分泌治疗中可能发生的腹泻、血液学毒性、肝损伤、间质性肺炎、静脉血栓栓塞等不良反应；患者治疗过程中出现的心理问题（甚至需要就诊心理医生并进行专业的心理治疗）；最后还有一个非常重要的因素就是家庭和社会。未来乳腺癌全程管理模式人工智能系统将能给予患者更多的关注和指导，特别是对于相关不良反应的密切监测，必要时采取相应的对症支持治疗或者调整药物剂量，帮助他们度过漫长的内分泌治疗期。进行有效的疗效监控，减轻内分泌治疗药物的不良反应，可以保障治疗的进行，并且及时发现耐药，调整治疗方案。

HR+ 早期乳腺癌患者的治疗之路虽然漫长，但重要性不言而喻，并且可以使用的药物将会越来越多，因此需要更多的研究项目来探索怎样合理搭配和使用这些作用机制不同的药物。我们期待大型循证证据的不断涌现，长期随访数据的公布，以及新型治疗药物的不断研发问世，为患者和医生提供更多的治疗选择。加减有法，未来可期！

张永林　吕俊远　樊秀月　方延曼　刘蜀

第十八章　晚期内分泌治疗的现状、争议、未来之问

第一节　晚期内分泌治疗的现状

内分泌治疗是 HR+ 乳腺癌患者的重要治疗手段之一。晚期内分泌治疗适用于：① HR+ 复发或转移性乳腺癌患者；②肿瘤进展缓慢患者；③既往内分泌治疗获益患者。乳腺癌内分泌治疗药物种类繁多，传统内分泌治疗药物有 AI、选择性雌激素受体调节剂（selective estrogen receptor modulator，SERM）、选择性雌激素受体下调剂（selective estrogen receptor degrader，SERD）、促黄体素释放激素（luteinizing hormone releasing hormone，LHRH）类似物和孕激素类药物。近年来，靶向药物的研发为晚期乳腺癌提供了新的治疗策略。已有多项研究证实，在晚期乳腺癌中，靶向治疗联合内分泌治疗患者的临床获益明显优于内分泌治疗。

一、晚期乳腺癌内分泌治疗及靶向治疗概述

TARGET 试验、北美试验等一系列研究结果均表明，晚期乳腺癌的一线内分泌治疗中，三代 AI 阿那曲唑、来曲唑、依西美坦较雌激素受体调节剂他莫昔芬在疾病进展时间、客观缓解率等方面具有优势。三代 AI 在晚期乳腺癌患者内分泌治疗中的地位由此确立。SERD 是一类小分子药物，与雌激素受体相结合，降低雌激素受体的稳定性，诱导它们降解，从而降低雌激素受体水平，抑制癌细胞的生长。2016 年，FALCON 研究结果表明，在未接受过内分泌治疗晚期乳腺癌患者，SERD 类药物氟维司群较阿那曲唑能够有效延长患者的中位无进展生存期（progression free survival，PFS），因此，氟维司群被列为晚期乳腺癌一线内分泌治疗药物，是目前唯一被批准的 SERD 类肌内注射剂。AMEERA-1 研究数据显示，在 HR 阳性 /HER2 阴性转移性乳癌患者中，口服 SERD 药物 Amcenestrant 联合 CDK4/6 抑制剂哌柏西利的 ORR 达 34%。Amcenestrant 后续可能成为 HR 阳性 /HER2 阴性转移性乳癌的二、三线药物。靶向药物的问世为肿瘤的治疗提供了新的方向及策略。在乳腺癌中，CDK4/6 抑制剂、PI3K/Akt/mTOR 信号通路抑制剂及 HDAC 抑制剂等靶向药物为 HR+ 晚期患者带来了新的希望。

二、CDK4/6 抑制剂在晚期乳腺癌中的应用

CDK4/6 抑制剂通过选择性抑制细胞周期蛋白依赖性激酶（cyclin-dependent kinases，CDK）4 和 6（CDK4/6），恢复细胞周期控制，阻断肿瘤细胞增殖。在 ER+ 乳腺癌中 CDK4/6 过度活跃，临床前数据表明 CDK4/6 和 ER 信号抑制具有协同作用，能够有效抑制 G_1 期 HR+ 乳腺癌细胞的生长。PALOMA-1 及 PALOMA-2 研究结果均

证实在HR阳性/HER2阴性期乳腺癌患者中，哌柏西利联合三代AI来曲唑较安慰剂联合来曲唑能有效延长患者的PFS。因此，哌柏西利联合来曲唑于2015年被FDA批准为绝经后HR阳性/HER2阴性晚期乳腺癌患者的一线治疗方案。MONALEESA-2研究结果证实，瑞博西利联合来曲唑较安慰剂联合来曲唑明显改善了患者的PFS。2017年，FDA批准瑞博西利联合来曲唑作为治疗绝经后HR阳性/HER2阴性晚期乳腺癌患者的一线药物。此外，MONARCH 3研究数据表明，晚期乳腺癌一线治疗中，阿贝西利联合非甾体类AI较安慰剂联合非甾体类AI能有效延长患者的PFS，并显著提高ORR，2018年2月，FDA批准阿贝西利联合AI作为HR+晚期乳腺癌的一线治疗方案。综上，3种CDK4/6抑制剂联合AI治疗晚期乳腺癌的Ⅲ期临床研究结果一致，患者PFS得到显著延长。此外，在MONARCH plus研究（80%入组患者为中国人）中，对于未接受过系统性治疗的HR阳性/HER2阴性晚期乳腺癌患者，阿贝西利联合非甾体类AI较安慰剂联合非甾体类AI能显著延长患者的中位PFS；对于既往接受内分泌治疗的HR阳性/HER2阴性晚期乳腺癌患者，阿贝西利联合氟维司群较安慰剂联合氟维司群能有效延长患者的PFS，提高ORR。DAWNA-1研究数据显示，既往经内分泌治疗后复发或进展的HR阳性/HER2阴性晚期乳腺癌患者中，达尔西利联合氟维司群较安慰剂联合氟维司群能够有效延长患者PFS。达尔西利是我国首个原研CDK4/6抑制剂，2021年12月已获批上市。2021年NCCN乳腺癌诊疗指南及CSCO诊疗指南均推荐CDK4/6抑制剂联合AI作为未接受过内分泌治疗的HR阳性/HER2阴性晚期乳癌患者的一线治疗方案，对于既往AI治疗失败的患者，推荐CDK4/6抑制剂联合氟维司群为一线治疗方案。

三、PI3K/Akt/mTOR信号通路抑制剂在晚期乳腺癌中的应用

PI3K/Akt/mTOR信号通路是细胞内重要的信号转导途径，在细胞的生长、存活、增殖、凋亡、血管生成、自噬等过程中发挥着极其重要的生物学功能。该信号通路的异常激活是肿瘤发生、发展的重要机制之一。约40%的HR阳性/HER2阴性乳腺癌患者存在*PIK3CA*突变。Alpelisib是一种选择性磷脂酰肌醇3-激酶α（PI3Kα）抑制剂。临床前数据显示，该药物对于PI3Kα的抑制活性是其他PI3K亚型的50倍。Alpelisib是首个获批用于HR阳性/HER2阴性并携带*PIK3CA*突变的晚期转移性乳腺癌的PI3K抑制剂（PI3Ki）。SOLAR-1研究结果表明，Alpelisib联合氟维司群能够显著延长既往接受内分泌治疗的HR阳性/HER2阴性并携带*PIK3CA*突变的晚期乳腺癌患者的PFS、中位OS。Capivasertib是一款高选择性口服小分子Akt抑制剂（Akti）。FAKTION研究结果表明，Capivasertib联合氟维司群可有效延长AI治疗后进展的绝经后HR阳性/HER2阴性转移性乳腺癌患者的PFS。但Capivasertib的临床应用及临床价值还有待进一步的探究。

多种肿瘤细胞的增殖失控中均出现了mTOR信号的激活。mTOR通路中多个信号靶点的失调（*PI3K*的扩增或突变、PTEN功能的失活和Akt过度表达）都与乳腺癌、卵巢癌、结肠癌等各种癌症有关。依维莫司是一类人体小分子mTOR抑制剂（mTORi），能够有效抑制mTORC1的活性。BOLERO-2研究结果表明，依维莫司联合依西美坦较依西美坦单药能够有效延长非甾体类AI治疗失败的HR阳性/HER2阴性晚期乳腺癌患者的PFS，但患者的OS没有统计学差异。2021年CSCO乳腺癌诊疗指南中，甾体类AI联合依维莫司被推荐作为非甾体类AI治疗失败的HR+晚期乳癌患者的二线治疗方案。

四、HDAC抑制剂在晚期乳腺癌中的应用

表观遗传学的改变与肿瘤的发生、发展及耐药性密切相关。HDAC是组蛋白修饰过程中一类酶，能催化或者调控组蛋白乙酰化。组蛋白去乙酰化水平的增加会导致正常的细胞周期与代谢行为发生改变而诱发肿瘤病变。HDAC抑制剂（HDACi）通过抑制组蛋白去乙酰化酶的活性，改变基因的表达，促进肿瘤细胞生长停滞、分化

及凋亡。西达本胺是 HDAC 抑制剂的一种，其作用机理为促进肿瘤细胞表观遗传改变，进而抑制肿瘤细胞周期、诱导肿瘤细胞凋亡，同时还能调节正常细胞的免疫活性，增强机体天然免疫，与抗雌激素药物具有协同抗肿瘤作用。ACE 研究数据表明，在内分泌治疗失败的 HR 阳性 /HER2 阴性晚期乳腺癌患者中，西达本胺联合依西美坦较依西美坦单药能够有效延长患者的 PFS。2019 年，西达本胺联合 AI 被批准用于绝经后、内分泌治疗后复发或进展的 HR 阳性 /HER2 阴性晚期或转移性乳腺癌患者。2021 年 CSCO 乳腺癌诊疗指南推荐 AI 联合西达本胺作为他莫昔芬治疗失败的 HR 阳性 /HER2 阴性晚期或转移性乳腺癌患者的一线治疗方案；甾体类 AI 联合西达本胺作为非甾体类 AI 治疗失败的 HR 阳性 /HER2 阴性晚期或转移性乳腺癌患者的一线治疗方案。

以上内容介绍了 HR 阳性 /HER2 阴性晚期乳腺癌患者的一线内分泌治疗方案，而对于 HR 阳性 /HER2 阳性晚期患者，仍以抗 HER2 靶向治疗为主要治疗策略。随着靶向治疗的进展，HR+ 晚期乳腺癌已进入靶向联合内分泌治疗的新征程。如何筛选靶向药物适用人群，依赖于 NGS 等基因检测技术。内分泌药物种类多样，药物之间的组合选择还有待后续研究进一步探讨。总之，对于 HR+ 晚期乳腺癌，对患者的正确分层是治疗过程中最为重要的一步。目前多个乳腺癌相关新型靶向药物还处于临床前研究中，但已初露头角，传统内分泌治疗将逐步被靶向联合内分泌治疗所替代。

第二节　晚期内分泌治疗的争议

内分泌治疗是 HR+ 晚期乳腺癌的重要治疗方法。HR+ 晚期乳腺癌内分泌治疗从“AI 时代”，逐渐进入了以氟维司群为代表的“后 AI 时代”，而内分泌耐药后的治疗迎来了以 CDK4/6 抑制剂为代表的联合靶向治疗的新时代。新时代的来临也带来了新的问题，值得探讨。

一、HR 阳性晚期乳腺癌的一线治疗决策

目前 CDK4/6i 有成为晚期乳腺癌一线内分泌治疗的首选趋势。PALOMA-2、MONARCH-3、MONALESSA-2、MONALESSA-3 以及 MONALESSA-7 等研究结果奠定了 CDK4/6i 的地位。但 CDK4/6i 的最佳组合是 AI 还是氟维司群？PARSIFAL 研究尝试回答这一问题。但结果显示，哌柏西利联合氟维司群或来曲唑在内分泌治疗敏感的 ER–HER2– 晚期乳腺癌患者中疗效相当。从数据上分析：在非内脏转移患者，一线 CDK4/6i 联合 AI 较 AI 组延长了 18.9 个月的中位 PFS（35.9 个月 *vs.*17.0 个月），治疗组延迟了 10 +个月的化疗时间，并不耽误后线治疗效果，CDK4/6i 联合 AI 可延长所有预设临床亚组的中位 PFS。而 MONALEESA3 研究结果显示，CDK4/6i 联合氟维司群用于绝经后 HR+ 晚期乳腺癌一线治疗，使 PFS 延长至 33.6 个月，而对照组仅为 19.2 个月。同时，两组中位 OS 分别为 40.0 个月、中位 OS 未达到。至于 CDK4/6i 最佳拍档是氟维司群还是 AI，临床上还要首先考虑患者既往所选择的内分泌治疗方案及内分泌耐药情况。

一线解救治疗后的维持治疗：伴有内脏危象的患者接受了一线化疗病情得到控制后，下一步是进行维持化疗还是转换为内分泌治疗？目前常规的治疗方式是在化疗能够耐受的情况下继续化疗维持。但一些回顾性研究显示，内分泌维持治疗能更好地延长疾病进展时间。前瞻性研究 OVERSTEP 于 2020 圣安东尼奥乳腺癌研讨会（San Antonio Breast Cancer Symposium，SABCS）发表了初步结果，HR 阳性 /HER2 阴性晚期乳腺癌一线化疗后采用内分泌治疗或卡培他滨作为维持治疗，结果显示内分泌维持治疗的中位 PFS 延长了 5.3 个月

（17.5个月 *vs.*12.2个月）。在亚组分析中，无论是否有内脏转移，内分泌敏感组中，内分泌维持治疗组明显优于卡培他滨治疗组，而内分泌耐药组，两种治疗差异不大。但这方面的结果仍需更多的临床数据证实。

总之，一线内分泌药物治疗方案需根据患者具体情况（如绝经状态、年龄、经济情况）、肿瘤转移部位、肿瘤负荷、是否需要快速控制症状、无病间期、既往内分泌治疗的疗效及不良反应等综合因素来进行个体化制定。

二、HR阳性晚期乳腺癌内分泌耐药后的二线治疗

针对AI耐药治疗失败后的二线内分泌用药，尚没有明确的指南规范。一线治疗失败后的内分泌药物治疗选择有很多。由于CDK4/6i的地位发生逆转性的改变，二线治疗的药物选择也随之发生改变。既往未使用过CDK4/6i的AI耐药患者，目前二线治疗推荐以CDK4/6i为首选。为其佐证的研究也很多，PALOMA-3和MONARCH-2研究针对的是既往内分泌治疗失败的HR+晚期乳腺癌患者，MONALESSA3研究中纳入了347例二线治疗的HR+晚期乳腺癌患者。这3项研究均显示CDK4/6i联合氟维司群较氟维司群单药延长了中位PFS和OS。这些研究证明了3种不同的CDK4/6i（哌柏西利、阿贝西利、瑞博西利）联合氟维司群都能够显著改善HR+内分泌耐药的晚期乳腺癌患者的PFS和OS，为CDK4/6i联合氟维司群作为二线方案使患者生存获益提供了可靠的证据。

然而，针对既往一线使用过CDK4/6i的患者如何选择二线治疗也是仁者见仁的问题。目前尚缺乏大型随机对照试验的高级别证据或循证医学依据，仅有一些真实世界研究可为临床治疗的选择提供一些参考：接受后续治疗的人群中26%左右的患者使用内分泌治疗，73%左右的患者做了化疗；后续接受内分泌治疗的患者中，其中86.8%的患者是联合了靶向治疗，最常联合用的药物是西达本胺、依维莫司以及哌柏西利。

二线治疗的靶向药物选择较多，如PI3Ki、mTORi、Akti、HDACi等。SOLAR-1、BELLE-3、BELLE-2、SANDPIPER等研究显示了PI3Ki联合氟维司群能改善中位PFS，尤其是在*PIK3CA*突变的患者中，最多延长了中位PFS 5.2个月（9.4个月 *vs.* 4.2个月）。但目前无延长OS的有力证据，且联合组3/4级不良事件更多。mTORi作为PI3K/Akt/mTOR通路上的另一靶点，也是内分泌耐药后的常见选择。PrECOG0102及MANTA研究纳入了AI耐药的二线治疗HR阳性晚期乳腺癌患者，依维莫司联合氟维司群组较氟维司群单药能延长患者的中位PFS。BOBOLERO-2研究使用依维莫司联合依西美坦较依西美坦单药能延长患者的中位PFS，但这种组合并未带来OS获益，且联合组半数患者出现3/4级毒性。Akti的相关研究尚少，FAKTION研究显示Capivasertib联合氟维司群较氟维司群单药延长中位PFS约5.5个月。HDACi作为新型临床抗肿瘤药物具有一定的疗效。ACE研究纳入了内分泌耐药的二线治疗患者，使用西达本胺联合依西美坦较依西美坦单药延长了患者的中位PFS 3.6个月（7.4个月 *vs.* 3.8个月，*HR*=0.75）。

如何选择二线内分泌治疗药物也需综合考虑，除一线治疗需要考虑的那些因素外，还需将患者先前内分泌治疗的类型和疾病进展时间作为临床确定最佳治疗策略的参考因素。

三、如何选择CDK4/6抑制剂

至今为止，除了上述3种CDK4/6i，还有一种于2021年底问世的我国原研药物——达尔西利。该药的获批是基于DAWNA-1研究，其对比了达尔西利与安慰剂 / 氟维司群治疗既往经内分泌耐药的HR阳性 /HER2阴性晚期乳腺癌患者，治疗组较对照组延长了中位PFS 8.5个月。4种CDK4/6i，选哪种？目前尚无头对头的随机对照试验研究提供有力的证据来帮助我们做出精确的选择。但作用机制及临床研究结果可以给我们一些启示。

从作用机制上分析：它们都是CDK4/6抑制剂，通过下调CDK4/6-cyclinD-Rb磷酸化水平，使细胞在G_1期发生阻滞，以达到抑癌目的。一项研究显示瑞博西利、阿贝西利相较于哌柏西利对CDK4具有更强的抑制作用，而CDK4比CDK6在促进乳腺癌进展中发挥了更大的作用。结合4个内分泌治疗后耐药的临床试验结果分析：瑞柏西利在MONALEESA-3研究中的OS达53.7个月，胜于对照组的41.5个月；阿贝西利在MONARCH-2研究中的OS达46.7个月，优于对照组的37.3个月；2021年ASCO会上，PALOMA-3研究更新了哌柏西利治疗随访6年以上的生存结果，治疗组与对照组的OS分别为34.8个月和28个月；而国研的达尔西利在DAWNA-1研究中的中位PFS长达15.7个月（对照组7.2个月），暂无OS结果。综合以上两项研究结果，提示具有更强的CDK4抑制作用的药物似乎对临床预后具有重要的影响。但具体问题仍要具体分析，需结合几大临床试验的入组人群对比以及4种CDK4/6i的不同的毒性反应，针对不同的患者才能得出最佳选择。

综合上述，在真正的头对头研究数据出来之前，并不能区分现有的4种CDK4/6i孰优孰劣。4种药物对于HR阳性/HER2阴性晚期乳腺癌患者而言，都是治疗的较好选择。

第三节　晚期内分泌治疗的未来之问

2021年ASCO年会中发表了很多有意义的研究结果。MONALEESA-3、PALOMA-3、FLIPPER等经典研究项目结果的更新，将CDK4/6抑制剂联合氟维司群在晚期HR阳性/HER2阴性乳腺癌患者内分泌治疗中的地位进一步夯实，CDK4/6抑制剂后时代也显现出新的曙光，给我们带来更多的思考。

一、CDK4/6抑制剂耐药后如何选择内分泌治疗方案？

2021年的数据显示，针对HR阳性/HER2阴性晚期乳腺癌患者的PALOMA-3和MONALEESA-3研究均显示了CDK4/6抑制剂联合氟维司群会带来持续且显著的OS获益。上述2项临床研究分别随访6年和5年以上，且无论一线还是二线治疗人群均获益，进一步夯实了该方案的临床地位，给患者带来福音。

关于CDK4/6抑制剂耐药后乳腺癌患者内分泌治疗如何选择用药，仍值得商榷。目前是乳腺癌靶向治疗和个体化治疗的时代，表观遗传调节剂在难治性乳腺癌中具有重要作用。HDAC抑制剂作为第一个成功用于癌症治疗的表观遗传学相关药物，展现出巨大的潜在临床意义和应用价值。同时，有研究显示，PI3K信号通路在肿瘤生长、增殖、生存中起作用，PI3K抑制可导致ER信号的上调。PI3K信号通路可能成为内分泌治疗的一个靶点。相比靶向泛PI3K位点，靶向PI3Kα-亚基可减少毒性反应。PI3Kα特异性抑制剂Alpelisib能够针对*PIK3CA*突变起效。SOLAR-研究中，PI3Kα选择性抑制剂和降解剂Alpelisib与氟维司群联合治疗激素受体阳性、HER2阴性、*PIK3CA*突变的晚期乳腺癌有效。

HR阳性/HER2阴性的晚期乳腺癌患者在CDK4/6抑制剂耐药的情况下如何继续进行内分泌治疗？期待更多的临床研究给我们答案。

二、新冠病毒大流行期间，如何权衡CDK4/6抑制剂用药安全性？

关于后CDK4/6抑制剂时代HR阳性/HER2阴性晚期乳腺癌患者内分泌治疗疗效与安全性的选择，仍是重要的讨论课题。21世纪癌症护理的一个重要目标是恢复癌症前的生活质量以及情感和社会功能。这一目标只有通过减轻抗癌治疗的不良反应才能实现。中性粒细胞减少症是 CDK4/6 抑制剂已知、常见且可能严重的治疗相关毒副反应。由于治疗可能导致中性粒细胞减少，以及肿瘤导致的免疫系统功能减弱，癌症患者感染的风险通常较高。这是当前 2019 年冠状病毒病（COVID-19）大流行期间特别值得关注的问题。欧洲肿瘤内科学会发布了用于 COVID-19 时代的乳腺癌管理和治疗建议，并指出与 CDK4/6 抑制剂相关的中性粒细胞减少症的感染风险尚未明确定义，应密切监测接受 CDK4/6 抑制剂患者的感染症状，尤其是同时合并其他易受感染风险因素的患者的感染迹象。

CDK4/6 抑制剂的出现促使 HR 阳性 /HER2 阴性晚期乳腺癌进入靶向联合内分泌治疗新时代。目前，全球共有 3 款 CDK4/6 抑制剂获批上市，其作用机制、疗效、安全性等方面存在一些差异，对临床应用的选择也产生一定影响。如何辩证地看待数据，合理地为患者选择方案，对临床医生提出了更高的要求；同时，新药物、新方案的临床价值仍有待更长随访时间、更多数据进一步论证，且长期内分泌治疗患者的依从性、药物的可及性及乳腺癌全程管理仍值得进一步深入研究。

罗晓清　何明媛　罗代琴　李勇　刘蜀

致敬未来的科学问题

1. 乳腺癌的高危人群的风险预测模型如何进一步优化，人工智能参与的价值如何？
2. 乳腺癌化学预防的利弊取舍，是否有更好的工具、模型来评估？
3. 如何评价新辅助内分泌治疗的最佳预测指标？
4. 辅助内分泌治疗的 CDK4/6 抑制剂强化，如何筛选出真正获益的人群？
5. 卵巢功能抑制的过程中，如何有效判定和避免卵巢逃逸现象？
6. 乳腺癌新辅助内分泌后，辅助化疗如何取舍？
7. 对于 ER 低表达（ER 1% ～ 10%）人群，辅助内分泌治疗上如何做抉择？
8. ER 阳性乳腺癌晚期一线 CDK4/6 抑制剂耐药后，谁是最佳二线方案？

第六篇　乳腺癌的化学治疗

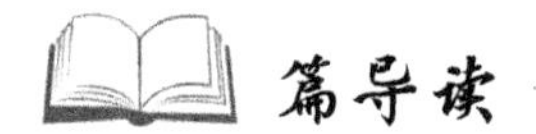

《埃德温·史密斯莎草纸文献》记载了大概公元前2625年的古埃及医生对乳房的描述:“乳房上有个肿块,摸上去又凉又硬。”这应该是关于乳腺癌最早的文字记录,作为史前疾病——癌症中的一员,乳腺癌的治疗也同样经历了只能靠医生用手术刀切除,然后不可控制地复发和转移,最后危及生命的那一段漫长的暗夜岁月。化学治疗的诞生,源自于20世纪50年代,美国波士顿儿童医院的西德尼·法伯医生发现甲氨蝶呤在白血病中的惊人疗效,癌症才终于迎来有化学药物控制的时代。短短的70多年时间,化学治疗领域新旧更迭、日新月异,为乳腺癌患者带来了更多的希望。当下,新辅助治疗领域,化疗药物以蒽环、紫杉为代表,依然占据了主战场。铂类获益的争议可以暂时止步于在HRD和*BRCA1/2*基因突变的人群中应用。化疗联合免疫治疗在KEYNOTE-522中,pCR率已经高达65%,已经超过蒽环、紫杉的35%～48%,以及联合铂类55%。近年来的研究,更聚焦在如何预测疗效方面。有的用miRNAs的数量来预测;有的用放射组学预测病理反应;有的寻找新辅助化疗的生物标志物:T淋巴细胞中HLA-DR、TIL、TAM、FZR1;有的试图用肿瘤微环境去探索;有的发现浸润性小叶癌相对于导管癌对新辅助化疗的反应更差等,各项研究都在不断探索,尚无定论,显然这是临床尚未被满足的需求,亟须突破。辅助治疗领域,有升阶的考量,如卡培他滨的强化。而更多的焦点在于如何做降阶,如基于多基因的检测平台豁免化疗、去蒽环的时机、当辅助内分泌升阶至CDK4/6抑制剂可否化疗做减法等。晚期治疗领域,随着内分泌治疗、靶向治疗、免疫治疗、ADC药物平台涌现出越来越多的高效低毒药物,传统化疗药物的地位受到了前所未有的挑战。未来的格局,更多应该是化疗与其他治疗方式的联合,无论是联合靶向治疗,还是联合免疫治疗,或联合抗血管生成药物,甚至联合表观遗传调控药物等在临床上都已经有应用的场景。化疗药物要么两个化疗药物联合、要么单药、要么节拍的单打独斗时代可能即将过去。

化学治疗对乳腺癌患者来说,是又爱又恨。爱的无疑是化疗明确的疗效,看到肉眼可见的肿块逐渐变小甚至消失。恨的当然就是明确的不良反应,可感知的不良反应,如恶心、呕吐、乏力、脱发、外周神经病变等,都导致了患者的治疗依从性明显下降。谈癌色变,到谈化疗色变,这似乎是每一位经历化疗的患者都走过的心理历程。于是,化疗未来的方向,一定是两条道路。第一条,是如何提前知道化疗是否获益,多倍体肿瘤巨细胞(polyploid giant cancer cells,PGCCs)的提出和研究,就是找到一条预测之路,豁免化疗。第二条,是研发出更多高效低毒的新药,如艾立布林的特点是可感知不良反应少,而优替德隆的优势在于血液学毒性更低。当然,总体来说,临床应用化疗药物,一定要做好不良反应的管理,可通过PRO量表,及早发现治疗效果和不良反应的端倪,及早干预,保证患者生活质量的同时,给予患者有效的化学治疗。

陈文艳

第十九章　新辅助化疗的现状、争议、未来之问

第一节　新辅助化疗的现状

一、新辅助化疗的目的

乳腺癌新辅助化疗最早应用于局部晚期乳腺癌，可以使其降期，将不可手术变为可手术；之后在早期乳腺癌中，大型随机临床研究证实新辅助化疗与辅助化疗具有相似的疗效，但新辅助化疗能提高保乳手术的比例，从而使新辅助化疗在临床早期乳腺癌中使用逐渐增加。除此之外，对于临床淋巴结阳性的患者，新辅助化疗可使淋巴结降期，从而增加新辅助化疗后豁免腋窝淋巴结清扫的机会，特别是 $cN_{0\sim1}$ 的患者，目前已在临床上逐渐应用。

新辅助化疗后达到 pCR 的患者，其预后显著好于未达 pCR 的患者，我们能否根据新辅助化疗后 pCR 的状态，指导后续强化辅助化疗的选择呢？在三阴性以及 HER2 阳性乳腺癌中，Create-X 及 Katherine 临床研究证实，术后辅助使用卡培他滨和 T-DM1 强化治疗，可以显著改善三阴性乳腺癌及 HER2 阳性乳腺癌患者的预后，从而使得新辅助化疗在三阴性及 HER2 阳性乳腺癌中的应用被更多的推荐，可根据 pCR 状态指导术后强化治疗方案的选择，从而进一步提高患者的治疗效果。

二、新辅助化疗前的准备

在进行新辅助化疗前，需要进行全身系统性评估及乳房原发灶的检测。全身检查包括胸部 CT、腹部超声 / CT；对于局部晚期乳腺癌还推荐进行骨 ECT 检查，排除是否有骨转移。对于 PET/CT 在新辅助化疗前检查的应用，目前还存在争议，临床上对于局部晚期乳腺癌患者，可考虑使用。乳房原发灶的评估包括病理诊断、分子指标检测和病灶范围的准确判别。计划接受新辅助化疗的患者，推荐其行空芯针穿刺活检，以获取组织病理学诊断证据并进行包括雌激素受体（estrogen receptor，ER）、孕激素受体（progesterone receptor，PR）、人类表皮生长因子受体 2（human epidermal growth factor receptor 2，HER2）和 Ki-67 等指标的检测，指导新辅助化疗方案的选择。对于区域淋巴结，超声引导下细针穿刺与空芯针穿刺活检具有相似的敏感性，临床上更多推荐超声引导下细针穿刺检查，从而可帮助新辅助化疗后区域淋巴结手术方式的选择和范围的判别。

三、新辅助化疗方案的选择

对于乳腺癌新辅助化疗方案的选择，更多根据其分子分型状态进行个体化推荐。在 ER+/HER2– 的 Luminal 型乳腺癌患者中，对于年龄轻、局部晚期乳腺癌、ER 低表达、Ki-67 高表达、高组织学分级及高 21 基因复发分数的患者，会推荐新辅助化疗；单纯蒽环类药物新辅助化疗，pCR 介于 6% ～ 12%；在其基础上，联合紫杉类药物可以显著增加其 pCR 率，但大多临床研究报道低于 20%。目前临床上推荐蒽环类联合紫杉类药物，或蒽环类序贯紫杉类药物的新辅助化疗方案。

在HER2阳性乳腺癌新辅助治疗中，靶向HER2药物是首选，目前更多推荐曲妥珠单抗+帕妥珠单抗的双靶新辅助治疗。但对于新辅助化疗方案的选择，目前报道的包括蒽环类序贯紫杉类药物，或不含蒽环类药物的多西他赛+卡铂方案。TRYPHAENA临床研究评估新辅助化疗+曲妥珠单抗+帕妥珠单抗的心脏安全性研究，发现蒽环类序贯紫杉类药物与多西他赛+卡铂方案具有相似的pCR率，提示均可作为新辅助化疗方案的选择。但对于有心脏不良反应高危因素的患者，如高血压、高龄以及低的基线LVEF，临床优选多西他赛+卡铂这个不含蒽环类药物的新辅助化疗方案。

三阴性乳腺癌接受新辅助化疗的pCR率高于非三阴性乳腺癌患者，其新辅助化疗方案的选择，主要包括蒽环类、紫杉类、铂类药物。参照辅助化疗方案的选择，蒽环类联合/序贯紫杉类药物是其首选的方案，新辅助化疗后的pCR率介于30%～50%。对于未达到pCR的患者，术后推荐6～8个疗程的卡培他滨强化治疗。

第二节　新辅助化疗的争议

一、治疗反应指导新辅助化疗方案的选择

新辅助化疗可以在体内评估治疗的反应，对于治疗反应欠佳的患者，是否可提早更换化疗方案，从而改善患者的预后？而在治疗反应良好的患者中，是否可延长新辅助化疗的疗程，从而进一步提高治疗效果？GeparTrio研究评估在2个疗程TAC（多西他赛+多柔比星+环磷酰胺）新辅助化疗后，根据超声评估，对于SD（疾病稳定）和PD（疾病进展）的患者，更换为NX（长春瑞滨+卡培他滨）×4化疗或继续TAC×4化疗，发现两组之间pCR没有显著差别，但是在预后方面，更换为NX的患者具有更好的无病生存率，尤其在Luminal型乳腺癌患者中，获益更为显著；对于临床有反应的患者（PR+CR），继续接受4个疗程TAC或6个疗程TAC新辅助化疗，发现同样pCR率在两组间没有显著差别，但预后在8个疗程TAC治疗组更优，并在Luminal型乳腺癌患者中更为显著。但我们目前临床上较少参照GeparTrio临床研究模式进行治疗，主要原因可能有：第一，更换为NX或者延长TAC新辅助化疗疗程，其pCR率没有显著差别，但是预后有显著差别，那么对于2个疗程无反应的患者，延长为8个疗程新辅助化疗；或2个疗程TAC后有反应的患者，更换为4个疗程NX是否获益更多，我们目前尚未可知。第二，GeparTrio研究有20%的患者HER2状态以及50%的患者Ki-67状态未知，该研究仅用组织学分级替代Ki-67进行分子分型，且其分子标志物为区域实验室而非中心实验室检测，结果的一致性需要进一步验证。第三，该分析为回顾性分析，统计学样本量未进行合理设计。第四，根据治疗反应调整方案的生存获益，主要集中在HR+患者，除了非交叉化疗耐药药物使用外，是否还存在化疗诱导的闭经作用，我们目前尚不清楚，此外是否可通过后续强化内分泌治疗，如OFS或者CDK4/6抑制剂来达到同样的效果呢？另外，对于HR+的患者，存在较长复发风险，5年的随访结果并不能很好地指导临床实践。第五，对于临床试验要求的2个疗程进行疗效评估，即使没有反应的患者，继续使用4个疗程TAC，仍有50%左右的患者获得治疗反应，临床上是否可根据4个疗程的反应来决定治疗方案的更改与否？对于4个疗程反应欠佳的患者，如直接手术，是否可取得更好的治疗效果？基于以上原因以及缺乏类似的临床研究结果进一步验证，我们目前还不能仅凭一项GeparTrio临床研究，就根据治疗反应来指导新辅助化疗方案的选择。

二、铂类药物新辅助化疗

对于铂类药物新辅助化疗方案的选择，在HER2阳性乳腺癌接受抗HER2靶向药物治疗基础上，紫杉类+铂类药物的新辅助化疗方案，如多西他赛+卡铂的每三周方案，或者紫杉醇联合卡铂的每周方案，都是有效的治疗方案；同时辅助治疗的BCIRG006临床研究也已证实AC-TH与TCbH具有相似的疗效，目前已成为可选择的标准治疗方案。

在三阴性乳腺癌患者中，目前有三项前瞻性临床研究（GeparSixto、CALGB 40603及BrightNess），评估铂类药物在三阴性乳腺癌新辅助化疗中的疗效，发现对比蒽环类+紫杉类新辅助化疗方案，联合卡铂新辅助化疗可提高14%～17%的pCR率。在预后方面，联合卡铂药物后，对比蒽环类+紫杉类药物方案，可以提高4.9%～10.8%的5年无病生存率，同时除了增加3～4度血液学毒副作用外，并不增加3～4度非血液学毒性的发生，临床上较为安全可控；但考虑到目前尚无辅助治疗的三期临床研究证实铂类药物可显著改善患者的预后，故目前尚不常规在所有三阴性乳腺癌新辅助治疗中使用。对于耐受性好、局部晚期三阴性乳腺癌或者有转化提高保乳率需求的三阴性乳腺癌患者，可考虑在蒽环类+紫杉类药物新辅助化疗的基础上，联合使用铂类药物进行治疗。

三、新型紫杉类药物的应用

传统的紫杉类药物包括溶剂型紫杉醇和多西他赛，随着药学的进展，采用白蛋白包裹的紫杉醇可能比传统紫杉类药物具有更好的治疗效果。在晚期乳腺癌中，白蛋白紫杉醇较溶剂型紫杉醇或多西他赛具有更高的临床反应率。在新辅助化疗中，有两项前瞻性临床研究比较了白蛋白结合型紫杉醇与溶剂型紫杉醇疗效的差别（GeparSepto和ETNA）。GeparSepto研究发现白蛋白结合型紫杉醇较溶剂型紫杉醇具有更高的pCR率，尤其在三阴性乳腺癌中；进一步随访发现，白蛋白结合型紫杉醇亦可提高患者的iDFS；但在ETNA研究中，并未发现白蛋白结合型紫杉醇较溶剂型紫杉醇能提高患者的pCR以及预后，可能与ETNA研究中白蛋白结合型紫杉醇用的是125 mg/m^2每周，用3周停1周，低于GeparSepto研究用的125 mg/m^2每周方案有关。但同样由于缺乏辅助治疗的前瞻性临床研究验证其较溶剂型紫杉醇有生存获益，且白蛋白结合型紫杉醇具有较高的外周神经病变的发生率，目前尚不推荐在所有新辅助化疗患者中使用。对于有糖皮质激素使用禁忌、溶剂型紫杉醇过敏或耐受性差，或告知其适应证和新辅助化疗疗效数据并进行良好沟通后的患者，可考虑选择白蛋白结合型紫杉醇进行新辅助化疗。

四、新辅助化疗联合内分泌治疗

对于Luminal型乳腺癌患者，新辅助化疗的pCR率较低。SWOG8814临床研究显示，在CAF（环磷酰胺+多柔比星+氟尿嘧啶）辅助化疗基础上，联合他莫昔芬治疗，会显著降低化疗的疗效，故在辅助化疗中，不推荐联合内分泌治疗。但随着第三代芳香化酶抑制剂临床应用后，在绝经后晚期乳腺癌中，发现化疗联合第三代芳香化酶抑制剂并不影响患者的疗效，部分研究提示亦可增加治疗的反应率。在绝经前早期乳腺癌患者中，TEXT和PROMISE等研究也提示，在化疗基础上，联合使用卵巢功能去势药物，并不影响辅助化疗的疗效。故在Luminal型新辅助治疗中，可探索在新辅助化疗基础上，联合AI±OFS治疗是否可提高患者的治疗效果。CBCSG 036研究发现，在Luminal型乳腺癌患者中，新辅助化疗联合AI±OFS较新辅助化疗可提高Ki-67＞20%、Luminal型乳腺癌患者的总反应率（91.2% *vs.* 68.7%），但目前尚缺乏其明确生存获益的数据；同时该研究也未明确哪类优势人群更能从新辅助化疗联合内分泌治疗中获益，需待进一步研究证实。故在临床实践上，尚不常规推荐对于高Ki-67的Luminal型乳腺癌患者使用新辅助化疗联合内分泌治疗。

第三节　新辅助化疗的未来之问

一、新辅助化疗的减法

新辅助化疗方案目前主要包括紫杉类和蒽环类药物，对于HER2阳性或三阴性乳腺癌，可考虑部分患者豁免蒽环类药物化疗。随着抗HER2靶向药物、PARP抑制剂以及肿瘤靶向免疫药物出来后，是否可以对新辅助化疗药物进行减法？在HER2阳性乳腺癌辅助治疗中，对于肿瘤＜3.0 cm的患者，紫杉醇联合曲妥珠单抗具有非常好的治疗效果。在新辅助治疗中，NeoSphere研究证实，对于HER2阳性乳腺癌，抗HER2双靶联合多西他赛，可以取得46%的pCR率；另外，在ER阴性/HER2阳性的乳腺癌中，ADAPT研究亦证实，紫杉醇联合双靶新辅助治疗的pCR率可高达80%左右，患者术后豁免辅助化疗具有非常好的预后，提示对于部分非局部晚期的HER2阳性乳腺癌，在使用抗HER2双靶治疗时，新辅助化疗方案可考虑进行减法，待后续的COMPASS等研究证实。另外对于ER阳性/HER2阴性的Luminal型绝经后患者，新辅助内分泌治疗与新辅助化疗具有相似的临床反应率，新辅助内分泌治疗后达到PEPI评分0～1的患者，具有较好的预后，可考虑豁免辅助化疗。但随着新的靶向药物，如CDK4/6抑制剂在辅助治疗中的成功，是否可在新辅助内分泌治疗中，联合CDK4/6抑制剂，从而让更多的患者获得PEPI评分0～1的反应，减少辅助化疗的机会，可进行进一步探索。

二、新辅助化疗后pCR的预测

新辅助化疗后达到pCR的患者具有较好的预后，除了常规临床病理指标、MRI以及PET/CT等影像学检查外，是否还有其他更好的方法来预测pCR？目前有研究尝试在新辅助化疗后，进行原发灶瘤床的穿刺活检，获取组织标本来判别是否达到pCR，但其具有较高的假阴性率；在TNBC或HER2阳性等具有较高临床缓解率的患者中，对于新辅助化疗后有反应的患者，进行穿刺活检，可显著降低其假阴性率至5%左右，提示可对这部分患者，进行进一步临床评估验证。此外，随着基因组学等技术的发展和进步，针对外周血中的ctDNA进行液体活检，发现其与新辅助化疗的疗效具有较高的相关性，对于新辅助化疗后ctDNA阴性的患者，其pCR率显著高于ctDNA阳性的患者；另外，对于达到pCR的患者，其ctDNA均为阴性；而对于未达到pCR的患者，如ctDNA为阴性，则其预后与pCR患者类似，可待进一步研究验证。

三、新辅助化疗pCR与预后的关系

新辅助化疗方案提高pCR率后，是否可转化为生存的获益，一直存在争议。虽然NOAH及NeoSphere等研究证实，靶向HER2治疗可提高HER2阳性患者的pCR率，并可转化为生存的获益；但更多的临床研究，并未发现pCR率的提高，可改善整组患者的预后。可能的原因包括pCR率提高的绝对值、不同的分子分型乳腺癌、靶向药物的应用以及后续辅助治疗方案的选择等。在今后的研究中，是否有更好的指标来替代pCR，从而评估新药疗效与预后的关系？如基于液体活检的ctDNA检测，达到分子病理学完全缓解后，是否可与预后有更好的关联度？对于ER+/Luminal型乳腺癌患者，除了pCR率外，细胞周期完全阻滞是否能更好地预测预后？同时，基于体内分子成像技术的发展，开发相应的分子靶向影像探针，进行靶向分子影像学检查评估其治疗的效果，是否可替代pCR率来预测预后，值得进一步研究验证。

陈小松

第二十章　辅助化疗的现状、争议、未来之问

第一节　辅助化疗的现状

一、早期乳腺癌辅助化疗方案的演进

在如今靶向、免疫治疗发展迅速的时代，化疗依然是早期乳腺癌辅助治疗不可或缺的重要组成部分。早期乳腺癌辅助化疗的方案从 CMF 演进到以蒽环类药物为基础的方案，再发展到蒽环类药物联合紫杉类药物的化疗方案，从而奠定了目前早期乳腺癌辅助化疗方案的基础。

EBCTCG 于 2012 年在 *Lancet Oncology* 上发表了关于早期乳腺癌联合化疗的荟萃分析，纳入 123 项随机对照研究超过 10 万例患者。该研究比较了 CMF 方案化疗与不接受辅助化疗，10 年的复发率为 29.6% *vs.* 39.8%，降低 30% 的复发风险（*RR*=0.70，95% *CI*：0.63 ～ 0.77，Log-rank *P* ＜ 0.00 001），10 年的乳腺癌死亡率为 21.5% *vs.* 27.6%，降低 24% 的死亡风险（*RR*=0.76，95% *CI*：0.68 ～ 0.84，Log-rank *P* ＜ 0.00 001）；同时也比较了 4 个周期标准的 AC 方案与不接受辅助化疗，10 年的复发率为 39.4% *vs.* 47.4%，降低 27% 的复发风险（*RR*=0.73，95% *CI*：0.68 ～ 0.79，Log-rank *P* ＜ 0.00 001），10 年的乳腺癌死亡率为 29.3% *vs.* 35.8%，降低 21% 的死亡风险（*RR*=0.79，95% *CI*：0.72 ～ 0.85，Log-rank *P* ＜ 0.00 001）。

CMF 方案与 4 个周期 AC 方案对于降低乳腺癌复发率（*RR*=0.99，Log-rank *P*=0.76）和乳腺癌死亡率（*RR*=0.98，Log-rank *P*=0.67）的效果相似。然而，含较高蒽环类药物累积剂量的方案，如 CAF/CEF，较 CMF 方案，能够显著降低乳腺癌复发风险和乳腺癌死亡风险。其中，10 年的乳腺癌复发率为 31.2% *vs.* 33.2%，降低 11% 的复发风险（*RR*=0.89，95% *CI*：0.82 ～ 0.96，Log-rank *P*=0.003）；10 年的乳腺癌死亡率为 20.0% *vs.* 24.1%，降低 20% 的死亡风险（*RR*=0.80，95% *CI*：0.72 ～ 0.88，Log-rank *P*=0.00 001）。由此奠定了以蒽环类药物为基础的方案作为乳腺癌辅助化疗方案的基石。

此外，该研究进一步比较了在以蒽环类药物为基础的方案之上，增加 4 个周期紫杉类药物，可以显著降低乳腺癌的复发率与死亡率。其中，10 年的乳腺癌复发率为 30.2% *vs.* 34.8%，降低 16% 的复发风险（*RR*=0.84，95% *CI*：0.78 ～ 0.91，Log-rank *P* ＜ 0.00 001）；10 年的乳腺癌死亡率为 21.1% *vs.* 23.9%，降低 14% 的死亡风险（*RR*=0.86，95% *CI*：0.79 ～ 0.93，Log-rank *P*=0.0005）。由此进一步奠定了蒽环类联合紫杉类药物作为乳腺癌辅助化疗的基本方案。

至于蒽环类药物与紫杉类药物应用的方式，BCIRG 005 临床研究提示，相比较于 6 个周期 TAC 方案，4 个周期 AC 方案序贯 4 个周期多西他赛方案，在中位随访 65 个月后，具有类似的 5 年 DFS（79% *vs.* 79%，*HR*=1.0，95% *CI*：0.86 ～ 1.16，log-rank *P*=0.98）和 OS（88% *vs.* 89%，*HR*=0.91，95% *CI*：0.75 ～ 1.11，log-rank *P*=0.37），然而 TAC 组发生更多的粒缺性发热等不良事件。经过更长时间的随访，两组之间的 10 年 DFS 和 OS 率均无显著性差异。因此，蒽环类药物序贯紫杉类药物成了最常用的早期乳腺癌辅助化疗标准方案。

2019年EBCTCG再次发表乳腺癌辅助化疗的荟萃分析。此次分析，重点阐述了剂量密集型辅助化疗方案对于提高生存预后的意义。在分析纳入26项研究后得出，剂量密集型化疗较标准方案化疗显著降低14%的乳腺癌复发风险（10年乳腺癌复发风险：28.0% *vs*. 31.4%，*RR*=0.86，95% *CI*：0.82～0.89，$P<0.0001$）、13%的乳腺癌死亡风险（10年乳腺癌死亡风险：18.9% *vs*. 21.3%，*RR*=0.87，95% *CI*：0.83～0.92，$P<0.001$）和13%的全因死亡风险（10年全因死亡风险：22.1% *vs*. 24.8%，*RR*=0.87，95% *CI*：0.83～0.91，$P<0.0001$）。与此同时，剂量密集型化疗的非乳腺癌复发死亡风险也略低于标准方案化疗（10年非乳腺癌复发死亡风险：4.1% *vs*. 4.6%，*RR*=0.88，95% *CI*：0.78～0.99，*P*=0.034）。在7项比较2周和3周化疗方案的研究中，剂量密集型化疗显著降低17%的乳腺癌复发风险（10年乳腺癌复发风险：24·0% *vs*. 28·3%，*RR*=0.83，95% *CI*：0.76～0.91，$P<0.0001$）。亚组分析中显示，剂量密集型化疗在ER阴性和ER阳性乳腺癌中均较标准化疗方案显著获益（$P<0.0001$）。

二、基于分子分型的早期乳腺癌辅助化疗的推荐方案

目前，早期乳腺癌的辅助化疗方案均是基于分子分型实施的。对于HR阳性/HER2阴性乳腺癌，相对低危的患者可以结合多基因检测（如Oncotype DX®、MammaPrint®等）考虑豁免辅助化疗（部分争议问题详见下文）。对于淋巴结阴性的高危患者或者淋巴结1～3枚转移的患者，也可以考虑TC方案的辅助化疗。USOR 9735研究通过7年随访，证实了TC方案在DFS（81% *vs*. 75%，*HR*=0.74，95% *CI*：0.56～0.98，*P*=0.033）和OS（87% *vs*. 82%，*HR*=0.69，95% *CI*：0.50～0.97，*P*=0.032）方面优于EC方案。对于4枚及以上淋巴结转移的高危患者，可以采用蒽环序贯紫衫方案的辅助化疗，必要时可以采用剂量密集方案。

对于HER2阳性乳腺癌，化疗联合抗HER2靶向治疗已成为标准的辅助治疗方案。根据BCIRG 006研究，EC-TH方案或TCbH方案较EC-T方案能够显著提高5年的DFS（84% *vs*. 81% *vs*. 75%）和OS（92% *vs*. 91% *vs*. 87%）。因此，蒽环序贯紫衫药物或紫衫联合铂类药物是目前HER2阳性乳腺癌辅助化疗的基本方案。此外，针对Ⅰ期的HER2阳性乳腺癌，根据APT研究的结果，12周单周紫杉醇辅助化疗联合1年的曲妥珠单抗靶向治疗也是推荐的方案。尽管APT研究只是一个单臂的Ⅱ期临床研究，但是研究数据提示，3年的iDFS率可达98.7%（95% *CI*：97.6～99.8）；7年的DFS率为93%（95% *CI*：90.4～96.2），其中4例（1.0%）为远处转移；7年OS率为95%（95% *CI*：92.4～97.7）；7年RFI率为97.5%（95% *CI*：95.9～99.1），由此提示针对早期极低危患者，辅助化疗可以安全地降阶梯。

针对TNBC的辅助化疗，蒽环序贯紫衫类药物是推荐的化疗方案。E1199临床研究的亚组分析数据提示，紫杉醇单周方案较标准的3周方案对于TNBC显著改善了DFS（*HR*=0.69，*P*=0.010）和OS（*HR*=0.69，*P*=0.019）。因此，蒽环序贯单周紫杉醇方案逐步成为TNBC辅助化疗的主要方案。2020年复旦大学附属肿瘤医院开展的PATTERN研究比较了PCb辅助化疗（紫杉醇联合卡铂单周化疗d1、d8、d15 q4w）6个周期方案和CEF序贯T辅助化疗6个周期方案，中位随访62个月，PCb方案显著提高了TNBC的5年DFS率（86.5% *vs*. 80.3%，*HR*=0.65，95% *CI*：0.44～0.96，*P*=0.03），OS率尚无显著性差异。在拓展性分析中，针对HRR突变的亚组，PCb方案对于DFS具有显著的获益（*HR*=0.39，95% *CI*：0.15～0.99，*P*=0.04）。因此，紫衫联合铂类的方案也成为TNBC辅助化疗的备选方案之一。

第二节 辅助化疗的争议

一、HR 阳性 /HER2 阴性乳腺癌：绝经前患者多基因检测豁免化疗的可行性及 OFS 替代化疗的依据

目前多基因检测正越来越多地应用于 HR 阳性 /HER2 阴性乳腺癌的化疗获益预测。常用的包括 Oncotype DX® 21 基因检测和 MammaPrint® 70 基因检测。一项前瞻性的研究纳入 10 253 例 HR 阳性 /HER 阴性、淋巴结阴性、肿瘤最大直径 1 ～ 5 cm（或 0.6 ～ 1.0 cm 且组织学分级中—高分化）的病例接受 Oncotype DX® 检测，其中 1626 例（15.9%）为低危（RS：0 ～ 10），只接受辅助内分泌治疗而豁免辅助化疗。5 年的 iDFS 率为 93.8%（95% *CI*：92.4 ～ 94.9），无远处复发生存率为 99.3%（95% *CI*：98.7 ～ 99.6），总生存率达 98.0%（95% *CI*：97.1 ～ 98.6）。因此，对于 HR+/HER2–、淋巴结阴性的病例若 21 基因检测低危可以安全地豁免化疗。而对于中危的患者（RS：11 ～ 25），TAILORx 研究的结论提示对于 ITT 人群，辅助内分泌治疗非劣效于辅助化疗联合内分泌治疗（DFS 的 *HR*=1.08，95% *CI*：0.94 ～ 1.24，*P*=0.26）。两组之间（内分泌治疗 *vs.* 内分泌治疗 + 化疗）9 年的 iDFS 率（83.3% *vs.* 84.3%）、无远处转移生存率（94.5% *vs.* 95.0%）、无远处或局部复发率（92.2% *vs.* 92.9%）及总生存率（93.9% *vs.* 93.8%）无显著性差异。进一步的分析提示化疗的获益与年龄及 RS 相关。于是，2019 年 ASCO 会议公布了对于 TAILORx 研究的拓展性分析，对于中危患者结合年龄以及基于 Adjuvant Online 的临床风险评级做了分层分析。对于年龄不超过 50 岁的中危患者，仅接受辅助内分泌治疗而豁免化疗，若临床风险低危、RS 21 ～ 25，则 9 年的远处转移率达 11.4% ± 3.9%；若临床风险高危、RS 16 ～ 25，则 9 年的远处转移率达 14.7% ± 3.1%。而对于上述人群，联合化疗的获益均超过 6%。因此，对于 50 岁以下的 21 基因中危患者，辅助化疗仍然具有重要的价值，豁免化疗需要慎重。在 2022 年 SABCS 中报道了 TAILORx 研究的 12 年随访结果，进一步肯定了对于 RS 11 ～ 25 亚组辅助内分泌治疗非劣效于辅助化疗；辅助化疗对于 50 岁以下 RS 21 ～ 25 的人群存在获益，对于 50 岁以下 RS 16 ～ 20 且临床高危的患者存在一定获益；同时，5 年和 12 年的 RFI 率分别为 97% 和 90%，提示晚期复发率超过早期复发率。值得注意的是，TAILORx 研究中，绝大部分绝经前患者接受的内分泌治疗仅仅为 TAM，而 OFS 联合内分泌治疗较 TAM 对于绝经前中高危患者的无远处复发生存获益也可以达到 5% 以上。这样的话，对于 50 岁以下的中危患者，可以通过 OFS 强化内分泌治疗而豁免化疗。TAILORx 研究者也提出了对于 50 岁以下的患者，临床低危 RS 20 分以上或临床高危 RS 15 分以上，OFS 可以替代化疗的作用，作为临床实践的备选方案，但是目前尚缺乏高级别的循证依据。

同样，RxPONDER 研究中，对于 HR 阳性 /HER2 阴性、淋巴结 1 ～ 3 枚的 21 基因中低危患者（RS ≤ 25），绝经后患者并未从辅助化疗中获益（内分泌治疗 *vs.* 内分泌治疗 + 化疗，下同，5 年 iDFS 率：91.9% *vs.* 91.3%，*HR*=1.02，95% *CI*：0.82 ～ 1.26，*P*=0.89）。然而对于绝经前患者，辅助化疗显著改善了生存预后（5 年 iDFS 率：89.0% *vs.* 93.9%，*HR*=0.60，95% *CI*：0.43 ～ 0.83，*P*=0.002）。辅助化疗对于绝经前患者生存率提高的 5%，能够通过 OFS 强化内分泌治疗来替代，尽管合理，但仍缺乏高级别的循证依据。

无独有偶，在 MINDACT 研究中，70 基因低危患者，内分泌治疗对比化疗联合内分泌治疗在 50 岁及以下的临床高危患者（$N_{0\sim1}$）中，得出了类似的结论，即联合辅助化疗较单纯的内分泌治疗降低了 5% 的远处复发风险（93.6% *vs.* 96.2%）。研究者同样认为，对于绝经前 70 基因低危的患者，可以选择内分泌治疗联合化疗或

OFS 联合内分泌治疗，尽管依旧缺乏循证依据。

不少学者将联合辅助化疗对于 50 岁以下的患者生存预后改善作用更多地归功于化疗导致的卵巢功能早衰，而早年的研究已经提示辅助化疗后的医源性闭经可以显著改善预后。如果是这样的话，那么 OFS 替代化疗确实具有一定的理论依据。

二、HR 阳性 /HER2 阴性乳腺癌辅助化疗豁免蒽环类药物的合理性

针对 HR 阳性 /HER2 阴性乳腺癌的辅助化疗降阶梯的研究，主要集中在蒽环类药物豁免的可行性。其中，ABC 和 WSG-Plan B 是关于这方面的重要研究。ABC 研究中，主要研究终点即对于 HER2 乳腺癌 TC 方案 6 个周期非劣效于蒽环联合或序贯紫衫的方案，并未达到。在亚组分析中，HR+ 组 TC 方案和 TaxAC 之间的 iDFS 无显著性差异，而 HR– 组 TaxAC 较 TC 方案显著提高 iDFS。进一步的拓展分析提示 HR+、淋巴结阴性的患者，TC 方案与 TaxAC 方案 4 年的 iDFS 率差异为 –2.7%。由此提示，对于 HR 阳性 /HER2 阴性的低危患者，可以谨慎地通过豁免蒽环类药物进行辅助化疗降阶梯。然而，WSG-Plan B 研究达到研究的主要终点，即 TC 方案 6 个周期非劣效于 EC 序贯 T 的 8 个周期方案。两个研究的结论差异，可能和基线之间的差异有关，即 Plan B 研究中纳入的患者基线相对更加低危。

在 2021 年的 SABCS 中，公布了 EBCTCG 的又一项 Meta 分析，即关于紫衫联合蒽环方案对比紫衫豁免蒽环的化疗方案。研究提示，总体而言，蒽环联合紫衫的方案，较紫衫豁免蒽环的化疗方案，降低 15% 的 10 年复发风险（19.0% *vs.* 16.4%，*RR*=0.85，*P*=0.003）以及 13% 的 10 年乳腺癌死亡风险（12.0% *vs.* 10.4%，*RR*=0.87，*P*=0.02）。6 个周期的 TAC 方案较 6 个周期的 TC 方案（61% 淋巴结阳性，65%ER 阳性），增加了蒽环类药物的剂量而紫衫类药物的剂量相同，显著降低了 10 年复发风险（21.0% *vs.* 11.3%，*RR*=0.58，*P* ＜ 0.00 001）；而 8 个周期的 EC 序贯紫衫的方案与 6 个周期的 TC 方案（46% 淋巴结阳性，75%ER 阳性），10 年复发风险相似（14.8% *vs.* 14.2%，*RR*=0.92，*P*=0.21）。从而提示，蒽环类 + 紫衫类化疗对减少乳腺癌复发和死亡风险最有效，且蒽环类 + 紫衫类累积剂量较高的方案获益最大。在接受 EC-T 的序贯方案中，低危患者的比例更高，从而提示，对于低危患者，可以个体化地权衡豁免蒽环类药物的利弊。

在这其中又引出一个问题，也就是 TC 方案的疗程，4 个周期还是 6 个周期？对于 HR 阳性 /HER2 阴性的乳腺癌，无论是前面 ABC 研究还是 Plan B 研究，均提示 TC 方案 6 个周期的可行性，而 USOR 9735 研究则提示 TC 方案 4 个周期的可行性，两者之间并无头对头的比较，在临床实践中的优选存在争议。这方面，希望在不久的将来，由复旦大学附属肿瘤医院牵头的 CLOVER 研究能给到答案（NCT03926091）。

三、HER2 阳性乳腺癌辅助化疗豁免蒽环类药物的合理性及豁免化疗仅保留靶向药物的可行性

对于 HER2 阳性乳腺癌，辅助化疗方案中蒽环类药物能否豁免，存在较大的争议。EC-TH（P）及 TCbH（P）都是 HER2 阳性乳腺癌辅助化疗的推荐方案，两者之间没有头对头的疗效对比，但是从 BCIRG006 临床试验中的数值上反映，似乎 EC-TH 更占优势。因此，临床实践中，对于没有心血管禁忌证的患者，优先推荐 EC-TH（P）方案。然而，HER2 阳性乳腺癌新辅助治疗的方案通常优先推荐 TCbH（P）方案，可以获得更高的 pCR 率，而 pCR 率的提高则预示着长期生存预后的改善。如此说来，TCbH（P）也应当作为辅助化疗的首选方案。另一方面，TRAIN-2 临床研究中，9 个周期的 TCbHP 方案对比 3 个周期 FEC 序贯 6 个周期 TCb 方案全程联合 HP

双靶，无论是pCR率还是长期生存预后均相似。因此，靶向治疗的疗程与pCR更为相关，而化疗方案无论是TCb还是蒽环序贯紫衫，似乎无显著性差异。

对于HER2阳性乳腺癌，另一个关注点在于低危或年老患者，能够考虑豁免化疗而仅仅保留靶向治疗。KAITLIN临床研究中，TDM-1联合帕妥珠单抗的方案并未较传统的紫衫联合双靶方案显著降低ITT人群与淋巴结阳性人群的iDFS，试验未达到其双重的首要终点。而在2020年日本的一项非劣效性研究纳入70～80岁的HER2阳性乳腺癌患者275例，比较靶向治疗联合或不联合化疗的生存预后差异。尽管研究未达到首要终点（即H单药不劣于H联合化疗），但两组之间的3年限制平均生存时间差异小于1个月（0.39个月）。考虑到单纯靶向治疗的不良反应较小，因此，对于部分年龄较大的患者，可以个体化地给予单纯靶向而豁免化疗的辅助治疗方式。

四、卡培他滨在TNBC辅助化疗中的使用方案

一共有3项临床研究涉及卡培他滨在TNBC辅助治疗中的应用。首先是CREATE-X临床研究，该研究针对新辅助治疗后non-pCR的TNBC，予以卡培他滨1250 mg/m^2 bid d1～d14的用法6～8个周期，显著降低42%的5年复发、死亡风险，以及降低48%的5年死亡风险，即卡培他滨在新辅助治疗后的辅助强化使用。其次是CBCSG 010临床研究，该研究提示，TNBC应用CEX-TX较CEF-T的辅助化疗方案可以显著降低34%的5年复发、死亡风险，即卡培他滨（1000 mg/m^2 bid d1～d14）与辅助化疗方案的联合应用。但是，一些学者对此存有质疑，表示CEF-T并非目前TNBC推荐的辅助化疗方案。与此同时，FINXX临床研究15年随访的总生存数据提示，接受TC-CEX方案辅助化疗的患者总生存期较接受T-CEF方案的患者显著延长，尤其是ER阴性和TNBC患者。再者是SYSUCC 001研究，该研究显示在TNBC标准辅助化疗后维持1年的卡培他滨节拍化疗（650 mg/m^2 bid）可以显著降低36%的5年复发、死亡风险，但从亚组分析中看，获益更多的却是淋巴结阴性、小肿瘤的低危患者。与此同时，GEICAM/CIBOMA临床研究却得出了早期TNBC在标准的（新）辅助化疗后继续卡培他滨延长的治疗并未显著提高DFS（HR=0.82，P=0.136）。但是该研究在样本量计算时存在一定的缺陷，可能导致结论的阴性。上述三种使用方式均得到指南的认可，临床实践中需要根据患者个体化的情况，并结合其耐受程度选择相应的使用方案。

五、铂类药物在TNBC辅助化疗中的应用价值

铂类药物在TNBC新辅助化疗中的应用可以显著提高pCR率，但是关于铂类药物在TNBC辅助治疗中的研究较少，且缺乏大样本、前瞻性、多中心研究数据，因此铂类在TNBC患者辅助化疗中的作用仍不明确，目前尚无循证依据证实EC-TP方案较EC-T方案可以显著提高生存获益（目前尚有相关的注册临床试验正在招募中，NCT02455141），即使是存在BRCA突变的TNBC患者。EA1131临床研究提示对于新辅助治疗后non-pCR的TNBC，接受4个周期的卡铂/顺铂3周方案化疗，较6个周期的卡培他滨辅助化疗，3年的iDFS率分别为42%和49%，铂类较卡培他滨未能体现出非劣效或优效性，且不良反应显著增高。而PATTERN研究提示TP方案较CEF-T方案显著提高早期TNBC患者的DFS。尽管有学者质疑，对照组采用的方案CEF-T并不是如今TNBC临床常用的方案，但是无独有偶，我国学者开展的一项针对TNBC的随机对照Ⅱ期非劣效临床研究，纳入308例TNBC患者，比较了EC-T与TP（紫衫联合卡铂3周方案）辅助化疗的疗效。该研究在中位随访66.9个月时，EC-T方案组与TP方案组的5年DFS率分别为85.8%和84.4%（P=0.712）；5年OS

率分别为94.4%和93.5%（P=0.770）；TP方案组的3～4级不良反应发生率更低。亚组分析提示PD-L1表达阳性的肿瘤DFS和OS显著改善。在中位随访97.6个月时，EC-T方案和TP方案的8年DFS率分别为78.4%和81.7%，8年OS率分别为87.2%和89.1%。在SPARC表达＞50%的亚组中，TP方案较EC-T方案显著提高了DFS率（P=0.049）和OS率（P=0.06）；然而在SPARC≤50%及其他亚组中，两者之间在生存预后方面无显著差异。由此提示TP辅助化疗方案对于TNBC的辅助化疗非劣效于传统的EC-T方案。

第三节　辅助化疗的未来之问

一、高危患者辅助化疗的升阶梯

随着免疫治疗、靶向治疗、ADC药物在新辅助治疗中不断取得成果，其在辅助治疗领域的探索也在开展中。未来，对于高危患者辅助治疗的强化，可能不在于传统化疗药物的剂量、种类的强化，而是通过靶点的检测，以化疗药物联合靶向药物、免疫治疗，或者ADC药物取代化疗药物的方式强化辅助治疗。例如，OlympiA研究中，针对BRCA突变的早期乳腺癌，在（新）辅助化疗之后继续1年的Olaprib辅助治疗，中位随访2.5年，显著提高3年iDFS率（85.9% *vs.* 77.1%，P＜0.001）。KEYNOTE522研究中，TNBC的EFS显著提高不仅归功于新辅助化疗联合pembrolizumab，也与辅助治疗阶段继续应用9个周期的pembrolizumab密切相关。由此提示，TNBC能否在辅助化疗的同时联合免疫治疗。目前在研的临床试验包括IMpassion030，即TNBC辅助治疗阶段比较蒽环类/紫衫类药物基础上联合Atezolizumab或安慰剂的疗效及安全性（NCT03498716）；在TNBC新辅助化疗non-pCR患者中对比卡培他滨单药或联合Atezolizumab的疗效及安全性（NCT03756298）；在TNBC新辅助化疗non-pCR患者中对比卡培他滨或卡铂/顺铂等单药与戈沙妥珠单抗单药的疗效及安全性（SASCIA研究，NCT04595565）。

二、辅助化疗的降阶梯

目前，许多研究在新辅助治疗中单纯使用抗HER2靶向治疗（ADAPT HER2阳性/HR阴性）、ADC药物（NeoSTAR）、PARP抑制剂（NEOTALA）等，而豁免化疗。研究发现，一部分患者在豁免化疗的情况下，仍可获得pCR，且长期生存预后与化疗联合方案取得pCR的患者相似。这也就提示，存在一部分患者可以在辅助治疗中豁免化疗，而仅仅使用靶向药物。目前的研究重点在于通过挖掘有效的生物标志物筛选出这部分患者，从而实现辅助化疗的降阶梯。

三、辅助化疗疗效的精准预测与治疗调整

由于辅助治疗阶段，原发肿瘤已经完全切除，无法观察到辅助化疗的疗效，因此，辅助化疗的方案均是基于严格的循证依据。在如今趋于精准治疗的时代，通过液体活检等方式来提前预测复发风险、早期调整治疗方式，正逐步在临床实践中开展。如对于TNBC新辅助治疗non-pCR患者进行卡培他滨辅助强化治疗期间，开展基线及6个月时ctDNA检测（NCT04768426）。

陈文艳　陈宏亮

第二十一章　晚期化疗的现状、争议、未来之问

第一节　晚期化疗的现状

随着医疗技术的发展，各种新式抗肿瘤药物在乳腺癌领域得到广泛应用，但化疗依然在晚期乳腺癌中占据很重要的地位，绝大多数晚期乳腺癌患者都有可能需要接受化疗。指南或共识对于不同亚型乳腺癌晚期化疗方案的推荐有所差异，这种差异更多的是来自该方案是否有大型随机对照研究等高级别循证证据支持，但我们也看到有部分化疗方案即便只有一些级别较低的循证证据，由于其较好的耐受性或者疗效，在指南或共识中也获得推荐。

根据药物化学结构，乳腺癌常用的化疗药物可大致分为4类：①蒽环类，主要代表药物有多柔比星、表柔比星等；②烷化剂类，主要代表药物有环磷酰胺、铂类等；③抗代谢类，主要代表药物有5-氟尿嘧啶、甲氨蝶呤和吉西他滨等；④微管类，主要代表药物有紫杉醇、多西他赛、长春瑞滨、艾立布林、优替德隆等。由于疗效的优越性，传统上会把蒽环类及紫杉类化疗药作为乳腺癌化疗的基石。但这两类化疗药常常在乳腺癌的早期阶段得到应用，所以晚期阶段化疗药物的选择会基于患者既往早期阶段蒽环/紫杉类化疗用药情况来制定。一般而言，晚期患者对抗肿瘤药物的耐药性也经常发生，所以绝大多数晚期患者都有可能序贯使用不同种类的化疗药。

既往的研究显示，联合化疗与单药序贯化疗之间，虽然联合化疗的客观缓解率（ORR）或者中位疾病无进展时间（mPFS）更好，但多数研究显示两者的中位总生存期（mOS）无显著差异，而单药序贯治疗往往耐受性较好，对患者生活质量影响较小，所以整体策略以单药化疗序贯策略优先，但也可考虑先联合化疗后续单药维持治疗的策略。由于晚期患者疾病的不可治愈特性，临床实践中，很强调维持治疗的应用，维持化疗也是常用的治疗方法，已经有证据显示维持化疗可以给晚期乳腺癌带来更好的mPFS或者mOS。

由于化疗对肿瘤和机体的无差别杀伤，制定化疗方案时，专科医生们除了需要均衡生存疗效以外，也会兼顾化疗给患者带来的毒副反应、治疗依从性、生活质量等的影响，以制定更有临床价值或者更适合患者个体的化疗方案。因此在临床上，更方便的口服化疗药物也得到了广泛应用，尤其是在维持化疗的领域。

一、HR阳性/HER2阴性晚期乳腺癌

该亚型晚期患者的首选治疗策略为内分泌治疗，只在某些特定情况，会考虑应用化疗，如原发性内分泌耐药；二线或以上内分泌治疗失败；肿瘤负荷较大、疾病进展迅速、内脏危象等。但随着CDK4/6抑制剂的广泛应用，某些传统上应用化疗的场景也受到了内分泌治疗的挑战。

化疗方案的推荐会依据既往早期阶段蒽环/紫杉类化疗用药的耐药情况进行划分：蒽环/紫杉治疗失败一般定义为使用蒽环/紫杉解救化疗过程中发生疾病进展，或辅助治疗结束后12个月内出现复发转移。既往未曾进行化疗的患者，推荐蒽环类或紫杉类为基础的单药或联合化疗；蒽环类耐药或蒽环类药物累积使用剂量较大的，优选紫杉类为基础的单药或联合化疗；紫杉类耐药的，可以考虑蒽环类药物、抗代谢类药物，或者其他微管类药物为基础的治疗方案；蒽环、紫杉类均耐药的，目前并无标准化治疗方案，可以考虑的有卡培他滨、长

春瑞滨、吉西他滨、铂类、艾立布林、优替德隆、另一类紫杉（如白蛋白紫杉醇等）和多柔比星脂质体等药物。联合化疗通常有更高的客观缓解率和更长的疾病无进展时间，但毒性较大，且总生存获益与单药序贯相比无显著差异，考虑患者耐受性和生活质量，优选单药序贯治疗。如需要肿瘤迅速缩小或迅速缓解肿瘤相关症状的患者，则可以考虑采用联合化疗方案，常用的组合方案，如紫杉类联合卡培他滨或吉西他滨等。

二、三阴性乳腺癌

三阴性乳腺癌存在高异质性，目前仍缺乏高效且普适的晚期一线治疗，化疗在三阴性乳腺癌治疗中仍具有不可替代的作用。晚期三阴性乳腺癌化疗药物的选择原则基本与激素受体阳性、HER2阴性亚型一致。有研究显示在三阴亚型，与传统晚期常用化疗药相比，铂类或者某些微管类化疗药如白蛋白紫杉醇或者艾立布林的疗效有一定优势。CBCSG006研究表明，对于转移性三阴性乳腺癌患者，含铂方案顺铂＋吉西他滨对比非铂方案紫杉醇＋吉西他滨，可延长中位PFS 1.7个月（GP：7.73个月 *vs* GT：6.07个月）。2022年发表在*Nature Communications*的一项GAP研究结果提示，白蛋白紫杉醇＋顺铂组的mPFS显著优于吉西他滨＋顺铂组，分别为9.8个月及7.4个月（*HR*=0.67，95% *CI*：0.50～0.88，*P*=0.004），白蛋白紫杉醇＋顺铂组的mOS也更优（26.3个月 *vs* 22.9个月，*HR*=0.62，95% *CI*：0.44～0.90，*P* =0.01）。301研究显示在三阴亚型组，艾立布林较卡培他滨的生存时间更长（中位OS：14.4个月 *vs* 9.4个月，*HR*=0.702，*P* =0.006），且两种化疗方案的安全性相当。

三、HER2阳性晚期乳腺癌

化疗联合抗HER2靶向药是HER2阳性晚期乳腺癌的主要治疗策略，一线治疗方案多以抗HER2靶向联合紫杉类化疗药作为首选。CLEOPATRA研究证实了多西他赛＋曲妥珠单抗＋帕妥珠单抗一线治疗HER2阳性晚期乳腺癌患者的地位，该方案的ORR为80.2%，mPFS为18.5个月，患者总生存期也得到显著延长，mOS达57.1个月。PHILA研究也证明，多西他赛联合曲妥珠单抗及吡咯替尼比对照组有更长的mPFS（24.3个月 *vs* 10.4个月）。由于蒽环类化疗药与抗HER2靶向联合会增加心脏不良事件的发生率，所以在HER2阳性晚期患者中较少使用蒽环类化疗药物。对于紫杉类化疗耐药的患者，指南推荐可以采用卡培他滨、长春瑞滨、吉西他滨、艾立布林等化疗药。由于可及性问题，在现有中国版指南或共识中，HER2阳性晚期乳腺癌在曲妥珠单抗联合紫杉类化疗药耐药后，卡培他滨联合吡咯替尼仍然是主要的推荐方案，在临床实践中也多采用该策略。PHOEBE研究表明，吡咯替尼加卡培他滨的中位无进展生存期（12.5个月，95% *CI*：9.7～未达到）明显长于拉帕替尼加卡培他滨（6.8个月，95% *CI*：5.4～8.1，*HR*=0.39，95% *CI*：0.27～0.56，单侧 $P < 0.0001$）。

第二节　晚期化疗的争议

化疗是不同亚型晚期乳腺癌的主要治疗手段，但由于化疗无差别的杀伤特性，这种治疗方式往往会给患者带来各种不良反应，甚至对患者生活质量造成严重影响。随着个体化治疗技术的发展，化疗的地位一直受到挑战，尤其是化疗的优选人群或优选时机一直存在争议。主要的争议还是来自激素受体阳性晚期乳腺癌患者的治疗，临床上往往存在化疗或内分泌治疗抉择的场景。

一、HR 阳性 /HER2 阴性亚型

一般而言，该亚型往往首选内分泌治疗，除了某些特定的情况，如需要快速控制疾病发展，或缓解肿瘤相关症状，或内分泌耐药的情况等。但随着 CDK4/6 抑制剂或者其他逆转内分泌耐药的靶点药上市，化疗的地位也受到了更多挑战。Young-PEARL 研究是在绝经前 HR 阳性 /HER2 阴性晚期乳腺癌患者中对比内分泌治疗与化疗的前瞻性、随机、多中心、开放Ⅱ期临床研究，共纳入 14 个中心 189 例患者，允许既往行一线化疗患者及一线他莫昔芬治疗患者入组。哌柏西利联合内分泌治疗组的疗效显著优于卡培他滨组，中位 PFS 分别为 20.1 个月和 14.4 个月（*HR*=0.659，95% *CI*：0.437 ～ 0.994，*P*=0.0469）。亚组分析显示，即便是既往未接受过化疗，哌柏西利联合内分泌治疗组 mPFS 也好于卡培他滨组，这提示在 HR 阳性 /HER2 阴性绝经前晚期乳腺癌治疗中 CDK4/6 抑制剂联合内分泌治疗比单药化疗更具优势。但也有研究并未得出相同的结论。PEARL 研究是一项在绝经后 AI 治疗失败 HR 阳性 /HER2 阴性晚期乳腺癌患者中对比内分泌治疗与化疗的多中心、开放、随机对照Ⅲ期临床研究，患者主要为既往接受 AI 治疗失败的人群，包括完成 AI 辅助内分泌治疗 1 年内复发、AI 停药 1 个月内复发或者 AI 治疗中复发的人群。按照试验组内分泌用药的差异，本研究分为两个队列，队列 1 按照 1 ∶ 1 随机分配哌柏西利联合依西美坦组或卡培他滨组，共 296 例患者。队列 2 按照 1 ∶ 1 随机分配哌柏西利联合氟维司群组或卡培他滨组，共 305 例患者。无论是队列 1 ESR1 野生型亚组的 mPFS 数据（内分泌治疗组 8.0 个月 *vs.* 卡培他滨组 10.6 个月，*HR*=1.08，95% *CI*：0.85 ～ 1.36，*P* =0.526）还是队列 2 的 mPFS 数据（内分泌治疗组 7.5 个月 *vs.* 卡培他滨组 10 个月，*HR*=1.09，95% *CI*：0.83 ～ 1.44，*P* =0.537），均未能看到哌柏西利联合内分泌治疗效果优于卡培他滨。两个研究结论相互间有矛盾。整体而言，Young-PEARL 研究入组的一线患者较多，AI 相对敏感的患者较多；而 PEARL 研究入组的二线或以上人群为主，AI 耐药患者占 70%，氟维司群耐药患者占 28.8%。这两个研究也给我们提示，虽然 CDK4/6 抑制剂可以改善内分泌治疗效果，但在内分泌耐药人群中化疗依然有很重要的地位。不过从耐受性来看，两个研究中内分泌治疗组的可感知不良反应比卡培他滨组要少，这也是我们临床上为晚期患者制定方案时需要考量的重要因素。2022 年 SABCS 上报道了一个Ⅱ期 RIGHT Choice 试验（NCT03839823）的结果，这是第一个直接比较内分泌治疗联合 CDK4/6 抑制剂与化疗方案的前瞻性研究。研究纳入 HR 阳性 /HER2 阴性初治的晚期侵袭性乳腺癌患者，而侵袭性的定义包括有症状性内脏转移，或有明显非内脏转移性症状，和（或）疾病快速进展或即将发生内脏损害。入组患者随机接受瑞波西利加来曲唑或阿那曲唑（伴或不伴戈舍瑞林）或者研究者选择的联合化疗方案。结果表明两组之间的客观缓解率（ORR）和临床获益率（CBR）相似，疗效起效时间没有明显差异，在瑞波西利 + 内分泌治疗组中整体的耐受性较好。此外，该研究看到联合内分泌治疗组的 mPFS 更长。这些结果表明，对于部分 HR 阳性 /HER2 阴性疾病患者，即使是那些有内脏侵袭性转移病变的患者，一线可以考虑使用 CDK4/6 抑制剂加 ET 而不是化疗，但研究的亚组分析也发现 ER 的表达水平不同，内分泌治疗的获益程度有差异，所以在临床上制定内分泌治疗决策时，仍需要充分评估内分泌治疗的敏感性。

二、三阴亚型

既往有研究显示铂类化疗在三阴亚型有一定优势，甚至可以作为一线的治疗推荐，但长远的 OS 获益仍有一定争议，而铂类化疗药物的耐受性也备受关注。因此寻找铂类优势人群一直是临床热点。TNT 研究在晚期三阴患者中发现 *BRCA1/2* 胚系突变的乳腺癌中，卡铂组患者获益显著高于多西他赛组（ORR：68.0% *vs.* 33.3%，*P*=0.03；中位 PFS：6.8 个月 *vs.* 4.4 个月，*P* =0.002），但在非 *BRCA* 突变患者中卡铂单药的疗效比不上多西他

赛单药。除*BRCA*外，也有多项研究显示同源重组修复缺陷的乳腺癌患者也可以从铂类中取得很好的疗效。但随着PARP抑制剂的上市，铂类的优势人群与PARP抑制剂的优势人群存在重复性，而PARP抑制剂的口服方便性以及胃肠道等耐受性方面较铂类有优势，因此铂类的临床应用也受到了挑战。

三、HER2阳性亚型

化疗在该亚型的争议主要来自晚期HR阳性/HER2阳性乳腺癌患者的一线治疗。既往的临床策略多采用化疗联合抗HER2靶向治疗，但内分泌治疗在该亚型中也有很重要的地位。SYSUCC002研究是在中国9家医院进行的一项开放标签、非劣效、Ⅲ期随机对照试验，按既往辅助内分泌治疗和疾病状态（复发性疾病*vs.*新发转移）分层，共纳入392例患者，随机分为曲妥珠单抗+内分泌治疗组（ET组，*n*=196）和曲妥珠单抗+化疗组（CT组，*n*=196）。经中位随访30.2个月，ET组的mPFS为19.2个月，CT组为14.8个月，两组无显著统计学差异（*HR*=0.88，95% *CI*：0.71～1.09，*P*＜0.0001），其中无病间歇期（disease-free interval，DFI）在24个月以上的患者，ET治疗的mPFS更好，但DFI在24个月以内的，CT组的mPFS更长。两组的OS也无统计学显著差异，ET组的mOS为33.9个月，CT组的为32.5个月。与ET组相比，CT组的治疗相关毒性发生率明显更高，程度也更明显。针对化疗在晚期HR阳性、HER2阳性患者的使用争议，SYSUCC-002研究证实，一线曲妥珠单抗+内分泌治疗非劣效于曲妥珠单抗+化疗，对于内分泌治疗敏感性较好的患者，内分泌治疗或许是更佳的选择。MonarcHER研究（NCT02675231）也显示在后线治疗的HER2及HR双阳的患者中，与化疗进行对比，阿贝西利+曲妥珠单抗+氟维司群疗效较好。

第三节　晚期化疗的未来之问

在靶向和免疫治疗快速发展及个体化治疗的时代，传统化疗面向未来要取得突破，应与其他新式的治疗手段进行组合，发挥协同抗肿瘤治疗效应，或利用新的技术手段寻找优势人群，或采用更低毒的化疗方式，增加患者的治疗依从性，提高晚期患者的生活质量。

一、与免疫检查点抑制剂的组合

免疫检查点抑制剂单药使用在晚期乳腺癌的整体疗效均不甚理想，与化疗药物组合是比较常用的联合模式。目前的主要研究方向是探索哪一种化疗药物与免疫治疗组合可以发挥更大的协同效应。IMpassion130研究的结果表明，对于PD-L1阳性的晚期三阴性乳腺癌患者，阿替利珠单抗+白蛋白紫杉醇mOS为25个月（95% *CI*：19.6～30.7），而安慰剂+白蛋白紫杉醇mOS为18个月（95% *CI*：13.6～20.1）。但与其临床研究设计方法基本一致的IMpassion131研究却未能证明阿替利珠单抗+溶剂型紫杉醇有更佳的疗效。另外一项随机、双盲、安慰剂对照的国际多中心Ⅲ期临床试验KEYNOTE-355研究在经过中位44.1个月的随访后，发现在CPS≥10的亚组中，帕博利珠单抗联合化疗组的mOS达23.0个月，相较于安慰剂联合化疗组的16.1个月，生存显著改善（*HR*=0.73，95% *CI*：0.55～0.95，双侧*P*=0.0185）。或许这种联合治疗模式更应该探索的是优势人群的生物标志物，而非组合药物的差异。

二、与靶向治疗的组合

对于HER2阳性晚期乳腺癌，抗HER2靶向药物联合化疗是主要的治疗方式。但在三阳人群，一线首选治疗方式仍然值得探索。三阳性乳腺癌内在基因亚型的研究显示有相当一部分患者为Luminal型而非HER2扩增型，利用内在基因分型的方法可能有助于筛选内分泌疗效欠佳而化疗有优势的人群。

化疗联合抗血管生成药物也是临床较为常用的治疗方法，虽然既往研究显示联合抗血管生成药物并不能显著改善晚期乳腺癌患者的总生存期。现在的探索方向是与免疫治疗三药联合，如发表于*Nature Communication*的一项多中心Ⅱ期研究（NCT04303741）中，结果显示在经治的晚期TNBC患者中，艾立布林与卡瑞珠单抗及阿帕替尼联合治疗，ORR达37.0%，DCR为87.0%，中位PFS为8.1个月。

三、节拍治疗的探索

常规剂量化疗往往给患者带来明显的毒副反应，既往有研究显示采用更低剂量强度的节拍化疗在某些使用场景与常规治疗的疗效相当且耐受性较好，因此在临床上也有很好的应用前景。一项单臂Ⅱ期研究VICTOR-2研究证实，卡培他滨联合长春瑞滨节拍化疗在HER2阴性晚期乳腺癌患者中一线治疗的CBR达到了45.7%（95% *CI*：28.8～63.4），二线以后的CBR为51.1%（95% *CI*：35.8～66.3），且整体安全性较好。节拍化疗联合免疫治疗、内分泌治疗，同样展现出很好的协同效应。在2022年ESMO大会上最新报告的一项MOVIE研究，探索了口服长春瑞滨节拍化疗（MOV）联合tremelimumab（T）+度伐利尤单抗（D）治疗高肿瘤突变负荷（TMB-h）和（或）高微卫星不稳定性（MSI-h）的结果。研究共纳入了30例患者，中位年龄为65岁，既往转移性全身治疗的中位线数为1.5，其中10例MSI-h、13例TMB-h和7例两者均有。中位随访时间为9.1个月，在15例患者中观察到临床获益：1例CR、9例PR和5例SD＞24周，中位PFS为5.5个月，中位OS尚未达到，三药联合组的毒性反应与T+D联合治疗或长春瑞滨的既往报告基本一致。在激素受体阳性、HER2阴性晚期乳腺癌中也有研究者在探索节拍化疗与内分泌治疗联合的可行性，如中山大学肿瘤防治中心牵头的MECCA研究就是一项正在进行的卡培他滨节拍化疗联合芳香化酶抑制剂与单独使用芳香化酶抑制剂一线治疗激素受体阳性、HER2阴性转移性乳腺癌的Ⅲ期随机对照研究。METEORA-II研究是一项口服长春瑞滨+环磷酰胺+卡培他滨（VEX）节拍化疗对比紫杉醇（P）周疗作为ER+/HER2–转移性乳腺癌（metastatic breast cancer，MBC）患者一线或二线治疗的随机Ⅱ期临床研究，将至治疗失败时间（time to treatment failure，TTF）作为主要研究终点。133例ER+/HER2– MBC患者的中位年龄为61岁（30～80岁），21%的患者ECOG评分为1分，78%的患者具有可测量病灶。既往接受过解救化疗的患者占16%；而56%的患者仅接受过解救内分泌治疗，且多数患者（47%）联合了CDK4/6抑制剂。VEX组与P组相比TTF和PFS均显著改善（中位TTF：8.3个月 *vs.* 5.7个月，*HR*=0.61，95% *CI*：0.42～0.88，*P*=0.008），12个月的TTF率分别为34.3%和8.6%；两组的中位PFS分别为11.1个月和6.9个月（*HR*=0.67，95% *CI*：0.46～0.96，*P*=0.03）；12个月的PFS率分别为43.5%和21.9%。两组的OS无明显差异（*HR*=0.98，95% *CI*：0.59～1.63）。

四、抗体药物偶联物对化疗地位的冲击

多种抗体药物偶联物（antibody-drug conjugate，ADC）药物的研发成功，也在某种程度上冲击了化疗在晚期乳腺癌患者中的应用地位。而且新式ADC药物的药理药效特点，比如连接键的可裂解特性、药物的旁观者效应等都赋予了ADC的应用可以突破现有的乳腺癌免疫分型，在各个亚型均可应用。Trastuzumab deruxtecan

（T-DXd；DS-8201A）是一种靶向 HER2 的人源化抗体与拓扑异构酶 I 抑制剂 extecan 衍生物（DX-8951 衍生物；DXd）偶联药物。虽然 HER2 阳性乳腺癌仅占新发乳腺癌的约 20%，但更大比例的患者（50% ～ 60%）为 HER2 低表达乳腺癌，定义为 HER2 IHC 评分为 1+ 或 2+ 但原位杂交阴性。HER2 低表达组是一个异质性人群，包括 Luminal 型 HR 阳性和 TNBC。DESTINY-Breast 04 Ⅲ期研究（NCT03734029）评估了 Trastuzumab deruxtecan 与 TPC（卡培他滨、艾立布林、吉西他滨、紫杉醇或白蛋白紫杉醇）在接受一到两种化疗进展的 HER2 低表达转移性患者中（HR 阳性患者）的安全性和有效性；在意向治疗（ITT）组中，PFS（10.1 个月 *vs.* 5.4 个月；*HR*=0.50，$P<0.0001$）和 mOS（23.9 个月 *vs.* 17.5 个月，*HR*=0.64，*P*=0.0028）。最常见的≥ 3 级 AE 为中性粒细胞减少症、血小板减少症、白细胞减少症、贫血、低钾血症、谷草转氨酶水平升高、食欲下降和腹泻。鉴于 T-DXd 在 PFS 和 OS 方面的显著改善，研究为 HER2 低表达 MBC 确立了新治疗标准。基于这项研究，T-DXd 于 2022 年 8 月被 FDA 批准用于治疗不可切除或转移性 HER2 低表达接受多一线化疗的乳腺癌患者。TROPiCS-02 研究已证实，SG 用于既往接受 CDK4/6 抑制剂、紫杉烷类、至少一种内分泌药物、2 ～ 4 种化疗方案后的 HR 阳性 /HER2 阴性晚期乳腺癌患者，入组时通过免疫组织化学测定原发灶或转移灶的 Trop-2 表达水平，根据染色强度百分比权重计算 H 评分（范围：0 ～ 300），根据 H 评分 0、0 ～ 10、10 ～ 100、≥ 100 将患者划分为 4 个亚组。SG 相较于医生选择化疗（TPC）显著改善了 PFS 和 OS，安全性可控，主要不良事件为中性粒细胞减少和腹泻等。

徐菲　易佩君

致敬未来的科学问题

1. 如何更精准地预测新辅助化疗后的 pCR 率，以及找到 pCR 后仍具强化治疗价值的人群？
2. 如何精准筛选某些低危患者或者敏感患者，豁免辅助细胞毒类的化学治疗？
3. 新型 ADC 药物在早期 HER2 阳性小肿瘤的引入，能否使该类乳腺癌免传统化疗？
4. 不同 ADC 之间的联合或序贯用药，是否可以遵循不同化疗药联合或序贯使用的基本原则？
5. BRCA 胚系致病突变的早期高危乳腺癌患者能否豁免蒽环化疗？
6. 不同种类的化疗药与免疫治疗之间是否存在协同差异性？
7. 哪种化疗用药模式能够更好发挥免疫治疗在乳腺癌的功效？
8. 节拍疗法能否进入乳腺癌的主流治疗应用场景？

第七篇　乳腺癌的抗 HER2 治疗

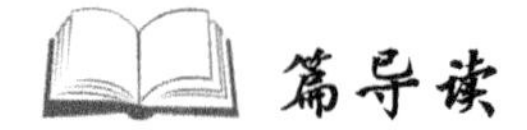

HER2阳性乳腺癌诊疗20年历程，抗HER2治疗历经“H单靶时代，HP双靶时代，TKI时代，ADC时代”，四代变迁，更多治愈。

HER2阳性乳腺癌新辅助治疗，TCbHP是一个可靠的优选方案，即使是在高风险人群中，也具有高pCR、高EFS/OS生存数据。尽早使用双靶，缩瘤效果好，疗程短，进展患者极少。心脏毒性风险低，是目前国际上更多采用的研究设计方案，PHEDRA研究获得阳性结果，并于2021年SABCS发布。新辅助靶向HER2治疗“H+吡咯”*vs.*“H+帕妥”方案，4个周期新辅助方案tpCR率相当。客观缓解率THPy组达到82.8%，缩瘤效果更好。

TH+吡咯替尼及EC-THP是一个可选的方案，THP不是一个完整、标准的新辅助治疗优选方案，适于不能耐受铂类或双化疗方案的患者，THP 4个周期可作为临床研究设计，6个周期的pCR率为47%，低于TCbHP的56%，尚无生存数据。4个或6个周期THP之后，是否必须序贯蒽环尚无数据证实。期待DESTINY-Breast11研究报道高危HER2阳性早期乳腺癌患者中新辅助T-DXd单药治疗或T-DXd后THP治疗与ddAC-THP治疗相比的Ⅲ期开放标签试验数据。

HER2阳性早期乳腺癌辅助治疗强化的模式主要有三种：联合靶向的治疗、序贯靶向的治疗、non-pCR人群强化。

APHINITY研究证实曲帕双靶进一步增加高复发风险人群治愈机会，在淋巴结阳性亚组获益显著。淋巴结阴性获益人群的STEEP分析，在LN-人群中未发现帕妥珠单抗获益亚组，年龄也无法预测双靶治疗效果。对于一些淋巴结阴性的、并发高危因素（如肿瘤较大、组织学分级高等）患者，可以酌情进行个体化的双靶治疗。ExteNET研究后续强化，锦上添花。两种辅助强化模式：ITT人群生存获益相当。两种辅助强化模式：淋巴结阳性患者获益显著；联合双靶模式：不同HR状态获益相似；序贯双靶模式：HR阳性患者获益更大，在预防脑转移方面更具优势，可以降低脑转移发生风险。ExteNET研究显示，奈拉替尼强化辅助治疗显著降低HR阳性亚组患者脑转移复发风险59%。对于TKI药物的辅助强化仍然存在一些争议，国外指南包括NCCN、St.Gallen共识建议奈拉替尼后续强化仅适用于HR阳性/HER2阳性且LN+人群；而国内的指南，包括FDA批准适应证并没有受体状态的界定，而在HP双靶后奈拉替尼后续强化的风险获益未知。理论上仍然可以用TKI进行后续的强化，2021年St.Gallen共识约70%专家推荐奈拉替尼可用于HP及T-DM1之后的强化治疗。我们也期待邵志敏教授牵头的吡咯替尼治疗曲妥珠单抗辅助治疗后的HER2阳性早期或局部晚期乳腺癌的随机、双盲、安慰剂对照的多中心研究，强化升阶梯方案（HP-TKI）获益证据。去年圣安东尼奥发布的PERSIST研究，超过1/3在辅助阶段接受了HP，贴近临床实践。期待吡咯替尼后续强化的研究结果。

对于新辅助治疗之后达到pCR的患者怎么去考量要不要进行一个强化？基于GBG Meta数据库的汇总分析，新辅助治疗后达到pCR的患者仍有复发风险，10%～20%的pCR患者5年内会经历疾病复发或死亡。尤其那些T_3、T_4淋巴结阳性或者小叶癌患者如何强化，目前仍没有证据，未来需进一步探索哪些达到pCR人群后续要进行强化。在今年的St.Gallen专家会议上，对于那些达到pCR的淋巴结阴性患者，有接近70%的专家认为后续不需要进行双靶治疗，更多专家考虑只选择单靶治疗。并不是我们对于所有的患者都需要进行无限度强化治疗。新型 ADC 药物在 HER2 阳性乳腺癌治疗中，从晚期走到早期辅助治疗领域，DB05 研究非常大胆的研究设计，对于新辅助治疗 non-pCR 患者，T-DXd 非头对头对照标准的治疗药物 TDM-1，期待阳性的结果。

对于 HER2 阳性早期乳腺癌，治疗手段越来越丰富，未来包括进行生物标志物的探索、是否去化疗、是否去蒽环等。对于 non-pCR 强化，DB05 研究的 ADC 药物、ADC 联合 TKI 药物、联合免疫治疗，都在进行探索，而精准的升降阶个体化的强化治疗是未来探索的方向。HER2 阳性早期乳腺癌，新辅助改变辅助，早期治疗影响复发治疗，应对复发风险、疗效进行准确的评估，进行个体化升降阶：低风险—低毒高效，高风险—精准强化。希望有更多新的药物、新的研究、新的治疗组合来指导临床实践。

针对 HER2 阳性晚期乳腺癌，PHILA 研究建立的大小分子联合双靶治疗新模式写入了国内指南的一线治疗推荐，DESTINY-Breast03 是 T-DXd 首个随机对照、Ⅲ期研究，T-DXd 的 mPFS（28.8 个月）比 TDM-1 长约 4 倍，改变了 HER2 阳性晚期乳腺癌治疗格局，期待 DESTINY-Breast09、DS8201 研究在 HER2 阳性晚期乳腺癌中的一线治疗结果。T-DXd 二线治疗进展后，三线可选择吡咯替尼 + 卡培他滨或 TDM-1，四线可选择图卡替尼、玛吉妥珠单抗、另一类 TKI+ 化疗等。HER2 阳性晚期乳腺癌，有了更多研究数据，更多药物的选择，药物可及性也更好。仍然需要分线研究新药，分层选择药物，双靶联合治疗成为现在新的基本治疗模式，后 H/TKI 时代面临更多选择，抗 HER2 ADC 成为新的热点。抗 HER2 阳性 MBC 未来已来，未来可期，其他靶点抑制剂、免疫检查点抑制剂、CDK4/6 抑制剂和 PIK3CA 抑制剂联合抗 HER2 治疗也在 HER2 阳性 MBC 中开展了探索，抗 HER2 治疗有望进入下一个时代，使患者生存得到进一步改善。

叶松青

第二十二章 新辅助抗HER2治疗的现状、争议、未来之问

第一节 新辅助抗HER2治疗的现状

在靶向治疗未开始应用的时代，与其他亚型乳腺癌相比，HER2阳性患者中有更多的患者通过新辅助化疗达到病理学完全缓解。在抗HER2靶向治疗开始广泛应用后，HER2阳性乳腺癌的新辅助治疗敏感性进一步得到了提高，也进一步提高了pCR率。

一、新辅助抗HER2治疗的适应证

新辅助治疗的定义为未发现远处转移的乳腺癌患者，在计划中的手术治疗或手术加放疗的局部治疗前，以全身系统性治疗作为乳腺癌的第一步治疗。

依据《中国抗癌协会乳腺癌诊治指南与规范（2021年版）》，新辅助治疗根据其目的可分为必选人群和优选人群。其中必选对象是以临床降期为目的，降期后手术的患者（如局部晚期不可手术、主观上强烈要求的降期保乳和降期保腋窝）；优选对象是能获得体内药敏信息，从而指导后续治疗的患者（如具有一定肿瘤负荷的HER2阳性乳腺癌/三阴性乳腺癌，新辅助治疗non-pCR后可予以辅助强化治疗）。专家组认为cT_2及以上或cN_1及以上可考虑优选新辅助治疗，对新辅助治疗non-pCR的患者可予以辅助强化治疗。

二、新辅助抗HER2治疗的结局指标

通常pCR率是接受新辅助治疗患者最常用的疗效评估指标。部分临床试验采用的pCR定义不同，目前最广泛接受的定义是乳腺没有残余浸润性病灶且腋窝淋巴结都没有癌转移（$ypT_{0/is}$ ypN_0）。虽然pCR是一项替代结局指标，但在HER2阳性疾病患者中，达到pCR与长期无疾病生存率和OS率显著改善相关。

一项2016年的Meta分析纳入36项试验共将近5800例接受新辅助治疗的HER2阳性患者，结果发现，达到pCR（包括乳腺和腋窝）的患者比未达到pCR的患者具有更好的EFS和OS（EFS：*HR*=0.37，95% *CI*：0.32～0.43；OS：*HR*=0.34，95% *CI*：0.26～0.42）。这一相关性在激素受体阴性组更明显（EFS：*HR*=0.29，95% *CI*：0.24～0.36）。早期一项纳入约2000例HER2阳性乳腺癌患者的Meta分析也得出了类似结果。

尽管尚未在大型前瞻性临床试验中验证，但使用残留肿瘤负荷（residual cancer burden，RCB）评分系统的回顾性分析显示，RCB评分系统可预测HER2阳性肿瘤患者的5年和10年无复发生存率，并且与总体未达pCR人群相比，较少残留肿瘤（RCB Ⅰ类）的患者结局有显著改善。

三、新辅助抗HER2治疗的治疗方案

HER2阳性患者的标准新辅助治疗由化疗和抗HER2靶向治疗组成，抗HER2靶向治疗为曲妥珠单抗联合或者不联合帕妥珠单抗。

在有新辅助治疗指征的HER2阳性乳腺癌患者中，很少有新辅助相关研究比较不同的化疗方案，特别是各方案对EFS或OS的影响。在资料有限的情况下，许多新辅助方案可以视为HER2阳性乳腺癌的可选方案。

（一）标准方案

TCHP（多西他赛、卡铂、曲妥珠单抗及帕妥珠单抗）方案避免了蒽环类药物的风险和毒性，并带来较高的 pCR 率，是目前的优选方案。然而，若患者无心脏危险因素也可以选择以蒽环类药物为基础的方案。鉴于现有研究证据表明帕妥珠单抗可增强 pCR 率，并在 APHINITY 研究中显示双靶的辅助治疗可以提高患者的 iDFS。因此推荐将帕妥珠单抗加入标准新辅助治疗方案中，特别是对于存在淋巴结转移或肿瘤＞ 2 cm 的患者。

（二）以蒽环类药物为基础的治疗

在既往大多数关于 HER2 阳性乳腺癌新辅助治疗的大型随机研究中，新辅助方案都含有蒽环类和紫杉类。这些研究显示，接受基于蒽环类药物、紫杉类及曲妥珠单抗治疗方案的可手术 HER2 阳性患者，其 pCR 率接近 50%。

在 ACOSOG Z1041 研究中，282 例可手术 HER2 阳性患者接受了 4 个周期的 FEC，随后采用紫杉醇联合曲妥珠单抗或紫杉醇联合曲妥珠单抗，然后采用 FEC 和曲妥珠单抗同时治疗。结果显示，总体 pCR 率为 55%，两治疗组间相近，包括 179 例基线时临床诊断为淋巴结转移患者中的 48%。

在 NSABP B-41 研究中，177 例可手术 HER2 阳性乳腺癌患者被分配到接受表柔比星和环磷酰胺序贯紫杉醇 - 曲妥珠单抗周疗（AC-wPH）治疗。结果显示，患者总体 pCR 率为 49%。

在 GeparQuinto 研究中，309 例 HER2 阳性患者（其中约 70% 为临床淋巴结阳性）接受表柔比星和环磷酰胺联合曲妥珠单抗治疗 4 个周期，随后接受多西他赛联合曲妥珠单抗治疗（ECH-TH）。结果显示，患者的 pCR 率为 45%。

（三）不含蒽环类药物的治疗

根据辅助治疗的结果及 TRAIN-2 研究的数据，在 HER2 阳性乳腺癌患者的新辅助治疗中，优选紫杉烷类 - 卡铂 - 曲妥珠单抗 - 帕妥珠单抗替代含蒽环类药物的方案，因为前者的毒性更低且 pCR 率与后者相当。

Ⅲ期 TRAIN-2 试验将 438 例Ⅱ～Ⅲ期 HER2 阳性乳腺癌患者随机分为两组：含蒽环类药物的化疗方案组（3 个周期 5- 氟尿嘧啶、表柔比星和环磷酰胺，后接 6 个周期紫杉醇和卡铂）和不含蒽环类药物的化疗方案组（9 个周期紫杉醇和卡铂），两组都在所有化疗周期里每 3 周给予一次曲妥珠单抗和帕妥珠单抗。结果两组的 pCR 率无差异（67% *vs.* 68%）。这项研究的最新结果表明，两组的 3 年 EFS（94% *vs.* 93%）和 OS（均为 98%）相当。研究并未发现因加入蒽环类药物而改善长期结局，反而蒽环组更常发生中性粒细胞减少性发热（10% *vs.* 1%），且左心室射血分数下降更明显（36% *vs.* 22%）。

TRYPHAENA Ⅱ期随机研究报道 TCHP 方案的 pCR 率为 64%，相比之下，含曲妥珠单抗和帕妥珠单抗且以蒽环类药物为基础方案（FEC-THP）组的 pCR 率为 55%，组间差异无统计学意义。

另外在辅助领域，BCIRG006 研究显示，在辅助治疗情况下，AC-TH 和 TCH（用多西他赛作为紫杉烷）都优于没有曲妥珠单抗的 ACT 方案。虽然这项研究的效能并不足以检测出 TCH 和 AC-TH 组间差异，但研究数据显示含曲妥珠单抗的两个组在 OS 或无进展生存期（progression free survival，PFS）方面的差异无统计学意义，而在毒副作用方面，分配至 TCH 组的患者心脏毒性更少（临床充血性心力衰竭 0.4% *vs.* 2%）。

综上所述，加用和不加用帕妥珠单抗的无蒽环类方案（紫杉烷类 + 卡铂 + 曲妥珠单抗）均可替代含蒽环类新辅助治疗。

（四）紫杉类药物的选择

HER2 阳性乳腺癌患者的标准新辅助治疗采用的是每 3 周给予多西他赛或每周给予紫杉醇。然而，若患者对传统紫杉醇有过敏反应或对通常与多西他赛或紫杉醇一起使用的类固醇有禁忌证，如伴有控制不良的糖尿病或有类固醇精神病性症状史，可使用白蛋白结合型紫杉醇（nab-paclitaxel）。

GBG 的 GeparSepto 研究入组了Ⅱ～Ⅲ期乳腺癌进行新辅助治疗，比较了每周使用紫杉醇与每周使用白蛋白结合型紫杉醇（最初 150 mg/m^2，由于有严重神经毒性，剂量最终降低到 125 mg/m^2），连用 12 周，随后使用每 3 周 1 次的 EC 方案治疗，共 4 个周期。研究中 395 例 HER2 阳性患者还同时接受曲妥珠单抗和帕妥珠单抗治疗，结果显示，pCR 有改善趋势，但不良事件增加。相比标准紫杉醇治疗的患者，白蛋白结合型紫杉醇治疗患者有 pCR 率增加趋势 [62%（55%～69%）*vs.* 54%（47%～61%）]。HR 阳性组和阴性组均观察到这一结果。不良反应方面虽然白蛋白紫杉醇治疗患者的中性粒细胞减少（所有级别）发生率更高，但两组间的 3～4 级中性粒细胞减少及发热性中性粒细胞减少发生率相近。值得注意的是，白蛋白紫杉醇组的 3 级以上周围感觉性神经病变发生率也较高（10% *vs.* 3%），但这一毒性发生率随着其初始剂量的减少而下降。此外，白蛋白紫杉醇组更常见乏力、腹泻、皮疹和肌痛症状。

（五）靶向药物的选择

对于 HER2 阳性乳腺癌患者，当应用上述任何化疗方案时，我们推荐 NACT 加曲妥珠单抗。考虑到有证据表明帕妥珠单抗可增强局部区域疗效，当给予 NACT+ 曲妥珠单抗时，大部分患者也常规加入帕妥珠单抗。

现已证实加用曲妥珠单抗有利于 HER2 阳性乳腺癌的新辅助治疗，随机研究及 Meta 分析显示其可增加 pCR 率、EFS 及 OS，具体如下。

一项 2012 年的 Meta 分析显示，在几乎 2000 例采用新辅助治疗的 HER2 阳性患者中，NACT 中加入曲妥珠单抗使得 pCR 率从 23% 增加到 40%。在 HER2 阳性患者中，不管 HR 状态如何，pCR 率均与其远期结局相关（EFS：*HR*=0.39，95% *CI*：0.31～0.50；OS：*HR*=0.34，95% *CI*：0.24～0.47）。

Ⅱ期 NOAH 试验（*n*=235）显示，在含蒽环类 NACT 和含紫杉烷类 NACT 中加用每 3 周 1 次的曲妥珠单抗后，pCR 率达到 38%，而单纯化疗时的 pCR 率为 19%；曲妥珠单抗组在术后继续该治疗，使总疗程达到 1 年。长期（5.4 年）随访显示，加入曲妥珠单抗改善了 EFS（43% *vs.* 58%，*HR*=0.64，95% *CI*：0.544～0.930）。

在取得了 pCR 的患者中，相比未接受曲妥珠单抗治疗的患者，接受曲妥珠单抗治疗的患者 EFS 显著更好（*HR*=0.29，95% *CI*：0.11～0.78），这表明 NACT 联合 HER2 靶向治疗在根除隐匿的转移性病灶方面具有优势，甚至是在局部区域反应非常好的患者中亦如此。

帕妥珠单抗属于单克隆抗体，与 HER2 的结合表位不同于曲妥珠单抗，可阻止 HER2/HER3 异源二聚体的形成，后者可能正是催生曲妥珠单抗耐药性的重要机制。虽然已有研究证实，帕妥珠单抗单药治疗对曲妥珠单抗治疗时病情进展的 HER2 阳性转移性疾病患者有抗肿瘤活性，但其通常与曲妥珠单抗联合使用以维持对 HER2 同源二聚体启动的信号传导的抑制作用。2013 年，美国 FDA 授权加速批准在 NACT 和曲妥珠单抗的基础上加用帕妥珠单抗，以治疗 HER2 阳性局部晚期、炎症性或早期（直径＞ 2 cm 或淋巴结阳性）乳腺癌。虽然帕妥珠单抗会增加治疗相关腹泻的发生率和严重程度，并略微增加血液系统毒性的发生率，但有证据表明其可增强局部区域疗效，因此我们会对接受 NACT+ 曲妥珠单抗的患者常规加用该药。

在Ⅱ期 NeoSphere 试验中，417 例 HER2 阳性患者接受了 4 个周期共 12 周的新辅助治疗，方案包括曲妥珠单抗 + 多西他赛、帕妥珠单抗 + 多西他赛、帕妥珠单抗 + 曲妥珠单抗 + 多西他赛、帕妥珠单抗 + 曲妥珠单抗。相比多西他赛联合仅曲妥珠单抗（29%）或仅帕妥珠单抗（24%）的患者，随机分配至多西他赛联合帕妥珠单抗和曲妥珠单抗治疗方案的患者 pCR 率更高（46%）。接受帕妥珠单抗和曲妥珠单抗但不接受多西他赛治疗的患者 pCR 率为 17%。

Ⅱ期 TRYPHAENA 试验在含蒽环类化疗方案组中评估了曲妥珠单抗与帕妥珠单抗给药时机和心脏毒性的关系，还比较了含蒽环类和不含蒽环类方案的 pCR 率。超过 200 例 HER2 阳性女性患者被随机分配至 FEC 后多西他赛及曲妥珠单抗和帕妥珠单抗方案治疗组，其中曲妥珠单抗和帕妥珠单抗与 FEC 同时应用（FECHP-THP）或多西他赛开始使用时应用（FEC-THP）；或分配至 TCHP 组。这项研究的检验效能不足以比较组间 pCR 率，并且未纳入非帕妥珠单抗组。结果如下：FECHP-THP 组和 FEC-THP 组的 pCR 率分别为 56% 和 55%，TCHP 组的 pCR 率为 64%。以蒽环类药物为基础治疗的两组患者间，心脏毒性发生率相当，TCHP 组略低。

GBG 的 GeparSepto 研究（上文所述）在近 400 例Ⅱ～Ⅲ期 HER2 阳性乳腺癌患者中报道了类似的 pCR 率（58%），这些患者接受了紫杉醇或 Nabpaclitaxel 及随后的 EC 方案进行新辅助治疗，并在整个过程中同时使用曲妥珠单抗和帕妥珠单抗。

第二节　新辅助抗 HER2 治疗的争议

一、生物标志物筛选新辅助治疗效果

HER2 阳性患者间的 pCR 率差异可能是源自肿瘤本身的特征，如 HR 状态、内在亚型、PIK3CA 突变状态或有无肿瘤浸润性淋巴细胞（tumor infiltrating lymphocyte，TIL）。这些特征也可能有远期预后意义，有朝一日可能帮助指导 HER2 阳性患者治疗。然而，除了临床试验外，我们现在并不推荐根据这些特征更改对 HER2 阳性患者已经计划的新辅助治疗方案。

（一）HR 状态

在几乎所有关于 HER2 阳性乳腺癌新辅助治疗的研究中，HR 阴性患者的 pCR 率都高于 HR 阳性患者。尽管 HR 阳性肿瘤相关的 pCR 率更低，但相比于未达到 pCR 的患者，达到 pCR 的患者 EFS 仍有改善。此外，既往研究数据表明，HR 阳性患者加用曲妥珠单抗后获得的 DFS 改善与 HR 阴性癌症患者相同。

有一种假说认为，HR 阳性 /HER2 阳性癌症患者中 pCR 率较低的原因是雌激素与细胞质雌激素受体及其他受体的结合激活了存活信号传导通路，其绕过了曲妥珠单抗和其他 HER2 靶向药物阻断 HER2 的环节，这称为交叉活化（cross-talk）。为了检验这一假说，NRG Oncology 联盟开展了 NSABP B-52 试验，该试验纳入了 HR 阳性 /HER2 阳性癌症患者并给予了 6 个周期 TCHP，评估了加用芳香酶抑制剂进行内分泌治疗（在绝经前女性中还进行卵巢抑制）对 pCR 率的影响。在 311 例患者中，接受或不接受内分泌治疗后的 pCR 率相似（46% *vs.* 41%），而且这一结果在绝经前和绝经后女性间没有差异，并且加用内分泌治疗不增加新辅助治疗的毒性。

因此，虽然本研究的结果不支持在 HR 阳性 /HER2 阳性乳腺癌患者的新辅助治疗期间常规给予内分泌治疗，但也显示其应用不存在禁忌证。

（二）内在亚型

当临床病理归为 HER2 阳性的肿瘤重新进行多基因检测划分内在亚型时，可发现明显的异质性。数据表明，用这一原因解释 HR 阳性 /HER2 阳性癌症的 pCR 率较低可能比上文的交叉活化假说更具说服力。例如，在

CALGB 40601研究里接受治疗的HER2阳性患者中，仅31%为HER2扩增型，而60%为管腔A型或管腔B型，5%为基底细胞样型，3%为其他分型。在HR阳性乳腺癌患者中，HER2扩增型所占百分比甚至更低，为17%，其余83%为管腔型。总体来说，内在分型为HER2扩增型的肿瘤，pCR率高于管腔型肿瘤（70% *vs.* 35%）。

PAMELA试验纳入的患者接受单纯双靶向抗HER2新辅助治疗（曲妥珠单抗＋拉帕替尼）而未接受化疗，在这些患者中也发现了内在亚型对pCR率的影响。其中67%的患者被归为HER2扩增型（包括HR阴性患者中的85%和HR阳性患者中的49%），这些患者的pCR率为41%。相比之下，非HER2扩增型患者（其中大多数被归为管腔A型或B型）pCR率仅为10%。

这些结果表明，在内在分型为非*HER2*基因扩增型的临床病理HER2阳性癌症患者中，使用包含HER2靶向治疗的新辅助疗法获得pCR的比率可能性较低。尽管如此，N9831辅助治疗临床试验数据表明，管腔亚型HER2阳性癌症患者（21%的研究人群）辅助化疗加用曲妥珠单抗的获益（*HR*=0.52）与HER2扩增型患者相同（*HR*=0.68）；仅内在分型为基底细胞样型的乳腺癌患者（7%）未从曲妥珠单抗中获益，但这一人群占比较少。基于现有数据，可见肿瘤内在亚型尚不能影响HER2阳性患者的新辅助治疗方案临床决策。

（三）*PIK3CA*基因

磷脂酰肌醇3激酶（phosphoinositide 3-kinase，PI3K）通路是由HER2触发的重要细胞内信号传导通路。已在20%～25%的HER2阳性癌症患者中发现编码其催化亚基p110α的*PIK3CA*基因激活突变。这些突变与pCR率下降约50%相关，但尚无研究显示其对肿瘤复发或生存有明确影响。

（四）肿瘤浸润淋巴细胞

针对治疗前空芯针穿刺活检的回顾性分析显示，肿瘤或周边基质的淋巴细胞浸润程度与NACT实现pCR的可能性有关。后续的研究在HER2阳性患者人群中评估了这种关系。

GeparSixto试验显示，在20%划分为淋巴细胞为主型乳腺癌（lymphocyte-predominant breast cancer，LPBC）（基于治疗前肿瘤活检结果，至少60%的细胞为淋巴细胞）的HER2阳性患者中，曲妥珠单抗和拉帕替尼联合NACT治疗时的pCR率高于肿瘤中淋巴细胞浸润水平较低的患者（64% *vs.* 27%）。加用卡铂提高了LPBC患者的pCR率（78% *vs.* 50%），但降低了非LPBC患者的pCR率（21% *vs.* 33%）。

在NeoALTTO研究中，相比TIL水平较低的患者，TIL超过5%的患者更可能实现pCR。而且，更高的TIL水平与EFS的改善有线性关系。

二、$cT_{1c}N_0M_0$肿瘤是否进行新辅助治疗

目前指南及专家共识大多认同具有一定肿瘤负荷（临床淋巴结阳性，肿瘤＞2 cm）的HER2阳性或三阴性乳腺癌作为术前新辅助治疗指征的选择标准。对于T_{1c}患者是否行新辅助治疗，目前临床上仍存在较多争议。

2021年更新的ASCO指南提示T_{1c}患者亦可行新辅助治疗。另外，《NCCN临床实践指南：乳腺癌2022.V2版本》也进行了更新，建议cT_1N_0 HER2阳性乳腺癌患者可考虑行新辅助治疗。有部分专家认为，肿瘤大于1 cm的HER2阳性乳腺癌原本就需要进行辅助治疗，而将辅助治疗提前到新辅助阶段可以额外获得是否可以到达pCR这个预后信息；在避免过度治疗方面，WSG-ADAPT研究纳入了约40%的cT_1人群和约一半的cN_0人群，予以THP方案新辅助治疗，90.5%的患者达到pCR，5年iDFS达到98%，而APT研究在分期更早的患者中使用TH方案辅助治疗5年iDFS为96%，因此HER2阳性T_{1c}乳腺癌患者可以接受低毒的THP或TH方案进行新辅助治疗。

此外，KATHERINE 研究亚组分析结果显示，在 77 例接受含曲妥珠单抗方案新辅助治疗后 non-pCR 的 $cT_{1c}N_0$、HER2 阳性乳腺癌患者中，45 例患者接受辅助 T-DM1 强化治疗，这组患者在随访期间未有浸润性疾病生存（iDFS）事件发生；而 32 例患者接受曲妥珠单抗辅助治疗中，有 6 例（19%）患者发生了 iDFS 事件，这提示对于 $cT_{1c}N_0$、HER2 阳性乳腺癌患者，新辅助治疗仍可以筛选出对曲妥珠单抗治疗不敏感的患者，而且术后选择 T-DM1 辅助强化治疗，可以在早期给予患者更多治愈的机会。

但也有部分专家持不同意见，认为对于 $cT_{1c}N_0$ 乳腺癌行新辅助治疗没必要且伤害大。cT_1N_0 患者可直接手术，其新辅助治疗主要目的是判断敏感性以选择 non-pCR 患者予以强化治疗。然而，AJCC 预后分期系统将 $T_{1c}N_0$ 患者定为 1A 期，手术 + 辅助治疗的策略 5 年 DFS 为 99.1%，而在此基础上行新辅助治疗提升空间小，临床意义不足。同时，根据既往的前哨淋巴结研究数据，cN_0 患者实际上包括了约 35% 的 pN+ 情况，如果不在新辅助治疗前进行前哨淋巴结活检术前无法判断其状态，若对这部分选择 TH 弱强度的新辅助方案，则对 pN+ 患者存在治疗不足；若选择 HP 高强度方案，则对 pN- 患者存在治疗过度，因此新辅助治疗强度难以把握，易产生治疗过度或不足的伤害。

因此，HER2 阳性 $cT_{1c}N_0$ 乳腺癌是否进行新辅助治疗仍存在较大争议。

三、新辅助治疗是否去蒽环

在早期 HER2 阳性乳腺癌患者的新辅助治疗及辅助治疗阶段，对于曲帕双靶的化疗配伍是否去蒽环问题，仍是目前学术界讨论的一大热点问题。

对于配伍化疗药物，强化靶向是否意味可以摒弃蒽环？既往的部分荟萃分析中，不含蒽环的方案中包含了大量的单药化疗方案，而含蒽环的方案中全部为联合化疗方案，化疗强度的基线偏倚会影响结果解读的准确性。

Ⅲ期 TRAIN-2 研究显示不含蒽环类药物方案取得与含蒽环类药物方案相似的 pCR 率，3 年 EFS 和 OS 的同时，降低了化疗相关毒副作用。

KRISTINE 是一项针对 HER2 阳性早期乳腺癌的Ⅲ期随机对照临床研究，入组的患者为Ⅱ～Ⅲ期、T ＞ 2 cm 的乳腺癌，旨在比较 T-DM1 联合帕妥珠单抗（试验组：T-DM1+P）与多西他赛、卡铂联合曲妥珠单抗及帕妥珠单抗（对照组：TCHP）在 HER2 阳性早期乳腺癌新辅助治疗中的疗效差异。对照组患者术后接受 12 个周期双靶治疗。研究显示，对照组 pCR 率为 55.7%。在 2019 年 ASCO 会议上报道了该研究的生存数据结果，中位随访时间为 37 个月，对照组 3 年 iDFS 为 92.0%。

因此，《NCCN 临床实践指南：乳腺癌 2022.V2 版本》和中国抗癌协会乳腺癌诊治指南与规范（2021 年版）都将 TCHP 作为 HER2 阳性乳腺癌患者新辅助治疗的首选推荐方案，可以有效地提升患者 pCR 和远期生存获益。

但临床真实世界中，的确仍存在一部分对蒽环类药物特别敏感的人群，但我们还无法在治疗前进行明确甄别。借鉴 2021 年 St.Gallen 会议共识投票结果，临床实践在决定进行新辅助治疗时，就必须因为腋窝淋巴结阳性而更多选择蒽环类药物吗？显然，由于目前进行直接对比的研究数据较少，我们尚无法对此进行有效的荟萃分析以提供充分证据。仅从 TRAIN-2 研究中的亚组分析看，即便在淋巴结阳性的亚组中，含蒽环的靶向治疗方案也未能显示出更优的 pCR 率或 3 年 EFS。因此，合理定位蒽环类药物，圈定 HER2 阳性乳腺癌中需要使用蒽环类药物的人群，还需要后续研究进一步探究。

第三节　新辅助抗HER2治疗的未来之问

HER2阳性乳腺癌新辅助的治疗进展日新月异，展望未来，探索更优、更精准的新辅助治疗策略是当下及未来一段时间的主旋律。

一、早期疗效反应筛选免化疗

精准筛选化疗降阶获益人群是HER2阳性早期乳腺癌治疗未来探索的重要方向之一。PHERGain研究评估了早期代谢反应（F-PET评估）对HP新辅助治疗的适应证和化疗降阶的可能性。PHERGain研究入组HER2阳性Ⅰ～Ⅲ期乳腺癌患者，按照1∶4随机分组，队列A接受多西他赛（T）、卡铂（C）和HP双靶治疗，队列B接受HP双靶治疗，HR阳性者同时接受内分泌治疗。在随机分组之前和2个周期的新辅助治疗之后对队列A和队列B患者进行F-PET评估，无论F-PET评估结果如何，队列A所有患者都完成总共6个周期的治疗；队列B患者中治疗2个周期后F-PET评估治疗有反应者，继续6个周期的HP±内分泌治疗，而F-PET反应不佳者切换为接受6个周期的多西他赛+卡铂联合妥妥双靶（TCHP）治疗。确认有手术治疗，队列B中治疗有反应，但未获得pCR的患者，接受6个周期的TCHP治疗。队列A和队列B所有患者均完成18个周期的HP双靶治疗。队列C患者接受6个周期的TCHP治疗。共同主要研究终点是队列B通过F-PET评估有相应的患者的乳房/腋窝pCR率（$ypT_{0/is}N_0$）和队列B患者的3年无浸润性疾病生存（iDFS）。研究总共入组376例患者，队列A、队列B、队列C分别为71例、285例和20例。队列B患者中49.2%为淋巴结阳性。队列A的pCR率为57.7%，队列B的pCR率35.4%。队列B中，有227例（79.6%）经F-PET评估为治疗有反应，其中86例（37.9%）最终获得pCR。而在F-PET评估治疗无明确反应的患者中，后续接受化疗联合双靶治疗，15例（25.9%，95% *CI*：15.3～39%）加用化疗（TCHP）后达到了pCR。HR阳性和HR阴性患者的pCR率分别为44.3%和35%（*P*=0.184），我们可以看到两组之间pCR率有一定差异，但是还没有达到明确的统计学意义。

PHERGain研究给了我们提示，可以运用功能影像学等方法筛选出一部分对单纯靶向HP具有很好的反应性的患者，从而来接受免化疗的治疗方案。这也印证了NeoSphere研究中的数据，大概有16.8%的患者仅仅接受HP双靶的治疗可以获得pCR，通过F-PET方法可筛选出受益于HP双靶治疗方案的患者。目前PHERGain研究的3年iDFS随访正在进行中，期待未来能给患者带来更多福音。

二、新治疗模式的探索

目前，静脉输注是肿瘤患者治疗常见的用药方式，除此以外，还有皮下注射、口服等多种给药模式。静脉输液主要通过静脉留置针、中心静脉导管和深静脉置管等方式给药，上述通路置管方式不仅给医护人员及患者带来不便，也会因穿刺困难导致反复穿刺，给患者带来更多痛苦。皮下制剂则可以提升患者的配合度和依从性，并且能够减少患者潜在的静脉感染风险。

目前全球临床数据已经充分证实曲妥珠单抗皮下制剂与标准静脉输注的曲妥珠单抗的疗效相当，因此，曲妥珠单抗注射液（皮下注射）于2019年2月获美国FDA批准用于治疗成人HER2阳性早期乳腺癌和转移性乳腺癌，同时2021年4月曲妥珠单抗注射液（皮下注射）上市申请正式获国家食品药品监督管理总局药品审评中心受理。

HannaH试验纳入了接近600例可手术、局部晚期或炎症性HER2阳性乳腺癌女性患者，且均接受了多西他赛序贯FEC治疗，这些患者被随机分配到曲妥珠单抗静脉给药组或皮下给药组，两组均同时进行NACT。术后，两组患者重新开始使用其分配的曲妥珠单抗制剂来完成 1 年的治疗。研究发现曲妥珠单抗皮下给药组的血清谷浓度（在术前最后一剂曲妥珠单抗给药前抽血检查）更高，而且两组的 pCR 率相近（皮下给药组与静脉给药组分别为 39% 和 34%），治疗起效的中位时间及治疗时仍进展的比率也相近（两组均分别为 6 周及 2%）。当然值得注意的是，皮下给药组患者中 3 ～ 4 级不良事件发生率更高（21% *vs*. 12%），包括发热性中性粒细胞减少（6% *vs*. 3%）；新辅助治疗期间 3 例死亡（静脉给药组 1 例，皮下给药组 2 例）。

FeDeriCa Ⅲ期试验将 500 例患者随机分入静脉曲妥珠单抗 / 帕妥珠单抗组或曲妥珠单抗 / 帕妥珠单抗复方皮下制剂组，患者都存在可切除的或局部晚期 HER2 阳性癌症，并接受了含蒽环类和紫杉烷的新辅助化疗。两组均同时给予曲妥珠单抗 + 帕妥珠单抗与紫杉烷，并在手术后继续给药，共 18 个周期。两组的 pCR 率均为 60%，总体毒性相当。

目前双靶皮下制剂已被 FDA、EMA 等药监机构获批上市。就药物使用而言，皮下制剂的研发，便利性更高，在专业指导下患者可能可实现居家使用。皮下制剂可以为患者带来便捷的治疗体验，减少因静脉输注所致的感染、血栓风险。

三、新治疗方案的探索

曲妥珠单抗 -DM1 偶联物（T-DM1）是曲妥珠单抗与强效抗微管剂 DM1 连接而成的抗体药物偶联物，进入 HER2 阳性细胞后才释放 DM1。在接受含曲妥珠单抗方案治疗仍发生进展的 HER2 阳性转移性乳腺癌患者中，该药物呈现出了很高的单药活性。在早期 HER2 阳性乳腺癌患者的新辅助治疗中，也研究了 T-DM1 单一用药和联合用药的疗效。

德国女性卫生保健研究组开展了一项针对Ⅰ～Ⅲ期 HR 阳性 /HER2 阳性乳腺癌的Ⅱ期临床研究，将 375 例女性患者随机分成 3 组：T-DM1 单药治疗组、T-DM1+ 同期内分泌治疗组及曲妥珠单抗 + 同期内分泌治疗组。结果显示，相比曲妥珠单抗联合内分泌治疗组，含 T-DM1 的治疗方案组患者 pCR 率更高，无论是否联合同期内分泌治疗（联合和不联合同期内分泌治疗时分别为 42% 和 41%），并且患者都能很好地耐受，而且报道中含 T-DM1 的治疗方案组比曲妥珠单抗联合内分泌治疗组更常发生的唯一 3 级以上的毒性是转氨酶升高（4.1% *vs*. 0）。

I-SPY2 试验将 HER2 阳性患者随机分配至两个新辅助治疗组，即 T-DM1+ 帕妥珠单抗组或紫杉醇 + 曲妥珠单抗组，两组均后接 AC。接受 T-DM1 和帕妥珠单抗的患者 pCR 率更高（52% *vs*. 22%）。瑞典的 PREDIX HER2 试验纳入了 HER2 阳性乳腺癌＞ 2 cm 的女性，新辅助治疗中使用 6 个周期 T-DM1 单药的 pCR 率与 6 个周期多西他赛 + 曲妥珠单抗 + 帕妥珠单抗相似（44% *vs*. 46%）。

但 KRISTINE/TRIO-021 研究比较 TCHP 方案与 T-DM1 加帕妥珠单抗（T-DM1/P）后发现，TCHP 组的 pCR 率（56% *vs*. 44%）和保乳手术率（53% *vs*. 42%）都更高。随访 3 年时，T-DM1/P 组的 EFS 事件风险更高（*HR*=2.6，95%*CI*：1.5 ～ 5.0）。但在排除 T-DM1/P 组中存在术前局部区域进展的 15 例患者后（6.7%），术后浸润性疾病复发率就不再有组间差异（T-DM1/P 组 11 例患者，4.9%；TCHP 组 11 例患者，5.0%），pCR 患者的无浸润性疾病生存率也无差异（两组均为 97%）。

因此，尽管单用 T-DM1 或联用 T-DM1 和帕妥珠单抗的新辅助治疗能够使一定的早期 HER2 阳性乳腺癌患者达到 pCR，但和 TCHP 等联合化疗加曲妥珠单抗和帕妥珠单抗的标准方案相比，在新辅助治疗条件下接受 T-DM1 治疗的患者仍缺乏长期生存数据，因此仍不能作为标准方案。但对于少数无法耐受化疗的人群也不失为一种可选的方案。

另一个 ADC 药物，T-DXd 也将在新辅助治疗阶段进行探索。DESTINY-Breast11 是一项全球性、随机、开放标签Ⅲ期临床试验，旨在评价在高危[淋巴结阳性（$N_{1\sim3}$）或原发肿瘤$T_{3\sim4}$]、局部晚期或炎性HER2阳性的早期乳腺癌患者中对比T-DXd单药和T-DXd序贯THP（紫杉醇、曲妥珠单抗和帕妥珠单抗）以及标准治疗方案ddAC（多柔比星和环磷酰胺）-THP的新辅助治疗的疗效和安全性。患者将以1∶1∶1的比例随机接受8个周期T-DXd单药治疗；4个周期T-DXd治疗后序贯4个周期THP；4个周期ddAC治疗后序贯4个周期THP。DESTINY-Breast11的主要终点是由盲法独立中央审查（blinded independent central review，BICR）评估的pCR（乳腺和淋巴结无浸润性疾病）。次要终点包括无事件生存期、无侵袭性疾病生存期、总生存期、药代动力学、免疫原性和安全性。DESTINY-Breast11将在亚洲、欧洲、北美和南美的多个研究中心入组约624例患者。静待研究结果发布。

小分子TKI药物也在新辅助阶段进行探索，初步取得一些数据。由复旦大学附属肿瘤医院吴炅教授牵头开展的吡咯替尼联合曲妥珠单抗和多西他赛新辅助治疗HER2阳性早期或局部晚期乳腺癌的多中心Ⅲ期PHEDRA研究在2021年SABCS上公布了最新研究结果。PHEDRA研究旨在探索吡咯替尼联合曲妥珠单抗和多西他赛，对比安慰剂联合曲妥珠单抗和多西他赛新辅助治疗HER2阳性早期或局部晚期乳腺癌的有效性和安全性。PHEDRA研究在独立评审委员会评估中，吡咯替尼组的tpCR率为41%，对照组为22%，在优效性检验中达到了统计学意义上的差距。在研究者评估中，吡咯替尼组的bpCR为43.8%，同样显著高于对照组的23.7%。在ORR方面，吡咯替尼组达到91.6%，而对照组仅为81.9%。总体而言，PHEDRA研究为HER2阳性早期乳腺癌患者提供一种新的选择，但是目前仍缺乏长期生存的数据，亟待远期生存结果的发布。

对于三阳性早期乳腺癌新辅助治疗TKI联合内分泌及CDK4/6抑制剂方案也开始进行探索。由中国医科大学附属盛京医院刘彩刚教授牵头的单臂Ⅱ期临床MUKDEN01[43]研究入组79例Ⅱ～Ⅲ期三阳性早期乳腺癌，采用5个周期吡咯替尼+来曲唑+达尔西利全口服免化疗方案进行新辅助治疗。研究结果显示，乳房+腋窝病理学完全缓解24例，pCR率达30.4%；客观缓解率达87.4%。该研究结果表明，这种全口服免化疗三联疗法有望成为三阳性乳腺癌新辅助治疗的替代方案，但仍需开展大样本随机对照Ⅲ期临床研究进行验证。

奈拉替尼是能够不可逆地结合并抑制EGFR和HER2的TKI药物。I-SPY2试验的其中一组中，127例HER2阳性乳腺癌患者被随机分配接受新辅助治疗一周1次紫杉醇联合奈拉替尼组或曲妥珠单抗组，连续12周，之后接受4个周期的AC。结果显示，奈拉替尼组患者的pCR率为56%，而曲妥珠单抗组的pCR率为33%。NSABP FB-7随机试验比较了紫杉醇–奈拉替尼方案与紫杉醇–曲妥珠单抗作为HER2阳性乳腺癌的新辅助治疗，结果发现，含曲妥珠单抗组的pCR率更高（38% *vs*. 33%）。

术前新辅助治疗作为乳腺癌全身治疗的重要组成部分，在逐渐形成各项共识的同时也引发适应证和治疗策略相关的争议。在适应证界定方面，不宜盲目遵从临床试验的结果，需明确新辅助治疗在临床实践中的目的，严格地把控适应证。在治疗策略方面，应根据不同乳腺癌分子分型进行差异性选择，以新辅助治疗的疗效为导向，筛选早期疗效欠佳的人群，改进治疗策略或及早进行局部治疗。精准医学的发展能够促进药物开发，帮助个体化制定新辅助治疗方案。理清乳腺癌新辅助治疗争议点，把控适应证并优化治疗策略，进一步提高乳腺癌患者的生存结局。本章综述了目前HER2阳性乳腺癌新辅助治疗的现状、争议及未来进展，在乳腺癌新辅助治疗新时代，我们应该以发展的眼光来重新认识新辅助治疗，新辅助治疗方案的选择源于辅助方案，快速的个体化药敏筛选使其更应高于辅助治疗；高pCR率与生存改善并非不可兼得，但需要兼顾pCR和安全性的平衡！借助新辅助治疗平台通过是否达到pCR进行筛选，才是更精准、更有效、更低毒的治疗决策。

胡泓　张聚良　叶松青

第二十三章　辅助抗 HER2 治疗的现状、争议、未来之问

第一节　辅助抗 HER2 治疗的现状

一、单靶时代的辅助抗 HER2 治疗

（一）曲妥珠单抗在辅助抗 HER2 治疗中的地位

1979 年，麻省理工学院的温伯格和来自孟买的博士后科学家帕代，从老鼠神经母细胞瘤中分离出一种癌基因，命名为 neu，也就是后来熟知的 HER2 编码基因 *ERBB2*，但当时人们尚不清楚这个基因的价值，与乳腺癌的关系也未阐明。1987 年 Slamon 研究证实，HER2 过表达是有别于肿瘤大小、淋巴结及激素受体状态的乳腺癌独立预后因子。此后数年，Slamon 针对 HER2 这一靶点进行了一系列深入研究，成功将首个抗 HER2 的靶向药物——曲妥珠单抗应用于乳腺癌并取得巨大成功，关于他的事迹，甚至被拍成了电影在全球热映，足见这一靶点在乳腺癌中的重要意义。

曲妥珠单抗作为第一个抗 HER2 大分子单抗类药物，率先拉开了辅助抗 HER2 治疗的序幕。一系列经典的大规模Ⅲ期随机对照临床试验，包括 NSABP B-31、NCCTG N9831、BCIRG 006、HERA 等，奠定了曲妥珠单抗在辅助抗 HER2 治疗中的重要地位。这些研究证实，化疗联合 1 年的辅助曲妥珠单抗治疗，无论曲妥珠单抗是与化疗药物同步还是序贯应用，均能显著改善无病生存期（disease free survival，DFS）及总生存期（overall survival，OS）。时至今日，在临床实践中仍有不少患者采用这一策略。HERA 试验则是唯一一项探究了更长时间的曲妥珠单抗应用是否能够进一步提高疗效的国际多中心随机对照的Ⅲ期临床研究。该研究纳入了 5102 例 HER2 阳性早期乳腺癌患者，随机分为每 3 周使用曲妥珠单抗 1 年组或 2 年组或观察组。主要终点为 DFS，次要终点为 OS 和至远处复发时间（time to distant recurrence，TTDR）。中位随访 8 年结果显示，2 年曲妥珠单抗治疗与 1 年曲妥珠单抗治疗的 DFS 无显著差异，两组 OS 亦相似，但 2 年曲妥珠单抗治疗带来了更多的心脏事件风险。因此，1 年曲妥珠单抗治疗成为辅助抗 HER2 治疗的标准方案。

（二）蒽环类药物与曲妥珠单抗

曲妥珠单抗是人源化的单抗类生物大分子，安全性良好，最为值得关注的不良反应是可能破坏心脏有效泵血能力导致左室射血分数下降、心功能不全甚至心力衰竭。蒽环类药物同样具有心脏毒性，且呈剂量依赖性。在 NSABP B-31 试验中，1830 例 HER2 阳性乳腺癌被随机分配到 AC-P（多柔比星 + 环磷酰胺序贯紫杉醇）组或 AC-PH（多柔比星 + 环磷酰胺序贯紫杉醇联合曲妥珠单抗）组。7 年随访显示，AC-PH 组有 4% 的患者出现了心脏事件，而 AC-P 组则是 1.3%。由于大多数患者在结束治疗后，左室射血分数能够恢复到正常范围，考虑到曲妥珠单抗的风险效益比，蒽环类联合曲妥珠单抗的策略仍然被推荐。在一些真实世界研究中，心脏事件的发生风险还要更高。一项纳入了 12 500 例女性乳腺癌患者的回顾性研究表明，接受蒽环类治疗，风险 5 年累计发生率是 4.3%，但是对于接受蒽环类联合曲妥珠单抗的患者，5 年发生率为 20.1%。接受蒽环类序贯曲妥珠单

抗的心脏衰竭风险要明显高于临床研究的报告结果，*HR* 为 4.12（95% *CI*：2.30 ～ 7.42）；接受蒽环类联合曲妥珠单抗的 *HR* 为 7.19（95% *CI*：5.00 ～ 10.35）。

BCIRG 006 临床研究率先证实了去蒽环化疗方案联合曲妥珠单抗的疗效。3222 例淋巴结阳性或高危但淋巴结阴性的 HER2 阳性早期乳腺癌患者，随机被分为 3 组：接受 4 个周期多柔比星 + 环磷酰胺序贯 4 个周期多西紫杉醇（AC-T 组）；接受 4 个周期多柔比星 + 环磷酰胺序贯 4 个周期多西紫杉醇，但在应用多西紫杉醇时开始联合应用曲妥珠单抗 1 年（AC-TH 组）；接受 6 个周期多西紫杉醇和卡铂，同时联合应用曲妥珠单抗 1 年（TCbH 组）。主要研究终点为 DFS，次要终点包括 OS、总体安全性和心脏安全性。10 年随访结果显示，化疗联合应用曲妥珠单抗 1 年可以显著改善生存，AC-TH 组和 TCbH 组相较于 AC-T 组，均能显著改善 DFS 及 OS，两组含曲妥珠单抗的方案疗效相似，但 TCbH 组方案心功能不全发生率更低。因此，这一去蒽环的化疗方案疗效得以证实，被国内外指南一致推荐，尤其是对于在治疗前就有心功能不全的患者，这一方案更为适用。

二、双靶时代的辅助抗 HER2 治疗

（一）曲妥珠单抗联合小分子 TKI（拉帕替尼）辅助抗 HER2 治疗

HER2 属于受体酪氨酸激酶家族成员，通过与 HER 家族其他分子形成同源或异源二聚体激活下游信号通路，发挥促细胞增殖作用。曲妥珠单抗即通过抑制 HER2 同源二聚体的形成达到抗 HER2 治疗的目的。理论上说，小分子的受体络氨酸激酶抑制剂通过信号通路的阻断，同样可以发挥抗 HER2 效应。大分子单抗可以在细胞胞外段发挥作用，而小分子 TKI 药物则可以通过阻断信号传导发挥效应，就作用机制而言，这样两种药物的组合具有互补的优势，可能具有更好的疗效。拉帕替尼是针对 HER1/HER2 的酪氨酸激酶抑制剂，在晚期 HER2+ 乳腺癌及新辅助治疗中均显示出良好的疗效，能否用于辅助抗 HER2 治疗自然备受关注。ALLTO 临床研究纳入了 8381 例早期 HER2 阳性乳腺癌患者，旨在评价辅助治疗中，在曲妥珠单抗基础上联合或序贯应用拉帕替尼的疗效。遗憾的是，结果显示曲妥珠单抗与拉帕替尼的双靶策略并不能改善生存，而腹泻、皮疹等不良反应明显增加。当然，不良反应的增加也使得仅有 65% 的患者能完成 85% 剂量的联合治疗，也可能对实验结果造成了影响。最终，曲妥珠单抗与拉帕替尼的双靶联合策略并未能在辅助抗 HER2 治疗中占有一席之地。

但是，一些新的靶向 HER2 的 TKI 药物也逐渐显示出良好的应用前景，如吡咯替尼、奈拉替尼等。这些药物可以抑制 HER1、HER2、HER4 等多个靶点，且呈现出更高的抑制效率。在基于曲妥珠单抗联合吡咯替尼的一项新辅助临床研究中，显示出良好的疗效，显著提升了 PCR 率，尤其是对 HR 阳性、HER2 阳性的“双阳”患者，似乎具有更好的治疗效果。由于大分子单抗无法通过血脑屏障，而小分子 TKI 是否在降低脑转移的发生上更具优势也引起了更多的关注。未来辅助治疗的双靶策略，大分子单抗联合小分子 TKI 这一“大加小”策略是否具有一席之地，值得期待。

（二）曲妥珠单抗联合帕妥珠单抗辅助抗 HER2 治疗

曲妥珠单抗仅能阻断 HER2/HER2 同源二聚体的形成，对 HER2/ HER3 等异源二聚体导致的信号通路活化无法发挥作用。帕妥珠单抗同样作为与 HER2 胞外段结合的大分子单抗，结合位点与曲妥珠单抗不同，可以阻断异源二聚体结合导致的促细胞增殖作用。一项新辅助治疗的 NeoSphere 研究证实，患者仅仅在新辅助治疗阶段接受了 4 个周期的曲妥珠单抗联合帕妥珠单抗的双靶治疗，就提升约 1 倍的 pCR 率，随访结果显示，双靶治疗显示出生存获益的趋势。APHYNITY 研究结果则奠定了辅助双靶治疗的地位。APHINITY 临床研究是一项前瞻性、多中心、双盲、随机、对照Ⅲ期临床试验，旨在评估辅助化疗基础上，曲妥珠单抗联合帕妥珠单抗双靶策略能

否改善生存。研究纳入 4805 例可接受手术的 HER2 阳性早期乳腺癌患者，中位随访 36 个月时公布第一次中期分析结果，显示双靶策略可显著提高 3 年 iDFS 率（94.1% *vs.* 93.2%，*P*=0.045）。亚组分析显示，HR 阴性 /HER2 阳性及淋巴结阳性患者具有更高的临床获益。在随后的 6 年随访中，这一获益进一步加大，在 HR 阳性 /HER2 阳性患者中亦显示出显著生存获益，但对于淋巴结阴性的患者，双靶联合的方案并不优于曲妥珠单抗单靶治疗。因此，对于淋巴结阳性的早期 HER2 阳性乳腺癌，国内外指南均推荐曲妥珠单抗联合帕妥珠单抗的双靶方案作为辅助 HER2 治疗的标准策略，只是在当前的临床实践中，这一部分患者事实上更多地接受了新辅助治疗。

三、新辅助治疗后的辅助抗 HER2 治疗

（一）新辅助治疗后 pCR 患者的辅助抗 HER2 治疗

选择进行新辅助治疗的 HER2 阳性乳腺癌，大多具有临床分期较晚、淋巴结阳性等特点，因此方案首选化疗联合曲妥珠单抗及帕妥珠单抗的双靶策略。对于新辅助治疗后的辅助抗 HER2 治疗，继续选择双靶治疗或者改为单靶曲妥珠单抗治疗，均有相应的临床试验数据。例如 NeoSphere 研究中新辅助治疗后抗 HER2 治疗就是由双靶改为单靶，而 KRISTINE 研究则是全程采用了双靶策略，与 NeoSphere 研究设计非常相似的 PEONY 研究，试验组也是全程采用了双靶策略。对于新辅助治疗后达到 pCR 的患者，本身预后比较好，是继续采用双靶还是改为单靶抗 HER2 治疗呢？2019 年的 SABCS 上也有一项 Meta 分析讨论这一问题。这项分析纳入了 5 项 HER2 阳性早期乳腺癌的新辅助研究，患者按照不同的新辅助 / 辅助治疗方案，结果表明，对于那些新辅助治疗后达到 pCR 的患者，由双靶改为单靶的人群中，复发风险降低了 41%，而全程双靶策略则使复发风险降低了 47%，呈现出进一步降低风险的趋势。3 年的无事件生存（event free survival，EFS）分析也表明，继续双靶治疗相较于改用单靶曲妥珠单抗治疗，具有更优的 EFS，在当下随访证据下，对于接受新辅助双靶治疗达到 PCR 的人群，仍推荐继续双靶治疗，不宜降阶。但是，对于 T 分期早、淋巴结阴性的 HER2 阳性乳腺癌，参考 APHYNITY 研究中淋巴结阴性患者并未能从双靶辅助治疗中获益，因此也可采用单靶曲妥珠单抗的辅助抗 HER2 治疗。

（二）新辅助治疗后 non-pCR 患者的辅助抗 HER2 治疗

CTNeoBC 荟萃分析发现，相比 pCR 患者，non-pCR 患者具有更高的复发和死亡风险，对于这部分人群，可以采用强化辅助治疗，以进一步改善生存。KATHERINE 是一项Ⅲ期、随机对照临床研究，纳入了 1486 例接受了化疗联合抗 HER2 新辅助治疗后 non-pCR 的乳腺癌患者，其中约 20% 患者接受了曲妥珠单抗及帕妥珠单抗的双靶新辅助治疗。患者在手术后 12 周内随机分组，分别接受 T-DM1（3.6 mg/kg，iv）或曲妥珠单抗（6 mg/kg，iv）维持治疗，每 3 周一次，持续 14 个周期。研究的主要终点是 iDFS，次要终点包括 DFS 和 OS。KATHERINE 研究结果表明，接受 T-DM1 辅助治疗 1 年，可降低患者 50% 的复发风险，3 年 iDFS 绝对获益达 11.3%，且获益不受术后 HER2 表达状态、*PI3KCA* 基因突变等因素影响，因此对于这部分患者，应首选 T-DM1 作为辅助抗 HER2 治疗方案。

ExteNET 研究则探索了另外一种辅助强化的抗 HER2 治疗模式。该研究是一项多中心、随机、双盲的Ⅲ期临床试验，共纳入 2840 例经新辅助 / 辅助曲妥珠单抗治疗结束的 HER2 阳性早期乳腺癌患者，随机分配至奈拉替尼强化组和安慰剂组，持续治疗 1 年，主要研究终点为 iDFS。结果表明，对于 HR 阳性 /HER2 阳性患者，强化奈拉替尼治疗可显著改善 2 年 iDFS，绝对获益为 2.3%（93.9% *vs.* 91.6%，*P*=0.0091），相对获益达 33%（*HR*=0.67，95%*CI*：0.50 ～ 0.91，*P*=0.0091），5 年随访结果与 2 年随访结果相似，显示奈拉替尼强化辅助治疗后 DFS 持续获益。对于新辅助治疗后 non-pCR 的患者，奈拉替尼不仅显著提升了 iDFS，8 年随访显示 OS 绝对提升达 9.1%，

有显著统计学差异。另外，接受辅助PH双靶和T-DM1治疗均不能降低脑转移事件的风险，而ExteNET研究显示奈拉替尼在脑转移方面更具优势，可以降低脑转移风险。因此，国内外指南均推荐，对于高危HR阳性/HER2阳性乳腺癌患者，可以在化疗联合大分子单抗抗HER2治疗结束后，继续序贯应用奈拉替尼强化治疗1年。

第二节　辅助抗HER2治疗的争议

一、辅助抗HER2治疗的适应人群争议

毫无疑问，适合辅助抗HER2治疗的人群应为HER2阳性乳腺癌，即便如此，仍有一些问题有待解决。首先，对于需要抗HER2治疗的T分期如何界定？对于T_{1b}及以上分期的HER2阳性乳腺癌，均应进行辅助抗HER2治疗，并无太大争议。而对于T_{1a}、微浸润、多灶微小浸润的HER2阳性乳腺癌是否应接受辅助抗HER2治疗则无明确结论，主要原因是临床研究中纳入的这一部分人群较少，无法提供是否获益的直接证据。而在临床实践中，还需考虑因病理切片不全导致的低估问题，尤其是对于肿块较大的原位癌伴有广泛微小浸润病灶时。一些回顾性研究显示，即使是T_{1a}的HER2阳性乳腺癌，仍有较高的转移复发风险，提示仍可能从抗HER2治疗中获益。在2021年的St.Gallen乳腺癌会议上，仍有超过10%的专家认为存在微浸润时，即应接受抗HER2治疗，但更多的专家认为只有在T_{1b}及以上分期时，才会考虑抗HER2治疗。因此，对于T_{1a}、微浸润、多灶微小浸润的HER2阳性乳腺癌是否应该进行抗HER2治疗，首先需要更多的证据支持，另外，寻找其他提示更高危的生物标志分子也是值得探索的。此外，接受抗HER2治疗是否需要对HER2的表达水平进行界定？现有的标准虽然也对表达水平有界定，但最终只划分为阳性或阴性两类，而越来越多的研究显示，既往HER2阴性的患者中，存在一部分HER2中、低表达的人群，而这部分人群的预后较HER2不表达的人群更差。一些基于曲妥珠单抗的新型ADC药物，已经显示出对于HER2中、低表达的人群具有一定的疗效。即使在HER2阳性的患者中，拷贝数也会影响抗HER2治疗的效果，更高的拷贝数显示出对抗HER2治疗更高的敏感性，因此，在抗HER2治疗的适应人群选择方面，拷贝数的不同能否影响临床决策中单靶及双靶抗HER2治疗的策略？这些问题均有待证实。

二、辅助抗HER2治疗的时长争议

目前，辅助抗HER2治疗的标准时长为1年。这一标准是因为很多大型的辅助治疗临床试验，如NSABP B-31、NCCTG N9831、HERA、BCIRG 006临床研究等，均采用了1年的抗HER2治疗，而最终也证实了在生存方面的巨大优势。但是，1年时间是不是最合适的？该问题一直引起人们的兴趣并使人们不断探索。

（一）更长时间的辅助抗HER2治疗的探索

HERA临床试验是一项国际、多中心、随机对照的Ⅲ期临床研究，率先探索了2年时间的曲妥珠单抗治疗是否能带来更多的临床获益。研究纳入了5102例HER2阳性早期乳腺癌患者，随机分配至每3周使用曲妥珠单抗1年组、2年组或观察组，主要终点为DFS，次要终点为OS和TTDR。结果显示，应用曲妥珠单抗均能显著改善DFS，但在曲妥珠单抗1年组和2年组中，8年随访显示两组OS并无差异（*HR*=1.05，95% *CI*：0.86～1.28，*P*=0.633），但2年组具有更高的继发性心脏事件等不良反应。这一研究进一步奠定了曲妥珠单抗1年的地位。

ExteNET 研究同样是一项多中心、随机、双盲的Ⅲ期临床试验，探索了另外一种延长辅助抗 HER2 治疗的策略。研究针对早期 HER2 阳性乳腺癌，在完成 1 年标准曲妥珠单抗治疗后，继续给予 1 年的小分子 TKI 药物奈拉替尼的疗效。研究共纳入 2840 例患者，1 ：1 随机分配至奈拉替尼组和安慰剂组。结果表明，与安慰剂组相比，延长 1 年的奈拉替尼辅助抗 HER2 治疗可以显著改善 iDFS，绝对获益为 2.5%。亚组分析表明，HR 阳性 / HER2 阳性患者更能从延长治疗中获益。因此，国内外指南推荐对于具有一定危险因素的 HR 阳性 /HER2 阳性早期乳腺癌，完成 1 年的曲妥珠单抗治疗后，可继续延长 1 年的奈拉替尼辅助抗 HER2 治疗。但这一研究也有局限性，入组人群仅接受了单靶曲妥珠单抗的治疗，而目前辅助抗 HER2 治疗的标准方案是曲妥珠单抗联合帕妥珠单抗的双靶治疗，经双靶治疗后是否仍需延长 TKI 辅助抗 HER2 治疗仍不明确。2021 年 St.Gallen 乳腺癌会议上专家投票表明，大多数专家认同即使在这种情况下，对于高危患者，需继续给予 1 年的奈拉替尼强化治疗。

（二）短疗程辅助抗 HER2 治疗的探索

除了更长时间的辅助抗 HER2 治疗，人们其实更感兴趣的是能否缩短疗程，达到同样的治疗效果。FinHER 研究评估了 9 周曲妥珠单抗的疗效，5 年随访结果显示，与仅接受化疗相比，9 周的曲妥珠单抗联合化疗在数值上能提高 DFS 及 OS，但因例数较少，未能得出统计学差异。随后的多中心、随机、对照、Ⅲ期临床试验 ShortHER 研究则对这一问题进一步进行了探索。该研究为非劣效设计，评价术后 9 周曲妥珠单抗辅助治疗是否非劣效于 1 年。结果显示，标准的 1 年曲妥珠单抗治疗组 5 年 DFS 结果为 88%，而 9 周短疗程组为 85%，统计分析表明 *HR* 超过了预设的非劣效界值 1.29。SOLD 研究设计与之类似，结果同样显示未能达到统计非劣效界值。因此，这些研究未能证明辅助治疗 9 周曲妥珠单抗非劣效于 1 年标准治疗。但短疗程的探索仍不断进行，PHARE 研究、HORG 研究及 PERSEPHONE 研究则评估了 6 个月的曲妥珠单抗治疗与 1 年标准治疗的疗效，均为非劣效设计，其中，PHARE 研究及 HORG 研究均未能达到预设的非疗效界值。只有 PERSEPHONE 研究显示，6 个月的曲妥珠单抗治疗非劣效于 1 年的标准治疗，但该研究的非劣效界值为 1.31，相对较宽泛，因此结果仍不能完全令人信服。但是，短疗程的曲妥珠单抗治疗具有更低的心脏事件风险，对于临床较低危的患者，选择短疗程的曲妥珠单抗抗 HER2 治疗仍为一种可行的策略。

三、化疗方案中“去蒽环”的争议

蒽环类药物是乳腺癌化学治疗的经典药物，因稳定可靠的治疗效果在乳腺癌中已应用了 40 余年，但心脏毒性事件风险的增加也造成了应用的局限性。由于 HER2 靶向药物同样会造成一定的心脏毒性，因此，能否舍弃蒽环类药物成为近年的一个争议问题。

BCIRG 006 临床研究率先证实了去蒽环化疗方案联合曲妥珠单抗的疗效。结果显示，患者接受 6 个周期多西紫杉醇和卡铂，同时联合应用曲妥珠单抗 1 年（TCbH 组）与接受含蒽环类药物的标准化疗联合靶向治疗相比，疗效相似，但 TCbH 组方案心功能不全发生率更低。一些新辅助的临床研究也证实了双靶联合紫杉及铂类药物治疗方案的疗效，包括 TRAIN-2、KRISTINE 及 TRYPHAENA 在内的多项研究结果显示，与含蒽环类药物的经典治疗方案相比，患者的生存获益相近，而心脏毒性却明显降低。基于这些研究结果，国内外指南均推荐，不含蒽环类药物的化疗方案与双靶药物的联合可作为辅助抗 HER2 治疗的标准策略。

但是，在临床实践中，“去蒽环”仍需慎重。首先，BCIRG 006 研究中，并未比较“去蒽环”方案与标准方案的疗效差异，从数值上看，标准化疗联合靶向治疗仍具有更高的 DFS；其次，在 BCIRG 006 研究的亚组分析中，能看出对于 HR 阳性 /HER2 阳性患者，含蒽环的方案具有更好的疗效，甚至在不含曲妥珠单抗的 AC-T 组，生存与TCbH组相似，显示出蒽环类药物的良好疗效。HR阳性/HER2阳性乳腺癌具有更高的肿瘤异质性，蒽环类药物是否在其中发挥重要作用值得关注。虽然现在辅助抗HER2治疗策略中，双靶已成为标准，在这种背景下，化疗是否可以"去蒽环"甚至弱化确实值得探索。但现有的双靶背景下的"去蒽环"研究主要在新辅助治疗领域，随访时间短，且没有关于HR阳性/HER2阳性乳腺癌的亚组分析结果，因此，即使在双靶背景下，"去蒽环"的策略也有待商榷。在2021年的St.Gallen乳腺癌会议中，仍有53.85%的专家认为对于Ⅱ期及淋巴结阳性的HER2阳性乳腺癌，蒽环类药物仍是必不可少的选择。因此，"去蒽环"需综合考量患者临床特征及心脏情况等个体化决策，对于肿瘤负荷较小、本身具有一定基础心脏疾病的患者，毫无疑问更倾向于选择不含蒽环的方案。

四、辅助抗HER2治疗选择单靶/双靶的争议

ALLTO临床研究采取了曲妥珠单抗基础上联合或序贯应用拉帕替尼的策略，结果显示曲妥珠单抗与拉帕替尼的双靶策略并不能改善生存，而腹泻、皮疹等不良反应明显增加。APHYNITY研究采用了曲妥珠单抗和帕妥珠单抗两个大分子单抗药物的联合，结果显示双靶策略较单用曲妥珠单抗，可显著提高3年iDFS率（94.1% *vs*. 93.2%，*P*=0.045）。因此，目前曲妥珠单抗和帕妥珠单抗的双靶联合策略成为抗HER2治疗的标准。但是，从APHYNITY研究的亚组分析中能够看出，对于淋巴结阴性的低危患者，双靶策略并没有带来更进一步的生存获益，显示对于这样一部分人群，采用曲妥珠单抗单靶治疗，预后已经足够好。类似的，一项单臂的APT研究针对HER2阳性早期乳腺癌小肿瘤患者，观察了紫杉醇和曲妥珠单抗（TH）治疗的效果。结果显示，7年的DFS达到了93.3%，取得了良好的疗效。这也提示，对于临床低危患者，采用单靶治疗是可行的。但是在临床实践中，仅凭淋巴结状态决定选择单靶还是双靶是否足够，是否需要考虑其他危险因素，如年龄、脉管侵犯等，多基因检测或其他生物标志物的作用如何均有待证实。

正如前文所述，既往的研究已经证实，曲妥珠单抗与拉帕替尼这一小分子TKI药物的双靶策略并不能改善生存，但随着新型TKI药物的出现，如作用于HER1、HER2及HER4的泛靶点TKI药物奈拉替尼、吡咯替尼等，能否有更好的疗效？一项新辅助的PHEDRA研究给我们带来新的希望。该研究旨在评估吡咯替尼联合曲妥珠单抗这一双靶策略与单靶曲妥珠单抗疗效的差异，初步结果显示吡咯替尼联合曲妥珠单抗双靶策略可显著提高pCR率。当然，作为辅助抗HER2治疗，现在说这一策略是否可行还为时过早，需等待生存随访结果。

鉴于当下的临床实践，对于HER2阳性乳腺癌，更多地选择了新辅助治疗，当然在新辅助治疗阶段，为了达到尽快控制病情的目的，多数患者会选择双靶治疗。带来的问题是，对于经新辅助治疗后pCR的人群，后续的靶向治疗该选择继续双靶还是可降级为单靶？针对这一问题，虽然缺乏直接对比的临床证据，但大多数专家认为，对于不同分子分型、不同临床分期的患者，即使达到pCR，预后也不相同。一项Meta分析纳入了5项HER2阳性早期乳腺癌的新辅助研究，结果表明，对于那些新辅助治疗后达到pCR的患者，由双靶改为单靶的人群中，复发风险降低了41%，而全程双靶策略则使复发风险降低了47%，呈现出进一步降低风险的趋势。3年的EFS分析也表明，继续双靶治疗相较于改用单靶曲妥珠单抗治疗，具有更优的EFS。因此，抗HER2治疗需参考新辅助治疗前的特征进行决策。对于新辅助治疗前淋巴结阳性的患者，即使达到pCR，仍推荐继续双靶治疗，不宜降阶；而对于治疗前淋巴结阴性的人群，这部分患者如果直接接受辅助抗HER2治疗，基于APHYNITY研究的结论，会更多地选择单靶治疗。由于新辅助治疗为荷瘤治疗，因此如果实施新辅助治疗，在新辅助治疗阶段仍会优选双靶联合化疗的策略。但如果术后达到pCR，降阶为单靶治疗是可行的；如果治疗后未达到pCR，即使临床证据对于淋巴结阴性患者不建议应用双靶治疗，因新辅助治疗效果欠佳，至少会采取双靶甚至更强的辅助治疗策略。

五、新辅助治疗后 non-pCR 的辅助强化治疗争议

对于 HER2 阳性乳腺癌，新辅助治疗逐渐成为优选的策略，重要原因之一就是通过治疗筛选，non-pCR 逐渐成为辅助抗 HER2 治疗新的决策点。KATHERINE 研究证实，对于经新辅助化疗及靶向抗 HER2 治疗后 non-pCR 患者，继续给予 1 年的 ADC 药物 T-DM1，可显著提高 3 年的 iDFS，绝对获益达 11.3%。这一证据充分，也得到了国内外指南的一致推荐。在临床实践中，争议的问题之一是新辅助治疗方案与目前临床实践不完全一致：研究中主要纳入了接受化疗联合单靶曲妥珠单抗抗 HER2 治疗的患者，而当下的实践中，患者更多的接受了双靶作为抗 HER2 治疗的策略。对于接受双靶治疗的患者，是否仍能从 T-DM1 辅助治疗中获益？事实上，KATHERINE 研究中也有约 20% 的患者在新辅助治疗阶段接受了曲妥珠单抗和帕妥珠单抗的双靶抗 HER2 治疗，对这一亚组的分析显示，T-DM1 同样能带来生存获益，而从一些真实世界的数据来看，也是支持这一结论的。因此，对于双靶治疗后的 non-pCR 患者，仍支持选择 T-DM1 强化治疗。争议问题之二是关于残留肿瘤大小，在新辅助治疗后残留病灶很小（如 T_{1a}）时，是否需要接受 T-DM1 辅助治疗？对这一问题的直接证据不足，因为 KATHERINE 研究中符合这样条件的患者较少，但从亚组分析上看，即使是小肿瘤患者，也是一样能从 T-DM1 辅助治疗中获益的。由于 KATHERINE 研究的对照组在辅助治疗阶段均只接受了单靶曲妥珠单抗治疗，因此，无从比较 T-DM1 和双靶策略的优劣。显然，新辅助治疗后残留病灶小，意味着原治疗方案具有较好的治疗效果。一些回顾性分析也显示，残余肿瘤负荷（residual cancer burden，RCB）Ⅰ级的 HER2 阳性乳腺癌预后确实好于 RCB Ⅱ级或更高级别。因此，对于这部分患者，选择双靶辅助治疗也是可行的策略。当然，从耐药机制上看，即使残留微小病灶，也意味着肿瘤耐药克隆的存在，换用作用机制不同的药物进行治疗，才能争取更多的治愈机会。在临床实践中需要平衡获益风险比，个性化制定治疗决策。

对于 HER2 阳性乳腺癌新辅助治疗后 non-pCR 患者，还有一种辅助强化治疗策略，即采用小分子 TKI 药物的辅助治疗。ExteNET 研究证实，对于 HR 阳性 /HER2 阳性乳腺癌经新辅助治疗后 non-pCR 患者，在完成标准 1 年的曲妥珠单抗辅助抗 HER2 治疗后，继续给予 1 年的奈拉替尼治疗，可显著提高 iDFS 和 OS。目前尚无证据对比 T-DM1 与奈拉替尼治疗的优劣，但从现有证据看，对人群的精准划分有助于决策。例如，KATHERINE 研究显示，T-DM1 的强化治疗并不能降低脑转移的发生风险；而 ExteNET 研究则显示，奈拉替尼可能具有更好的降低脑转移风险的优势。如何判断患者是否具有更高的脑转移风险是临床中的一个重要问题。事实上，对于高危的 HER2 阳性乳腺癌，2021 年的 St.Gallen 乳腺癌会议上，大多数专家认同，对于高危患者可在接受双靶和（或）T-DM1 治疗后，继续接受 1 年的奈拉替尼辅助治疗，以改善生存。

第三节　辅助抗 HER2 治疗的未来之问

一、能否“去化疗”

（一）从临床证据看“去化疗”的可能性

化疗联合曲妥珠单抗和帕妥珠单抗已成为 HER2 阳性乳腺癌辅助治疗的首选标准治疗方案。但是，随着靶向治疗的不断强化以及个体化精准治疗理念的提出，对于 HER2 阳性乳腺癌这样一类具有明确生物靶点的亚型，能否采用单纯的生物靶向治疗，舍弃化疗呢?

应该说，针对HER2阳性乳腺癌的辅助治疗，尚缺乏直接“去化疗”的证据。但是，当下的临床实践中，大多数的HER2阳性乳腺癌会接受新辅助治疗，而这本身就具有一定的筛选意义，经过这样筛选后，有些患者能否舍弃辅助化疗呢？事实上，这样的一些研究也已经开展。如COMPASS研究就探索了在接受4个周期紫杉类药物联合曲妥珠单抗新辅助治疗后，pCR患者能否舍弃后续的蒽环类药物及环磷酰胺，结果也值得期待。WSG TP-II尝试了在HR阳性/HER2阳性早期乳腺癌新辅助治疗中观察双靶联合内分泌治疗的可行性。该研究入组了207例HR阳性/HER2阳性乳腺癌患者，随机接受12周化疗或内分泌治疗联合双靶向治疗，主要终点为tpCR，达到pCR患者可免除进一步化疗。研究结果显示，内分泌联合靶向治疗组pCR率为23.96%。WSG-ADAPT-HER2阳性/HR阴性是ADAPT伞式系列研究的一部分，在这项研究中，患者仅接受双靶新辅助治疗（无化疗）或弱化化疗的12周紫杉醇联合双靶抗HER2新辅助治疗，尽管结果未能证实单纯的双靶治疗具有非劣效的pCR率，但在仅接受双靶治疗的人群中，这一比率也达到了36.3%。虽然对于仅接受双靶治疗的pCR患者后续辅助大多数接受了化疗，但那些完全没有接受化疗的患者，具有同样良好的生存。当然这一研究入组例数较少，但至少提示，对一部分HER2阳性乳腺癌，确实可以豁免化疗。因此，挑战在于如何通过有效的手段从HER2阳性乳腺癌中筛选出适合“去化疗”的人群。

（二）“去化疗”的人群筛选

一些新辅助治疗的临床研究提供了去化疗的方案，对于辅助抗HER2治疗的“去化疗”同样有借鉴意义。

1. 生物标记分子的探索

从一些研究的转化分析中，可以探索哪些HER2阳性乳腺癌患者可以“去化疗”。PAMELA研究利用PAM50检测分析了基因分型与pCR之间的关系，结果显示，在基线评估为HER2–enriched亚型时，“去化疗”也可以得到较高的pCR率，提示HER2–enriched亚型是pCR的强预测因子。一项荟萃分析纳入了16项HER2阳性乳腺癌新辅助治疗的研究，其中有5项研究是关于去化疗的探索性研究。研究结果显示，与其他亚型相比，HER2–enriched亚型与pCR显著相关（*OR*=5.52，95% *CI*：2.89～10.54，$P<0.001$），但是HR–与HR+亚组之间没有明显差异（*OR*=1.49，95% *CI*：0.44～5.03，*P*=0.52）。在TBCRC026研究中，研究者通过荧光原位杂交对56例患者新辅助治疗前肿瘤标本的*ERBB2*基因扩增水平进行测定，其中41例肿瘤测得ERBB2拷贝数与FISH之比并且通过免疫组织化学测得PI3K通路状态（*PIK3CA*突变或PTEN水平）。最后，将测定结果与病理学缓解进行关联。结果显示，13例患者（23%）实现病理学缓解。11例ERBB2拷贝数与FISH之比＜4和（或）拷贝数＜10的患者均未实现病理学缓解，而实现病理学缓解的13例患者（29%）ERBB2拷贝数与FISH之比≥4和（或）拷贝数≥10（*P*=0.0513）。18例患者的肿瘤PTEN高表达或PIK3CA为野生型（PI3K通路完整），其中7例（39%）实现病理学缓解，而23例患者的肿瘤PI3K通路突变，其中仅1例（4%）实现病理学缓解（*P*=0.0133）。16例患者的肿瘤ERBB2拷贝数与FISH之比≥4且PI3K通路完整，其中7例（44%）实现病理学缓解，而25例患者的肿瘤ERBB2拷贝数与FISH之比＜4且PI3K通路突变，其中仅1例（4%）实现病理学缓解（*P*=0.0031）。因此，该分析结果表明，乳腺癌存在*ERBB2*基因扩增水平高且PI3K通路完整的临床亚型，更保有HER2靶向治疗的高敏感性，有助于选择去化疗的策略。

WSG-ADAPT HER2阳性/HR阴性研究的转化分析显示，生物标志物及免疫特征与能否“去化疗”相关。与免疫应答（immune response，IR）相关的几个基因信号和ER信号有利于iDFS，具有相似的风险比（0.4～0.6），这些现象在无化疗的HP组中更加突出。BRCAness特征则提示需要包括化疗在内的更多治疗。尽管基线水平的基质肿瘤浸润淋巴细胞（sTIL）与IR信号呈正相关，但sTIL新辅助治疗后3周和基线时的变化与 pCR 或 iDFS 无显著相关性，IR 特征结合 sTIL 可增加形态学相关免疫特征数据；IR 在预防复发中的潜在作用似乎预示着携带 IR 表达上调特征的患者有望成为 HER2 阳性豁免化疗的候选人群。

依据现有证据，通过免疫组织化学 /FISH 检测到的 HER2 阳性，*HER* 基因的拷贝数和通过 PAM50 检测的分子亚型等是判断抗 HER2 治疗敏感性的较为有效的手段。目前尚不清楚其他生物标志物是否有助于识别更高的抗 HER2 敏感性，而 TIL 和 *PIK3CA* 突变是有希望的候选基因。事实上，具有高 HER2 扩增和完整 PI3K 通路的肿瘤对 HER2 靶向治疗尤其敏感。TIL 也可能用于选择患者，但没有标准化的切点来定义“高”与“低”TIL 浸润。因此，对于辅助抗 HER2 治疗中，“去化疗”的探索仍有较长的路需要走。

2. 基于功能影像分析的探索

除了生物标志物，研究者们也在探索其他方式来筛选能够豁免化疗的人群，主要是通过对接受新辅助治疗的患者进行影像评估，筛选出更可能达到 pCR 的患者以豁免辅助化疗。在 TBCRC026 研究中，入组了 88 例Ⅱ / Ⅲ期、ER–、HER2 阳性的乳腺癌患者，所有患者接受 4 个周期曲妥珠单抗 + 帕妥珠单抗（HP）的新辅助治疗。在基线检查时和 HP 治疗开始后 15 天（C_1D_{15}）进行 ^{18}F-FDG-PET/CT 检查。通过 C_1D_{15} 的 SUL_{max} 曲线下面积百分比的变化来预测 pCR。结果显示，在获得 pCR 的患者与未获得 pCR 的患者之间，观察到 C_1D_{15} 在 SUL_{max} 减少的中位数百分比上存在显著差异（63.8% *vs.* 33.5%，$P < 0.001$），SUL_{max} 的早期变化可以用来预测 HER2+/ER– 患者的新辅助治疗敏感性。而在 PHERGain 研究中，入组了 356 例 HER2 阳性患者，随机分为 2 组，A 组患者接受多西紫杉醇 + 卡铂 + 曲妥珠单抗 + 帕妥珠单抗治疗（TCbHP），B 组患者仅接受曲妥珠单抗 + 曲妥珠单抗生物治疗（HP）。在随机前和 2 个治疗周期后进行 ^{18}F-FDG PET/CT 扫描。在 B 组中，^{18}F-FDG PET/CT 评估有反应者继续使用曲妥珠单抗和帕妥珠单抗 6 个周期，而 ^{18}F-FDG PET/CT 评估无反应者被切换到 A 组，继续接受 6 个周期的 TCbHP 治疗。结果显示，在 B 组患者中，227 例（79.6%）为影像评估有反应者，其中 86 例（37.9%）获得 pCR，提示功能影像组学的进步也将有助于更好地筛选可以去化疗的人群。当然，目前的影像组学表现仍然是在疗效评估过程中进行的，能否通过初始的影像特征判断患者是否可在辅助抗 HER2 治疗时“去化疗”还没有证据。而且，这些经过新辅助治疗显示去化疗可以达到 pCR 的人群，是否就可以在辅助抗 HER2 治疗时同样不用化疗，也需要进一步证实。

二、ADC 药物的应用前景

靶向 HER2 的 ADC 药物显示出优异的疗效。KATHERINE 研究证实，对于经新辅助化疗及曲妥珠单抗治疗后的 non-pCR 患者，T-DM1 的辅助抗 HER2 治疗可显著改善生存，而更多的靶向 HER2 的 ADC 药物，如 T-DXd，在晚期 HER2 阳性乳腺癌中显示出更加优异的疗效。ADC 药物能否完全取代经典的化疗联合靶向治疗，在辅助 HER2 治疗中占有一席之地？尽管在一项新辅助治疗的 KRISTINE 研究中，接受新辅助 T-DM1 联合帕妥珠单抗与接受化疗联合曲帕双靶治疗相比，TDM-1+P 组发生 EFS 事件的风险更高（*HR*=2.61，95% *CI*：1.36 ～ 4.98），但主要是术前发生了更多的局部进展事件，而术后辅助抗 HER2 治疗阶段，两组发生 iDFS 事件的风险是相似的，但 T-DM1 联合帕妥珠单抗的 3 级或以上不良事件更少，显示出 ADC 药物在辅助 HER2 治疗中一定的应用前景。在另外一项新辅助治疗的 PREDIX HER2 研究中，直接比较了 6 个周期的多西他赛联合曲妥珠单抗及帕妥珠单抗（标准组）与 T-DM1 单药（试验组）新辅助治疗的疗效，结果表明，标准组 pCR 为 45.5%，而试验组为 43.9%，差异无统计学意义（*P*=0.82），当然还需要后续随访观察生存的差异。ATEMPT 是一项随机、多中心、Ⅱ期辅助治疗临床研究。入组患者均为临床Ⅰ期的 HER2 阳性乳腺癌。随机分配至 T-DM1 组或 TH 组，主要终点是临床相关毒性发生率及DFS。结果显示，接受T-DM1治疗的患者3年DFS率为97.5%（95% *CI*：95.9%～99.3%），TH组则为93.2%（95% *CI*：88.1%～98.7%）。在T-DM1组，临床相关毒性发生率为25%，而TH组为36%，二者具有显著差异；2%（9/383）接受T-DM1治疗的患者出现3级以上神经毒性，而接受TH治疗的患者为7%（8/114）。随着疗效更优的靶向HER2的ADC药物逐渐涌现，其已具有更强的抗体载药比、更强的旁观者效应等，在晚期HER2阳性乳腺癌的治疗中，T-DXd等显示出令人惊喜的疗效，而靶向HER2的新型ADC药物的治疗也不断前提，目前已成功前提至二线，成为晚期HER2阳性乳腺癌的二线标准治疗。这些药物的辅助治疗、辅助强化治疗的临床研究也已经全面铺开，未来应用ADC药物取代经典的化疗联合靶向治疗方案值得期待。

三、早期预测辅助抗HER2治疗耐药的生物标志分子

目前，临床上通过肿瘤组织活检来判断HER2是否扩增，从而指导抗HER2治疗。但是，组织活检还有其他一些局限性，例如微浸润癌存在时，常常由于浸润灶过小，难以判断HER2的表达情况。此外，也缺乏替代性生物标志物来预测HER2靶向治疗的反应或耐药性。尽管有一些研究证实短疗程辅助抗HER2治疗也有相似的生存结局，但可能仅适用于病期较早的患者，对于大多数HER2阳性乳腺癌，辅助抗HER2治疗的标准时长仍为1年。一个值得探索的问题是，在这样长时间的辅助治疗中，如何监测耐药的发生？

这种获得性耐药可能起自一些细胞克隆的基因突变，即使是单核苷酸的突变，也可能导致肿瘤对特定药物的敏感性发生改变。一些研究表明，液体活检有可能有助于在药物治疗期间对肿瘤细胞克隆进化进行纵向监测。液体活检是一种微创方法，可以收集到坏死、凋亡或肿瘤细胞主动释放到血液中的多种循环生物标志分子，包括循环肿瘤细胞（circulating tumor cells，CTC）、血浆游离DNA（cell-free DNA，cfDNA）、血浆游离RNA（cell-free RNA，cfRNA）及外泌体等多种成分。CTC及cfDNA是最常用的检测手段。很多研究显示，CTC不仅是乳腺癌的预后指标，在早期复发检测中也有重要作用，可以较影像学更早地发现问题，以指导治疗。有意思的是，一些HER2阴性乳腺癌，当检测到HER2阳性CTC时，仍能从抗HER2治疗中获益。但也有一些证据相互矛盾的研究，有研究显示，CTC的检出与DFS和OS之间的相关性分析存在显著差异，在Luminal型及三阴性乳腺癌中，化疗后2年检测到CTC与OS降低有关，而在HER2阳性乳腺癌患者的随访中检测CTC没有预后价值。对于HER2阳性乳腺癌，通过二代测序技术可以检测到血液中的cfDNA，这往往提示微小残留病灶（minimal residual disease，MRD）的存在。cfDNA可以在出现临床可见病灶之前的7.9～11个月发现MRD。肿瘤复发时，cfDNA通常反映了复发灶的基因组特征，有助于指导辅助治疗的调整。在一项小样本乳腺癌患者的回顾性研究中，经过长期随访，采用原发肿瘤全基因组测序和通过实时定量PCR检测血浆中肿瘤特异性基因重排相结合的方法，发现术后cfDNA监测能够准确区分最终患有转移性疾病的患者和未患有转移性疾病的患者，敏感性可达93%，特异性为100%。此外，86%的患者在临床检测到转移之前检测到cfDNA，较影像平均提前11个月。

但是，液体活检虽然在临床实践中显示出一定的优势，敏感性更高，但是它的局限性也很明显。首先，缺乏利用液体活检作为有效性指标的大规模随机对照临床研究，使用CTC或cfDNA评估HER能否直接指导辅助抗HER2治疗不得而知；其次，考虑到肿瘤的异质性，不同分子亚型的乳腺癌都可能检出不同水平的HER2阳性CTC或cfDNA，能否直接指导治疗？最后，检测手段的差异也可能会导致结果迥异，如何确定标准等都有待更进一步的研究。

张聚良　叶松青

第二十四章 晚期抗 HER2 治疗的现状、争议、未来之问

第一节 晚期抗 HER2 治疗的现状

一、抗 HER2 治疗的耐药定义

Oncologist 2011 文中指出原发性曲妥珠单抗耐药：①转移性乳腺癌经曲妥珠单抗治疗 3 个月内出现疾病进展；②早期乳腺癌术后辅助曲妥珠单抗治疗过程中出现复发转移，或曲妥珠单抗治疗结束≤ 12 个月出现复发转移。继发性曲妥珠单抗耐药：①转移性乳腺癌首次影像学评估初始获得疾病缓解或稳定，但二线或后线含曲妥珠单抗治疗后疾病进展；②早期乳腺癌术后辅助曲妥珠单抗治疗结束＞ 12 个月出现复发转移。

二、既往未使用过曲妥珠单抗的复发转移性乳腺癌抗 HER2 治疗的选择

（一）曲妥珠单抗的治疗

在 21 世纪初已经有多项研究奠定了曲妥珠单抗标准一线治疗地位，如 M77001、H0648g 等研究均证实了在紫杉类基础上联合曲妥珠单抗治疗能够显著改善 PFS 和 OS。

在Ⅱ期 M77001 研究中，曲妥珠单抗 + 多西他赛组的 ORR 为 61%（95% *CI*：50% ～ 71%），显著高于单用多西他赛组的 34%（95% *CI*：25% ～ 54%）；两组中位 OS 分别为 31.2 个月和 22.7 个月（*P*=0.0325）。Ⅲ期 H0648g 研究同样证实了曲妥珠单抗在晚期一线治疗中的获益，曲妥珠单抗 + 化疗（Pac）相较于单独化疗可显著改善患者的 PFS（7.4 个月 *vs.* 4.6 个月）和 OS（25.1 个月 *vs.* 20.3 个月）。此外，非紫杉类化疗与曲妥珠单抗联合应用也获得很好的疗效，如 HERNATA 研究中曲妥珠单抗 + 长春瑞滨对比曲妥珠单抗 + 多西他赛的 TTP（15.3 个月 *vs.* 12.4 个月）和 OS（38.8 个月 *vs.* 35.7 个月）均相似。

（二）曲帕双靶的治疗

曲妥珠单抗联合帕妥珠单抗可作用于胞外不同的 HER2 结构域，在源头上全面阻断 HER2、HER1、HER3、HER4 同源 / 异源二聚体的形成，达到靶向协同和抗体依赖性细胞介导的细胞毒性作用（antibody-dependent cell-mediated cytotoxicity，ADCC）增强效应。在多项探索性研究中，CLEOPATRA 研究是验证曲帕双靶成为晚期一线新标准方案的关键研究。

CLEOPATRA 研究旨在评价在曲妥珠单抗联合化疗基础上，增加帕妥珠单抗能否进一步改善 HER2 阳性晚期乳腺癌患者的预后。研究表明，曲帕双靶较曲妥珠单抗单靶可延长 PFS（18.7 个月 *vs.* 12.4 个月，*HR*=0.69，95% *CI*：0.59 ～ 0.81）。2019 年 ASCO 会议上公布的中位随访 99 个月结果显示，相比于曲妥珠单抗单靶治疗，曲帕双靶的联合方案将 HER2 阳性晚期乳腺癌的中位 OS 延长了 16.3 个月（57.1 个月 *vs.* 40.8 个月，*HR*=0.69，95% *CI*：0.58 ～ 0.82），8 年 OS 率高达 37%。CLEOPATRA 研究改变了 HER2 阳性晚期乳腺癌一线治疗的策略，确立了曲帕双靶 + 化疗在 HER2 阳性晚期乳腺癌一线治疗中的标准地位，并得到国内外各大指南的一致性认可。

CLEOPATRA 研究中有 11% 的患者接受过曲妥珠单抗（新）辅助治疗，那么停药 1 年后复发转移患者再次

接受曲帕双靶治疗是否会影响疗效？亚组分析结果显示，既往接受过抗HER2治疗患者的OS获益趋势与总体人群是一致的，而未接受过抗HER2治疗患者的OS获益更加显著，死亡风险可降低35%。

另一项单臂的PERUSE研究则进一步证实，曲帕双靶联合不同紫杉类（白紫、多西他赛、紫杉醇）的一线治疗，PFS和OS分别达到20.7个月和65.3个月，尤其是既往未接受曲妥珠单抗（新）辅助治疗的患者OS达到了73.5个月。该研究进一步验证了CLEOPATRA研究的结果。这些研究均表明，HER2阳性乳腺癌患者曲帕双靶一线治疗可使部分患者实现5年长期生存。

三、既往使用过曲妥珠单抗的复发转移性乳腺癌抗HER2治疗的选择

曲妥珠单抗辅助治疗继发耐药（DFI ＞ 12个月）的患者应继续使用曲帕双靶的方案。

CLEOPATRA研究中有11%的患者接受过曲妥珠单抗（新）辅助治疗，停药1年后复发转移患者再次接受曲帕双靶治疗，患者依然可以获得16.9个月的PFS时间，OS达53.8个月，曲妥珠单抗辅助治疗继发耐药和未经曲妥珠单抗治疗的患者获益一致（PFS：*HR* 0.62 *vs.* 0.6；OS：*HR* 0.68 *vs.* 0.65）。

PERUSE研究中有28%曲妥珠单抗辅助治疗继发耐药的患者，此类患者使用曲帕双靶联合紫杉类治疗依然可以获得15.4个月的PFS和54.1个月的OS时间。

曲妥珠单抗治疗原发耐药的患者

1. T-DM1

T-DM1是由曲妥珠单抗与美坦新（DM1）通过硫醚连接子连接而成，其中的DM1是一种微管抑制剂，其抗肿瘤效价是紫杉醇的20～70倍，是多柔比星的100～1000倍，但单独使用的毒副作用较大，而与曲妥珠单抗耦合后的T-DM1具有靶向、稳定、高效、低毒等显著优势。

临床试验进一步验证了T-DM1的疗效和安全性。EMILIA研究是一项国际多中心、随机、开放标签的Ⅲ期临床试验，对比了T-DM1与拉帕替尼＋卡培他滨用于既往接受曲妥珠单抗联合紫杉醇治疗的HER2阳性局部晚期乳腺癌或转移性乳腺癌（metastatic breast cancer，MBC）患者的疗效和安全性，共有991例患者按照1 ∶ 1的比例被随机分配至T-DM1组（*n*=495）或对照组（*n*=496）。结果显示，与对照组相比，T-DM1组的中位PFS（9.6个月 *vs.* 6.4个月，*HR*=0.650，$P < 0.001$）显著改善，PFS亚组分析显示二线或后线使用T-DM1仍可获益。

更值得一提的是，中位OS也有显著延长（30.9个月 *vs.* 25.1个月，*HR*=0.682，*P*=0.0006），OS亚组分析显示二线或后线使用T-DM1仍可获益。且第2次期中分析OS后，496例对照组患者中，136例（27%）患者交叉换组至T-DM1组，尽管研究允许交叉，但T-DM1组患者OS仍有显著获益（29.9个月 *vs.* 24.6个月，*HR*=0.69，95% *CI*：0.59～0.82），实属不易。并且，在亚洲亚组患者中，OS（34.3个月 *vs.* 22.7个月，*HR*=0.428，95% *CI*：0.238～0.787）显著延长。

不仅如此，针对乳腺癌伴脑转移这类治疗棘手的患者人群，T-DM1在OS获益方面表现依然亮眼。EMILIA探索性分析表明，T-DM1单药治疗乳腺癌伴脑转移患者，OS长达26.8个月，较拉帕替尼＋卡培他滨显著延长超1倍，降低死亡风险达61.8%。此外，EMILIA研究生物标志物分析显示，T-DM1的独特作用机制可以克服PIK3CA突变、PTEN蛋白缺失影响，OS获益优于拉帕替尼＋卡培他滨。在安全性方面，以上研究中T-DM1的不良反应发生率较拉帕替尼＋卡培他滨低，患者的总体耐受性良好。

除了显著的OS获益，生活质量同样值得关注。EMILIA研究的患者报告结局（patient reported outcome，PRO）数据显示，与拉帕替尼＋卡培他滨相比，T-DM1组症状恶化时间延迟（7.1个月 *vs.* 4.6个月，*HR*=0.796，

P=0.0121），并且 55.3% 的患者临床症状较基线显著改善。尽管两组的基线水平相似，但在使用拉帕替尼 + 卡培他滨期间，报告腹泻症状的患者数量增加了 1.5 ～ 2 倍，而 T-DM1 组仍接近基线水平，这些数据表明 T-DM1 相比拉帕替尼 + 卡培他滨，耐受性更好，患者的生活质量更加有保障。

Th3RESA 研究再次证实了 T-DM1 在 HER2 阳性经治晚期乳腺癌中的疗效和安全性，602 例既往接受过≥ 2 线抗 HER2 治疗的患者，以 2 ：1 随机接受 HER2 或医生选择的治疗方案。HER2 组 PFS（6.2 个月 *vs.* 3.3 个月）和 OS（22.7 个月 *vs.* 15.8 个月）显著延长。

EMILIA 和 TH3RESA 研究均显示，对于既往抗 HER2 耐药的晚期乳腺癌患者，T-DM1 治疗可显著延长患者的 PFS 和 OS，并具有良好的安全性。

T-DM1 甚至在曲妥珠单抗联合帕妥珠单抗双靶治疗进展后的患者中表现出很好的疗效，真实世界数据显示，T-DM1 疗效能长期维持稳定。

2. 吡咯替尼 + 卡培他滨

PHENIX 研究是基于吡咯替尼在Ⅱ期研究中取得的优秀表现基础上，开展的随机、双盲、多中心的Ⅲ期临床研究。研究入组患者按照 2 ：1 随机分组至吡咯替尼 + 卡培他滨组或安慰剂 + 卡培他滨组。疾病进展后揭盲为安慰剂组的患者可序贯接受单药吡咯替尼治疗。研究入组患者既往可以在解救治疗阶段接受过 2 线以内的化疗。主要研究终点为独立影像评估（IRC）的 PFS，次要研究终点包括 ORR、缓解持续时间（duration of response，DoR）、疾病控制率（disease control rate，DCR）、临床获益率（clinical benefit rate，CBR）、OS 和安全性。

研究随机入组 279 例患者，吡咯替尼联合卡培他滨组为 185 例，安慰剂联合卡培他滨组是 94 例。随访至 2018 年 5 月 27 日，IRC 评估结果显示：吡咯替尼联合卡培他滨组的中位 PFS 为 11.1 个月（95% *CI*：9.7 ～ 16.5 个月），安慰剂联合卡培他滨组为 4.1 个月（95% *CI*：2.8 ～ 4.2 个月），中位 PFS 延长 7 个月，*HR*=0.18（95% *CI*：0.13 ～ 0.26），$P < 0.001$。研究者评估的 PFS 与 IRC 极为接近，吡咯替尼联合卡培他滨组的中位 PFS 为 10.9 个月（95% *CI*：8.3 ～ 12.4 个月），安慰剂联合卡培他滨组为 4.1 个月（95% *CI*：3.5 ～ 4.2 个月），中位 PFS 延长 6.8 个月，*HR*=0.24（95% *CI*：0.17 ～ 0.33），$P < 0.001$。在次要终点方面，吡咯替尼联合卡培他滨均优于安慰剂联合卡培他滨，两组的 ORR 分别为 68.6% 和 16.0%，DCR 分别为 91.9% 和 64.9%，CBR 分别为 76.8% 和 22.3%，中位 DoR 分别为 12.2 个月和 4.2 个月。

本研究入组的患者中，有一部分是无症状脑转移的患者，亚组分析显示：无脑转移的患者中，吡咯替尼联合卡培他滨组和安慰剂联合卡培他滨组的中位 PFS 分别为 11.1 个月和 4.1 个月（*HR*=0.17，$P < 0.001$）；合并脑转移的患者中，两组的中位 PFS 分别为 6.9 个月和 4.2 个月（*HR*=0.32，*P*=0.011）。

PHOEBE 研究为一项Ⅲ期临床试验，共纳入 267 例患者，其中 134 例患者接受吡咯替尼治疗，133 例患者接受拉帕替尼治疗，所有入组患者均联用卡培他滨。主要研究终点为 PFS，次要研究终点为 OS、ORR、安全性等。

PHOEBE 研究最新结果显示，吡咯替尼组相较于拉帕替尼组可以显著延长患者的 mPFS（12.5 个月 *vs.* 6.8 个月），疾病进展风险下降 61%（*HR*=0.39，$P < 0.0001$）。同时，吡咯替尼组的 ORR（67.2% *vs.* 51.5%）、CBR（73.1% *vs.* 59.1%）、中位 DoR（11.1 个月 *vs.* 7.0 个月）均优于拉帕替尼组。两组一年 OS 率分别为 91.3% 和 77.4%，*HR* 为 0.46，疾病死亡风险降低 54%。吡咯替尼组试验结果优于目前现有的治疗方案。

3. 其他

T-DXd：T-DXd 由人源化抗 HER2 单克隆抗体通过稳定的可裂解四肽连接子与拓扑异构酶 - Ⅰ抑制剂（喜树碱类衍生物 DXd）连接组成。DESTINY-Breast03 是一项随机、开放、注册全球Ⅲ期临床试验，旨在头对头评估德曲妥珠单抗相较于恩美曲妥珠单抗（T-DM1）治疗HER2阳性、既往接受过曲妥珠单抗和紫杉类药物治疗的不可切除和（或）转移性乳腺癌患者的安全性和有效性。DESTINY-Breast03研究数据显示，在既往接受过曲妥珠单抗和紫杉烷治疗的HER2阳性不可切除和（或）转移性乳腺癌患者中，与恩美曲妥珠单抗相比，德曲妥珠单抗将患者的疾病进展或死亡风险降低了72%（HR=0.28；95% CI：0.22～0.37；P < 0.0001）。另一项名为DESTINY-Breast02的Ⅲ期临床研究也证实了德曲妥珠单抗的疗效。DESTINY-Breast02是一项随机、开放的全球Ⅲ期临床试验，旨在曾接受过恩美曲妥珠单抗治疗的HER2阳性不可切除和（或）转移性乳腺癌患者中评估德曲妥珠单抗与医生选择的治疗方法（曲妥珠单抗/卡培他滨或拉帕替尼/卡培他滨）的疗效和安全性。主要结果显示，与对照组相比，德曲妥珠单抗将患者的疾病进展或死亡风险降低了64%。根据BICR评估，德曲妥珠单抗治疗组患者的中位PFS为17.8个月，而医生选择治疗组患者的PFS为6.9个月。与医生选择治疗组相比，德曲妥珠单抗治疗组患者的死亡风险也降低了34%，患者的中位OS为39.2个月（医生选择治疗组OS为26.5个月）。此外，德曲妥珠单抗也表现出了良好的安全性。

拉帕替尼联合卡培他滨：临床研究证明，对比曲妥珠单抗为基础的方案治疗失败的乳腺癌患者，拉帕替尼联合卡培他滨比单用卡培他滨的至疾病进展时间延长，所以曲妥珠单抗方案治疗后疾病进展的HER2阳性患者可以选择拉帕替尼联合卡培他滨。但目前吡咯替尼及奈拉替尼联合卡培他滨都证明优于此方案，因此并非首选。

曲妥珠单抗联合其他化疗药物：多项研究显示，一线使用曲妥珠单抗疾病进展后，继续使用曲妥珠单抗比停止使用曲妥珠单抗治疗效果更好。因此，HER2阳性乳腺癌经曲妥珠单抗联合化疗药物治疗出现疾病进展后，可保留曲妥珠单抗继续使用，而换用其他化疗药物。

双靶向治疗：有研究显示多线治疗后，不含化疗药物的曲妥珠单抗与拉帕替尼双靶向联合方案，较单药拉帕替尼有显著获益，因此，对经多线治疗后或不能耐受化疗不良反应的患者可考虑这一策略。

四、HR阳性/HER2阳性的复发转移性乳腺癌的治疗

HR阳性/HER2阳性的复发转移性乳腺癌，优先考虑抗HER2治疗联合化疗；部分不适合化疗或进展缓慢的患者如果考虑联合内分泌治疗，可在HER2靶向治疗的基础上联合内分泌治疗。有研究显示，抗HER2靶向治疗联合内分泌+CDK46抑制剂具有一定的疗效，因此部分患者也可以选择靶向联合“内分泌+”的治疗策略。HER2靶向治疗联合化疗达到疾病稳定的患者，化疗停止后，可考虑使用HER2靶向治疗联合内分泌的维持治疗。

五、HER2阳性晚期乳腺癌脑转移的治疗

（一）局部治疗

单个脑转移的局部治疗原则：应综合考虑肿瘤的大小、部位及手术风险等。首选的治疗方案包括①手术切除+放疗：与单纯放疗比较，手术切除+放疗可以获得更好的局部控制率、症状控制时间和中位生存时间。对于有占位效应的患者，手术有迅速缓解症状的优势。需要注意的是，手术的生存获益只有在没有颅外转移灶或者颅外病灶治疗有效的患者中才可以体现，合并未控制的其他脏器转移的患者并不适合手术；手术切除+放疗和单纯手术相比也可以提高局部控制率，并降低2/3的颅内远处转移率。②立体定向放射治疗（stereotactic radiotherapy，SRT）：包括单次治疗的立体定向放射外科（stereotactic radiosurgery，SRS）和分次立体定向放射治疗（fractionated stereotactic radiation therapy，FSRT），在SRT基础上的全脑放疗并不能改善患者生存。转移灶数目为2～3个（或转移灶数目为2～4个）的局部治疗原则：a.最大直径＜3 cm（或最大直径＜4 cm）

且预后良好的患者，选择方案为 SRS 或 FSRT + 全脑放疗。b. 最大直径≥ 3 cm（或最大直径≥ 4 cm）并且有症状的病灶，可在手术切除直径较大病灶后补充术后放疗，放疗可选择全脑或 SRS 或 FSRT。③全脑放疗 + SRS 或 FSRT。单纯 SRT 与 SRT + 全脑放疗比较，单纯 SRT 可以减少因全脑放疗带来的神经认知功能影响。SRT 以后补充全脑放疗可以显著降低颅内复发率，但是丧失了单纯 SRT 对认知功能的保护，因此，临床实践中应结合颅内肿瘤情况、预期生存时间以及患者和家属的治疗意愿做出治疗决策。SRS 剂量参考范围为 24 Gy、18Gy、15 Gy，剂量选择主要参考照射肿瘤的体积、单纯 SRT 还是配合全脑放疗等。

（二）TKI

PHENIX 研究入组的合并脑转移的患者中，吡咯替尼联合卡培他滨组和安慰剂联合卡培他滨组的中位 PFS 分别为 6.9 个月和 4.2 个月（*HR*=0.32，*P*=0.011）。在基线无脑转移的患者中，吡咯替尼联合卡培他滨组新发脑转移的比例明显低于安慰剂联合卡培他滨组（1.2% *vs*. 3.6%），至新发脑转移的时间也更长（397.5 天 *vs*. 132.0 天）。在基线合并脑转移但未接受过局部治疗的患者中，吡咯替尼联合卡培他滨组发生脑转移进展的比例低于对照组（73.3% *vs*. 87.5%），至脑转移进展的时间也更长（168.0 天 *vs*. 127.0 天）。

在 2021 年 ASCO 大会上，吡咯替尼的一项Ⅱ期 PERMEATE 研究，入组患者为 HER2 阳性转移性乳腺癌，存在颅内的可测量病灶。既往未使用抗 HER2 TKI 治疗。其中队列 A 为未经局部放疗的脑转移患者，队列 B 为局部放疗后再次进展的脑转移患者。患者接受吡咯替尼联合卡培他滨治疗。结果显示，在主要终点方面，队列 A 的 CNS ORR（中枢神经客观缓解率）为 74.6%，队列 B 的 CNS ORR 为 42.1%。证明吡咯替尼联合卡培他滨可作为 HER2 阳性乳腺癌脑转移患者的可选治疗方案。

拉帕替尼治疗脑转移有一定效果，已在拉帕替尼治疗的患者脑转移瘤标本中证实，但其在脑转移瘤和血清中的浓度存在较大差异。在一项Ⅲ期临床研究中，晚期 HER 2 阳性乳腺癌患者在接受含有蒽环类、紫杉醇和曲妥珠单抗的方案治疗无效后，拉帕替尼联合卡培他滨治疗组疗效优于单独使用卡培他滨组，并且联合治疗组与单一治疗组相比，出现脑转移的患者数量明显减少，但差异无统计学意义（2.5% *vs*. 6.8%，*P*=0.10）。一项Ⅲ期临床随机对照试验发现，拉帕替尼和卡培他滨联合用药在预防晚期 HER 2 阳性乳腺癌患者脑转移方面并不优于曲妥珠单抗和卡培他滨（*P*=0.36）。由于曲妥珠单抗 + 卡培他滨组 PFS 和 OS 会增加，该研究被提前终止，并且对于主要终点（CNS 转移的发生率）仍未确定。因此，拉帕替尼能否降低脑转移的发生率仍然没有定论。

但是，PETRELLI 等研究发现，在 661 例拉帕替尼联合卡培他滨治疗 HER 2 阳性晚期乳腺癌患者中，总有效率为 29%，中位 PFS 为 4.1 个月，OS 为 11.2 个月。同样的，在Ⅰ期 LAPTEM 研究中，拉帕替尼和替莫唑胺在复发或进展性脑转移的患者中耐受性良好，15 例患者中有 10 例病情稳定，平均 OS 为 11 个月。目前，正在研究将拉帕替尼作为放射增敏剂与全脑放射治疗联合使用的疗效，在临床前模型中，拉帕替尼被证实通过下调磷酸化 DNA 依赖性蛋白激酶催化亚基来增强 HER2 过表达细胞中辐射诱导的细胞死亡。临床Ⅰ期和Ⅱ期研究数据显示，拉帕替尼联合全脑放射治疗（剂量 37.5/30.0 Gy）效果明显，中枢神经系统占 70% ～ 80%，OS 中位数为 18 ～ 19 个月。拉帕替尼在脑转移乳腺癌患者中的效果，还需要更多的临床试验来验证。

NEfERT-T 的Ⅲ期临床研究对比了单用来那替尼对比紫杉醇联合曲妥珠单抗治疗转移性 HER2 阳性乳腺癌患者的效果，结果显示两组患者中位 PFS 均为 12.9 个月，来那替尼组在控制脑转移方面更有效，在不良反应方面来那替尼组 3 级腹泻发生率远高于紫杉醇联合曲妥珠单抗组。但 ExteNET 研究显示，曲妥珠单抗辅助治疗后给予来那替尼并没有降低 HER2 阳性乳腺癌脑转移发生率。VAZ-LUIS 等研究发现，来那替尼组和安慰剂组 5 年后脑转移的累计发生率分别为 1.3% 和 1.8%，两组比较，差异无统计学意义（*P* ＞ 0.05），但亚组分析显示来那替尼可延长 ER 阳性 /HER2 阳性这部分患者的无病生存率。在不良反应方面来那替尼治疗组 41% 的患者发生了 3/4 级腹泻，而安慰剂治疗组患者中只有 2% 发生了 3/4 级腹泻。在一项Ⅱ期临床研究中发现，接受一种或多种中枢系统局部治疗包括全脑放射治疗、立体定向放射治疗和外科手术治疗后，再予以来那替尼，患者的客观缓解率为 8%，与卡培他滨联合使用客观缓解率高达 49%。来那替尼联合卡培他滨疗效与拉帕替尼联合卡培他滨疗效相似，来那替尼治疗组 3 级不良反应发生率为 49%，以腹泻最为常见，发生率为 32%，其中 16% 的患者因不良反应而停止治疗。

（三）抗体

一项美国多中心前瞻性登记 RegistHER 研究显示曲妥珠单抗显著延长脑转移患者的生存期。CLEOPATRA 研究的 CNS 转移回顾性分析显示，帕妥珠单抗治疗组延缓了乳腺癌脑转移的发生（*HR*=0.58，*P*=0.0049），并且有良好的延长生存趋势（*HR*=0.66，*P*=0.1139）。

（四）ADC

EMILIA 研究的探索性亚组分析显示，T-DM1 组和拉帕替尼 + 卡培他滨组分别有 45 例和 50 例患者在基线时发生脑转移。这些患者中，T-DM1 单药治疗后的 OS 长达 26.8 个月（26.8 个月 *vs.* 12.9 个月，*HR*=0.38，95% *CI*：0.18 ～ 0.80，*P*=0.008），较拉帕替尼 + 卡培他滨显著延长超 1 倍，降低死亡风险达 61.8%。

2019 年美国临床肿瘤学会（American Society of Clinical Oncology，ASCO）年会报道的 KAMILLA 研究进一步验证了上述结论。KAMILLA 研究是一项国际、多中心、双队列、单臂Ⅲ B 期研究，共入组 2002 例患者。结果显示，398 例患者发生了脑转移，其中 126 例为病灶可测量的脑转移患者。这 126 例患者经过单药 T-DM1 治疗后，临床有效率达到 21.4%，临床获益率达到 42.9%。另外，总体人群生存结果表明，基线存在脑转移和无脑转移患者的中位 PFS 分别为 5.5 个月和 7.7 个月，中位 OS 分别为 18.9 个月和 30 个月。因此，上述数据表明，单药 T-DM1 对脑转移患者的治疗效果相当显著，甚至比第一代 TKI 拉帕替尼更有效。

DESTINY-Breast01 研究 CNS 亚组分析显示，DS-8201 后线治疗 HER2 阳性脑转移患者，可以获得 18.1 个月的 PFS，ORR 为 58.3%，临床获益与 ITT 人群相似。DESTINY-Breast03 研究同样显示，DS-8201 可显著延长脑转移患者 PFS 至 15 个月。

（五）其他

HER2CLIMB 研究中验证，图卡替尼、曲妥珠单抗及化疗三药联合治疗 100% T-DM1 经治患者，能显著改善总人群的 OS 和 PFS，并且还能改善脑转移患者的 PFS 和 ORR。2020 年 ASCO 大会公布的该研究在脑转移患者中的探索性分析结果显示，图卡替尼组的 CNS mPFS（9.9 个月 *vs.* 4.2 个月）和 mOS（18.1 个月 *vs.* 12.0 个月），相比曲妥珠单抗联合卡培他滨组得到显著延长。

第二节　晚期抗 HER2 治疗的争议

一、复发转移性乳腺癌患者原发灶 HER2 阳性、转移灶 HER2 阴性的治疗

抗 HER2 治疗的疗效：

2012 年 *Journal of Clinical Oncology* 回顾性研究了 1997 年至 2008 年间在 MD 安德森癌症中心初诊为 HER2

阳性 [免疫组织化学 3 和（或）荧光原位杂交阳性] 原发性乳腺癌的所有患者，这些患者也有可供审查的转移性肿瘤活检结果，总共纳入 182 例患者。结果显示 182 例 HER2 阳性原发肿瘤患者中 43 例（24%）为 HER2 阴性转移性肿瘤，根据患者是否接受化疗，HER2 不一致率差异显著（P=0.022）；HER2 状态不一致的患者总生存期短于 HER2 状态一致的患者（HR=0.43，P=0.003）。

2019 年发表于 *Breast Cancer Research and Treatment* 上的“Loss of HER2 after HER2–targeted treatment”研究了 227 例 HER2 状态不一致的患者与抗 HER2 治疗的关系。在 20.7% 的患者中观察到新辅助或辅助治疗后的首次活检与第二次活检之间的 HER2 不一致。这种不一致仅与 HER2 靶向治疗的使用有关：HER2 表达水平下调的 33 例女性中，30 例（90.9%）接受了 HER2 靶向治疗，而在 HER2 表达一致的患者中，180 例女性中仅 32 例（17.8%）接受了 HER2 靶向治疗（$P < 0.0001$）。在第二个队列 HER2 过表达肿瘤患者中，47.3% 的病例接受曲妥珠单抗治疗与 HER2 表达从阳性变为阴性相关。添加帕妥珠单抗使 HER2 缺失率增加至 63.2%。

2021 年发表于 *Breast Cancer Research and Treatment* 上的“Efficacy of anti-HER2 therapy in metastatic breast cancer by discordance of HER2 expression between primary and metastatic breast cancer”单中心回顾性研究了比利时鲁汶大学医院 2002 年 1 月至 2017 年 9 月接受曲妥珠单抗治疗的所有 HER2 状态可知的乳腺癌患者：74 例患者中，9 例阳转阴的患者与 HER2 均阳及 HER2 阴转阳的患者相比，HER2 阳转阴的患者接受曲帕双靶联合紫杉的 PFS 更低，PFS 约 5.5 个月。患者后线采取治疗 T-DM1 阳转阴患者的 PFS 为 1.5 个月，而 HER2 均阳性的患者 PFS 为 6 个月。校正可能的混杂因素后，与 HER2 阳性 / 阳性（HR=0.19，95% CI：0.08 ～ 0.44）和 HER2 阴性 / 阳性（HR=0.15，95% CI：0.06 ～ 0.38）相比，HER2 阳性 / 阴性组的 OS 显著更差。

二、既往辅助 / 新辅助使用过曲妥珠单抗患者的治疗选择

CLEOPATRA 研究首次证实曲妥珠单抗 + 帕妥珠单抗联合化疗（THP）能够带来显著获益，中位 PFS 达 18.5 个月，中位 OS 达 57.1 个月，奠定了 THP 在 HER2 阳性晚期乳腺癌的一线标准治疗地位。CLEOPATRA 的中国桥接研究 PUFFIN 研究也证实了 THP 双靶方案在中国患者中同样获益。但以上两项研究纳入了有限的既往经过曲妥珠单抗治疗的患者。PHILA 研究是一项评价吡咯替尼联合曲妥珠单抗和多西他赛对比安慰剂联合曲妥珠单抗和多西他赛一线治疗 HER2 阳性复发 / 转移性乳腺癌的Ⅲ期临床研究，共入组 590 例受试者。尽管获得了 PFS 的获益，但尚未证明 OS 获益数据，曲妥珠单抗经治患者的疗效需等待进一步数据公布。

此外，更多的Ⅲ期临床研究正在积极探索 HER2 阳性晚期乳腺癌的一线治疗新选择，如 NRG 研究（阿替利珠单抗+THP *vs.* THP）、DESTINY Breast-09研究（T-DXd *vs.* T-DXd+帕妥珠单抗 *vs.* THP）、PATINA研究（哌柏西利 + 帕妥珠单抗 + 曲妥珠单抗 + 内分泌治疗 *vs.* 帕妥珠单抗 + 曲妥珠单抗 + 内分泌治疗）、EPIK-B2 研究（阿培利司 + 帕妥珠单抗 + 曲妥珠单抗 *vs.* 帕妥珠单抗 + 曲妥珠单抗）等。

三、HR 阳性 /HER2 阳性复发转移性乳腺癌的治疗选择

（一）内分泌 + 抗 HER2 治疗

在 HR 阳性 /HER2 阴性患者中，内分泌治疗已经成为一线方案，疗效保证的同时低毒。那化疗和内分泌治疗谁搭档抗 HER2 治疗更胜一筹呢？*Clinical Cancer Research*（IF=12.53）于 2021 年 11 月 22 日在线发表了中山大学肿瘤防治中心 SYSUCC-002 研究：曲妥珠单抗 + 内分泌治疗或化疗作为 HR 阳性和 HER2 阳性转移性乳腺癌患者的一线治疗（SYSUCC-002），在中国 9 家医院进行一项开放标签、非劣效性、Ⅲ期、随机、对照试验

（NCT01950182）。入组HR阳性/HER2阳性MBC患者。受试者按既往辅助内分泌治疗和疾病状态（疾病复发*vs.*新发转移）分层，随机（1∶1）接受曲妥珠单抗联合内分泌治疗（根据研究者SERM或AI，伴/不伴卵巢抑制）或化疗（根据研究者选择的紫杉烷类、卡培他滨或长春瑞滨）。主要终点为PFS，风险比的非劣效性上限为1.35。在主要和安全性分析中使用意向治疗人群。结果：共入选392例患者，随机接受曲妥珠单抗联合内分泌治疗（ET组，$n=196$）或曲妥珠单抗联合化疗（CT组，$n=196$）。中位随访30.2个月（IQR 15.0～44.7）后，ET组的中位PFS为19.2个月（95% *CI*：16.7～21.7），CT组为14.8个月（95% *CI*：12.8～16.8）（风险比0.88，95% *CI*：0.71～1.09；$P<0.0001$）。与ET组相比，在CT组中观察到显著更高的毒性发生率。结论：在HR阳性/HER2阳性MBC患者中，曲妥珠单抗＋内分泌治疗非劣效于曲妥珠单抗＋化疗。

PERTAIN研究证实了绝经后的HR阳性/HER2阳性局部晚期或转移性乳腺癌患者，一线使用曲帕双靶＋AI/紫杉类较曲妥珠单抗＋AI/紫杉类可显著延长PFS至18.89个月，$P=0.007$。

（二）化疗＋抗HER2治疗

指南共识优先考虑抗HER2治疗联合化疗；部分不适合化疗或进展缓慢的患者如果考虑联合内分泌治疗，可在HER2靶向治疗的基础上联合内分泌治疗。而如何选择化疗或者内分泌生存获益的患者仍不能明确。

四、HER2阳性晚期乳腺癌治疗脑转移的药物治疗选择

目前单抗、ADC药物和TKI在HER2阳性脑转移患者中均进行了探索，CBCS2021指南中指出：对于脑转移的患者，TKI类药物和ADC药物均可优先选择。EMILIA研究的探索性亚组分析显示，T-DM1组和拉帕替尼＋卡培他滨组治疗基线时发生脑转移的患者，T-DM1单药治疗后的OS长达26.8个月（26.8个月*vs.*12.9个月，*HR*=0.38，95% *CI*：0.18～0.80，$P=0.008$），较拉帕替尼＋卡培他滨显著延长超1倍，降低死亡风险达61.8%。目前TKI单药在HER2阳性脑转移的探索多局限在PFS、ORR等，缺少OS的数据。HER2CLIMB研究中验证，图卡替尼、曲妥珠单抗及化疗三药联合治疗HER2阳性脑转移患者，能改善脑转移患者的PFS、ORR和OS，提示TKI与单抗的联合也是一种新的选择方式。

T-DXd对于脑转移的治疗：一项Ⅱ期临床试验TUXEDO-1证实了T-DXd对于HER2阳性乳腺癌脑转移患者具有良好的治疗应答率，且患者耐受性良好。研究纳入的15例患者颅内应答率达到73.3%，其中颅内完全缓解2例（13.3%），部分缓解9例（60%），另还有两例患者病情稳定，且患者对治疗耐受性良好。患者的PFS为14个月，且与既往脑转移局部治疗、既往T-DM1治疗、激素受体状态、ECOG评分和GPA评分无关。

五、多线抗HER2治疗后的治疗选择

（一）免疫治疗

临床前研究显示T-DM1与免疫可发挥协同增效的作用，可以增加CD4、CD8 T细胞比例。KATE2研究的首次分析显示，在ITT人群中，阿特珠单抗＋T-DM1相比于T-DM1＋安慰剂治疗HER2阳性晚期乳腺癌患者，PFS和OS并没有显著增加，但在PD-L1 IC+患者中PFS在数值上延长（8.5个月*vs.*4.1个月），同时，阿特珠单抗＋T-DM1组1年OS率高于安慰剂＋T-DM1组（94.3% *vs.* 87.9%）。

（二）其他靶向药物的联合

在296例既往接受过一种或多种含曲妥珠单抗方案治疗后发生疾病进展的患者中，一项试验（EGF104900）对拉帕替尼单药治疗或拉帕替尼＋曲妥珠单抗联合治疗进行了试验。与拉帕替尼单药治疗相比，联合治疗的PFS

（11周 *vs.* 8周，*HR*=0.74，95% *CI*：0.58～0.94）和OS（14个月 *vs.* 10个月，*HR*=0.74，95% *CI*：0.57～0.97）更高。

MonarcHER 研究（NCT02675231）是一项随机、多中心、开放标签的Ⅱ期研究，纳入 HR 阳性 /HER2 阳性局部晚期不可手术或转移性乳腺癌患者，既往晚期阶段接受过至少二线抗 HER2 靶向治疗后进展，按照 1 ∶ 1 ∶ 1 随机分组接受治疗。A 组：阿贝西利＋曲妥珠单抗＋氟维司群；B 组：阿贝西利＋曲妥珠单抗；C 组：化疗＋曲妥珠单抗。主要终点为研究者评估 ITT 人群 PFS，优先比较 A 组与 C 组，若结果为阳性，再进一步比较 B 组和 C 组；次要终点包括 ORR、安全性、OS 等。

该研究纳入 237 例患者，于 2020 年公布中位随访 19 个月结果，PFS 在预先设定双侧 alpha 值 0.2 水平上，研究达到主要终点，A 组和 C 组 mPFS 分别为 8.3 个月和 5.7 个月（*HR*=0.67，95% *CI*：0.45 ～ 1.00，*P*=0.051），B 组和 C 组 mPFS 无显著差异（5.7 个月 *vs.* 5.7 个月，*HR*=0.94，95% *CI*：0.64 ～ 1.38，*P*=0.77）。MonarcHER 研究显示，阿贝西利＋曲妥珠单抗＋氟维司群较化疗＋曲妥珠单抗显著改善患者 PFS。阿贝西利的加入显著提高 ORR，A 组、B 组和 C 组 ORR 分别为 26%、11%、11%（*P*=0.0042）。后续 OS 结果显示 237 例患者共发生 157 例死亡事件，其中 A 组 50 例（63%），B 组 54 例（68%），C 组 53 例（67%）。中位随访 52.9 个月时，A 组、B 组、C 组的中位 OS 分别为 31.1、29.2、20.7 个月（A 组 *vs* C 组：*HR*=0.71，95% *CI*：0.48 ～ 1.05，双侧 norminal *P*=0.086；B 组 *vs* C 组：*HR*=0.84，95% *CI*：0.57 ～ 1.23，双侧 norminal *P*=0.365）。OS 采用描述性检验而非正式检验，结果显示，阿贝西利＋曲妥珠单抗＋氟维司群较化疗＋曲妥珠单抗在数值上显著改善晚期三阳性晚期乳腺癌 OS，各个亚组有一致 OS 获益。

PATRICIA 研究是一项前瞻性、开放标签的多中心Ⅱ期试验，旨在评估哌柏西利＋曲妥珠单抗联合或不联合内分泌治疗 HER2 阳性晚期乳腺癌患者的疗效和安全性。71 例患者中，6 个月 PFS 率 ER 阴性组、ER 阳性组、ER 阳性来曲唑组分别为 33.3%（5/15）、42.8%（12/28）和 46.4%（13/28）。最常见的 3 ～ 4 级不良事件为中性粒细胞减少（66.4%）和血小板减少（11.3%）。

（三）其他

Tucatinib 是一种口服酪氨酸激酶抑制剂，可选择性结合并抑制 HER2 的激酶结构域。在 HER2CLIMB 试验中，共纳入 612 例既往接受过曲妥珠单抗、帕妥珠单抗和 T-DM1 治疗的 HER2 阳性 MBC 患者。本研究纳入了相当比例的未治疗或既往治疗的进展性活动性脑转移患者。患者被随机分配接受 Tucatinib 或安慰剂联合曲妥珠单抗和卡培他滨治疗。Tucatinib 联合治疗具有较长的 1 年 PFS（33.1% *vs.* 12.3%，*HR*=0.54，95% *CI*：0.42～0.71）和 2 年 OS（44.9% *vs.* 26.6%，*HR*=0.66，95% *CI*：0.50 ～ 0.88，*P*=0.005）。Tucatinib 组的 OS 延长了 4.5 个月（中位时间为 21.9 个月 *vs.* 17.4 个月，*HR*=0.66，95% *CI*：0.50 ～ 0.88，*P*=0.005）。在 CNS 转移患者中，Tucatinib 联合治疗组的 1 年 PFS 率为 24.9%，安慰剂联合治疗组为 0（*HR*=0.48，95% *CI*：0.34 ～ 0.69；*P* ＜ 0.001）。在 Tucatinib 组中观察到的常见不良事件包括掌跖红肿综合征、腹泻、呕吐、ALT 和 AST 水平升高以及疲乏。在接受过多线 HER2 治疗的转移性乳腺癌患者中，包括未经治疗或经治脑转移患者，Tucatinib ＋曲妥珠单抗和卡培他滨是一种可选择的联合方案。

马吉妥昔单抗是一款 Fc 段优化型抗 HER2 单克隆抗体，它具有与曲妥珠单抗相似的 HER2 结合和抗增殖作用，还通过 Fc 优化技术进行了工程设计，以增强其免疫系统的参与度，并利用抗体依赖性细胞介导的细胞毒性作用影响癌细胞的杀伤力。SOPHIA 研究是一项马吉妥昔单抗与曲妥珠单抗头对头比较的随机、开放标签、Ⅲ期临床研究，该研究共纳入 536 例局部晚期 / 转移 HER2 阳性乳腺癌患者，所有患者都曾接受过曲妥珠单抗和帕妥珠单抗治疗，90% 以上的患者曾接受 T-DM1 治疗。相较曲妥珠单抗，马吉妥昔单抗可降低 24% 疾病进展风险

（*HR* =0.76，*P* =0.03）。*CD16A-158F* 基因携带者无进展生存期分别为 6.9 个月和 5.1 个月（*HR* =0.68，*P* =0.005）。

Vic-trastuzumab duocarmazine（SYD985）是一种 ADCs，通过可裂解连接体将曲妥珠单抗与 DNA 烷化剂 duocarmycin 结合。Ⅲ期 TULIP 试验将 431 例接受过 2 种或 2 种以上 HER2 靶向治疗后发生疾病进展的 HER2＋BC 患者随机分配至 SYD985 组或医生选择的治疗组。SYD985 产生的中位 PFS 更长（7.0 个月 *vs*. 4.9 个月；*HR*=0.64，95% *CI*：0.49 ～ 0.84；*P*=0.002）和 OS 获益趋势延长但无统计学差异（*HR*=0.83，95% *CI*：0.62 ～ 1.09；*P*=0.153）。眼部毒性是最常见的治疗后出现的不良事件，12.2% 和 5.6% 的患者报告 3 级或 3 级以上角膜炎和结膜炎（5.6% *vs*. 0）

维迪西妥单抗（Disitamab Vedotin，RC48）是一种抗体偶联药物（ADC），药物结构包括三部分：①抗人表皮生长因子受体 2 胞外区（HER2 ECD）抗体，即迪西妥单抗；②可裂解的连接子（MC-Val-Cit-PAB，Linker）；③细胞毒素单甲基澳瑞他汀 E（Monomethyl Auristatin E，MMAE），海兔毒素。与曲妥珠单抗相比，迪西妥单抗对 HER2 的亲和力更高，且抗体依赖性细胞介导的细胞毒性更强。在 C001 CANCER 和 C003 CANCER 的剂量递增 I 期临床研究中，共计入组了 70 例 HER2 阳性（IHC3+，IHC2+&FISH+）乳腺癌患者和 48 例 HER2 低表达（IHC2+&FISH–，IHC1+）乳腺癌患者。研究显示，在 HER2 阳性乳腺癌亚组中，维迪西妥单抗在 1.5 mg/kg、2.0 mg/kg 和 2.5 mg/kg 剂量的经确认客观缓解率 cORR% 分别为 22.2%、42.9%、56%（独立评审）和 36%（中心评审）；中位无进展生存期分别为 6.2 个月（95% *CI*：2.8 ～ 8.5）、6.0 个月（95% *CI*：5.5 ～ 8.5）和 6.3 个月（95% *CI*：4.3 ～ 8.8）；确认的疾病控制率 DCR% 为 90.5%。在 HER2 低表达乳腺癌亚组中，维迪西妥单抗在 2.0 mg/kg 剂量组的客观缓解率为 39.6%，中位无进展生存期为 5.7 个月，确认的疾病控制率为 89.6%。其中，HER2 低表达（IHC2+&FISH–）乳腺癌人群的确认客观缓解率为 42.9%，中位无进展生存期为 6.6 个月。同时，由于 C006 CANCER 研究（HER2 阳性肝转移乳腺癌）优异的中期疗效数据，2021 年 6 月 29 日，维迪西妥单抗在乳腺癌领域获得国家药品监督管理局药品评审中心（NMPA）突破性疗法认定，目标人群为既往接受过曲妥珠单抗和紫杉类药物治疗的 HER2 阳性存在肝转移的晚期乳腺癌患者。

曲妥珠单抗（Trastuzumab）新剂型皮下制剂是基于药物输送技术开发的重组人透明质酸酶 PH20（rHuPH20）组成的复方制剂。该酶可暂时降解人体内的透明质酸，从而使给药的生物制品及皮下制剂迅速分散并吸收。皮下注射制剂在给药时间、依从性等方面有明显优势。作为一种即用型制剂，赫赛汀在 2 ～ 5 分钟即可完成给药，相比静脉输注剂型赫赛汀所需要的 30 ～ 90 分钟，极大缩短了给药过程的耗时。患者偏好试验则显示：240 例患者接受辅助赫赛汀治疗，随后接受静脉曲妥珠单抗治疗，或者以相反顺序。结果显示，86% 的试验患者首选皮下方案。且皮下注射剂型也更受医护人员欢迎，医疗专业人员满意度调研中有 77% 医生和护士会首选皮下制剂。疗效及安全性方面，一项Ⅲ期 HannaH 研究中，比较了赫赛汀皮下注射联合化疗与赫赛汀静脉注射联合化疗新辅助治疗（术前）或辅助治疗（术后）HER2 阳性乳腺癌患者的疗效。结果显示，接受皮下注射患者血液中曲妥珠单抗水平（药代动力学特征）和临床疗效 [pCR（45.4% *vs*. 40.7%）] 与静脉注射相比均显示非劣效性，安全性类似。亚洲患者数据与全球人群基本一致。SafeHER 研究则是一项前瞻性、双队列、非随机、国际、开放标签的Ⅲ期临床试验，研究人员评估了 1864 例 HER2 阳性乳腺癌患者使用赫赛汀联合化疗的安全性和耐受性。结果显示，新剂型的安全性和耐受性与既往报道的安全性特征一致，未发现新的安全性信号。亚裔患者安全性未发现新的安全性信号。

第三节　晚期抗 HER2 治疗的未来之问

一、HER2 - Low 的方向

HER2–Low 的比例、临床特点、治疗特点：

2020 JCO：HER2–Low 比例占整个乳腺癌的 45% ～ 55%。

2022 JAMA Oncology 研究显示，HER2–Low 似乎更多与激素受体驱动相关，并且与激素受体水平相关，其他大多数评价 HER2–Low 的研究，都显示与 HER2 Zero 相比，OS 并无差别。

2021 *Lancet* 对多项 RCT 合并分析显示，HER2–Low 的 pCR 显著低于 HER2 Zero（29.2% *vs.* 39.0%，*P*=0.0002）。在激素受体阳性亚组中，HER2–Low 也显著低于 HER2 Zero 肿瘤（17.5% *vs.* 23.6%，*P*=0.024），但在激素受体阴性亚组中并非如此 50.1% *vs.* 48.0%，*P*=0.21）。HER2–Low 的生存期显著长于 HER2 阴性肿瘤患者 [3 年无病生存期：83.4%（95% *CI*：80.5 ～ 85.9）*vs.* 76.1%（95% *CI*：72.9 ～ 79.0），分层对数秩检验 *P*=0.0084；3 年总生存期：91.6%（95% *CI*：84.9 ～ 93.4）*vs.* 85.8%（95% *CI*：83.0 ～ 88.1），分层对数秩检验 *P*=0.0016]。在激素受体阴性肿瘤患者中也观察到生存期差异 [3 年无病生存期：84.5%（95% *CI*：79.5 ～ 88.3）*vs.* 74.4%（95% *CI*：70.2 ～ 78.0），分层对数秩检验 *P*=0.0076；3 年总生存期：90.2%（95% *CI*：86.0 ～ 93.2）*vs.* 84.3%（95% *CI*：80.7 ～ 87.3），分层对数秩检验 *P*=0.016]，但在激素受体阳性肿瘤患者中并非如此 [3 年无病生存期 82.8%（95% *CI*：79.1 ～ 85.9）*vs.* 79.3%（95% *CI*：73.9 ～ 83.7），分层对数秩检验 *P*=0.39；3 年总生存期 92.3%（95% *CI*：89.6 ～ 94.4）*vs.* 88.4%（95% *CI*：83.8 ～ 91.8），分层对数秩检验 *P*=0.13]。

DESTINY-Breast04 研究是一项双臂、开放标签、全球多中心的Ⅲ期临床试验，探索了 T-DXd 对比医生选择化疗方案（TPC）在 HER2 低表达乳腺癌患者中的疗效和安全性。研究结果显示，在既往接受过 1 ～ 2 线化疗（HR+ 至少接受 1 种内分泌治疗后进展且不再从内分泌治疗中获益）的 HER2 低表达晚期乳腺癌患者中，T-DXd 较医生选择化疗可显著改善 HR+ 患者的无进展生存和总生存（BICR 评估的 mPFS 分别为 10.1 个月和 5.4 个月，*HR*=0.51，*P* ＜ 0.001，mOS 分别为 23.9 个月和 17.5 个月，*HR*=0.64，*P*=0.003）。同时，在总体人群中，T-DXd 组较医生选择化疗也取得了更为显著的无进展生存和总生存（BICR 评估的 mPFS 分别为 9.9 个月和 5.1 个月，*HR*=0.50，*P* ＜ 0.001，mOS 分别为 23.4 个月和 16.8 个月，*HR*=0.64，*P*=0.001）。对主要终点 HR+ 患者 PFS 的亚组分析显示，T-DXd 与医生选择化疗相比，无论既往是否接受 CDK4/6 抑制剂治疗、不同 IHC 状态、既往化疗线数、年龄、地区、ECOG 评分和有无内脏转移，都显示出了全面获益，安全性数据与已知的安全性特征一致，总体获益大于风险。

二、HER2 阳性晚期乳腺癌的治疗：抗 HER2 治疗和其他治疗的联合治疗方向

mTOR 抑制剂：早期研究表明，mTOR 抑制剂联合依维莫司 – 紫杉醇 – 曲妥珠单抗或依维莫司 – 曲妥珠单抗 – 每周 1 次长春瑞滨治疗 HER2 阳性晚期乳腺癌具有临床活性。然而，Ⅲ期试验无法验证依维莫司的疗效，与 BOLERO-3 和 BOLERO-1 试验中反对的毒性增加相比，获益较小。BOLERO-3 研究在既往接受过紫杉烷治疗的曲妥珠单抗耐药、HER2 阳性晚期乳腺癌患者中随机分配了 569 例接受依维莫司或安慰剂 + 曲妥珠单抗 + 长春瑞滨联合治疗的患者（NCT01007942）。BOLERO-1 试验随机分配了 719 例患者接受依维莫司或安慰剂

曲妥珠单抗和紫杉醇作为 HER2 阳性 MBC 的一线治疗（NCT00876395）。BOLERO-3 中报告的 PFS 延长 1.22 个月（*HR*=0.78，95% *CI*：0.65 ～ 0.95，*P*=0.0067），而 BOLERO-1 中未发现依维莫司的生存期延长。观察到依维莫司的毒性更多，尤其是血细胞减少、口腔炎和疲乏，3 ～ 4 不良事件更多。值得注意的是，2016 年发表了 BOLERO-1 和 BOLERO-3 的合并探索性生物标志物分析，BOLERO-1 和 BOLERO-3 中分别有 47% 和 41% 的患者报告 PIK3CA 突变和（或）PTEN 缺失和（或）Akt1 突变导致 PI3K 通路过度活化。在 PI3K 通路过度活跃的情况下可能获益。

PI3K 抑制剂：在一项Ⅰ期研究中，17 例对曲妥珠单抗和紫杉烷耐药的 HER2 阳性转移性 BC 患者进行了 Apelisib 和 T-DM1 的联合治疗。治疗相关的不良事件包括转氨酶升高、高血糖、疲劳和皮疹，其中皮疹是剂量限制毒性。Apelisib 和 T-DM1 联合治疗后，ORR 为 43%，中位 PFS 为 4.3 个月，在 T-DM1 治疗前，ORR 为 30%，中位 PFS 为 10.6 个月（NCT02038010）。另一项Ⅰ期研究使用 HER3 人单克隆抗体 LJM716、Alpelisib 和曲妥珠单抗治疗 HER2 阳性、PIK3CA 突变转移性 BC，也发现腹泻、高血糖、低钾血症、黏膜炎和转氨酶升高，无 4 级毒性治疗相关不良事件。EPIK-B2 是一项Ⅲ期研究，目前正处于招募阶段，旨在评估 Apelisib 与曲妥珠单抗和帕妥珠单抗联合作为维持治疗的安全性和有效性，用于 HER2 阳性、PIK3CA 突变的晚期 BC 患者（NCT04208178）。B-PRECISE-01 是一项Ⅰ b 期研究，旨在评估 MEN1611 联合曲妥珠单抗治疗 HER2 阳性、PIK3CA BC 患者的疗效，结果尚未公布（NCT03767335）。PantHER 是一项Ⅰ b 期试验，该试验进行了 Copanlisib 与曲妥珠单抗联合治疗 HER2 阳性的抗晚期 BC 患者。招募的 12 例患者中，近一半患者的药物相关不良事件为高血糖、疲劳、恶心和高血压，没有剂量限制毒性报道。这种联合对阻止肿瘤生长是有效的，但还需要更广泛的研究（NCT02705859）。最后，在 HER2 阳性转移性 BC 中，在临床前和临床条件下，对 Taselisib 联合 T-DM1 进行评估。3 级和 4 级治疗相关的不良事件包括血小板减少、腹泻、呕吐、脂肪酶增加和高血糖。结果显示，无论 PIK3CA 突变状态如何，均有疗效（NCT02390427）。

邵彬　叶松青

致敬未来的科学问题

1. HER2 阳性乳腺癌如何进一步亚分型？异质性如何精确判定？

2. 靶向 HER2 的 ADC 药物能否全面替代传统的化疗联合靶向治疗？

3. 长效缓释的抗 HER2 靶向药物诞生的可能性？

4. 能否通过预先调控 HER2 的表达水平达到靶向 HER2 治疗的目的？

5. 基于 HER2 靶点的乳腺癌疫苗在辅助治疗和解救治疗中的价值？

6. HER2 阳性乳腺癌 TKI 和 ADC 药物的联合有无进一步的证明？脑转移患者中如何进行优选？

7. 对于 HER2 极低表达的患者，是否能从新型抗 HER2 ADCs 药物中获益？

8. 如何引入内在分子分型（intrinsic subtyping）、PET-CT 等工具更精准预测新辅助抗 HER2 治疗的敏感性？最终有助寻找新辅助免化疗人群。

第八篇　乳腺癌的靶向和免疫治疗

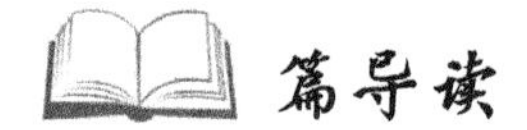

篇导读

近年来，靶向及免疫治疗在乳腺癌中的发展日新月异，随着众多新型靶向药物及免疫制剂不断的研发问世，为乳腺癌患者带来了更大的生存获益。目前，在 HER2 阴性乳腺癌患者中常用的靶向药物包括 PARP 抑制剂、VEGF 抑制剂、CDK4/6 抑制剂等；免疫治疗主要包括 PD-1/PD-L1 抑制剂、CTLA-4 抑制剂、CAR-T 细胞疗法等。

在 HER2 阴性早期乳腺癌患者中，帕博利珠单抗因取得 pCR 与 EFS 双重阳性结果，其应用由新辅助治疗延续至辅助治疗；CDK4/6 抑制剂、PARP 抑制剂在辅助治疗中的作用逐渐明晰，揭开了 HER2 阴性乳腺癌辅助靶向治疗的序幕。在 HER2 阴性晚期乳腺癌患者中，贝伐珠单抗联合化疗 PFS 获益有限，且 OS 未见延长，仅为 HER2 阴性 MBC 一线 / 二线治疗的可选策略；小分子 TKI 抗血管生成药物联合化疗在晚期乳腺癌治疗中也仅有 PFS 改善。奥拉帕利、他拉唑帕利获批用于治疗 *gBRCA1/2* 突变的 HER2 阴性转移性乳腺癌。针对 PIK3CA 突变的患者，Alpelisib 联合白蛋白结合型紫杉醇治疗晚期 TNBC 患者的Ⅲ期研究 EPIK-B3 正在进行中；PAKT 研究初步证实了 Capivasertib 联合紫杉醇一线治疗转移性 TNBC 的疗效与安全性。Ⅲ期 IPATunity130 研究虽然失利，仍然期待后续进行的生物标志物探索性分析为我们提供更多信息。ADC 类药物是近年来研发的热点，在 HER2 阴性乳腺癌中的应用也在不断探索，以 Trop-2 为靶点的 ADC 类药物 SG 获批应用于≥2 线的 TNBC 的治疗；DB-04 研究提示，T-DXd 在 HER2 低表达人群中有着优异的疗效，由此拓宽了以抗 HER2 为靶点的 ADC 药物的治疗人群。FDA 批准帕博利珠单抗治疗局部复发不可切除或转移性 TNBC，NCCN 指南推荐帕博利珠单抗联合化疗用于 CPS ≥ 10 的不可切除或转移性 TNBC 的一线治疗。2023 年 ASCO 大会公布的 TORCHLIGHT 研究期中分析结果显示，与白蛋白结合型紫杉醇相比，特瑞普利单抗联合白蛋白结合型紫杉醇可显著延长 PD-L1 阳性人群的 PFS。

未来，随着前期理论基础和相关临床研究的深入挖掘，有许多未知领域值得探索。例如，如何精准划分 PARP 抑制剂的适用人群？新一代 PARP 抑制剂是否能够替代新辅助化疗和术后辅助治疗？免疫检查点抑制剂辅助治疗的最佳时长和优势人群？随着 ADC 药物治疗线数不断前移，如何更好地排兵布阵以取得更佳的疗效？近年来，免疫联合靶向治疗在乳腺癌中的研究精彩纷呈，我们更期待看到除了联合抗血管、PARP 抑制剂等靶向药物外的其他治疗策略的出现。综上所述，靶向及免疫治疗为乳腺癌患者开启了的新纪元，在精准治疗的不断探索中，这些治疗方法必将为乳腺癌患者带来更多的生存获益。

李薇

第二十五章　新辅助靶向和免疫治疗的现状、争议、未来之问

第一节　新辅助靶向和免疫治疗的现状

新辅助治疗使无法手术的患者获得手术机会，无法保乳的患者获得保乳可能，既往需要腋窝清扫的患者，近年来也逐渐看到了保留腋窝的希望。同时，新辅助治疗提供的药敏信息有助于制定术后辅助治疗方案：对获得 pCR 的患者而言，手术之后的降阶梯治疗是未来研究的方向；而对于 non-pCR 的患者来说，升阶梯治疗会带来更多的生存获益。

三阴性乳腺癌（triple negative breast cancer，TNBC）和 HER2 阳性患者是新辅助治疗较为适合的人群，针对这两种分子分型的临床研究已经取得了较多阶段性的成果。在新辅助化疗的基础上增加靶向药物有较长的研究历史，靶向血管内皮生长因子（vascular endothelial growth factor，VEGF）的单抗药物曾是万众瞩目的焦点，而新型靶向药物多聚 ADP 核糖聚合酶抑制剂（poly ADP-ribose polymerase inhibitor，PARPi）则是近年来的明星。另一方面，免疫治疗药物的出现开辟了新辅助治疗的新天地，为更多的患者带来了治愈的希望。本节将针对靶向和免疫治疗的现状和争议进行介绍，并对未来的发展方向做初步的探讨。

一、新辅助靶向治疗的现状

（一）靶向 VEGF 的单抗药物

最具代表性的靶向 VEGF 单抗药物当属贝伐珠单抗（Bevacizumab）。2007 年发表于《新英格兰医学杂志》的 E2100 临床研究，发现在紫杉醇化疗的基础上加用贝伐珠单抗，可以将 HER2 阴性 MBC 患者的无进展生存期（progression free survival，PFS）从 5.9 个月大幅延长至 11.8 个月。据此，美国 FDA 于 2008 年以快速审批的方式批准了贝伐珠单抗的一线治疗地位。随后，贝伐珠单抗开始大规模进军早期乳腺癌的治疗领域。

NSABP B-40 是一项针对 HER2 阴性乳腺癌新辅助化疗的临床研究，主要目的是评估在紫杉序贯多柔比星 / 环磷酰胺化疗的基础上，将吉西他滨或者卡培他滨与紫杉类药物联用是否能够增加 pCR 率。与此同时，这个临床研究在新辅助和辅助治疗阶段随机加入贝伐珠单抗的治疗。从 2007 年 1 月 5 日至 2010 年 6 月 30 日共入组了 1206 位患者，2012 年《新英格兰医学杂志》刊登的研究结果显示，无论吉西他滨还是卡培他滨都无法增加 pCR 率，但贝伐珠单抗可以。中位随访 4.7 年时还发现，加用贝伐珠单抗虽然没有提高 iDFS，但却提高了 OS（HR=0.65，P=0.004）。由于这个临床研究设计时包含的治疗因素较多，还需要针对贝伐珠单抗的更多临床研究加以确认。

来自德国的 GeparQuinto 临床研究中有一部分是 TNBC，这些患者在表柔比星 / 环磷酰胺序贯多西他赛的基础上被随机加入了贝伐珠单抗后，pCR 率有了显著提高（P=0.007）。然而，这一优势却并未能够延续，在 3.8 年的随访报告中发现无论是 DFS 还是 OS 都没有任何的提高。这一情况并非偶然，ARTemis 临床试验从

2009年5月至2013年1月入组了800例HER2阴性的乳腺癌患者，在多西他赛序贯氟尿嘧啶/表柔比星/环磷酰胺的基础上随机加用贝伐珠单抗，pCR率得到了显著提高（17% *vs.* 22%，*P*=0.03），3.5年中位随访的DFS和OS也以阴性结果而告终。同样，CALGB 40603临床研究中贝伐珠单抗改善的pCR率也没有转化为生存获益。

由此可见，贝伐珠单抗高开的pCR率大多低走为平庸的生存数据，此外还带来了心血管和血液系统更多的不良事件。因此靶向VEGF单抗药物的作用最终止步于MBC，新辅助化疗中没有获得指证。

（二）PARPi

细胞的DNA会时刻受到外在和内在各种因素的影响而出现损伤，如辐射、化学毒物、代谢毒物、DNA复制错误等。为了维持正常生理功能，细胞必须有多种修复DNA损伤的手段，精确而及时地修复受损的DNA。对于单链断裂而言，修复主要依赖于多聚ADP核糖聚合酶（poly-ADP-ribose polymerase，PARP）。PARP可与DNA损伤位点相结合并且催化多聚ADP核糖链在蛋白底物上的合成，随后募集其他DNA修复蛋白到损伤位点共同修复DNA损伤。相比之下，双链断裂修复更少见但影响却更严重，如果得不到及时修复，细胞的DNA就会变得不稳定，细胞最终走向死亡。双链断裂修复主要依靠同源重组修复（homologous recombination repair，HRR）的方法进行BRCA1、BRCA2和其他称为“类BRCA”（BRCAness）的蛋白在HRR中起到重要作用。

PARPi是一种靶向多聚ADP核糖聚合酶的药物，有别于常规靶点药物的作用方式，它是通过合成致死（synthetic lethality）机制起作用并获批临床使用的抗癌药物。其原理为：PARPi能够抑制癌细胞中DNA单链损伤的修复，导致更多DNA双链损伤的发生，此时就需要HRR参与修复工作。然而，*BRCA1/2*突变的癌细胞丧失了精准的双链损伤修复能力，导致DNA的复制错误不断积累和加重，最终导致癌细胞死亡。2005年，*Nature*杂志上的两篇重要论文首次确认了PARPi在*BRCA*突变细胞和肿瘤中的合成致死作用，同时引发了业界开展研究PARPi治疗肿瘤的热潮。2009年，《新英格兰医学杂志》发表文章，在Ⅰ期临床研究中证实了PARPi药物奥拉帕利（Olaparib）对存在*BRCA1/2*突变的患者有很好的治疗效果。以下，将对目前广泛应用于乳腺癌*BRCA1/2*突变治疗的几种PARPi进行介绍。

1. 维利帕利（Veliparib）

BrighTNess是一项多中心、随机、双盲、安慰剂对照的Ⅲ期临床试验，对照组接受标准的紫杉醇序贯多柔比星/环磷酰胺的化疗，在此基础上设立了两个试验组，分别在紫杉醇化疗期间加用卡铂 ± 维利帕利。首要研究终点是pCR率（$ypT_{0/is}$ ypN_0）或残余肿瘤负荷（residual cancer burden，RCB）0～1的比例，次要研究终点是EFS、OS和保乳率等。从2014年4月4日至2016年3月18日入组了可手术TNBC患者共634例。2018年2月，*Lancet Oncology*首次报道了pCR率的数据，结果显示在化疗基础上加用卡铂+维利帕利可以显著提高pCR率（53% *vs.* 31%，$P<0.0001$），但和化疗加卡铂相比却并不占优势（53% *vs.* 58%，*P*=0.36）。由此可见，加用卡铂进行新辅助化疗能够显著提高TNBC的pCR率，但在此基础上增加维利帕利并无更多获益。分层分析同样显示，无论是否存在胚系*BRCA*（germline *BRCA*，*gBRCA*）突变，在化疗加卡铂的基础上再加用维利帕利都无更多pCR率的获益。探索性研究进一步报道，对于同源重组缺陷（homologous recombination deficiency，HRD）阳性[HRD评分≥42和（或）*BRCA1/2*突变]的患者，在化疗加卡铂的基础上再加用维利帕利同样无获益。而在生存数据方面，4年的随访结果也确认加用维利帕利对EFS无获益。

值得注意的是，BrighTNess 入组的是 TNBC 患者，入组数据显示其中 *BRCA* 突变患者的比例并不高，约为 15%，因此还需要针对 *BRCA* 突变或 HRD 阳性的人群开展临床试验进一步确定 PARPi 在新辅助治疗中的效果。

2. 奥拉帕利（Olaparib）

来自德国的 GeparOLA 研究旨在评估奥拉帕利在 HER2 阴性合并 HRD 阳性 EBC 新辅助治疗中的疗效及安全性。入组要求患者是 HRD 阳性 [*g/tBRCA* 突变和（或）HRD 高评分]，主要终点为 pCR 率（$ypT_{0/is}$ ypN_0）。从 2016 年 9 月至 2018 年 7 月，共有 106 例患者 2 ∶ 1 随机分组接受紫杉醇联合奥拉帕利（PO 组）或紫杉醇联合卡铂（PCb 组）治疗，两组均需序贯表柔比星 / 环磷酰胺化疗。与 PCb 组相比，PO 组的 pCR 率仅有数值上的增高（55.1% *vs*. 48.6%），在 ITT 人群中并没有显示出统计学差异。

与 BrighTNess 治疗方案的不同之处在于，BrighTNess 中维利帕利是在卡铂的基础上加用，而 GeparOLA 则是直接将奥拉帕利和卡铂进行对比。BrighTNess 研究结果提示，对 TNBC 而言，无论 *BRCA* 是否突变，在蒽环 / 紫杉化疗的基础上加用卡铂都能取得更好的 pCR 和 EFS。GeparOLA 的数据也证实，对于 HRD 阳性的患者，卡铂化疗的 pCR 率很高；奥拉帕利虽然也取得了和卡铂类似的疗效，但 PARPi 在靶向治疗理论上的优势却并未转化为实在的临床获益。

3. 他拉唑帕利（Talazoparib）

PARPi 的临床研究主要与化疗联合开展，但两者联用带来的不良反应叠加（如白细胞减少等）却会限制化疗药物和（或）PARPi 的足量使用。2013 年 ASCO 壁报有一项Ⅰ期临床研究，入组了 *BRCA* 突变的 MBC 进行他拉唑帕利单药治疗，结果发现 ORR 达到 50%，而临床获益率更是高达 86%，提示 PARPi 单药治疗 *BRCA* 突变患者可能会有特定的临床价值。

为了探索 PARPi 单药新辅助治疗的效果，MD Anderson 肿瘤中心开展了一项Ⅰ期临床研究，原计划入组 20 例 HER2 阴性、T ≥ 1 cm 且 *gBRCA* 突变的 EBC 患者接受为期 2 个月的他拉唑帕利单药新辅助治疗。2015 年 7 月 30 日至 2016 年 3 月 2 日期间入组了 13 例患者，分析发现肿瘤体积的缩小率平均达到了 88%（30% ～ 98%）。他拉唑帕利单药治疗的不良反应主要是血液学毒性（包括中性粒细胞减少、贫血和血小板减少），较化疗要轻，且没有出现任何 4 级不良反应。由于疗效超预期，研究小组立即终止了此项临床研究，转而开展了升级版的Ⅱ期临床研究。新研究的入组标准不变，但治疗方案改为他拉唑帕利单药口服新辅助治疗 6 个月后手术，首要研究终点为 pCR 率。从 2016 年 8 月到 2017 年 9 月，完成了 20 例患者的入组工作，在可供分析的 19 例患者数据中，pCR 率高达 53%。

在此基础上，更大规模的Ⅱ期临床研究 NEOTALA 应运而生。NEOTALA 入组了 *gBRCA* 1/2 突变、HER2 阴性的乳腺癌，用他拉唑帕利进行新辅助治疗，在疗效可评估人群中的 pCR 率达 45.8%，在 ITT 人群中的 pCR 率为 49.2%。这一 pCR 率与蒽环类 / 紫杉类联合化疗方案一致，且耐受性良好。NEOTALA 研究展现了 PARPi 靶向治疗令人惊叹和意外的疗效，为 *BRCA* 突变患者的去化疗治疗和精准靶向治疗提供了前期数据，期待后续Ⅲ期研究的开展能够为 PARPi 靶向治疗开启新的纪元。

二、免疫检查点抑制剂新辅助治疗的现状

人体的免疫系统受到共刺激分子（激活免疫反应）和共抑制分子（抑制免疫反应）的共同调控。常见的共抑制分子有程序性死亡受体 1（programmed death receptor 1，PD-1）和细胞毒性 T 淋巴细胞相关抗原 4

（cytotoxic T-lymphocyte associated protein 4，CTLA4），它们在 T 细胞上，通过抑制对自身不适当或过度的免疫反应来防止免疫系统的过度活化。表达在癌细胞上的程序性死亡受体配体 1（programmed death-ligand 1，PD-L1）和表达在树突状细胞上的 B7 等配体可以分别与 PD-1 和 CTLA4 结合，从而抑制 T 细胞的激活，逃避免疫系统的攻击。

免疫检查点抑制剂（immune checkpoint inhibitor，ICI）是针对 PD-1、PD-L1 和 CTLA4 等靶点的抗体药物，目前已有多种药物获批用于临床。本节将重点介绍 PD-1 和 PD-L1 抗体药物。

（一）PD-1 抗体

1. 帕博利珠单抗（Pembrolizumab）

帕博利珠单抗是 PD-1 的一种单克隆抗体，多个临床试验均显示其对转移性 TNBC 有良好的疗效。因此，帕博利珠单抗在新辅助治疗中的作用也令人期待。

最早开展的 KEYNOTE-173 是一项 Ⅰb 期临床研究，旨在探索帕博利珠单抗联合新辅助化疗 ± 卡铂在局部晚期 TNBC 中新辅助治疗的安全性和疗效。入组患者分为队列 A 到队列 F 共六组，接受帕博利珠单抗联合不同化疗的治疗方案，探索不同化疗药物（白蛋白结合型紫杉醇或溶剂型紫杉醇、卡铂）、不同药物剂量（白蛋白结合型紫杉醇 100 mg/m^2 或 125 mg/m^2，卡铂 AUC 5 或 AUC 6）、不同给药方法（卡铂每周或 3 周）对总体疗效和不良反应的影响。2017 年 ASCO 会议壁报首次公布了队列 A 和队列 B 的结果，其中队列 A 是帕博利珠单抗联合化疗（白蛋白结合型紫杉醇序贯多柔比星 / 环磷酰胺）的治疗方案；而队列 B 则是在队列 A 的基础上加用了卡铂。结果显示帕博利珠单抗联合化疗的不良反应可控，A 组 pCR 率为 60%，B 组加入卡铂后 pCR 率则高达 90%。这一结果提示免疫治疗在新辅助治疗中存在探索价值。

KEYNOTE-173 同样给出了新辅助免疫治疗最佳化疗药物搭档的研究结果。研究发现，加用铂类药物后 pCR 率可能会更高，而且铂类药物三周用法的 pCR 率在数值上要高于每周用法。这为日后在 TNBC 新辅助化疗 + 免疫治疗的方案中加用卡铂提供了证据。此外，KEYNOTE-173 也对 PD-L1 的联合阳性分数（combined positive score，CPS）与间质肿瘤浸润淋巴细胞（stromal tumor infiltrating lymphocytes，sTIL）的预测作用进行了初步探索。研究发现，pCR 率与 PD-L1 的 CPS 及 sTIL 水平之间存在很强的相关性，治疗前 PD-L1 的 CPS 较高者，以及治疗前和治疗过程中 sTIL 评分较高者，pCR 率也更高。

基于 I-SPY2 平台的Ⅱ期临床研究也对帕博利珠单抗新辅助治疗的效果进行了评估。该试验入组了 HER2 阴性的乳腺癌患者，随机接受新辅助化疗 ± 帕博利珠单抗治疗。结果显示，无论 HR 阳性 /HER2 阴性乳腺癌还是 TNBC，一旦接受帕博利珠单抗治疗，pCR 率都能翻倍，如此显著的疗效可能与蒽环类药物提高瘤内免疫效应分子、促进抗原呈递及处理的免疫刺激作用相关。这也提示蒽环类药物在免疫治疗中的作用不可低估。

基于前两项研究结果开展的Ⅲ期 KEYNOTE-522 临床试验，进一步评估了新辅助免疫治疗在早期 TNBC 中的治疗价值。患者在接受紫杉醇 / 卡铂序贯蒽环 / 环磷酰胺新辅助化疗的基础上，根据腋窝淋巴结状态（阳性或阴性）、肿瘤大小（$T_{1\sim2}$ 或 $T_{3\sim4}$）、卡铂用法（单周或三周）对患者进行分层随机，按照 2 ∶ 1 的比例接受帕博利珠单抗或安慰剂治疗。主要研究终点采用双终点设计，包括手术后的 pCR（定义为 $ypT_{0/is}$ ypN_0）率和 EFS。次要研究终点是其他定义的 pCR 率（ypT_0 ypN_0 和 $ypT_{0/Tis}$）、OS、PD-L1 阳性人群的 pCR 率及安全性等。关键探索性终点是 RCB、pCR 相关的 EFS 及 TIL 相关的 pCR 率和 EFS。从 2017 年 3 月到 2018 年 9 月，共计入组 1174 例患者，其中帕博利珠单抗 + 化疗组 784 例，安慰剂 + 化疗组 390 例。2020 年 2 月，《新英格兰医学杂志》

公布了首次分析结果，帕博利珠单抗联合化疗组的 pCR 率较对照组提高了 13.6%（64.8% *vs.* 51.2%，*P*=0.00 055）。主要不良反应包括粒缺性发热、贫血等。基于此项结果，FDA 于 2021 年 3 月批准了帕博利珠单抗联合化疗用于 TNBC 的新辅助治疗。2022 年,《新英格兰医学杂志》刊文报道了随访 39.1 个月的随访结果，帕博利珠单抗 + 化疗组 EFS 显著优于单用化疗组（84.5% *vs.* 76.8%，*HR*=0.63，*P* ＜ 0.001），提示新辅助期间和术后加用帕博利珠单抗存在生存获益。

2. 卡瑞利珠单抗（Camrelizumab）

国内 PD-1 的药物也在积极开展乳腺癌新辅助治疗的临床研究。SHR-1210-III-322 是由恒瑞公司在国内发起的随机、平行对照、多中心的Ⅲ期临床研究，对早期或者局部晚期 TNBC 进行新辅助化疗（白蛋白结合型紫杉醇 / 卡铂序贯表柔比星 / 环磷酰胺）± 卡瑞利珠单抗治疗。术后揭盲，试验组患者继续接受单药卡瑞利珠单抗治疗 14 次。该研究的主要研究终点是 pCR 率。截至目前，项目仍在入组中。

（二）PD-L1 抗体

1. 阿替利珠单抗（Atezolizumab）

NeoTRIP 研究入组了 280 例早期或者局部晚期的 TNBC 患者，随机接受卡铂和白蛋白结合型紫杉醇的化疗（CT 组）± 阿替利珠单抗（CT/A 组）新辅助治疗。首要研究终点是 5 年 EFS，次要研究终点是 pCR 率。2019 年 SABCS 首次报道了 pCR 率的结果：从总体上看，加用阿替利珠单抗并未显示出明显的 pCR 率优势（43.5% *vs.* 40.8%），即使是在 PD-L1 高表达的患者亚组中，加用阿替利珠单抗也没有 pCR 率方面的获益（51.9% *vs.* 48.0%）。该研究组认为加用免疫治疗获得的是远期生存收益，因此在研究一开始就将首要研究终点设置为 EFS，pCR 率只是次要研究终点。该研究将通过长期随访进一步跟踪生存结果。

然而，同样使用阿替利珠单抗进行新辅助治疗的Ⅲ期临床研究 IMpassion031 却有 pCR 率的提高。IMpassion031 研究入组了 TNBC 的患者进行新辅助治疗，随机接受新辅助化疗白蛋白结合型紫杉醇序贯多柔比星 / 环磷酰胺 + 阿替利珠单抗或安慰剂直至术后辅助治疗满一年。主要研究终点是 ITT 人群和 PD-L1 阳性（肿瘤浸润免疫细胞 PD-L1 阳性比例占肿瘤面积≥ 1%）人群的 pCR 率（$ypT_{0/is}$ ypN_0），次要研究终点是 ITT 人群和 PD-L1 阳性人群的生存指标，包括 EFS、DFS 和 OS。从 2017 年 7 月 7 日至 2019 年 9 月 24 日，共入组 333 例患者，阿替利珠单抗组 pCR 率显著高于化疗组（58% *vs.* 41%，*P*=0.0044），但 PD-L1 阳性人群中，阿替利珠单抗组的 pCR 率仅表现为数值上的升高。不良反应也是免疫治疗的关注要点，值得关注的不良反应包括肝功能异常、甲状腺功能减退和输液相关反应，但总体上并不严重，对症治疗也不复杂。Impassion031 研究中阿替利珠单抗组严重不良反应的发生率总体高于化疗组，主要包括粒缺性发热、肺炎和发热，发生率在 2% 以上。

2. 度伐利尤单抗（Durvalumab）

GeparNUEVO 是一项Ⅱ期临床研究，入组的 TNBC 患者随机接受新辅助化疗（白蛋白结合型紫杉醇序贯表柔比星 / 环磷酰胺）± 度伐利尤单抗治疗。研究按照 sTIL 的低（≤ 10%）、中等（11% ~ 59%）、高（≥ 60%）进行分层，首要研究终点是 pCR 率（ypT0 ypN0），次要研究终点包括 iDFS、DDFS 和 OS。2016 年 6 月至 2017 年 9 月，共有 174 例 TNBC 患者入选。值得注意的是，原计划所有患者需要接受窗口期的治疗，即在新辅助化疗开始前的 2 周给予度伐利尤单抗或安慰剂单药治疗一次。但实际治疗过程中，新辅助化疗开始的平均时间达到了 47.7 天，可能影响患者疗效，因此取消了窗口期的治疗。最终，前 117 例入组的患者接受了窗口期治疗，之后入组的患者直接开始新辅助化疗 ± 度伐利尤单抗治疗。从 pCR 率来看，度伐利尤单抗组与安慰剂组总体上并无差异（53.4% *vs*. 44.2%，*P*=0.287），但接受窗口期治疗的患者pCR率显著高于安慰剂组（61.0% *vs*. 41.4%，*P*=0.035）。两组中sTIL评分较高的患者都能取得更高的pCR率。在度伐利尤单抗组，肿瘤细胞PD-L1阳性者的pCR率显著升高（*P*=0.045），而安慰剂组中免疫细胞PD-L1阳性者，pCR率显著升高（*P*=0.04）。使用度伐利尤单抗最常见的不良反应是甲状腺功能异常，发生率达到47%。2021年ASCO的3年随访报道，度伐利尤单抗组的iDFS、DDFS和OS均有显著提高（*P*值分别为0.0398、0.0078和0.0108）。在度伐利尤单抗组，肿瘤细胞PD-L1阳性者的iDFS有升高趋势（*P*=0.053）。

此外，肿瘤突变负荷（tumor mutational burden，TMB）和浸润免疫细胞的基因表达谱（gene expression profile，GEP）在早期TNBC治疗中的预测作用尚未可知，GeparNUEVO研究也对此进行了探索。多因素分析显示TMB是pCR率的独立预测因素。并且，免疫细胞的GEP或者TIL均与TMB没有相关性。但免疫细胞的GEP或TIL高表达且TMB高表达的双高表达者，pCR率明显高于双低表达者。

第二节　新辅助靶向和免疫治疗的争议

一、铂类药物与PARPi的地位之争

TNBC新辅助治疗的标准手段是化疗，既往蒽环/紫杉的新辅助化疗方案获得的pCR率在40%左右。铂类作为DNA交联剂，进入肿瘤细胞后与DNA交叉联结，通过干扰肿瘤细胞DNA复制，导致肿瘤细胞DNA双链断裂而死亡。临床研究显示，加入卡铂能将TNBC新辅助化疗的pCR率提高至50%左右。

*BRCA*突变的患者，双链损伤修复功能下降，理论上会对铂类药物的治疗更加敏感，因此业内对PARPi与铂类药物联用抱有很高期待。*BRCA*突变在HER2阴性乳腺癌中比例较高，因此目前的新辅助治疗临床研究主要针对的人群为HER2阴性（±*BRCA*突变）的乳腺癌患者。

然而，BrighTNess研究并没有发现在含铂新辅助化疗的基础上加用维利帕利能够给TNBC带来额外获益；而在更加精准的*BRCA*突变或HRD高评分的患者中，简单的含铂新辅助化疗方案即可获得很好的pCR率，奥拉帕利并没有优于铂类的表现，但治疗费用却更多。所幸他拉唑帕利为我们带来了一丝曙光：对于*gBRCA1/2*突变、HER2阴性的乳腺癌使用他拉唑帕利单药新辅助治疗也能取得和新辅助化疗同样的pCR率。因此PARPi新辅助靶向治疗取代新辅助化疗或许是未来的方向，但还需要更多的临床研究加以证实。

二、PD-1抗体与PD-L1抗体的地位之争

（一）疗效

无论是从pCR率还是生存获益来看，PD-1单抗的代表药物帕博利珠单抗都取得了阳性的结果，而两种PD-L1单抗却历经波折。pCR率方面，阿替利珠单抗在NeoTRIP研究中折戟，仅在IMpassion031挽回了一些颜面；而度伐利尤单抗则是阴性结果。再看EFS，阿替利珠单抗两个研究中的人数不多，生存分析的结果还有待进一步随访；度伐利尤单抗提供了类似帕博利珠单抗的生存优势，但入组人数较KENOTE-522仍有差距。因此，在疗效方面，PD-1单抗占有一定的优势。

除了药物因素，入组患者的人数、人群差异等也可能是造成研究结果不一致的原因。但从研究的设计来

看，帕博利珠单抗利用前期的KEYNOTE-173和I-SPY2平台进行了多维度的探索，确定了帕博利珠单抗的最佳化疗组合：含有卡铂和蒽环的新辅助化疗方案。而PD-L1单抗的几个临床研究缺乏相关前期研究基础，使用的化疗方案也与PD-1单抗相关的临床研究有差别，这也可能影响研究的结果。

（二）不良反应

从KEYNOTE-522的结果来看，PD-1抗体药物的总体安全性较好，免疫相关不良反应主要是内分泌系统的损害，但这种损害也可能是长期的，甚至不可逆的。PD-L1单抗的不良反应包括肝功能异常、甲状腺功能减退等，总体上可耐受。IMpassion031中阿替利珠单抗组严重不良反应的发生率总体高于化疗组，主要包括粒缺性发热、肺炎和发热等。因此免疫治疗的不良反应还有待时间来检验。

第三节　新辅助靶向和免疫治疗的未来之问

一、PARPi精准人群的未来之问

*BRCA1/2*是同源重组修复的重要参与者，但同源重组修复的工具并不仅仅只有*BRCA1/2*一种，还包括*ATM*、*CHEK2*、*BARD1*、*BRIP1*、*Mre11*、*RAD50*、*NBS1*、*RAD51C*、*RAD51D*和*PALB2*等。

基于“合成致死”原理，目前有关PARPi的研究多集中于*gBRCA1/2*突变的患者。但从PARPi的作用机制分析来看，理论上只要肿瘤细胞存在同源重组修复缺陷，就可能会对PARPi敏感。因此PARPi的精准人群可能包括同源重组修复其他基因的胚系突变，即BRCAness。此外，PARPi也可能不仅对胚系突变有效，体系突变的患者也可能从中获益。2020年5月，美国FDA率先批准奥拉帕利用于治疗同源重组修复基因突变的、转移性、去势抵抗性前列腺癌。同年*Journal of Clinical Oncology*也发表了TBCRC 048的研究数据，初步提示奥拉帕利对*gPALB2*或者*sBRCA1/2*突变的MBC也有很好的疗效。

除了对同源重组缺陷基因种类的探索，HRD评分也是未来研究的方向。HRD评分主要依据于杂合性缺失（loss of heterozygosity，LOH）、端粒等位基因不稳定以及大片段重排，它能够反映肿瘤样本因同源重组修复通路异常而导致的肿瘤样本基因组不稳定的情况。目前有2种HRD检测产品Myrial myChoice CDx和FoundationFocus™ CD_{XBRCA} LOH获得美国FDA批准。但由于缺乏中国人群的数据，HRD评分的阈值并不能直接应用到中国患者中，未来需要大规模中国人群数据加以佐证。

二、PARPi能否取代新辅助化疗及术后辅助治疗的未来之问

Ⅱ期NEOTALA临床研究入组了*gBRCA 1/2*突变、HER2阴性的乳腺癌，单药他拉唑帕利新辅助治疗取得了类似新辅助化疗的疗效，并且不良反应发生率显著低于化疗，耐受性良好。如果这一结果能在今后Ⅲ期随机对照临床研究中加以验证，将会为此类患者的精准治疗提供有力武器。

值得注意的是，目前PARPi新辅助单药治疗的证据还仅限于pCR率的层面，PARPi新辅助治疗获得的pCR优势能否转化为生存优势还有待于更长时间的随访。另外，对于术后病理提示non-PCR的患者该如何进行后续辅助治疗、接受辅助治疗的时限等问题目前没有任何经验可循，都需要在未来的研究中一一解决。

三、新辅助治疗后 non-pCR 患者接受何种辅助强化治疗的未来之问

对于新辅助化疗后 non-pCR TNBC 的后续治疗，已有一些临床试验进行过探索。CREATE-X 报道，在辅助治疗阶段使用 6 ～ 8 个周期的卡培他滨能够获得更好的生存获益；而 EA1131 则报道，对于残余乳房病灶≥ 1 cm 的 non-pCR 患者使用铂类进行辅助治疗，劣于使用卡培他滨，并且不良反应也更多。因此，新辅助化疗后 non-pCR 的患者使用卡培他滨进行后续辅助治疗是目前的标准方案。

然而，随着免疫治疗在 TNBC 中的成功，对于此类患者能否进行免疫治疗也引起了业内的兴趣。SWOG-S1418 NRG-BR006 是一项正在开展的Ⅲ期临床试验，计划入组经新辅助化疗后残留病灶≥ 1 cm 和（或）ypN+ 的 TNBC，在辅助治疗中随机入组使用帕博利珠单抗 1 年。计划入组 1155 例患者，主要终点是 iDFS，次要终点是 OS、DDFS 和安全性。

另一方面，随着免疫治疗进入 TNBC 新辅助治疗的临床指南，在国内的使用也将越来越广泛。由于目前的免疫药物众多，在不同瘤种中的适应证也各不相同，因此在临床使用过程中应严格遵循乳腺癌临床指南和药物的适应证用药，及时处理不良反应。另外，哪些免疫药物能够带来长期的生存获益、远期的不良反应是否可耐受等问题也不可知，这些都需要今后更多的临床研究加以解答。

王珏　李薇

第二十六章　辅助靶向和免疫治疗的现状、争议、未来之问

第一节　辅助靶向和免疫治疗的现状

在乳腺癌的辅助治疗中，最为成功的典范是抗 HER2 靶向治疗，从曲妥珠单抗治疗，到奈拉替尼的强化，到曲妥珠单抗、帕妥珠单抗双靶，再到 non-pCR 患者的 T-DM1 强化，不断提升 HER2 阳性乳腺癌的辅助治疗水平。HER2 阴性乳腺癌的辅助治疗则进展较为缓慢，前期研究主要集中于化疗药物的强化、内分泌治疗的方案及时长等，直至近年来 MonarchE、OlympiA 研究结果的公布，CDK4/6 抑制剂、PARP 抑制剂在辅助治疗中的作用逐渐明晰，揭开了 HER2 阴性乳腺癌辅助靶向治疗的序幕。此外，随着免疫治疗在 TNBC 治疗中逐渐攻城略地，免疫检查点抑制剂也开始了在辅助治疗阶段的尝试。KEYNOTE-522 研究 pCR 与 EFS 的双重阳性结局使得帕博利珠单抗的应用由新辅助治疗延续至辅助治疗阶段，并列入 NCCN 指南推荐。HER2 靶向治疗及 CDK4/6 抑制剂有专门章节阐述，本章着重阐述 PARP 抑制剂、免疫检查点抑制剂在 HER2 阴性乳腺癌辅助治疗中的应用。

一、PARP 抑制剂辅助治疗的现状

OlympiA 是一项全球多中心、随机双盲、安慰剂对照的Ⅲ期临床试验，共招募了 1836 例标准治疗后的Ⅱ～Ⅲ期 HER2 阴性高危乳腺癌患者，对比应用奥拉帕利与安慰剂进行辅助治疗的有效性和安全性。入组患者

均携带 *gBRCA* 致病突变或可疑致病突变，按 1 ： 1 比例分别接受奥拉帕利 300 mg bid 或安慰剂辅助治疗 1 年。主要研究终点为 iDFS，次要研究终点包括 DDFS、OS、患者生活质量及安全性。预设的分层因素包括 HR 阳性 / HER2 阴性队列和 TNBC 队列；新辅助化疗队列和辅助化疗队列；新辅助 / 辅助化疗方案是否含铂类。

中期分析显示，奥拉帕利显著改善了患者的 iDFS，奥拉帕利组和安慰剂组的 3 年 iDFS 率分别为 85.9% 和 77.1%，绝对获益高达 8.8%，降低复发风险 42%（*HR*=0.58，99.5%*CI*：0.41 ～ 0.82，*P* ＜ 0.001）。同时，奥拉帕利也带来了 DDFS 的显著提高，两组的 DDFS 率分别是 87.5% 和 80.4%（*HR*=0.57，99.5%*CI*：0.39 ～ 0.83，*P* ＜ 0.001）。研究的 OS 数据尚未成熟，虽未达预设的显著性差异，但奥拉帕利已呈现出获益趋势，奥拉帕利组及安慰剂组 3 年 OS 率分别为 92.0% 和 88.3%（*HR*=0.68，99%*CI*：0.44 ～ 1.05，*P*=0.024）。安全性数据与奥拉帕利已知的不良反应一致，未增加严重不良事件或特别关注的不良事件。奥拉帕利治疗最常见的不良事件是恶心（57%）、乏力（40%）和贫血（23%），出现≥ 3 级不良反应的比例仅分别为 0.8%、1.8% 和 8.7%，因不良反应导致永久停药的比例为 9.9%，对照组为 4.2%。两组间的总体健康生活质量评分接近，证实奥拉帕利一年强化治疗具有良好耐受性。

随着此研究结果的公布，2021 年 6 月 28 日 NCCN 指南将奥拉帕利列为 *gBRCA* 突变、高复发风险 HER2 阴性乳腺癌辅助治疗的推荐方案。OlympiA 研究的成功一方面得益于精准医学对于敏感人群的抓取，研究仅入组 *gBRCA* 突变的患者，提高了患者对奥拉帕利治疗的敏感性；另一方面得益于严格的入组标准筛选出高危人群，入组患者包括两部分：新辅助治疗队列要求 6 个周期以上蒽环和（或）紫杉方案新辅助治疗后 non-pCR 人群，对于 HR 阳性患者，除 non-pCR 以外还要求 CPS+EG 评分≥ 3；辅助治疗队列要求术后接受 6 个周期以上辅助化疗的患者，≥ pT_2 或≥ pN_1 的 TNBC，以及≥ pN_2 的 HR 阳性患者。新辅助 / 辅助方案与临床病理特征的双重限定筛选出了真正的高危人群，更易从强化治疗中获益。

二、免疫检查点抑制剂辅助治疗的现状

自 Ⅱ 期研究 I-SPY2 显示免疫检查点抑制剂联合化疗显著提高 TNBC 患者新辅助治疗 pCR 率的阳性结果后，多项 Ⅲ 期临床研究紧随其后，进一步验证免疫治疗在 TNBC 新辅助治疗中的作用，其中 KEYNOTE-522，IMpassion 031 研究设计中更是将免疫检查点抑制剂的应用延续至术后的辅助治疗。2021 年 ESMO 会议上 KEYNOTE-522 研究达到双重主要终点，FDA 在 2021 年 7 月 26 日批准了帕博利珠单抗在早期 TNBC 的适应证，2021 年 8 月 16 日 NCCN 指南对帕博利珠单抗用于高风险 TNBC 新辅助治疗及术后辅助治疗一同进行了推荐，开启了免疫治疗在早期 TNBC 的征程。

KEYNOTE-522 研究中帕博利珠单抗带来了 EFS 的获益，但帕博利珠单抗自新辅助阶段至辅助阶段的持续应用，使我们无法获知 EFS 的获益来源。为进一步明确免疫检查点抑制剂在辅助阶段的单独应用能否带来获益，多项辅助治疗的临床研究正在进行中。

IMpassion 030 研究（ALEXANDRA）是一项全球多中心、随机开放的 Ⅲ 期临床研究，计划入组 2300 例 Ⅱ ～ Ⅲ 期 TNBC，随机接受阿替利珠单抗联合 T-EC/AC 或 T-EC/AC 单独辅助治疗，阿替利珠单抗共使用 1 年。研究的主要终点为 iDFS，次要终点包括不同 PD-L1 状态患者的 iDFS、不同淋巴结状态患者的 iDFS、OS、安全性等。目前项目正在积极入组中。

SWOG S1418 研究旨在评估帕博利珠单抗在新辅助治疗后有残留病灶（T ≥ 1 cm 或淋巴结阳性）的 TNBC 中进行辅助治疗的有效性和安全性，计划入组 1155 例患者，主要终点是 iDFS，次要终点是 OS、DDFS 和安全性。

A-Brave研究是一项由研究者发起的多中心、随机Ⅲ期临床研究，对完成根治性治疗（包括手术和新辅助/辅助治疗）的TNBC患者，观察后续采用Avelumab治疗1年的疗效。主要终点是DFS，次要终点是OS和安全性。

目前免疫检查点抑制剂已在乳腺癌晚期解救治疗、早期新辅助治疗中崭露头角，帕博利珠单抗陆续斩获晚期及早期TNBC治疗适应证，进一步燃起免疫治疗在TNBC中的探索之火。免疫治疗在乳腺癌辅助治疗中的应用尚处于起步阶段，我们期待上述研究结果的公布，使得免疫检查点抑制剂在乳腺癌的辅助治疗中再下一城。但免疫治疗在TNBC中的征程并非所向披靡，在晚期以及新辅助治疗研究中，相似机制的免疫药物、相似的临床研究设计，结果却大相径庭，这使得免疫治疗在乳腺癌中的应用显得神秘莫测、扑朔迷离。敏感人群的甄别、疗效标志物的探索是目前探索性分析的重点，在辅助治疗的相关临床研究中纳入此类指标可能更易获得阳性结果。

第二节　辅助靶向和免疫治疗的争议

一、HR阳性/HER2阴性高危患者辅助强化之争议

基于OlympiA研究的结果，NCCN已将奥拉帕利列为*gBRCA*突变、HER2阴性高复发风险乳腺癌辅助治疗的推荐方案。亚组分析显示所有亚组iDFS获益与总体人群获益一致，其中HR阳性亚组样本量较小，不到总人数的20%，因而统计效能受限，虽*HR*仍倾向奥拉帕利组获益，但iDFS的置信区间较宽（*HR*=0.701，95% *CI*：0.381～1.268）。对于此部分患者，除应用奥拉帕利强化辅助治疗外，尚有另外两种选择，CREATE-X研究中卡培他滨可使新辅助治疗后未达pCR的HR阳性乳腺癌5年DFS由73.4%提高至76.4%（*HR*=0.81，95% *CI*：0.55～1.17），MonarchE研究中阿贝西利强化治疗使高危HR阳性乳腺癌患者4年iDFS从79.4%提升至85.8%（*HR*=0.664，95% *CI*：0.578～0.762，$P<0.0001$）。三者均显示出生存获益，也因此引发了HR阳性高危患者辅助强化治疗如何选择的争议。三种强化策略疗效孰优孰劣目前并无直接的对比，仅能从研究间的横向比较初探端倪。

MonarchE是针对HR阳性高危乳腺癌患者术后内分泌强化的设计，与另两项研究相比，对于HR阳性患者的指导意义更大。入组人群既包括新辅助治疗后患者，也包括直接手术患者，均能从阿贝西利的强化治疗中获益，亚组分析显示新辅助治疗后患者获益更为明显。目前研究虽获得阳性结果，但随访时间尚短，基于PENELOPE-B的前车之鉴，MonarchE有待随访时间的延长进一步确认阿贝西利的辅助强化作用。

OlympiA、CREATE-X研究均入组HER2阴性患者，HR阳性亚组获益不如TNBC，提示TNBC是PARP抑制剂、卡培他滨辅助强化的获益优势人群。在MonarchE研究的亚组分析中，并未见ER表达高低对于iDFS的影响，对于ER表达低于10%的HR阳性肿瘤，其生物学行为、治疗敏感性更接近于TNBC，因此对于此部分ER低表达患者，是否PARP抑制剂、卡培他滨的强化效果更佳，是更为理想的强化治疗策略?

此外，OlympiA研究入组患者均携带*gBRCA*致病突变或可疑致病突变，而CREATE-X研究则入组新辅助治疗后non-pCR患者，进一步细化了奥拉帕利、卡培他滨的适用人群。因此，对于HR阳性高危患者，术后强化治疗的选择需要依据肿瘤分期、临床病理特征、既往是否新辅助治疗、药物不良反应等综合权衡。

二、TNBC 高危患者辅助强化之争议

同样，对于 TNBC 术后辅助治疗的强化策略也有不同的选择，新辅助治疗后 non-pCR 患者，CREATE-X 研究证实了卡培他滨强化治疗的获益，研究共纳入 286 例 TNBC，占总人群的 32.2%，卡培他滨的强化使 TNBC 患者的 5 年 DFS 由 56.1% 提升至 69.8%（*HR*=0.58，95% *CI*：0.39 ～ 0.87），绝对提高达 13.7%。OlympiA 研究纳入了 722 例新辅助化疗后 TNBC 患者，占所有 TNBC 的 47.8%，奥拉帕利强化治疗使其 3 年 iDFS 由 67.7% 提高至 81.4%（*HR*=0.57，95% *CI*：0.41 ～ 0.79），绝对获益也达 13.7%。因此，对于携带 *gBRCA* 致病突变或可疑致病突变的新辅助治疗 non-pCR 患者，卡培他滨与奥拉帕利均为有效的强化策略。OlympiA 研究奥拉帕利强化治疗后 3 年 iDFS 获益，与 CREATE-X 研究中卡培他滨强化治疗后 5 年 DFS 获益相同，若随着随访时间的延长，奥拉帕利 1 年强化治疗带来的 iDFS 获益能够进一步扩大，其疗效数据似乎要优于卡培他滨，但卡培他滨同样具有无可比拟的优势，价格低廉，且疗程更短。

对于未行新辅助治疗的术后高危 TNBC 患者，SYSUCC-001 研究显示标准治疗后序贯卡培他滨节拍治疗 1 年可使 TNBC 患者 5 年 DFS 由 73% 提高至 83%（*HR*=0.63，95% *CI*：0.42 ～ 0.96，*P*=0.027）。亚组分析显示，≤ pT_1 以及 pN- 人群更易从卡培他滨的强化治疗中获益。OlympiA 研究共纳入 787 例未经新辅助治疗的 TNBC 患者，要求≥ pT_2 或≥ pN_1，占所有 TNBC 的 52.2%，奥拉帕利强化治疗使其 3 年 iDFS 由 84.8% 提高至 90.3%（*HR*=0.54，95% *CI*：0.34 ～ 0.83），绝对获益为 5.5%。对比两项研究的人群基线特征，恰好完美互补，卡培他滨节拍治疗的优势获益人群为≤ pT_1 以及 pN- 患者，而奥拉帕利的获益人群则为≥ pT_2 或≥ pN_1 患者，在临床实践中可对照术后分期分别进行推荐。

三、免疫检查点抑制剂辅助治疗之争议

基于 KEYNOTE-522 研究 pCR 与 EFS 的双重获益，帕博利珠单抗获批早期 TNBC 治疗的适应证，并载入 NCCN 指南用于高风险 TNBC 的新辅助治疗以及术后辅助治疗。由此可见，免疫治疗在辅助阶段的应用最初源于新辅助研究中的辅助延续治疗。2021 年 St. Gallen 会议投票中，辅助治疗部分设立如下问题：如果Ⅱ期或Ⅲ期 TNBC 患者，未在新辅助治疗背景下接受治疗，是否可以接受辅助化疗，同时接受免疫检查点抑制剂 PD-1/PD-L1 治疗？结果显示 90.38% 的与会专家持否定态度。虽然 KEYNOTE-522 研究达到 pCR 与 EFS 的双重终点，但专家认为 EFS 的获益来源并不明确，是新辅助阶段的帕博利珠单抗、辅助阶段的帕博利珠单抗，抑或两者兼而有之？KEYNOTE-522 研究并不能回答这一问题，因而对免疫检查点抑制剂在辅助治疗的单独应用持审慎态度。

事实上，我们从 KEYNOTE-522 研究的亚组分析中或可窥探一二：一方面，无论是达 pCR 患者，还是 non-pCR 患者，帕博利珠单抗组的 3 年 EFS 均优于安慰剂组，提示帕博利珠单抗辅助阶段治疗的获益。另一方面，达 pCR 患者帕博利珠单抗辅助治疗的获益非常微弱，与对照组相比，3 年 EFS 提升 1.9%（94.4% *vs*. 92.5%，*HR*=0.73，95% *CI*：0.39 ～ 1.36）；而 non-pCR 患者帕博利珠单抗辅助治疗的获益更大，3 年 EFS 提升 10.6%（67.4% *vs*. 56.8%，*HR*=0.70，95% *CI*：0.52 ～ 0.95），更易从帕博利珠单抗的辅助治疗中获益。不同 pCR 状态的患者，帕博利珠单抗辅助治疗带来不同程度的 EFS 提升，这给予我们重要提示：免疫检查点抑制剂辅助治疗的真正获益人群是哪些？新辅助治疗后 pCR 患者是否可以免除免疫检查点抑制剂的辅助治疗？我们期待相关临床研究的设计与开展，为我们解答疑惑。

第三节　辅助靶向和免疫治疗的未来之问

一、PARP抑制剂辅助治疗的未来之问

OlympiA研究设计开展之时，化疗是HER2阴性乳腺癌新辅助/辅助治疗的标准方案，因而OlympiA研究中入组患者的既往治疗均为化疗。近年来，随着新型药物在早期乳腺癌中的不断探索，HER2阴性乳腺癌的新辅助治疗出现了众多革新。KEYNOTE-522研究中pCR与EFS的双重获益已使得免疫检查点抑制剂获批应用于TNBC的新辅助治疗，CDK4/6抑制剂、PARP抑制剂在乳腺癌新辅助治疗中的研究也在积极探索中，未来面对不断更新迭代的新辅助治疗格局，OlympiA研究结果是否仍然适用？

此外，得益于众多辅助强化治疗策略，HER2阴性早期乳腺癌患者的生存数据已有了长足的提高，但纵观多项辅助靶向治疗的临床研究，其3年iDFS率大多不足80%，5年DFS率徘徊于70%，仍有20%～30%的患者无法实现长期的无病生存，在术后不久便要经历复发或转移，对于此部分早期复发患者，我们需要更为有效的辅助治疗策略，未来强化治疗的合理联合、高危人群的进一步筛选、新型靶点的探索开发，将为HER2阴性早期乳腺癌患者带来更多的治愈机会。

二、免疫检查点抑制剂辅助治疗的未来之问

TNBC的免疫辅助治疗研究仍处于起步阶段，目前仍未有结果公布，免疫检查点抑制剂辅助治疗能否带来生存获益尚未可知，未来辅助治疗的研究焦点可能将聚焦于获益人群的筛选。如何更为精准地确定免疫检查点抑制剂辅助治疗的获益人群？KEYNOTE-522研究中，新辅助治疗后达pCR患者帕博利珠单抗辅助治疗的获益有限，non-pCR患者帕博利珠单抗的获益更大，是否提示仅non-pCR患者才需要免疫检查点抑制剂的辅助治疗？是否可参照KATHERINE、CREATE-X等研究，通过新辅助治疗筛选出non-pCR患者，给予免疫检查点抑制剂的辅助强化治疗？

对于新辅助治疗后non-pCR患者，应用帕博利珠单抗辅助治疗3年EFS从56.8%提升至67.4%，一方面，我们欣喜于帕博利珠单抗的辅助治疗使得额外10.6%的患者达到3年EFS；另一方面，我们仍稍感惋惜，因为即使使用帕博利珠单抗辅助治疗，仍有约1/3的患者在3年内便出现疾病的复发或转移，新辅助治疗后的non-pCR患者3年EFS明显低于pCR患者，提示对于此部分non-pCR患者，在免疫检查点抑制剂新辅助治疗后延续辅助治疗效果有限，我们需要寻求更为有效的强化治疗策略。

对于TNBC患者，OlympiA研究证实了奥拉帕利辅助强化治疗对于*gBRCA*突变患者的有效性与安全性，CREATE-X、SYSUCC001研究亦显示卡培他滨可作为TNBC患者的辅助强化策略，而KEYNOTE-522研究又为TNBC患者的术后辅助治疗带来了免疫检查点抑制剂的选择，未来我们如何将这些不同的强化策略联合，如何选择合适人群加以应用，以期衍生最大的治疗效果，为TNBC患者带来更高的早期治愈率、更长的无病生存期呢？

黄香　李薇

第二十七章　晚期靶向和免疫治疗的现状、争议、未来之问

第一节　晚期靶向和免疫治疗的现状

近二十年来靶向及免疫治疗在乳腺癌中的发展日新月异，晚期乳腺癌的治疗已进入新纪元，众多新型分子靶向药物及免疫检查点抑制剂不断的研发问世，为晚期乳腺癌患者带来更大的生存获益。晚期乳腺癌抗 HER2、内分泌靶向联合治疗请详见乳腺癌的抗 HER2 治疗以及乳腺癌的内分泌治疗篇章，本篇着重阐述除上述治疗以外的靶向及免疫治疗在晚期乳腺癌中应用的现状，并对其未来研究发展趋势进行展望。

一、晚期乳腺癌靶向治疗的现状

（一）抗血管生成靶向治疗的现状

1. 大分子单抗

贝伐珠单抗是一种重组人源化 IgG1 单克隆抗体，可与血管内皮生长因子（vascular endothelial growth factor，VEGF）靶向结合，减少新生血管形成从而抑制肿瘤生长。早在 20 年前，贝伐珠单抗在晚期乳腺癌的治疗中已崭露头角，2007 年公布的 E2100 研究纳入 673 例 HER2 阴性转移性乳腺癌患者，对比一线贝伐珠单抗联合紫杉醇与紫杉醇单药治疗的疗效差异，结果表明贝伐珠单抗联合紫杉醇组的中位 PFS 较单用紫杉醇组患者延长接近 1 倍（11.8 个月 *vs*. 5.9 个月，$P < 0.0001$），且安全性良好。基于 PFS 的显著获益，2008 年 2 月，FDA 通过快速审批通道批准了贝伐珠单抗联合紫杉醇用于未接受化疗的 HER2 阴性晚期乳腺癌患者的一线治疗。随后 2009 年公布的 AVADO 研究提示低剂量或高剂量贝伐珠单抗联合多西他赛治疗 HER2 阴性转移性乳腺癌患者的 PFS 均明显长于对照组。2011 年公布的另一项临床研究 RIBBON-1 入组了 1237 例复发或转移后尚未化疗的 HER2 阴性晚期乳腺癌患者，按 2 ∶ 1 的比例随机分为化疗联合 / 不联合贝伐珠单抗两组，化疗方案为卡培他滨单药或者紫杉醇 / 蒽环类药物，结果显示贝伐珠单抗联合化疗的中位 PFS 明显长于单纯化疗组（卡培他滨方案 mPFS：8.6 个月 *vs*. 5.7 个月，P=0.0002；紫杉醇 / 蒽环类方案 mPFS：9.2 个月 *vs*. 8.0 个月，P=0.0001）。然而令人遗憾的是，E2100、AVADO、RIBBON-1 研究中巨大的 PFS 优势均没有转化为 OS 的获益，三大研究全军覆没，OS 汇总结果为：HR=0.95，95% CI：0.85 ～ 1.06。随后在 2010 年 7 月 FDA 撤销了贝伐珠单抗联合化疗用于晚期乳腺癌一线治疗的批准。

贝伐珠单抗在晚期乳腺癌的二线及后线治疗中亦有一些尝试，VF2119G 研究评估了贝伐珠单抗联合卡培他滨在晚期乳腺癌中二、三线治疗的有效性，结果表明联合贝伐珠单抗组中位 PFS 及中位 OS 都仅提高 0.6 个月。RIBBON-2 研究比较了贝伐珠单抗联合标准化疗方案与单纯化疗作为 HER2 阴性晚期乳腺癌患者的二线治疗的疗效和安全性，联合贝伐珠单抗组中位 PFS 提高了 2.1 个月（HR=0.78，95% CI：0.64 ～ 0.93，P =0.0072），其中 159 例三阴性乳腺癌患者中贝伐珠单抗联合化疗组中位 PFS 较单纯化疗组显著延长（6.0 个月 *vs*. 2.7 个月，P=0.0006），但中位 OS 仅有延长的趋势（17.9 个月 *vs*. 12.6 个月，P=0.0534）。

现有临床研究结果表明贝伐珠单抗联合化疗在晚期乳腺癌的治疗中 PFS 方面得到有限的获益，但仍然面临 OS 未见延长的困局。在目前的指南中，贝伐珠单抗联合化疗仅列为 HER2 阴性 MBC 一线 / 二线治疗的可选策略，并非优选或首选推荐，因此在临床实践中应慎重选择患者。

2. 小分子酪氨酸激酶抑制剂

近年来，小分子抗血管生成药物在晚期乳腺癌中的尝试并未带来过多的惊喜，舒尼替尼在晚期乳腺癌中的临床研究基本以失败告终，联合化疗或其他靶向治疗对患者生存时间均无明显改善。索拉非尼Ⅱ期 AC01B07 研究纳入 160 例经贝伐珠单抗治疗进展后的 HER2 阴性转移性乳腺癌患者，随机分配接受索拉非尼或安慰剂 + 吉西他滨 / 卡培他滨治疗，与安慰剂组相比，索拉非尼组中位 PFS 显著延长（3.4 个月 *vs.* 2.7 个月，*HR*=0.65，95% *CI*：0.45 ～ 0.95，*P*=0.02），但 mOS 并无显著获益，两组 mOS 分别为 13.4 个月和 11.4 个月（*HR*=1.01，95% *CI*：0.71 ～ 1.44，*P*=0.95），并且索拉非尼组发生剂量下调比例相比安慰剂组更高（51.9% *vs.* 7.8%）。SOLTI-0701 研究入组一线或二线 HER2 阴性局部晚期或转移性乳腺癌患者，对比索拉非尼联合卡培他滨与卡培他滨单药的疗效，结果显示索拉非尼联合卡培他滨可显著改善患者中位 PFS（6.4 个月 *vs.* 4.1 个月，*HR*=0.58，95% *CI*：0.41 ～ 0.81，*P* =0.001），但 OS 同样无显著获益（中位 OS：22.2 个月 *vs.* 20.9 个月，*HR*=0.86，95% *CI*：0.61 ～ 1.23，*P*=0.42）。基于Ⅱ B 期研究结果，Ⅲ期 RESILIENCE 研究纳入一线或二线的 HER2 阴性局部晚期或转移性乳腺癌患者，给予索拉非尼联合卡培他滨或联合安慰剂治疗，索拉非尼的初始剂量由Ⅱ B 期中的 400 mg bid 更改为 200 mg AM + 400 mg PM，根据患者耐受情况调整剂量递增，但最后该项研究未能达到 PFS 的主要终点，宣布失败告终。

部分小样本临床研究表明阿帕替尼单药在晚期乳腺癌后线治疗中有一定疗效，一项Ⅱ期、多中心研究纳入经蒽环类或紫杉类治疗的转移性 TNBC 患者，Ⅱ a 期 *n*=25，Ⅱ b 期 *n*=59，口服阿帕替尼 750 mg（Ⅱ a 期）或 500 mg（Ⅱ b 期）/ 日。在Ⅱ a 期研究中，阿帕替尼 750 mg 剂量组 mPFS 达 4.6 个月，mOS 达 8.3 个月；≥ 3 级的不良反应主要有高血压（36%）、手足皮肤反应（24%）。在剂量降低至 500 mg 的Ⅱ b 期研究中，mPFS 达 3.3 个月，mOS 达 10.6 个月。此外一些Ⅱ期和非随机对照研究表明阿帕替尼联合化疗在晚期乳腺癌二线以上的疗效优于单纯化疗。另外一种小分子抗血管生成 TKI 安罗替尼在既往蒽环及紫杉类治疗进展的 HER2 阴性晚期乳腺癌的研究（*n*=26）显示，单药安罗替尼的 mPFS 达 5.22 个月，此外部分安罗替尼联合化疗方案的研究正在进行，需待未来研究数据公布以进一步验证疗效。

小分子 TKI 抗血管靶向联合化疗在晚期乳腺癌治疗中的探索仍然任重道远，虽然Ⅱ期 SOLTI-0701、AC01B07 研究提示索拉非尼联合化疗可改善 HER2 阴性晚期乳腺癌患者的 PFS，但 OS 均无改善，并且Ⅲ期 RESILIENCE 研究索拉非尼联合卡培他滨的 PFS 及 OS 数据均铩羽而归。阿帕替尼、安罗替尼等新型抗血管小分子 TKI 大多在小样本研究阶段，如何将此类药物以最佳的方式应用于合适的患者仍需进一步探索及优化。

（二）PARP 抑制剂解救治疗的现状

1. 奥拉帕利

2017 年 ASCO 大会上，美国 MSKCC 的 Robson 医学博士报道了 OlympiAD 研究的中期分析结果。该研究为一项国际多中心、随机开放的Ⅲ期临床研究，纳入 302 例 *gBRCA1/2* 致病突变或可疑致病突变的 HER2 阴性晚期乳腺癌患者，患者既往接受≤ 2 线的化疗。入组患者以 2 ∶ 1 比例随机分组，接受奥拉帕利 300 mg bid 治疗或医生选择的化疗方案（TPC：卡培他滨、艾立布林、长春瑞滨）。研究主要终点为盲态独立中心审查（blinded independent central review，BICR）的 PFS，关键次要终点为 OS、PFS2、ORR、安全性及健康相关生活质量。

入组患者中70%以上人群针对晚期乳腺癌接受过化疗，接近30%的人群接受过铂类方案化疗。结果显示，奥拉帕利组中位PFS为7.0个月，TPC组为4.2个月，奥拉帕利组较TPC组疾病进展风险显著降低（*HR*=0.58，95% *CI*：0.43～0.80，*P*=0.0009）。研究者评估的PFS（7.8个月 *vs*. 3.8个月，*HR*=0.50，95% *CI*：0.36～0.68，*P*＜0.0001）及PFS2（13.2个月 *vs*. 9.3个月，*HR*=0.57，95%*CI*：0.40～0.83，*P*=0.0033）的结果进一步支持了主要研究终点的结果。奥拉帕利组患者ORR达60%，显著高于化疗组的29%。2018年AACR年会上公布了OlympiAD的OS数据，虽未达显著性差异，但奥拉帕利组患者OS较TPC组有超过2个月的临床获益（19.3个月 *vs*. 17.1个月，*HR*=0.90，95% *CI*：0.66～1.23，*P*=0.513）。在数据截止时，13%的患者继续接受奥拉帕利治疗，没有患者继续接受化疗。

在安全性方面，奥拉帕利组患者生活质量评分改善显著高于化疗组。恶心、呕吐、贫血是奥拉帕利最为常见的不良反应，奥拉帕利组3级以上不良反应明显低于化疗组（36.6% *vs*. 50.5%），因不良反应导致治疗中断的比例奥拉帕利组为5%，化疗组为8%。

2. 他拉唑帕利

EMBRACA研究是一项国际多中心、随机对照、开放性Ⅲ期临床研究，旨在比较他拉唑帕利与TPC（卡培他滨、艾立布林、吉西他滨或长春瑞滨）在*gBRCA*突变HER2阴性晚期乳腺癌中的疗效和安全性。研究共纳入431例患者，以2∶1比例随机分组，分别接受他拉唑帕利1 mg qd治疗或TPC组的化疗。研究的主要终点为盲态中心评估的PFS，次要研究终点包括OS、ORR、安全性、DOR及患者生活质量。

研究结果在2017年SABCS上公布，与OlympiAD研究相似，他拉唑帕利相较于TPC可以显著改善中位PFS（8.6个月 *vs*. 5.6个月，*HR*=0.54，95% *CI*：0.41～0.71，*P*＜0.0001）。亚组分析显示所有亚组PFS获益与总人群一致，其中既往铂类治疗后患者*HR*的95% *CI*较大，不确定是否由入组人数较少导致。CNS亚组虽然病例数不多，却显示出他拉唑帕利尤为明显的治疗优势，中位PFS分别为5.7个月和1.6个月（*HR*=0.32，95% *CI*：0.15～0.68，*P*＜0.0016）。他拉唑帕利组和TPC组的ORR分别为62.6%和27.2%。EMBRACA研究的最终OS分析在2020年AACR年会公布，遗憾的是，他拉唑帕利组较TPC未能显著改善OS（19.3个月 *vs*. 19.5个月，*HR*=0.85，95% *CI*：0.67～1.07，*P*= 0.17）。

他拉唑帕利组最常见的不良事件包括贫血、乏力和恶心，化疗组为恶心、乏力和中性粒细胞减少。他拉唑帕利组和TPC组≥3级不良反应的比例分别为31.8%、38.1%，两组因不良反应导致永久停药的比例分别为7.7%、9.5%。他拉唑帕利组患者生活质量自基线总体改善，且至有临床意义的恶化时间延长（*HR*=0.38，95% *CI*：0.26～0.55，*P*＜0.0001）。

基于OlympiAD、EMBRACA研究的阳性结果，2018年FDA相继批准了奥拉帕利、他拉唑帕利用于治疗*gBRCA1/2*突变的HER2阴性转移性乳腺癌，揭开了HER2阴性乳腺癌精准治疗的序幕。2018年NCCN指南亦将PARP抑制剂纳入复发或转移性乳腺癌患者的治疗推荐，并对*BRCA*检测标准进行了总结描述。

（三）PAM通路抑制剂解救治疗的现状

PAM通路抑制剂在HR阳性晚期乳腺癌中解救治疗的现状详见乳腺癌内分泌治疗篇章，本节着重阐述PAM通路抑制剂在晚期三阴性乳腺癌患者中解救治疗的现状。

1. PI3K抑制剂

Ⅰ/Ⅱ期研究显示Alpelisib联合白蛋白结合型紫杉醇，治疗*PIK3CA*突变的HER2阴性（其中30%为

TNBC）晚期乳腺癌患者，ORR为65%，中位PFS为13个月，疗效令人鼓舞且耐受性良好。因而Alpelisib联合白蛋白结合型紫杉醇治疗晚期TNBC患者的Ⅲ期研究EPIK-B3正在进行中，入组人群包括*PIK3CA*突变（Part-A）、*PTEN*缺失（Part-B1）及*PTEN*缺失无*PIK3CA*突变的患者（Part-B2）。主要研究终点包括Part-A的PFS、Part-B2的PFS及Part-B1的ORR。目前研究正在入组中。

2. Akt抑制剂

（1）Capivasertib

Capivasertib（AZD5363）是一种强效、高选择性的口服活性小分子激酶抑制剂，对*Akt1*、*Akt2*和*Akt3*亚型具有类似的活性。PAKT试验是一项由研究者主导、安慰剂对照的随机Ⅱ期临床研究，比较了Capivasertib联合紫杉醇对比安慰剂联合紫杉醇一线治疗转移性TNBC的疗效与安全性，主要终点为研究者评估的PFS，次要终点包括OS、CBR、ORR、*PIK3CA/Akt1/PTEN*突变亚组的PFS、未突变亚组的PFS及安全性。

研究共入组140例患者，1∶1随机分配至Capivasertib组及对照组治疗，Capivasertib组中位PFS有所延长（5.9个月 *vs*. 4.2个月，*HR*=0.74，95% *CI*：0.50～1.08，单侧*P*=0.06，双侧*P*=0.11）。在*PIK3CA/Akt1/PTEN*突变亚组中，Capivasertib中位PFS获益更为明显（9.3个月 *vs*. 3.7个月，*HR*=0.30，95% *CI*：0.11～0.79，双侧*P*=0.01）。Capivasertib组较对照组中位OS显著延长（19.1个月 *vs*. 12.6个月，*HR*=0.61，95% *CI*：0.37～0.99，双侧*P*=0.04）。在*PIK3CA/Akt1/PTEN*突变亚组中，Capivasertib中位OS为NR，对照组的中位OS为10.4个月（*HR*=0.37，95% *CI*：0.12～1.12，*P*=0.07）。

两组间的不良反应发生率接近，但Capivasertib组的3～4级不良反应发生率明显较高（54% *vs*. 26%）。Capivasertib组与对照组最常见的3～4级不良反应分别为腹泻（13% *vs*. 1%）、疲劳（4% *vs*. 0）、皮疹（4% *vs*. 0）、感染（4% *vs*. 1%）和中性粒细胞减少（3% *vs*. 3%）。PAKT研究初步证实了Capivasertib联合紫杉醇一线治疗转移性TNBC的疗效与安全性。

（2）Ipatasertib

LOTUS研究是一项随机双盲、安慰剂对照的Ⅱ期临床试验，旨在比较*Akt*抑制剂Ipatasertib+紫杉醇与安慰剂+紫杉醇一线治疗TNBC的疗效与安全性。研究共入组124例患者，1∶1随机接受Ipatasertib+紫杉醇治疗或安慰剂+紫杉醇治疗。共同主要终点包括ITT人群的PFS和PTEN蛋白低表达人群的PFS。

前期研究结果于2017年发表于*Lancet Oncology*杂志，在ITT人群中，Ipatasertib+紫杉醇治疗患者的中位PFS为6.2个月，而紫杉醇组为4.9个月（*HR*=0.60，95% *CI*：0.37～0.98，*P*=0.037）。在预设的*PIK3CA/Akt1/PTEN*基因突变亚组中Ipatasertib疗效更为显著，Ipatasertib组患者中位PFS为9个月，安慰剂组患者中位PFS为4.9个月（*HR*=0.44，95% *CI*：0.20～0.99，*P*=0.041）。2018年ASCO会议上研究者更新了ITT人群的OS数据，截至2017年7月，中位随访期为13个月时，Ipatasertib组发生33例OS事件（53%），对照组发生35例OS事件（56%）。ITT人群中，Ipatasertib组与对照组相比，中位OS延长了4.7个月（23.1个月 *vs*. 18.4个月，*HR*=0.62，95% *CI*：0.37～1.05）。2020年ESMO会议公布了LOTUS研究的最终OS结果，Ipatasertib组OS达25.8个月，较对照组（16.9个月）显示有临床意义的延长（*HR*=0.80，95% *CI*：0.50～1.28）。

安全性方面，Ipatasertib组常见不良事件为胃肠道反应（腹泻、恶心、呕吐），脱发、神经病变、疲劳及皮疹，多为1级或2级。3级及以上不良事件的发生率Ipatasertib组为54%（33例），安慰剂组为42%（26例）。

鉴于Ipatasertib在*PIK3CA/Akt1/PTEN*基因突变亚组中的良好疗效，IPATunity130研究应运而生。IPATunity130研究是一项国际多中心、随机双盲、安慰剂对照的Ⅲ期临床研究，旨在评估Ipatasertib联合紫杉醇一线治疗

PIK3CA/Akt1/PTEN 改变的晚期 HER2 阴性乳腺癌患者的有效性和安全性。本研究共纳入 255 例 *PI3K/Akt/PTEN* 突变的晚期 TNBC，2 ∶ 1 随机接受 Ipatasertib 联合紫杉醇或安慰剂联合紫杉醇一线治疗，主要终点是研究者评估的 PFS，次要终点包括 OS、ORR、DOR、CBR 和安全性等。51% 的患者具有 *PIK3CA/Akt1* 激活突变，其余 49% 的患者具有 PTEN 改变（无 *PIK3CA/Akt1* 激活突变）。中位随访时间为 8.3 个月，Ipatasertib 组和对照组间的中位 PFS 未见统计学差异（7.4 个月 *vs.* 6.1 个月，*HR*=1.02，95% *CI*：0.71 ～ 1.45，*P*=0.9237），OS 结果尚不成熟。Ipatasertib 组的 ORR 为 39%，稍高于对照组的 35%。两组的 CBR 分别为 47% 和 45%。

不良反应方面，Ipatasertib 组和对照组中≥ 3 级不良事件相似，分别为 46% 和 44%，Ipatasertib 组中不良事件引起的治疗剂量减少比例更高（35% *vs.* 14%）。两组最常见的不良事件（任何级别）为腹泻（80% *vs.* 31%；≥ 3 级 9% *vs.* 2%）、脱发（46% *vs.* 44%）和恶心（36% *vs.* 23%）。

IPATunity130 研究以失败遗憾告终，虽限定了 *PIK3CA/Akt1/PTEN* 突变的入组人群，仍未能延续 LOTUS 的阳性结果，其中原因值得推敲。对比两项研究的患者基线特征，LOTUS 研究纳入了 30% 左右新辅助 / 辅助治疗后 1 年内复发的患者，而 IPATunity130 研究排除了这部分早复发患者。IPATunity130 研究中未接受过化疗患者超过 50%，明显高于 LOTUS 研究的 34%，LOTUS 研究亚组分析恰恰显示此部分未接受化疗患者，未能从 Ipatasertib 治疗中获益。研究者推测既往化疗可能会富集转移灶的 *PIK3CA/Akt1/PTEN* 突变，更有利于 Akt 抑制剂的治疗。IPATunity130 研究后续进行的生物标志物的探索性分析，或许能为我们提供更多信息。

（3）mTOR 抑制剂

BOLERO 系列研究探索了依维莫司联合抗 HER2 治疗或内分泌治疗用于 HER2 阳性、HR 阳性晚期乳腺癌的疗效。在 HER2 阴性乳腺癌中，依维莫司也进行了一些尝试，将依维莫司联合化疗，包括紫杉醇、艾立布林、长春瑞滨等药物治疗晚期乳腺癌。但开展的研究多为Ⅰ / Ⅱ期，在可搜索到结果的研究中，依维莫司与化疗的联合疗效一般，且黏膜炎、恶心、腹泻、皮疹等不良反应相对突出，迄今为止未有依维莫司联合化疗的Ⅲ期临床研究开展。

（四）ADC 解救治疗的现状

1. Sacituzumab govitecan（SG）

Sacituzumab govitecan（SG）是一种新型 ADC 药物，由靶向滋养层抗原 -2（Trop-2）的人源化单克隆抗体与伊立替康的活性代谢物 SN-38 结合而成，既具有靶向药的精准定位功能，又具有化疗药物的高细胞毒性。既往研究显示多种人类上皮细胞肿瘤，包括超过 80% 的 TNBC 细胞高表达 *Trop-2*，且与不良预后相关。SG 可通过内化的形式进入 *Trop-2* 表达阳性的肿瘤细胞中，在细胞内释放 SN-38 并直接杀死肿瘤细胞，随后 SN-38 又再次释放到肿瘤细胞周围的微环境中，通过旁观者效应对周围的肿瘤细胞发挥抗肿瘤作用，从而实现更加精准强效的肿瘤杀伤功能。

SG 对于多种难治晚期肿瘤均显示出优异疗效，在乳腺癌中 SG 同样表现不俗。2016 年 ASCO 年会，研究者首次公布了 SG 治疗复发或难治性晚期 TNBC 的疗效和安全性。62 例二线常规治疗失败的晚期 TNBC 中，1/3 的患者肿瘤缩小 30% 以上，其中有 2 例 CR。中位 PFS 为 5.6 个月，中位 OS 为 14.3 个月，SG 获得了美国 FDA 的“突破性治疗”称号。2019 年 2 月,《新英格兰医学杂志》发表了 IMMU-132-01 研究结果，该项单臂Ⅱ期研究共纳入了 108 例三线常规治疗失败的晚期 TNBC 患者，其中部分患者既往已接受多线治疗（治疗线数达 10 线），内脏转移患者占 76.9%。IMMU-132-01 研究显示，SG 在转移性 TNBC 患者的 ORR 高达 33.3%，中位 PFS 为 5.5 个月，中位 OS 高达 13 个月。FDA 加速批准 SG 用于复发或难治性 mTNBC 的三线治疗。

2020年ESMO会议公布的ASCENT研究进一步证实SG在晚期TNBC中的疗效，ASCENT是一项国际多中心、随机对照、开放标签的Ⅲ期临床研究，纳入既往接受过至少2线标准化疗（包括紫杉醇）的难治或复发mTNBC患者，1∶1随机接受sacituzumab govitecan（SG组）或医生选择的单药化疗（TPC组），化疗方案包括艾立布林、卡培他滨、吉西他滨或长春瑞滨单药。主要研究终点为无脑转移人群中IRC评估的PFS，次要研究终点包括OS、ORR、CBR、DOR、安全性和患者生活质量等。根据以往治疗线数（2～3线 *vs.* ＞3线）、地理位置（北美 *vs.* 欧洲）和基线时是否存在脑转移进行分层。

研究原计划入组730例患者，2020年4月鉴于SG组显著的临床获益，经独立数据监督委员会的审查，最终一致建议提前结束这一试验，共入组529例患者。在无脑转移人群中，初诊Ⅳ期患者占68.8%，既往的中位治疗线数为4线，SG组中29%的患者接受过免疫检查点抑制剂治疗，7%的患者接受过PARP抑制剂治疗。

与医生选择的标准化疗方案相比，SG显著改善患者中位PFS（5.6个月 *vs.* 1.7个月，*HR*=0.41，95% *CI*：0.32～0.52，*P*＜0.0001）。亚组分析结果显示SG组的PFS获益在所有亚组中保持一致。关键性次要终点进一步支持SG的临床获益，SG组与TPC组中位OS分别为12.1个月和6.7个月（*HR*=0.48，95% *CI*：0.38～0.59，*P*＜0.0001）。SG组的ORR为35%，TPC组仅为5%；两组的CBR分别为45%和9%；中位DOR分别为6.3个月和3.6个月。SG安全性数据与既往研究报道基本一致，SG组和TPC组3级以上治疗相关不良反应主要包括中性粒细胞减少（51% *vs.* 33%）、腹泻（10% *vs.* 1%）、白细胞减少（10% *vs.* 5%）和粒细胞减少性发热（6% *vs.* 2%）。SG组中未见严重心血管毒性事件，未见2级以上神经毒性事件和3级以上间质性肺病事件，未见治疗导致的死亡病例，两组患者因不良事件导致治疗终止的发生率均较低，分别为4.7%和5.4%。

ASCENT研究的成功验证了SG对晚期TNBC的显著疗效，确立了其作为既往接受过治疗的mTNBC的标准治疗地位，为晚期TNBC提供了新的治疗选择和希望。

2. Trastuzumab Deruxtecan（T-DXd）

随着乳腺肿瘤异质性研究的不断深入，HER2低表达这一变革性概念的提出重新定义了HER2阴性乳腺癌的判读标准，HER2低表达定义为HER2免疫组织化学（immunohistochemistry，IHC）1+或2+且原位杂交（in situ hybridization，ISH）阴性。近年来众多新型抗HER2 ADC药物不断更新迭代，其治疗领域已从HER2阳性乳腺癌拓展到HER2低表达乳腺癌。T-DXd（DS-8201）是第三代抗HER2治疗ADC药物，与传统ADC药物相比，T-DXd具有更高的药物抗体比（drug-to antibody ratio，DAR）和更高效的细胞毒载荷拓扑异构酶Ⅰ抑制剂，尤为重要的是，T-DXd具有高细胞膜通透性，可发挥“旁观者效应”，对于HER2低表达的肿瘤细胞亦显示强大的杀伤作用。

DESTINY-Breast04（DB-04）研究是第一项评价T-DXd对比TPC用于HER2低表达晚期乳腺癌的疗效和安全性的随机Ⅲ期临床试验，研究纳入既往接受过1线或2线化疗的HR阳性或HR阴性、HER2低表达的不可切除和（或）MBC患者（*n*=557），随机（2∶1）分配至T-DXd组或TPC组（方案包括卡培他滨、艾立布林、吉西他滨、紫杉醇或白蛋白紫杉醇）。研究主要终点为BICR的HR阳性患者的PFS；关键次要终点包括所有随机化患者BICR评估的PFS、HR阳性患者的OS和所有随机化患者的OS；其他次要终点包括ORR、DoR、安全性及针对HR阴性患者的探索性分析。

2022年ASCO大会公布的初步结果显示，研究达到主要终点，无论患者HR状态如何，T-DXd治疗组PFS和OS均具有统计学意义和临床意义的改善。在HR阳性人群中，T-DXd组和TPC组的中位PFS分别为10.1个月和5.4个月（*HR*=0.51，95% *CI*：0.40～0.64，*P*＜0.0001）；总人群中，T-DXd组和TPC组的中位PFS分别为9.9个月和5.1个月（*HR*=0.50，95% *CI*：0.40～0.63，*P*＜0.0001）。在OS数据方面，HR阳性人群中，T-DXd组OS相较于TPC组延长6.4个月（23.9个月 *vs*. 17.5个月，*HR*=0.64，95% *CI*：0.48～0.86，*P*=0.0028）；总人群中，T-DXd组OS相较于TPC组延长6.6个月（23.4个月 *vs*. 16.8个月，*HR*=0.64，95% *CI*：0.49～0.84，*P*=0.0010）。探索性终点方面，在HR阴性人群中，T-DXd组相比TPC组同样取得了有统计学意义的PFS及OS的延长，两组中位PFS分别为8.5和2.9个月（*HR*=0.46，95% *CI*：0.24～0.89），中位OS分别为18.2个月和8.3个月（*HR*= 0.48，95% *CI*：0.24～0.95）。2022年SABCS大会更新的亚组分析显示，无论HER2低表达晚期乳腺癌患者肿瘤负荷高或低、既往是否接受过CDK4/6抑制剂治疗，抑或是否处于快速进展状态、是否有CNS转移等，均可从T-DXd治疗中获益；而且各亚组的总体安全性特征基本一致。

安全性方面，T-DXd和TPC治疗期间出现的不良事件（treatment emergent adverse event，TEAE）发生率相似（99% *vs*. 98%），且T-DXd治疗的≥3级TEAE发生率低于TPC（52.6% *vs*. 67.4%）。T-DXd组45例（12.1%）患者发生与药物相关的间质性肺疾病/肺炎，TPC组为1例（0.6%），未发现新的安全性问题。

DB-04研究是T-DXd在乳腺癌抗HER2治疗历史上又一个具有里程碑意义的关键研究，重塑了乳腺癌抗HER2治疗领域的新格局，研究入组人群符合当前临床实践的现状，具有较大的临床应用价值，为广泛的HER2低表达晚期乳腺癌患者带来了新的治疗选择。

二、晚期乳腺癌免疫治疗的现状

既往认为，乳腺癌因肿瘤突变负荷低、免疫原性弱等特点，在免疫治疗中属于“冷”肿瘤，使得免疫治疗在该领域进展缓慢。近年来，随着基础和转化研究的不断深入，乳腺癌的免疫学特征亦被逐步挖掘，尤其在三阴性乳腺癌中，程序性死亡受体配体-1（programmed cell death ligand 1，PD-L1）阳性率及肿瘤浸润淋巴细胞（tumor infiltrating lymphocyte，TIL）水平均高于其他亚型乳腺癌，其较高的免疫原性使其成为免疫治疗的潜在人群。在免疫治疗初探乳腺癌领域的研究中，免疫单药治疗晚期乳腺癌ORR仅在5%～23%，疗效不尽人意，随后免疫联合治疗成为主流方向，下文就免疫联合治疗的现状进行论述。

（一）免疫联合化疗

1. 三阴性乳腺癌

免疫联合化疗的治疗策略大多集中于三阴性乳腺癌，2018年IMpassion130研究横空出世，开启了乳腺癌免疫治疗的新篇章，也使晚期三阴性乳腺癌正式跨入免疫联合化疗的时代。IMpassion130研究评估了阿替利珠单抗联合白蛋白紫杉醇一线治疗转移性三阴性乳腺癌的疗效，结果显示，在ITT人群中，与白蛋白紫杉醇单药相比，阿替利珠单抗联合白蛋白紫杉醇可以显著延长患者的mPFS（7.2个月 *vs*. 5.5个月，*HR*=0.80，95% *CI*：0.69～0.92，*P*=0.0021），尤其在PD-L1阳性患者中，阿替利珠单抗联合白蛋白紫杉醇组mPFS相较对照组延长了2.5个月（7.5个月 *vs*. 5.0个月，*HR*=0.62，95% *CI*：0.49～0.78，*P*＜0.0001），OS延长达7.5个月（25.4个月 *vs*. 17.9个月，*HR*=0.67，95% *CI*：0.53～0.86）。安全性方面，在初次报告时阿替利珠单抗联合白蛋白紫杉醇在ITT人群的安全性和耐受性与阿替利珠单抗、白蛋白结合型紫杉醇单独应用时安全性一致，并未出现新的毒副反应和不良安全事件信号。2019年ASCO大会更新的安全性结果显示治疗组和对照组3级和4级不良事件的发生率分别是49%和43%，严重不良事件分别为23%和19%。基于该研究的结果，FDA和欧盟批准了阿替利珠单抗联合白蛋白紫杉醇一线治疗PD-L1阳性mTNBC，这是免疫检查点抑制剂第一次被批准用于治疗三阴性乳腺癌，也为PD-L1+mTNBC的一线治疗奠定了新标准。

由江泽飞教授牵头的 TORCHLIGHT 研究评估了特瑞普利单抗联合白蛋白紫杉醇用于首诊Ⅳ期或复发转移性 TNBC 治疗的 Ⅲ 期临床研究。2023 年 ASCO 大会公布的期中分析结果显示，与白蛋白结合型紫杉醇相比，特瑞普利单抗联合白蛋白结合型紫杉醇可显著延长 PD-L1 阳性人群的 PFS（mPFS 8.4 *vs*. 5.6 个月；*HR*=0.653，95% *CI*：0.470 ～ 0.906，*P*=0.0102），在 ITT 人群中，PFS 结果也具有类似的趋势（mPFS 8.4 *vs*. 6.9 个月，*HR*=0.773，95% *CI*：0.602 ～ 0.994）。OS 数据方面，特瑞普利单抗联合治疗组中的 PD-L1 阳性患者（mOS 32.8 *vs*. 19.5 个月；*HR*=0.615，95% *CI*：0.414 ～ 0.914）和 ITT 人群（mOS 33.1 *vs*. 23.5 个月；*HR*=0.691，95% *CI*：0.513 ～ 0.932）均具有改善趋势。TORCHLIGHT 研究的成功实现了中国晚期 TNBC 患者免疫治疗的突破性进展，为我国晚期 TNBC 患者提供了新的治疗选择。

继 IMpassion130 研究后，IMpassion131 研究试图探索阿替利珠单抗联合临床上更常用的溶剂型紫杉醇的可行性。IMpassion131 研究设计、纳入人群基本与 IMpassion130 类似，试验组采用阿替利珠单抗联合溶剂型紫杉醇，对照组采用安慰剂联合溶剂型紫杉醇。然而 IMpassion131 研究却意外的折戟沉沙，溶剂型紫杉醇联合阿替利珠单抗并未改善患者的 mPFS，在 PD-L1 阳性患者中，试验组与对照组的 mPFS 分别 6.0 个月和 5.7 个月（*HR*=0.82，95% *CI*：0.60 ～ 1.12，*P*=0.20），ITT 人群中两组 PFS 分别 5.7 个月和 5.6 个月（*HR*=0.86，95% *CI*：0.70 ～ 1.05），OS 同样也未见显著优势。阿替利珠单抗联合溶剂型紫杉醇未能改善 PD-L1 阳性人群以及 ITT 人群的 PFS，OS 亦无获益，未能延续阿替利珠单抗联合白蛋白紫杉醇的成功。2021 年 8 月 27 日，罗氏在与 FDA 讨论后，宣布自愿撤销阿替利珠单抗联合白蛋白紫杉醇治疗 PD-L1 阳性不可切除的局部晚期或转移性 TNBC 患者的适应证。相似的研究设计其研究结果却大相径庭，综合 IMpassion130 和 IMpassion131 来看，研究设计最大的差别在于化疗药物的不同，一个是白蛋白紫杉醇，另一个是溶剂型紫杉醇，提示不同的化疗药物与免疫治疗所产生的协同效果不尽相同，此外溶剂型紫杉醇使用前需要类固醇药物地塞米松预处理，可能会影响阿替利珠单抗治疗的效果。

KEYNOTE-355 研究纳入 847 例未经治疗的转移性或初治的局部复发不可手术的三阴性乳腺癌患者，按照 2 ∶ 1 的比例随机分配接受帕博利珠单抗 + 化疗（白蛋白紫杉醇，或紫杉醇，或吉西他滨 + 卡铂）或安慰剂 + 化疗，研究采用双重主要终点：不同 PD-L1 表达水平人群（CPS ≥ 10 和 CPS ≥ 1）和 ITT 人群的 PFS 和 OS。结果显示，在 CPS ≥ 10 患者中，与单独化疗组相比，帕博利珠单抗 + 化疗显著改善了 PFS 和 OS，两组中的中位 PFS 分别为 9.7 个月和 5.6 个月（*HR*=0.65，95% *CI*：0.45 ～ 0.86，*P*=0.0012），中位 OS 分别为 23.0 个月和 16.1 个月（*HR*=0.73，95% *CI*：0.55 ～ 0.95，*P*=0.0093）。在 CPS ≥ 1 的患者中，帕博利珠单抗联合化疗并未取得具有统计学意义的 PFS（mPFS：7.6 个月 *vs*. 5.6 个月，*HR*=0.74，95% *CI*：0.61 ～ 0.90，*P*=0.0014），*P* 值未达到研究预设的界值 0.001 11；OS 相较单用化疗组亦无显著获益（mOS：17.6 个月 *vs*. 16.0 个月，*HR*=0.86，95% *CI*：0. 72 ～ 1.04，*P*=0.0563）。ITT 人群中试验组及对照组 mPFS 分别为 7.5 个月及 5.6 个月（*HR*=0.82，95% *CI*：0.69 ～ 0.97），mOS 分别为 17.2 个月及 15.5 个月（*HR*=0.89，95% *CI*：0.76 ～ 1.05），根据预设的统计学策略，在 CPS ≥ 1 患者中 *P* 值未达到研究预设的界值，故未在意向人群中评估 PFS 的统计学差异。关键次要终点 ORR、DCR 和 DOR 在帕博利珠单抗联合化疗组更高，并且疗效随着 PD-L1 表达水平提高而提高。安全性方面，3 ～ 5 级治疗相关不良事件发生率在帕博利珠单抗联合化疗组为 68%，安慰剂联合化疗组为 67%；两组治疗方案导致的不良事件无显著差异，证实添加帕博利珠单抗并未给传统化疗方案带来更多安全问题。2021 年 SABCS 大会公布的最终数据将附加 CPS 截断的亚组患者的结果与 KEYNOTE-355 的主要结果进行比较，结果支持 CPS ≥ 10 是定义转移性 TNBC 患者预期从帕博利珠单抗联合化疗中获益的合理临界值。

KEYNOTE-355研究在IMpassion130研究之后启动，事先已经观察到PD-L1阳性人群更容易从免疫治疗中获益的特点，因此选择了先在PD-L1 CPS ≥ 10的人群中进行分析的统计学策略，并且KEYNOTE-355研究中免疫治疗联用的化疗方案更接近于临床实践，更具普遍性，其研究结果更易在实践中应用和推广。基于KEYNOTE-355研究的结果，FDA批准帕博利珠单抗治疗局部复发不可切除或转移性TNBC，NCCN指南推荐帕博利珠单抗联合化疗用于CPS ≥ 10的不可切除或转移性TNBC的一线治疗。令人遗憾的是，无论是在IMpassion130还是KEYNOTE-355研究中，均没有中国大陆的患者入组，免疫检查点抑制剂在我国目前尚未获批乳腺癌适应证，因此当前临床实践中应充分考量、谨慎应用。

2. HR阳性/HER2阴性乳腺癌

HR阳性乳腺癌一度被认为是免疫原性较差的分子分型，然而进一步研究发现这种亚型的特征亦有高度异质性，一些HR阳性的肿瘤可以表现出高水平TIL以及高TMB的特点，免疫治疗联合化疗在HR阳性晚期乳腺癌中的临床研究近几年也逐渐崭露头角。一项Ⅱ期临床研究入组88例HR阳性/HER2阴性晚期乳腺癌患者，评估艾立布林联合帕博利珠单抗对比艾立布林单药治疗的疗效，结果显示帕博利珠单抗联合艾立布林相较于艾立布林单药并未改善ITT人群的PFS（mPFS：4.1个月 *vs.* 4.2个月，*HR*=0.8，95% *CI*：0.5 ～ 1.3，*P*=0.33）及OS（mOS：13.4个月 *vs.* 12.5个月，*HR*=0.87，95% *CI*：0.48 ～ 1.59，*P*=0.65），联合治疗组ORR为27%，甚至劣于艾立布林单药治疗组34%的ORR。在PD-L1阳性患者中，联合治疗组的ORR仍然劣于单药治疗组（23% *vs.* 45%），PFS及OS同样没有改善（mPFS：4.2个月 *vs.* 4.3个月，*HR*=0.8，95% *CI*：0.3 ～ 2.0，*P*=0.7；mOS：10.4个月 *vs.* 13.1个月，*HR*=1.6，95% *CI*：0. 5 ～ 5.1，*P*=0.44）。该研究入组患者既往接受≥ 2线内分泌治疗，超过50%的患者在晚期阶段接受过1 ～ 2线的化疗，可能是导致试验阴性的原因。另一项艾立布林联合帕博利珠单抗单臂Ⅱ期研究显示，帕博利珠单抗联合艾立布林的ORR为40.9%，相较于既往艾立布林单药研究的ORR有所提升，CBR达到56.8%，但PD-L1阳性及阴性亚组疗效无显著差异。

免疫联合化疗治疗HR阳性晚期乳腺癌仍在初步探索阶段，优势人群亦不明确，需在大样本随机对照研究中验证疗效、筛选获益人群。

（二）免疫联合抗HER2治疗

三阴性和HER2阳性乳腺癌TIL表达水平高于其他亚型乳腺癌，HER2富集的肿瘤突变负荷（tumor mutation burden，TMB）水平更高，提示HER2阳性乳腺癌患者可能从免疫治疗中获益。近年来，免疫治疗联合抗HER2治疗亦在不断探索，Ⅰb/Ⅱ期单臂PANACEA研究显示，针对PD-L1阳性、曲妥珠单抗耐药的HER2阳性晚期乳腺癌患者，接受抗PD-1抗体帕博利珠单抗联合曲妥珠单抗的治疗有临床获益，ORR为15.2%，DCR为24%，而PD-L1阴性患者均对治疗无反应。KATE2研究是首个乳腺癌领域抗体偶联药物联合免疫检查点抑制剂的研究，旨在评估T-DM1+阿替利珠单抗对比T-DM1+安慰剂在既往接受过曲妥珠单抗和紫杉类治疗的HER2阳性局部晚期或转移性乳腺癌患者的疗效和安全性。研究结果显示，在ITT人群中，T-DM1联合阿替利珠单抗组相较于对照组并没有获得有临床意义的PFS改善（mPFS：8.2个月 *vs.* 6.8个月，*HR*=0.82，95% *CI*：0.55 ～ 1.23，*P*=0.33）。在PD-L1阳性（PD-L1 IC ≥ 1%）患者中，联合用药组有PFS获益的趋势（mPFS：8.5个月 *vs.* 4.1个月，*HR*=0.60，95% *CI*：0.32 ～ 1.11，*P*=0.099），1年OS率高于T-DM1单药治疗组（94.3% *vs.* 87.9%，*HR*=0.55，95% *CI*：0.22 ～ 1.38）。安全性方面，联合治疗的安全性谱与已知单药的安全型谱一致，没有出现新不良事件的迹象，≥ 3级不良事件发生率分别为52.6%及44.8%。

KATE2 研究提示对于既往接受曲妥珠单抗联合紫杉类治疗进展的 PD-L1 阳性晚期乳腺癌患者，T-DM1 联合阿替利珠单抗免疫靶向联合方案可能会带来部分获益。但是由于样本量较小，入组基线不均衡，尚不能肯定这种获益的临床价值，需等待Ⅲ期 KATE3 研究进一步证实阿替利珠单抗联合 T-DM1 在 PD-L1 阳性患者中的获益及临床应用价值。

（三）免疫联合内分泌治疗及 CDK4/6 抑制剂

免疫治疗与内分泌治疗联合的研究数据寥寥可数，2021 年 AACR 大会上公布的 PEER 研究中，14 例接受依西美坦 / 亮丙瑞林联合帕博利珠单抗治疗内分泌耐药 HR+ 晚期乳腺癌患者 8 个月 PFS 率为 64.3%，在有效性评估的 13 例患者中，部分缓解率为 38.4%，DCR 为 84.6%，CBR 为 76.9%，与依西美坦联合亮丙瑞林治疗在相似人群中的历史报道相比，联合帕博利珠单抗治疗观察到更高的 ORR 和更长的 PFS，提示免疫治疗与内分泌治疗间可能有良好的协同作用。

临床前研究表明 CDK4/6 抑制剂与抗原加工和呈递相关的基因表达上调以及 TIL 的表达水平增高存在关联，理论上提示 CDK4/6 抑制剂治疗可能增强免疫治疗的疗效。一项帕博利珠单抗联合哌柏西利和来曲唑的Ⅰ/Ⅱ期研究共纳入 23 例 HR 阳性 /HER2 阴性转移性乳腺癌患者，在 20 例可评估的患者中，队列 1 的 4 例患者 50% 达到部分缓解，50% 达到疾病稳定；在队列 2 的 16 例患者中，31% 的患者达到 CR，25% 的患者达到 PR，31% 的患者达到 SD。mPFS 为 25.2 个月，mOS 为 36.9 个月。2020 年 ASCO 大会上阿贝西利联合帕博利珠单抗 ± 阿那曲唑治疗 HR 阳性 /HER2 阴性局部晚期或转移性乳腺癌患者的Ⅰb 期研究结果显示，28 例接受帕博利珠单抗联合阿贝西利患者 ORR 为 29%，DCR 为 82%，中位 PFS 和 OS 分别为 8.9 个月及 26.3 个月。帕博利珠单抗 + 阿贝西利联合阿那曲唑治疗组入组 26 例晚期阶段未接受化疗及内分泌治疗的患者，ORR 为 23.1%，DCR 为 84.6%，ORR 在数值上低于之前报告的阿贝西利联合非甾类 AI 研究数据。

目前仍有多项免疫治疗联合内分泌及 CDK4/6 抑制剂在晚期乳腺癌中的临床试验正在开展，免疫治疗与内分泌治疗、CDK4/6 抑制剂的联合是“相得益彰”还是“画蛇添足”仍未有定论，在内分泌治疗耐药后是否可能筛选出更多的肿瘤浸润淋巴细胞、更高免疫评分和 PD-L1 表达的潜在免疫治疗获益人群，需要更多临床研究数据进一步验证。

（四）免疫治疗联合靶向治疗

1. 免疫治疗联合抗血管靶向治疗

肿瘤血管生成是恶性肿瘤的一个重要特征，并且与免疫抑制密切相关。临床前研究发现肿瘤血管内皮细胞表达 PD-L1，通过与 T 细胞表面的 PD-1 结合促进肿瘤细胞免疫逃逸，亦有多项临床研究证实抗血管生成靶向治疗联合免疫治疗在多瘤种的疗效。既往抗血管靶向单药及联合化疗在晚期乳腺癌中的疗效不尽人意，然而近年来免疫治疗联合抗血管靶向治疗在晚期乳腺癌中逐渐崭露头角，给晚期乳腺癌患者带来了令人鼓舞的疗效。

卡瑞利珠单抗联合阿帕替尼治疗晚期三阴性乳腺癌患者的Ⅱ期临床研究结果显示双艾方案治疗晚期 TNBC 患者的 mPFS 为 3.7 个月，ORR 达 43.3%。2019 年 SABCS 的 WJOG9917B NEWBEAT 研究中纳武利尤单抗联合紫杉醇和贝伐珠单抗一线治疗 HER2 阴性晚期乳腺癌的 ORR 达到 75.4%，DCR 达到 96.4%，提示免疫联合抗血管靶向治疗也显示出较好的疗效。FUTURE-C-PLUS 研究基于三阴性乳腺癌复旦分型纳入 48 例未经手术治疗的免疫调节型（IM）、不可切除的局部晚期或转移性 TNBC 患者，接受法米替尼联合卡瑞利珠单抗 + 白蛋白紫杉醇治疗，ORR 高达 81.3%，9 个月的 PFS 率为 60.2%（95% *CI*：43.2%～77.3%），10 个月的 PFS 率为 53.4%

（95% *CI*：37.6% ～ 69.3%），远远优于既往 TNBC 一线化疗的缓解率。安全性方面，随访中未出现不可预见的不良反应，中位用药为 8 个周期，整体药物耐受性相对较好，3 ～ 4 级不良反应发生率为 50%，因 3 ～ 4 级不良事件停药为 6.3%。FUTURE-C-Plus 基于 FUTURE 研究 IM 亚型难治性 TNBC 优异的数据，将基于亚型的分类治疗推进至晚期一线，首次将化疗、免疫治疗和抗血管生成新型的三药联合治疗进行探索，其初步的疗效数据惊艳，也为 TNBC 治疗长期以来的困境带来了革命性的改变。

2. 免疫治疗联合 PARP 抑制剂

PARP 抑制剂通过与 DNA 损伤位点结合，阻断 DNA 修复，促进肿瘤细胞凋亡，既往研究表明 *gBRCA* 突变患者 TMB 较高，PARP 抑制剂能够增加新生抗原负荷和肿瘤突变负荷、上调 PD-L1 的表达，从而增强肿瘤相关的免疫抑制作用。

TOPACIO 研究是一项评估 PARP 抑制剂尼拉帕利联合帕博利珠单抗用于治疗转移性 TNBC 的安全性及有效性的研究，结果表明尼拉帕利联合帕博利珠单抗治疗的 ITT 人群 ORR 为 21%，mPFS 为 2.3 个月；而在 *BRCA* 基因突变组中，ORR 为 47%，中位 PFS 为 8.3 个月。MEDIOLA 研究是一项多中心、开放标签、Ⅰ/Ⅱ期的多瘤种“篮子”研究，研究分为 4 个队列：胚系 *BRCA* 突变阳性的转移性乳腺癌；胚系 *BRCA* 突变阳性的转移性卵巢癌；转移性胃癌；复发性小细胞肺癌。研究总体评估了在去化疗情况下 PARP 抑制剂奥拉帕利和度伐利尤单抗在实体瘤患者中的疗效和安全性，结果显示在 *gBRCA* 突变的 HER2 阴性转移性乳腺癌中，12 周 DCR 为 80%，28 周 DCR 为 50%，ORR 为 63%，中位 PFS 为 9.2 个月，中位 OS 达 21.5 个月。以上研究证实了免疫检查点抑制剂联合 PARP 抑制剂治疗的疗效及可行性，有望为 *gBRCA* 突变的转移性乳腺癌治疗带来新的选择。

3. 免疫治疗联合其他靶向治疗

临床前研究表明 *PI3CKA/Akt/PTEN* 通路及 MEK 通路的改变与免疫治疗耐药相关，相应的靶向药物联合免疫治疗在晚期乳腺癌中亦在逐渐开展。Ⅱ期 COLET 研究探索了阿替利珠单抗联合 *MEK* 抑制剂考比替尼和紫杉醇三药方案在局部晚期或转移性 TNBC 中的疗效，结果表明紫杉醇组和白蛋白紫杉醇组的 ORR 分别为 34.4% 和 29.0%，中位 PFS 分别为 3.8 个月和 7.0 个月。Akt 抑制剂帕他色替联合阿替利珠单抗和紫杉醇一线治疗晚期 TNBC 的 ORR 达 73%，且治疗效果与 PD-L1 表达情况无关。更多的免疫治疗联合多维度靶向治疗的临床试验还在探索中，提示免疫治疗联合靶向治疗在某些特殊乳腺癌中具有广阔的应用前景。

（五）免疫治疗联合放疗

放疗可以诱导 DNA 损伤，释放分子调节信号，增加细胞因子的释放、促进抗原呈递以及刺激 T 细胞的免疫应答。在乳腺癌小鼠模型中，放疗和 PD-L1 抑制剂联合使用可以增强免疫刺激作用，提高肿瘤控制率，证明放疗联合免疫治疗的协同作用及放疗的免疫诱导潜力。一项研究评估了帕博利珠单抗联合放疗治疗 17 例转移性 TNBC 患者的疗效及安全性，放疗剂量为 30 Gy 分 5 次，结果表明 ORR 为 17.6%，其中 3 例完全缓解（17.6%），1 例稳定（5.9%），13 例进展（76.5%）。此外部分放疗联合 PD-1/PD-L1 单抗治疗晚期乳腺癌的相关研究正在进行，结果尚未公布，有望为晚期乳腺癌患者带来新的免疫治疗模式。

免疫检查点抑制剂初始涉猎晚期乳腺癌的治疗历程可谓一波三折，经历了免疫检查点抑制剂单药的挫败，到免疫检查点抑制剂联合化疗、联合靶向治疗等治疗模式的优化，给晚期乳腺癌患者带来可喜的疗效，免疫检查点抑制剂在晚期乳腺癌治疗中的应用已渐入佳境。然而免疫治疗在晚期乳腺癌中仍然有诸多困境与迷局，如何优化药物组合、筛选潜在的获益人群，以达到“个体化”的免疫治疗效果，仍待未来的研究揭开迷雾。

第二节　晚期靶向和免疫治疗的争议

一、晚期乳腺癌靶向治疗的争议

（一）晚期抗血管靶向治疗的争议

晚期乳腺癌治疗的最终目标是延长生存，迄今为止，包括大分子单抗及小分子 TKI 在内的抗血管靶向药物单药治疗及联合化疗在晚期乳腺癌中的大型临床研究虽然有 PFS 的获益，但均未取得 OS 的获益，并且可能导致不良反应的增加，从而降低患者的生活质量。贝伐珠单抗联合化疗仅应在个案基础上考虑，临床实践中应谨慎选择患者。近年来，抗血管靶向联合免疫治疗在晚期乳腺癌中的小样本研究取得令人鼓舞的疗效，但其能否给晚期乳腺癌患者带来生存获益仍需大样本研究进一步验证。

（二）PARP 抑制剂解救治疗的争议

OlympiAD、EMBRACA 两项研究证实对于携带 *gBRCA1/2* 突变的 HER2 阴性转移性乳腺癌，PARP 抑制剂相较于 TPC 单药化疗可显著延长患者的中位 PFS，为 *gBRCA1/2* 突变的 HER2 阴性转移性乳腺癌，尤其是晚期 TNBC 患者带来了治疗突破，是精准治疗在晚期 TNBC 中的首次践行。两项研究设计相似，入组人群、治疗策略、终点指标几乎相同，研究结果亦非常一致，佐证了 PARP 抑制剂在 *gBRCA1/2* 突变的转移性 TNBC 乳腺癌中的可靠疗效。

但两项研究设计仍有一些值得推敲的地方：其一，PARP 抑制剂虽较 TPC 组显著延长 *gBRCA1/2* 突变的 HER2 阴性转移性乳腺癌患者的中位 PFS，但研究次要终点 OS 均无明显改善，作为药物疗效评价的金标准、指南推荐方案的重要考量指标，OS 的重要性不容置疑，其已成为判断抗肿瘤药物临床研究成败以及适应证能否获批的决定性参数之一。OlympiAD、EMBRACA 研究中 OS 获益的缺失，显然是 PARP 抑制剂临床应用的一大缺憾。其二，两项研究入组了携带 *gBRCA1/2* 突变的 HER2 阴性转移性乳腺癌，此部分人群同样为铂类药物治疗的敏感人群。在 TNT 研究中，卡铂力挫多西他赛，一线治疗携带 *gBRCA1/2* 突变的晚期 TNBC 显著获益；CBCSG006 研究同样显示，携带 *gBRCA1/2* 突变的晚期 TNBC 患者对含铂方案 GP 更为敏感。此时反观 OlympiAD、EMBRACA 研究，TPC 组化疗方案均非铂类药物，PARP 抑制剂未免有些胜之不武，对于 *gBRCA1/2* 突变的晚期 TNBC 患者，PARP 抑制剂与铂类药物之间的强强对决才是我们更为期待与关注的结果。最后，OlympiAD 及 EMBRACA 研究的入组人群中 TNBC 患者占 40 ～ 45%，有 30 ～ 40% 的患者针对晚期疾病未接受过治疗，此时 PARP 抑制剂或 TPC 作为一线治疗给予。对于此部分晚期 TNBC 患者，一线治疗的标准策略已然确立，暂且抛开免疫治疗不谈，在 CBCSG006、GAP 研究的支撑下，目前晚期 TNBC 患者一线治疗通常首选含铂双药方案，并非研究中所设定的众多单药。因此即使 OlympiAD 及 EMBRACA 研究达到主要终点，PARP 抑制剂一线治疗携带 *gBRCA1/2* 突变的晚期 TNBC 患者仍有待商榷。

（三）SG 解救治疗的争议

基于 ASCENT 研究，SG 获批应用于晚期 TNBC 患者的二线及以上治疗，国内外多项指南，包括 NCCN、ABC6、ESMO、CBCS 指南均推荐 SG 作为晚期 TNBC 患者的二线治疗。

ASCENT 研究纳入了一部分在新辅助 / 辅助治疗结束后 12 个月之内进展的患者，此时只需接受一线治疗即可入组。对于这部分快速进展的患者，SG 作为二线治疗同样展现出惊人的疗效，PFS（5.7 个月 *vs.* 1.5 个月，*HR*=0.41）及 OS（10.9 个月 *vs.* 4.9 个月，*HR*=0.51）均显著获益，因此获批用于晚期 TNBC 的二线治疗。但 ASCENT 研究中此部分人群数目很少，不足百人，其有效性仍待数据的进一步扩充。当然，作为新一代 ADC，SG 疗效的确令人惊艳，尤其针对这部分快速进展、多药耐药的难治性 TNBC 患者，对比既往晚期 TNBC 二线及以后研究，免疫检查点抑制剂暂无阳性结果、PARP 抑制剂局限于 *gBRCA* 突变患者、化疗单药 PFS 数据不尽人意，SG 显示出疗效优势。期待后续前线治疗临床研究的开展，夯实 SG 在晚期 TNBC 中二线治疗的地位。

此外，2020 年 SABCS 公布了 ASCENT 研究中的生物标志物评价结果，探索性地分析了 Trop-2 表达或胚系 *BCRA1/2* 突变状态和 SG 疗效间的关系。通过原发灶或转移灶活检或手术标本的免疫组织化学检测，进行 H-Score 评分，对 Trop-2 的表达水平分类：H-Score ＜ 100 为 Trop-2 低表达，H-Score 100 ～ 200 为 Trop-2 中表达，H-Score 200 ～ 300 为 Trop-2 高表达。分析显示，SG 的 PFS、OS 获益均与 Trop-2 表达水平无关，但与 Trop-2 低表达患者相比，中 / 高表达的患者，接受 SG 治疗获益程度更高。通过分析 SG 的作用机制，其非 Trop-2 表达依赖性的疗效似乎也在意料之中，可裂解的连接子负载透膜性强的小分子化疗药，SG 具有强效的旁观者效应。正如 DS-8201 之于 HER2 低表达肿瘤，SG 亦可作用于 Trop-2 低表达的肿瘤细胞行使有效杀伤。基线时胚系 *BRCA1/2* 突变状态也不影响 SG 的疗效。研究者指出，考虑到低 Trop-2 亚组和胚系 *BRCA1/2* 阳性亚组的样本量较小，在数据解释时应谨慎。

二、晚期乳腺癌免疫治疗的争议

（一）免疫治疗疗效预测生物标志物的争议

晚期乳腺癌免疫治疗仍然有诸多悬而未决的争议，包括免疫治疗的疗效预测生物标志物、优选人群、用药时机、最佳联合治疗模式等。迄今为止，仍然没有明确的生物标志物可预测乳腺癌免疫治疗的效果，既往研究提示免疫治疗可能的疗效相关预测因子包括 PD-L1 状态、TMB 和 TIL 等。IMpassion130 研究中 PD-L1 表达水平可预测阿替利珠单抗联合白蛋白紫杉醇的疗效，PD-L1 阳性定义为经 VENTANA SP142 抗体评估的肿瘤免疫细胞中 PD-L1 阳性率≥ 1%。Keynote355 研究中帕博利珠单抗联合化疗的生存获益仅在通过 DAKO PD-L1 IHQ 22C3 检测法测定 CPS 评分≥ 10 的患者中体现。PD-L1 阳性定义、检测方法及其对免疫治疗疗效的预测作用在不同的研究中有较大差异，对乳腺癌中 PD-L1 检测的同质化和标准化仍需要进行更多的探索。TNBC 是 TIL 水平表达最高的分子分型，IMpassion130 研究中 $CD8^+$ TIL 表达水平与 PD-L1 阳性患者接受阿替利珠单抗联合白蛋白紫杉醇的疗效相关，但 TIL 对乳腺癌免疫治疗效果的预测作用与 TIL 种类、乳腺癌分子分型及发展阶段相关，如何转化为一种实用的方法来指导免疫治疗药物仍然面临诸多困难。既往研究表明高 TMB 的晚期乳腺癌患者免疫治疗效果更佳，但 TMB-H 的 cut-off 值还存在争议，也是限制相关研究推进的因素之一。因此，寻找乳腺癌免疫治疗疗效及生存预测的生物标志物、挖掘免疫治疗的优势人群，仍是晚期乳腺癌免疫治疗的重大挑战。

（二）免疫治疗与何种化疗药物联合应用的争议

IMpassion131 研究的失败提示免疫联合不同化疗药物的疗效可能大相径庭。IMpassion130 研究中阿替利珠单抗与白蛋白紫杉醇联用，IMpassion131 则是阿替利珠单抗联合溶剂型紫杉醇，但 IMpassion131 却未能延续 IMpassion130 研究的成功。虽然白蛋白紫杉醇和紫杉醇是同一类药物，但是剂型不同，与免疫治疗药物联合可能会导致疗效的差别，分析可能的原因为常规溶剂型紫杉醇需要进行激素的预处理，理论上不利于 T 细胞启动和增强免疫抑制。KEYNOTE-355 研究中帕博利珠单抗联合多种化疗药物，包括白蛋白紫杉醇、紫杉醇以及吉西他滨 + 卡铂，取得了生存获益。此外还有免疫治疗联合艾立布林、蒽环类化疗药物的研究正在开展。晚期乳腺癌免疫治疗联合化疗的最佳拍档目前仍未有定论，期待未来免疫治疗的研究能够拨开迷雾揭晓答案。

（三）免疫治疗人群选择的争议

晚期乳腺癌的免疫治疗仍然是机遇和挑战并存。免疫治疗在晚期 TNBC 中具有潜在的应用价值，但无论是在 Impassion130 还是 KEYNOTE-355 研究中，均没有中国大陆的患者入组，并且不同研究联合药物、获益人群、预测指标、疗效获益不尽相同。HR 阳性 /HER2 阴性晚期乳腺癌中，免疫治疗联合化疗或者内分泌治疗仍在初步探索阶段；抗 HER2 治疗联合免疫治疗疗效及获益人群仍莫衷一是，免疫联合抗血管及其他靶向药物的研究在晚期乳腺癌中有一定应用前景，但生存获益仍有待进一步验证。目前免疫检查点抑制剂在我国尚未获批乳腺癌适应证，因此鼓励患者积极参加临床研究，但在当前临床实践中应谨慎应用。

第三节　晚期靶向和免疫治疗的未来之问

一、晚期靶向治疗的未来之问

（一）PARPi 解救治疗的未来之问

目前 PARPi 在晚期乳腺癌中的适应人群为携带 *gBRCA1/2* 突变的 HER2 阴性转移性乳腺癌患者，基于 OlympiAD、EMBRACA 研究的阳性结果，2018 年 FDA 相继批准了奥拉帕利、他拉唑帕利用于治疗 *gBRCA1/2* 突变的 HER2 阴性转移性乳腺癌。纵观 PARPi 在卵巢癌中的应用，其适应人群不断拓展，由 *BRCA* 突变患者至同源重组修复缺陷（homologous recombination deficiency，HRD）人群，再到铂敏感人群的维持治疗，未来 PARPi 在晚期乳腺癌中的适应证是否也会如卵巢癌一般逐步拓展？

2020 年 ASCO 会议上公布了 TBCRC048 研究结果，该研究旨在探索奥拉帕利治疗携带胚系或体系同源重组通路基因突变的转移性乳腺癌患者的疗效。研究分两个队列（共 53 例），队列 1 为携带非 BRCA1/2 的 HRD 相关基因胚系突变患者 27 例，队列 2 为携带 *BRCA1/2* 和 *HRD* 相关基因体系突变患者 26 例，均接受奥拉帕利单药治疗直至疾病进展或不耐受。结果显示，胚系突变和体系突变高频出现的主要基因中，87% 患者存在 *PALB2* 突变、*sBRCA1/2* 突变、*ATM* 突变或 *CHEK2* 突变。队列 1 患者的 ORR 为 33%，其中所有有效患者均伴有胚系 *PALB2* 突变，胚系 *PALB2* 突变患者的 ORR 高达 82%。队列 2 患者的 ORR 为 31%，携带 *BRCA1/2* 体系突变患者的 ORR 为 50%。该研究为 PARPi 应用人群的进一步拓展提供了初步数据，然而其样本量较小，仍有待大样本临床研究的进一步验证。

BROCADE3 是一项国际多中心、随机对照、双盲Ⅲ期临床研究，研究共纳入 509 例 *gBRAC1/2* 突变的 HER2 阴性晚期经治乳腺癌，入组患者按照 2 ∶ 1 比例，随机分配至维利帕尼联合紫杉醇 + 卡铂组或安慰剂联合紫杉醇 + 卡铂组，在双药化疗方案停止后继续使用维利帕尼单药或安慰剂维持治疗。结果显示，维利帕尼组较对照组显著改善中位 PFS（14.5 个月 *vs.* 12.6 个月，*HR*=0.71，95% *CI*：0.57 ～ 0.88，*P*=0.0016）。维利帕尼组中位 OS 为 33.5 个月，对照组中位 OS 为 28.2 个月（*HR*=0.95，95% *CI*：0.73 ～ 1.23，*P*=0.67），未达统计学差异，但显示出延长趋势，值得注意的是，BROCADE3 研究中 PFS 的获益出现较晚，KM 曲线中维利帕尼组与对照组前期相互贴合，到后期才出现分离，两组间 PFS 的差异大约出现于双药方案化疗终止时，我们推测维利帕尼的获益可能主要来自单药维持治疗阶段，提示 PARPi 或可作为铂类药物治疗后的维持策略。

（二）ADC 解救治疗的未来之问

ASCENT 研究显示了 SG 在晚期 TNBC 中的疗效，相较于化疗，显著改善了晚期 TNBC 患者的中位 PFS 及 OS，为晚期 TNBC 提供了一种新型治疗策略——“魔法子弹”ADC，成为近年来除了免疫检查点抑制剂外，晚期 TNBC 治疗中取得的另一大重要进展。在 HER2 低表达晚期乳腺癌中，ADC 药物同样势如破竹，最令人惊艳的便是 T-DXd 在 2022 年 ASCO 大会上公布的 DESTINY-Breast 04 研究，T-DXd 以显著的优势完胜 TPC，刷新了 HER2 低表达晚期乳腺癌患者的生存数据。ASCENT、DESTINY-Breast 04 两大研究的成功展现出 ADC 药物广泛的应用前景，通过对第一代 ADC 药物的改构升级，更强的细胞毒素负载、更高的药物抗体比以及可裂解的链接子，使得新一代 ADC 药物的抗肿瘤作用显著增强，并成功转化为肿瘤患者的临床获益。

既往 ADC 药物在 HER2 阳性晚期乳腺癌患者中已大放异彩，目前 ADC 药物在晚期 TNBC、HER2 低表达的晚期乳腺癌患者中亦逐露锋芒。对于 HR 阳性 HER2 低表达乳腺癌，众多 ADC 药物的相关临床研究正在进行中，而 T-DXd 已进军 HER2 极低表达乳腺癌领域，未来“魔法子弹”能否在各亚型乳腺癌中将理想照进现实，值得期待。

二、晚期免疫治疗的未来之问

既往研究表明 PD-L1 和 TGF-β 具有相对独立且互补的免疫抑制作用，TGF-β 抑制剂与 PD-1/PD-L1 单抗连用可更为有效地解除肿瘤微环境中的免疫抑制，增强肿瘤免疫应答。同时靶向 PD-L1 和 TGF-β 的双功能蛋白在临床前研究中展示出优于单独抑制 TGF-β 或 PD-L1 通路的抗肿瘤作用，相关药物临床研究 M7824、PM8001、SHR-1701 正在开展，结果尚未公布。免疫治疗联合靶向治疗近年来在晚期乳腺癌中的研究异彩纷呈，除了联合抗血管、PARPi 等靶向药物，免疫治疗联合组蛋白去乙酰化酶（histone deacetylase，HDAC）抑制剂治疗晚期 TNBC 的临床研究亦正在进行。而探索肿瘤免疫联合免疫治疗作为一种新的治疗模式，在晚期乳腺癌中的临床研究正在开展。PD-L1 抗体度伐利尤单抗联合 CTLA-4 抗体替西利姆单抗治疗晚期乳腺癌的小样本研究提示，双药联合总体 ORR 为 17%，7 例 TNBC 的 ORR 为 43%，初步肯定了晚期 TNBC 从 2 种免疫检查点抑制剂联合治疗中的获益倾向。2022 年 SABCS 大会公布了 PD-L1/CTLA-4 双抗 KN046 联合白蛋白紫杉醇治疗晚期三阴性乳腺癌患者的Ⅰb / Ⅱ期 KN046-203 研究数据，27 例初治局部晚期不可切除或转移性 TNBC 患者的 ORR 为 44%，DCR 达到为 96%。免疫治疗新型药物、免疫联合免疫或其他靶向药物组合能否给晚期乳腺癌患者的生存获益带来更进一步的提升，需要未来的临床研究数据给到我们答案。

KEYNOTE-355 研究中帕博利珠单抗联合多种化疗药物的生存获益拓展了晚期乳腺癌免疫治疗的适应证，但在 CPS ≥ 1 的人群中未取得阳性结果，那么 PD-L1 介于 CPS 1 ～ 10 的低表达亚组其耐药机制如何？是否需要与其他药物联用以提高局部免疫反应？而在 HER2 阳性乳腺癌中，HR 表达不同其肿瘤的免疫原性不同，HR 的状态可能会影响免疫治疗的效果，KATE2 研究中 HR 阴性人群较 HR 阳性患者获益趋势更明显，因此，免疫治疗的研究设计是否要更加细分潜在的优势人群？这些问题仍需要进一步的转化及临床研究深入探索。

Ⅱ期 SAFIR02-IMMUNO 研究亚组 2 中入组 198 例 HER2 阴性转移性乳腺癌患者，旨在评估在既往化疗达到疾病 PR 或者 SD 的患者中度伐利尤单抗维持治疗对比标准化疗维持治疗的效果，研究结果显示与化疗相比，度伐利尤单抗维持治疗可能会改善 TNBC 患者预后。在 SAFIR02 试验中，TNBC 患者（n=82）度伐利尤单抗维持治疗的中位 OS 为 21 个月，显著优于化疗维持治疗的 14 个月（HR=0.54，95% CI：0.30 ～ 0.97，P=0.0377）。PD-L1 阳性的患者（n=44）使用度伐利尤单抗的中位 OS 为 26 个月，而化疗为 12 个月（HR=0.42，95% CI：0.17 ～ 1.05，P= 0.0552）。该研究显示出度伐利尤单抗作为维持治疗有望改善 TNBC 或 PD-L1 阳性亚型患者预后的潜力，PD-1/PD-L1 单抗能否作为晚期乳腺癌维持治疗新模式仍有待大样本研究进一步验证。

HR 阳性乳腺癌有高度异质性，部分 HR 阳性的肿瘤可以表现出高水平 TIL 以及高 TMB，内分泌治疗耐药后可能筛选出更多的肿瘤浸润淋巴细胞、更高的免疫评分和 PD-L1 表达的免疫治疗获益人群，少量临床研究初步提示免疫治疗与内分泌治疗间似乎有良好的协同作用，免疫治疗联合内分泌治疗基础上加用 CDK4/6 抑制剂相关研究的结果却是喜忧参半，具体哪一类 HR 阳性患者可从免疫治疗联合内分泌及 CDK4/6 抑制剂治疗中获益需要进一步探索。而免疫治疗联合化疗在 HR 阳性晚期乳腺癌患者中的研究结果亦是不尽相同，既往接受过多线化疗是否会影响患者接受免疫治疗的疗效？免疫治疗联合内分泌治疗与联合化疗在 HR 阳性晚期乳腺癌患者中孰优孰劣？诸多大胆的猜测需要寻找更有免疫原性的理论基础与相关的临床研究深入挖掘。

孙春晓　李薇

致敬未来的科学问题

1. PARPi 在 *BRCA1/2* 突变乳腺癌患者新辅助治疗中的地位如何？用法如何？

2. 蒽环、紫杉、卡铂，哪些化疗药物才是三阴性乳腺癌新辅助免疫治疗的最佳拍档？

3. 面对早期 HR 阳性 HER2 阴性乳腺癌的多种辅助强化策略，如何选择 PARPi 治疗的获益人群？未来是否实现 PARPi 与 CDK4/6 抑制剂的联合或序贯强化？

4. 面对早期三阴性乳腺癌的多种辅助强化策略，如何选择 PARPi 治疗的获益人群？未来是否实现 PARPi 与卡培他滨、免疫检查点抑制剂的联合或序贯强化？

5. 经含免疫治疗的新辅助治疗后达 pCR 的早期三阴性乳腺癌，辅助治疗期间的免疫治疗是否可以豁免？

6. 未经新辅助免疫治疗的早期三阴性乳腺癌中，哪些人群能从辅助免疫治疗中获益？

7. 如何更好地利用、整合 PD-L1 表达、TMB 等一系列免疫治疗生物标志物找到免疫治疗的适用人群？

8. 在 HR 阳性 /HER2 阴性及 HER2 阳性早、晚期乳腺癌中，如何鉴定免疫治疗可能获益的人群？

第九篇　乳腺癌的新辅助治疗

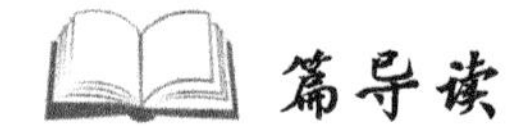

篇导读

乳腺癌新辅助治疗是近几年来讨论的热点问题，存在一定争议。首先是乳腺癌新辅助治疗目的的夯实和扩充，乳腺癌新辅助治疗可以获得体内肿瘤药物敏感信息，指导后续辅助强化治疗，进而提高生存率。这一目的在CREATE-X和KATHERINE研究中得到了很好的体现，而且还是通过不同分子亚型的乳腺癌来阐述和验证了该目的的可行性。在乳腺癌新辅助治疗目的得以扩展后，乳腺癌新辅助治疗的人群选择、治疗方案设计、药物的配伍等，都是我们探讨的热点问题。虽然我们可以从新辅助治疗pCR来获得一部分患者生存预后信息，但更为重要的是新辅助治疗疗效可以指导患者的后续治疗方向，让新辅助治疗疗效欠佳的患者获得强化治疗的机会。其次是乳腺癌新辅助的原始目的的进一步深化和细化。新辅助治疗最初始的目的就是服务于手术——使不可手术患者获得手术机会，这个观念认同度较高，但是能否使不可保乳手术患者获得保乳手术机会，以及关于手术安全的切缘范围一直没有定论。这里除了涉及乳腺外科的手术技巧问题，还和相关诊断科室如影像科、病理科息息相关。考虑到全国不同地域医疗水平的发展不平衡，是否能按照相关指南的推荐，在实际工作中开展相关新辅助治疗后的保乳手术，还存在一定争议，这也是今后发展的一个方向。更新的乳腺癌治疗理念、更具个性化的治疗需求、不断涌现的新药均对进一步提高乳腺癌新辅助治疗疗效、减轻毒副反应提出了要求，这也是今后的治疗方向。

王守满

第二十八章　乳腺癌新辅助治疗的现状、争议、未来之问

第一节　新辅助治疗的现状

一、新辅助治疗简介

新辅助治疗又名术前治疗，一般指在手术前给予全身性的治疗，包括新辅助化疗、内分泌治疗、免疫治疗等。通过新辅助治疗，可以使乳腺癌的原发病灶及区域淋巴结得到降期，原来不能手术的肿瘤能够进行根治性手术，使更多的乳腺癌患者可以接受保留乳房的手术，同时也有可能改善乳腺癌患者的长期生存，尤其是新辅助治疗后达到完全缓解的患者的生存率能得到明显改善。与此同时，新辅助治疗还能提供宝贵的体内肿瘤药物敏感性信息，从而为术后的强化治疗方案选择提供依据。

二、新辅助治疗适用人群

目前，国内外各大指南及专家共识均对新辅助治疗的适用人群、疗效评估、新辅助治疗策略等进行了详细推荐。2021 年美国临床肿瘤学会新辅助治疗共识指出，对于淋巴结阳性或淋巴结阴性伴高危因素的 HER2 阳性乳腺癌患者及淋巴结阳性或肿块超过 1 cm 的三阴性乳腺癌，可以优选新辅助治疗。《中国抗癌协会乳腺癌诊治指南与规范（2021 年版）》指出，降期手术、降期保乳、降期保腋窝和体内药敏等为新辅助治疗的主要目的，并由此区分新辅助治疗的必选人群、优选人群和可选人群。为进一步规范新辅助治疗的适用人群，专家组推荐：①所有患者需要在明确病理学诊断及免疫组织化学（immunohistochemistry，IHC）亚型划分后，制定治疗策略。②新辅助治疗适用人群的筛选包含两个侧重点，必选人群是指有局部治疗需求的患者，如期望新辅助治疗后降期手术、降期保乳和降期保腋窝的患者；而优选人群是期望通过新辅助治疗了解肿瘤对相应治疗的反应性，并且根据全疗程新辅助治疗后是否达到病理学完全缓解（pathologic complete response，pCR）而制定后续辅助治疗策略，因此更推荐对于有一定肿瘤负荷（T_2 期或 N_1 期及以上）的三阴性或 HER2 阳性乳腺癌患者进行新辅助治疗。

三、新辅助治疗方案

目前关于乳腺癌患者新辅助治疗方案的选择日益增多，临床医生如何为患者选择最合适的新辅助治疗方案一直是乳腺癌治疗研究中的热点问题。紫杉醇类药物联合蒽环类药物是乳腺癌患者治疗过程中最常用的化疗方案，蒽环类药物包括多柔比星和表柔比星等药物，紫杉烷包括多西紫杉醇或紫杉醇，这些药物通常还可以与环磷酰胺和铂类药物联合使用。同时，针对 HER2 阳性乳腺癌的靶向治疗也越来越多，包括曲妥珠单抗、帕妥珠单抗、拉帕替尼、吡咯替尼等临床中常用的靶向药物。另外，随着 CDK4/6 抑制剂类药物的上市，新辅助内分泌治疗也越来越多地应用于临床中，HR 阳性 /HER2 阴性乳腺癌是适用人群，单用他莫昔芬、芳香化酶抑制剂或联合阿贝西利都是较为常见的方案。另外，近年来，抗肿瘤药物层出不穷，免疫治疗和 ADC 类药物也通过一系列临床试验逐渐进入新辅助治疗方案的可选择行列。

对于新辅助化疗药物的选择，研究者们曾进行了一系列的前瞻性随机对照研究，其中规模最大的试验为NSABP B-18和B-27试验。NSABP B-18试验中，实验组患者接受AC方案新辅助化疗，对照组患者接受AC方案术后辅助化疗。中位随访时间16年的研究结果显示：新辅助化疗与辅助化疗的DFS和OS没有显著性差异，但是新辅助化疗中获得pCR患者的预后优于非pCR患者；对于随机前就准备进行保乳术的患者，新辅助化疗能提高这部分患者的保乳率。B-27试验的研究目标为评价新辅助化疗在AC方案的基础上加用多西他赛能否提高可手术乳腺癌的DFS和OS。中位随访8.5年的研究结果显示：在AC序贯T能使患者的pCR率从13%提高到26%。而对于那些疗效欠佳的可手术患者，应考虑更换化疗方案。如部分初始使用AT方案效果欠佳的患者，可选择NP方案，序贯治疗疗效欠佳时，应调整治疗方案并及时手术。

对于HER2阳性患者行新辅助治疗，靶向治疗联合化疗与单用化疗相比能显著提高患者pCR率。NOAH研究已经证实化疗联合曲妥珠单抗可改善HER2阳性的局部晚期乳腺癌或非炎性乳腺癌患者的无事件生存期（event-free survival，EFS）和pCR，并且在化疗的基础上联合曲妥珠单抗进行治疗有改善OS的趋势。而曲妥珠单抗联合帕妥珠单抗的双靶新辅助治疗方案则在高危人群中具有更好的疗效。TRYPHAENA试验表明双靶联合化疗在激素受体阴性组中pCR率为70%以上，而在HR阳性组中为50%。NeoSphere研究结果显示在总体研究人群中，接受单靶治疗的患者pCR率为29%，而双靶亚组的pCR率为45%；姜军、齐晓伟团队发现吡咯替尼联合曲妥珠单抗和化疗的新辅助治疗用于HER2阳性乳腺癌患者总完全病理缓解（total pathological complete response，tpCR）率可达68.6%，并进一步发现*PIK3CA*可能成为吡咯替尼新辅助治疗HER2阳性乳腺癌效果的关键标志基因。因此，各项指南已将双靶联合化疗纳入HER2阳性乳腺癌的新辅助治疗方案，HER2阳性乳腺癌的新辅助治疗应以紫杉醇类药物联合曲妥珠单抗方案为基础，双靶治疗为加强方案。

目前指南已将蒽环类联合紫杉类作为三阴性乳腺癌的新辅助化疗方案Ⅰ级推荐。Ⅱ期～Ⅲ期三阴性患者术前采用蒽环类联合紫杉醇方案能使约1/3的病例达到乳腺和淋巴结肿瘤完全消除，即病理学完全缓解。INTENS临床试验结果显示，AC序贯T方案相比TAC方案提高9%的pCR率，可显著提高5年DFS。中国乳腺癌专家共识也建议TNBC和Luminal型HER2阴性乳腺癌新辅助化疗方案可优选AC序贯T方案。纳入GeparSixto和BrighTNess临床试验的Meta分析提示，对于有*BRCA*基因突变的三阴性乳腺癌患者，铂类药物的新辅助治疗方案可能提高*BRCA*基因突变患者的pCR率。因此，对已知携带*BRCA*基因突变的三阴性乳腺癌患者，新辅助治疗可优选紫杉类药物联合铂类药物方案。

随着免疫治疗在晚期乳腺癌治疗中的临床应用，目前有越来越多的研究正在评估其用于乳腺癌新辅助治疗的疗效。从I-SY2研究结果看，加了PD-1免疫抑制剂Pembrolizumab的实验组，手术后的pCR率可以明显提高，其与各对照组的pCR率分别为44%与17%、30%与13%、60%与22%。试验表明：加了免疫治疗的新辅助治疗对乳腺癌患者治疗效果显著。KEYNOTE-173试验评估了6种Pembrolizumab联合化疗方案对于新辅助治疗疗效的对比（队列A-F），其结果显示所有队列的pCR率（ypT_0/Tis-ypN_0）为60%（范围为49%～71%）。12个月的无事件生存率和总生存率在队列之间从80%到100%不等（4个队列为100%）。另外，治疗前和治疗中sTIL与较高的pCR率显著相关（分别为P=0.0127、0.0059和0.0085）。关于联合化疗方案的选择，白蛋白紫杉醇联合免疫治疗能显著提高患者的pCR率。白蛋白紫杉醇不联合铂类能达到60%的pCR率，联合铂类能达到73%的pCR率。换做普通紫杉醇则只有40%的pCR率，联合铂类也只能达到60%的pCR率。KYNOTE-522研究显示，第一次中期分析中，在最初接受随机分组的602名患者中，Pembrolizumab化疗组病理学完全缓解的患者百分比为64.8%，安慰剂化疗组为51.2%。在早期三阴性乳腺癌患者中，接受Pembrolizumab联合新辅助化疗的患者病理学完全缓解率明显高于接受安慰剂联合新辅助疗法的患者。

随着ADC类药物的研发逐渐增加，其针对乳腺癌的治疗也从晚期延伸到早期新辅助治疗，其中较为亮眼的就是戈沙妥珠单抗。这种靶向Trop-2表达细胞并选择性递送SN-38的ADC药物，在2022年美国临床肿瘤学会（ASCO）年会上公布了其在新辅助治疗三阴性乳腺癌的Ⅱ期NeoSTAR研究的最新数据，单独接受戈沙妥珠单抗治疗的患者pCR率为30%，放射学缓解率甚至高达62%。另外，还有TALENT（TRIO-US B-12）Ⅱ期研究评估T-DXd单药或T-DXd联合内分泌疗法新辅助治疗HR阳性/HER2阴性低表达早期乳腺癌患者的临床疗效和安全性，截至报道时，T-DXd单药组ORR为68%，T-DXd联合内分泌治疗组ORR为58%。虽然目前相关的研究数据还比较少，但随着ADC药物的稳步发展，未来会有更多的空间有待我们去探索。

新辅助内分泌治疗对于HR阳性/HER2阴性的乳腺癌患者有着越来越重要的作用，这类患者对于化疗敏感性不高，肿瘤退缩不明显，pCR率偏低，目前陆续有研究表明，新辅助内分泌治疗的疗效并不亚于化疗，且耐受性更好，是一个非常有潜力、值得探索和研究的方向。Semiglazov等将239例绝经后女性患者随机分配接受阿那曲唑或依西美坦新辅助内分泌治疗和多柔比星联合紫杉醇新辅助化疗对比，内分泌治疗组和化疗治疗组的临床客观缓解率为64%。芳香化酶抑制剂和化疗的中位临床反应时间分别为57天和51天（$P > 0.05$）。内分泌治疗组和化疗组的病理学完全缓解率（3% *vs.* 6%）和疾病进展率（9% *vs.* 9%）无显著差异（$P > 0.05$），且内分泌治疗组耐受性明显优于化疗组。一项纳入20项研究，共3490例独特患者的Meta分析显示，与联合化疗相比，芳香化酶抑制剂的单药治疗具有相似的临床反应率、放射反应率和BCS率，但毒性较低。与他莫昔芬相比，芳香化酶抑制剂有显著更高的临床反应率。随着CDK4/6抑制剂在HR阳性乳腺癌患者中应用得越来越多，其在新辅助内分泌治疗中扮演的角色也越来越重要。neoMONARCH试验对比了阿贝西利、阿那曲唑和两药联合对肿瘤细胞增殖的抑制作用，发现联合组和单药阿贝西利相比单药阿那曲唑均显著改善了完全细胞周期阻滞，可显著降低Ki-67的表达，并在治疗2周后导致严重的细胞周期阻滞。应用含阿贝西利方案的患者与单用阿那曲唑的患者相比，更多的患者实现了完全细胞周期阻滞（58% *vs.* 68% *vs.* 14%，$P < 0.001$）。

第二节　新辅助治疗的争议

一、新辅助治疗的手术时机

从诊断性活检到新辅助化疗（neoadjuvant chemotherapy，NACT）开始及从上次化疗应用到手术的时间间隔受到许多因素的影响。目前对于系统治疗或手术的延迟是否会影响患者的预后仍有争议。来自6个德国试验的9127例早期BC患者接受了以蒽环类紫杉烷为基础的NACT，通过综合分析来确定较短的手术间隔时间是否对预后有益。多因素回归分析显示，较短的手术时间间隔（< 4周）提示更好的DFS和OS。

对于新辅助治疗期间疗效欠佳的患者，是更换新的全身治疗方案还是改手术治疗，也是目前临床争议较大的问题。对于在新辅助治疗2～4个周期后疗效欠佳且仍可手术的乳腺癌患者，我国乳腺癌新辅助治疗专家共识认为，不同分子分型、新辅助治疗的方案和评估时间都有可能对后续治疗策略的改变有所影响。如疗效评估为疾病稳定或者进展，50%的专家建议可以考虑尽早行手术治疗，30%的专家认为更改全身治疗方案继续NAT可能有潜在的生存获益。GeparTrio试验显示，对2个疗程TAC新辅助化疗无效的患者，继续原方案，总体有效率仍可达到69.5%，pCR率为5.3%；而换药为NX方案后总体有效率为62.5%，pCR率为6%，两者没有统计学差异。在保乳率方面两者也没有差异。因此，对于初始治疗无效的患者，如果继续原方案治疗仍有有效的可能，但是，换成没有交叉耐药的方案，很有可能无效。Aberdeen试验中，将接受4个疗程的CVAP新辅助方案的无效者换成多西紫杉醇，有效者随机分成多西紫杉醇或者继续原方案化疗4个疗程，疗程结束后手术。结果表明：对于初始治疗有效的患者，更换方案后pCR率从15%增加到31%，即原方案有效的患者，换成其他方案后同样有效；而初始治疗无效的患者，即使更换方案，pCR率仍只有2%。因此，对于初始治疗不敏感的患者，即使更换其他治疗方案，同样不一定有效。对于新辅助治疗2～4个周期后评估为疾病稳定或者进展的患者，有专家建议可以考虑尽早行手术治疗，也有专家认为应根据不同的分子分型来调整全身治疗方案以提高其潜在的生存获益。

二、新辅助治疗与远期生存改善

远期生存长久获益是医生对于乳腺癌患者治疗的最终目标，所有治疗方案的选择和调整都是为着这个目标而奋斗，而新辅助治疗是否可给患者的远期生存带来正面的获益，pCR是否可作为远期预后的替代指标都仍存在着很大的争议。随着技术的发展，乳腺癌进入了分类治疗的时代，不同分型的乳腺癌患者近期pCR与远期的获益之间的关联性也有所不同。最早使新辅助治疗获批的NOAH研究显示，新辅助治疗阶段加上靶向治疗可明显提高pCR，显著改善患者生存。但随后NeoALTTO和ALTTO研究却显示新辅助治疗在pCR获益的同时并没有带来期待的生存获益。因此，专家们对于新辅助治疗之后pCR是否能代表远期获益始终无法达成共识。EBCTCG荟萃分析回顾过去10项临床研究显示，新辅助化疗和辅助化疗在远处复发、乳腺癌死亡率或任何原因死亡方面无显著差异，提示相比于相同方案的辅助化疗，新辅助化疗并不提高乳腺癌患者的生存获益。但有研究数据表明，通过新辅助治疗达到pCR的患者可获得更好的预后，The CTNeoBC荟萃分析提示，三阴性乳腺癌患者和接受曲妥珠单抗治疗的HER2阳性激素受体阴性肿瘤患者的病理学完全缓解与长期预后之间的相关性最强。因此，pCR并非我们新辅助治疗的最终追求目标，而是通过治疗过程的筛选，对于不敏感的患者人群进行治疗的“升阶梯”，从而改善患者的整体预后。CREATE-X、KATHERINE、MonarchE等研究均显示，不同亚型新辅助治疗后的non-pCR患者，采用相应的化疗、靶向治疗及内分泌治疗予以辅助强化，可显著改善预后。

三、新辅助治疗与手术

新辅助治疗可以达到缩瘤降期的目的，对于新辅助治疗后的保乳手术范围，目前国内外指南均推荐在保证切缘充足且阴性的情况下，根据新辅助治疗后病灶的大小进行切除，因此新辅助治疗前乳房病灶的精确定位、治疗后病灶的准确评估均是治疗后保乳的重要保障。目前，因影像学评估和病理取材的差异，对于新辅助治疗后肿瘤退缩模式尚存争议，同时，对于新辅助治疗后的安全手术切缘如何定义，也存在一定的争议。肿瘤退缩模式基本上可分为向心性退缩和非向心性退缩两种，因此新辅助化疗后保乳手术只适用于向心性退缩模式或者取得pCR的患者。由此可见，影像学在判定肿瘤的退缩模式中可能具有重要作用，完善乳腺超声、X线及MRI检查可以更加全面地评估病变退缩模式和范围，用以排除非向心性退缩的肿瘤，以免在此类患者中难以获得阴性切缘。其中，又以MRI的准确性最高，MRI成像诊断侵袭性残留疾病的总体敏感性、特异性和准确性分别为81%、93%和84%。HER2阳性癌的平均MRI成像病理大小差异为（0.5±0.9）cm（标准差），HER2阴性癌平均为（2.3±3.5）cm（P=0.009）。有研究显示利用乳腺多参数磁共振（multiparametric magnetic resonance imaging，mpMRI）进行机器学习，可以早期准确预测pCR到NAC及乳腺癌患者的生存结果，从而为指导治疗决策提供有价值的预测信息。Wu 等也发现肿瘤和实质的特定 MRI 特征与乳腺癌中的肿瘤浸润性淋巴细胞（tumor infiltrating lymphocyte，TIL）相关，根据影像学特征预测的 TIL 将患者分为两组，其中无 TIL 或 TIL 最小的 TNBC 预后较差，因此成像可能在肿瘤评估中发挥重要作用。目前，各大指南均推荐对肿瘤进行体表文身标记或放置标记夹，以免遗漏微小病变。新辅助治疗后保乳更适合于向心性退缩的患者，HER2 阳性和三阴性乳腺癌患者新辅助治疗后保乳转化成功率较高可能与肿瘤向心性退缩有关。目前，国内外专家关于新辅助治疗后保乳阴性切缘的范围仍存在争议。有专家认为新辅助治疗后保乳患者的阴性切缘与普通保乳患者一致，即浸润性癌为"切缘肿瘤无着色（no ink on tumor）"，其认为肿瘤切缘的宽度并不会影响新辅助化疗后保乳手术的局部无复发生存期（local recurrence-free survival，LRFS）、无病生存期和总生存期。而另外一部分专家则认为将切缘无肿瘤区域 2 mm 以上定义为病理切缘阴性。而为了提高保乳的切缘阴性，有学者也报道了残腔切除（cavity shaving）的手术方式，在完成保乳病灶切除的基础上对保乳残腔再进行一次扩大切除，结果显示乳腺部分切除术后随机分组，边缘清除组的切缘阳性率明显低于对照组（19% *vs.* 34%，P=0.01），边缘清除组二次手术率也较低（10% *vs.* 21%，P=0.02），两组并发症无显著差异。尽管该方法需要切除更多的正常腺体组织，但是可以降低切缘的阳性率从而降低二次手术率。另外，随着目前容积移位和容积替代技术，即保乳整形手术（oncoplastic breast surgery，OPS）的普及，在保证肿瘤切除的基础上能够扩大需要切除的范围同时获得满意的美容效果。同时，专家共识也指出，如果石蜡包埋切片病理学检查结果提示切缘见不典型增生，并不需要补充全乳切除手术，可予以相应切缘的进一步广泛切除或后续放疗，以降低局部复发风险。同时对于降期获得保乳机会的患者，如根据新辅助治疗后病灶范围予以切除，当石蜡包埋切片病理学检查结果提示病灶为灶性退缩时，即便第一次切缘阴性，仍可推荐进一步残腔广泛切除，以降低因切除范围不足而导致肿瘤残留的可能性。

对于新辅助治疗后腋窝淋巴结的处理，目前专家比较统一的意见是，新辅助治疗前腋窝淋巴结临床阴性的患者可在新辅助治疗后行前哨淋巴结活检（sentinel lymph node biopsy，SLNB）。而对于新辅助治疗前腋窝淋巴结阳性的患者，因考虑到新辅助治疗可使得 30% 淋巴结阳性的患者转为阴性，其中在 HER2 阳性的患者中甚至可以达到 70%，对于此类新辅助治疗后降期患者行 SLNB 也是可行的，但如何准确地找到有转移的淋巴结并且评估其治疗后的状态，从而最大限度地降低前哨淋巴结假阴性就成了目前争议的问题。目前，有多项前瞻性随机对照试验进行相关探索。SENTINA 研究结果显示，新辅助治疗腋窝淋巴结转阴后行前哨淋巴结活检的检出率为 80.4%，假阴性率为 14.2%。ACOSOG-Z1071 研究中前哨淋巴结活检的检出率为 92.8%，假阴性率为 12.6%。来自我国的数据显示在 HER2 阳性乳腺癌中新辅助治疗后腋窝淋巴结转阴之后，前哨淋巴结活检的假阴性率为 17.2%，均未达到传统前哨淋巴结活检假阴性率＜ 10% 的预设标准。因此，专家们认为对新辅助治疗后腋窝淋巴结转阴患者行前哨淋巴结活检需慎重。近年来有观点认为，在满足特定技术的前提下（如双示踪、阳性淋巴结放置标记并靶向切除、检出淋巴结≥ 3 枚等），上述措施可以显著降低假阴性率。

第三节　新辅助治疗的未来之问

一、乳腺癌新辅助治疗目的和人群的未来之问

新辅助治疗的目的已由开始的服务于乳腺癌手术，逐步扩充了其治疗的内容：获得体内肿瘤药物敏感性信

息，为术后强化治疗方案提供依据。近年来，由于人们对乳腺癌观念的改善和乳腺癌一级预防工作的推广，乳腺癌患者的构成变化明显，小肿瘤及原位癌得以在较早期发现，以开展新辅助治疗用以服务于乳腺癌手术为目的的情况越来越少；再则乳腺癌分子分型的发展，带动了更多药物治疗的进展，乳腺癌治疗的最终目的是延长患者的生存期，乳腺癌是否一定需要手术治疗也引起众多关注。这可能会导致乳腺癌新辅助治疗的原始目的——服务于乳腺癌手术的功能逐渐弱化，转而更加强调为后续药物治疗提供更多更丰富的治疗信息。当然，随着社会的进步、观念的变化及肿瘤基础研究的进一步发展，乳腺癌新辅助治疗的目的可能会被赋予更为丰富的内涵。

从新辅助治疗适用人群的范围来看，新辅助治疗的目的有更新，因此乳腺癌的新辅助治疗人群在不断发生变化。大肿瘤及腋窝淋巴结转移的患者仍然是新辅助治疗的目标人群，我们也看到国内外各大指南如NCCN、CBCS、CSCO等，在结合肿瘤的分子分型等生物学特征的基础上，不断地将新辅助治疗的人群范围扩大，其主要的方向还是依据新辅助治疗的目的而定。所以随着新辅助治疗的目的不断丰富，新辅助治疗的人群一定会有相应的变化。

二、乳腺癌新辅助治疗方案的未来之问

在HER2阳性的乳腺癌新辅助治疗方案中，曲妥珠单抗联合帕妥珠单抗加上紫杉醇类/卡铂是当前一线治疗方案，该方案疗效肯定，毒副反应耐受尚可。但我们也看到随着抗HER2治疗药物的不断涌现，新的新辅助方案也比比皆是，如曲妥珠单抗加小分子络氨酸激酶联合化疗的方案，ADC类抗HER2药物加或不加化疗的方案，帕妥珠单抗联合ADC类抗HER2治疗的方案等。在HER2阳性乳腺癌的新辅助治疗方案中，今后是否能通过强化靶向治疗而完全豁免具有细胞毒性的化疗，可能需要我们更加关注。

在三阴性乳腺癌中，以蒽环和紫杉为基础的方案是现在的标准。但是随着个体化治疗的要求，以及精准化治疗的发展，基因检测的应用会越来越多，可以给予更多精准用药的信息，使得患者可以获得更好的pCR率，而毒副反应更轻。此外免疫治疗在三阴性乳腺癌中发展很快，如何将现有的免疫抑制剂更规范地使用，如何寻找合适的新辅助治疗疗效及生存预后生物标志物，如何将不同化疗药物与免疫抑制剂合理搭配使用，相信随着分子基础研究的不断深入及三阴性乳腺癌免疫抑制剂的临床研究的开展，我们会进一步得到答案。

在激素受体阳性的乳腺癌中，CDK4/6抑制剂联合内分泌治疗是近年来的进展之一。当然以蒽环和紫杉类化疗药物为基础的治疗方案在很长一段时间内，仍然是该亚型乳腺癌的新辅助治疗的主要策略。我们可以相信，随着新辅助治疗目的和人群的不断变化，以及乳腺癌治疗需求的变化，新辅助内分泌治疗的范围会越来越广，但其治疗疗效、应答时间仍是我们需要关注的问题。相信随着类似于CDK4/6抑制剂药物的加入，新辅助内分泌治疗能有自己的一席之地。

三、乳腺癌新辅助治疗疗效影像学评估的未来之问

新辅助治疗疗效的评估包括影像学的评估和病理学评估。病理学的评估通常以是否达到pCR为界，但是影像学的评估一直未有明确的标准。新辅助治疗后的影像学评估决定着手术治疗的方案和术后的美学效果，甚至是术后复发的风险。MRI的评估是现在推荐使用的评估手段，但是MRI仍有不足。有研究表明MRI特征和临床病理变量与接受新辅助化疗的管腔型乳腺癌症患者延长生存期有关，同时随着MRI技术的提升，MRI评估乳腺癌新辅助的准确度会越来越高。PET-CT检查评估乳腺癌新辅助治疗疗效的临床研究已有开展，相信在未来能得到进一步推广。

四、乳腺癌新辅助治疗后手术的未来之问

乳腺癌新辅助治疗后手术（包括手术时机、手术方式）是近些年来的热点问题。关于手术时机，实际上和新辅助治疗目的有关，如果新辅助治疗的目的单纯是为了服务于手术，那么达到手术要求即可行手术治疗；如果新辅助治疗的目的是药敏信息，可以在常规的用药之后看到疗效即可手术治疗；如果新辅助治疗需要满足多个目的，实际上会给新辅助治疗的疗程，也就是手术时机带来一定的困扰。对于那些新辅助治疗未能达到预期目的的，是否可考虑尽早手术治疗，仍是争论焦点，应该根据临床实践中的具体问题进行具体分析。

关于手术方式的选择，焦点主要是集中在新辅助治疗后保乳手术的病灶切除范围大小。目前国内外指南均推荐在保证切缘充足且阴性的情况下，根据新辅助治疗后病灶的大小进行切除。这就要求治疗前乳房病灶定位精确、治疗后病灶评估准确，以及病理医生科学客观地取材和评估。由于不同地域的医疗发展水平不一致、乳腺相关辅助科室力量不均衡，导致新辅助治疗后的保乳手术的切缘问题在实际操作中存在较大争议，随着乳腺癌诊疗进一步规范，以及评估手段的进一步完善，切缘争议会越来越小。

王守满

致敬未来的科学问题

1. 是否能整合免疫组化指标、PDX/PDO 等药敏检测结果，提供更精准的新辅助治疗用药?
2. 如何从病理学及影像学的发展过程中，更精准地评估新辅助治疗后保乳的切除范围?
3. 如何准确地找到有转移的淋巴结并且评估其治疗后状态，从而最大限度降低前哨淋巴结的假阴性率?
4. 随着新辅助治疗目的和内容的不断丰富，如何更精准地选择新辅助治疗的适宜人群?
5. 那些新辅助治疗未达预期的患者，如何建立关于尽早手术或者更改治疗方案的决策的循证依据?

第十篇　乳腺癌的支持康复及特殊人群诊治

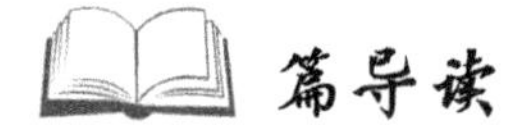

篇导读

乳腺癌是全世界范围内女性最常见的癌症类型。诊断、治疗和护理的发展提高了其生存率，但也对卫生保健系统在如何支持患者实现最佳康复方面提出了新的挑战。乳腺癌患者存在生理、心理、社会和生存等诸多方面的康复需求。康复应从外观、饮食、心理、性与生育、淋巴水肿、治疗不良反应、随访等多方面给予全方位关注。在治疗过程中，使用标准化的患者自报告结果可以准确收集患者的不良感受并进行动态监测，从而给予及时有效的干预方案。对于乳腺癌特殊人群需给予足够关注。对于绝经前的乳腺癌患者来说，保存生育能力是这类人群面临的一个主要问题。其潜在生育能力保存方案包括最初的卵母细胞和卵巢组织采集，以及随后的卵母细胞、胚胎和卵巢组织的冷冻保存等。促性腺激素释放激素激动剂可与化疗联合使用，以最大程度地减缓卵巢功能早衰。妊娠期、哺乳期乳腺癌患者在确诊后，应及时转诊至专业机构进行治疗，由一个MDT团队进行管理，除了肿瘤专科医生外，还应包括产科医生和新生儿科医生。年轻女性罹患乳腺癌更具侵袭性，并具有独特复杂的生物学特征。然而，迄今为止，乳腺癌治疗方案和管理策略选择并不是基于年龄的，因此，迫切需要一种以生物学为基础的治疗策略来针对年轻乳腺癌群体。对于老年乳腺癌患者，尚无规范的治疗模式，原因在于老年患者的体质、健康状况差异很大，对老年乳腺癌患者的治疗应遵循个体化原则。对于乳腺癌的特殊人群诊疗，MDT是关键，应通过深入、全面、科学的诊治，使其达到最佳生存获益。

男性乳腺癌约占乳腺癌病例的1%，为相对罕见疾病。男性乳腺癌发病率随着年龄增长而增长，发病年龄略高于女性患者，多在50～60岁。区域淋巴结转移早，54%～80%的患者早期即出现淋巴结转移。男性乳腺癌的确切病因目前尚不清楚，可能包括家族性因素、遗传因素、激素水平等，*BRCA*基因突变是男性乳腺癌最明确的危险因素之一，性染色体异常、雌激素水平升高使男性易患乳腺癌。男性乳腺癌的治疗原则和女性基本相同。早期男性乳腺癌以手术治疗为主，手术方式仍以根治性切除为主，保乳手术及前哨淋巴结活检较少应用，男性乳房重建手术仍需进一步探索。之后，根据患者具体情况选择化疗、放射治疗、内分泌治疗等多种治疗手段。在男性乳腺癌内分泌治疗中，优先选择他莫昔芬，疗效优于芳香化酶抑制剂（AI）。AI一般与黄体生成素释放激素类似物戈舍瑞林或亮丙瑞林联合使用。在*HER2*、*PD-L1*、*PD-1*、*PIK3CA*、*BRCA*突变状态等指导下的靶向治疗可用于晚期乳腺癌，CDK4/6抑制剂联合AI或氟维司群，可用于治疗男性HR阳性/HER2阴性晚期乳腺癌。男性乳腺癌应采用精准化及综合性的治疗原则，根据肿瘤的生物学行为和患者的身体状况，联合运用多种治疗手段，兼顾局部治疗和全身治疗，以期提高疗效和改善患者的生活质量。

隐匿性乳腺癌（occult breast cancer，OBC）发病率低，不超过乳腺癌新发病例的1%。临床医生在给出诊断时应慎重，注意其鉴别诊断。大约70%的OBC患者经病理学检查后在其乳房内可找到原发病灶，随着影像诊断技术水平不断提高，OBC发病率逐步降低，越来越多的微小乳腺原发癌能够在术前被定位。腋窝淋巴结清扫加上同侧乳房切除术是目前最常用的手术治疗方式，保乳手术加上术后放疗也是一种可行的、安全的治疗方式，但循证数据较少，仍需和患者充分沟通。单纯进行腋窝转移淋巴结的治疗，豁免对同侧乳房的手术及放疗，证据不足，需进一步研究探索。建议对于OBC患者，采取多学科参与的诊疗方案，制定最佳治疗策略。

双侧原发性乳腺癌属于罕见乳腺癌，占同期乳腺癌的5%左右。随着乳腺癌患者生存率的提高及检查手段的进步，双侧原发乳腺癌的发生率将呈上升趋势。其发生机制复杂，危险因素包括家族史、发病年龄、临床病理因素、异常基因表达突变等，尤其在*BRCA1/2*基因突变者中，有乳腺癌家族史及首发乳腺癌年龄＜50岁者更容易发生对侧乳腺癌。首发乳腺癌的多种治疗手段也增加患者对侧乳房发生第二原发癌的风险。双侧原发性乳腺癌的治疗仍遵循一般乳腺癌的治疗原则。大多数的研究显示，双原发或多原发乳腺癌的预后要差于单原发乳腺癌。首发癌治疗方案尤为重要，需强调其规范、合理、完整实施，综合考虑到放、化疗可能致癌的相关问题。关于预防性应用激素治疗及预防性对侧乳腺切除术所带来的远期获益问题，仍需要进一步探究。在基因指导下，双原发/多原发乳腺癌的发病机制探索、治疗策略选择是未来重要的研究方向。

韩兴华　叶松青

第二十九章　乳腺癌支持与康复治疗的现状、争议、未来之问

第一节　乳腺癌支持与康复治疗的现状

一、定义

乳腺癌是女性发病率第一的恶性肿瘤。近年来，我国乳腺癌发病率呈明显上升趋势，并且发病年龄越来越年轻化。但随着诊疗水平的提高，患者治愈率、生存期也明显改善。对于乳腺癌的治疗，当前的治疗方式包括外科手术、放射治疗、化疗、内分泌治疗及靶向治疗。每种治疗方式存在相应的并发症，并引发包括术后功能障碍、心理压力、疼痛、营养、乳房重建等在内的一系列问题。乳腺癌患者的康复是指在乳腺癌患者进行规范治疗的同时或结束后，能帮助患者恢复机体生理功能、调整心理状态，并促使患者能够回归社会，重建被疾病破坏的生活。临床上普遍存在重治疗、轻康复的观念，提高康复治疗的认识对于乳腺癌患者的综合治疗和管理至关重要。

二、乳腺癌术后不良反应及康复

（一）乳腺癌术后早期并发症

目前乳腺癌的治疗是基于手术的综合治疗，其中包括保乳手术、乳腺癌根治术、乳腺癌改良根治术、腋窝淋巴结清扫术（axillary lymph node dissection，ALND）、前哨淋巴结手术等在内的多种术式。适当和及时的康复治疗对于乳腺癌术后的恢复至关重要。最常见的术后早期并发症包括伤口问题，如蜂窝织炎、皮瓣坏死、脓肿、裂开、血肿和血清肿。应予以适当的治疗，以避免伤口愈合延迟，从而导致全身治疗和放射治疗的过度推迟，并延迟康复。

浅表淋巴管和乳腺内淋巴管的破坏可能导致弥漫性红斑，类似于蜂窝织炎，而实际没有感染。这种淋巴管堵塞可以让患者仰卧，通过观察局部皮肤来与感染区分，淋巴管堵塞的红斑通常会在几分钟内消散。轻度蜂窝织炎可以口服抗生素治疗，更严重或有症状的病例则需要静脉应用抗生素。如果脓肿形成，则需要手术引流。术后乳腺脓肿有时可以通过闭式抽吸和应用抗生素治疗，但通常需要引流，尤其是在存在异物（如植入物）的情况下。局限性皮肤坏死可以通过局部清创术治疗，但明显的皮瓣丢失需要手术翻修。

血清肿是手术腔内浆液的聚集形成的。闭式抽吸可避免血清肿，如ALND、乳房切除术后常规使用的引流管。当拔除引流管或未使用引流管时，腔内会形成血清肿，如果没有感染，这是一个比较好的结果，减少了切除后乳房凹陷的机会。但是，如果血清肿变得紧张和疼痛，或者怀疑感染，则需要减压。在这些情况下，这可以通过简单的抽吸来完成，必要时重复，但通常需要正式放置闭式引流管。

臂丛神经病通常是手术定位的不良结果，常导致手臂麻痹，伴有感觉改变，与腋窝手术中更常见的肋间神经损伤引起的轻微感觉异常不同。在术后病程中尽早识别很重要，早期物理治疗可以使机体快速和完全恢复。

Mondor病[胸外侧静脉和（或）胸－上腹部静脉血栓形成]表现为坚硬的压痛组织索穿过上腹部进入乳房

下部。这种情况可能发生在任何乳房创伤或手术后，通常是自限性的，在 2 ～ 8 周内消退。解热镇痛药可能有助于控制症状并加速康复。

ALND 的罕见并发症是由于胸导管（左侧）或其他主要淋巴管损伤引起的乳糜胸。奥曲肽和闭式引流已被推荐用于控制淋巴漏，但通常需要手术结扎导管。

手术技术的进步及从完全 ALND 到前哨淋巴结活检（sentinel lymph node biopsy，SLNB）的过渡大大降低了这些术后并发症的发生率。在一项涉及 6847 例乳腺癌术后患者的回顾性研究中，ALND、SLNB 之后的 ALND 和单独使用 SLNB 后的总并发症发生率分别为 11.1%、7.3% 和 2.6%。尽管 SLNB 减少了许多后遗症，对这些乳腺癌术后患者的仔细监测仍然是必要的。

（二）上肢功能障碍

乳腺癌术后通常会发生上肢功能障碍（upper quarter dysfunction，UQD）。UQD 被定义为上肢活动受限、疼痛、淋巴水肿及感觉和力量受损。UQD 明显影响患者的生活质量，在术后早期，UQD 可能是由于手术本身，或者疼痛、制动、感染及腋网综合征（axillary web syndrome，AWS）导致。尽管 UQD 通过 SLNB 等新技术已经减少，但仍然普遍存在。

1. 术后淋巴水肿

淋巴水肿是乳腺癌术后的常见并发症，由于淋巴系统受损或功能障碍，不能将淋巴液回吸收至血液循环，在术后早期，腋窝、胸壁、乳房或手臂可能会出现水肿。淋巴水肿的发生率在 6% ～ 30%，大多数病例出现在手术后的前 6 个月内。淋巴水肿的危险因素包括患者因素、手术类型及放化疗。腋窝淋巴结清扫术、淋巴结放疗和化疗是导致淋巴水肿的治疗相关因素，肥胖是与患者相关的因素。淋巴水肿可能是暂时的或持续的。暂时性或急性淋巴水肿定义为持续＜ 3 个月的单次肿胀发作，并在治疗或不治疗的情况下消散。一过性淋巴水肿的反复发作可能是淋巴受损的早期征兆，因此值得关注。持续超过 3 个月的淋巴水肿被认为是持续性或慢性淋巴水肿。淋巴水肿症状（如感觉沉重、麻木和疼痛）会导致日常生活活动减少，可造成严重的功能障碍、心理障碍，并对生活质量产生影响。早期发现和治疗已被证明可以降低淋巴水肿的发生率。因此，有必要在术后早期密切监测淋巴水肿的迹象。治疗上包括物理疗法、药物疗法及手术疗法。另外，目前的研究均表明，运动不会加剧现有的淋巴水肿，相反对影响功能和生活质量的其他结果有积极影响。

2. 感觉障碍及疼痛

软组织和神经损伤引起的疼痛是 UQD 的主要原因，神经损伤会导致感觉障碍（如麻木、针刺感、灼烧感或刺痛感），特别是肋间臂神经损伤会导致感觉障碍，有时会导致胸壁、腋窝和上臂内侧疼痛。手臂运动会给手术切口带来压力，从而增加不适感并导致局部肌肉保护。伤口问题和感染可能会恶化和延长切口疼痛，并导致胸壁下层组织的限制性瘢痕形成。及时识别和治疗术后急性疼痛可以降低发展为慢性疼痛状态的风险。乳腺癌术后慢性疼痛又称为乳腺癌术后疼痛综合征（post mastectomy pain syndrome，PMPS）。PMPS 通常认为是一种神经病理性疼痛，乳腺癌治疗后持续疼痛和感觉障碍在治疗后 5 ～ 7 年仍然是一个大问题，治疗后的持续疼痛不是一成不变的，疼痛的程度会随着时间的推移变化。术后放化疗等手段可使术后疼痛症状不断加重。年轻、肥胖及有焦虑和抑郁的患者更容易发生 PMPS。因术后疼痛发生机制不明确，对于术后疼痛可予以药物干预。药物是乳腺癌术后疼痛的主要预防和干预手段，主要采用阿片类药物和非甾体抗炎药这两类常见的镇痛药物。术后疼痛也与患者心理因素有关，属于神经病理性疼痛，因此抗抑郁药和抗癫痫药也可应用。同时可以进行一些康复治疗，如自体脂肪移植术、物理疗法、音乐疗法及中医针灸等也是干预手段之一。

3. 腋网综合征

AWS是ALND和SLNB的术后并发症，可以进一步导致疼痛和UQD。它表现为腋窝皮肤下可见和可触及的条索状结构，这些索状结构通常沿着手臂向下延伸，越过肘部进入前臂，有时甚至延伸到手腕或拇指。AWS可能是由于腋窝手术期间淋巴管和静脉破裂，病因与Mondor病相似。在最近的一项前瞻性队列研究中，AWS继发于SLNB和ALND的发病率分别为20%和85.4%。据报道，AWS更常发生在年轻、瘦高的患者中。AWS在手术后的最初几周内发生，通常是在最初正常的肩部恢复过程之后。患者常有隐匿发作的剧烈疼痛伴有活动受限，尤其是手臂外展时。虽然AWS通常是一种良性的自限性疾病，但疼痛非常明显，并且可以在术后早期显著限制活动能力和功能。此外，症状偶尔可能会持续更长的时间。尚未确定针对AWS的预防措施，目前的研究表明活动和伸展运动是物理治疗领域内用于康复腋网综合征最有效的治疗方法，它们可以更快地恢复运动、减轻疼痛、提高生活质量并减少残疾。手法治疗、瘢痕按摩和肌筋膜松解术可能有助于改善预后，但效果不佳。

（三）乳房重建

一项包含6405例乳腺癌术后患者的大型回顾性研究分析了乳腺癌术后未重建、立即重建及延迟重建患者术后18个月的并发症。研究发现接受乳房切除术但未重建的女性的总体并发症发生率为10.1%，接受乳房切除术并立即重建的女性为10.0%，接受延迟重建的女性为7.6%。最常见的并发症是需要抽吸或引流的血肿或血清肿，仅接受乳房切除术的女性中有9.0%患有这种并发症，接受立即重建的女性有4.5%，接受延迟重建的女性有2.3%。皮瓣相关并发症很少见，但在接受延迟重建的女性（5.4%）中略多于接受立即重建的女性（3.0%）。

Margaret L等发现乳房切除术后立即进行乳房重建的这些患者可能会出现慢性疼痛和身体功能障碍。对于选择自体重建的患者，这种疼痛和功能障碍可能不仅涉及胸部和上半身，还涉及采集组织的供体部位。与乳房切除患者相比，接受植入物重建的患者可能会经历更多的乳房疼痛，接受横行腹直肌肌皮瓣重建的患者甚至可能在手术后2年出现持续性腹痛。供体部位不仅会出现疼痛和感觉异常，还可能导致身体虚弱和腹部膨胀。此类功能性问题的影响可能很小，但可能会影响生活质量。因此需要进行一些干预。对于乳房切除术后重建的时机存在一定争议，但重建的时机并不会影响患者的长期生存。

三、乳腺癌放疗后的不良反应及康复

乳腺癌保乳术后及根治术后辅助放疗是局部控制和治疗的主要手段，可以提高早期及局部晚期乳腺癌的总体生存率。辅助放疗通常照射于整个乳房或胸壁，有或没有淋巴结引流区，总剂量为50～50.4 Gy（5000～5040 cGy），单次剂量为1.8～2.0 Gy（180～200 cGy）。如果仅对整个乳房或胸壁进行治疗，则主要使用大分割方案。根据最终的手术病理结果，可同时对腋窝、锁骨上和内乳淋巴结链进行相似剂量的区域淋巴结照射。但乳腺癌术后辅助放疗会产生包括放射性皮炎在内的多种并发症，不当的处理将影响患者的康复、生活质量及患者的心理状态。

（一）放射性皮炎

放射性皮炎（radiation dermatitis，RD）是放疗最常见的毒性之一，最易发生于皮肤褶皱处，如腋窝。乳腺癌切除术后及乳腺体积较大的女性由于皮肤接受的剂量较高，发生RD的风险最高（20%～40%为2～3级的湿性脱皮）。急性RD反应程度从轻度1级干性脱皮和红斑到严重的4级湿性脱皮和溃疡不等。发生RD的患者要注重皮肤的护理，包括清洁和避免刺激。有研究发现类固醇乳膏（如莫米松）可将湿性脱皮减少约1/3。硅胶敷料和磺胺嘧啶银也可有效减少和控制湿性脱皮，由于并发酵母菌感染很常见，可局部补充抗真菌药。对于发生中度至重度RD的患者开具阿片类止痛药，因为放疗后1～2周皮肤症状可能会继续加重。

（二）软组织纤维化和乳房美容

放疗引起的软组织纤维化一般是轻微的，慢性纤维化很少见。尽管如此，皮下软组织可在高剂量放疗后发生晚期纤维化，纤维化会导致关节活动度下降，并可能导致肩、肩胛骨和姿势的短期和潜在长期变化。从长期看，若神经丛受到照射剂量，也会导致严重的臂丛神经病和神经性损伤。然而，现代技术可以保护臂丛神经并防止意外的神经损伤。臂丛神经病变现在被认为是罕见的，即使在接受锁骨上和腋窝区域治疗的女性中也是如此。尽管如此，当它发生时，上半身的感觉和运动会发生变化，严重的情况下会出现瘫痪。纤维化还可能对乳房美容产生不利影响，乳房切除术和重建术后需要放疗的患者美容效果不佳的风险更高。纤维化可能导致15%～30%自体重建的患者发生包膜挛缩和种植体失败。自体重建、纤维化和血管功能不全都可能影响伤口愈合，并导致感染、脂肪坏死和重建失败。放疗后可以开具6个月的己酮可可碱和维生素E，以降低纤维化的风险，并改善放疗后的组织愈合及顺应性。

（三）淋巴水肿

放疗可导致淋巴水肿，症状包括肿胀、疼痛和活动范围受限，这些症状可能立即出现，也可能在数月至数年内出现。淋巴水肿严重程度和风险与手术方式（前哨淋巴结活检 *vs.* 腋窝淋巴结清扫）和放疗（仅乳房放疗 *vs.* 淋巴结放疗）有关。风险范围为前哨淋巴结活检有或没有放疗后的5%到完全腋窝淋巴结清扫后进行全面区域淋巴结放疗后的20%～30%。因为淋巴水肿可能是不可逆的，早期发现对于预防或延迟症状很重要。物理治疗（包括手动淋巴引流）和压迫是初始治疗。综合消肿疗法是最有效的，但它是一种结合人工引流、加压、皮肤护理和锻炼的综合方案。目前已经研究了涉及淋巴分流术和淋巴结转移的新型手术技术，并取得了可喜的结果。

（四）放射性心脏损伤

在胸部放疗中，尤其是左侧乳腺癌的放疗，大量研究表明，放疗后左侧乳腺癌患者与右侧乳腺癌患者相比，其心脏死亡风险比明显增加，且随着随访时间的延长，比值逐渐上升。放射线可导致微血管内皮细胞损伤、炎症反应、氧化应激和纤维化等多种病理过程，进而导致线粒体损伤和内质网应激，并能加速血管动脉粥样硬化的发生，从而导致缺血性心脏病、心力衰竭、心包疾病、瓣膜病及心律失常的发生。放射性心脏损伤（radiation-induced heart disease，RIHD）与放射部位、放射剂量、心脏病病史、化疗及免疫治疗相关。RIHD目前主要通过控制放疗剂量来减轻心脏损伤，其中包括相关研究中的利用深吸气屏气的技术来减少心脏的照射剂量。而防治心脏损伤的药物仍停留在探索阶段。

（五）放射性肺损伤

放疗的过程也会对患者的肺组织产生一定影响，导致放射性肺损伤并发症的出现，其发生率通常约为3.7%。导致乳腺癌术后放疗发生放射性肺损伤的原因主要与照射剂量、肺受照射体积、基础肺疾病、联合化疗这些因素有关。在放疗前应充分评估患者一般情况，严格制订患者的放疗计划，使照射剂量、照射范围、体积等合理，放疗过程详细监控患者病情变化。对于预测可能会发生肺损伤的患者给予预防措施，降低肺损害。

四、乳腺癌化疗后的不良反应及康复

化疗最常见的不良反应是胃肠道反应，包括恶心、呕吐、腹胀、食欲缺乏、腹泻、便秘等。由于化疗药物对细胞有强烈毒性，患者会出现骨髓抑制，包括白细胞、粒细胞、血小板，甚至红细胞的减少。由于化疗药物损伤毛囊细胞，一般经2～3次化疗后患者会出现脱发。化疗也会在一定程度上损害口腔黏膜组织等代谢旺盛的正常组织器官，导致口腔黏膜炎和食管炎症。化疗后患者会出现手足部位的麻木感、烧灼感、疼痛等皮肤毒性反应，有时还会出现局部或全身皮肤的色素沉着，如指甲变黑等。出现上述情况时，会影响患者的营养状况、心理健康状态，降低治疗的耐受性，需要进行及时的对症处理，同时要注重平时的日常护理，如皮肤及口腔的护理。

虽然手术和放疗被认为是乳腺癌相关淋巴水肿（breast cancer–related lymphedema，BCRL）的主要因素，但化疗被认为是导致BCRL并发症和严重程度的混杂因素。化疗是医学上一系列复杂的治疗，通常使用多种药物，其中任何一种都可能产生BCRL。在接受化疗的女性中，52%会发生外周水肿，外周水肿最终会造成淋巴系统堵塞，阻止淋巴液流动，从而导致淋巴水肿。数据显示，75%的BCRL病例发生在手术后的第1年，90%发生在3年内。

五、乳腺癌内分泌治疗后的不良反应及康复

对于激素依赖型的乳腺癌患者，需要进行长期的内分泌治疗。内分泌药物大致分为4类，包括芳香化酶抑制剂、激素受体拮抗剂、促黄体生成素释放素类似物、孕激素类似物。内分泌药物通过降低体内雌激素水平来发挥抑制肿瘤复发与转移作用。同时，由于雌激素水平的骤然减少扰乱了人体正常的内分泌环境，患者会出现一系列诸如围绝经期综合征、骨代谢异常、血脂异常、子宫内膜增厚、肝功能异常、潮热盗汗等不良反应。因此，患者需要定期复查（如行子宫彩超以了解子宫内膜厚度，以及行骨密度、肝功能和血脂的检查等）以便及早发现异常，予以药物及调整生活方式等进行干预。值得一提的是中医中药对于内分泌治疗的不良反应有较好的疗效。

六、乳腺癌靶向治疗后的不良反应及康复

乳腺癌靶向治疗的原理在于通过药物干预相关信号通路，从而影响肿瘤复发、转移、生长，发挥辅助治疗效果，这是基于大量的有关肿瘤的信号通路、分子生物学研究开展的。靶向治疗药物包括抗HER2药物、抗血管生成药物、抗EGFR通路药物、mTOR抑制剂、多腺苷二磷酸核糖聚合酶抑制剂及胰岛素样生长因子1受体抑制剂等。其不良反应主要有中性粒细胞减少、蛋白尿、周围神经毒性、高血压、腹泻等。通过对症处理、减少剂量或者停药来减轻相关反应。

七、乳腺癌患者的心理康复

乳腺癌患者均存在一定程度的焦虑、抑郁，14%～85%的患者在癌症化疗过程中或化疗结束后还会出现不同程度的认知功能损害。乳腺癌患者的焦虑和抑郁受到多方面综合因素的影响，包括个人因素、手术及放化疗后外形的影响，以及受治疗的相关副反应、对于疾病复发的担心、伴侣的态度、家庭收入、社会支持及家人的接受程度等影响。乳腺癌患者接受心理治疗很有必要，旨在减少沮丧和认知行为的改变，提高患者生活质量。因此，医护人员在临床工作中应加强对患者心理弹性、社会支持等心理社会因素的评估，针对患者实际情况进行适当教育工作，改变患者及其家属对疾病的认知，采用正念减压疗法、术后运动锻炼及个性化干预等减少治疗对患者造成的身体和心理打击，改善焦虑、抑郁等负性心理，促进患者达到最佳的康复状态。另外家人是乳腺癌患者在治疗、康复过程中的直接和主要参与者，社会支持尤其是家人接受度对乳腺癌患者心理状态有重要影响，家人接受度良好并保持乐观态度能够对患者的心理状态起到积极作用。

八、乳腺癌患者的营养康复

乳腺癌患者术后及放化疗期间会出现营养不良，尤其是术后化疗的患者有较高的营养不良风险，这与患者的治疗、胃肠道反应相关，厌食、口腔黏膜炎、腹胀、便秘等易导致患者营养不良。化疗导致的骨髓抑制，对于患者身体功能有一定的消耗，因此化疗患者会出现身体上的疲乏。乳腺癌患者承受着身体上的不适及心理上的负担，导致食欲下降，从而出现营养不良。营养不良不仅仅导致患者的体重下降，还会损伤患者的身体功能，增加患者的术后并发症发生风险和感染风险，降低患者的免疫力及治疗的耐受性，导致患者健康状况下降及生活质量的降低。对于营养风险高的患者可进行人为的干预，对患者进行营养支持，进行饮食的搭配和调整。建议患者食用富含多种纤维、蛋白质和矿物质的水果、蔬菜、全谷类、牛奶、家禽和鱼类，少吃精制谷物、红肉和加工肉类。同时鼓励患者多吃易消化、口感好、可刺激食欲的药膳。由于肠内营养具有诸多优势，因此首选肠内营养。另外中药对于乳腺癌营养不良患者有一定的辅助作用，针对乳腺癌患者化疗过程中产生的胃肠不适，用中医药益气健脾和胃的方案，可帮助患者进行消化系统调理以达到改善营养不良的效果。

九、乳腺癌患者的性康复

性功能障碍是康复期乳腺癌患者最常见的问题之一，也是治疗难点。由于性功能评判标准、研究人群等不同，研究结果相差较大。但总体而言我国乳腺癌患者性功能障碍的患病率较高，并高于其他国家。性功能障碍问题是康复期乳腺癌患者必须重视的问题，长此以往会影响患者的心理健康、生育问题、夫妻关系等。影响乳腺癌患者性功能障碍的因素有很多，包括治疗方式、心理、生理、种族、文化、宗教、与伴侣沟通情况等。在50岁以下的女性中，与保乳术相比，全乳切除术更可能导致抑郁及降低身体形象的满意度。化疗和激素治疗会导致卵巢功能的变化，如阴道干燥。脱发和睫毛脱落也是90%以上的乳腺癌患者所经历化疗后的常见不良反应。放射治疗的不良反应，包括淋巴水肿、疼痛和纤维化，可能会降低性欲。如上所述，患有乳腺癌的女性对自己的性生活不太满意，并且在外表上感觉缺乏吸引力和女性化。受文化影响，性属于敏感话题，大多数乳腺癌性功能障碍患者不会主动去向医护人员咨询并寻求帮助。有研究表明，存在性功能障碍的乳腺癌患者，希望医务人员能够积极关注他们的性生活质量，解决他们性生活不稳定的根源及提供应对策略。另外与丈夫有效的沟通对夫妻至关重要。因此医护人员、患者及配偶均应给予足够的重视。值得注意的是，真正有意义的关系不会强迫性交，亲密关系可以通过牵手、拥抱、爱抚和亲吻来保持。事实上，相互关心、沟通和陪伴是维持长久关系的主要手段。

十、中医康复

大量研究表明中医药对提高癌症患者的免疫力和抗癌能力具有非常好的作用，能够提高生活质量并减少放化疗不良反应的发生。对于早期患者，中医药治疗可以帮助术后体质的恢复，对辅助放化疗引起的各类毒副作用有较好的防治作用。对于晚期患者，中医药治疗能够改善其乏力、纳差等症状，从而提高生活质量。中医药治疗乳腺癌主要以“扶正抗瘤”为指导思想。中医药可以干预乳腺癌内分泌治疗的耐药，并减轻诸如更年期综合征在内的不良反应，减轻放化疗的毒副反应及术后并发症，增加疗效，增强免疫力；另外还可以改善乳腺癌患者的抑郁和焦虑症状。中医药凭借其独特优势为乳腺癌的治疗拓宽了途径，使乳腺癌患者从中受益，相信中医药将在未来的乳腺癌治疗中占有更高的地位。

十一、现代化技术在乳腺癌患者康复中的应用

随着信息技术的发展，以及“互联网＋医疗”服务模式的不断深入，越来越多的信息技术及移动应用程序

运用于疾病的康复护理中。在线管理平台可以对乳腺癌患者康复锻炼进行干预，医护人员可为患者制订康复训练计划，并进行督促。研究显示，基于互联网的医疗可以有效改善乳腺癌患者的生活质量、疼痛、肌肉力量和疲劳，还可以有效改善其功能和认知能力。移动应用程序以智能手机为载体，可提供康复训练的课程和相关知识等，并可以在线咨询，为患者答疑解惑。移动应用程序相较于普通的文字会更加生动形象，帮助患者养成坚持康复训练的习惯。另外，可穿戴设备可以用来感知、记录、分析、管理健康数据，进而使医护人员对患者进行有效的运动监测和指导。虽然可穿戴设备在乳腺癌患者康复中发挥着重要作用，但对患者生活存在一定影响，因此继续研发出更加简便、个性化的可穿戴设备是有必要的。目前，虚拟现实（virtual reality，VR）康复训练系统正在研究中，其可以让患者沉浸于虚拟的环境中，改善患者肩关节活动，并缓解其术后疼痛、淋巴水肿、积液等症状，以促进患者的康复。目前VR康复训练系统数据准确性和对于乳腺癌术后患者的出血及皮瓣坏死发生率等安全性问题需要进一步验证，因此VR技术还未推广应用。信息化技术的应用可以早期识别上肢功能相关并发症，丰富训练内容，提高患者功能康复自主性和依从性，减轻患者的相关负担，有利于改善患者生活质量。

第二节　乳腺癌支持与康复治疗的争议

随着时代的发展及诊疗水平的提高，乳腺癌患者的治愈率及生存期有了很大的改善，乳腺癌患者目前需要关注的问题不能仅停留在肿瘤的治疗上，更需要关注乳腺癌患者日后的康复，为患者可以更好地提高生活质量、恢复正常生活、融入这个社会做准备。乳腺癌康复治疗的地位日益凸显，但目前仍存在部分争议。

一、乳腺癌患者术后康复治疗开展时机的争议

手术目前仍然是乳腺癌的主要治疗手段，但术后可导致包括淋巴水肿、疼痛、感觉异常等在内的上肢功能障碍，适当和及时的康复治疗对于乳腺癌手术的恢复至关重要。除了针对淋巴水肿的研究外，尚缺乏足够的证据基础证实康复治疗（如物理治疗）或运动干预在预防或治疗乳腺癌患者上半身症状或肩部功能障碍方面的疗效。需要进行早期评估和术后干预，在缺乏强有力的证据基础的情况下，常用临床标准物理治疗方法（包括轻柔的运动锻炼、伸展、指压和肌筋膜伸展，以及针灸等）进行术后康复治疗。乳腺癌术后上肢功能锻炼的作用是肯定的，但针对其开始时机尚存在争议，因为部分学者认为术后开展上肢功能锻炼太早可能会影响皮瓣的愈合、增加皮下积液的发生等。

二、乳腺癌患者术后淋巴水肿的争议

长期以来，较高的体重指数一直被认为是淋巴水肿的危险因素。然而，最近几项前瞻性队列研究表明，较高的体重指数与淋巴水肿风险之间没有关系。尽管如此，较高的体重指数从未与风险降低相关联，并且保持健康体重与其他乳腺癌预后的重要关系是显而易见的。

腋网综合征（axillary web syndrome，AWS）是腋窝淋巴结清扫术（axillary lymph node dissection，ALND）和前哨淋巴结活检（sentinel lymph node biopsy，SLNB）的后遗症，可进一步导致疼痛和上肢功能障碍（upper quarter dysfunction，UQD）。在医学文献中，AWS在潜在的病理生理学、诊断和管理方面的描述很少。AWS病

因仍存在不确定性，可能是由于腋窝手术中淋巴管和静脉的破坏，目前尚未明确 AWS 的预防措施。因此还需要进一步的研究来确定 AWS 的确切病因和病理生理学，以阐明哪种类型的治疗或药物治疗可能最有益，以及是否可以预防。

三、区域淋巴结照射与乳腺癌患者淋巴水肿发生风险的争议

乳腺癌患者局部淋巴结的最佳治疗仍是一个研究点。已经进行的一些临床研究试图明确在选择性的乳腺癌患者中，放疗是否可以安全有效地替代手术切除淋巴结，以减少长期不良反应，包括淋巴水肿。最近的研究表明，区域淋巴结照射（regional nodal irradiation，RNI）在高风险早期乳腺癌的无病生存率方面有优势，但不是总体生存率。然而，RNI 对乳腺癌患者淋巴水肿风险的影响仍不完全清楚。大多数关于乳腺癌相关淋巴水肿发生率的研究都将手术干预作为主要致病因素。随着放射治疗在乳腺癌根治性治疗中的作用不断扩大，了解相关的发病率将变得越来越重要，这可能需要数年时间才能显现出来。

四、乳腺癌切除术后放化疗与乳房重建时机及满意度的争议

对于乳腺癌切除术后需要做放疗的患者，其乳房重建时机目前存在很大争议。乳房切除术后进行辅助放疗，可以提高高危乳腺癌患者的局部控制和生存率。然而术后并发症在接受辅助放疗的患者中比未接受放疗的患者更常见，尤其是接受硅胶植入者。一些患者在乳房重建术后立即行放射治疗，这可能导致重建乳房的包膜收缩和脂肪坏死或挛缩。接受乳房切除术的患者可以选择延迟重建或即刻重建。即刻重建的早期并发症发生风险较高，但延迟重建意味着一段时间内没有乳房，这将显著降低患者生活质量，身体意象缺失会导致患者抑郁和性功能障碍等社会心理障碍，并且延迟可能会影响美容效果，因为剩余的乳房皮肤不太柔软且不符合自然乳房的外观。无论重建手术之前或之后任何形式的放疗均可能对重建乳房的皮肤和对称性产生负面影响，重建的时机并不会影响患者的长期生存。并发症增加在多大程度上影响患者满意度也是有争议的。有研究表明，放疗引起的并发症增加会对患者满意度产生不利影响，并且有些研究没有确定并发症发展与满意度之间的联系。Ayse Y. Altinok 等的一项回顾性研究则表明，除了对称性之外，并没有发现辅助放疗对接受乳房重建术的乳腺癌患者在美容满意度方面的负面影响。

乳房切除术后重建可以在辅助化疗之前或之后进行。关于与化疗相关的乳房切除术后重建并发症的前瞻性数据有限。在一项前瞻性试验中，比较了 3 组（新辅助、辅助和无化疗）接受乳房切除术后即刻重建的患者，在计划外手术、植入物 / 扩张器丢失或供体部位并发症方面没有发现差异。感染率最高（44%）是在化疗前接受重建的患者，接受新辅助化疗或不接受化疗的患者的感染率相似，分别为 23% 和 25%。因此，需要使患者了解这些感染率，并根据患者对潜在后遗症和辅助治疗和（或）康复延迟的理解建立个体治疗计划。

五、饮食与乳腺癌的争议

有研究表明饮食指导可促进乳腺癌患者术后康复，减少术后并发症并提高生活质量。另外，越来越多的研究显示不同的饮食习惯对乳腺癌的影响有很大的不同，改变饮食结构是一种可接受的、廉价的、非药物的预防手段。许多研究特别关注膳食脂肪和脂肪酸，脂肪的摄入与乳腺癌风险之间的关系仍然存在很大争议，高脂肪摄入与乳腺癌风险增加之间存在潜在关系，对于激素受体阳性的女性影响更明显，而有些临床研究表明高脂肪酸摄入量与乳腺癌发病率之间存在负相关关系，这可能与地区差异或者绝经及激素受体状态有关。来自 omega-6 家族的多不饱和脂肪酸可以加速癌症进程，而 omega-3 脂肪酸可以有助于降低包括乳腺癌在内的恶性

肿瘤的发病率。乳腺癌的营养预防应主要基于饮食中大量鱼类的摄入，尤其是鲭鱼、金枪鱼、鲑鱼或鲱鱼等海水鱼。另外，omega-3脂肪酸的其他来源主要包括核桃、亚麻籽和大麻油、其他海鲜和豆制品。因此需要增加这些食物的摄入，同时限制植物油、全脂奶制品和红肉的摄入。全脂奶制品中含有的雌孕激素会增加患乳腺癌的风险，但其中含有丰富的钙质，对绝经期妇女预防乳腺癌有很大益处。摄入较多的维生素D能够降低乳腺癌的发生风险，但仍存在争议，关于中国女性乳腺癌与维生素D之间关系的大规模研究比较少，需要更多的研究来证实。另外，存在一种说法，蜂王浆中含有许多激素，因此会增加患乳腺癌的风险，并不利于乳腺癌患者的康复；有研究显示，蜂王浆中确实含有多种性激素，但与鸡蛋、肉类等食物中的含量相比属于微量，它是否会致乳腺癌仍然存在争议。

第三节　乳腺癌支持与康复治疗的未来之问

一、乳腺癌支持与康复专业化团队建设之问

乳腺癌患者的支持与康复需要专业化团队的共同努力，针对不同病情进行个体化专业的康复治疗。由于每个专科团队的专业知识有限，难以满足患者多层次康复护理需求，导致护理效果欠佳，多学科团队协作护理可以使各个学科成员之间相互协作，以更好地促进患者康复。此种模式目前已广泛应用于临床多种疾病护理工作中，并取得了满意的效果，但目前其在乳腺癌根治术后康复护理中的应用报道较少。未来需要更多医疗机构组建包括外科医生、内科医生、放疗科医生、营养师、康复医生、心理医生等在内的专业化的多学科康复团队，以促进乳腺癌患者的康复。

二、乳腺癌支持与康复信息化平台建设之问

乳腺癌的康复是一个漫长的过程，患者在院期间经受了多学科团队良好的康复护理，但出院后同样具有较高的康复需求，单纯依赖院内护理很难满足，因此，应重视乳腺癌患者的延续康复护理，最大限度促进疾病的良性恢复。因此我们需要顺应时代，依托互联网，使得患者与医护人员存在良好的联系与互动，可以依托手机APP、互联网在线管理平台等进行信息化建设，平时除推送个体化康复视频和科普文章外，还可以对患者进行监督，以及对数据进行监测分析，使得患者离开医院以后也可以同样进行规律科学的康复训练，促进患者的健康。但现阶段仍存在一些问题和短板，如信息化功能锻炼尚缺少统一的评估、监控和管理标准，影响信息数据的真实性和可靠性。因此，需要继续完善相关建设。

三、乳腺癌患者性康复之问

有调查研究表明，乳腺癌患者对于性健康的需求较高，但由于性话题的私密性，尤其是亚洲女性羞于谈性，以及日常医护人员对于性康复的忽视，使得医患之间较少进行相关讨论。其实大部分患者希望医护提供有关于性健康的专业意见，无论患者是否提出相关需求，医护人员都应主动为患者提供有关性问题的相关指导。讨论应由医疗团队成员发起，向所有癌症患者提供社会心理和性心理咨询，旨在改善患者性反应、身体形象、亲密关系及整体性功能和满意度。

四、乳腺癌支持与康复中医药之问

中医药作为我国的瑰宝，在诸多肿瘤的治疗中发挥着重要作用，同时有大量研究表明，中医药的应用可以减轻肿瘤治疗的毒副反应，促进患者的康复。中医药治疗乳腺癌主要以“扶正抗瘤”为指导思想，重视整体调理，调节患者体质、增强患者免疫力、减轻患者临床症状、提高生命质量和远期疗效。中医药通过其独特的优势为肿瘤治疗及康复开辟了新的途径，如艾灸配合热姜片穴位贴敷缓解乳腺癌化疗呕吐反应、中医外治法促进乳腺癌术后患侧肢体功能康复等。临床工作中要重视中医药的作用，继续开发和研究更多针对乳腺癌的中药单体或复方，同时进一步研究其联合化疗等西药或其他治疗方式的有效性和安全性，从而使更多的乳腺癌患者从中受益。

王章桂　韩兴华

第三十章　乳腺癌生育力保存的现状、争议、未来之问

第一节　乳腺癌生育力保存的现状

一、定义

生育力又称可育性，是指伴侣双方能够生育活产婴儿的生理能力，也即男性成为父亲、女性成为母亲的潜力。女性生育力是指女性产生卵母细胞、卵细胞受精并孕育胎儿的能力。生育力保存是指用手术、药物或辅助生殖技术等对存在不孕或不育风险的成人提供帮助，保护其生殖内分泌功能，并获得遗传学后代。

二、流行病学

乳腺癌是女性中最常见的恶性肿瘤。它也是年轻育龄妇女中最常见的癌症，约占该年龄组所有女性癌症的40%。在20～34岁的年轻女性中，近2%的乳腺癌被诊断出，在35～44岁的年轻女性中，11%的乳腺癌被诊断出。近几十年来，年轻育龄妇女的乳腺癌发病率一直在上升。早期诊断、辅助治疗和较高的治愈率延长了患者的生存期，降低了死亡率。据估计，到2030年，诊断为癌症的患者人数将增加50%。目前，在发达国家，乳腺癌的五年生存率＞90%。

患有乳腺癌的年轻女性面临着癌症治疗的许多不良后果，如治疗时间长、心理社会问题、不孕、性功能障碍，甚至发生其他癌症。由于这些原因，生活质量仍然是乳腺癌存活患者的重要考虑因素，特别是那些＜40岁的患者。跨学科合作已成为幸存者管理的重要组成部分。在与乳腺癌治疗的各种相关中，生育问题已被认为对诊断患有乳腺癌的年轻妇女非常重要。

三、危险因素

乳腺癌中最高的性腺毒性风险与烷化剂环磷酰胺的使用及其剂量有关。

在患有激素受体阳性乳腺癌的绝经前妇女中，使用5～10年的内分泌治疗可通过衰老间接影响卵巢储备和生育潜力。此外，化疗结束后使用他莫昔芬可增加治疗相关闭经的风险，但似乎不会影响卵巢储备。

关于靶向治疗药物的性腺毒性的证据有限，也没有关于免疫检查点抑制剂的数据。不能排除贝伐珠单抗的潜在不良反应，而抗人表皮生长因子受体2药物曲妥珠单抗、拉帕替尼和T-DM1似乎对卵巢是安全的。目前，在这方面尚无法得出有力的结论。收集有关现代抗癌疗法对女性性腺储备和生殖功能影响的前瞻性信息，应成为药物开发的关键和重要组成部分。

在评估拟定治疗方案的性腺毒性风险时，诊断时的年龄是需要考虑的最重要的患者相关因素。遗传条件，特别是携带*BRCA*基因的种系致病变异，可能会对卵巢储备和生育能力保存策略的执行产生负面影响，但数据太有限且存在争议，无法得出这些患者治疗相关卵巢功能不全的潜在风险增加的结论。其他因素（包括体重指数、吸烟史和单核苷酸多态性的遗传变异）的影响仍有待充分阐明（表30-1-1）。

表30-1-1 接受全身抗肿瘤治疗的乳腺癌患者发生治疗相关性闭经的风险评估

风险程度	治疗方案	评论
高危（＞80%）	● ≥40女性接受6个周期CMF，CEF，CAF或者TAC	治疗后抗米勒管激素浓度显著下降
中危（20%～80%）	● 30～39岁接受6个周期CMF，CEF，CAF或者TAC ● ≥40女性接受4个周期AC ● 4个周期AC/EC-T ● 4个周期密集AC/EC-T	治疗后抗米勒管激素浓度显著下降
低危（＜20%）	● ＜30岁女性接受6个周期CMF，CEF，CAF或者TAC ● ＜40女性接受4个周期AC	治疗后抗米勒管激素浓度显著下降
极低危或无风险	● 抗代谢药物（甲氨蝶呤、氟尿嘧啶） ● 长春碱类药物 ● 他莫昔芬 ● 贝伐珠单抗 ● 抗HER2治疗	治疗后抗米勒管激素浓度无明显变化
未知风险	● 铂类或紫杉类化疗方案 ● 大多数靶向治疗（包括单克隆抗体和小分子）：帕妥珠单抗、依维莫司、CDK4/6抑制剂、PARP抑制剂 ● 免疫治疗 ● GnRHa+芳香化酶抑制剂	

四、乳腺癌生育力保存的策略

（一）卵母细胞/胚胎冷冻保存

卵母细胞和（或）胚胎的冷冻保存是生育力保存的标准策略，也是与所有妇女讨论的第一选择，只要卵巢储备充足，就可以进行阴道超声检查，并且在开始抗癌治疗前至少2周进行。在阴道卵泡抽吸之前进行促性腺激素的卵巢刺激需要此间隔，然后冷冻保存卵母细胞或受精后冷冻保存胚胎。通过“随机启动刺激”方案，卵巢刺激也可以在月经周期的任何时间启动。该策略的成功在很大程度上取决于卵巢刺激后收到的成熟卵母细胞的数量，这与患者的年龄直接相关。35岁以下妇女的活产率＞40%。一些证据表明，在携带种系*BRCA*致病变异体的乳腺癌患者中，卵母细胞/胚胎冷冻保存的性能可能会降低。然而，在*BRCA*突变的乳腺癌患者中，卵母细胞/胚胎冷冻保存仍然是第一选择。尤为重要的是，需要对这些妇女进行植入前遗传学检测。

在新诊断为乳腺癌的妇女中，特别是在激素受体阳性疾病的妇女中，使用卵巢刺激方案可能引起乳腺癌安全性问题。然而，尽管证据有限，但现有数据支持在诊断后和开始辅助或新辅助化疗前进行卵巢刺激方案。在卵巢刺激期间加用来曲唑可能有助于降低雌二醇浓度，而不产生明显的负面影响。因此，在乳腺癌患者的卵巢刺激方案中纳入来曲唑可能被认为是首选方法。

乳腺癌患者胚胎冷冻适应证：①已婚女性；②年龄＜40岁；③卵巢储备正常：抗米勒管激素（anti mullerian hormone，AMH）水平＞1.1 ng/mL，窦卵泡数（antral follicle count，AFC）＞6个；④放疗或化疗前，保存无体外受精（in vitro fertilization，IVF）/卵胞浆内单精子注射（intracytoplasmic sperm injection，ICSI）周期中的可用胚胎（卵裂期或囊胚期）；⑤距离盆腔放疗或化疗前至少1周。

乳腺癌患者卵母冷冻适应证：①年龄＜40岁；②卵巢储备正常：AMH水平＞1.1 ng/mL，AFC＞6个；③未婚或已婚女性化疗前、盆腔放疗前；④距离盆腔放疗或化疗前至少1周。具有上述适应证的女性肿瘤患者可行促排卵联合成熟卵子玻璃化冷冻保存。

与卵母细胞冷冻相比，胚胎冷冻有几个优点，包括储存过多的胚胎可以通过减少移植胚胎的数量来降低多胎妊娠的风险，并且可以提高累积妊娠率。然而，胚胎冷冻保存需要男性伴侣或使用捐献者的精子，这可能会涉及伦理和法律问题。卵母细胞冷冻保存可以为女性提供生育自主权。正如在男性生育力保存中，胚胎冷冻保存不被认为是精子冷冻的替代方法一样，从女性权利的角度来看，这一选择也应谨慎对待。现如今，卵母细胞冷冻保存已被视为生育力保存的标准策略。

（二）卵巢组织冷冻保存

当卵母细胞/胚胎冷冻保存不可行时，卵巢组织冷冻保存是一种保存生育力（和卵巢功能）的替代方法。它包括卵巢皮质活检或单侧卵巢切除术，通常在全身麻醉下通过腹腔镜进行，然后进行冷冻保存。如果没有自发恢复卵巢功能或自然受孕，则可以在抗肿瘤治疗完成后的任何时间进行解冻和随后的移植（最常进行原位移植以允许自然受孕）。重要的是，这种策略不需要卵巢刺激，抗肿瘤治疗可以在手术后第2天开始。卵巢组织冷冻保存的成功有2个关键因素：实验室冷冻保存组织的专业性和手术时患者的年龄。应将组织转移到有经验的中央实验室进行冷冻储存。就年龄而言，36岁以上的妇女仅有少数获得妊娠，因此支持将该年龄作为建议卵巢组织冷冻保存的分界点。有了这些注意事项，预计活产率约为40%，其中约一半是自然怀孕。

就安全性而言，在没有手术/麻醉禁忌证的女性中，与该手术相关的风险和并发症较低。在患有早期乳腺癌的妇女中，卵巢皮质残留肿瘤细胞，涉及移植过程中疾病传播的风险较低，但使用适当的技术来排除冷冻保存组织的恶性污染是至关重要的。那些具有遗传易感性（如种系*BRCA*致病性变异）导致卵巢癌风险增加的妇女需特别谨慎，相关研究证据尚缺乏。

对这种方法最大的担忧是手术的安全性，因为担心潜在的恶性细胞被植入，应对卵巢组织进行适当检查（组织学、免疫组织化学、聚合酶链反应），以排除卵巢组织的恶性累及。当存在转移恶性细胞的风险时，可以分离卵巢卵泡并在体外成熟，然后受精并移植给患者。另一种选择是形成人工卵巢，其中分离的卵泡被封装到支架中，这允许它们在类似卵巢的环境中生长和发育，并被移植给患者。

卵巢组织冷冻与移植适应证：①年龄＜37岁；②卵巢储备正常：AMH水平＞1.1 ng/mL，AFC＞6个；③放化疗前（非卵巢恶性肿瘤）；④放化疗后要求维持正常的性激素水平和月经，无激素替代治疗（hormone replacement therapy，HRT）禁忌证患者；⑤距离盆腔放疗或化疗前至少3天。卵巢组织冷冻保存是青春期前生育力保存的唯一方法，也是针对患者无足够时间行卵子/胚胎冷冻时的保存方法。

（三）化疗期间使用促性腺激素释放激素激动剂的卵巢抑制

在绝经前乳腺癌患者中，通过在化疗期间给予促性腺激素释放激素激动剂（gonadotropin-releasing hormone agonist，GnRHa）来获得药物促性腺保护是保留卵巢功能的标准策略。这一选择旨在降低卵巢功能不全风险及其相关的内分泌指标相关的不良反应。化疗期间使用GnRHa不应被视为一种独立的生育力保存策略，但可与冷冻保存方案联合使用。大多数显示受益于GnRHa的临床研究将闭经作为主要结果，这是卵巢功能和生殖潜力的不适当指标。尽管月经恢复，但卵巢储备可能严重减少，这些妇女更有可能提前绝经。此外，由于剩余卵母细胞的高质量，尽管卵巢储备较低，但年轻的无月经女性仍可能具有生育能力。GnRHa研究的局限性还在于缺乏适当的随机对照研究和长期随访数据。保存生育能力的最佳主要结局是成功妊娠。尽管在最近的一项荟萃分析中，妊娠患者的数量相对较少 [GnRHa治疗组37例妊娠（10.5%），对照组20例妊娠（5.5%），发生率比1.83，95% *CI*：1.06～3.15，P=0.030）]，这表明使用GnRHa的怀孕概率更高。除妊娠率外，还可通过卵巢储备生物标志物如抗米勒管激素、抑制素B水平或窦卵泡计数来评估生育能力的保存。抗米勒管激素（anti-miller tube hormone，AMH）由初级卵泡颗粒细胞产生，参与原始卵泡募集的调节，被认为是卵巢储备功能最敏感的指标。AMH水平降低与化疗后卵巢储备功能下降相关。一项包括10项评估卵巢储备参数（包括抗米勒管激素）的试验的荟萃分析显示，GnRHa治疗没有益处。此外，值得注意的是，在化疗中加入GnRHa似乎不会增加严重（3级）不良事件（adverse event，AE）的发生率，尽管有报道2级不良事件的发生率增加（48% *vs.* 24%，P < 0.001），主要是潮热和头痛的风险增加。GnRHa的使用仍然被认为是一种实验性的生育力保存方法。

在化疗期间同时使用GnRHa被证明是安全的，在细胞毒药物治疗期间接受或未接受药物卵巢抑制治疗的患者中，无病生存率与总生存率相似。无论激素受体状态如何，均观察到该策略的安全性。在患有激素受体阳性乳腺癌的绝经前妇女中，对于大多数先前接受过化疗的患者，随后的卵巢功能抑制为辅助强化内分泌治疗措施之一。

（四）卵母细胞体外成熟

近年来，卵母细胞体外成熟技术（in vitro maturation，IVM）已广泛应用于多囊卵巢综合征（polycystic ovarian syndrome，PCOS）患者的未成熟卵母细胞。然而，关于IVM在肿瘤生育领域的应用仍存在一些争议。在需要辅助生殖技术（包括卵巢过度刺激和体外受精）的低生育能力PCOS妇女中，IVM已被建议用于预防或克服并发症，如卵巢过度刺激综合征和未成熟卵母细胞的获取。在这些情况下，该方法涉及体外培养未成熟卵母细胞直到中期Ⅱ阶段。当该技术应用于患有癌症的妇女时，IVM包括体外培养新鲜或冻融的卵巢组织，分离卵泡或未成熟卵母细胞，使其成熟为中期Ⅱ期卵母细胞，用于进一步的体外受精（in vitro fertilization，IVF）。这种方法不需要卵巢刺激过程。因此，对于包括青春期前女孩和需要立即接受化疗的患者在内的所有患者都是可行的。

已有超过4000例婴儿通过使用IVM的辅助生殖技术（assisted reproductive technology，ART）出生，主要是在患有多囊卵巢综合征的妇女中，并且没有报告因IVM导致的先天性缺陷或发育迟缓的增加。现在已有许多病例报道，在卵巢切除术后体外收集未成熟卵母细胞，使用IVM培养，IVM成功并在患有癌症的妇女中活产。

五、多学科讨论的重要性

保存生育能力是绝经前患者的主要问题。首先，在化疗开始时，必须由多学科小组讨论其性腺毒性效应。在讨论保存生育能力的选择时，应与患者讨论其性质、成功率、风险、成本和潜在的伦理影响。还需让患者对其生育能力保存设定现实的预期。对患者的治疗：应综合考虑患者年龄、卵巢储备、是否有伴侣、是否有过活产、经济状况和宗教背景等诸多因素。应向患者解释可能影响保存生育能力可行性的医学因素，如性腺毒性化疗的严重程度、开始化疗前的可用时间及相应的医学技术等。另一个常见的问题是患者对比怀孕可能导致癌症复发或疾病进展感到恐惧，因而推迟或放弃未来的妊娠。一项荟萃分析显示，乳腺癌治疗后怀孕妇女的预后与未怀孕妇女相比，总生存率显著提高（合并风险比 =0.63，95% *CI*：0.51 ～ 0.79）。荟萃分析还显示，孕妇的无病生存率无显著增加。然而，荟萃分析的结果可能是一种被称为“健康母亲”效应的选择偏差，即健康的女性比复发的女性更容易怀孕，因此扭曲了真实的效果。尽管如此，随后的一项多中心病例对照研究支持关于乳腺癌治疗后妊娠安全性的荟萃分析结论。妊娠和非妊娠患者的无病生存率无差异。雌激素受体阳性妊娠患者的总生存率不同，雌激素受体阴性患者的总生存率增加。因此，在诊断乳腺癌后，妊娠被认为是安全的，并且可能与雌激素受体阴性患者的预后改善相关。

患者对保存生育能力的所有恐惧和担忧都应与专门的生育部门的相关医生进行沟通。这允许患者和医生之间进行知情讨论，这有助于减轻患者的恐惧。这种沟通可以通过宣传材料、小册子和决策辅助工具来加强，这有助于避免错误沟通，并让患者充分了解他们在保存生育能力方面的潜在选择。一个专门的肿瘤生育团队可以提高生育能力保存率。

对于绝经前的乳腺癌患者来说，保存生育能力仍然是一个主要问题。可以考虑将几种治疗方式结合起来。绝经前乳腺癌患者的潜在生育能力保存方案可能包括最初的卵母细胞和卵巢组织采集，以及随后的卵母细胞、胚胎和卵巢组织的冷冻保存。促性腺激素释放激素激动剂可与化疗联合使用，以最大限度地减少卵巢功能早衰。

第二节　乳腺癌生育力保存的争议

一、乳腺癌易感基因突变能否进行生育力保存的争议

携带乳腺癌易感基因 1（breast cancer susceptibility gene 1，*BRCA1*）和乳腺癌易感基因 2（breast cancer susceptibility gene 2，*BRCA2*）突变的女性终生患乳腺癌、对侧乳腺癌和卵巢癌的风险增加。最近的一项前瞻性研究报道，*BRCA1* 和 *BRCA2* 携带者患乳腺癌的终生风险约为 70%，*BRCA1* 携带者患卵巢癌的终生风险为 44%，*BRCA*2 携带者为 17%。建议携带 *BRCA1/2* 突变的女性在 35 ～ 40 岁之前完成生育后接受双侧输卵管卵巢切除术，以降低患卵巢癌和乳腺癌的风险。

数据表明，*BRCA* 突变携带者的生殖潜力可能降低，即卵巢储备减少，抗米勒管激素水平降低，对来曲唑方案控制性卵巢刺激的反应较差，在 *BRCA1* 突变的妇女中更为明显。另据报道，*BRCA1/2* 突变携带者更有可能经历更早的自然绝经，大约比健康女性早 3 ～ 4 年。在 *BRCA1/2* 突变的乳腺癌患者中，化疗的促性腺毒性作用可能更明显，因为同源重组 DNA 修复缺陷使这些妇女的卵母细胞更容易受到促性腺毒性治疗的影响。考虑到 *BRCA1/2* 突变乳腺癌患者的卵巢储备可能降低，使用双卵巢刺激方案可能有用。携带 *BRCA1/2* 的乳腺癌患者保存生育能力的另一种选择是卵巢组织冷冻保存（存在安全性问题，因为有发生卵巢癌的风险）。异位卵巢组织冷冻保存可能是这些妇女的首选，因为它可以更密切地监测卵巢组织。*BRCA1/2* 突变以常染色体显性方式遗传，因此有 50% 的风险将突变基因传递给患者的后代。在体外受精过程中，可以对 *BRCA* 突变进行植入前遗

传学诊断，以避免突变传递给胚胎，但是这在伦理上是有问题的，因为*BRCA*突变不是致命突变，它们的存在并不能确定癌症的发生。在卵子捐赠和代孕合法化的国家，携带乳腺癌易感基因突变的女性可采取以上方式。

二、促性腺激素释放激素类似物在生育力保存中作用的争议

使用促性腺激素释放激素（gonadotropin releasing hormone，GnRH）类似物以保护卵巢免受化疗诱导损伤。关于卵巢抑制的有效性，最大的担忧是构成卵巢储备的原始卵泡是静止的，不表达促性腺激素或GnRH受体。因此，促性腺激素或促性腺激素释放激素血清水平的任何变化对原始卵泡可能没有直接或间接的影响。此外，已经证明，促性腺毒性剂以非细胞周期依赖性方式诱导卵母细胞中的DNA双链断裂来导致原始卵泡死亡，因此，GnRHa抑制卵巢以防止化疗诱导的DNA损伤机制不存在。理论上，GnRHa诱导的激素状态类似于青春期前阶段，如果卵巢抑制是保护性的，那么青春期前的儿童将对化疗的性腺毒性作用具有抵抗力，而事实并非如此。虽然有一些研究将月经状况作为标志，提示化疗后月经恢复的一些益处，但这些研究存在许多缺陷。这些因素包括自我报告的月经状况的效用、高度不可靠的生育替代指标、缺乏安慰剂对照或盲法，以及缺乏对研究组和对照组之间受孕意愿差异的校正。将闭经作为卵巢功能衰竭的标志也是GnRHa卵巢保护试验的关键弱点。化疗往往诱发隐匿性卵巢功能不全，最常表现为月经不规律甚至正常，而不是闭经。血清抗米勒管激素（AMH）比FSH、雌二醇、抑制素B和窦卵泡计数更早反映卵巢储备随年龄下降的趋势，且其水平不受月经周期、激素类避孕药和怀孕的影响，是最可靠的定量指标。使用卵巢储备的生物标志物或血清FSH水平来定义卵巢功能衰竭时，没有一项研究显示GnRHa治疗对保存生育能力有益。鉴于这些相互矛盾的结果和卵巢生物学特性，使用GnRHa预防卵巢化疗损伤仍存在争议，不能作为保存生育能力的有效方法。

三、新辅助化疗与生育力保存的争议

年轻的乳腺癌患者通常是新辅助化疗的适宜人群，因为他们更常存在较大的阳性淋巴结和表现为更具侵袭性的亚型（三阴性，HER2阳性乳腺癌）。在新辅助治疗中，人们希望尽快开始抗肿瘤治疗，但有几个障碍拖延了这一过程，如额外的肿瘤咨询、额外的诊断检查（MRI、额外活检、分期扫描、超声心动图）等。在此期间，患者也可以抓住机会去看生殖专家，讨论他们的生育能力保存方案，如果愿意可以接受生育能力保存。

新辅助治疗中卵巢刺激的安全性及其对肿瘤生长和扩散的潜在影响值得关注。来曲唑随机启动方案似乎不会增加乳腺癌复发的风险，通过减少取卵等待期，可以更早开始抗癌治疗，该方案相较于处于实验阶段的生育力保存方法（如卵巢组织冷冻保存和未成熟卵巢细胞的冷冻保存）来说是一种很好的方法，因为不需要延迟肿瘤治疗。在新辅助治疗模式下，医生和生殖专家之间的良好合作对于成功保存生育能力至关重要。

四、治疗期间和治疗后的妊娠争议

怀孕期间的乳腺癌治疗和治疗后生孩子的患者有许多顾虑和问题，他们希望确保孩子和自己的健康不会受到威胁。在一项涵盖患者对乳腺癌后生育态度的系统综述中，一些患者担心因怀孕而导致癌症复发，而另一些患者则认为生育会给他们的生活带来更多的满足和幸福。在所有癌症类型的幸存者中，乳腺癌治疗后的妊娠率最低，比普通人群的妊娠率低40%。患者可能会担心在乳腺癌治疗期间怀孕会给孩子带来风险，但大多数数据显示，在怀孕期间接受治疗的妇女会生下健康的孩子。在一项对63例乳腺癌患者的临床试验中，所有患者均在妊娠中期和晚期接受FAC（5-氟尿嘧啶、多柔比星、环磷酰胺）治疗，他们的孩子在子宫内暴露，在回应调查时儿童的平均年龄为7岁。研究发现，这些儿童生长良好，没有任何化疗的长期毒性。另一项研究纳入了

413例患有早期乳腺癌的女性，她们在妊娠中期和晚期使用了不同的化疗药物。主要终点是4周时的新生儿健康状况，与对照组相比，子宫内暴露于化疗的新生儿出生体重较轻。与子宫内化疗暴露相比，任何健康影响都归因于新生儿出生体重较轻。最后，一组40例在妊娠中期和晚期因乳腺癌接受FAC治疗的妇女对一项调查做出了回应，称她们的孩子健康且生长良好，除了一个孩子外，没有严重的发育问题。NCCN临床指南指出，妊娠乳腺癌治疗应与非妊娠患者相似，子宫内化疗暴露导致的胎儿出生缺陷率约为1.3%，与普通人群相似。NCCN指南还指出，应避免在妊娠早期进行化疗，需监测两个周期之间的胎儿健康状况，避免在妊娠期进行内分泌和放射治疗，关于紫杉烷、曲妥珠单抗和拉帕替尼治疗的临床数据有限。

怀孕的乳腺癌患者约占40岁以下女性所有病例的10%。尽管常见乳腺癌疗法已被证明总体上是安全的，但与非妊娠患者相比，妊娠期间诊断的乳腺癌与较低的无病生存率相关。

研究发现，癌症幸存者的怀孕率低于同年龄的正常人。一项对23 201例39岁及以下女性的研究报道，癌症幸存者怀孕的可能性降低了38%。据观察，癌症幸存者母亲所生婴儿的死亡率或流产风险并未增加。此外，对于癌症幸存者来说，以活产结束妊娠的比例实际上更高，这些妇女终止妊娠的可能性更小。

一些乳腺癌肿瘤可以由雌激素驱动，因此许多妇女由于害怕复发而犹豫怀孕是可以理解的，但是，证据目前并不支持怀孕会增加癌症复发的风险。最近一项针对19项研究的荟萃分析发现，乳腺癌治疗后怀孕的妇女总生存率增加，复发风险降低（尽管这些结果在统计学上无明显差异）。即使在比较激素受体阳性患者的结果时，在333例患者的回顾性队列研究中也发现了类似的结果。有激素受体阳性癌症病史的妊娠患者的DFS没有差异，乳腺癌和妊娠间隔的变化似乎不会增加复发的风险。在这些妇女中，妊娠患者的总生存率高于非妊娠患者。无论她们的激素受体状态如何，怀孕都不会对她们的肿瘤复发率产生负面影响。

医生们仍在争论女性在乳腺癌诊断和治疗后应该等待多长时间才能怀孕。一些队列研究表明，如果妇女在乳腺癌治疗后推迟2年或更长时间怀孕，生存率会更高。另一方面，目前没有研究发现在诊断后5年内怀孕的雌激素受体阳性乳腺癌绝经前妇女的无病生存率降低。已发表的研究显示，乳腺癌确诊2年之后再怀孕是安全的，但前2年内发生的怀孕与肿瘤复发率高可能相关，因此，建议在乳腺癌确诊至少2年后再尝试怀孕。Goldrat等首次研究了辅助生殖技术对198例妇女的复发率和死亡率的影响。他们试图评估辅助生殖技术的使用与临床病理特征、妊娠结局和长期乳腺癌结局之间的关系。自然妊娠组和辅助生殖组分别有77%和76%的患者获得足月妊娠。经过50多个月的随访，他们发现两组之间的预后没有差异。

欧洲医学肿瘤学会（European Society of Medical Oncology，ESMO）认为由于缺乏关于患有乳腺癌的孕妇和非孕妇之间预后差异的证据，无论肿瘤状态如何，都不建议终止妊娠。加拿大妇产科医师协会建议女性在尝试怀孕前至少等待3年，如果有淋巴结受累，则至少等待5年但证据级别较低。就乳腺癌治疗后患者的生育能力维持而言，遵循这些时间框架其实是相当困难的。

总之，目前已发表的证据表明，乳腺癌后妊娠不会增加女性疾病复发的风险。乳腺癌治疗后患者不应该仅仅因为担心癌症复发而拒绝怀孕，但这些数据相当有限。如果怀孕可以选择，那么这些妇女就必须遵从经多学科讨论后给出的妊娠策略。在这种情况下，需更多的大型随机前瞻性试验指导制定适当的方案。

五、乳腺癌后能否母乳喂养的争议

关于母乳喂养对第二次患乳腺癌风险或同侧乳房复发风险的影响，尚无流行病学数据。对于没有任何肿瘤残留迹象的妇女，乳腺癌后的母乳喂养并不是禁忌，应提供足够的信息和咨询。没有证据表明，曾接受过乳腺癌治疗的母亲的乳汁会增加孩子患病的风险。但手术和放射治疗可导致母亲的产奶量减少，也可能会损害母亲对于孩子的照护能力。在乳晕周围做切口通常是出于美观的目的，如果多个导管受损，可能会减少产奶量。如果病变位于中央，成功哺乳的可能性较小。放射治疗可能会对治疗后的乳腺功能产生负面影响，它会导致小叶周围和导管周围纤维化，以及乳管狭窄。此外，奶头的弹性可能受损，造成婴儿吸吮困难。如果已经进行了单侧乳房全切除术，或者在经治乳房产奶量受损的情况下，应告知妇女，母乳喂养也是可能的，并且对婴儿是安全的。

第三节　乳腺癌生育力保存的未来之问

一、肿瘤治疗后受孕时机之问

癌症治疗后想要孩子的癌症幸存者想知道他们什么时候可以安全怀孕。许多医生和医疗组织建议女性在完成化疗后推迟6～12个月怀孕，以防止在化疗期间成熟的卵母细胞受孕。在雌激素受体阳性乳腺癌的年轻女性中，由于需要5～10年的辅助抗雌激素治疗，可能导致生育延迟。然而，关于肿瘤治疗后何时怀孕是安全的，目前还没有足够的信息。一项基于澳大利亚人群的研究表明，在确诊后至少等待2年才尝试受孕与后代生存结果的改善相关。特别是在激素受体阳性的乳腺癌患者中，应通过由患者、肿瘤医生和生育专家组成的多学科团队做出决定。大多数激素阳性乳腺癌患者接受内分泌治疗，如他莫昔芬或芳香化酶抑制剂，由于子宫内膜有增生的潜在风险，这些患者需要每3～6个月随访一次。此外，如果患者希望怀孕，应评估血清抗米勒管激素水平以评估卵巢储备。

二、携带*BRCA*突变患者生育力保存安全性之问

对于携带*BRCA*突变的女性来说，生育力保存是否安全取决于具体的生育力保存程序和患者的状况。*BRCA*突变携带者最关心的可能是生育力保存是否会增加他们患乳腺癌的风险。一项对1380对携带*BRCA1*和*BRCA2*突变的配对妇女进行的病例对照研究发现，与对照组相比，生育力保存治疗对发生乳腺癌的风险没有不利影响。此外，在平均随访（40.4±3.5）年后，在一项使用来曲唑进行胚胎冷冻的乳腺癌妇女生育力保存研究中，未报告胎儿异常或儿童畸形。

妊娠可能增加*BRCA*突变携带者，尤其是*BRCA2*突变携带者发生乳腺癌的风险。一项回顾性研究显示，与经产*BRCA*突变携带者相比，未产妇携带者与未发生乳腺癌显著相关。此外，经产事件的数量与乳腺癌分期（Ⅱ期或Ⅲ期 *vs.* Ⅰ期）显著相关。观察结果显示，经产妇女晚期乳腺癌的发生率高于未经产妇女，且*BRCA2*突变携带者的相关性更显著。

根据过去十年的研究证据，就乳腺癌复发或死亡的风险而言，乳腺癌幸存者的妊娠可以被认为是安全的。一项系统性研究显示，对于乳腺癌复发风险低的女性，乳腺癌治疗后其妊娠和哺乳是安全可行的。此外，一些研究显示妊娠对生存结果有益。这些研究支持这样一种结论：对于乳腺癌幸存者来说，那些怀孕的妇女可能比没有怀孕的妇女更健康，更不容易复发。症状*BRCA*突变携带者可采用母乳喂养。对*BRCA1*突变携带者的研究表明，母乳喂养对乳腺癌有保护作用。此外，在*BRCA2*突变携带者中未发现乳腺癌与母乳喂养的相关性。

最近的指南建议在接受化疗、内分泌或靶向治疗时避免母乳喂养。最后一次化疗给药与母乳喂养的间隔时间应至少为3周。放疗后的乳腺癌患者产奶量减少，同时乳汁发生生化改变。

三、生育力保存药物未来发展之问

目前正在进行大量的研究，旨在开发可能保护生育的药物，这些药物可以在卵巢毒性治疗之前或期间给药，以防止或者减少其对卵巢的损害。该领域已发表的研究主要是依据性腺毒性治疗（尤其是化疗）如何损害卵巢的机制来设计的。化疗导致不孕的主要原因是原始卵泡减少，从而导致卵巢储备功能下降。其机制包括DNA损伤和（或）氧化应激诱导原始卵泡凋亡。其他机制还包括激活PI3K/PTEN/Akt信号通路，性腺毒性化疗对休眠原始卵泡的过度激活效应，这导致卵巢储备过早“耗尽”。化疗也被认为会损害卵巢血管。尽管所有描述的机制都是可信的，但最近的一项研究表明，在人类卵巢异种移植模型中，环磷酰胺通过触发促凋亡途径诱导原始卵泡耗竭，而没有原始卵泡激活的证据，并表明凋亡是主要机制。抗氧化剂或具有抗氧化作用的物质、越橘、米氮平和橙皮苷、美司钠、枸橼酸西地那非和富氢盐水已被证明能够减轻顺铂或环磷酰胺诱导的大鼠卵巢损伤。右雷佐生可能通过阻止小鼠和DNA猴卵巢组织中的DNA损伤和γ-H2A组蛋白家族成员X的活化而减轻多柔比星诱导的卵巢损伤。伊马替尼已被证明通过阻止卵母细胞凋亡和保护卵泡储备，特异性保护小鼠卵巢免受顺铂损伤。一种调节DNA损伤反应的蛋白激酶共济失调毛细血管扩张突变（ataxia telangiectasia mutated，ATM）抑制剂KU55933似乎可以保护大鼠卵巢免受环磷酰胺的损害，通过抑制ATM激活诱导的细胞凋亡以减少损伤。抗米勒管激素与化疗联合治疗通过抑制小鼠原始卵泡的活化，也显示出对原始卵泡的显著保护作用。哺乳动物西罗莫司靶蛋白复合物1的抑制剂西罗莫司也能阻止环磷酰胺诱导的原始卵泡激活。褪黑素通过在小鼠中介导磷酸酶和张力蛋白同系物及抑制蛋白激酶B、糖原合酶激酶3β和叉头盒O3活化，显示出对抗顺铂的类似作用。此外，有几项研究旨在使用间充质来源的干细胞进行烷化药物治疗后恢复或挽救生育能力。这些干细胞可以从啮齿类动物的股骨、胫骨或脂肪组织中分离，也可以从人的循环血、月经血、羊水、胎盘或胎盘的绒毛膜板中分离。当将不同类型的干细胞注射到环磷酰胺和（或）白消安或顺铂灭菌/治疗的啮齿动物的尾静脉或卵巢中时，它们都表现出改善的生育能力。

四、卵巢储备功能评估指标之问

有几种方法已被研究为有效的卵巢储备评估指标，包括临床特征、超声检查和激素标志物。我们应该考虑到患者在接受化疗后出现规律月经并不意味着她有生育能力。关于超声检查，卵巢体积的测量和窦状卵泡的定量都被用作卵巢储备的预测指标，但准确性不高。激素标记物可用于评估患者的卵巢储备。卵巢储备与卵泡刺激素（follicle-stimulating hormone，FSH）、雌二醇（E_2）、抑制素B（inhibine B）和抗米勒管激素（anti-miller tube hormone，AMH）之间的不同关系已被研究。抗米勒管激素已被证明是普通人群和乳腺癌患者中最可靠的标志物，AMH的血清水平在月经周期中比FSH、抑制素B或E_2等其他参数更稳定，这些参数在女性一生中会持续下降。这意味着，即使在青春期前的女孩中，当需要进行可能对生殖有毒性的治疗时，AMH也可以很好地预测卵巢储备功能。这一参数是卵巢功能最可靠的预测指标，但不是决定性的，因为有报道称妊娠时AMH水平很低或检测不到。卵巢储备功能评估指标仍需更多临床数据给予支撑。

张燕　韩兴华

第三十一章　妊娠相关性乳腺癌患者诊治的现状、争议、未来之问

第一节　妊娠相关性乳腺癌患者诊治的现状

一、定义

妊娠相关性乳腺癌（pregnancy-associated breast cancer，PABC）包括妊娠期间确诊的乳腺癌即妊娠期乳腺癌（breast cancer in pregnancy，BCP）及分娩后1年内确诊的产后乳腺癌（postpartum breast cancer，PPBC），亦有研究认为需包含分娩后1～2年内确诊的乳腺癌。

二、流行病学

PABC发病率低，占所有乳腺癌患者的0.2%～3.8%，占45岁以下女性乳腺癌患者的2.6%～7.0%。但却是妊娠期最常见的恶性肿瘤，国际癌症、不育和妊娠网络数据库（International Network on Cancer，Infertility and Pregnancy，INCIP）统计了1996—2016年全球16个国家37家中心1170例妊娠期肿瘤患者，其中妊娠期乳腺癌占比最高，为39%，且分期多为Ⅱ～Ⅲ期。近年来，由于乳腺癌发病率的上升和女性生育年龄的推迟，PABC的发病率一直呈上升趋势。在25～29岁确诊的女性乳腺癌患者中，大约每5例中就有1例与妊娠有关。PABC的年平均发病率为2.4/100 000～7.3/100 000，约占全部妊娠妇女的1/3000。产前无创DNA检测筛查率的提升也导致孕期无意中发现PABC比例升高。

三、危险因素

除常见的乳腺癌患病危险因素外，妊娠本身对乳腺癌的发病风险具有双重影响。早孕女性（24岁之前）与未分娩女性相比，患乳腺癌风险下降50%。而妊娠对乳腺癌的保护作用在30～34岁首次妊娠的妇女中并不明显，首次妊娠发生在35岁之后的女性患乳腺癌的风险增加。虽然妊娠的保护作用与首次妊娠时孕妇的年龄相关，但一旦分娩后患乳腺癌的总体风险立即增加，且与种族、年龄及怀孕次数无关。亦有学者认为，应将患者生产状况作为绝经前女性乳腺癌独立的预后不良因素。有研究认为携带*BRCA1*胚系突变的女性患PABC风险增加，另一项研究纳入了20例PABC女性患者，基因检测发现7例患者携带*BRCA1*或*CHEK2*的致病突变。

四、临床及病理生理特征

据报道，PABC诊断的平均年龄为30～38岁，中位年龄为33岁，产后确诊较妊娠期确诊更为常见，约占2/3。与非PABC一样，浸润性导管癌是最常见的病理学类型（占71%～100%）。由于妊娠哺乳期特殊的生理学变化，在雌孕激素作用下腺体不断增生、导管扩张、间质退化、乳房腺体处于充血肿胀和密度增加的状态，肿块往往被腺体掩盖，导致该病诊断延迟。PABC确诊时原发肿瘤更大、淋巴结阳性率更高、临床分期更晚、

组织学分级更高、血管和脉管侵犯比例更高、ER 及 PR 阴性率均更高，且 HER2 阳性及三阴性比例更高。最近一项来自两个登记处（INCIP 和德国 GBG）的大型队列研究，纳入了 662 例年龄不超过 45 岁的 PABC 患者，对照组是年龄不超过 45 岁的 1082 例非妊娠期乳腺癌患者，结果表明，PABC 组Ⅱ期乳腺癌比例更高（60.1% *vs.* 56.1%，$P < 0.035$）、组织学分级 3 级更多（74% *vs.* 62.2%，$P < 0.001$）、激素受体阴性（48.4% *vs.* 34.0%，$P < 0.001$）、三阴性（38.9% *vs.* 26.9%，$P < 0.001$）比例更高，HER2 阳性患者占 29.2%。但亦有研究表明，PABC 患者临床特征与年轻、非妊娠女性乳腺癌患者并无差别。

尽管 PABC 的病理生理学机制仍未明确，但有研究表明几个潜在的分子机制和途径参与了 PABC 的发病。首先，妊娠导致体内激素水平变化，雌激素、孕激素和生长因子表达增加，尤其是 IGF1，能促进乳腺细胞的增殖，并触发潜在致癌转化；其次，妊娠相关免疫耐受，包括细胞免疫抑制、免疫耐受和乳腺退化引发的炎症反应增强，能确保来自半异基因的胎儿细胞不受母体免疫细胞攻击，但也导致乳腺癌细胞产生免疫逃逸并增殖；最后，在哺乳后乳腺退化过程中，产生上皮细胞凋亡、广泛的间质重塑、脂肪生成和各种炎症反应启动，具有促肿瘤增殖作用。

五、诊断

妊娠及哺乳期间乳腺出现充血肿胀和腺体密度增加等生理改变，导致乳腺病灶早期诊断困难。同时，考虑到辐射及造影剂对胎儿发育可能造成影响，进一步增加了 PABC 诊断难度和转移风险。推荐对妊娠期间出现的、持续 2 周以上的可疑或可触及的肿块进行检查。

（一）体格检查

对疑似乳腺癌的患者必须进行全身体格检查，尤其是乳房和区域淋巴结。

（二）影像学诊断

常用乳腺 B 超和腹部屏蔽的乳腺 X 光检查，准确性分别为 100% 及 78%，前者为首选。据报道辐射剂量小于 50 mGy 不会对胎儿造成影响，进行一次乳腺 X 线检查，辐射剂量约为 3 mGy，对胎儿辐射剂量约为 0.03 mGy，相对安全。如需评估有无肝转移，则行腹部超声检查。当上述检查仍不能明确或是存在可疑脑转移或骨转移时，可考虑采用不含钆的磁共振成像，尤其是弥散加权 MRI，有研究表明，其诊断原发灶准确率达 90%，淋巴结转移检测准确率为 98.5% ～ 99.5%，远处转移检测准确率为 90% ～ 100%。近期有研究表明哺乳期乳腺动态对比增强（dynamic contrast-enhanced，DCE）MRI 对 PABC 早期诊断的特异性、敏感性均较高。在整个妊娠期，应避免进行 CT、骨扫描及 PET-CT 检查。含钆的磁共振成像造影剂在母乳中排泄的剂量非常小，建议在注射后 12 ～ 24 小时内不要进行母乳喂养。

当胎儿暴露辐射剂量超过 100 ～ 200 mGy 时，会造成流产、生长受限、先天畸形、小头畸形或胎儿发育受损等确切的辐射损伤。尤其是妊娠第 8 ～ 15 周，胎儿最易受到辐射从而诱发智力发育迟缓，当超过 50 mGy 阈值后，辐射暴露剂量每提升 1000 mGy，胎儿 IQ 值降低 21 点。在妊娠第 16 ～ 25 周，IQ 值降低 13 点。超过 25 周后，对智力影响较小。因此在治疗过程中，若需行多次影像学检查，需特别注意计算胎儿累积辐射暴露剂量，避免无意中超过阈值。

不同成像技术下胎儿受到的辐射剂量见表 31-1-1。

表 31-1-1　不同成像技术下胎儿受到的辐射剂量

成像技术	胎儿辐射剂量（mGy）
胸部 X 线片	＜ 0.01
乳腺 X 线片（双平面、双侧）	0.03
头部 CT	0.005 ～＜ 0.5
胸部 CT	0.01 ～＜ 0.66
腹部 CT	1.3 ～ 35
盆腔 CT	10 ～ 50
^{99m}Tc 骨显像	3.3
^{18}F-FDG PET 全身显像	1.1 ～ 9
^{18}F-FDG PET-CT 全身显像	10 ～ 50
^{18}F-FDG PET-MRI 全身显像	3.3

（三）病理诊断

PABC 患者组织病理学特征与年轻的非妊娠相关乳腺癌相似，分子生物学研究表明 PABC 更具侵袭性生物学行为，其 PD-1/PD-L1、SRC、胰岛素生长因子和 Wnt/β-catenin 表达增高，RANK 配体、肿瘤浸润性淋巴细胞（tumor infiltrating lymphocyte，TIL）表达减少。

（四）肿瘤标志物

妊娠期间不考虑行血清肿瘤标志物检查，尤其是 CA12-5 及 CA15-3。

（五）*BRCA* 检测

大部分 PABC 为年轻女性，且多为三阴性乳腺癌，而在年轻的三阴性乳腺癌患者中，*BRCA* 突变率达 20%。建议 PABC 患者进行遗传咨询，根据家族史和组织病理学特征评估她们 *BRAC* 基因突变的可能性。

六、治疗原则

研究已经证实，BCP 患者终止妊娠并不会带来生存获益，但粗略估计选择终止妊娠的 BCP 患者比例仍高达 25%。与未接受治疗的患者相比，接受任何治疗的 PABC 患者总生存均有改善。在 INCIP 的一项大型队列研究中，纳入了 1996—2016 年全球 16 个国家 37 家中心 1170 例妊娠期肿瘤患者，其中 67% 的患者在妊娠期间接受了抗肿瘤治疗，并且治疗比例随着时间推移而增加，尤其是化学治疗。

PABC 治疗原则与非 PABC 患者相同。BCP 患者治疗需同时兼顾妊娠期乳腺癌患者的疗效及发育中胎儿的安全。治疗方案必须由包括肿瘤内科、乳腺外科、放疗科、产科、新生儿科、影像科、临床药理科、伦理委员会等在内的多学科诊疗团队讨论后制定，需结合患者临床病理特征、确诊时孕周、预期分娩日期及患者意愿等。在行化学治疗、生物治疗、内分泌治疗和放射治疗期间，不建议母乳喂养。

（一）手术治疗

1. 乳腺癌根治术及保乳手术

整个妊娠期间行乳腺癌手术被认为是安全的，但在妊娠早期（孕＜ 13 周）手术使用麻药可能会导致自然流产，故更推荐在妊娠中期（孕 13 ～ 27 周）及后期（孕≥ 28 周）行手术治疗。手术方式与非妊娠患者相同，最常见的术式为改良根治术。如果放疗可推迟至产后，也可以采用保乳手术，妊娠期间的保乳手术似乎未对患者生存产生不利影响。

2. 前哨淋巴结活检

BCP 患者行前哨淋巴结活检（sentinel lymph node biopsy，SLNB）数据有限，应进行个体化探讨。有综述表明 SLNB 不应用于孕 30 周以内的孕妇。有病例报道和胎儿辐射剂量估算的研究显示 ^{99m}Tc 淋巴核素显像安全。不推荐使用异硫蓝或亚甲蓝染料，因其有 2% 的母体发生过敏反应的风险且存在致畸风险。

3. 乳房重建

PABC 患者可行一期乳房重建手术，但考虑到妊娠哺乳期乳房的生理变化，建议产后延迟重建。

（二）化学治疗

1. 化疗时机选择

应尽可能遵循非 PABC 患者的治疗指南，按照患者体表面积计算化疗药物剂量，不应随意增减剂量，不应增加治疗间隔时间。孕期化疗主要考虑两点因素：①孕妇的生理性变化。包括血浆容量增加、肾小球滤过率增加、肝脏代谢、白蛋白浓度变化等，可能影响体内药物的清除率。②胎儿的发育。妊娠 2 ～ 10 周是胎儿器官的发育时期，滋养层细胞对胎盘的侵入直到大约 20 周才能完成，每周期化疗前，均需进行胎儿超声检查。

妊娠前 3 个月不应进行化疗，可能会导致流产，高达 20% 的胎儿会发生先天畸形。目前建议对妊娠超过 13 周的患者行标准化疗，可将胎儿畸形率降至 3%，与妊娠期间无化疗暴露的胎儿无异。

建议在妊娠 35 ～ 37 周时停止化疗，让孕妇骨髓功能恢复，以预防母婴血液毒性。

2. 化疗药物选择

研究表明不同药物胎盘通过率不同，但胎儿体内浓度远远低于母体内药物浓度，如胎儿体内的多柔比星、表柔比星和紫杉醇浓度分别为母体内浓度的 7.5%、4.0% 和 1.4%。由于胸、腹水等第三间隙对甲氨蝶呤排泄缓慢，容易造成半衰期延长，加重毒副反应和致畸作用，整个妊娠期间应避免使用甲氨蝶呤。

蒽环类药物是研究最多的，也是首选的药物。不同方案之间无明显差异，常用 FEC（氟尿嘧啶、表柔比星、环磷酰胺）、FAC（氟尿嘧啶、多柔比星、环磷酰胺）、EC、AC 等方案，可参考非妊娠情况下进行选择，到目前为止，尚无研究表明，宫内暴露于蒽环类药物会增加胎儿心脏毒性。

紫杉类：来自动物模型数据显示，由于胎盘中 p- 糖蛋白的高表达，紫杉醇和多西紫杉醇的胎盘转移量很小。BCP 患者推荐采用紫杉醇周疗法，方便监测，毒性较小，且不需要预防性使用粒细胞集落刺激因子（granulocyte colony- stimulating factor，G-CSF）。但由于紫杉醇需经白蛋白结合转运，有研究表明妊娠期间采用紫杉醇化疗的患者与非妊娠患者相比，浓度 – 时间曲线下面积和最大血清药物浓度较低，可考虑用于蒽环类耐药或是有禁忌的患者。

三阴性乳腺癌可考虑在妊娠中期和晚期使用卡铂，不同类型的铂类疗效是否有差异尚不明确，但卡铂的毒性可能低于顺铂。

有少量报道剂量密集化疗可用于妊娠期乳腺癌，但有研究发现其 2 ～ 4 级贫血发生率为 59%，需要输血的比例高达 28%，而妊娠期使用 G-CSF 需要进行严格的风险 / 收益分析，因此一般不推荐 BCP 患者行剂量密集化疗。

（三）放射治疗

一般建议将放射治疗推迟到分娩后。采用保乳手术，放射治疗延迟可能会导致局部复发风险增高。关于胎儿暴露于放射治疗影响的资料有限，在孕早期，放疗一般会导致自然流产，而从第3周开始可能会导致胎儿畸形。辐射可能会影响中枢神经系统的发育，导致神经心理及行为功能障碍。而且放疗可能会诱发儿童癌症和白血病，在剂量超过10 mGy时，儿童癌症和白血病发生的相对风险增加到1.4。在孕早期及中期，子宫不会超过真骨盆，采用适当的放疗技术和屏蔽方法，可减少放疗对胎儿的影响。因此，如果推迟放疗或不放疗的风险大于对胎儿的伤害，方才考虑在妊娠早期或中期进行放疗。

近年来，随着超低分割放疗技术的进步，可采用总剂量为26 Gy，一周内分5次完成的放疗方案，因总剂量明显低于常规放疗，对胎儿影响减少，且不会影响放疗疗效，可能适用于PABC患者。放射剂量低至8 Gy时，可以获得有效的姑息治疗疗效，因此有学者认为经过充分风险收益评估即使腰椎转移瘤患者也可考虑在孕早期行姑息性放射治疗。

（四）内分泌治疗

整个妊娠期间禁止使用他莫昔芬，因其被证明与胎儿畸形有关，多累及泌尿生殖道，且增加子代患乳腺癌的风险。一项系统性回顾总结了248例妊娠期暴露于他莫昔芬的乳腺癌患者资料，在68例足月妊娠中，主要畸形率达17.6%，包括小儿两性畸形、皮埃尔·罗班综合征（Pierre Robin syndrome）和小儿眼–耳–脊椎综合征（oculo-auriculo-vertebral syndrome，OAVS）。目前没有妊娠期芳香化酶抑制剂暴露的数据，但在动物模型中证实了其有潜在的致畸作用。

（五）靶向治疗

曲妥珠单抗自妊娠中期开始即可透过胎盘屏障，可导致继发性羊水过少。有综述分析了18例妊娠期间使用曲妥珠单抗治疗的乳腺癌患者及19例新生儿随访数据，显示33%患者出现了羊水过少和无羊水，停用曲妥珠单抗后逆转。但是，大部分患者出现早产，且4名新生儿死于早产并发症（主要是呼吸衰竭）。仅有1例关于乳腺癌孕早期暴露拉帕替尼的病例报道，称顺利分娩健康女婴。故对于HER2阳性患者，抗HER2靶向治疗需推迟到分娩后。

到目前为止，尚无帕妥珠单抗、T-DM1和奈拉替尼及CDK4/6抑制剂、PARP抑制剂用于妊娠期乳腺癌的数据，因此在妊娠期是禁用的。

（六）免疫治疗

妊娠期间，母体会对胎儿产生免疫耐受，涉及PD-1及PD-L1通路，抑制PD-1及PD-L1通路可能会导致胎儿的免疫反应。在妊娠动物模型中使用抗PD-1及PD-L1的研究表明，妊娠晚期流产率、早产率和出生死亡率都有所增加。因此，妊娠期间免疫治疗是禁用的，除非有更多数据证实其安全性。

（七）支持治疗

妊娠期间化疗患者的支持治疗详见表31-1-2，总体目标是在不增加风险的情况下提供最佳的支持治疗，减少化疗不良反应。5-HT_3拮抗剂如昂丹司琼已被广泛研究用于治疗妊娠诱导和脊髓麻醉引起的恶心和呕吐，并被证明是安全的。NK-1受体拮抗剂需要进一步研究。G-CSF在妊娠期的有效性和安全性尚不清楚。一项回顾性分析显示，短效或长效G-CSF使用不会对胎儿造成影响。是否需要使用，需权衡利弊。

表 31-1-2　妊娠期间化疗患者的支持治疗

药物种类	举例	推荐
止吐药		
$5\text{-}HT_3$受体拮抗剂	昂丹司琼、帕洛诺司琼、格拉司琼、托烷司琼、多拉司琼	孕期昂丹司琼治疗与不良胎儿结局风险增加无关
NK-1 受体拮抗剂	阿瑞匹坦，福沙匹坦	尚无相关数据
激素	地塞米松、倍他米松、甲泼尼龙	妊娠早期禁用地塞米松（增加腭裂、肾功能受损、低体重儿和大脑干预受损风险），地塞米松和倍他米松治疗可能会引起认知缺陷，首选甲泼尼龙治疗
H_1拮抗剂		应该是安全的
H_2拮抗剂	雷尼替丁，西咪替丁	使用H_2拮抗剂不会增加畸形发生率，可用于预防过敏反应
质子泵抑制剂	奥美拉唑、泮托拉唑	在体外有肌肉松弛作用
集落刺激因子		
G-CSF	短效 G-CSF 或长效 G-CSF	妊娠期间使用 G-CSF 数据有限，现有资料表明并未增加胎儿死亡和先天畸形的风险

七、乳腺癌治疗对妊娠结局的影响

妊娠期间治疗乳腺癌的一个重要问题就是抗肿瘤治疗会对胎儿的健康产生负面影响。可能出现的与 PABC 相关的胎儿不良结局包括死产、新生儿 ICU 入住率提高、新生儿贫血、低体重儿、其他早产儿相关疾病（呼吸窘迫综合征、代谢紊乱、败血症、婴儿黄疸和坏死性结肠炎）、低 Apgar 评分。虽然在妊娠中期和后期进行化疗不会增加胎儿畸形风险，但仍可能导致胎儿宫内发育延缓、胎膜早破及早产等并发症风险增高。一项回顾性研究指出，暴露于化疗的胎儿死产、胎龄较小和早产的风险增加。长期随访数据表明，暴露于化疗组的儿童发育正常，且化疗对儿童早期的生长、认知和心脏功能没有造成明显的影响。而早产会对神经心理造成明显影响。因此 PABC 患者治疗期间需密切监测胎儿生长情况，确定分娩时间，尽量实现足月分娩，这对于降低新生儿并发症和死亡率来说至关重要。

八、预后

与非妊娠患者相比，BCP 患者通常分期较晚，提示预后较差。有研究对 142 例 PABC 患者进行回顾性研究，5 年 OS 率和 5 年 DFS 率分别为 76.8% 和 63.4%。另一项研究也证实，早期、局部晚期和转移性 PABC 患者 3 年 EFS 率存在显著性差异，分别为 82%、56% 和 24%。

既往有一些小样本研究探讨 BCP 患者预后，但结果并不一致。尽管已经观察到 BCP 患者与非妊娠患者存在遗传差异，总体生存率下降，但在经过年龄、分期等调整后，两项大型队列研究证实 BCP 患者预后与非妊娠患者预后相似，妊娠本身不是一个独立的不良预后因素。

PPBC 患者预后较 BCP 患者差，转移风险增加 2 倍以上。由于产后持续时间的定义一直存在争议，这种差异可能会影响预后。一项 Meta 分析纳入了产后 6 年内确诊的乳腺癌患者，即使经过年龄、分期、病理分级、激素受体状态等调整，PPBC 患者仍预后不良。但如果按照传统 PPBC 定义进行分析，这种差别反而消失。一项回顾性研究纳入了 1970—2018 年瑞士 5079 例妊娠相关癌症患者，包括产后 2 年内确诊乳腺癌患者，大部分妊娠相关肿瘤生存率与非妊娠患者相仿，但 PABC 患者预后差于非妊娠相关乳腺癌患者。而国内一项回顾性研究纳入了 63 例 PABC 患者，包含产后 1 年内确诊的 PPBC 患者，发现与非 PABC 患者预后相似，结论仍存在争议。

九、总结

表 31-1-3 是目前对诊治 PABC 已达成共识的推荐总结。

表 31-1-3　妊娠相关性乳腺癌患者的诊治推荐汇总

项目	诊断推荐
诊断及病理学	1. 如有需要，可疑病变的病理检查按照非妊娠情况下的标准程序进行，包括免疫组织化学或分子病理学检查
	2. 确诊后，应将患者转诊至专业机构进行治疗，由一个 MDT 团队进行管理，除了肿瘤专科医生外，还包括一名产科医生和一名新生儿科医生
分期和风险评估	1. 所有影像学检查旨在限制暴露电离辐射剂量
	2. 超声是乳腺、腹部和盆腔的首选成像方式
	3. 在妊娠期间可以安全地进行胸部 X 线和乳腺 X 线检查，并使用腹部遮蔽物
	4. 如上述任何一种检查结果不确定，或怀疑有骨或脑转移，可使用不含钆的 MRI 检查
	5. 在整个妊娠期间应避免行 CT、骨扫描和 PET-CT 检查
产科护理和胎儿随访	1. 妊娠 3 个月以后化疗通常是安全的，然而，据报道，早产、生长发育迟缓和死产的发生率有所增加
	2. 妊娠患者在＞3 个月后可采用标准方案化疗，但需要具体情况具体对待
	3. 如果在妊娠中期开始接受化疗，则应将其视为高危妊娠，并应考虑在怀孕期间对胎儿进行定期监测
	4. 尽可能以足月分娩为目标（≥ 37 周）
	5. 不鼓励早产，除非推迟到足月分娩会危及产妇和（或）胎儿的健康
	6. 胎盘应尽可能接受组织学检查
局部治疗	1. 参照非妊娠状态下选择乳腺改良根治术或保乳手术
	2. 不鼓励孕妇采用活性蓝染色
	3. 建议分娩后进行辅助放射治疗
	4. 如果进行保乳手术，放疗可能会推迟 6 个月以上，可能会增加局部复发风险
全身治疗	1. 不应在妊娠前 3 个月进行化疗，在这期间接受化疗的患者，可考虑终止妊娠
	2. 剂量计算应遵循常规乳腺癌治疗的标准，但某些细胞毒性药物的药代动力学在妊娠期可能会发生改变
	3. 最后一次化疗与预计分娩时间之间应有 3 个星期的间隔时间
	4. 推荐采用周方案进行化疗

第二节　妊娠相关性乳腺癌患者诊治的争议

一、PPBC 的时限争议

产后乳腺癌（postpartum breast cancer，PPBC）一般指产后 1 年内确诊的乳腺癌，关于产后持续时间的定义一直存在争议。研究表明，怀孕后 15 个月内患乳腺癌的风险会短暂增加，一些作者主张将 PPBC 定义扩大到包括产后 1 年以上的妇女，甚至产后 5 年。产后被诊断乳腺癌的概率高于妊娠期间，且总体生存率更低，可能是由于产后乳腺退化期间，肿瘤增殖及转移风险增大。2020 年的一篇 Meta 分析共纳入 54 篇文章（76 项研究），结果认为最后一次分娩到乳腺癌诊断时间与总生存率呈非线性关系。产后 12 个月内诊断 PABC 的患者死亡率明显增高，而产后 70 个月诊断乳腺癌患者死亡率与普通乳腺癌患者无差别。据此认为 PABC 的定义应扩大到包括产后 6 年内确诊乳腺癌患者。虽然目前普遍采用的定义为产后 1 年，但基于现在生育年龄的推迟及生育政策的改变，临床工作中需要关注患者确诊乳腺癌与末次妊娠时间的关系。

二、妊娠及哺乳状态是否影响 PABC 预后的争议

PABC 由于发病率低，缺乏前瞻性对照研究。因其确诊时分期偏晚，治疗需兼顾胎儿安全性，且临床病理特征较差，既往研究多认为 PABC 预后要差于非 PABC 患者，产后确诊者比妊娠期间确诊者预后更差。最近来自韩国的一项研究，纳入了 1996—2005 年在韩国乳腺癌数据库中被确诊的 83 381 例乳腺癌患者，包括 411 例 PABC 患者，长期随访数据表明，2010 年之前 PABC 预后要差于非 PABC 患者，但 2011 年之后两者总生存率无差别。接受新辅助化疗的患者其总生存率优于接受辅助化疗的患者。预后改善得益于更早的治疗干预。来自加拿大安大略省 2003—2014 年的回顾性研究亦显示，在经过年龄、分期等调整后，妊娠不会对乳腺癌患者的生存产生负面影响。这些研究结果表明如果 PABC 患者接受标准的系统性抗肿瘤治疗，妊娠本身并不影响预后。

但近年来有学者提出，PABC 的定义导致了相互矛盾的临床研究结果。当 PABC 患者被分为 BCP 及 PPBC 分别进行研究时，发现虽然妊娠不是影响预后的独立因素，但 PPBC 患者预后较差。一项 Meta 分析纳入了产后 6 年内确诊的乳腺癌患者，即使经过年龄、分期、病理分级、激素受体状态等调整，PPBC 患者仍预后不良。

三、是否保留 PABC 名称的争议

PABC 包含了妊娠期乳腺癌（breast cancer during pregnancy，BCP）及产后乳腺癌（postpartum breast cancer，PPBC），虽然妊娠和产后时期是相互交织的，但越来越多的证据表明两者具有独特的生物学特征和预后，产后乳腺退化期间免疫细胞浸润、伤口愈合样基质重塑导致肿瘤浸润转移风险增大，这种情况甚至可以持续至产后 5 ～ 10 年。治疗上 PPBC 无须考虑胎儿因素，两者应作为不同的疾病区分对待。

四、BCP 患者能否选择保乳手术的争议

妊娠期选择保乳手术，放疗延迟可能会导致局部复发率提高。因此通常建议妊娠前 3 个月不管肿瘤分期情况，均推荐乳腺癌根治术。而目前只有少数关于妊娠早期乳腺癌采用保乳手术的研究。最近的一项研究纳入了 2000—2020 年欧洲两个 PBC 专科中心收治的 168 例早期 BCP 患者，其中 30 例患者接受保乳术及产后放疗，14 例患者接受根治性手术作为对照组，经过 14 ～ 17 年随访，两组复发和转移率无明显差异。该项研究证实，妊娠前 3 个月对早期 BCP 行保乳术是安全且可行的。

五、BCP 患者能否行前哨淋巴结活检的争议

BCP 患者能否行前哨淋巴结活检一直是一个有争议的话题，美国 ASCO 指南不支持这一手术，而 NCCN 指南基于几项研究表明这一手术可以安全进行而认可了这一方法。如果孕妇接受前哨淋巴结活检，^{99m}Tc 硫胶体是首选，为了最大限度减少辐射暴露，可于手术当天早上注射。避免使用异硫蓝和亚甲蓝染料，因其可能会导致母体过敏反应且有致畸风险。而另一方面，妊娠哺乳期乳房淋巴引流的生理性改变可能会降低淋巴结显像的精准度。一项纳入 145 例妊娠期乳腺癌患者的国际队列研究认为对于临床腋窝淋巴结阴性患者，采用 ^{99m}Tc 硫胶体标记的前哨淋巴结活检术有着高辨识率及低腋窝复发率，且相对安全。

六、孕妇是否应该增加化疗药物剂量的争议

妊娠期间发生的生理变化，包括血浆容量增加、肾小球滤过率增加、白蛋白浓度变化，可能导致药物最大浓度降低和暴露减少。且参与紫杉醇和蒽环类药物代谢的主要酶为细胞色素 P450（如 CYP3A4 或 CYP2C8），其活性在妊娠后期增加，导致药物暴露减少。考虑到剂量增加会导致严重的毒性效应，且对母亲和新生儿有潜

在的伤害，怀孕期间是否应该增加剂量仍不明确。目前仍推荐根据患者每次化疗前体表面积给药，标准剂量与非妊娠患者相同。

七、PABC 患者能否行 PET 检查的争议

由于诊断困难，检查方法受限，多项研究显示 PABC 患者诊断被延迟 5 ～ 10 个月。因担心辐射对胎儿的影响，孕期一般不推荐使用 PET-CT。近期，来自法国的一项回顾性研究纳入了 2015—2020 年癌症协会数据库中 359 例孕期被确诊为癌症的患者，75% 是乳腺癌患者，其中 63 例患者接受 PET-CT 检查。^{18}F-FDG PET-CT 使 38 例患者更正了分期，50 例患者健康生产，且随访未见儿童智力低下、癌症或畸形等不良反应。该研究表明在妊娠期间行 ^{18}F-FDG PET-CT 是可行的，对母亲的益处超过对胎儿带来的风险。另一篇文献探讨了妊娠期使用 PET、PET-CT、PET-MRI 对胎儿的影响，发现妊娠早期胎儿辐射剂量高于妊娠晚期，受试者之间可能存在较大的个体差异。但总体而言，妊娠期间总吸收剂量远低于影响健康的阈值，优先选择 ^{18}F-FDG PET-MRI。

第三节　妊娠相关性乳腺癌患者诊治的未来之问

一、PABC 基因诊断之问

目前，尽管研究人员在治疗 PABC 方面做了大量的努力，但在解释 PABC 的生物学特性方面的研究却进展甚微。关于 PABC 的基因组图谱缺乏强有力的数据。有研究表明 PABC 与 Non-PABC 患者全基因组拷贝数改变图谱有差异，PABC 患者存在更多促进血管生成、转移的 DNA 拷贝数增加，而关于肿瘤抑制、细胞黏附、胞内运输等 DNA 拷贝数减少，这些改变导致其侵袭性增加。有研究表明三阴性 PABC 患者存在明显的拷贝数改变，尤其是染色体 8p 丢失，*TOP2A* 丢失，可能参与了妊娠期乳腺癌的发展，*FGFR1* 缺失和 *TOP2A* 缺失可能是独立的预后不良因素。

全基因组测序分析显示，PABC 患者的非沉默突变、黏蛋白基因家族突变、错配修复缺陷突变更为多见，肿瘤浸润性淋巴细胞水平减低，提示妊娠对肿瘤生物学有潜在的影响。最近的一篇综述显示 PABC 常见的异常表达基因有：癌基因（如 *MYC*、*SRC*、*FOS*）、抑癌基因（如 *TP53*、*PTEN*、*CAV1*）、凋亡调节基因（如 *PDCD4*、*BLC2*、*BIRC5*）、转录调节基因（如 *Jun*、*KLF1*、*SP110*）、参与 DNA 修复机制的基因（如 *Sig20*、*BRCA1/2*、*FEN1*）、免疫相关基因（如 *PD-1*、*PD-L1*）。未来需要对妊娠相关乳腺癌的基因图谱进一步研究，以阐明 PABC 特殊的生物学特征，确定有助于早期诊断和个体化治疗的潜在生物标志物。

二、PABC 治疗之问

PABC 是一种罕见疾病，由于有限的数据和循证医学证据，PABC 诊治进展缓慢。而临床试验的受试者筛选往往排除了孕妇，对新的诊断方法的探索、对治疗方法的安全性及有效性的进一步研究是提高 PABC 患者疗效及生存的关键，未来之路仍任重道远。

三、PABC 预防之问

未来可能会将 BCP 及 PPBC 作为两种独立的疾病进行诊治。如果产后乳腺癌包含产后 5 ～ 10 年的乳腺癌

患者，则产后乳腺癌患者占 45 岁以下所有女性乳腺癌患者的 35% ～ 55%。考虑到我国生育政策改变及女性生育年龄的推迟，这将是一类需要更多关注的特殊人群。基础研究表明，生育产生的保护作用会长久存在于基因表观遗传和转录中，可能产生对致癌刺激的抵抗，如何将这种作用转化用于预防乳腺癌的发生值得探索。未来需要进一步明确妊娠与乳腺癌发病的相关性，包括未孕、单次妊娠、多次妊娠、首次生育年龄、是否哺乳、断奶、遗传因素等，提供更多预防 PABC 发生的措施。

四、妊娠期接受抗癌治疗对儿童身心长期影响之问

对于在宫内暴露于母体抗癌治疗的儿童，有随访数据表明这类儿童在 3 岁和 6 岁时发育正常，亦没有其青春期延迟或儿童癌症病例的报道。但目前关于这类儿童长期随访数据较少，且多为回顾性研究，证据级别不高。因此，有关这类儿童生长、认知、神经运动发育和其他毒性的长期随访，以及抗癌治疗对其心理、社会影响的研究是非常有必要的。未来对 PABC 幸存者及其子女的长期前瞻性观察研究可能揭示新的、目前未记录的短期、长期并发症和不良后果，有望提供更可靠的数据。

五、PABC 患者再次妊娠的安全性之问

大约 50% 乳腺癌幸存者希望能再次妊娠，其中只有 4% ～ 7% 怀孕。一方面可能是由于抗癌治疗导致生育能力受损；另一方面是患者担心妊娠会导致乳腺癌复发或进展。已有研究探索乳腺癌治疗后妊娠的安全性，结果表明妊娠不会对生存产生不利影响，即使是携带 *BRCA* 基因突变的患者。此外，有三项已发表的荟萃分析表明，乳腺癌治疗后妊娠患者的总生存率显著改善。因此，现有证据表明，确诊乳腺癌后再次妊娠，尤其是 2 年后妊娠，不会影响预后，甚至对生存有促进作用。但该结果是否完全适用于 PABC 患者仍存在疑问，未来仍需进一步研究证实。

宁洁　韩兴华

第三十二章　年轻乳腺癌患者诊治的现状、争议、未来之问

第一节　年轻乳腺癌患者诊治的现状

一、年轻乳腺癌患者的流行病学

年龄在乳腺癌的发病、诊治、预后判断及随访过程中都是非常重要的影响因素之一。近年来，随着生殖模式的改变、乳腺癌早期筛查的增加，以及围绝经期和绝经后激素替代疗法的使用，乳腺癌的总体发病率在上升，其中年轻女性乳腺癌的发病率也在逐渐升高，乳腺癌有着整体“年轻化”的趋势。2015 年一项全球乳腺癌数据显示乳腺癌中位诊断年龄为 61 岁，其中年轻女性确诊的病例不到 7%。而我国近 20 年来数据显示，小于 40 岁的乳腺癌患者约占所有乳腺癌患者的 11.4% ～ 16.4%，且有逐年增加的趋势。目前，国际上对于年轻乳腺癌的

年龄定义尚没有统一标准，界定从35岁到40岁不等，考虑到40岁以下的乳腺癌患者面临着较差的肿瘤生物学特征、临床治疗及结局和特定的心理社会问题（如妊娠、保留生育能力、对家庭生活和职业的影响），国际年轻乳腺癌共识专家组（Breast Cancer in Young Women，BCY）和中国年轻乳腺癌专家组（Young Breast Cancer in China，YBCC）将40岁以下患者定义为年轻乳腺癌患者。

二、年轻乳腺癌患者的临床病理特征

与老年女性相比，年轻女性乳腺癌表现出更高的侵袭性，常见的临床特征有：肿瘤较大、高组织学分级、高腋窝淋巴结阳性率、高Ki-67增殖比率、低分化、激素受体（hormone receptor，HR）阴性、人表皮生长因子受体2（human epidermal growth factor receptor 2，HER2）阳性、脉管浸润、病理分期晚等。乳腺癌的基因表达谱提示年轻女性表现出更高的遗传易感性和特定的基因组特征，如高淋巴细胞浸润、基底样和HER2富集肿瘤的比例更高。有研究发现年轻患者（小于40岁）乳腺癌易感基因的种系突变高频基因包括*BRCA1*、*BRCA2*、*TP53*、*PTEN*、*STK11*、*CDH1*、*CHEK2*、*PALB2*、*ATM*、*BRIP1*、*BARD1*、*MNR*等。在一项较大的数据集中对HR阳性的女性进行了Oncotype DX® 基因检测，发现小于40岁年轻女性的复发评分似乎发生右移，低危、中危和高危风险评分分别是48%、38%和14%；而在40～49岁的女性中相应的评分是60%、33%和7%。几种机制解释了患有luminal-A型乳腺癌的年轻女性的较差结果的潜在可能原因，如化疗引起闭经的可能性较小、*PIK3CA*突变的发生率较低和对辅助内分泌治疗的依从性较低等。从长期生存数据看，基于SEER数据库的一项关于乳腺癌的分析显示，30～39岁患者的总体生存率和乳腺癌特异性生存率显著低于40～49岁和50～59岁的患者。多项研究显示，与绝经前的老年患者相比，年轻乳腺癌患者的5年生存率更低，这可能与年轻患者的诊断延迟和较高的局部复发率有关。

三、年轻乳腺癌患者的诊断

对于年轻女性乳腺癌患者的诊断、影像学检查和分期应遵循与老年女性一致的标准流程。但由于年轻乳腺癌患者的发病率较低，并且年轻患者致密的乳腺组织对X线的敏感性较低，通常对于年轻乳腺癌患者无法进行放射性影像学的早期筛查工作。年轻乳腺癌患者首选的影像检查工具是乳腺超声，这与超声具有更高的敏感性和没有电离辐射暴露风险相关。乳腺MRI也被推荐为高危女性的诊断工具，但MRI的特点是对乳房致密的女性敏感性高、特异性低，从而增加了不必要的活检和假阳性检查的风险。因此，对于乳腺组织非常致密的年轻女性，指南推荐可以进一步考虑乳腺超声和乳腺MRI检查。对于*BRCA1/2*突变携带者和具有其他高危家族史的突变基因（如*p53*、*PALB2*、*CHEK2*、*ATM*）携带者及那些因为个人放射治疗增加辐射风险的患者，建议每年进行乳腺MRI和乳腺超声及X线检查。其他诊断工具（如FDG PET-CT）正在Li-Fraumeni综合征患者及携带其他种系致病基因变异的患者（如*ATM*携带者）中进行评估。然而多项研究表明越来越多的年轻乳腺癌患者在更晚的阶段被诊断出来，可能是该年龄组缺乏筛查和预防措施，以及年轻妇女的疾病生物学特性更差的直接后果。延迟诊断也可能是由于医生缺乏对肿瘤的警惕性，如遇到年轻妇女的乳房变化未能够敏锐察觉是乳腺癌导致（在怀孕、产褥期或哺乳期）。最近的数据似乎驳斥了先前关于年轻女性诊断延迟的证据，两项大系列研究中均显示年轻并不是诊断延迟的独立预测因素。

四、年轻乳腺癌患者的治疗

（一）手术治疗

年轻女性和老年女性的手术治疗规则基本相同。保乳根治术联合术后辅助放疗已经成为推荐的早期乳腺癌治疗方式。有研究报道，与老年女性相比，年轻女性乳腺癌患者保乳手术后的局部复发风险更高。然而，年轻乳腺癌患者保乳术后局部复发率的增高并不会影响患者的 10 年总生存期（overall survival，OS），大规模研究数据提示保乳手术较全乳腺切除术显示出更好的预后。由于特定年龄组的特殊期望（有保持性欲、优化美容效果的需求），保乳手术应该作为年轻患者的第一选择。乳腺肿瘤整形手术前，医生应与所有计划进行保乳手术的患者讨论，预计潜在的术后不对称，并应始终由专门的乳房手术团队进行，以优化美容效果和保障患者的身体形象。但如果选择乳房全切除术，乳房重建则是后续的标准选择。乳房重建包括植入物（生理盐水或硅胶）或自体重建（使用患者自己的组织）。其他乳房切除方案包括保留皮肤和（或）保留乳头的乳房切除术，其复发率与乳房全切除术相当，但美容效果更好。前哨淋巴结受累患者的前哨淋巴结活检（sentinel lymph node biopsy，SLNB）和手术治疗的适应证应与老年患者相同。在选择乳房手术方式时，种系突变状态应该成为个体决策的部分考量因素。考虑到不同手术干预措施对患者有潜在的长期的生理和心理影响，需要有足够的时间来和患者讨论不同的选择，并提供足够的心理支持。对于低水平致病基因变异患者，目前全乳腺切除对于降低疾病复发风险的循证依据较少，必须根据家族史和患者偏好，制定个体化的诊疗方案。

（二）放射治疗

年轻女性患者术后辅助放疗的适应证与老年患者相同；然而，关于年轻女性乳房切除术后放疗的益处的数据更有说服力。其淋巴结照射的适应证和范围与其他年龄组相同。术前全身新辅助治疗后，确定照射区域时应考虑初始、治疗前分期和治疗后的病理分期。放疗需要提高现代技术以减少长期不良反应，以及在保乳手术患者中提高局部控制率以达到根治性局部切除部位的常规指征。根据现有文献，年轻女性患者的超分割的适应证和计划在原则上与其他年龄组相同。2017 年，ASTRO 的专家共识表明，PBI 只推荐用于 50 岁以上的患者。因此，PBI 并不推荐用于年轻患者，只能在前瞻性临床试验的背景下进行考虑。术后放疗适应证与 *BRCA* 状态无关。最近的一项研究发现，在接受治疗的 *BRCA* 突变早期乳腺癌患者中，增加对侧乳腺预防性放疗与随后的对侧乳腺癌发生显著减少和发病延迟相关，但其中只包括有限数量的年轻患者；因此，不应在临床试验之外常规推荐。对于其他易感基因（如 *p53*、*ATM*）中含有致病基因变异的患者，因放疗辐射的安全性有限和不确定的循证依据，在这些患者中，风险收益比需要个体化讨论。

（三）全身治疗

1. 早期乳腺癌

年轻侵袭性乳腺癌患者是否辅助系统治疗，应该基于疾病的程度、肿瘤的生物学特性（包括但不限于肿瘤大小、淋巴结状态、HR 和 HER2 过表达或扩增，Ki-67 的表达水平和组织学分级）及患者的合并症和偏好等，这一点和其他年龄段的女性乳腺癌患者相似。

（1）辅助内分泌治疗

辅助内分泌治疗提高了所有年龄段乳腺癌女性患者的无病生存率和总生存率，因此，确保最佳的获取途径和坚持内分泌治疗是乳腺癌治疗的一个重要方面。传统的临床预后特征（即患者年龄、肿瘤大小、分级、淋巴结状态、雌激素受体、孕激素受体PR和Ki67表达）在SOFT/TEXT中，被组合称为“复发组合风险”（表32-3-1）。SOFT和TEXT研究的更新结果证实，单独使用他莫昔芬仍然是复发风险低的女性的标准治疗。综合分析显示，与其他年龄相比，OFS联合AI较他莫昔芬单药可使小于35岁年轻患者的远处复发风险相对降低55%，35～49岁患者的远处复发风险相对下降13%～26%；同样，与其他年龄相比，使用OFS联合AI较OFS联合他莫昔芬可使35～39岁年轻患者的无远处复发间期（distant relapse-free interval，DRFI）相对降低34%，但在小于35岁患者中，两组DRFI无明显差异。故在风险较高的女性患者（年龄小于35岁、T_3、G_3、淋巴结阳性、HR阴性和Ki-67高表达）中，他莫昔芬或者依西美坦联合进行卵巢功能抑制（ovarian function suppression，OFS）可以显著改善患者的预后。虽然内分泌治疗升级的相对疗效与年龄无关，但在加用OFS后，小于35岁的女性患者的治疗结局绝对改善幅度最大。如果耐受，高危患者应考虑将他莫昔芬延长至10年。总的来说，这些数据支持在低风险年轻女性中使用他莫昔芬单药治疗，而OFS加芳香化酶抑制剂或他莫昔芬支持用于复发风险较高（例如，较高分期，年龄＜35）的患者。monarchE研究显示在高危患者（不包括年龄）的辅助内分泌治疗中加入细胞周期蛋白依赖性激酶（cyclin-dependent kinase，CDK）抑制剂阿贝西利，3年无侵袭性疾病生存期（invasive disease free survival，IDFS）和无远处转移生存期（distant disease free survival，DDFS）的绝对改善率分别为5.4%（HR=0.70；95% CI：0.59～0.82；$P < 0.0001$）和4.2%（HR= 0.69；95% CI：0.57～0.83，$P < 0.0001$）。亚组分析提示绝经前患者有统计学差异；但该项研究中小于40岁患者仅占12.6%，也期待有更多年轻患者的CDK4/6抑制剂辅助治疗的临床研究数据公布。

年龄越小，辅助内分泌治疗的依从性越低。在乳腺癌患者中，不坚持治疗和早期停用内分泌药物与OS缩短相关。治疗持久性的决定因素包括不良反应、对复发风险的感知、社会支持、医患关系和随访护理的连续性等。必须努力解决这些长期坚持治疗的依从性障碍，并通过仔细解释不同治疗方案的预期受益程度来激励患者。

值得关注的是，年轻患者接受OFS后的人工绝经并不能完全模拟自然绝经。自然绝经患者的多个内分泌器官都存在同步衰老现象，而人工绝经的患者仅卵巢功能被抑制，其他器官如肾上腺等仍处于年轻状态。ABCSG12研究显示，随着体重指数的增加，绝经前患者接受促性腺激素释放激素激动剂（gonadotropin-releasing hormone agonist，GnRHa）联合AI治疗的复发风险亦显著增加。提示卵巢逃逸的发生与患者年龄显著相关，越年轻发生卵巢逃逸的可能性越大，接受过化疗的患者卵巢逃逸率较低，卵巢逃逸率随GnRHa治疗时间的延长而下降。但是，目前尚缺乏卵巢逃逸与患者预后的相关性分析，现有研究采用的卵巢逃逸阈值不统一，医疗机构所采用的性激素检测技术和参考范围也并不一致。因此，在GnRHa应用期间监测雌激素水平的临床价值仍不明确。

表32-3-1　复发组合风险

风险	临床特征
低危	$pT_{1a\sim b}$，pN_0，G_1和（或）低Ki-67（≤20%），激素受体强阳
中危	$pT_3\sim pT_4$，$pN_2\sim pN_3$，G_3和（或）高Ki-67（＞30%），激素受体低–中度阳性
高危	$pT_{1c}\sim pT_2$，pN_{1a}，$G_{1\sim2}$和（或）中等Ki-67（20%～30%），激素受体强–中度阳性

（2）辅助及新辅助化疗

化疗是乳腺癌综合治疗的重要组成部分。目前针对年轻乳腺癌最佳化疗策略的研究较少，因此，年轻乳腺癌患者的化疗方案选择仍参考现行临床诊疗指南推荐。在一项涉及紫杉类或蒽环类药物方案的 EBCTCG 荟萃分析中，早期乳腺癌疾病复发风险的降低受年龄的影响不显著。

对于 HR 阳性 /HER2 阴性患者，国外指南推荐进行多基因表达谱检测，如将 Oncotype DX®、MammaPrint® 等测定结果作为部分患者选择辅助化疗的重要依据，但目前国内缺乏相应的行业标准及共识，且无论是在 TAILORx 研究中或是 MINDACT 研究中，年轻乳腺癌患者（小于 40 岁的人群）所占比例仅为 4% ～ 6.2%。所以辅助化疗的额外获益在低危 HR 阳性的早期乳腺癌年轻患者中仍未确定，年龄不应成为小于 40 岁的女性进行辅助化疗的唯一原因。对年轻和非常年轻女性（小于 35 岁）豁免辅助化疗的讨论仅适用于部分临床和病理特征均良好的特定病例。

对于三阴性乳腺癌年轻患者，术前新辅助化疗可以考虑在部分高风险患者中添加帕博利珠单抗。KEYNOTE-522 和 IMPASSION-031 临床研究显示，化疗联合免疫检查点抑制剂可在早期三阴性乳腺癌新辅助治疗中显著提高患者的病理学完全缓解（pathologic complete remission，pCR）率和无事件生存期，证实了免疫联合化疗在三阴性乳腺癌患者中的应用价值。

目前没有专门研究调查年轻女性的不同化疗方案。虽然年轻乳腺癌患者相对复发转移风险较高，但 YBCC 专家组仅有 44% 的专家选择和 46% 的专家不选择针对年轻患者常规推荐比普通患者更强的化疗方案。剂量密集化疗的适应证也与年龄无关。GeparSixto Ⅱ期研究随机选取Ⅱ～Ⅲ期三阴性乳腺癌患者，术前接受紫杉醇化疗和脂质体多柔比星联合或不联合卡铂和（或）贝伐珠单抗。在本研究中，23% 的患者小于 40 岁，17.2% 的患者携带 *BRCA1/2* 突变。卡铂的加入增加了非 *BRCA* 突变患者的 pCR 率并改善了无进展生存期，但在那些携带 *BRCA* 突变的患者中没有增加，这可能与 *BRCA* 突变患者的化疗应答率较高有关；且加入卡铂对于是否延长生存期仍无一致结论。因此，对于三阴性乳腺癌，超过 7 成 YBCC 专家组反对考虑含铂方案来替代蒽环的辅助化疗方案。

对于 *BRCA* 基因突变的早期乳腺癌患者，OlympiA 研究证实了在 *gBRCA* 突变 /HER2 阴性高危早期乳腺癌患者中，完成局部治疗和新辅助或辅助化疗后，多腺苷二磷酸核糖聚合酶（poly ADP-ribose polymerase，PARP）抑制剂奥拉帕尼辅助治疗的 IDFS 和 DDFS 显著长于安慰剂。虽然没有小于 40 岁年轻乳腺癌患者的详细数据，但该研究的中位年龄在 42（36 ～ 49）岁，有一定参考意义，所以对于年轻乳腺癌患者，如携带 *BRCA* 基因突变，辅助治疗可推荐奥拉帕尼 1 年的维持治疗。

越来越多的证据支持在化疗期间使用促性腺激素释放激素激动剂（gonadotropin-releasing hormone agonist，GnRHa）可以提高保护卵巢功能的有效性和安全性，但没有显著影响疾病的结局；所以 GnRHa 并不能取代现有的生育能力保存方法，GnRHa 仍应提供给所有年轻患者。

（3）辅助或新辅助抗 HER2 治疗

在已发表的研究中，辅助抗 HER2 靶向治疗的益处似乎与年龄无关，抗 HER2 治疗的原则应该与其他年龄组相同。与其他年龄组一样，可以在术前使用曲妥珠单抗联合帕妥珠单抗。基于 APHINITY 的研究数据（各组中都有 13.6% 的患者＜ 40 岁），帕妥珠单抗联合曲妥珠单抗可能降低高危患者的复发风险。如果术前化疗联合抗 HER2 治疗后残留病灶，完成 1 年的辅助抗 HER2 治疗后序贯恩美曲妥珠单抗（trastuzumab-emtansine 1，TDM-1）治疗已成为标准治疗。在 KATHERINE 研究中期分析中（每个治疗组均有 20% 的患者＜ 40 岁），无论残留病灶的程度、HR状态和术前抗HER2用药状况，接受TDM-1治疗组3年无病生存患者占比提高11.3%。在高危HER2阳性患者完成1年曲妥珠单抗辅助治疗后再行1年奈拉替尼治疗，显示出治疗结局的显著获益，特别是HR阳性亚组。但奈拉替尼可引起显著的毒性反应，特别是腹泻，这需要预防性管理。目前还没有关于辅助双靶治疗1年或新辅助TDM-1后奈拉替尼的辅助治疗疗效的数据。

2. 晚期乳腺癌

第五届国际青年女性乳腺癌共识会议（The 5th International Consensus Conference for Breast Cancer in Young Women，BCY5）专家组支持第四届晚期乳腺癌国际共识会议（The 4th ESO-ESMO International Consensus Guidelines for Advanced Breast Cancer，ABC4）管理指南，并重申年轻不应成为晚期乳腺癌（advanced breast cancer，ABC）更积极治疗的理由。特别是：① HR阳性晚期乳腺癌的年轻女性应该接受足够的卵巢功能抑制，然后作为绝经后女性治疗，使用内分泌药物联合或不联合靶向治疗。②鼓励年轻女性晚期乳腺癌患者的每个治疗阶段参与临床试验。值得注意的是，在绝经前的ABC中应用内分泌治疗联合抑制剂可以进一步提高PFS和OS。Ribociclib的MONALEESA-7试验是专门为诊断时处于绝经前/围绝经期的女性设计的。该研究是第一项在ABC中使用内分泌治疗的CDK4/6抑制剂研究，以证明Ribociclib组较对照组有显著的PFS和OS优势。

TNT研究显示，卡铂在*BRCA1/2*基因胚系突变晚期三阴性乳腺癌患者中的疗效优于紫杉醇（客观缓解率分别为68.2%和33.3%，无进展生存时间分别为6.8个月 和4.4个月），美中不足的是TNT研究入组人群均大于47岁。CBCSG006研究在我国人群中也得出上述类似结论，该研究中小于40岁年轻乳腺癌人群占16%～18%，亚组分析显示，＜40岁患者组加用铂类后疾病进展风险下降约59%，≥40岁患者疾病进展风险下降仅23%，两组间有显著统计学差异。因此铂类在年轻女性晚期乳腺癌中可以作为*BRCA1/2*基因胚系突变患者的优选化疗药物。

奥拉帕尼成为第一个被批准用于携带BRCA胚系突变的晚期乳腺癌的药物。该批准是基于OlympiAD试验的结果，显示奥拉帕尼与标准化疗相比，带来PFS显著改善；但OS数据分析显示，接受奥拉帕尼治疗的患者与接受化疗的患者相比，死亡风险降低了10%，但这些数据没有达到统计学显著性。按先前的铂治疗情况、受体状态、三阴性乳腺癌进行分层分析，奥拉帕尼与化疗组相比，OS均无显著获益。亚组分析显示，小于44岁和≥44岁的患者的OS均有获益趋势（*HR*=0.92 *vs.* 0.87），但未达到统计学显著性。

总之，年轻乳腺癌患者的治疗不应由她们的年龄决定，而应由所患乳腺癌的生物学特性决定，以确保给予适当和量身定制的治疗，并避免在仅由年龄决定时发生过度治疗。影响治疗选择的因素应包括但不限于肿瘤的生物学特征[ER/PR、HER2、增殖标志物（如Ki-67）、组织学分级]、肿瘤分期、遗传状态（如果有的话）及患者的偏好。无论是局部治疗还是全身系统治疗，不仅需要关注到年轻乳腺癌患者的复发风险更高，可能更需关注的是这一特殊人群独特的心理问题、生育需求及高度遗传倾向等。

五、重视年轻乳腺癌患者的心理调节及干预

虽然年轻女性占乳腺癌病例的少数，但在治疗期间和之后经历严重心理问题的人中，她们的比例往往过高。与一般适龄人群和患癌症的老年妇女（＞50岁）相比，50岁或50岁以下的乳腺癌幸存者的生活质量更差，抑郁症状更常见、更严重。这个年龄组最常报告的问题涉及身体形象、性功能、生育力、人际关系、对癌症复发的恐惧和照顾孩子；医疗保健提供者未能在早期提供疾病治疗知识和不良反应的宣教；以及缺乏适合该年龄组独特需求的专业心理社会计划。

疾病初期，突然到来的肿瘤诊断会给患者带来很多情绪动荡，在日常保健工作中，医疗保健提供者应向患者家人和朋友（特别是年轻患者的孩子或父母）传达疾病诊断及其后续治疗可能会对患者生活产生的影响，这些都需要在诊断的早期阶段给予一些应对措施，让女性在受干扰最小的情况下获得最好的疾病治疗和心理支持。其次，乳腺癌的诊治过程中需要复杂的多模式综合治疗，如手术、放疗、化疗及内分泌治疗等，患者会产生短期或长远的不良反应，可能会涉及毁容（如脱发、失去乳房）或不愉快的症状（如疼痛、恶心、呕吐、疲劳），以及干扰身体及其功能（包括卵巢功能早衰、不孕症），这些加在一起可能会对患者的身体形象、心理健康和日常生活产生重大影响。创新的外科手术模式（如保乳手术或术后重建）改善了既往更激进手术（如根治性乳腺切除术）的畸形后果。新的止吐药物（NK1 抑制剂）和其他支持药物有助于减少化疗的不良反应。提前进行保护生育力措施包括化疗时加用 GnRHa、卵母细胞冻存、胚胎冻存和卵巢组织冻存等措施可改善患者的生育焦虑。

疾病后期，肿瘤出现复发或转移对于患者可能是毁灭性的打击。在对转移性乳腺癌女性进行的一项调查（$n = 618$）显示，最常见的症状是疲劳（98%）、失眠（84%）、疼痛（79%）、潮热（79%）、认知问题（78%）、脱发（77%）、性问题（73%）、抑郁症（66%）、焦虑（59%）、神经病变（65%）、食欲缺乏（60%）和恶心（55%）。患者所经历症状的广泛性和普遍性解释了这一阶段妇女身体和心理社会需求的多样性。由于疼痛在晚期癌症患者中是一种常见且令人恐惧的经历，作为心理社会护理的一部分，关注疼痛的管理至关重要。

在疾病的不同阶段，应及时进行早期的、基于夫妇和（或）家庭的心理社会干预，加强对患者的健康知识宣教，加深患者对疾病的认知，减轻患者的焦虑和孤独感，提高治疗依从性，增加其对医务人员的信任。合作伙伴和家庭成员应参与其中，给予患者强有力的心理支持，并且帮助其积极解决相关社会问题，包括重返工作岗位、进行计划生育和减少经济损失等。

六、年轻人如何改变生活方式及预防乳腺癌发生？

（一）乳腺癌患者的肥胖和体重指数

乳腺癌发病首要因素之一是肥胖和体重指数（body mass index，BMI）。作为癌症风险的预测因子，与肥胖相关的机体变化有女性脂肪芳构化增加导致雌激素分泌增加、胰岛素抵抗、促炎性细胞因子增加、氧化应激和胰岛素样生长因子途径激活等。然而目前关于肥胖高危因素的数据大多适用于绝经后女性，由于缺乏有力证据，目前对于绝经前女性的体重增加与罹患乳腺癌的关联仍然存在争议。

（二）饮食和预防的作用

较高的膳食纤维摄入量可以降低乳腺癌风险，尤其在青春期和成年早期。有趣的是，有研究结果显示，碳水化合物的摄入和血糖负荷根据基线 BMI 而变化，可以降低低 BMI 个体的发病风险，也可以增加高 BMI 个体的发病风险。水果和蔬菜摄入可降低乳腺癌的相对风险。通过比较摄入蔬菜最多的人和最少的人，发现前者的绝经前乳腺癌的患病风险显著降低了 35%。还有研究指出提高大豆和 25- 羟基维生素 D 的摄入量可以作为一种预防乳腺癌的策略。

（三）体育运动和风险缓解

生活方式改变的一个重要组成部分是体育运动。过去二十年里许多研究试图确定运动在癌症预防中的作用，有学者对全球 73 项研究的流行病学证据进行审查后发现，与不活动的女性相比，从事体力活动的女性的平均发病风险降低了 25%。运动还有许多其他的健康益处，因此作为包括乳腺癌在内的其他疾病的预防策略，不宜被忽视。

（四）睡眠及其对癌症风险的影响

较短的睡眠时间、较差的睡眠质量和昼夜节律的改变已被证明对机体具有不利的代谢影响，这与更差的预后有关，使得年轻女性处于高风险状态。此外，有研究发现 30 年轮班夜班的工作人员较白班工作人员罹患乳腺癌的风险增加 36%，这被认为与昼夜节律改变、夜间光线影响、褪黑素抑制及睡眠剥夺有关，可能涉及缺氧、炎症反应、免疫反应及内分泌和神经等因素。总之睡眠时间越短，患乳腺癌的风险越高。

所以在如今快节奏的生活下，年轻女性可以通过合理调整饮食结构、规律作息、充足睡眠、戒烟戒酒、适当调整精神压力、加强运动、改变不良生活习惯及定期防癌筛查等方式去预防乳腺癌的发生。

第二节　年轻乳腺癌患者诊治的争议

一、年轻乳腺癌患者局部复发率高，选择保乳手术还是乳房全切除术？

由于发病时年龄较轻，大部分年轻乳腺癌患者根治后有更多参与社会化活动的机会和需求，她们承担多元化的社会和家庭角色，对生活质量的追求也更高。在抗肿瘤治疗的同时，年轻乳腺癌患者有着保留乳房外形的个性化需求。而年轻女性乳腺癌预后较差，表现为局部区域复发风险较高，且合并潜在的较高的基因突变率，所以很多年轻女性纠结手术方式的选择。

欧洲两项大型随机试验汇总的数据分析显示，年龄不超过 35 岁（与年龄＞ 60 岁相比：*HR*=9.24，95%*CI*：3.74 ～ 22.81）和广泛的导管内癌成分（*HR*=2.52，95%*CI*：1.26 ～ 5.00）与保乳手术治疗后局部复发风险增加显著相关。一项随机对照的研究对比了象限切除术和全乳腺切除术，发现在小于 45 岁的人群中，局部切除术后局部复发风险比老年患者高 4 倍；然而，局部复发率的增高并不影响患者的远期生存率，随访 20 年，两组的总生存期（overall survival，OS）无明显差异（41.7% *vs.* 41.2%，*P*=1）。一项荟萃分析纳入了 22 598 例 40 岁或以下的女性，分别接受了保乳手术和全乳腺切除术，分析结果显示全乳腺切除术给年轻乳腺癌患者带来的 OS 获益并不优于保乳手术 + 放疗。同样，Quan 等在 2017 年报道了 1381 例年轻患者（小于 35 岁）的数据，发现手术类型对局部复发率（*HR*=0.9）和远期生存率（*HR*=0.98）均无统计学显著影响。即使是在散发性乳腺癌与遗传性乳腺癌预后的前瞻性研究（prospective study of outcomes in sporadic versus hereditary breast cancer，POSH）中，局部复发率也低于远处复发率，这表明年轻患者经历的主要危险是远处复发，而不是局部复发。

以往报道的中国乳腺癌整体人群的保乳率为 10% ～ 30%。目前关于中国年轻乳腺癌保乳的相关数据仍有限，一项来自中山大学孙逸仙纪念医院的研究数据显示，2011—2021 年小于 40 岁的年轻乳腺癌患者保乳率为 55.7%，显示年轻乳腺癌患者的保乳率明显更高，且其随访数据显示，保乳患者与全乳切除患者具有相似的远期预后，证实了保乳手术在中国年轻女性乳腺癌患者中的安全性和有效性。

BRCA1/2 胚系突变可能会增加同侧或对侧乳房的乳腺癌发生率，这是早期乳腺癌患者选择保乳或全切手术的重要因素。2014 年一项研究比较了 *BRCA1/2* 突变患者的保乳治疗和乳房切除术的局部复发率和远期生存，该研究入组患者的中位年龄在 43 岁左右，无论是单变量还是调整后的多变量因素分析，均显示保乳术后的局

部复发风险相对增加 2 ～ 3 倍。全切术后的患者，所有的局部复发都发生在诊断后的前 5 年内。而保乳术后的患者较高的局部复发风险一直持续超过 5 年，5 年、10 年和 15 年术后的累积发病率分别为 15%、25% 和 32%。虽然保乳手术的局部复发风险较高，但两种手术方式在肿瘤发生、乳腺癌死亡或远处复发方面没有显著差异。而一项纳入 2846 例的荟萃研究分析显示，两种手术的 7 年内同侧乳腺复发率相似，但随访时间越长，*BRCA* 胚系突变的患者同侧乳腺复发率明显升高。此外多项研究表明，两种手术的乳腺特异生存率和总生存率相近，差异无统计学意义。基于以上研究结果，NCCN 指南指出 *BRCA1/2* 基因胚系致病突变不是保乳术的绝对禁忌证或相对禁忌证。目前最新的第五届国际青年女性乳腺癌共识会议指南中也确认，保乳手术是年轻乳腺癌患者的优先选择。在中国，无论对于有乳腺癌家族史的年轻乳腺癌患者，还是患有三阴性乳腺癌的年轻患者，均有超过半数 YBCC 专家（分别为 53% 和 52%）不推荐其根据 *BRCA1/2* 基因检测结果再决定手术方式。对于术前已知携带 *BRCA1/2* 胚系突变的年轻乳腺癌患者，72% 的专家认为需充分考虑患者年龄、家族史及个人意愿，并与患者充分沟通同侧复发和对侧新发乳腺癌的风险后再决定是否保乳。

当然，一些病理学特征如大肿瘤、高组织学分级、广泛的导管内癌成分、脉管栓塞、存在神经侵犯等与局部复发的高风险相关。在这种情况下，因为担心、焦虑等情绪原因可能会选择更激进的乳腺全切手术。然而许多年轻患者的不良预后不能通过积极的局部治疗来缓解，因为更广泛的切除手术并不能提高总生存期。结合目前我国的保乳手术比例仍较低，因此年轻乳腺癌患者应该得到更多的关注和多学科会诊，以便选择最佳手术方式治疗。

二、年轻乳腺癌患者需要行预防性对侧乳房切除术吗？

预防性对侧乳房切除术仍然是一个有相当大争议的话题。尽管目前尚无明确证据支持其对健康有益，但乳腺癌对侧预防性切除术的应用越来越多。早期的研究没有考虑 *BRCA* 突变携带者，这可能会混淆对侧乳腺癌的发病风险和生存率。年轻乳腺癌患者患对侧乳腺癌的风险增加。在一项回顾性研究中，652 例≤ 35 岁的患者与 2608 例＞ 35 岁的患者相比，相对于年长组，年轻组罹患对侧乳腺癌的 *HR* 为 2.48。这一发现得到了其他研究者的支持，与≥ 40 岁的女性相比，≤ 29 岁、30 ～ 34 岁和 35 ～ 39 岁年龄组的 *HR* 分别增加了 2.8（95% *CI*：1.1 ～ 6.9）、2.1（95% *CI*：1.1 ～ 4.4）和 1.9（95% *CI*：1.1 ～ 3.5）。且 HER2 过表达型和三阴性的对侧乳腺癌风险进一步升高。关于预防性对侧乳房切除术对患者存活率的影响，目前还有相互矛盾的数据。在对 614 例年龄＜ 35 岁的女性进行的一项群体研究中，81 例（13.2%）女性被选择进行预防性对侧乳房切除术，Bouchard-Fortier 证明，预防性对侧乳房切除术后复发（定义为局部复发或远处复发）明显少于未进行预防性对侧乳房切除术的患者（32.1% *vs.* 52.9%，$P < 0.001$；*HR*=0.61，*P*=0.02），然而，这并没有转化为 OS 的改善。一项对 9044 例年轻女性（40 岁以下）乳腺癌患者的回顾性研究显示，预防性对侧乳房切除术的患者在总体或乳腺癌特异性生存率方面没有改善。然而在对 2004—2014 年的美国国家癌症数据库的分析中，Lazow 发现在控制了患者人口统计学、肿瘤分级和辅助治疗后，与单侧乳房切除组相比，40 岁以下的女性行双侧乳房切除术可提高 10 年总生存率（*HR*=0.75，95% *CI*：0.59 ～ 0.96，*P*=0.023）。还有学者认为预防性对侧乳房切除术对早期雌激素受体（estrogen receptor，ER）阴性乳腺癌的年轻女性有益。这种效应在早期 ER 阳性乳腺癌的年轻妇女中没有再现。此外，预防性对侧乳房切除术患者的全因死亡率显著低于无预防性对侧乳房切除术患者（*HR*=0.512，95% *CI*：0.368 ～ 0.714）。

目前已知 *BRCA1/2* 基因胚系突变会显著增加对侧乳腺癌发病风险。有研究发现在 *BRCA1/2* 基因胚系突变患者中，对侧乳腺癌 10 年累积发生风险为 15% ～ 26%，显著高于非突变患者的 3%。基于以上研究结果，NCCN 指南指出，对于携带有 *BRCA* 胚系突变的乳腺癌患者，可考虑行同侧切除联合预防性对侧乳房切除手术。在小于 40 岁携带有 *BRCA1* 和 *BRCA2* 基因胚系突变的年轻乳腺癌患者中，对侧乳腺癌的 10 年累积发病风险分别上升至 21.5% 和 20.2%；在有乳腺癌家族史的患者中，携带 *BRCA1* 和 *BRCA2* 突变者对侧乳腺癌的 10 年累积发病风险分别高达 27.5% 和 27.1%，提示年轻的、有家族史的患者 *BRCA1/2* 基因胚系突变致病率更高。

因此，对于年轻乳腺癌患者，除了携带 *BRCA* 基因胚系突变，目前仍缺乏高质量的相关研究数据，考虑年轻患者对于乳腺外形的美容要求、社会心理问题及相关的手术风险、并发症等，建议采取多学科讨论，结合患者的意愿制定个体化的手术方案。

三、年轻乳腺癌患者，根治术后 1 ～ 3 枚淋巴结阳性，需要做放疗吗？

年轻女性乳腺癌保乳术后的局部复发风险的增加为后续积极的放射治疗提供了理论依据。欧洲癌症研究和治疗组织（European Organization for Research and Treatment of Cancer，EORTC）的“增强与不增强”的试验证实了年龄也是局部复发的唯一独立预后因素（P=0.0001）；40 岁或以下的患者是瘤床区增加额外辐射剂量于预后（增强）达到最大局部控制的获益人群。很遗憾，在这样一项大型随机研究（5569 例）中，这种局部控制获益没有转化成远期生存获益。乳房切除术后放射治疗（postmastectomy radiotherapy，PMRT）是所有 4 个或更多淋巴结受累的患者的常规治疗建议，但 PMRT 在 1 ～ 3 个淋巴结阳性的患者中的应用仍然存在争议。目前指南对于这部分没有一致意见。PMRT 既往是建议应用于所有淋巴结阳性的患者，但近年来被建议仅在具有其他风险因素的患者中使用。因诊断年份晚、接受化疗、接受激素治疗、组织学分级更高、肿瘤更大、阳性淋巴结数量更多、切缘阳性和没有立即进行乳房重建有关，目前在美国有 1 ～ 3 个阳性淋巴结的乳腺癌患者接受 PMRT 的人数近年来有所增加。

然而有学者对 1998—2007 年接受治疗的 221 例 35 岁及以下中国女性乳腺癌患者的临床病理资料进行了分析，这些患者被诊断为腋窝淋巴结阳性并接受了乳房切除术。92 例患者接受了 PMRT。PMRT 改善了 4 个或更多阳性淋巴结患者的局部无复发生存期（local recurrence-free survival，LRFS）（P=0.001）、无病生存期（disease-free survival，DFS）（P=0.017）和 OS（P=0.042），但在 1 ～ 3 个阳性淋巴结患者中没有观察到生存获益（P > 0.05）。另一项研究发现，在 $T_{1\sim2}N_1$ 乳腺癌患者中，临床病理因素包括年轻、组织学 3 级、2 ～ 3 个阳性淋巴结和 3 ～ 5 cm 的肿瘤大小被确定为乳房切除术后局部控制率较差的预测因素。具有 1 项及以下风险因素的患者可能会不考虑施行 PMRT。

年轻女性，由于预期的长期治疗，相关毒性的风险也更大，在妇女环境癌症和辐射流行病学（Women Environmental Cancer and Radiation Epidemiology，WECARE）研究中，小于 40 岁的女性，接受大于 1.0 Gy 的剂量较未暴露患者，发生对侧乳腺癌的风险增加 2.5 倍，但这种风险在大于 40 岁的女性中未观察到。

所以，考虑到年龄作为局部复发的高危因素，对于 1 ～ 3 个淋巴结阳性的患者，应结合其他危险因素综合考虑 PMRT 的应用，但由于年轻患者可能面临放疗长期毒性增加的风险，应谨慎使用最佳放疗技术。

四、年轻乳腺癌患者如何保存生育能力及生育是否增加复发风险？

随着医学技术日新月异的发展，乳腺癌患者的预后得到了极大改善。伴随晚婚晚育及三胎政策的推进，处在育龄期的早期年轻女性乳腺癌患者的生育意愿日益增强。患者日益增长的生育需求与低生育率的矛盾是目前临床诊疗中亟须解决的问题。

首先，年轻乳腺癌患者能生育吗？最近的一项调查显示，相当一部分肿瘤学家认为乳腺癌后妊娠可能会对患者的预后产生负面影响，其中49%的人支持孕期雌激素水平升高可能会刺激潜伏或者隐匿的肿瘤细胞生长这一说法。然而一项荟萃分析包括19项研究，共纳入1829例妊娠患者和21 907例非妊娠对照者，该荟萃分析发现乳腺癌诊断后怀孕不会对预后产生负面影响。相反，乳腺癌后妊娠患者的死亡风险显著降低（*HR*=0.63，95% *CI*：0.51～0.79），当然这些结果可能会部分被选择偏差和混杂因素影响。一项针对这些可能混杂因素进行调整的大型多中心回顾性队列研究，纳入了乳腺癌后任何时间怀孕的333例患者及与其匹配具有相似的ER、淋巴结状态、辅助治疗、年龄和诊断年份的874例乳腺癌患者（1∶3），发现妊娠结局和乳腺癌发病间隔不增加患者的复发风险，且与ER状态无关。该研究进一步证实了乳腺癌幸存者妊娠的安全性。

其次，有生育意愿的年轻乳腺癌患者在化疗开始之前，需先与肿瘤医生和生殖专家沟通，提前做好生育力保存及卵巢保护治疗，常见的保存生育措施包括化疗时加用促性腺激素释放激素激动剂（GnRHa）、卵母细胞冻存、胚胎冻存和卵巢组织冻存等。

最后，从抗肿瘤治疗结束到尝试怀孕的理想间隔时间是多久呢？根据专家组的意见，建议应该结合患者的年龄、卵巢功能、具体复发风险、既往的治疗和完成情况来个体化定制。尤其是年轻女性乳腺癌中侵袭性强、预后差的亚型，需要结合自身疾病状况，评判生育条件和风险。备孕时间建议在乳腺癌复发高峰期之后，如原位癌在手术和放疗结束后；浸润性癌在术后2～5年；需要辅助内分泌治疗的患者在受孕前3个月停止内分泌治疗，直至生育后哺乳结束，再继续完成既定内分泌治疗。

越来越多的证据表明，乳腺癌后妊娠对患者预后无不良影响，但各种治疗方案都不同程度地损害了乳腺癌患者的生育能力，为最大限度地保存患者的生育能力，亟须临床多学科合作，为患者提供生育咨询，及时采取可行的生育力保存方案。

第三节　年轻乳腺癌患者诊治的未来之问

一、年轻乳腺癌如何进行遗传风险咨询？是否需全民做遗传基因检测？

无论是否有乳腺癌家族史或是否为三阴性乳腺癌，均应为每位年轻乳腺癌女性提供遗传咨询。乳腺癌的遗传危险因素有：①乳腺癌个人史：个人史是第二次同侧或对侧乳腺癌发生的重要危险因素。与第二次乳腺癌风险增加相关的因素包括导管内癌的初始诊断、ⅡB期、HR阴性和年轻患者。②乳腺癌家族史：最高的风险与多位一级亲属在年轻时（50岁以下）被诊断为乳腺癌有关，与没有亲属影响的女性相比，有1个、2个、3个或更多受乳腺癌影响的一级亲属的风险比分别是1.80、2.93、3.90。③遗传易感性：20%～25%的乳腺癌患者有阳性家族史，但只有5%～10%的乳腺癌表现为显性遗传。

高风险易感等位基因包括*BRCA1*、*BRCA2*及*TP53*突变导致的Li-Fraumeni综合征；*PTEN*丢失导致的Cowden综合征；*STK11*导致的Peutz-Jeghers综合征；*NF1*引起的神经纤维瘤病；以及*CDH-1*诱发的E-钙黏蛋白的损伤。这些等位基因突变会导致易感者患乳腺癌的终生风险增加40%～85%。其中携带*BRCA1*或*BRCA2*种系突变的女性也会增加罹患其他肿瘤的风险，如卵巢癌、输卵管癌和胰腺癌等。中风险易感基因包括纯合子共济失调毛细血管扩张突变基因（ataxia telangiectasia-mutated gene，*ATM*）、肿瘤抑制基因*CHEK2*的体细胞突

变及 *BRCA2* 修饰基因 *BRIPI* 和 *PALB2* 等，中风险易感基因会导致患乳腺癌的终生风险增加 20% ～ 40%。大量低风险常见等位基因主要是通过全基因组关联研究，目前这些突变的临床意义尚未明确。

因此，对于具有基于个人或家族史的高风险因素的患者，可以使用不同的模型来评估和量化风险，如 Gail、BOADICEA 和 Turer-Cuzick 模型是乳腺癌最常用的几种模型。当致病基因突变的确诊可能会改变诊疗方法，如降低风险手术指征，影响铂类、多腺苷二磷酸核糖聚合酶抑制剂等药物的应用时，患者应该有机会接受基因检测，因为他们的结果可能会影响治疗的选择。当怀疑为遗传性癌症综合征且未诊断出 *BRCA1/2* 致病基因突变和（或）个人 / 家族史时，如有条件应推荐进行多基因检测。在所有基因检测前，专业人员需依据国家 / 国际准则为患者解释检测结果的含义，必须使患者及其家属意识到致病基因突变的存在可能对早期乳腺癌患者（包括家庭成员）的治疗、随访及决策产生影响。对于在诊断时还没有准备好考虑进行基因检测的女性，应持续提供遗传咨询。然而，关于低中度外显致病基因突变遗传学乳腺癌患者，仍缺乏相关预防性手术切除方式及必要性的验证及 PARP 抑制剂使用的循证医学依据；多基因 panel 检测和多基因风险评分模型指导的临床应用（包括风险评估、筛查和预防建议）尚未建立或未成熟应用与临床实践。迫切需要针对这一群体的临床试验，重点是降低风险和寻找最佳筛查策略。应鼓励基因突变携带者参加评估降低风险策略的临床研究，如 BRCA-P 研究，评估 denosumab 在携带 *BRCA1* 致病变异且未接受降低风险乳房切除术的女性中的应用（NCT04711109）。患者亲属的遗传基因检测及干预等仍缺乏充分的数据。

二、*BRCA* 突变的早期年轻乳腺癌，是否需要进行预防性输卵管卵巢切除术？

携带 *BRCA1/2* 基因胚系突变的乳腺癌患者的卵巢癌发病风险有所增加。多项研究显示在 *BRCA1* 基因突变的女性中，2% ～ 3% 的携带者在 40 岁时患上卵巢癌。到 50 岁时，这一比例会增加 10% ～ 21%。在 *BRCA2* 突变的女性中，不到 3% 的携带者在 50 岁时患上卵巢癌。然而，这些妇女中有 26% ～ 34% 的人在 50 岁时患上卵巢癌。因此，美国妇产科医师学会建议携带 *BRCA1/2* 突变的女性在 40 岁或生育完成时进行降低风险的输卵管卵巢切除术。切除卵巢不仅会显著降低卵巢癌的发生（近 80%），同时还会降低乳腺癌的发生概率（近 50%），原因是卵巢分泌的雌激素对乳腺癌有促进作用，切除卵巢后雌激素分泌大大减少，导致乳腺癌发病概率也随之降低。一项纳入 15 项临床研究的荟萃分析数据显示，预防性双侧输卵管卵巢切除术与 *BRCA1/2* 突变携带者乳腺癌复发风险降低相关。另一项研究发现预防性双侧输卵管卵巢切除术与携带 *BRCA1/2* 突变的非乳腺癌患者和乳腺癌的全因死亡率显著降低相关（*HR* 分别是 0.432 和 0.349）。值得注意的是，关于卵巢切除术降低乳腺癌风险和死亡率的证据是相互矛盾的，目前的证据可能仅限于 *BRCA* 突变携带者。

对于那些有 *BRCA 1/2* 突变和其他乳腺癌相关易感基因的患者，降低风险的输卵管卵巢切除术和妇科监测的时机应遵循国际指南 BCY5 的推荐：*BRCA1* 携带者在 35 ～ 40 岁，*BRCA2* 携带者在 40 ～ 45 岁进行预防性卵巢切除。但由于过早切除卵巢会显著影响年轻乳腺癌患者的生活质量，且中国患者卵巢癌发病年龄较晚，所以仅仅 35% 的 YBCC 专家认可 BCY5 指南的推荐。目前对希望延迟输卵管卵巢切除术和避免过早进入更年期的女性，输卵管切除术伴延迟卵巢切除术仍处于研究探索过程中，目前一些临床试验正在进行（NCT02321228，NCT01907789，NCT01608074）。

总之，美国临床肿瘤学会（American Society of Clinical Oncology，ASCO）2020 与 BCY5 指南均建议综合评估 *BRCA1/2* 基因胚系突变患者的风险，包括发病年龄、家族史、分子分型、接受乳腺随访的能力（MRI）、合并症和预期寿命等，决定是否行双侧附件切除术，若未行预防性切除手术，需要每年密切随访。

年轻乳腺癌患者存在较多的个人、家庭、社会功能的需求，期待未来有更多的临床研究帮助我们去精准识别高复发风险的年轻乳腺癌患者，避免过度的卵巢切除带来生活质量影响。

三、*BRCA* 突变的 HR 阳性高危早期年轻乳腺癌，辅助治疗中 PARP 抑制剂和阿贝西利如何使用？

对于 HR 阳性的早期乳腺癌患者，最近报道的 4 项研究对于在辅助内分泌治疗中是否添加 CDK4/6 提供了不同的结果。monarchE 研究和 2023 ASCO 最新的 NATALEE 研究均证实了 CDK4/6 抑制剂的辅助强化内分泌治疗显著改善早期乳腺癌患者的 IDFS。monarchE 研究显示在高危患者（不包括年龄）的辅助内分泌治疗中加入阿贝西利，3 年的 IDFS 和 DDFS 的绝对改善率分别为 5.4%（HR=0.70，95% CI：0.59 ～ 0.82，P < 0.0001）和 4.2%（HR= 0.69，95% CI：0.57 ～ 0.83，P < 0.0001）。亚组分析提示绝经前患者有统计学差异；但该项研究中小于 40 岁患者仅占 12.6%。最新 2023 ASCO 报道了Ⅲ期 NATALEE 研究评估了辅助瑞博西利联合非甾体 AI 在包括 N_0 疾病在内的有复发风险的Ⅱ期或Ⅲ期 HR 阳性 /HER2 阴性早期乳腺癌患者中的疗效，联合组 3 年 IDFS 和 DDFS 率绝对获益分别为 3.3% 和 2.2%，加用瑞波西利降低了 25.2% 浸润性疾病复发风险和 26.1% 的远处疾病复发风险。NATALEE 研究中位年龄为 52 岁，小于 40 岁的年轻患者具体占比不详，但近 50% 的患者处于绝经前状态。然而 PENELOPE-B 研究和 PALLAS 中，无论是 1 年还是 2 年的辅助派柏西利的强化均未改善 3 年的 IDFS。不同的研究结果不一致可能有几个原因，包括入组的患者人群不同、治疗相关的停药率和特异性 CDK4/6 抑制剂差别等。但目前 BCY5 指南推荐阿贝西利在高危患者（≥ 4 枚淋巴结阳性，或 1 ～ 3 枚淋巴结阳性同时涉及其他高危特征，即肿瘤大小≥ 5 cm，G_3）的患者中应用。也期待有更多的年轻患者的 CDK4/6 抑制剂辅助强化内分泌治疗的临床研究的数据公布。

同样对于 *BRCA* 基因突变的早期乳腺癌患者，OlympiA 研究证实了在 *gBRCA* 突变 /HER2 阴性高危早期乳腺癌患者中，完成局部治疗和新辅助或辅助化疗后，PARP 抑制剂奥拉帕尼辅助治疗的 IDFS 和 DDFS 显著长于安慰剂。虽然没有小于 40 岁年轻乳腺癌的详细数据，但该研究的中位年龄在 42（36 ～ 49）岁左右，有一定参考意义，所以对于年轻乳腺癌患者，如携带 *BRCA* 基因突变，辅助治疗可推荐奥拉帕尼 1 年的维持治疗。

但 OlympiA 研究的入组人群中 HR 阳性 HER2 阴性患者仅占 18.2%；这一亚组中，奥拉帕尼组和安慰剂组的 4 年 OS 率分别是 88.1% 和 86.3%；4 年 IDFS 率分别是 80.1% 和 76.6%；4 年 DDFS 率分别为 82.1% 和 77.7%，均无统计学差异。而 monarchE 研究中并没有关于 *BRCA* 基因检测的亚组分析。因此，对于高危 HR 阳性 *BRCA* 突变的高危早期乳腺癌患者，辅助化疗结束后，是先进行 1 年的奥拉帕尼靶向治疗，还是先 2 年的阿贝西利辅助内分泌治疗，目前尚无相关临床研究证实。

2023 St.Gallen 共识投票中，对于Ⅲ期淋巴结阳性 ER 阳性 /HER2 阴性早期乳腺癌，携带 *BRCA2* 突变，接受密集剂量 AC-T 方案新辅助或辅助化疗后，在辅助治疗阶段，除最佳内分泌治疗外，37.25% 的专家推荐奥拉帕尼，5.88% 的专家推荐阿贝西利，49.02% 的专家推荐以上两项序贯治疗。但具体先后顺序仍旧未知，但考虑内分泌治疗起效的缓慢及连续性，更多的专家可能会倾向 1 年的奥拉帕尼后序贯阿贝西利加内分泌治疗。对于这一类患者，期待更多的临床研究去开展和探索，给予临床更多、更充足的循证医学支持。

林琳　韩兴华

第三十三章　老年乳腺癌患者诊治的现状、争议、未来之问

第一节　老年乳腺癌患者诊治的现状

一、流行病学

乳腺癌是世界范围内女性最常见的恶性肿瘤，在过去几十年中，大多数转型国家的发病率一直在上升。2011—2015 年，中国新发乳腺癌女性病例从 248 620 例增加到 304 000 例，年龄别发病率在 55 ～ 60 岁年龄组达到高峰。近 30 年来，乳腺癌的发病高峰逐渐向老年人群转移，预计到 2030 年我国乳腺癌患者中有 27.0% 的患者年龄在 65 岁及以上。关于老年的定义，世界卫生组织根据现代人生命状况，提出了老年的新划分：60 ～ 74 岁为年轻的老年人，75 ～ 89 岁为老年人，90 岁以上为长寿老年人。

然而，尽管老年乳腺癌患者的比例不断增加，但关于这一患者群体的治疗和结果的数据有限，部分因为在大多数乳腺癌治疗试验中，老年患者的代表性不足。先前的研究甚至得出了不一致的结果，这给临床医生管理老年患者带来了挑战。例如，一些研究表明，减少治疗并不影响生存结果，而其他研究发现生存率下降与老年乳腺癌患者治疗不足有关。此外，针对年轻患者的指南很难推广到老年患者，老年患者在决策时需要考虑多种因素，如功能状态、合并症和预期寿命。需要对老年人乳腺癌进行更多的研究，以改善预后，并为这一快速增长的人群的广泛治疗需求做好准备。

二、老年乳腺癌患者的特征

与年轻女性的癌症相比，老年女性的乳腺癌不太可能表现出侵袭性肿瘤特征。例如，雌激素受体（estrogen receptor，ER）阳性乳腺癌的百分比随着年龄的增长而增加，从 30 ～ 34 岁妇女的＜ 60% 到 80 ～ 84 岁妇女的高达 85%。老年女性也更可能患有增殖指数较低的肿瘤，并且 HER2 过度表达的可能性较小。尽管老年乳腺癌患者更可能具有有利的肿瘤特征，但老年女性的生存结果并没有反映出这种明显的优势。相反，最近的一份报告发现，≥ 70 岁的患者 5 年生存率低于 70 岁的患者。老年妇女根据指南接受治疗的可能性也显著降低，这可能会增加其疾病复发和死亡的风险。最近的数据表明，由于治疗和筛查手段的进步，年轻女性的乳腺癌预后有了实质性的改善，而老年女性预后改善要小得多。

三、治疗原则

（一）早期乳腺癌治疗

1. 手术治疗

任何年龄的早期乳腺癌患者的金标准治疗是手术。健康状况良好的老年女性乳腺癌患者的手术死亡率可忽略不计（＜ 1%）。影响手术并发症发生率和死亡率的主要因素不是年龄，而是存在显著的合并症。在不能耐受手术的虚弱患者中，治疗应个体化，对于激素受体阳性的患者，可考虑采用初级内分泌方法（无计划手术）。然而，值

得注意的是，一项Cochrane荟萃分析报道，在年龄≥70岁能耐受手术治疗的女性中，在局部控制和无进展生存率方面，他莫昔芬的初级内分泌治疗不如手术（无论是否有激素治疗），总生存率的显著差异并未得到证实。由于对他莫昔芬的平均反应发生在18～24个月，那些确实有进展的妇女将不得不考虑额外的内分泌治疗或在更大的年龄选择手术或放疗。因此，根据荟萃分析的结果，这种方法只适合那些拒绝手术或不适合手术的患者。国际老年肿瘤学会目前强烈建议，如果考虑在不进行手术的情况下进行初级内分泌治疗，则应由老年医学专家参与，以优化对患者合并症的管理，并帮助评估患者的预期寿命。老年妇女对保乳手术（breast conservation surgery，BCS）和乳房切除术的耐受性与年轻患者一样好，因此应为她们提供相同的手术选择。如果可以选择，年龄≥70岁的女性更有可能选择保乳手术而不是乳房切除术。重要的是，与乳房全切除术相比，接受BCS（乳房部分切除术和放疗）治疗的老年妇女在治疗后报告功能受限的可能性较小。尽管有这些数据，老年妇女比年轻妇女更有可能接受乳房切除术，而不太可能接受乳房重建。由于身体形象对许多老年妇女仍然很重要，并且接受BCS治疗的老年妇女报告的身体形象比接受乳房切除术治疗的老年妇女更好，如果患者符合临床标准，则应提供BCS。

有一种误解，认为老年妇女不关心自己的身体形象，她们更容易接受乳腺切除术而不是保乳手术。这一点没有得到现有证据的证实。一项研究对563例年龄≥67岁的女性进行了电话调查，这些女性在手术后3个月、12个月和24个月被诊断为可手术乳腺癌，所有人都适合保留乳房。用癌症康复评估系统简表测量身体形象，用医疗结果研究分量表评估心理健康。对于31%的被调查者来说，对身体形象的偏好是决定治疗方案的主要因素，这与年轻女性的报告相似。接受保乳治疗的患者在治疗两年后的身体形象明显更好。最差的身体意象发生在那些倾向于保留乳房但接受了乳房切除术的患者身上。非常有趣的是，身体形象可预测两年的心理健康。因此，女性对外表的偏好，共同决策可有助于改善患者的心理健康。

如何对腋窝进行适当处理一直是研究热点领域。腋窝淋巴结清扫（axillary lymph node dissection，ALND）不再是常规，当腋窝淋巴结临床阴性时，可实行前哨淋巴结活检（sentinel lymph node biopsy，SLNB）。SLNB在老年妇女中是可行的，并且耐受性良好，与ALND相比，SLNB后手臂残疾率较低。然而，在65岁及以上患有乳腺癌女性中进行的研究显示，在符合手术条件的女性中，SLNB的利用率不足。尽管ALND仍然是≥3个阳性前哨淋巴结女性的标准治疗，但根据ACSOG Z0011试验的结果，在所有年龄的患者中，对于T_1期和1或2个阳性前哨淋巴结（临床淋巴结阴性）的患者，ALND的必要性受到质疑。一些学者建议老年妇女不需要腋窝淋巴结评估。这种方法已经在患有ER阳性乳腺癌和腋窝淋巴结临床阴性的老年妇女的试验中进行了研究。国际乳腺癌研究小组将473例年龄≥60岁的女性随机分为初次手术组和他莫昔芬联合或不联合ALND组。该研究的终点是生活质量（quality of life，QOL），在中位随访时间为6.6年时，无病生存率（67% *vs.* 66%）和总生存率（75% *vs.* 73%）相似。其他研究也报道了类似的结果。因此，患有小（≤2 cm）ER阳性肿瘤且腋窝淋巴结临床阴性的老年妇女，如何对腋窝进行适当处理需要特别关注。

2. 放射治疗

对于老年乳腺癌患者，与年轻患者一样，乳房照射被认为是保乳手术的标准组成部分。老年乳腺癌患者对于乳房照射通常具有良好的耐受性，美容效果良好，年龄本身不应成为其纳入的限制因素。然而，同侧乳腺癌的复发率随着年龄的增长而降低，尽管BCS后的放疗与各年龄组局部复发的减少比例相似，但治疗的绝对效益在老年妇女中较低，因为她们的局部复发风险较低。这促使人们重新评估放射治疗在选定的老年乳腺癌患者中的作用。一项大型随机试验专门研究了年龄≥70岁的女性BCS后辅助放疗的作用。在癌症和白血病B组（CALGB 9343）的研究中，接受他莫昔芬治疗的ER阳性肿瘤≤2 cm的老年妇女被随机分为两组，一组接受放疗，另一组不接受放疗。中位随访时间10.5年时未接受放疗的女性的局部复发率与接受放疗的女性有显著差异（9% *vs.* 2%；*P*=0.0125）。然而，两组在乳腺癌特异性生存率或总生存率上没有显著差异。到目前为止，大多数死亡是由乳腺癌以外的原因造成的。因此，对于年龄≥70岁的小（＜2 cm）ER阳性、淋巴结临床阴性乳腺癌患者，在接受内分泌治疗的妇女中，可以合理地忽略辅助放疗。很少有数据可以可靠地预测这些不符合高度选择性标准的老年患者是否可以省略放射治疗，尽管CALGB 9343提供了令人信服的数据，但Soulos等最近研究并确定放射治疗在临床实践中的使用率仍然很高。此外，他们没有发现任何证据表明在预期寿命有限的患者中放射治疗的选择有差异，在预期寿命最短的患者中使用放射治疗的比例仍超过40%。

3. 内分泌治疗

总体而言，内分泌治疗的毒性小，在改善无复发生存率和总生存率方面有效，因此建议对ER阳性的老年女性乳腺癌患者进行辅助内分泌治疗。对于大多数绝经后妇女，芳香化酶抑制剂（aromatase inhibitor，AI）是首选药物，与他莫昔芬相比，可改善无病生存率（disease free survival，DFS），并降低血栓形成和子宫内膜癌的发生率。内分泌治疗的益处在各年龄组都得到了体现。在比较来曲唑与他莫昔芬5年疗效的BIG 1-98试验中，来曲唑的DFS获益与年龄无关，包括年龄≥75岁的女性。在MA.17试验（他莫昔芬治疗5年后，来曲唑治疗5年与安慰剂比较）中，对老年妇女的亚组分析显示，来曲唑仅对年龄＜60岁的妇女的DFS有统计学意义的益处。然而，年龄和治疗之间没有交互作用，表明来曲唑在所有年龄组中具有相似的效果。此外，在接受来曲唑或安慰剂治疗的≥70岁患者组中，24个月时的毒性或生活质量没有差异，这使得延长来曲唑治疗成为老年乳腺癌妇女的一种选择。

尽管芳香化酶抑制剂治疗对老年妇女有益，但在老年妇女中监测肌肉骨骼不适、骨丢失和骨折风险等不良反应非常重要，因为老年妇女比年轻妇女有更高的骨量减少和骨质疏松症发生率。尽管这些研究的目的不是将骨折率作为主要结果，但在一项对7项试验的荟萃分析中，比较了AI和他莫昔芬对患有早期乳腺癌的绝经后妇女的疗效，AI显著增加了骨折的风险。在这一人群中，监测骨密度尤为重要。此外，研究报道了芳香化酶抑制剂与心血管风险之间的潜在联系。然而，需要进一步的研究来阐明这些发现。丹麦乳腺癌协作组的一项研究确定了一个预后良好的患者亚组，可以考虑省略辅助内分泌治疗。他们报道，在缺乏系统治疗的情况下，年龄在60～74岁的患有小肿瘤（≤1 cm）、淋巴结阴性、ER阳性、1级导管癌/1级或2级小叶癌的女性与健康同龄女性具有相同的死亡率，这表明可能存在不考虑内分泌治疗的人群。

4. 辅助化疗

到目前为止，老年人在辅助化疗试验中的证据级别不高。然而，最近报道了一项专门针对老年人的具有里程碑意义的随机试验。在这项前瞻性随机研究中，年龄≥65岁的女性随机接受标准的综合化疗[环磷酰胺、甲氨蝶呤和氟尿嘧啶（CMF）或多柔比星和环磷酰胺（AC）或单用卡培他滨]。中位随访时间2.4年后，与随机分配接受标准化疗的患者相比，接受卡培他滨治疗的患者复发的可能性是其2倍，死亡的可能性几乎是其2倍。在激素受体阴性的亚组中获益最大（*HR*=2.62，*P*=0.001）。这些数据表明，标准的辅助化疗在老年妇女的治疗中发挥了作用。NCCN指南没有为化疗的使用设定年龄上限，承认必须考虑预期寿命和合并症。两项大型国际随机试验（CASA和ACTION）比较了老年妇女的辅助化疗和非化疗，由于样本量不足而过早结束。来自合作小组研究的数据表明，总体健康状况良好的老年妇女从全身化疗中获得的益处与年轻人相似。然而，它们的治疗毒性风险增加。一项针对淋巴结阳性乳腺癌的4项CALGB试验的回顾性分析报告称，与年轻患者相比，老年患者从实验组（给予更积极的化疗）中获得了类似的益处，无复发生存率和总生存率均有所提高。然而，年龄≥65岁的女性经历了更高的治疗相关死亡率和血液学毒性。一项始于1995年的EBCTCG随机试验的荟萃分析显示，在老年和年轻女性中，化疗的复发率和乳腺癌特异性死亡率均有统计学意义上的显著降低，年轻女性的绝对获益幅度更大。尽管报道接受辅助化疗的女性死亡率降低了13%，但试验涉及的年龄≥70岁的女性太少，无法达到统计学意义。其他原因导致的死亡风险增加、肿瘤生物学的差异（ER阳性癌症的百分比增加）或与年龄相关的治疗毒性风险增加等，均阻碍了老年妇女实施足够剂量强度辅助化疗的能力。

（二）晚期乳腺癌治疗

1. 解救化疗

老年转移性乳腺癌（metastatic breast cancer，MBC）患者的化疗数据有限。到目前为止，已经报道了40项Ⅱ期试验，仅有3项前瞻性随机临床试验，主要针对相对健康的75岁或更年轻的患者，非老年人姑息性化疗的研究结果。然而，不能将患者外推至老年患者，因为后者由于与器官功能受损相关的药代动力学改变和多药治疗导致的潜在药物相互作用而导致毒性风险增加。此外，生活质量和预期寿命可能受到合并症和老年患者自身的影响。

国际老年肿瘤学会和欧洲乳腺癌专家学会的最新建议是，对于ER阴性、激素难治性或快速进展疾病的老年患者，推荐使用安全性良好的单药化疗药物。蒽环类药物和紫杉类药物是治疗乳腺癌的有效药物，其不良反应分别是蒽环类药物的骨髓毒性、脱发和潜在的心脏毒性及紫杉类药物的神经病变。聚乙二醇化多柔比星脂质体和卡培他滨对老年癌症患者（包括病情较重的患者）有效且患者耐受性良好。对于不能耐受或不愿意静脉化疗的患者，口服化疗药物也是选择之一，如口服卡培他滨、长春瑞滨胶囊、足叶乙甙胶囊、环磷酰胺片等。

在HER2阳性转移性乳腺癌患者中化疗加抗HER2靶向治疗是不分年龄的标准治疗，即便对于老年患者也是标准治疗。RegistHER是一项基于曲妥珠单抗的一线方案的获益的大型观察性研究，研究显示接受曲妥珠单抗的65岁及以上的妇女与未接受曲妥珠单抗的妇女相比，治疗加曲妥珠单抗与PFS的显著改善相关，尽管OS没有显著差异。在老年患者的治疗过程中存在的问题是患者是否会接受抗HER2靶向治疗的标准化疗，由于严重的不良事件，可能难以维持足够强度的标准剂量化疗，尤其是在一线标准化疗中。另一方面，T-DM1在老年患者中是否可行和有效同样不明朗。日本进行了一项随机对照试验，研究了曲妥珠单抗、帕妥珠单抗和多西他赛对比T-DM1在65岁或以上的HER2阳性晚期乳腺癌患者中的疗效和安全性（HERB TEA研究）。在该研究开始之前，对日本医生进行了关于多西他赛初始剂量的调查，大多数医生建议75岁或以上的女性使用60 mg/m^2的剂量。主要终点是OS，证实T-DM1的非劣效性和较低的毒性。至于另一种毒性较小的方案，一项前瞻性Ⅱ期研究证实了在老年乳腺癌患者中增加节拍性化疗的益处，每日口服50 mg环磷酰胺，联合帕妥珠单抗和曲妥珠单抗治疗的安全性可接受。因此，不适合标准化疗的虚弱老年患者仍可受益于低强度化疗方案的抗HER2靶向治疗。

2. 内分泌治疗

已有多项试验评估了芳香化酶抑制剂与他莫昔芬对激素受体阳性、HER2阴性转移性乳腺癌绝经后妇女的疗效。这些试验表明，在这种情况下，阿那曲唑、来曲唑和依西美坦优于他莫昔芬。然而，尽管基于该数据，芳香化酶抑制剂在临床实践中通常用于老年人，但大多数数据主要侧重于年轻的绝经后女性。纳入这些试验的患者的平均年龄为63～67岁，其中近90%患者的ECOG PS为0～1分。

单独使用氟维司群已被证明是一种安全有效的内分泌疗法，适用于一线和二线转移的老年人，并且可能比芳香化酶抑制剂更有效。与阿那曲唑相比，氟维司群在一线治疗中改善了疾病进展时间，总体缓解率和临床受益率相当。氟维司群也是芳香化酶抑制剂进展后的有效治疗药物。然而，纳入这些试验的患者的平均年龄为64～68岁，并且主要倾向于具有良好体能状态的较年轻的绝经后妇女。一项系统评价报告称，与芳香化酶抑制剂相比，氟维司群500 mg可改善PFS，对65岁及以上患者的亚组分析显示，PFS获益更大。在绝经后妇女中，与最初批准的250 mg剂量相比，氟维司群500 mg的疗效有所提高。

内分泌治疗的依从性仍然是一个问题，在老年人群中面临着独特的挑战。尽管大多数关于依从性的研究都是在辅助环境中进行的，但这些研究表明，大多数接受内分泌治疗的乳腺癌患者（高达90%）在接受内分泌治疗时会出现不良事件，包括潮热、恶心、关节痛、疲劳、情绪变化和骨折。由于很高比例的患者经历了这些药物的不良反应，依从性可能是一个挑战，尤其是口服内分泌药物。在辅助治疗中，估计仅有69%的绝经后妇女对芳香化酶抑制剂具有依从性。在一项对老年人群中各种癌症推荐治疗的依从性的系统回顾中，一项更广泛的分析显示，依从率在52%～100%。

需要进一步调查以了解依从性差的原因和可能的补救措施。在实践中，如果担心老年人可能由于痴呆或其他功能限制而难以坚持治疗，可考虑使用临床给药的氟维司群，而不是口服芳香化酶抑制剂。

（三）新辅助治疗

老年乳腺癌患者新辅助治疗的指征等同于一般人群，相对于年轻患者降期保乳的目的，老年患者新辅助治疗适用于肿瘤累及皮肤、胸壁或腋窝淋巴结固定而难以实施手术切除的情况。

以辅助手术为目的而采用新辅助治疗，应在肿瘤范围缩小或腋窝淋巴结缩小至能够施行手术时停止。在能够采取手术切除时及时进行手术，以免丧失手术机会。极少数老年患者在新辅助治疗后效果佳，原发肿瘤不能触及，甚至辅助检查亦不能探及，从而不愿再行手术。此部分人群可严密随诊观察或给予个性化处理。

多项随机研究证实，对于激素受体阳性的绝经后女性乳腺癌患者，AI在手术干预前有降低肿瘤分期和缩小肿瘤体积的疗效（表33-1-1）。两项前瞻性Ⅱ期研究比较了AI新辅助治疗与化疗对激素受体阳性乳腺癌绝经后妇女的疗效。一项研究将ER阳性患者随机分为两组，一组接受阿那曲唑或依西美坦治疗3个月，另一组接受多柔比星和紫杉醇治疗3个月。在ER阳性绝经后妇女中，新辅助内分泌治疗在总体客观缓解率、病理学完全缓解率和保乳手术率方面与化疗疗效相当。另一项研究将绝经后或绝经前的Luminal乳腺癌患者随机分组接受化疗（表柔比星加环磷酰胺，然后是多西他赛）或激素治疗联合依西美坦。临床缓解率无显著差异，提示新辅助内分泌治疗与化疗疗效相当。

表33-1-1　老年乳腺癌患者新辅助内分泌治疗的临床试验

研究	设计	患者数	治疗方案	主要研究终点	结果	*P*
PROACT	Ⅲ期随机双盲	451	阿那曲唑1 mg *vs.* 他莫昔芬20 mg	ORR	39.5%*vs.* 35.4%	0.29
IMPACT	Ⅲ期随机双盲	330	阿那曲唑1 mg *vs.* 他莫昔芬20 mg *vs.* 阿那曲唑1 mg+他莫昔芬20 mg	ORR	37 *vs.* 36 *vs.* 39%	＞0.5
Z1031	Ⅱ期随机	374	依西美坦25 mg *vs.* 来曲唑2.5 mg *vs.* 阿那曲唑1 mg	ORR	62.9% *vs.* 74.8% *vs.* 69.1%	＞0.5
Eiermann et al.	Ⅲ期随机双盲	337	来曲唑2.5 mg或他莫昔芬20 mg	ORR	55% *vs.* 36%	＜0.001
Semiglazov et al.	Ⅱ期随机	239	阿那曲唑1 mg或依西美坦25 mg *vs.* 多柔比星60 mg/m^2+紫杉醇200 mg/m^2	ORR	64.5% *vs.* 63.6%	＞0.5
GEICAM/2006-03	Ⅱ期随机	95	依西美坦25 mg *vs.* EC-T	ORR	48% *vs.* 66%	0.075

注：ORR：客观缓解率；EC-T：表柔比星90 mg/m^{2}和环磷酰胺600 mg/m^2×4个周期，序贯多西他赛100 mg/m^2×4个周期。

四、预后

老年乳腺癌患者更常表现为激素受体表达阳性的肿瘤、没有人表皮生长因子受体2（HER2）的过表达、较低的增殖率、二倍体、正常的p53表达和Bcl-2过表达。这可能是潜在肿瘤生物学差异，表明老年乳腺癌是一种生物学上不同的肿瘤类型，与年轻乳腺癌相比具有更惰性的特征。与年轻乳腺癌患者相比，生物标志物在老年乳腺癌患者中可能表现出不同的预后和预测作用：老年人死亡原因多种多样，老年乳腺癌患者的预期寿命明显较短；乳腺癌可在长时间后复发，这进一步表明预后和预测生物标志物的影响和意义在该患者人群中可能存在显著差异。然而，由于这一患者群体在转化研究和随机试验中的代表性不足，对预后和预测生物标志物的结果的影响知之甚少。

这些潜在的生物学差异可能导致分子亚型表现不同，并对老年乳腺癌患者的肿瘤进展产生不同的影响，这可能反映在相同分子亚型对老年患者的预后影响与对年轻患者的预后影响不同。事实上，正如前面所讲，老年乳腺癌肿瘤具有更惰性、更少侵袭性和增殖性的特征。然而，这与乳腺癌特异性死亡率随年龄增长而增加的事实相矛盾，老年乳腺癌患者更常死于乳腺癌，而不考虑其他原因导致的较高死亡风险。将这些自相矛盾的发现结合在一起，可以解释老年乳腺癌患者与年轻乳腺癌患者相比肿瘤微环境的差异。随着年龄的增长，细胞和分子的改变逐渐累积，导致组织功能障碍，从而促进肿瘤进展。有证据表明，与年龄相关的功能性先天免疫和适应性免疫的下降会导致对感染和疫苗接种的反应能力降低。这种现象被称为免疫衰老，其特征是减少幼稚T细胞的输出。越来越多的证据表明，免疫衰老可能促进老年乳腺癌患者的癌症进展，这可以部分解释这些患者的乳腺癌特异性预后较差。

分子亚型在老年乳腺癌中不是具有统计学意义的预后指标相关解释，可能是老年患者死亡的竞争性风险。与年轻乳腺癌患者相比，老年乳腺癌患者在绝对意义上显示出更多的复发，然而，由于早期死亡和其他原因死亡的风险较高，他们的乳腺癌复发率和乳腺癌特异性死亡率较低。与几乎100%的年轻患者相比，只有大约60%的老年乳腺癌患者死于乳腺癌。这些患者由于乳腺癌不相关的原因而具有短期预后，特别是在那些被认为虚弱的患者中。老年患者预后与死亡的竞争性风险、ER驱动的差异和生物学中的微环境变化等因素有关。

第二节　老年乳腺癌患者诊治的争议

一、老年年龄定义的争议

国际通常采用70岁作为老年患者的阈值。年龄与器官系统功能下降、预期寿命缩短及癌症治疗耐受性有关。然而，个体间的变异性是重要的，年龄不应被视为决策的唯一标准。与年龄相比，老年综合评估（comprehensivegeriatric assessment，CGA）应更有利于收集关于一个人耐受癌症治疗的能力的信息。CGA包括合并症、社会经济条件、功能依赖、情感和认知背景、整体虚弱和预期寿命的评估。

肿瘤学家可能会考虑患者的功能年龄，而不是实际年龄，但令人遗憾的是，他们没有充分利用CGA或合并症评分。完成日常生活活动（activities of daily living，ADL）和工具性日常生活活动（instrumental activities of daily living，IADL）的能力反映了一个人在家庭和社区中保持独立的技能。作为功能状态评估的一部分，ADL

和 IADL 被视为老年癌症患者评估的相关标准，因为它们可以预测手术并发症、治疗相关毒性、疼痛严重程度和心理压力。合并症和功能状态影响癌症预后和治疗选择，尤其是对于老年患者来说，因为他们更经常受到其他健康问题的影响，他们中有一半人死于与癌症无关的原因。患有 3 种或 3 种以上合并症的女性因乳腺癌以外原因死亡的概率比无相关合并症的女性高 20 倍。此外，研究还发现死亡率与年龄、疾病阶段、肿瘤特征及社会因素有关。虚弱已被证明与生物标志物有关，如促炎细胞因子白细胞介素 -6 或 C 反应蛋白，它们也是癌症的预后标志物。因此，生物标志物可能有助于完成老年评估，尽管它们对治疗效果和耐受性的影响尚未得到证实。

实际年龄仅是一个参考数据，功能年龄才是评估中的关键。

二、老年乳腺癌患者避免乳房切除术的争议

Fentiman 等的一项研究纳入了 164 例 70 岁及以上的女性，她们被随机分为两组，一组接受根治性乳房切除术，另一组每天服用他莫昔芬 20 mg。他们表明在中位随访时间为 10 年的情况下，他莫昔芬组的进展显著增加，达到了惊人的 62%，而手术组为 11%。但他们发现总体生存率没有显著差异。同样，Kenny 等发现楔形乳房切除术组的局部控制得到改善，手术组的复发率为 38%，而他莫昔芬组（每日剂量为 40 mg）的复发率为 81%。然而，没有观察到总生存率的差异。Gazet 等的一项研究纳入了 200 例年龄≥ 70 岁的雌激素阳性肿瘤患者并得出结论，在 6 年的随访中，就总生存率和局部控制率而言，单独手术比单独使用他莫昔芬更有效。因此，单独使用他莫昔芬的主要内分泌治疗被认为是手术治疗的延迟，而不是适当的治疗。然而，Gazet 等的最终报告（28 年的随访）显示，手术组和他莫昔芬组的生存率没有任何差异；从他莫昔芬到手术治疗的交叉复发后，生存率也没有差异。此外，2/3 的患者最终死于乳腺癌以外的其他原因。Chakrabati 等发表了一项随机临床试验（n=131）的最终结果，该试验比较了乳房切除术与单独使用他莫昔芬，经过 20 年的随访，只有 2 例患者仍然存活（均为单独使用他莫昔芬）。他们发现区域进展的时间没有差异。但是，更重要的是，他们还发现两组在总生存率方面没有统计学上的显著差异。

总之，Hind 等的荟萃分析综合上述研究的结果，并就总生存率得出结论，在老年乳腺癌患者中，单独手术并不优于他莫昔芬治疗（HR=0.98，95% CI：0.74 ～ 1.30，P=0.9）。然而，荟萃分析显示，与单独使用他莫昔芬相比，手术治疗在无进展生存率方面具有显著差异（HR=0.55，95% CI：0.39 ～ 0.77，P=0.0006）。这些研究的长期后续随访数据支持了这些发现。

以上信息似乎提示老年乳腺癌患者避免手术是一种合理的治疗选择。而手术是乳腺癌的关键治疗方式之一，医疗专业人员需要跟上老年患者乳腺癌手术领域的最新进展。在过去的 10 年中，在老年外科癌症患者的术前检查中纳入虚弱评估的重要性已经变得明显，因为它已经被证明可以成功地预测患者住院时间、并发症、生存率和费用。手术技术的侵入性降低了，麻醉变得更安全了，患者预期寿命也在稳步上升。由于这个原因，八十多岁、九十多岁的老人，甚至百岁老人都在考虑进行大型癌症手术。因此，非常需要对老年患者进行正确的治疗。

老年患者是异质性的，有预期寿命很长的患者，也有预期寿命很短的虚弱患者，实际年龄本身并不能很好地预测预期寿命和治疗结果。缺乏对老年患者进行治疗风险分层的信息可能导致老年患者治疗不足和虚弱老年患者治疗过度。

治疗任何年龄的早期乳腺癌患者的金标准是手术。在不能耐受手术的虚弱患者中，治疗应个体化，对于激素受体阳性的患者，可考虑采用初级内分泌方法（无计划手术）。

三、老年乳腺癌患者辅助化疗的争议

老年乳腺癌患者与年轻患者相比，对化疗毒性更敏感。此外，化疗可能会加重老年癌症患者的其他合并症，甚至低度毒性（如腹泻和神经病变）也可能足以导致患者功能性失禁或导致先前患有糖尿病性神经病变或活动受限的患者的功能衰退。在老年早期乳腺癌患者中，指导最佳辅助化疗决策的数据有限。然而，前瞻性试验数据表明，老年妇女从辅助化疗中获得的益处与年轻妇女相似。机体功能良好的老年妇女对辅助化疗的耐受性相对较好，选择辅助化疗的一般原则与年轻妇女相同。然而，生理储备的普遍下降和合并症的增加使老年妇女的毒性风险增加，进而可能影响整体功能、生活质量和生存率。特别值得关注的是蒽环类化疗方案有增加心脏毒性和继发性恶性血液病的风险。因此老年妇女的辅助化疗选择应个体化，需充分考虑合并症和其他因素。

四、老年乳腺癌患者辅助放射治疗的争议

有充分证据表明，辅助放射治疗可显著降低保守性手术切除后局部复发的风险。在意大利的一项研究中，随机选择了 579 例患者。对于肿瘤小于 2.5 cm 的患者，比较有无放疗的象限切除术和腋窝淋巴结清扫术；局部复发率分别为 5.8% 和 23.5%。在同一研究中，局部复发与患者年龄呈负相关。例如，局部复发在 45 岁以下的女性患者中更为常见，而在 65 岁以上的患者中几乎没有。根据对 17 项保乳治疗试验的荟萃分析发现，术后放疗不仅使局部或远处 10 年复发的风险减半，而且使早期乳腺癌患者（$T_1 \sim T_2$）的年死亡率降低了 1/6。乳房切除术后胸壁照射可提高患有晚期疾病（$T_3 \sim T_4$，$N_2 \sim N_3$）的老年患者（70 岁以上）的生存率。当辅助放疗联合激素治疗时，还观察到局部复发的进一步减少。癌症和白血病 B 组（CALGB）9343 试验比较了 636 例 70 岁以上的低危患者（ER 阳性，肿瘤大小＜ 2 cm，Ⅰ期，无淋巴结浸润）的治疗结果，这些患者接受了他莫昔芬辅助治疗（有或无放疗）。在接受放射治疗的患者中观察到局部复发率降低（从 4% 降至 1%），但 OS 无差异。

尽管缺乏关于老年早期乳腺癌患者放射治疗管理的证据，但对于接受保守性手术或乳房切除术且局部复发风险较高的女性而言，放射治疗是一种可接受的治疗方式。这包括手术切缘靠近肿瘤、肿瘤大小＞ 5 cm、腋窝淋巴结浸润超过 4 个的局部晚期肿瘤患者。此外，对于所有预期寿命超过 10 年的患者，应考虑辅助放射治疗。在没有生存获益的情况下，对于肿瘤较小且无阳性淋巴结的老年患者，应根据个体的局部复发风险选择放射治疗。

重要的是，在辅助治疗中忽略放射治疗仍然存在争议。根据早期乳腺癌试验协作组等的荟萃分析，不进行全乳放疗虽然降低了局部控制率，但不影响 OS。随访 10 年后，接受放疗和未接受放疗的患者的总生存期无差异（分别为 63% 和 61%）。此外，最小风险老年人术后放疗Ⅱ试验（早期患者接受保乳手术 / 内分泌治疗 ± 辅助放疗）的数据证实了 CALGB 9343 试验的结果，并表明术后放疗不影响 OS，ER 阳性患者可以安全省略，而 ER 阴性患者则不能。尽管放射治疗的省略没有被广泛施行且需要被更多地研究，我们认为，这种方法只有在个性化医疗的背景下，在医院肿瘤学 MDT 同意后，并根据患者的意愿，是可以接受的。

五、老年乳腺癌患者是否需进行筛查的争议

目前，有关老年妇女乳腺癌筛查的指南是相互矛盾的。美国预防服务工作组指出，对于年龄≥ 75 岁的女性，“目前的证据不足以评估筛查的利弊。”缺乏明确性证据主要是由于筛查研究中 70 岁以上妇女的数量有限，以及在这些妇女中，乳房 X 线检查并未显著降低乳腺癌死亡率。在筛查人群中，没有纳入年龄≥ 75 岁女性的随机对照试验。美国国家综合癌症网络的现行指南建议对大多数女性每年进行乳房 X 线筛查，并特别指出，由

于老年人群中乳腺癌的发病率较高，对老年女性使用相同的筛查指南建议≥ 40 岁。临床医生在应用筛查指南时应始终使用判断。Walter 和 Schonberg 对老年妇女乳房筛查的证据进行了细致的审查，他们得出结论：对于预期寿命不到 5 ～ 10 年的妇女，停止乳房筛查的建议应围绕增加的危害及将健康促进的重点重新放在可能在较短时间内有益的干预措施上。对于预期寿命＞ 5 年的女性，筛查的潜在益处是否大于危害是一个价值判断，需要对筛查结果有一个现实的理解。美国癌症协会的最新指南就停止筛查提供了类似的指导：年龄≥ 55 岁的妇女应每 2 年进行一次筛查，只要她们的整体健康状况良好且预期寿命为 10 年，就应继续进行乳房筛查。

即使缺乏最佳证据来支持决策，也需要一种统一的方法来监测老年妇女的乳房筛查。我们提出的方法结合了现有数据推断和老年乳腺癌幸存者的个性化需求和愿望。与乳腺癌幸存者讨论乳房筛查时，不仅应考虑新发或局部复发乳腺癌的风险，还应考虑更有可能影响生存的其他因素，这与其他治疗和筛查决策类似。此外，应定期对所有患者（无论年龄）进行随访护理，重点是治疗潜在的合并症和促进健康的生活方式。应向患者公开说明乳房筛查的有限益处。随着人口老龄化和未来老年乳腺癌幸存者人数的增加，进行前瞻性地研究，优化这一人群的监测策略和治疗决策仍然是一个紧迫的研究重点。

第三节　老年乳腺癌患者诊治的未来之问

一、老年乳腺癌患者预测预后之问

Oncotype DX® 是唯一经验证可用于预测和预后的工具，它是美国使用最多的工具，在进行的试验和研究方面拥有最多的证据。Oncotype DX® 的验证研究仅限于年轻女性或仅包括有限数量的老年女性。RxPonder（Rx 用于阳性淋巴结，内分泌反应性乳腺癌）试验是一项多中心Ⅲ期前瞻性研究，其目标是纳入 9400 例激素受体阳性、HER2 阴性、有 1 ～ 3 个阳性淋巴结，并且经 Oncotype DX® 评估为低复发风险的乳腺癌妇女。该研究将患者随机分为单独使用辅助内分泌治疗或内分泌联合化疗两组。该试验没有年龄限制，因此可能为 Oncotype DX® 在老年妇女中的应用提供有价值的数据。

MammaPrint® 也有丰富的试验证据和应用范围，可用作预测和预后的工具。MINDACT 试验包括年龄高达 70 岁的患者，显示了 MammaPrint® 作为化疗辅助治疗反应预测工具的潜力。纳入一些老年妇女是一个积极的开端，但不足以使这项研究的结果普遍适用于老年妇女。需要进一步的研究来评估 MammaPrint® 在 65 岁以上女性中的有效性。

2014 年，PAM50 在 1478 例 ER 阳性早期乳腺癌绝经后妇女的样本中得到验证。PAM50 已在 80 岁以下的女性中得到专门验证，并推荐用于绝经后女性。

一项Ⅲ期队列研究对 EndoPredict 进行了验证。有证据支持在 80 岁以下的老年妇女中使用 EndoPredict。ABCSG 试验中按年龄进行的亚组分析将有助于确定纳入的老年妇女的确切人数。

预测工具在老年原发性乳腺癌患者中的应用缺乏证据。这些工具通常应用于完全由年轻女性或包括少数老年女性组成的患者队列，并在这些患者队列中得到验证。这些工具主要集中于预测术后辅助治疗的益处，因此不能在初始内分泌治疗的老年妇女队列中提供任何有用的信息。如果有可能提供当前可用研究的年龄分类，这将大大增加在老年妇女中使用这些工具的证据基础。在验证现有工具和开发新的基于肿瘤的工具时，需要更多地认识和关注老年人群。与年轻女性相比，老年女性乳腺癌的生物学特征不同。在个性化治疗的时代，他们独特的肿瘤生物学再也不能被忽视。

二、新型药物在老年乳腺癌中应用前景之问

随着时间的推移，乳腺癌的治疗前景发生了变化，许多新的口服治疗方案被整合到标准治疗中，包括内分泌治疗，同时使用或不使用 CDK4/6 抑制剂、PI3K 抑制剂和 mTOR 抑制剂等。内分泌治疗已被证明在老年人中是安全、可耐受和有效的。但需要更多老年人的数据来帮助优化毒性管理和剂量，并了解内分泌和靶向治疗药物的最佳排序。

CDK4/6 抑制剂诱导细胞周期停滞，可能促进细胞衰老状态，这是衰老的标志。这可能不仅适用于肿瘤本身，也适用于正常健康组织，可能会加速接受抗癌治疗的患者的衰老，并提供了通过研究这类药物了解更多衰老过程的机会。进一步的研究需要了解 CDK4/6 抑制剂对衰老生物学的影响。PI3K 抑制剂通过减少下游靶标（如 Akt）的磷酸化，可能会影响细胞的营养感应，而失调的营养感应是衰老的复杂代谢标志，突出了这类药物影响衰老过程的潜力。mTOR 抑制剂可影响营养感应失调，这也是衰老的标志。抑制 mTOR 可导致衰老表型的某些方面发生改变，可能加速衰老，但也可延长哺乳动物模型的寿命，使其成为癌症和衰老研究的一个有趣领域。

肿瘤患者的肿瘤组织表达程序化细胞死亡配体 -1（PD-L1），因此建议在化疗中加入免疫检查点抑制剂，而不是单独化疗，尽管对老年患者的循证推荐有限。Pembrolizumab 被批准与化疗（白蛋白结合型紫杉醇、紫杉醇或吉西他滨 + 卡铂）联合用于联合阳性评分 CPS ≥ 10 的患者。在这关键性试验中，老年患者的入选人数有限。尽管与年龄相关的免疫系统下降或免疫衰老可能会改变基于免疫治疗的疗效，但对患有 PD-L1 阳性晚期非小细胞肺癌的日本老年患者的汇总分析表明，Pembrolizumab 的疗效和安全性结果与总体人群相似。然后，如果患有 PD-L1 阳性三阴性乳腺癌的老年患者能够接受标准化疗，则将为老年乳腺癌患者使用免疫检查点抑制剂提供真实世界数据。

在治疗老年人时，应考虑其生活质量、治疗效果和潜在的不良反应。纳入风险 / 效益讨论的问题更多、更复杂，从老年医学的角度采取多学科方法可能特别有帮助。最后，积极鼓励将老年人纳入临床试验，这不仅提供了新的治疗选择，而且还可能填补我们知识的空白，以指导老年人护理所需的复杂临床决策。

三、老年乳腺癌治疗时需特殊注意事项之问

与治疗年轻人群相比，治疗患有老年乳腺癌患者需要额外的、通常是独特的考虑。使用 ePrognosis 等工具来估计患者的寿命，有助于讨论治疗方案的风险和益处。此外，需要考虑患者的合并症，以更好地理解功能年龄，而不是实际年龄。老年综合评估包括对机体功能状态、医疗条件、认知功能、营养状况、社会支持和心理状态的评估，以及对药物的审查，已被证明有利于预测老年人的毒性和存活率。美国临床肿瘤学会指南现在建议接受化疗的老年患者应进行老年综合评估。该评估有助于确定是否具备干预机会。与普通乳腺癌患者人群中经常使用的主要药物类似，老年人可能更多地受益于一次使用一种化疗药物，而不是多药联合化疗。如果坚持治疗是一个问题（可能是因为患者很难记住服药或很难打开瓶子，并且没有护理人员），那么静脉输液或注射治疗可能是首选。考虑到老年人护理的许多方面，除了肿瘤学家和药师外，多学科参与（可能包括老年医学专家、姑息治疗医生或保健医生）更为理想。我们需要更多的数据来为老年乳腺癌群体提供最佳治疗方法。此外，除了传统的 PFS 和 OS 之外，与老年人更相关的终点，如机体功能、耐受程度和治疗不良反应等，可能会为临床实践的改进提供更多价值。

四、老年男性乳腺癌治疗之问

男性乳腺癌在所有乳腺癌中所占比例不到0.5%～1.0%。诊断时的中位年龄为64岁。根据2003—2004年的流行病学数据，392例男性患有侵袭性疾病：24%的患者年龄在70～79岁，17%的患者年龄在80岁或以上。老年男性乳腺癌患者的生存率似乎与老年女性乳腺癌患者相似。老年男性的乳腺癌通常是自我检测的，大多数是ER阳性。据报道，HER2过度表达率为12%～37%，但由于缺乏数据，很难评估老年男性HER2状态的预后。

目前尚无针对老年男性乳腺癌患者的循证治疗建议。由于这种疾病很罕见，临床试验很困难。美国国家综合癌症网络（NCCN）指南建议参照绝经后女性指南治疗。大多数男性接受乳房切除术和ALND治疗。与年轻男性相比，老年男性接受ALND和胸壁放疗的可能性较小。在男性患者中，特别是那些有淋巴结转移的患者，辅助化疗已被证明可以改善DFS和总体生存率。决定使用化疗时应考虑到可能影响耐受性的合并症。他莫昔芬是男性ER阳性乳腺癌患者的标准辅助治疗，具有经证实的DFS和总体生存获益。芳香化酶抑制剂尚未在男性中进行充分研究。芳香化酶抑制剂对健康男性雌激素的不完全抑制表明，单独使用这些药物可能不足以治疗ER阳性乳腺癌患者，芳香化酶抑制剂应与手术或药物、睾丸切除术联合使用。

案例研究描述了芳香化酶抑制剂与或不与促黄体激素释放激素激动剂同时使用的治疗结果，但还需要进一步研究。没有关于曲妥珠单抗治疗男性乳腺癌的数据。然而，基于对女性的益处，应为HER2阳性疾病提供抗HER2治疗。

五、老年乳腺癌治疗之问

80岁及以上的老年乳腺癌患者是患癌人群中独特且不断扩大的一个群体。治疗决定应以预期寿命为基础，同时还需考虑治疗的潜在益处、患者的治疗目标，以及治疗的潜在风险（包括对机体功能和生活质量的影响）。老年癌症患者，尤其是80岁及以上的老年患者，在护理方面仍然存在重大差距。美国临床肿瘤学会最近提出了以下5项建议以填补这些空白：①利用临床试验来改善治疗老年癌症患者的证据基础；②利用研究设计和基础设施来产生老年癌症患者的证据；③增加美国食品和药品监督管理局的权力，以激励涉及老年肿瘤患者的研究并对其提出要求；④增加临床医生对老年肿瘤患者临床试验的招募；⑤利用期刊政策改进研究人员对研究参与者的年龄分布和健康风险概况的报告，以利于为老年乳腺癌患者的治疗方案提供充足理论及循证依据。

张燕　韩兴华

第三十四章　男性乳腺癌诊治的现状、争议、未来之问

第一节　男性乳腺癌诊治的现状

一、男性乳腺癌的流行病学现状

乳腺癌是全球女性中最常见的恶性肿瘤，但是男性乳腺癌（male breast cancer，MBC）在临床上较为少

见，约占所有乳腺癌的1%，在男性癌症中占比不足1%。近年来，MBC的发病率有上升趋势。1975—2015年，MBC的发病率从0.85/10万增加到了1.19/10万。2020年美国新发MBC约有2620例，大约520例男性死于乳腺癌。MBC的终生累积风险是1/1000，而女性乳腺癌达到了1/8。MBC的发病率随年龄的增加而升高，MBC的中位诊断年龄为63岁，比女性大，黑种人患MBC的风险高于白种人。若男性的一级亲属中有乳腺癌患者，那么该男性患乳腺癌的风险就会增加1倍。

*BRCA*突变是男性乳腺癌最明确的风险因素之一，15%～20%的MBC患者有乳腺癌或卵巢癌家族史，其中*BRCA2*是与MBC相关性最强的突变基因，*BRCA2*基因突变男性终生患MBC的风险为1%～6%。NCCN指南建议，患有*BRCA*突变的男性从35岁开始每年进行临床乳房检查，并考虑前列腺癌筛查；目前不推荐用乳腺X线摄影或MRI成像筛查乳腺癌。雌激素水平升高使男性易患乳腺癌，MBC的发病率与血液中的雌二醇水平呈正相关。雌激素水平升高与男性其他病症也存在联系，包括男性乳房发育症、肝脏疾病、睾丸异常、肥胖及先天性精曲小管发育不全[又称克氏综合征（Klinefelter 's syndrome）]，这些病症的共有特征包括性腺功能低下和睾酮水平低。研究表明，患有克氏综合征的男性发生乳腺癌的风险比正常男性高50倍，3.0%～7.5%的MBC患者合并有克氏综合征。此外，长期电离辐射、处于磁场环境、接触三氯乙烯等有机溶剂的职业暴露也是罹患MBC的危险因素。

二、男性乳腺癌的诊断

大多数MBC表现为乳晕下无痛性肿块，其他的临床表现包括乳头回缩、溢液、出血、皮肤溃疡和腋窝淋巴结肿大，乳头溢液或出血较为少见。男性患者在确诊时常表现出比女性更高级的疾病特征，如肿瘤体积较大、淋巴结受累较多和出现远处转移，原因可能是针对男性的乳腺筛查项目及公众对MBC的认识缺乏。MBC的总体预后差于女性，可能与男性乳腺癌确诊更晚、发现时年龄更大，以及男性普遍预期寿命短于女性有关。

MBC最常见的转移部位是骨、肺和远处淋巴结。当怀疑癌症时应行乳房的影像学检查。美国放射学会推荐年龄＜25岁男性当发现乳腺肿物时行超声初检，年龄≥25岁男性推荐钼靶初检，如钼靶检查不能提示癌症时推荐进一步行超声检查。男性乳房腺体组织相对较少，MRI在MBC的诊断中未能显示出明显的优势，因此不推荐作为常规检查。对可疑MBC者需行穿刺活检或术中病理活检予以确诊。男性乳腺癌的分期与女性相同，目前并无男性特异性的系统分期推荐。

三、MBC的病理学特征

浸润性导管癌是MBC最常见的病理类型（84.8%），MBC组织学分级主要为Ⅱ级（51.5%）。虽然浸润性小叶癌占女性浸润性癌的12%，但该亚型在男性中却很罕见，仅占1%～2%。大约10%的男性乳腺癌为原位导管癌。小叶原位癌在男性中非常罕见，因为男性乳房中通常不存在终端小叶。其他较少见的组织学亚型包括乳头状癌（2%～3%）和黏液癌（1%～2%）。

MBC的雌激素受体（estrogen receptor，ER）阳性率和人表皮生长因子受体2（human epidermal growth factor receptor 2，HER2）阴性率均高于女性乳腺癌，其标志物的表达率与老年绝经后妇女相似。一项大型国际男性乳腺癌项目对1990—2010年诊断为MBC的患者进行了回顾性研究，1483个肿瘤患者接受了中心的病理学检查。结果显示，ER阳性占99.3%，PR阳性占81.9%，雄激素受体（androgen receptor，AR）阳性占96.9%，HER2阳性仅占8.7%。约41.9%为Luminal A型，48.6%为Luminal B型（HER2阴性），9%为HER2

阳性，三阴性乳腺癌不足1%。

对于早期雌激素受体阳性、HER2阴性的女性乳腺癌，21基因复发评分法可以对远处复发风险和辅助化疗的获益进行估计，以决定是否进行辅助化疗。Turashvili G对38例HR阳性、HER2阴性的MBC患者进行了21基因复发评分检测，其中肿瘤中位大小为1.6 cm，淋巴结阴性31例（81.6%）。结果发现，低评分（≤17分）26例（68.4%），中评分（18～30分）9例（23.7%），高评分（≥31分）3例（7.9%）。其分布规律与女性患者相似。仅有5例中高评分的患者接受了化疗，随访34个月，仅发现1例远处复发。可能由于随访时间有限，21基因复发评分低的患者未化疗并且未见复发。该研究结果表明，对于男性乳腺癌患者，21基因复发评分可能也有一定的临床意义。

另外，Agendi在SABCS 2020公布了MammaPrint®在男性乳腺癌和女性乳腺癌种的对比研究结果，结果显示：MammaPrint®基因的聚类分析并未发现男性和女性乳腺癌间明显的差异；来自男性和女性乳腺癌患者的肿瘤之间的MammaPrint®指数分布相似，表明MammaPrint®结果不受生理性别的影响。

四、男性乳腺癌的治疗现状

（一）早期MBC的治疗

1. 外科手术治疗

男性乳腺癌是一种罕见且未得到充分研究的疾病。很少有针对男性乳腺癌的前瞻性临床研究，而乳腺癌治疗的临床试验也通常排除了男性。所以目前MBC的治疗主要参考FBC的治疗方案和一些回顾性研究及病例报告。

外科手术治疗主要包括乳腺癌根治术、乳腺癌改良根治术和保乳手术。绝大多数MBC患者采用改良根治术，包括腋窝淋巴结清扫或前哨淋巴结活检（sentinel lymph node biopsy，SLNB）。MBC的保乳手术仍存在争议。

有关新辅助治疗在MBC中的应用仅有个别的病例报告和回顾性研究。有观察性研究表明，对于肿块较大（＞5 cm）、腋窝淋巴结转移的患者，新辅助化疗可能有助于提高手术机会，缩小手术范围。

2. 辅助放疗

目前未见MBC患者接受乳房切除术后放疗的随机对照试验，但是基于人群的观察性研究显示乳房切除术后放射治疗（post-mastectomy radiotherapy，PMRT）可以改善淋巴结阳性MBC患者的生存预后。一些小样本研究中，接受PMRT的MBC患者在总生存期（overall survival，OS）方面没有获益，但局部无复发生存期明显延长，高风险患者接受PMRT亦有缓解局部复发的趋势。参考女性乳腺癌的临床指南，MBC应用PMRT的指征包括：≥4个腋窝淋巴结阳性，累及内乳、锁骨上淋巴结，直接延伸到胸壁或皮肤的肿瘤和炎性癌。辅助放疗亦是MBC患者行保乳手术后的标准方案。然而数据显示，近十年来放疗在MBC中的应用率并没有显著提高。从全球范围来看，大约只有50%的MBC患者在保乳手术后接受了放疗。

3. 化疗

早期MBC是否选择使用化疗及确定化疗方案，通常参考早期女性乳腺癌，需要评估临床病理的风险因素，包括肿瘤大小、淋巴结受累情况、激素受体状态、HER2状态和肿瘤的潜在生物学特征等。临床实践显示辅助化疗确实能够减少MBC的复发及全因死亡率，提高患者远期生存率。

4. 内分泌治疗

大多数MBC为激素受体（hormone receptor，HR）阳性，因此内分泌治疗是MBC的全身治疗中重要的部分。他莫昔芬（tamoxifen，TAM）在 MBC 药物治疗中被研究得最广泛且疗效最确切。2020 年美国临床肿瘤学会（American Society of Clinical Oncology，ASCO）发布了针对 MBC 的管理指南，推荐早期 HR 阳性的 MBC 患者接受辅助内分泌治疗应使用 TAM，初期应接受 5 年 TAM 治疗，初期治疗完毕后，对于耐受性好且复发风险仍较高的患者，应再给予 5 年的 TAM 治疗。

国内外的研究均提示 TAM 能明显降低 MBC 的复发风险，提高总生存率。有研究显示，术后坚持服用 TAM 的 MBC 患者 5 年、10 年 OS 均显著高于未坚持服用者。在 5 年基础上延长 TAM 的治疗时间至 10 年，可进一步降低 MBC 的复发率和死亡率。TAM 对男性的不良反应与女性类似，包括静脉血栓、白内障、性功能障碍、情绪变化、潮热、乏力及骨痛等，这些不良反应会导致高达 1/4 的男性提前停用 TAM。

5. 靶向治疗

NeoSphere 研究已证明在紫杉醇和曲妥珠单抗基础上联合帕妥珠单抗的双靶新辅助治疗不仅可以使女性乳腺癌患者取得最大的病理学完全缓解率，还可以带来无进展生存期（progression free survival，PFS）的获益。由于 HER2 在 MBC 患者中阳性率很低，HER2 阳性 MBC 患者接受抗 HER2 治疗的数据非常有限，多见于病例报告。José Pablo Leone 等报道了 112 例 HR 阳性 /HER2 阳性和 25 例 HR 阴性 /HER2 阳性的 MBC 患者在接受了抗 HER2 新辅助治疗后，依次获得了 16.1% 和 44% 的 pCR 率。因此，对于 HER2 阳性的 MBC 患者来说，双靶治疗是一个更好的可选方案。

（二）晚期 MBC 的治疗

1. 化疗

与女性相比，男性在首诊即为晚期或转移性乳腺癌的比例更高。在转移性 MBC 中，细胞毒性化疗通常用于内分泌治疗失败或耐药后、ER 阴性或出现紧急的内脏危象需要快速控制时，化疗可以缓解症状并延长生存期。一项纳入 23 例转移性 MBC 的多中心病例报告中，48% 的患者使用艾日布林治疗有效，总体耐受性良好。

2. 内分泌治疗

ASCO 指南推荐对于晚期或转移性 HR 阳性、HER2 阴性的 MBC 患者，除非出现内脏危象或病情快速恶化，内分泌治疗应作为一线治疗，可使用 TAM、GnRH 激动剂 / 拮抗剂联合 AI 和氟维司群。氟维司群是一种人工合成雌激素受体拮抗剂，其疗效在绝经后转移性 FBC 患者中已被证实。氟维司群对 HR 阳性的转移性 MBC 患者也有一定疗效。氟维司群在 MBC 中的应用尚需更多的研究，或可作为 TAM 或 AI 耐药时的后线治疗药物。

3. 靶向治疗

HER2 阳性在 MBC 中很少见，转移性 MBC 患者使用抗 HER2 治疗的情况仅见于病例报道。对于部分晚期 MBC 患者，使用曲妥珠单抗可缓解症状，延长生存期。靶向治疗在 MBC 中的疗效尚不明确，但考虑到靶向治疗在女性乳腺癌中的巨大益处及没有任何生物学理论阐述靶向治疗的性别差异，指南建议在 *HER2*、*PD-L1*、*PD-1*、*PIK3CA*、*BRCA* 突变状态指导下的靶向治疗可用于晚期或转移性 MBC，适应证和治疗方案与女性相同。

CDK4/6 抑制剂联合内分泌治疗已成为转移性 FBC 的一线治疗选择。临床试验显示，与单独的内分泌治疗相比，CDK4/6 抑制剂联合内分泌治疗可使转移性乳腺癌患者的 PFS 延长 1 倍。然而 MBC 患者应用 CDK4/6 抑制剂只见于个案报告。2019 年 4 月，FDA 基于真实世界数据批准了哌柏西利（Palbociclib）新适应证的补充申请：联合一种 AI 或氟维司群，用于治疗男性 HR 阳性、HER2 阴性晚期或转移性乳腺癌。真实世界数据显示，Palbociclib 在 MBC 患者中的安全性特征与女性患者一致。采用真实世界数据批准新药上市的方法可以让部分 MBC 患者更快地得到创新有效的抗癌疗法。

第二节　男性乳腺癌诊治的争议

一、男性良性乳腺疾病与乳腺癌

由于MBC的发病率较低，难以对MBC开展流行病学研究和临床随机对照研究，因此关于良性疾病与乳腺癌的关系是有争议的。男性乳房发育症（gynecomastia，GM）是男性乳腺组织的良性增生，不应被视为癌前病变。也有一些文献报道男性乳房发育症增加了患癌风险。欧洲男科学会（European Academy of Andrology，EAA）关于男性乳房发育的临床指南认为，男性乳房发育症是男性乳腺组织的良性增生。这是一种常见的疾病，据报道患病率为32%～65%，取决于年龄和定义的标准。婴儿期和青春期的男性乳房发育症是常见的良性疾病，在大多数情况下会自行消退。

非典型性导管增生（atypical ductal hyperplasia，ADH）显著增加女性患乳腺癌的风险。然而，关于ADH对男性乳腺癌发病率的影响却研究甚少。Suzanne等对932例患有乳腺疾病的男性进行了回顾性研究，以确定是否有男性患有ADH后发展为乳腺癌。在随访的15年中，19例男性被诊断为ADH，且都患有男性乳房发育症。诊断为ADH的患者年龄中位数为25岁（范围为18～72岁）。14例双侧男性乳房发育症患者中，10例为双侧ADH，4例为单侧ADH。5例ADH被描述为严重，接近导管原位癌。没有发现患者有乳腺癌家族史，所有患者均未服用他莫昔芬。在平均75个月（4～185个月）的随访中，没有患者发生乳腺癌。这表明，男性ADH不会造成与女性ADH相同的致癌风险，有症状的男性乳房发育症患者行手术切除能有效降低患乳腺癌的风险。

二、男性乳腺癌的手术方式

虽然保乳手术已经是女性早期乳腺癌的标准治疗术式之一，然而在早期MBC中即使没有任何禁忌证的患者，保乳手术也鲜有应用。SEER数据库显示，仅有18%的早期MBC患者（$T_1N_0M_0$）接受了保乳手术。

观察性研究结果显示，接受保乳手术和接受乳房切除术的MBC患者之间并不存在生存率差异，提示女性手术试验的数据可以安全地应用于MBC患者。此外，保乳手术在外观、患侧肌群功能的保留和心理影响方面优于乳房切除术。然而，MBC的原发灶多位于乳腺中心位置，多累及乳头，常常需要切除乳头乳晕复合体，因此限制了保乳手术的临床应用。

有关MBC的SLNB的临床研究数据也非常少见，Michela Carter使用国家癌症数据库，对2006—2016年被诊断为临床$T_{1\sim4}N_0$肿瘤并接受初次手术治疗的男性通过腋窝管理进行识别和分类。2646例符合标准的MBC患者中，65.9%～72.8%的病例接受了SLNB。Martin-Marcuartu认为^{99m}TC示踪的SLNB在MBC中也是安全有效的。通过SLNB评估腋窝淋巴结状态，可以避免不必要的腋窝淋巴结清扫，减少上肢水肿、疼痛、感觉及功能障碍等术后并发症的发生率。

对MBC患者行预防性对侧乳房切除也是有争议的。邵志敏等对SEER数据库1998—2016年的数据进行检索，纳入Ⅰ～Ⅲ期单侧乳腺癌男性共计5118例，其中接受预防性对侧乳房切除术的患者有209例（4.1%）。该研究结果表明，男性乳腺癌患者行预防性对侧乳房切除术的概率显著增加，尤其是年轻患者。不过，预防性对侧乳房切除术与单侧乳房切除术相比，对男性乳腺癌患者来说并无生存率的获益，这表明应该对预防性对侧乳房切除术的决策进行充分的讨论。

三、男性乳腺癌的内分泌治疗

大多数 MBC 为 HR 阳性，因此内分泌治疗是 MBC 的全身治疗中重要的组成部分。TAM 被认为是 MBC 内分泌治疗的标准药物。但是其他女性常用的内分泌治疗药物在 MBC 治疗中的应用还存在不少的争议。

在 HR 阳性的绝经后女性患者中，第三代芳香化酶抑制剂（aromatase inhibitor，AI）较 TAM 的疗效更具优势。然而多项临床数据显示，AI 在 MBC 中的疗效比 TAM 差。Eggemann 等研究表明，在 257 例 ER 阳性接受手术的浸润性导管癌患者中，术后应用 TAM 治疗的 MBC 患者总生存期优于应用 AI 的患者。该团队另一项匹配分析研究比较了 TAM 和 AI 在男女乳腺癌中疗效的差异，结果显示应用 TAM 治疗后，两者的 5 年 OS 无明显差异，然而，应用 AI 治疗组的 MBC 的 5 年 OS 较女性明显降低。

有多项研究报道了 AI 不能有效控制健康男性体内的雌激素水平，可能与下丘脑和垂体的负反馈调节机制有关。男性血液循环的雌激素有 80% 来自外周雄激素的芳香化转化，其余 20% 由睾丸直接分泌。AI 可减少雄激素向雌激素的转化，降低雌激素水平的同时可负反馈刺激下丘脑－垂体－性腺轴而导致睾丸分泌的睾酮和雌激素增加。这可能是 AI 对 MBC 疗效相对较差的主要原因。因此指南并不推荐 AI 单独用于 MBC 的内分泌治疗，TAM 禁忌的 MBC 患者可使用 GnRH 激动剂或拮抗剂联合 AI 治疗。

Mattea Reinisch 等通过一项多中心的Ⅱ期临床研究发现，GnRH 激动剂联合 AI 或 TAM 较单独使用 TAM，可以持续降低体内雌二醇的水平。激素降低虽然导致了患者性功能和生活质量受损，但是这也意味着 GnRH 激动剂有望成为部分 MBC 内分泌治疗的一部分。

第三节　男性乳腺癌诊治的未来之问

一、男性乳房重建手术如何实施？

保乳手术、前哨淋巴结活检和乳房重建已经成为女性乳腺癌外科治疗的常用方法，但是乳房切除术一直被认为是 MBC 的标准手术方式。Fentiman 对已发表的 MBC 手术治疗系列研究进行了回顾性分析，以确定原发灶、乳房和腋窝及手术后心理后遗症的治疗方法。男性乳房切除术后会有心理上的后遗症，目前还没有证据表明 MBC 患者的需求得到了满足。

关于 MBC 的诊断和治疗后的心理后遗症的数据相对有限。Brain 对 161 例 MBC 患者采用横断面问卷调查研究，确定了焦虑抑郁、身体形象、癌症特异性痛苦和应对能力，分别有 6% 和 1% 的男性报道了焦虑和抑郁症状的临床水平，而 23% 的男性报道了高度的癌症特异性痛苦。焦虑与回避应对状态与患者对未来的恐惧和不确定性最为密切相关，抑郁症状与身体形象改变相关。

虽然临床焦虑和抑郁症状在该样本中的患病率较低，但几乎近 1/4 的男性患者经历了乳腺癌特有的创伤性应激症状。与一般男性人群相比，MBC 患者在情感和身体角色功能方面存在重大缺陷。另一篇研究报道，474 128 例 MBC 患者中，有 773 例（0.16%）自杀，尤其是在小于 30 岁的 MBC 患者中更为常见。

乳房重建可以改善患者的心理健康、辅助治疗的依从性和总体预后。然而，由于男性乳房的独特解剖结构，使用皮瓣或假体形式的标准乳房重建策略并不完全适用。直到最近文献报道，用皮瓣重建仅用于实现 MBC

乳房切除术后的皮肤闭合，但是并没有大样本量的研究报道。1984 年 Chastel 等对 2 例男性使用了 Limberg 皮瓣修补了根治性乳房切除术后的皮肤缺损，但这仅能解释为覆盖皮肤缺损，并不是完全意义的乳房重建。Spear 和 Bowen 认为，腹横直肌（transverse rectus abdominis musculocutaneous，TRAM）皮瓣不仅取代了皮肤和脂肪，而且还提供了类似于正常男性乳房皮肤的毛发覆盖，但腹壁的缺损有可能影响男性腹肌的运动。

Tarik Al-Kalla 报道了 1 例使用脂肪移植进行 MBC 乳房重建的病例，患者经过先后 3 次的脂肪移植，获得了相对满意的胸部外观。与其他技术相比，脂肪移植是一种简单的技术，并发症低，供体部位的发病率最低。它允许外科医生定制手术入路，以解决男性胸部的独特缺陷。由于低体积需求，重建男性乳房可能需要小的移植体积和更少的手术时间。此外，脂肪代表了一种具有理想性能的填充材料——它价格便宜，具有生物相容性，而且缺乏毒性。

在过去的十年里，男性胸部美容手术的数量显著激增。男性胸部增强是通过手术放置固体硅胶胸肌植入物。既往男性胸部矫正和植入手术仅限于治疗患有先天性胸肌缺失、萎缩或漏斗胸畸形的男性。随着像健美运动员一样大胸围审美的流行，越来越多的男性因非医学原因需要植入物以矫正胸围。

与传统的女性乳房植入物不同，在美国有几种商业化的男性胸部植入物。男性胸部植入物是由固体、柔韧的硅胶聚合物或含有黏聚性的硅胶制成的。实心胸部植入物的好处是不用担心破裂。如果需要，外科医生可以在手术中使用手术刀或剪刀对植入物进行修饰。根据所需的美容效果，胸部植入物可以是矩形或椭圆形的形状，以塑造出完美健壮的男性胸部外形。

在 MBC 患者中能否使用男性胸部植入物进行乳房重建呢？MBC 能否安全地施行保留乳头乳晕的乳房切除术呢？能否开发出更为个体化的 3D 打印植入物用于 MBC？未来之问还有待更多的临床研究来解答。

二、如何提高内分泌治疗的依从性？

MBC 的 HR 阳性率和 HER2 阴性率均高于女性乳腺癌，绝大部分 MBC 属于 Luminal 型，因此内分泌治疗自然成为 MBC 的主要全身辅助治疗方法。现有的大部分研究都提示他莫西芬可以使 MBC 有明显的临床获益，但是男性通常也会受到他莫西芬不良反应的影响，包括性欲下降、体重增加、潮热和情绪变化，这些不良反应导致多达 1/3 的患者中断治疗。

Anelli 研究了 24 例 MBC 的内分泌治疗过程，因不良反应导致的停药率为 21%，同期女性乳腺癌的停药率仅为 10%。加拿大渥太华癌症中心的 51 例 MBC 内分泌治疗的数据显示，他莫西芬治疗中 50% 的病例出现了可观察到的不良反应，24% 的患者因不良反应导致停药。

哈尔滨医科大学庞达研究团队观察随访了 116 例 MBC 的内分泌治疗，1 年后按时服药者仅有 65%，2 年后降至 46%，3 年后降至 29%，4 年后降至 26%，仅有 18% 的 MBC 患者完成了 5 年的内分泌治疗。依从性较好的患者 10 年的 DFS 达到了 96%，而依从性差的 DFS 仅为 42%。

2022 年 4 月，*Breast Cancer Res Treat* 杂志发表了一篇有关男性内分泌治疗依从性的综述。研究者审查了 SEER-Medicare 关联数据库，以比较男性和女性乳腺癌患者的内分泌治疗依从性、停药情况和生存状况。主要终点是内分泌治疗的坚持率和停药率。依从性被定义为连续医疗保险处方之间的间隔少于 90 天。停药被定义为医疗保险处方之间超过了 12 个月的间隔。在 363 例接受治疗的 MBC 患者中，214 例患者（59.0%）坚持治疗，149 例患者（41.0%）不坚持治疗。在接受治疗的 20 722 例女性中，有 10 752 例（51.9%）坚持治疗，9970 例（48.1%）不坚持治疗。39 例男性患者（10.7%）停止了治疗，而 324 例患者（89.3%）没有停止治疗。1849 例女性患者（8.9%）停止了治疗，而 18 873 例患者（91.1%）没有停止治疗。依从性较好的患者生存率显著提高。

内分泌治疗通常被认为是一种低毒高效的全身治疗方式，但长期的口服给药方式、缺乏督促和难以耐受的不良反应等众多因素，导致了较低的依从性，也直接影响了生存结局。绝大部分 MBC 是激素受体阳性，提高其内分泌治疗的依从性对于患者治疗结局的改善至关重要，这也是 MBC 未来治疗中的一个重要问题。

吕鹏威　叶松青

第三十五章　隐匿性乳腺癌诊治的现状、争议、未来之问

第一节　隐匿性乳腺癌诊治的现状

一、定义及流行病学

隐匿性乳腺癌（occult breast cancer，OBC）又称隐性乳腺癌，属于原发不明癌（carcinoma of unknown primary，CUP）的一种。最初主要是指乳房检查未触及肿块，而腋窝淋巴结出现转移为首发症状的乳腺癌。从前受限于不成熟的影像学检查，定义较局限。现随着成像技术的精进，OBC 一般指以腋窝淋巴结转移或以其他部位转移为首发症状，而临床体检未能于乳腺触及肿块，影像学检查亦无乳腺原发病灶表现的乳腺癌。

随着影像技术的发展及普及，OBC 发病率逐步降低，越来越多的微小乳腺原发癌能够在术前被定位，发病率总体上占乳腺癌新发病例的 0.3% ～ 1%。文献报道，70% 的 OBC 患者的乳房内经病理学检查后可找到原发病灶，可将其称为“临床”OBC。同普通乳腺癌一样，“临床”OBC 原发病灶外上象限居多，75% 的 OBC 病理类型为浸润性导管癌，多中心病灶居多。另外 30% 的大体标本内经过病理学检查后仍未发现病灶，这一部分 OBC 可视为真正意义上的“病理”OBC。早期的 OBC 大多无症状，绝大部分患者以腋窝无痛性淋巴结肿大为首发症状，极少数 OBC 病例以其他脏器转移为首发症状，有文献报道以病理性骨折、骨痛、胃肠道出血、梗阻、弥漫性皮革胃为首发症状，后经病理学确认后均为乳腺来源。

有个案报道 OBC 可合并副肿瘤神经系统综合征，主要表现为神经内分泌表现、周围神经病变等症状。

二、诊断与鉴别诊断

临床医生在明确 OBC 的诊断时应慎重。

OBC 好发于 55 岁以上的女性，较常规乳腺癌患病高峰年龄较晚。临床体检应包括全身其他浅表淋巴结区有无肿大淋巴结，尤其是对侧腋窝、双侧锁骨上淋巴结。双侧乳腺有无肿块、乳头溢液，甲状腺有无结节，体表有无黑色素痔等。问诊应该包括有无乳腺癌病史，全身其他不适，如骨痛、消化道出血、发热、咯血、腹痛及大小便情况。肿大淋巴结的病理活检是 OBC 的金标准。超声引导下空芯针穿刺活检为首选，可常规获得病灶病理类型、免疫组织化学等，进一步揭示原发病灶的来源。其他病理学方法可选择局部淋巴结切除活检，细针抽吸活检。若肿大淋巴结病理检查提示来源于乳腺，而临床体检及乳腺钼靶摄片、乳腺超声检查、乳腺 MRI 均

未发现乳腺癌征象，又无乳腺癌病史，则OBC的诊断可以初步成立。

体表的淋巴结肿大98%是良性病变，最常见原因为病毒感染；而持续性的腋窝淋巴结肿大则超过50%的原发病变来自乳腺。OBC需与一些良性病变鉴别，如乳腺炎、结核病等。炎症所致淋巴结肿大常常出现皮肤颜色改变、水肿、淋巴结的局部压痛、触痛等。若淋巴结质地柔韧、活动性好、游离、未与周围组织粘连、未与周围淋巴结融合则提示良性病变可能性大。慢性炎症与转移性淋巴结的肿大常常触之坚硬，有橡皮感、无压痛。OBC与恶性肿瘤的鉴别更为困难，常常需要病理检查方可明确，需与以下疾病鉴别。

（一）特殊部位乳腺癌

未行腋窝淋巴结清扫（axillary lymph node dissection，ALND）的常规乳腺癌术后可出现局部淋巴结复发，保乳术可出现孤立性复发，应常规问诊患者有无乳腺癌病史。在拥有副乳腺及腋尾部乳腺的妇女，腋窝肿块凭查体及影像学不易确定性质，关键是切除后的病理检查。乳腺腋尾部癌和副乳腺癌病变位于淋巴结外，淋巴结内出现癌细胞提示腋尾部癌或副乳腺癌已经出现淋巴结转移，但此处可发现乳腺腺体或囊性增生，也可出现导管内癌。

（二）淋巴瘤

包括霍奇金淋巴瘤和非霍奇金淋巴瘤，大多为全身性疾病，可出现发热、盗汗，全身浅表淋巴结如颈部、腹股沟、枕部淋巴结肿大，也可累及胸腹腔脏器，病理检查免疫组织化学方可鉴别。

（三）恶性肿瘤伴腋窝淋巴结转移

皮肤的恶性黑色素瘤可转移至腋窝淋巴结，但一般可在其他部位发现原发病灶；周围型肺癌累及胸膜、胸壁时可出现同侧腋窝淋巴结转移；胃癌也可发生腋窝、左侧锁骨上淋巴结转移；卵巢上皮性肿瘤、子宫内膜癌也可转移至腋窝淋巴结；来自皮肤及软组织的癌或肉瘤也可出现腋窝淋巴结转移。

三、辅助检查

OBC的辅助检查与一般乳腺癌的辅助检查并无二致。

（一）双乳数字化摄影

乳腺超声和钼靶检查是乳腺癌的常规检查，乳腺钼靶摄片对于OBC具有一定价值。可发现直径几毫米的肿瘤，但OBC常常无肿瘤的具体征象，在钼靶摄片中可只表现为成簇的细小钙化。其余征象包括单侧血管影增加、导管隆突增加或走向异常、皮肤增厚等。乳腺X线摄片对OBC的检出率多在50%左右。

（二）乳腺、腋窝彩超

超声对于OBC乳腺原发病灶的价值有限，可能仅表现为局部导管扩张，同侧乳腺在超声检查中常常是阴性结果或仅有囊性病变。超声的价值主要用于区分淋巴结是否为转移性。转移性淋巴结的超声声像大致具有以下特点。

（1）淋巴结早期受累时，皮质可局限性突起、偏心性增厚（一端皮质厚度至少是另一端的2倍）或皮质弥漫性增厚（一般以厚度＞3 mm作为异常的标准）。

（2）淋巴结进一步受累时，常常呈圆形或椭圆形，短径和长径比值是区别有否转移的重要标志。长径与短径之比大于2，则高度提示为转移性淋巴结。

（3）肿瘤细胞破坏淋巴结的晚期表现是淋巴结门强回声消失或偏倚，部分还可伴有钙化。

（4）转移性淋巴结的血流信号杂乱，阻力增高。一般以阻力指数＞0.7作为异常标准。

（三）乳腺 MRI

MRI 检查对 OBC 具有特殊价值，特别是当患者拥有保乳意愿时，目前推荐 OBC 患者行常规检查。MRI 作为安全无辐射的高精确度检查，不仅可为乳腺原发病灶的寻找及诊断乳腺癌提供依据，同时可评估对侧乳房，而且可为手术治疗的选择提供参考。对于钼靶和超声阴性的 OBC，乳腺增强 MRI 检查在寻找原发灶方面有重要作用。OBC 病灶 MRI 增强扫描一般表现为：单个局限的强化肿块灶或区域性强化灶；强化灶边界不清晰或呈毛刺状。

（四）乳腺 CT/ 增强 CT

双乳 CT 及增强 CT 扫描能为 OBC 及早期小乳腺癌提供较高价值，可使致密型乳腺癌患者乳腺癌的检出率明显高于乳腺钼靶摄片，同时也能较好地评价双侧腋下、锁骨上、胸骨旁的淋巴结情况。CT 的另一优势是可了解除腋窝病变以外有无存在其他远处病灶，可作为术前全身情况的评估。在乳腺 MRI 诊断技术日臻完善的今天，乳腺 CT 检查已经很少用于乳腺病变的检测，唯有在乳腺 MRI 发现的病灶在乳腺 X 线摄片与超声检查不能显示，同时又缺乏 MRI 定位专用设备时，则可利用 CT 进行检查。

（五）PET 和 PET-CT

用于 OBC 检查时主要用于评估有无其他脏器转移或其他脏器原发癌转移至腋窝淋巴结，或者用于术后复发的全身评估。

（六）分子乳腺成像

分子乳腺成像的优势是不受乳腺致密度的影响，适用于全年龄段女性，随着高分辨率伽玛摄像的应用，乳腺分子成像可发现 1.6 mm 以上的病灶，可作为常规影像检查的补充。

（七）定位活检

OBC 部分患者通过细致的影像学检查可发现乳腺内存在的可疑病灶，此时可进行乳腺内病灶活检取得病理诊断，使得诊断更加明确，通过定位实现病灶的局部切除，让保乳手术成为患者的选择。其手段包括如下。

（1）超声或 X 线引导下细丝引导的病灶定位活检。

（2）乳腺 MRI 定位下穿刺活检。

（3）放射性核素引导定位活检。

（4）X 线引导的立体定位空芯针活检。

四、治疗

经病理检查确诊为腋窝淋巴结转移癌后，可供选择的手术方式较少，目前一般认为，对 OBC 患者腋窝的处理标准是进行腋窝淋巴结清扫（axillary lymph node dissection，ALND）。在行 ALND 前提下，笔者推荐以下两种手术方案治疗同侧乳房，须与患者详细沟通后做出谨慎的选择。

（一）手术治疗

1. 同侧乳房切除术

出现腋窝淋巴转移的乳腺癌传统手术治疗原则是乳腺癌改良根治术，该术式同样适用于 OBC，已有较多研究证明了此术式应用于 OBC 的安全性。在此基础上，可根据患者的乳房情况及个人意愿选择是否行保留乳头乳晕皮下腺体切除术、Ⅰ期乳房重建术或是Ⅰ期扩张器置入 + Ⅱ期重建术。术后再对具有高危因素的患者辅以放疗。

2. 保乳手术 + 放疗

在乳腺癌手术趋向保守的时代背景及患者保留乳房意愿普遍强化下，保留乳房的乳腺癌手术已经证明了其安全性，在临床广泛开展。此术式同样适用于OBC患者。行保乳手术前，须完善乳腺MRI以排除可疑的乳腺原发病灶。在术后行全乳放射治疗的前提下，乳房影像学阴性者，可完全保留双侧乳房，对其不做任何处理。若术前影像学发现可疑病灶无法明确者，可切除病灶所属象限，保留其余乳房。但根据OBC的特殊性，完全保留乳房的术式会引发部分患者的焦虑及担忧意识，需临床医生做好沟通工作。

（二）辅助治疗

根据定义，OBC相当于AJCC分期中的$T_0N_{1\sim2}M_x$（Ⅱ～Ⅳ期），所以大部分的OBC需行辅助化疗。一般认为，OBC术后的辅助治疗应与常规乳腺癌一致。OBC较一般乳腺癌有着发现时年龄更大、阶段更晚期、激素受体阴性表达比例更高、HER2阳性比例更高、LN阳性≥10个的比例更高的风险，术后则应根据基因检测、分子分型及复发风险，遵循个体化原则采用化疗、放疗和内分泌治疗，以及靶向治疗等全身治疗。

（三）新辅助治疗

依据2021年版《中国抗癌协会乳腺癌诊治指南与规范》的建议，对不可手术的OBC行新辅助治疗是可行的。依据病理类型、免疫组织化学、分子分型结果，术前可给予OBC患者相应的全身治疗。

五、预后

即使最初首发为腋窝淋巴结转移，且OBC较一般乳腺癌有着发现时阶段更晚期、ER阴性、HER2阳性比例更高、LN阳性≥10个的比例更高的风险，但是仍然比乳腺原发癌伴腋窝淋巴结转移预后好，其中$pT_0N_1M_0$患者预后较$pT_1N_1M_0$好，而淋巴结转移超过4个（pT_0N_2或pT_0N_3）的生存率与pT_1N_2/N_3乳腺癌相似。这是一个很有趣的现象，提示OBC生长可能更加迟缓。OBC 5年生存率为70%左右，10年生存率为47.5%～67.1%。影响预后的因素与常规乳腺癌的预后因素大致相同，尤其与转移淋巴结个数及转移淋巴结部位有关，而与转移的腋窝淋巴结大小、是否发现乳腺原发灶及原发灶大小无关。

第二节　隐匿性乳腺癌诊治的争议

一、影像学检查的争议

目前是否于术前让患者进行全身、细致的影像学检查存在争议。部分学者认为，病理诊断为腋窝淋巴结转移性腺癌但无明显原发病灶者应行全身系统检查（包括骨扫描、胸部CT、颅脑CT、消化道X线造影、静脉肾盂造影、消化道内镜、肝胆胰及盆腔脏器B超检查等），在排除乳腺外原发癌的情况下，方可视为乳腺癌而行手术治疗，其中是否应用PET-CT也发生了分歧。另外一些学者认为即使没有发现乳腺原发肿瘤，又无明显乳腺外原发灶征象时，腋窝淋巴结转移性腺癌即可视为乳腺癌而行根治术或改良根治术，只需常规行术前检查，无须为寻找乳腺外的原发灶而行广泛检查。

二、手术方式的争议

OBC极其罕见，目前尚无大规模具有确切治疗结果的前瞻性临床研究，关于OBC的治疗发表的指南很少，也缺乏明确的共识。大多数关于OBC的文献由小型、单一机构系列和病例报告组成，缺少合适的患者筛选标准，影响了这些研究结果的指导作用。在行ALND前提下，目前对OBC患者的同侧乳房的处理一直存在争议及不同，大致分为三种意见。

（一）观察

少部分医生对同侧乳房不做任何处理。Lindsay等使用NCDB数据库，将OBC患者接受治疗方式分为4组，结果显示仅接受ALND组相较于其他接受ALND+乳房治疗组5年生存率最低（76.2%），具有统计学意义。也有其他报道证实了观察组对比手术或放疗组在生存率及复发率方面存在差异。因此，观察将会延误治疗时机，需谨慎选择。

（二）同侧乳房切除术

同侧乳房切除术作为传统悠久的手术治疗方式，也是临床上OBC患者最常采用的方式。此术式已被多数研究证实了应用于OBC的安全性。

（三）保乳手术+术后放疗

目前接受保乳手术的OBC患者比例正在赶超乳房切除术的比例。迄今为止的证据表明，接受ALND+同侧乳房切术的OBC患者对比接受ALND+同侧全乳放疗的OBC患者，局部复发率、远处转移率、死亡率均无统计学差异。在Wu的研究中，252例OBC患者（25.7%）接受了ALND+保乳+放疗，263例OBC患者（26.8%）接受了ALND+乳房切除术，两组的10年OS率分别为69.5%、66.1%，无明显差异。Ge等的研究也同样证实了这个结果。上述报道的OBC患者并非所有人在术前都接受MRI扫描，但均接受钼靶摄片且发现乳腺原发病灶。Haeyoung则专门对66例接受MRI扫描且乳腺阴性的OBC患者进行了生存分析，得出了相似结果。综合上述报道，经影像学尤其是MRI检查未发现乳腺原发病灶的女性OBC患者，不必行同侧乳房全切术，仅需ALND配合术后全乳及腋窝淋巴引流区放疗即可达到与乳房切除术相似的效果。因此，保乳手术是OBC患者行乳房全切术的安全替代方案。

三、新辅助治疗

依据2021年版《中国抗癌协会乳腺癌诊治指南与规范》，对不可手术的OBC行新辅助治疗是可行的。其中不可手术的OBC定义模糊，笔者认为是出现锁骨上淋巴结转移、内乳淋巴结转移或是远处转移的晚期OBC。而对于仅局限于腋窝的$cT_0N_{1\sim3}M_0$的OBC是否行新辅助治疗仍然存在争议，可根据穿刺病理的分子分型确定。目前已有少量研究对OBC进行了新辅助治疗，并取得了不错的疗效，而其中三阴性、HER2过表达的患者NAC后pCR率更高。提示对于此类OBC患者新辅助治疗是合理的。目前对此类OBC行新辅助治疗主要目的是获得体内药敏反应的相关信息，从而指导后续治疗以改善患者预后。如果能将已证实转移的区域淋巴结进行降期保腋窝也可以作为新辅助治疗的目的。OBC的新辅助治疗仍然需要进行更多同质队列的进一步试验。

四、放疗区域

即使放射治疗已被证明在OBC治疗中的地位，但关于放射治疗应覆盖哪些区域，目前尚无共识。对锁骨上淋巴结或内乳淋巴结等未受累区域淋巴结进行预防性放疗是否对OBC患者的预后产生影响尚不清楚。Kim的回顾性分析发现在腋窝转移淋巴结数目≥4个时，对上述区域行放射治疗可获得生存获益。另接受ALND+乳房切除术患者是否需要在术后辅以胸壁放疗尚不明确，杨等对OBC患者局部治疗的研究发现，与单纯手术治疗相比，术后行腋窝引流区放疗可提高生存率。而在最近关于OBC的放疗研究中，数据库没有提供详细放疗区域信息。即使在提供有关放疗信息的研究中，几乎所有患者都接受了胸壁照射。因此，很难评估接受乳房切除术后的胸壁照射是否获益，有文献报道无额外益处，也有相悖的观点认为其能够改善局部复发率。大型前瞻性研究是解决以上问题的理想方案。

第三节　隐匿性乳腺癌诊治的未来之问

一、OBC新辅助治疗后前哨淋巴结活检的未来之问

对于一般乳腺癌，已有ACOSOG Z1071、SNFNAC等前瞻性临床试验证实可对cN_1患者NAC后腋窝转为cN_0的行SLNB。新辅助治疗前，若能对OBC患者T_0N_1分期的转移淋巴结进行标记，并采用双示踪法行SLNB活检，摘除标记的2个或更多淋巴结，符合cN_+患者NAC后行SLNB的标准，那么OBC新辅助治疗后前哨淋巴结活检也是可行的。对于“病理”OBC来说同样适用，特别是此类患者已经认为比T_1N_1患者有更好的预后，这种情况下，考虑腋窝和乳腺的降阶梯治疗并非不合理。但是目前此分期的OBC患者能否通过新辅助治疗来免除ALND，只进行SLNB或配合放疗呢？研究者们普遍认为这在实际操作中存在SLN评估假阴性率高、长期安全性数据不足等风险，并不常规推荐。在未来，OBC患者新辅助治疗后如果已经实现了腋窝淋巴结的pCR，只进行SLNB就是合理的，在这个高度选择性的亚组中，还没有针对这个项目的研究，需要未来更多数据来支持这一观点。新辅助化疗后SLNB替代ALND还有很长的路要走，需要SLNB替代ALND后可以达到ALND相似的区域复发率及总生存率。一旦OBC患者腋窝淋巴结转移＞3个时，笔者认为仍然应行ALND。

二、OBC来源的未来之问

有研究报道，“病理”OBC来源于腋窝淋巴结中的异位乳腺组织，而非乳腺内的浸润病灶。腋窝淋巴结内的异位乳腺组织是一种不常见但公认的现象。既往文献表明腋窝淋巴结中有罕见的增生性或正常乳腺病变。若未来OBC起源于腋窝淋巴结中的异位乳腺组织能够得到证实，则目前对于同侧乳房的治疗，包括乳房切除术和全乳放射治疗，就可能是过度医疗，将是不必要的。或许对于OBC的治疗就仅需全身治疗和腋窝治疗，而这就需要进一步的研究来揭示OBC的起源。假设在没有乳腺原发肿瘤的情况下存在真正的原发于腋窝淋巴结的OBC，那么此时鉴别腋窝淋巴结中“原发”OBC和乳腺微原发肿瘤中“转移”OBC的方法就显得至关重要。未来随着新的成像技术灵敏度的提高，对比增强乳房X线摄影或其他新的影像学技术，有望超越乳腺MRI，提高对乳腺原发病灶探测的敏感性，从而在术前明确诊断，对影像学阴性的OBC豁免同侧乳房的手术及放疗，单纯进行腋窝转移淋巴结的治疗，术后密切随访同侧乳房，能够使OBC患者获得的利益最大化。

杨清默　叶松青

第三十六章　双原发或多原发乳腺癌诊治的现状、争议、未来之问

第一节　双原发或多原发乳腺癌诊治的现状

一、定义

多原发恶性肿瘤（multiple primary malignancies，MPMs/MPMN）又称多原发癌（multiple primary cancer，MPC），指同一宿主的单个或多个器官及组织同时或先后发生两个或两个以上不相关的原发恶性肿瘤，全身均可发生。MPMN是临床较少见的肿瘤，发生率仅为0.83%。其诊断依据由Warren（1932年）、刘富生（1979年）等先后补充，有以下几点：①每个肿瘤都是恶性的；②每个肿瘤都有其自身的病理特征；③肿瘤发生在不同的部位或器官，并不是连续的；④每个肿瘤都有自己的转移途径，可以排除转移性或复发性肿瘤的诊断。多原发乳腺癌指合并原发性乳腺癌的多原发恶性肿瘤。

双侧原发性乳腺癌（bilateral primary breast cancer，BPBC），指在双侧乳腺独立发生的原发恶性肿瘤。双侧原发性乳腺癌是一种罕见的乳腺癌亚型，根据发生时间的不同，又可分为同时性双侧原发性乳腺癌（synchronous bilateral breast cancer，SBBC）和异时性双侧原发性乳腺癌（metachronous bilateral breast cancer，MBBC）。目前，异时性双侧原发性乳腺癌的发病时间间隔尚有争议，大多数研究以6个月为界，将6个月以内发生双侧原发性乳腺癌定义为同时性双侧原发性乳腺癌，将超出6个月发生的双侧原发性乳腺癌称为异时性双侧原发性乳腺癌。

二、流行病学

现如今，女性乳腺癌已超越肺癌成为全球癌症新发病率最高的癌种。从女性来看，乳腺癌在全球绝大多数国家中居发病谱和死因谱首位。其中，根据国外相关文献报道，双侧原发性乳腺癌属于罕见乳腺癌，占同期乳腺癌的2%～11%，国内的发病率约为4%。乳腺癌合并多原发恶性肿瘤的发生率为4.1%～16.4%，发生第二次恶性肿瘤的中位时间在5～8年，最常见的第二原发肿瘤是对侧乳腺癌。

女性患者在患乳腺癌后，其患第二原发癌的概率较正常人群高17%。随着乳腺癌患者的生存率的提高及检查手段的进步，双侧原发乳腺癌及多原发乳腺癌的发生率呈上升趋势。

三、危险因素

（一）双侧原发性乳腺癌的危险因素

双侧原发性乳腺癌由一系列细胞分化异常产生，发生机制复杂。目前大多数研究认为与单侧原发乳腺癌（unilateral primary breast cancer，UPBC）发病相关的危险因素同样也是双侧原发性乳腺癌的危险因素。明确双侧原发性乳腺癌的危险因素，对乳腺癌病灶的早诊断、早治疗具有积极意义。

1. 一般因素

（1）单侧乳腺癌患者

乳腺作为人类成对器官，双侧乳腺受相同遗传因素及微环境的影响。因此，一侧乳腺癌患者对侧乳腺患癌的概率也会增高。

（2）家族史

家族史是双侧原发性乳腺癌的重要高危因素，有二级或三级亲属患乳腺癌者，其罹患双侧原发性乳腺癌的发病风险成倍增加。尤其是当患者第一原发癌诊断年龄≤ 55 岁且直系亲属中有双侧原发性乳腺癌者，其 10 年内健侧患第二原发性乳腺癌的风险为 15.6%。

（3）年龄

发病年龄早是双侧原发性乳腺癌的危险因素。Narod 等根据瑞典家庭癌症数据库评估了 78 775 例乳腺癌患者对侧乳腺患癌的风险，结果发现，在无乳腺癌家族史影响因素下，第一癌诊断年龄＜ 50 岁的单侧乳腺癌患者，80 岁之前发展为双原发乳腺癌的概率为 23%；第一癌诊断年龄为 50 ～ 69 岁的单侧乳腺癌患者，80 岁之前发展为双原发乳腺癌的概率为 17%。由此得出，单侧乳腺癌患者的发病年龄越早，发生对侧乳腺癌的风险越大。可能与年轻乳腺癌患者生存期延长引起的危险因素暴露时间延长，以及有乳腺癌家族史的患者易年轻发病等因素有关。关于明确的年龄界限，目前尚缺乏相关临床研究。

（4）其他因素

有研究表明，BMI、饮酒史、初潮年龄、绝经年龄等与 BPBC 风险相关。肥胖是女性乳腺癌的危险因素，作用机制涉及胰岛素、胰岛素样生长因子 1（insulin-likegrowth factor 1，IGF1）、雌激素、瘦素、脂联素、炎症因子等多种肥胖相关因子。足月妊娠（full-term pregnancy，FTP）数量的增加与其风险呈负相关，在 13 岁之前报告初潮的女性患双原发乳腺癌的风险增加。有必要对可改变的生活方式因素（如锻炼、饮食习惯、饮酒的程度和时间）和 BPBC 风险的影响进行更多的研究。

2. 临床病理因素

（1）组织病理

首发癌病理类型为小叶原位癌及浸润性小叶癌的患者相对于其他组织学类型原发癌，对侧发病率明显升高，且单侧多中心性癌、浸润性导管癌、硬化性腺病等亦与双侧乳腺癌的发生相关。一项比较双侧原发性乳腺癌与单侧乳腺癌组织类型的研究证实，第一原发癌是小叶癌的患者，对侧第二原发癌发生概率相比其他组织学类型原发乳腺癌高出 3 倍。

（2）受体

有观点认为首发侧乳腺癌的激素受体水平及 HER2 表达情况对于对侧肿瘤的发生存在一定的指导意义。Baretta 等报道 BPBC 中激素受体阴性者复发和转移率明显高于阳性患者。Shi 等的研究也显示 ER、PR 阴性是发生双侧乳腺癌的危险因素，即 ER、PR 受体阳性为 BPBC 的保护因素，这与相关文献报道相一致，即双侧原发性乳腺癌 ER、PR 阴性率较单侧乳腺癌高，ER、PR 受体阴性者复发和转移率明显高于阳性患者，5 年、10 年生存率也明显低于阳性患者。HER2 是重要的乳腺癌预后判断因子，国外研究报道 HER2 在 BPBC 中的阳性表达率较低，这对于对侧肿瘤的病理学特征有一定的预示意义。

3. 遗传因素

（1）*BRCA* 基因

BRCA 基因突变是乳腺癌患者中最常见的基因异常，为显著危险因素，乳腺癌患者中有 5% ～ 10% 为遗传性乳腺癌，遗传性乳腺癌患者中约 90% 携带 *BRCA1/2* 基因突变。普通人群中 *BRCA1/2* 突变携带者占 0.1% ～ 0.2%，其患乳腺癌风险受年龄影响，*BRCA1* 突变使女性终生罹患乳腺癌的风险增加了 85%，*BRCA2* 突变女性 *BRCA* 相关的癌症倾向直接发展成浸润性疾病，故难以早期通过乳房 X 线成像发现乳腺癌。在 *BRCA1/2* 基因突变者中，有乳腺癌家族史及首发乳腺癌年龄＜ 50 岁者更容易发生对侧乳腺癌。

（2）其他基因

近年来研究发现除了 *BRCA1/2* 基因，某些癌症相关基因与双侧乳腺癌的发生也有相关性。亦有研究表明 *p53*、*POLQ*、*RAD51*、*PALB2*、*CHEK2* 及 *ATM* 基因等与双侧乳腺癌的发生具有相关性。

4. 治疗因素

首发乳腺癌的多种治疗手段也能影响患者对侧乳房发生第二原发癌的风险。

（1）内分泌治疗

对于第二原发乳腺癌，内分泌治疗被认为可预防对侧乳腺癌。国外一些随机试验和观察性研究表明，接受他莫昔芬作为首发乳腺癌治疗的妇女患对侧乳腺癌的风险降低。也有研究发现接受 5 年他莫西芬治疗能使乳腺癌患者对侧发生第二原发癌的风险在 15 年内持续降低约 50%。Mezencev 等的研究表明，首发癌为 ER 阴性乳腺癌的患者对侧第二原发癌中有约 48.8% 为 ER 阳性，因此部分首发癌为 ER 阴性的患者也可能受益于内分泌治疗。但应用内分泌治疗药物来预防对侧乳腺患癌，仍需要进一步探讨和研究。

（2）放射治疗

放疗可以提高乳腺癌患者的生存率，但放疗后对侧乳腺癌的风险增加。有研究提示辐射史与对侧乳腺癌发病风险增高之间的相关性受多重因素的影响，与剂量增加、*ATM* 基因阳性成正比，与暴露时的年龄成反比。

（3）化学治疗

目前临床应用的多种化疗药物在抑制癌症的同时也可能伴有轻微的致癌作用，是治疗癌症的双刃剑。有文献报道化疗药物一方面可提高患者生存率；另一方面它们可能导致患者发生获得性免疫抑制。最重要的是，在异时性肿瘤的情况下，发生第二种肿瘤的主要原因是获得性免疫抑制。一些免疫抑制剂和细胞毒性药物是潜在的致癌物，可能具有直接致癌作用或在肿瘤发生中起辅助因子的作用。然而，有研究结果提示，对于原发单侧乳腺癌应用化疗药物治疗，可能会降低对侧乳腺癌的发生风险。也有研究表示，化疗仅对治疗时年龄小于 50 岁的妇女提供保护作用。关于此方面的研究资料较少，需要进一步大样本分析探究。

（二）多原发乳腺癌的危险因素

多原发乳腺癌的常见危险因素有内在因素（如肿瘤易感性、免疫状态、内分泌和胚胎发育）、环境因素和个人生活方式（如长期接触辐射和环境的工业污染）、遗传因素（如患遗传性乳腺癌和卵巢癌综合征）及肿瘤治疗因素（如放疗、化疗、内分泌治疗）等。生殖激素和遗传因素（如 *BRCA1*、*BRCA2*）、肥胖被认为是多原发癌的共同危险因素，特别是 *BRCA1* 和 *BRCA2* 与患第二次乳腺癌或卵巢癌的风险增加有很强的相关性。

在一般因素方面，欧洲的一项长达 11 年的前瞻性研究发现，第二次恶性肿瘤的风险与乳腺癌的首发年龄、体重指数和吸烟状况呈正相关，而与教育程度、绝经后状态和足月妊娠数量呈负相关。

在治疗因素方面，原发性乳腺癌的激素治疗增加了子宫内膜癌、胃癌、结肠癌和卵巢癌的风险，特别是在他莫昔芬治疗后观察到的子宫内膜癌的额外风险。放疗和化疗的毒性作用也增加了乳腺癌后继发原发性肿瘤的风险。急性髓系白血病（acute myelogenous leukemia，AML）可在放疗后前两年诱发，是辅助化疗的晚期效应。放疗后还可能出现甲状腺、乳腺、骨、结缔组织和肺部的第二原发肿瘤。此外，遗传性胃癌和小叶性乳腺癌之间也有很强的相关性。

四、临床及病理特征

（一）双侧原发乳腺癌的特征

1. 临床特征

绝经史、乳腺癌家族史被认为是BPBC的危险因素，Xing Y等的一项研究表明，BPBC患者家族史比率显著高于UPBC患者；相较于UPBC患者，BPBC患者的绝经前比率显著提高。双侧原发性乳腺癌患者同样也会有乳房溢液、凹陷等症状。Sim Y等研究报道了155例双侧原发性乳腺癌患者，其中共有80%的妇女乳房出现相应的症状（SBBC为82%，MBBC为78%）。超过一半（57%）的异时性肿瘤表现为可摸到的肿块。相比之下，患有SBBC的女性同期对侧肿瘤更有可能无症状但可以在影像学检查时被发现（SBBC为62%，MBBC为43%）。

在年龄上，双侧原发性乳腺癌患者首发年龄与单侧原发性乳腺癌患者相比更年轻。Kheirelseid EA等研究表明双侧原发性乳腺癌患者首发肿瘤的平均年龄往往比单侧原发性乳腺癌更年轻（55.1岁 *vs.* 57.98岁）；MBBC患者首发癌平均年龄要早于SBBC，但第二癌平均年龄晚于SBBC。张晟等研究表明SBBC的中位发病年龄为49岁，MBBC第一侧发病中位年龄为45岁；第二侧发病中位年龄为52岁。SBBC与MBBC首发癌及第二癌年龄差异均有统计学意义，但也有研究表明SBBC患者和MBBC患者的年龄相似。北京大学肿瘤医院对2006—2016年连续收治的3924例女性BC患者进行回顾性分析，结果显示BBC患者发病的总体中位年龄为45岁，MBBC和SBBC患者的中位年龄较西方患者年轻10岁，这可能是因为中国患有BC的女性在确诊时年龄比西方年轻近10岁。

2. 组织病理学特征

诊断双原发乳腺癌或多原发乳腺癌最重要的是区分原发灶还是转移灶。被多数人认可的双侧原发性乳腺癌的诊断标准是1984年Chaudary制定的：①两侧都有原位性病变；②两侧具有完全不同的组织学类型；③两侧具有不同的肿瘤分期；④没有任何局部或远处转移的证据。

有多项研究认为，首发癌为小叶原位癌的患者发生对侧乳腺癌的风险较高。Chen JJ等研究表明，小叶癌成分的累及是SBBC的一个显著危险因素。Anwar SL等通过单因素分析和多因素logistic回归分析，只有组织学类型的小叶癌与双侧乳腺癌发生风险相关。然而也有文献提出，组织学亚型与发生对侧乳腺癌之间并没有明确关系。

对比单侧原发乳腺癌，SBBC患者的临床分期往往更高。Yusuf Karakas NK等研究表明，与SBBC组相比，UPBC组更多的是Ⅲ期患者。与UPBC组相比，SBBC组有更多的Ⅳ期患者。也有文献表明，排除Ⅳ期患者后，SBBC和UPBC之间的分期分布相似。相比之下，SBBC与MBBC在临床分期上差异显著。Ruiyue Qiu等回顾了SEER数据库中14 362例双原发乳腺癌患者的相关数据，结果表明，SBBC首发肿瘤相较于MBBC临床分期高、分化较好，且淋巴结远处转移多。SBBC的第二肿瘤相较于MBBC临床分期低、分化较好，且少有淋巴转移及远处转移。

3. 分子病理学特征

有研究发现，ER/PR 阴性、HER2 阳性是发展为双侧原发性乳腺癌的危险因素，Shi YX 等进行了一项针对 4046 例单侧原发性乳腺癌及 137 例双侧原发性乳腺癌患者的研究报告，发现大约 51.1% 的双侧原发性乳腺癌的第一肿瘤为 ER 阴性，50.4% 为 PR 阴性，29.2% 为 HER2 阳性；对比单侧原发性乳腺癌，ER 阴性、PR 阴性、HER2 阳性分别为 35.3%、28.9%、17.9%，均具有统计学意义。也有研究表明，相比于 MBBC，SBBC 患者 ER 和 PR 阴性比例在第一肿瘤和第二肿瘤中均较低。Sim Y 等研究表明相比于 MBBC，SBBC 组肿瘤 ER/PR 阳性的可能性较大，HER2 阳性的可能性较小，ER-PR-Cerb2 阴性的可能性较小。

SBBC 患者在肿瘤发生过程中更有可能受相同的激素和环境影响，或是 MBBC 患者可能已经接受了原发肿瘤的系统治疗，影响后续肿瘤的生物标志物状态，故 MBBC 第一癌与第二癌的 ER、PR 和 HER2 状态的不一致率高于 SBBC。Shuning Ding 等研究回顾了 2009—2019 年上海瑞金医院 141 例双原发乳腺癌患者，表明相较于 MBBC，SBBC 患者的第一肿瘤 HR 阳性和 HER2 阴性的比例（77.4% *vs.* 54.8%）和第二肿瘤（78.6% *vs.* 48.4%）明显高于 MBBC，而 MBBC 第一肿瘤（16.1% *vs.* 11.9%）和第二肿瘤（25.8% *vs.* 9.5%）的 TNBC 比例明显高于 SBBC；同时回顾了 2010—2016 年 SEER 数据库 3879 例双原发乳腺癌患者，也得出相似的结果。Mruthyunjayappa 等研究表明 SBBC 组 ER、PR 和 HER2 状态一致率比 MBBC 更明显，但两者在组织学类型、分级上未见统计学差异。

（二）多原发乳腺癌的特征

多原发乳腺癌病理类型以浸润性导管癌最为常见，与单侧原发性乳腺癌患者相比，乳腺癌的 ER、PR、HER2、Ki-67 的表达无统计学差异，TNM 分期差异有统计学意义。一些研究表明，相较于单侧原发性乳腺癌，多原发乳腺癌患者乳腺肿瘤体积较小，淋巴结阴性病变较高，TNM 分期较低。

根据不同国家和地域的统计，乳腺癌合并多原发癌的多发癌种存在一些差异，差异的原因有待进一步研究。如欧洲肿瘤学研究所的中心回顾性研究，分析了 21 527 例连续的原发性 BC 患者，发现 891 例发展为第二原发癌（非对侧乳腺癌），第二原发癌常见的为消化道肿瘤（27.8%），其次为妇科肿瘤（21.4%）、血液系统肿瘤（11.7%）、肺和甲状腺肿瘤（8.7%）、卵巢肿瘤（7.7%）、黑色素瘤（6.6%）和泌尿系肿瘤（5.5%）。而 Lee 等研究表明癌症最常见于甲状腺和妇科系统；当随访时间小于 5 年时，乳腺多原发癌患者的平均年龄（52.7 岁）明显高于单纯乳腺癌患者（48.9 岁）。

目前关于多原发乳腺癌相关特征研究尚有限，且大多为小样本的分析，有待进一步大样本多中心统计。

五、治疗原则

（一）双原发乳腺癌的治疗

双侧原发性乳腺癌的治疗遵循一般乳腺癌的治疗原则，根据肿瘤分期决定手术方式，根据病理诊断决定辅助治疗或者姑息治疗方案，即手术、放疗、化疗、内分泌治疗及分子靶向治疗相结合的综合治疗原则。

1. 手术治疗

对于 BPBC 患者的手术治疗，目前还没有达成普遍共识，现手术方式的选择与单发性乳腺癌的治疗一致，关键在于尽早确诊双侧原发性乳腺癌，每一侧肿瘤均应按照独立的肿瘤病灶进行最大限度的根治性治疗。对于双侧原发性乳腺癌患者，包括 SBBC 和 MBBC，手术治疗策略相对复杂。在确定双侧乳腺癌患者的手术治疗时，必须单独考虑每个乳房以确定最佳手术治疗，并且还应考虑乳房的对称性和术后外观。在针对具有保乳意愿且无保乳禁忌证的患者的前提下，对于临床Ⅰ期、Ⅱ期的早期乳腺癌肿瘤大小属于T_1和T_2分期，且乳房有适当体积，肿瘤与乳房体积比例适当，术后能够保持良好的乳房外形的早期乳腺癌患者，可行保乳手术；对于临床Ⅲ期患者（炎性乳腺癌除外），经术前治疗降期后达到保乳手术标准时也可以谨慎考虑。而对于不符合保乳手术标准的患者，可选择改良根治术或者乳房重建术。

在中国最大的癌症中心之一的北京大学肿瘤医院，一项回顾性研究对在2006—2016年连续收治的3924例女性BC患者进行分析，双侧乳腺癌最常见的手术方式是双侧乳房改良根治术。在Julie A. O’Brien等的回顾性研究中，表现为SBBC的患者在双侧乳房的手术治疗选择上有更大的相似性，大多数患者选择双侧乳房改良根治术。在MBBC患者中，大多数患者在最初诊断时选择了保乳手术。国内更早的回顾性分析是复旦大学肿瘤中心纳入的218例SBBC和296例MBBC的一项研究，研究分析了双侧乳房改良根治术、双侧保乳术、双侧乳房重建术和混合手术方式的比率，SBBC分别为86.2%、6.4%、3.7%和3.7%，MBBC分别为81.1%、4.4%、3.0%和11.5%。在对SBBC患者进行的不同类型的手术中，观察到了明显的转变。近年来，双侧保乳术的应用逐渐增多，而乳房重建疗法也在近年来迅速普及，这可能与患者对美容的需求增加和放疗技术的提高相关。尽管近年来乳房重建手术的应用增加，但双侧乳房改良根治术仍是中国BPBC患者的主要手术治疗方法，但是在不影响生存率的前提下，双侧假体乳房重建也是SBBC患者根治术后的理想选择。手术方式的转变需要更多的外科医生努力。

2. 放射治疗

辅助放射治疗是保乳治疗的一个组成部分。乳腺癌的辅助放疗通常包括肿块切除术后的全乳房照射或乳房切除术后的胸壁照射，并加或不加区域淋巴结照射。随着现代放射治疗技术的发展，调强放射治疗和容积弧形放射治疗在SBBC患者同时治疗双侧乳房肿瘤时的可行性、耐受性和安全性已经得到了证实。然而，这些研究中的所有患者都接受了常规分割放射治疗，每次50 Gy，分25次，同时或不同时进行瘤床加量，最高可达60 Gy。2013年，START试验的10年随访结果表明，低分割放射治疗对早期乳腺癌患者安全有效，支持将40.05 Gy/15 F作为需要早期浸润性乳腺癌辅助放射治疗标准。在Gadea. J等发表的临床试验结果中，首次报道了40.05 Gy/15 F连续3周治疗SBBC的安全性、可行性和耐受性。而英国国家癌症研究所领衔的长达10年随访的FAST-Forward试验则尝试将乳腺癌术后放疗进一步缩短到1周之内完成，研究人员认为，早期乳腺癌术后患者接受1周内将26 Gy分割为5次的放疗方案，并不比3周内40 Gy分割为15次的方案疗效要差，这一新方案对于局部肿瘤的控制效果并不逊色。在今后的临床实践中，可以切除的乳腺癌患者术后的局部或全乳放疗或许可以采用1周5次共26 Gy的新方案，保证患者疗效和长期安全性。

目前关于双侧原发性乳腺癌患者的放疗指征与方案的选择缺乏普遍共识，总的来说，其放疗指征的把握需权衡获益与不良反应选择合适的放疗方案和技术，尤其要考虑到双侧放疗可能引起的相关并发症，特别是放射性肺炎。BPBC的放射治疗由于多个照射野连接而更加复杂，这导致剂量分布不均及高危器官（如肺和心脏）的照射体积显著增加。放射性肺炎的风险和严重程度受多种治疗相关因素（附带照射肺体积、照射肺区域、照射剂量、分割和全身用药，特别是紫杉醇）和患者相关因素（年龄、既往肺部疾病、肺功能不良、吸烟习惯、遗传易感性）的影响。所以，在行双侧乳房放疗时需谨慎把握放疗方案。

3. 全身治疗

双侧原发性乳腺癌的全身治疗包括新辅助治疗、辅助治疗、内分泌治疗和分子靶向治疗，治疗原则与单侧原发性乳腺癌相似，但应综合考虑双侧乳腺癌的病理类型差别、发病时间间隔、首发侧乳腺癌的治疗选择，尤其是首发侧的化疗方案选择。

对于 SBBC 的治疗，更应参考分期较晚的一侧。对于一侧激素受体阳性或 HER2 阳性的患者，可行内分泌治疗或曲妥珠单抗靶向治疗。

对于 MBBC，首先排除转移性乳腺癌的可能，迟发侧乳腺癌的治疗应参考该侧的病理类型及分期，但在药物选择上应考虑治疗首发侧乳腺癌的药物，避免再次使用毒性蓄积已达上限的药物；也应考虑内分泌治疗药物的有效性，综合考虑是否更换其他内分泌药物，治疗原则可参考复发转移性乳腺癌的一线解救治疗原则。

（二）乳腺合并多原发癌治疗

目前，关于乳腺合并其他恶性肿瘤的治疗缺乏权威指南，一般遵循多原发肿瘤的治疗原则，根据 2021 年 12 月中国抗癌协会多原发和不明原发肿瘤专业委员会制定发布的诊疗指南进行诊疗。

（1）治疗上按每一个原发肿瘤治疗原则处理：①按照每个原发肿瘤的生物学行为和分期，决定治疗的先后顺序；②首先处理恶性程度高和分期较晚的肿瘤；③尽量明确每一个转移灶的原发病灶。

（2）综合考虑患者年龄及器官功能耐受性。

（3）内、外科治疗及放射治疗具体遵循以下原则。

①多原发乳腺癌的内、外科治疗。对于同时性多原发肿瘤，若两种或两种以上原发肿瘤均为早期，无手术禁忌证，可耐受手术者，可行同期或分期，并按各个原发肿瘤的辅助治疗原则行内科治疗；若两种或两种以上原发肿瘤无法手术切除或有手术禁忌证，则兼顾二者并以恶性程度较高者为主，选择内科治疗方案。对于异时性多原发肿瘤，若第二原发肿瘤为早期，第一原发肿瘤无复发转移，且无手术禁忌证，可耐受手术者，可行手术治疗，并按第二原发肿瘤的辅助治疗原则行内科治疗；若第二原发肿瘤不可手术切除，或者第一原发肿瘤同时有复发转移或有手术禁忌证，则兼顾两者并以恶性程度较高者为主，选择内科治疗方案。

②多原发乳腺癌的放射治疗。对于同时性多原发肿瘤，若其中存在放疗可治愈的肿瘤，另一原发肿瘤为早期，则手术切除，并按各个原发肿瘤的辅助放疗原则行放射治疗；若两种或两种以上原发肿瘤均为早期，无手术禁忌证，可耐受手术者，可手术，并按各个原发肿瘤的辅助放疗原则行放射治疗；若两种或两种以上原发肿瘤局限期无法手术切除或有手术禁忌证，则兼顾二者并以恶性程度较高者为主选择放射治疗。对于异时性多原发肿瘤，若第二原发肿瘤为早期，已手术根治，第一原发肿瘤无复发转移，按第二原发肿瘤的辅助放疗原则行放射治疗；若第二原发肿瘤为不可手术切除的局部晚期，或者第一原发肿瘤同时有复发转移或有手术禁忌证，则兼顾两者并以恶性程度较高者为主，可根据肿瘤病理类型考虑选择放射治疗方案。

对于同时性多原发乳腺癌的治疗决策的制定，往往需要多学科会诊；因为治疗方案需要随时根据病情进行调整，患方应该了解目前病情并理解治疗的挑战性和预后的不确定性。无论病因和危险因素，治疗都需要考虑：不同肿瘤的分期、患者的年龄、预期寿命和共病，治疗过程总是包括对单个肿瘤的序贯治疗，往往在多学科团队会议上进行适当的评估并就治疗策略达成共识后决定个体化、特异的治疗方案。在局部早期癌症中可以选择手术治疗、化疗或放射治疗来治疗多原发乳腺癌，对于进展期 / 晚期乳腺癌，选择抗肿瘤治疗是困难的而且往往没有研究证据支持。

异时性多原发乳腺癌的治疗同样具有挑战性，仍需要考虑肿瘤的分期、既往肿瘤治疗史、化疗药物的毒性蓄积、并发症、致癌因素可控性等问题。目前，关于治疗异时性多原发乳腺癌的相关文献较少，相关罕见并发症的病例资料还有待进一步收集。

六、预后

目前，双原发或多原发性乳腺癌的预后是否较单原发乳腺癌更差尚有争议，因为不同文献报道的双原发或多原发性乳腺癌的诊断标准、随访频率与方式等缺乏统一的标准。但大多数的研究认为双原发或多原发乳腺癌的预后要差于单原发乳腺癌。一项基于SEER数据库的研究指出单侧原发乳腺癌患者的特异性生存率（breast cancer specific survival，BCSS）和OS均明显优于多原发乳腺癌患者。但Jobsen等的研究表明与UPBC相比，MBBC的OS更好，SBBC的BCSS和OS比UPBC和MBBC要差。大量研究指出，发病间期是影响预后的重要因素，各原发癌间隔时间越长，预后越好。一项韩国的研究表明乳腺癌和多原发癌发生之间的时间间隔5年或更长时间的患者比间隔少于1年的患者有更好的预后。Pan等的研究也认为BPBC的OS随SBBC和MBBC不同的时间间隔区分而变化；间隔时间越长，SBBC的存活率越差，当两种癌症之间间隔3～12个月时预后最差；当用6个月来区分SBBC和MBBC时，两者表现出相似OS。

多原发癌的预后受各个癌灶间隔时间、病理类型、所累及的器官、恶性程度及临床治疗等因素的综合影响。一项国内的研究表明同时性多原发乳腺癌的预后要差于异时性多原发乳腺癌，结果提示低龄、肿瘤负荷大、ER受体阴性、有淋巴结转移的患者预后差。双原发或多原发乳腺癌预后还取决于各原发灶本身的恶性程度、临床分期、病理分期及机体的一般状况。双原发或多原发乳腺癌的诊疗关键是早期发现、早期诊断、早期治疗，并与首发癌进行鉴别。

第二节　双原发或多原发乳腺癌诊治的争议

一、双原发或多原发乳腺癌的时限争议

目前针对异时性乳腺癌的发病时间间隔尚有争议，短至1个月、2个月、3个月、6个月，长至1年、5年。现阶段国内外多数研究及专著，根据癌灶之间确诊的时间间隔不同，将其分为同时性和异时性多原发癌，主要以6个月为界，其中发生的时间间隔＜6个月为同时性双侧原发性乳腺癌（synchronous bilateral breast cancer，SBBC）/同时性多原发癌（synchronous MPMN，sMPMN）；超过6个月的则为异时性双侧原发性乳腺癌（metachronous bilateral breast cancer，MBBC）/异时性多原发癌（metachronous MPMN，mMPMN）。但考虑到乳腺癌细胞增殖特点及其被探知所需的时间，也有研究推荐以24个月为界限区分同时性与异时性乳腺癌。

二、放射治疗与化学治疗致癌与获益的争议

现阶段针对双原发/多原发乳腺癌治疗尚无特殊的治疗方案，几乎所有的文献都支持根据肿瘤部位、病理分期、全身情况选择以手术、放化疗为主的根治性治疗方法，术前、术后可辅助放化疗。放化疗的近期获益是肯定的，但随着患者生存期的延长，远期毒性也是值得思考的问题。

放疗致癌指射线长期照射导致自由基形成DNA损伤，而基因修复系统未在短时间内修补损伤的DNA，导致癌基因激活。目前大多研究认同放疗致癌的说法，研究结果显示在接受放射治疗的妇女中，估计有5%～6%的第二种实体瘤可归因于放射治疗暴露，在所有乳腺癌幸存者中，这一数字为3%。研究发现既往接受过放疗的导管原位癌患者在发生侵袭性第二乳腺癌后的死亡率更高。但近期也有观点认为，大多数研究[主要终点包

括降低毒性和（或）控制疾病、改善预后］不太可能确定与辐射相关的第二种恶性肿瘤风险存在统计学上的显著差异。同时随着放疗技术的发展，明确不同放疗手段的获益与风险显得愈发重要，质子放射治疗似乎可以降低与辐射相关的第二种恶性肿瘤的风险，因此可考虑用于有高危因素的患者。也有研究显示，在接受早期乳腺癌治疗的 *BRCA* 携带者中，增加对侧乳房放疗与随后对侧乳腺癌的显著减少和发病延迟相关。

化疗致癌指抗癌药物在杀死肿瘤细胞的同时，也可杀死正常的细胞，或可导致正常细胞癌变，这些新诱发的肿瘤或癌以白血病居多，与化疗药物破坏血液环境有关，其可能的发病机制为化疗药物致 DNA- 蛋白质交联和（或）引起 DNA 链断裂、细胞转化、突变及染色体畸变等。由于乳腺癌发病率高、预后好，继发第二原发癌可能成为患者及社会面临的严重健康问题。根据荟萃分析结果显示，与普通人群相比，患有第一原发癌的女性患第二原发癌的风险高 17%。根据大型人群研究乳腺癌患者发生第二原发癌的风险更高。患有第二原发癌的妇女的存活率明显较低。化疗与不同系统的第二原发癌发病风险增加相关，尤其是在造血系统。

三、组织学亚型与双原发或多原发乳腺癌发生发展相关性的争议

目前国内外大多数研究倾向认为以小叶原位癌为首发癌的患者具有较高的发生对侧原发乳腺癌的可能性。Beckmann KR 等报道了一项包括 2336 例单侧乳腺癌和 87 例双侧乳腺癌患者的大样本调查发现，病理类型为小叶癌的单侧乳腺癌患者发展为双侧乳腺癌的可能性更大。丹麦的一项纳入 1999—2015 年 1214 例同时性双原发乳腺癌及 59 221 例单侧乳腺癌的大样本研究表明，第一原发癌为小叶癌的患者有更高双原发乳腺癌形成倾向。但 Vuoto 等回顾性研究分析了 4085 例乳腺癌患者，认为浸润性导管癌是最常见的组织学亚型，在单侧乳腺癌组（72%）、同时性双侧乳腺癌组（76.3%）、异时性双侧乳腺癌组（71%），小叶癌（包括浸润癌、原位癌）于各组群发病率均等，分别为 12.3%，13.8% 和 12.3%。由此得出患双侧乳腺癌的风险与组织学类型并无明显关联性的结论。

四、预防性应用内分泌治疗对双原发 / 多原发乳腺癌发病风险的影响的争议

激素状态是造成多原发恶性肿瘤的重要原因，国内外多篇文章支持乳腺癌更易伴发妇科恶性肿瘤的说法。女性由于雌激素等内分泌因素的不同，在与激素作用靶点相关的部位会呈现出其特有的规律。在胚胎起源上，子宫、卵巢、输卵管上皮起源相同，可同时或先后发生多原发癌。子宫内膜、卵巢、乳腺、甲状腺在激素代谢通路上存在某些共性而有相互作用发生多原发恶性肿瘤的潜能。临床中乳腺癌患者治疗后合并卵巢癌或者卵巢癌患者出现乳腺癌的病例并不罕见，可理解为乳腺、子宫内膜、卵巢同为性激素敏感器官，接受着同一种致癌因子的刺激而存在发生多原发恶性肿瘤的隐患。

Rutqvist 等在对大于 4000 例乳腺癌患者的随访中发现，应用他莫昔芬的患者发生子宫内膜癌的风险是不应用此药的 4 倍。因此针对首发侧乳腺癌的治疗措施可能会影响对侧乳腺癌的发生风险。研究发现，应用包括他莫昔芬及 AI 在内的内分泌治疗，可能显著降低对侧乳腺癌的发生风险。Mezencev 等的研究表明，首发癌为 ER 阴性乳腺癌的患者对侧第二原发癌中有约 48.8% 为 ER 阳性，因此部分首发癌为 ER 阴性的患者也可能受益于内分泌治疗。Gronwald 等研究发现，对携带 *BRCA1/2* 基因突变的乳腺癌患者应用内分泌治疗，可使其对侧乳腺癌发生风险降低约 50%。因此对于双原发 / 多原发乳腺癌高危患者，是否应该预防性应用内分泌治疗药物仍有待更多大样本研究去发现与探讨。

五、双原发乳腺癌高危患者预防性对侧乳腺切除术的争议

实行预防性对侧乳腺切除术的目的是，让具备双原发乳腺癌高危因素的患者获益，如 *BRCA1/2* 突变携带者，

然而对于无高危因素的患者进行预防性对侧乳腺切除术是具有争议的。预防性对侧乳腺切除术尚未被证明能降低乳腺癌死亡率，但有综述将预防性对侧乳腺切除术可能降低单侧乳腺癌患者死亡率的证据进行总结，并对比辅助激素治疗（如他莫昔芬），认为预防性对侧乳腺切除术能更大程度上降低风险。而也有研究表明，预防性对侧乳腺切除术可以降低对侧乳腺癌的发病率，但没有足够的证据表明其可提高生存率，因此在进行预防性对侧乳腺切除术时应该考虑其他降低乳腺癌风险的选择，如激素治疗等。当然，近年来随着基因检测技术的发展，在基因指导下进行预防性对侧乳腺切除术的个体化精准医疗也日渐火热。

六、双原发或多原发乳腺癌预后与单侧乳腺癌预后的争议

现阶段不同文献报道双原发 / 多原发乳腺癌的诊断标准及随访时间存在争议，因此双原发 / 多原发乳腺癌预后是否较单侧乳腺癌更差尚有争议。但多数研究提示双原发乳腺癌的预后差于单侧乳腺癌。根据研究结果，发现同时性双侧原发性乳腺癌的预后较临床分期相同的单侧乳腺癌差。然而，Nichol 等研究则表明同时性双原发乳腺癌与其高危配对的单侧乳腺癌无显著差异。

在多原发乳腺癌中，Lee 等随访了 8204 例乳腺癌患者，所有患者均行根治性乳腺癌切除手术治疗，其中 858 例患有多原发恶性肿瘤。结果发现，伴有多原发恶性肿瘤的 0 ～ 1 期乳腺癌患者较不伴多原发恶性肿瘤患者的生存率明显降低，而对于 2 ～ 3 期乳腺癌伴和不伴多原发恶性肿瘤患者的生存率差异无统计学意义，说明多原发恶性肿瘤会影响乳腺癌预后，特别是影响早期乳腺癌。

第三节　双原发或多原发乳腺癌诊治的未来之问

一、双原发或多原发乳腺癌诊断标准之问

目前，针对双原发 / 多原发乳腺癌存在诸多争议，研究方面也需要更多多中心、大样本的研究，更重要的是需要形成诊治共识及指南以指导临床实践，使患者有更好的获益。现阶段双原发 / 多原发乳腺癌诊断标准尚有未明确之处，这对临床上识别并鉴别双原发 / 多原发乳腺癌及后续的诊疗造成了一定的困难，需要有多学科专家学者对此提出意见并进行推荐。

二、双原发或多原发乳腺癌治疗的远期获益之问

针对同时性双原发 / 多原发乳腺癌，制定治疗方案时，放射治疗和化学治疗的推荐剂量与方案的远期获益问题需要纳入优先考虑，特别是放射治疗的剂量及手段问题，因为放射相关恶性肿瘤对患者来说可能是毁灭性打击。放射相关恶性肿瘤多发生在原发乳腺癌治疗结束后的 5 年以后，这时患者必须接受第二原发恶性肿瘤的治疗，但是治疗结果往往比非放射相关性恶性肿瘤的预后更差。

针对异时性双原发 / 多原发乳腺癌，随着近年来乳腺癌患者的生存期延长，特别是在年轻乳腺癌患者中，制定首发癌治疗方案时，需综合考虑放化疗致癌的相关问题，需要更多大样本、多中心的研究提供循证医学证据并指导诊疗。

三、双原发或多原发乳腺癌高危因素预防手段应用之问

对于预防性应用激素治疗或预防性对侧乳腺切除术二者远期获益问题，也值得探究。部分学者研究发现应用他莫昔芬将显著增高伴发子宫内膜癌的风险，但也有部分学者支持应用激素治疗能够显著降低双原发乳腺癌的发病风险，这不仅针对 ER 表达阳性的患者，甚至部分 ER 表达阴性的患者也有获益。在无高危基因突变的患者中，是否应用预防性对侧乳腺切除术存在争议。随着精准医学的发展，相信未来临床医生可以更准确识别出存在双原发 / 多原发乳腺癌高危因素的患者，而选择手术抑或是激素治疗需要更多临床研究提供依据。

四、双原发或多原发乳腺癌基因诊断及治疗之问

近年来众多靶向药问世给患者带来了新的希望，双原发 / 多原发乳腺癌突变基因谱仍需要更多研究去填补空白。探索基因谱改变可以利用分子层面上的基因生物信息分析辅助诊断与鉴别出双原发 / 多原发乳腺癌，提供更为客观地评估及病理补充诊断，并能够探索双原发 / 多原发乳腺癌的发病机制。但现阶段由于乳腺组织中肿瘤的异质性、缺乏基因诊断的相关标准等问题，仍需要进行大样本研究进行验证。

陈曦　陈恩霖　林航颖　林伟伟　林云　陈群响　张焕林　郭婉婷

致敬未来的科学问题

1. 乳腺癌全程治疗中支持康复治疗的作用和价值如何进行科学设计评价和验证？
2. 如何评价精神心理治疗在乳腺癌全程治疗中的作用？
3. 乳腺癌治疗后的最佳受孕时机是？
4. 如何明确妊娠相关性乳腺癌与非妊娠相关性乳腺癌患者的肿瘤分子生物学差异？
5. 妊娠期乳腺癌如何更安全地保乳和进行前哨淋巴结活检？
6. 宫内暴露于母体抗癌治疗的儿童，其长期毒性随访及治疗对心理、社会有无影响？
7. 年轻乳腺癌的预后差异来源于肿瘤分子生物学还是肿瘤微环境或是其他因素？
8. 对于携带 *BRCA* 1/2 基因突变的人群内分泌或 PARP 抑制剂预防性治疗能否替代预防性双侧乳腺切除？
9. 老年癌症患者生活质量受损的易感性在老年乳腺癌患者治疗决策中的指导作用？
10. 老年患者辅助系统治疗的获益如何精准判断？
11. 男性乳腺癌能否安全地施行保留乳头乳晕的乳房切除术？
12. ER 阳性 HER2 阴性的男性早期乳腺癌，21 基因等多基因检测工具可否助益辅助治疗决策？
13. 到底哪些女性乳腺癌的治疗策略可以移植到男性乳腺癌的治疗中？
14. 如何利用更先进的影像 / 功能影像学技术来发现乳腺的隐匿病灶？
15. 隐匿性乳腺癌的最佳术式和放疗方式？
16. 多原发乳腺癌基因谱的差异？不同风险的多原发乳腺癌的分层预防策略如何？

第十一篇　乳腺癌的临床研究

篇导读

近年来，随着乳腺癌新药研发和临床研究的不断推进，乳腺癌的诊疗取得了长足的发展。乳腺癌的药物治疗主要包括化疗、内分泌治疗和靶向治疗。其中，靶向治疗是目前乳腺癌创新药物研发的重要方向。从经典的抗HER2大分子单抗，到如今方兴未艾的抗体偶联药物、双特异性抗体等，靶向治疗的更新迭代不仅体现在靶点之“新”、靶向性之“强”、有效性之“高”，也体现在乳腺癌的治疗格局之“变”。例如，随着HER2 ADC的大获成功，HER2低表达已逐渐成为一类新的治疗亚型，抗HER2靶向治疗不再局限于传统的HER2过表达人群；Trop-2 ADC则在转移性三阴性乳腺癌中确定了疗效，使得靶向治疗的获益人群范围得到进一步拓展。

虽然新药研发已取得诸多喜人的进展，但仍存在着许多挑战。其中最主要的问题之一在于临床转化的不足。由于乳腺癌复杂的分子病理机制和肿瘤本身的异质性，很难找到一种可以适用于所有患者的药物。因此，在新药研发中需要更加注重个体化精准治疗，例如，在进行临床试验设计时可采用“篮式研究”“伞式研究”“平台设计”等主方案设计，以及采用“富集设计”“生物标志物分层设计”等模式，更高效地探索新药的最佳获益人群。

除乳腺癌的新药临床研究外，乳腺癌的自主发起研究和真实世界研究同样对推动乳腺癌的临床实践具有重要意义。

乳腺癌自主发起研究由医学界自发组织，旨在解决特定的临床问题或提高某一领域的诊疗水平。通过自主发起研究，可以探索新的治疗方法和策略，制定更为精确的治疗方案，评估药物的有效性及分析预测、预后因素等。此外，自主发起研究还可提高临床医生的诊断和治疗能力。与此同时，由于自主发起研究的开展难度较大，未来仍需进一步加强相关机构对乳腺癌自主发起研究的支持和资助，完善自主发起研究的实施和管理制度，为其高质量发展提供有力支撑。

乳腺癌真实世界研究通过在日常临床实践中收集患者的临床数据进行分析，以评估乳腺癌治疗的实际效果和安全性。相较于随机对照试验，真实世界研究具有更高的外部有效性，因为它们能够更好地反映不同患者的个体化治疗情况。这些研究揭示了患者在实际治疗中的临床特征和治疗效果，为制定更加有效的治疗策略提供了重要依据。此外，这些研究还可以提供药物的临床应用情况、治疗方案的合理性、并发症的发生率等重要信息。尽管乳腺癌真实世界研究具有广泛的应用前景，但是需要注意到其存在一些方法学限制，如缺乏随机化和对比组、数据收集不完整等问题。因此，在未来的研究中仍需进一步优化研究设计和数据收集方案，以提高乳腺癌真实世界研究的可靠性和有效性，形成基于我国人群数据的高质量真实世界证据以支持临床决策。

当然，在以上乳腺癌的各类临床研究中，各大国内外临床研究平台和组织功不可没。相信在未来，各大乳腺癌学术组织将进一步深化国际与地区间协作，合作开展多中心临床试验及真实世界研究，共同促进乳腺癌诊疗的不断进步与创新。

张剑

第三十七章　新药临床研究的现状、争议、未来之问

第一节　新药临床研究的现状

一、新型 ADC 的临床研究现状

ADC 是一种相对较新且不断发展的抗癌药物，其结合了单克隆抗体的靶向特异性及细胞毒性药物的抗癌能力，从而提高了疗效。ADC 由三个核心组分组成：一是针对目标抗原的抗体（antibody）；二是有效载荷（payload），其通常是一种细胞毒性药物；三是连接子（linker），用于将抗体和有效载荷连接起来。近年来，关于 ADC 的临床研究层出不穷。

早在 2013 年时，T-DM1 就作为首个 ADC 被用于治疗曲妥珠单抗耐药的转移性乳腺癌。T-DM1 是一种抗 HER2 的 ADC，其将曲妥珠单抗的抗 HER2 特性与细胞毒性药物 DM1 结合，DM1 可抑制微管蛋白聚合，因此 T-DM1 也被大家赋予了很高的期待。基于 EMILIA 临床研究的结果，T-DM1 被 FDA 批准用于既往使用曲妥珠单抗和紫杉醇治疗的 HER2 阳性转移性乳腺癌患者，这项研究表明，与拉帕替尼和卡培他滨治疗的患者相比，T-DM1 治疗的患者的无进展生存期（progression free survival，PFS）和总生存期（overall survival，OS）较长。此外，新辅助治疗后未达病理学完全缓解（pathological complete response，pCR）的 HER2 阳性乳腺癌患者，T-DM1 也被证实可用于辅助强化（KATHERINE 临床试验）。但曲妥珠单抗的半衰期为 9～11 天，而 T-DM1 的半衰期仅为 4 天，可能是由连接子不稳定或肝清除 ADC 所致。此外该药物的连接子为不可裂连接子，不具有旁观者效应。T-DM1 也未被证实优于现有的晚期一线方案（紫杉类 + 曲帕双靶）和新辅助治疗方案（卡铂 + 多西他赛 + 曲帕双靶）。因此更强更有效的 ADC 的出现是众望所归。

Fam-Trastuzumab Deruxtecan-Nxki（T-DXd，DS-8201）是近年来抗 HER2 治疗领域的一枚重磅炸弹，抗体部分为曲妥珠单抗，有效载荷是一种拓扑异构酶 I 抑制剂，DAR 为 8 ∶ 1，从而能输送高浓度的细胞毒性药物。这种 ADC 在与 HER2 结合后，被靶细胞内在化并转运到溶酶体，而后，连接子被溶酶体组织蛋白酶裂解，释放有效载荷。2019 年，一项多中心的 Ⅱ 期研究 DESTINY-Breast01 临床试验，研究了 DS-8201 在 HER2 阳性转移性乳腺癌患者（*n*=184）中的疗效，这些患者曾接受过 T-DM1 治疗。中位随访 11.1 个月后，客观缓解率（objective response rate，ORR）为 60.6%，中位 DOR 为 14.8 个月，中位 PFS 为 16.4 个月，该试验促使 FDA 加快批准 DS-8201 用于局部晚期或转移性 HER2 阳性乳腺癌患者。有趣的是，DS-8201 在脑转移亚组中表现喜人，ORR 为 58.3%，中位 PFS 为 18.1 个月，与整个研究人群相似。然而，该研究排除了未经治疗或进展中的脑转移患者，因此 DS-8201 是否对活动性脑转移患者有效尚不清楚，为了弥补这一缺陷，目前一项 Ⅱ 期研究正在研究 DS-8201 对于 HER2 阳性和 HER2 低表达的活动性脑转移乳腺癌患者的疗效（DEBBRAH 试验，NCT04420598）。2021 年，DS-8201 与 T-DM1 头对头对比的临床研究 DESTINY-Breast03 再次改写了指南，该研究结果表明，对于 HER2 阳性的晚期乳腺癌患者，曲妥珠单抗 + 紫杉类治疗进展后，DS-8201 与 T-DM1 相比，疾病进展或死亡风险显著降低（中位 PFS 22.2 个月 *vs.* 6.9 个月）。此外，DS-8201 较为重要的一个特性就是它

的载荷可透过细胞膜渗透到细胞间隙，从而对非目标肿瘤细胞起到细胞毒效应（旁观者效应）。目前已有多项研究将 DS-8201 应用于 HER2 低表达的乳腺癌患者中。一项评估 DS-8201 在 HER2 低表达转移性乳腺癌患者中活性的Ⅰb 期研究中，患者大多为 HR 阳性（87%），基线时伴有内脏转移，并经过了多线治疗，但结果仍旧令人兴奋，ORR 为 37%，中位 DOR 为 10.4 个月，中位 PFS 为 11.1 个月，中位 OS 为 29.4 个月。此外，目前也有临床研究探究对于新辅助后未达 pCR 患者的辅助强化方案，DS-8201 是否优于 T-DM1（DESTINY-Breast05，NCT04622319）。

Trastuzumab–Duocarmazine（SYD985）同样也是一种 ADC，抗体曲妥珠单抗通过可裂连接子与细胞毒性药物 seco-DUBA 连接，该细胞毒性药物被内化后，在细胞内溶酶体中被蛋白酶裂解成活性毒素（DUBA）。载荷随后将 DNA 烷基化，导致 DNA 损伤和细胞死亡。一项Ⅲ期临床研究（TULIP 试验，NCT03262935）纳入了二线抗 HER2 治疗进展 /T-DM1 进展的晚期乳腺癌患者，比较 SYD985 与医生选择方案的优劣性。研究结果提示，使用 SYD985 的中位 PFS 为 7.0 个月（95% *CI*：5.4 ～ 7.2，*P*=0.002），而医生选择的治疗方案则为 4.9 个月（95% *CI*：4.0 ～ 5.5）。

Disitamab Vedotin（RC48）也是一种抗 HER2 的 ADC，其包含抗 HER2 的抗体部分、可裂连接子和细胞毒性药物单甲基澳瑞他汀 E（MMAE）。目前，一项Ⅱ期研究正在对比 RC48 与卡培他滨 + 拉帕替尼在 HER2 阳性转移性乳腺癌中的疗效（NCT03500380），一项Ⅲ期随机试验旨在评估 RC48 与医生选择的治疗方案在 HER2 低表达转移性乳腺癌患者中的疗效（NCT04400695）。

ARX788 同样也是一种抗 HER2 的 ADC，其结构包含抗 HER2 单克隆抗体和一种有效的微管蛋白抑制剂 AS269，在张剑教授、胡夕春教授牵头的一项 ARX788 在 HER2 阳性转移性乳腺癌患者中的安全性、药物代谢动力学和抗肿瘤活性的Ⅰ期研究中（ASCO 2021 摘要 #1038，SABCS 2021 壁报 PD8-04），在剂量 1.5 mg/kg、q3w 时，客观缓解率为 65.5%（19/29，95% *CI*：45.7 ～ 82.1），疾病控制率为 100%（95% *CI*：81.2 ～ 100），中位 PFS 为 17.02 个月（95% *CI*：10.09 ～未达到）。

Sacituzumab Govitecan（IMMU-132）通过一个可切割的连接子，将人源化抗 Trop-2 单抗 hRS7 IgG1k 与拓扑异构酶Ⅰ抑制剂伊立替康（DAR 7.6 ：1）结合。抗原抗体结合后，单抗内化进入到靶细胞，而后被转运到溶酶体。溶酶体中的低 pH 有利于连接物的水解，进而释放有效载荷。由于 SN-38 具有膜透性，一些药物分子也被释放到肿瘤微环境中，有助于杀死邻近的肿瘤细胞（旁观者杀伤效应）。一项随机Ⅲ期试验 ASCENT 研究，纳入了既往接受过两次或两次以上化疗的晚期转移性三阴性乳腺癌（triple-negative breast cancer，TNBC）患者（*n*=468），对比了 IMMU-132 与医生选择的治疗方案（卡培他滨、艾立布林、吉西他滨或长春瑞滨），结果提示在 PFS（中位 PFS 为 5.6 个月 *vs*. 1.7 个月）和 OS（中位 OS 为 12.1 个月 *vs*. 6.7 个月）方面，IMMU-132 优于医生选择的治疗方案。因此 IMMU-132 成为三阴性乳腺癌治疗领域近年来的一项重大突破。类似在研的药物还有 FDA018（NCT05174637）。

其他在研的抗 HER2 的 ADC 还包括 TAK-522、MM-302、MEDI-4276、A166、BAT8001、PF-06804103，DX126-262，DP303C，以 Trop-2 为靶点的 DS-1062，以 LIV1 为靶点的 SGN-LIV1A，以 HER3 为靶点的 HER3-DXd 等，这些新药的临床研究也正在进行中，在此不再赘述。

二、新型 PDC 的临床研究现状

多肽偶联药物（peptide drug conjugate，PDC）是一种新型的偶联药物，其结构主要包含 3 个元素——细胞毒素、Linker 及靶向多肽，通过一个可分解的 Linker 将特定的多肽序列与细胞毒素共价结合。它将细胞毒素以提高局部浓度的形式靶向递送至患病组织，减轻非疾病组织中的毒性效应，从而减轻不良反应，达到增效减毒的科学目的。

CBP-1008 的临床研究（NCT04740398）目前正在进行中，CBP-1008 是国内首个自主研发的 FRα 靶点偶联类药物，也是双配体药物偶联体，作为 PDC，其具有更小的分子量、更好的组织穿透性、更低的免疫原性及更短的清除时间。CBP-1008 的另一个靶点 TRPV6，在卵巢癌和乳腺癌等多个瘤种中高表达。在双配体下，CBP-1008 对药物的递送更加优异，有望成为下一个突破性疗法。

三、CAR-T 治疗的临床研究现状

CAR-T 截至目前已更新 4 代：第一代的 CAR-T 包括一个细胞外的抗原识别结构域，如单链抗体片段（scFv），而后胞外段与跨膜结构域连接，该跨膜结构域又与 T 细胞受体（TCR）的细胞内 CD3ζ 链结合；第二代的 CAR-T 包含一个额外的共刺激结构域（如 CD28）；第三代 CAR-T 包含两个共刺激结构域（如 CD28、4-1BB、OX40、ICOS、DAP10 和 CD27）；第四代 CAR-T 细胞被改造为在靶向肿瘤组织中释放转基因细胞因子，以诱导促炎环境。CAR-T 治疗在血液系统恶性肿瘤的治疗中取得了巨大的成功，但在实体瘤的应用却一直是收效甚微。目前认为主要是因为 CAR-T 分子在实体瘤中较难浸润，以及实体瘤微环境内的多种免疫抑制信号限制了 CAR-T 细胞的疗效。因此，如何提高 CAR-T 治疗在实体瘤中的疗效成为目前研究的重点。某些血液系统恶性肿瘤的肿瘤细胞可以通过特定的细胞表面分子来识别，如 CD19。在实体肿瘤中同样需要识别类似的超特异性肿瘤靶抗原，以避免产生严重的脱靶毒性效应。因此，寻找 CAR-T 治疗合适的靶标就成为重中之重。

GD2 是一种鞘糖脂，通常在癌组织中上调，这种肿瘤限制性靶标的表达使其成为 CAR-T 的热门靶点之一。在干细胞样 CD44 高 /CD24 低的人类乳腺癌细胞中发现了 GD2 的高表达。因此，第三代 CAR-T 细胞包含了靶向 TNBC 细胞 GD2 的单链抗体，在 TNBC 小鼠移植瘤模型中发现了较强的抗肿瘤效应。这些临床前数据为临床研究以 GD2 为靶点的 CAR-T 提供了理论依据。目前一项以 GD2 为靶点的 CAR-T 治疗的 I 期临床研究正在进行中（NCT03635632）。

I 型受体酪氨酸激酶样孤儿受体 1（receptor tyrosine kinase like orphan receptor 1，ROR1）与中枢神经系统中的神经元生长有关，但在血液系统恶性肿瘤和实体肿瘤（包括 TNBC）中均有高度和一致的表达。近期，在一个体外 TNBC 模型中，4-1BB 共同刺激的 ROR1-CAR-T 细胞被证明可以在 TNBC 体外模型中浸润和迁移，并引起显著的抗肿瘤效应。目前也已经有一项关于 ROR1 的 I 期临床研究（NCT02706392）。该临床研究中，4 例 TNBC 患者接受了 ROR1-CAR-T 的治疗，2 例患者疗效评估为 SD，1 例患者在第二次治疗后疗效评估为 PR。

上皮细胞黏附分子（epithelial cell adhesion molecule，EpCAM）是一种参与细胞间黏附的细胞表面分子，已知在上皮性癌中高表达。有研究采用实时反转录聚合酶链反应（reverse transcription-polymerase chain reaction，RT-PCR）对正常乳腺组织、原发和转移性乳腺癌中 EpCAM mRNA 的表达水平进行了定量分析。EpCAM 在原发和转移性乳腺癌中过表达 100 ～ 1000 倍。此外，用短干扰 RNA（short interfering RNA，siRNA）沉默 EpCAM 基因表达可导致 4 种不同乳腺癌细胞株的细胞增殖率下降 35% ～ 80%。EpCAM siRNA 处理可降低 MDA-MB-231 细胞株的细胞迁移和细胞侵袭。这样的结果为利用 EpCAM 作为靶标提供了理论依据。目前，一项 I 期临床试验目前正在研究第三代 EpCAM-CAR-T 细胞用于乳腺癌治疗的疗效（NCT02915445）。

MUC1 是一种糖蛋白，是黏膜屏障的一部分。MUC1 细胞外结构域可变数量串联重复区域中的丝氨酸和苏

氨酸残基可作为O-聚糖的附着位点。因此，在MUC蛋白中可以观察到翻译后修饰。TNBC表达一种MUC1，即tMUC1，在95%以上的病例中存在异常糖基化。体外研究表明，第二代tMUC-CAR-T细胞具有抗肿瘤活性。在TNBC异种移植小鼠模型中也发现了类似的结果。此外，在TNBC中也观察到MUC1的糖基化生物合成异构体TnMUC1的表达。目前，针对TnMUC1的CAR-T的临床研究也正在进行中（NCT04025216）。

TROP2被发现在包括乳腺癌在内的多种肿瘤中均有过表达。FDA近期批准Sacituzumab govitecan（一种靶向TROP2的ADC）可用于治疗复发或难治性转移性TNBC。以TROP2为靶点的ADC，并未出现较多严重的不良反应，因此它也成为CAR-T的一个很好的候选靶点。TROP2-CAR-T细胞已经被设计用于TNBC的治疗中。

组织因子（tissue factor，TF）又称CD142和凝血因子Ⅲ，是一种膜结合的细胞表面受体，在血管壁完整性被破坏时参与凝血启动。这种表面靶点在50%～85%的TNBC中表达。最近，针对TNBC的第二代抗体样免疫结合物（L-ICON）在临床前已经被开发出来。一直以来，药物开发都在朝着靶向TF-CAR-NK的方向发展，这种细胞共表达CD16（Fcγ Ⅲ），介导TNBC中抗体依赖的细胞介导的细胞毒性（antibody-dependent cell-mediated cytotoxicity，ADCC），作为一种单一药物或与L-ICON联合使用。初步结果显示，单独使用TF-CAR-NK细胞可以破坏TNBC细胞，在体外加入L-ICON后，其效果会增强。此外，TF-CAR-NK细胞在细胞系和患者肿瘤来源的异种移植小鼠模型中也显示出抗肿瘤活性。

其他目前在研的CAR-T靶点还包括CEA（NCT04348643）、CD44v6（NCT04427449）、MSLN（NCT01355965、NCT02414269、NCT02792114）、c-MET（NCT01837602）、CD133（NCT02541370）等。

四、免疫治疗的临床研究现状

PD-1主要表达于活化的T细胞膜表面，在肿瘤微环境中，PD-L1表达于肿瘤细胞和肿瘤相关抗原呈递细胞（tumor associated antigen presenting cell，APC）上，与肿瘤浸润淋巴细胞表面的PD-1分子结合，产生级联效应，包括：①抑制淋巴细胞的功能和细胞因子的释放；②诱导淋巴细胞凋亡；③促进白细胞介素-10表达；④抑制肿瘤抗原特异性$CD8^+$ T细胞的活化和增殖；⑤导致肿瘤免疫逃逸。近年来，PD-1/PD-L1轴靶向药物已成为TNBC免疫治疗的研究热点。

Atezolizumab是为人们所熟知的抗PD-L1抗体。Impassion 130了评估PD-L1抗体Atezolizumab联合白蛋白紫杉醇的疗效和安全性。Atezolizumab +白蛋白紫杉醇组的PFS为7.2个月，而安慰剂+白蛋白紫杉醇组的PFS为5.5个月（*HR*=0.8，*P*=0.0025）。在PD-L1阳性患者中，观察到更大的PFS差距（7.5个月 *vs.* 5.0个月，*HR*=0.62，*P* < 0.0001）。但最新Impassion 131研究使用Atezolizumab联合紫杉醇对比安慰剂联合紫杉醇治疗局部晚期或转移性TNBC，结果表明添加Atezolizumab可导致中位PFS略有延长（5.7个月 *vs.* 5.6个月），但却略缩短了mOS（19.2个月 *vs.* 22.8个月），因此Atezolizumab又被取消了相关的适应证。

Pembrolizumab则是另一重磅的抗PD-1抗体。KEYNOTE-355对比了Pembrolizumab联合医生选择的治疗方案（白蛋白结合紫杉醇、紫杉醇、吉西他滨或卡铂）与安慰剂联合化疗的疗效，发现在PD-L1阳性人群[联合阳性评分（combined positive score，CPS）≥ 10]中，Pembrolizumab联合化疗可显著延长PFS（9.7个月 *vs.* 5.6个月，*HR*=0.65，*P*=0.0012），也正因如此，Pembrolizumab被写进了指南，用于PD-L1 CPS ≥ 10的三阴性乳腺癌的晚期一线治疗。此外，还有在研的抗PD-1抗体（HX008）等。

除了抗PD-1抗体、抗PD-L1抗体外，CTLA-4抑制剂也是近年来的研究热点。正常情况下，抗原呈递细胞与淋巴细胞之间存在CTLA-4抑制信号通路，防止淋巴细胞过度活化。如果CTLA-4被阻断，级联就会被破坏，产生大量的活化的淋巴细胞。目前已有研究表明，抗 PD-1 抗体、抗 PD-L1 抗体和 CTLA-4 抑制剂治疗均可诱导 $CD8^+$ T 细胞的扩增，且它们的机制不重叠。近期，几种 CTLA-4 抑制剂（如 Ipilimumab 和 Tremelimumab）正尝试应用于实体肿瘤中。一项单臂临床研究分析了 Durvalumab 联合 Tremelimumab 治疗 18 例转移性乳腺癌患者的疗效，其中 11 例 ER 阳性，7 例 TNBC。整体人群的 ORR 为 17%，ER 阳性患者为 0，TNBC 患者为 43%。

五、双特异性抗体的临床研究现状

双特异性抗体（BsAbs）虽然有许多变种，但通常是由两个不同的抗原结合（Fab）区域构建的。其中一个 Fab 区与一个肿瘤受体结合，而另一个 Fab 区与另一个肿瘤受体结合，使得 BsAb 能够抑制两个肿瘤受体的功能，这两个受体可能在生长、增殖、血管生成或转移中发挥重要作用。另一种方式是，BsAb 的一个 Fab 区域会结合到肿瘤受体上，而另一个区域会结合到 T 细胞的 CD3 结构域上，导致 $CD8^+$ T 细胞定位、多克隆增殖和特异性裂解肿瘤。

双特异性抗体和 CAR-T 细胞已被开发用于 HER2 过表达的乳腺肿瘤，并已在体外、体内和临床试验中进行了测试。新型非对称抗 CD3/ 抗 HER2 双特异性抗体 M802 最近证实对 HER2 阳性肿瘤细胞具有靶向细胞毒活性。针对 CD3 × HER2 的双特异性抗体 BTRC4017A 和 ISB1302 也在进行尝试（NCT03983395，NCT03448042）。尽管许多临床试验都是成功的，没有报道任何不良反应，但有一例患者因 T 细胞过度激活而出现心肺衰竭，而 T 细胞过度激活极有可能是因为同时针对癌性和非癌性的 HER2 过表达细胞。一种潜在的肿瘤特异性抗原 p95 HER2 是 HER2 的截短版本，在 40% 的 HER2 阳性乳腺癌中表达，在正常成人组织中未表达。一项研究发现，使用 CD3-p95 HER2 BsAb 选择性靶向 p95 HER2 阳性细胞，对表达 p95 HER2 的癌细胞具有细胞毒性，对 HER2 阳性 /p95 HER2 阴性组织在体外和体内没有毒性。CD3-p95 HER2 BsAb 对正常组织几乎没有毒性，并对人类 p95 HER2 阳性 /HER2 阳性乳腺癌产生高度特异性毒性。这些结果令人鼓舞，可能是 HER2 阳性乳腺癌的一个可能的肿瘤特异性靶点。

一种先天性的促炎 T 细胞亚群，被称为 γδ T 细胞，最近作为免疫细胞参与双特异性抗体的替代目标出现。一种靶向表皮生长因子受体（epidermal growth factor receptor，EGFR）和 Vγ9Vδ2 T 细胞的双特异性纳米体结构诱导了患者来源的结直肠癌细胞的细胞毒性，同时保留了原代表达 EGFR 的角质形成细胞。此外，自然杀伤（natural killer，NK）细胞或巨噬细胞上表达的 Fcγ 受体（Fcγ rs）也被定向到肿瘤细胞上。三特异性 NK 细胞衔接器疗法（TriNKET）DF1001 的临床安全性和有效性正在一项Ⅰ/Ⅱ期临床试验中进行评估，用于治疗 HER2 阳性实体瘤（NCT0414371）。

由张剑教授、胡夕春教授牵头的Ⅰ期临床研究（KN026-CHN-001，NCT03619681）是针对一种新型的双特异性抗体——KN026。KN026 可同时结合两个不同的 HER2 表位。这项首次在人体内进行的Ⅰ期研究评估了 KN026 作为单药疗法用于 HER2 阳性转移性乳腺癌患者的安全性 / 耐受性、药物代谢动力学、初步疗效和潜在的预测性生物标志物活性。在该研究中，既往接受抗 HER2 治疗的 MBC HER2 阳性女性患者接受 KN026 单药静脉注射 5 mg/kg（1 次 / 周）、10 mg/kg（1 次 / 周）、20 mg/kg（2 次 / 周）或 30 mg/kg（3 次 / 周）。剂量递增遵循"3 + 3"剂量递增规则，并遵循剂量递增规则。研究共纳入 63 例患者。最常见的治疗相关不良事件（treatment-related adverse event，TRAE）为发热（23.8%）、腹泻（22.2%）、谷草转氨酶升高（22.2%）、谷丙转氨酶升高（22.2%）。只有 4 例患者报告了 3 级 TRAE。分析的结果支持的选择是建议Ⅱ期剂量 20 mg/kg、q2w 或 30 mg/kg、q3w，ORR 为 28.1%，中位 PFS 为 6.8 个月（95% *CI*：4.2 ～ 8.3）。此外，HER2/CDK12 共扩增的患者从KN026中获益更多。

针对TNBC的双特异性抗体的临床试验也在进行中。有研究者新合成了一类靶向CD3×Trop2或CD3×CEACAM5的双特异性抗体。用CD3×Trop2或CD3×CEACAM5双特异性抗体与人外周血单个核细胞联合处理表达Trop2和CEACAM5的3D TNBC球体可显著抑制TNBC细胞的生长。有趣的是，在该模型中添加一种抗PD-1单克隆抗体可进一步促进3D TNBC球体的细胞死亡。这些发现为双特异性抗体与免疫检查点抑制剂联合应用的可行途径提供了理论依据。

Ephrin受体A10（EphA10）是一种酪氨酸激酶受体，在67%的TNBC细胞上过表达，在正常乳腺组织上很少或没有表达。将单链抗体a片段（EphA10的VL链与CD3的VH链连接）与单链抗体b片段（CD3的VL链与EphA10的VH链连接）融合，形成CD3 × EphA10双特异性抗体。在表达EphA10的TNBC细胞与外周血单个核细胞共培养时加入CD3 × EphA10双特异性抗体，可导致T细胞介导的TNBC细胞定向裂解。此外，CD3 × P-cadherin分子PF-06671008在移植了循环人T淋巴细胞的患者来源的TNBC小鼠模型中被证实在体内有效。一项开放标签的Ⅰ期剂量递增研究正在评估pf06671008在表达P-cadherin的TNBC患者中的安全性和耐受性（NCT02659631）。

六、小分子TKI的新药临床研究现状

近年来小分子TKI的新药研究同样也是发展得如火如荼。除了为人们所熟知的拉帕替尼、吡咯替尼外，还有图卡替尼、DZD1516等后起之秀。

HER2CLIMB研究是一项图卡替尼的随机、安慰剂对照、双盲试验，共招募了15个国家的612例有或无基线脑转移的转移性HER2阳性乳腺癌患者。总人群的研究结果显示，图卡替尼组显著改善了患者的PFS和OS，使死亡风险降低34%。在总体人群中，有291例患者（48%）基线时存在脑转移，对存在脑转移人群进行了进一步亚组分析。研究分析结果表明，对于HER2阳性乳腺癌患者，无论是颅内病灶还是外周病灶，图卡替尼联合曲妥珠单抗和卡培他滨的治疗方案均有显著效果。总体而言，曲妥珠单抗和卡培他滨中加入图卡替尼，可在临床上显著降低患病或死亡风险，尤其是针对患有脑转移的HER2阳性转移性乳腺癌患者。

DZD1516同样也是新型小分子TKI，其具有良好的血－脑屏障穿透性，在临床前和临床研究中展现了良好的安全性和药物代谢动力学数据。在临床前研究中，可以看到DZD1516在大鼠和猴身上的Kpuu，CSF分别为0.76和1.4。特别关心的是，DZD1516在人体身上的Kpuu，CSF为1.82，其代谢产物DZ2678的Kpuu，CSF为0.78，这表明DZD1516是可以很好地透过血－脑屏障并发挥疗效，将为临床治疗HER2阳性脑转移患者提供更多的契机。由张剑教授、胡夕春教授牵头的DZD1516的Ⅰ期临床研究（NCT04509596）也正在进行中。

七、内分泌治疗新药的临床研究现状

内分泌治疗被广泛用于HR阳性的乳腺癌患者的治疗中，但仍有一部分患者会出现内分泌治疗的耐药性。目前认为*ESR1*的突变与芳香化酶抑制剂（aromatase inhibitors，AI）的内分泌治疗获得性耐药相关。而SERD类氟维司群对于*ESR1*突变和未突变患者的PFS是相似的。因此，目前也迫切地需要一款对于*ESR1*突变有效的口服SERD类药物。Elacestrant是非甾体、口服SERD，在HR阳性乳腺癌细胞系中以剂量依赖的方式降解ER，并抑制雌激素依赖的ER靶基因转录诱导和细胞增殖功能。雌激素刺激的肿瘤生长在MCF-7细胞系的异种移植模型和来自多线治疗患者的异种移植模型中被Elacestrant抑制，包括对CDK4/6抑制剂和氟维司群耐药的模型。RAD1901-005（NCT02338349）是一项Ⅰ期临床研究，在入组的57例绝经后妇女中，50例接

受 RP2D（每日 1 次 400 mg），大多数不良事件的严重程度为 1 ～ 2 级。客观缓解率为 19.4%（*n*=31 例接受 RP2D 的可评估患者），有 SERD 应用史的患者为 15.0%，有 CDK4/6 抑制剂应用史的患者为 16.7%，*ESR1* 突变的患者为 33.3%（*n*=5/15）。临床获益率（24 周）总体为 42.6%（*n*=47 例接受 RP2D 治疗的患者），56.5%（*n*=23 例，*ESR1* 突变），30.4%（*n*=23 例，既往接受 CDK4/6 抑制剂治疗）。基于该项 Ⅰ 期临床研究的结果，一项 Ⅲ 期临床试验正在进行中，以研究 Elacestrant 与标准内分泌疗法的对比。其他在研的口服 SERD 类药物还有罗氏的 Giredestrant（GDC-9545）、礼来的 LY3484356、阿斯利康的 AZD9833、赛诺菲 SAR439859 等。

人类成年以后正常细胞有丝分裂周期大多逐渐延长，这主要受到周期蛋白依赖性激酶（cyclin-dependent kinases，CDK）控制。其中，CDK4 和 CDK6 主要控制细胞有丝分裂周期由 DNA 合成前期进入 DNA 合成期。癌细胞的基本特征之一就是有丝分裂周期失控，从而疯狂分裂繁殖、陷入死循环，这主要由 CDK4 和 CDK6 过度活跃引起。CDK4/6 抑制剂哌柏西利、瑞博西利、阿贝西利已经先后获得美国食品和药品监督管理局批准上市用于治疗乳腺癌，为人们所熟知，因此相关的临床研究在此便不再赘述。目前，国产的恒瑞新药 CDK4/6 抑制剂 SHR6390 也是后来者居上。由全国 42 家中心共同参与的多中心双盲随机对照 Ⅲ 期临床研究 SHR6390- Ⅲ -301 的主要终点达到方案预设优效标准，对于既往内分泌治疗失败的 HR 阳性 /HER2 阴性的晚期乳腺癌患者，SHR6390 + 氟维司群与安慰剂 + 氟维司群相比，患者的 PFS 显著较长。其他在研的 CDK4/6 抑制剂还有 BPI-1178（NCT04282031）、FCN-437c（NCT04488107）、XZP-3287（NCT05077449）等。

八、针对突变的新药临床研究现状

PIK3CA 突变在乳腺癌中较为常见，可促进肿瘤进展和治疗耐药性。约 40% 的 HR 阳性 /HER2 阴性晚期乳腺癌存在 *PIK3CA* 突变，导致内分泌耐药和治疗进展。基于一项 Ⅲ 期试验 SOLAR-1 的研究结果，AI 治疗后进展的 *PIK3CA* 突变的 HR 阳性 /HER2 阴性晚期乳腺癌，PI3K 抑制剂 Alpelisib 联合氟维司群较单用氟维司群中位 PFS 显著延长近 1 倍（11 个月 *vs.* 5.7 个月）。SOLAR-1 研究中，*PIK3CA* 突变队列中 20 例患者接受过 CDK4/6 抑制剂治疗，Alpelisib 联合组中位 PFS 为 5.5 个月，对照组仅为 1.8 个月。此外，BYLieve 研究显示，*PIK3CA* 突变的 HR 阳性 /HER2 阴性晚期乳腺癌 CDK4/6 抑制剂联合 AI 治疗进展后，Alpelisib 联合氟维司群使中位 PFS 翻倍，6 个月无疾病进展生存率为 50.4%，研究达到主要终点。中位 PFS 为 7.3 个月，ORR 为 17.4%，临床获益率达 45.5%。近期，研究者又进行了一项 Ⅰ / Ⅱ 期试验（NCT2379247），使用 Alpelisib 联合白蛋白紫杉醇治疗 HER2 阴性转移性乳腺癌，研究共纳入 43 例患者（Ⅰ 期 13 例，Ⅱ 期 30 例），在 42 例可评估患者中，ORR 为 59%（7% 完全缓解，52% 部分缓解），其中 21% 的患者缓解持续超过 12 个月，中位 PFS 为 8.7 个月；40% 的患者显示肿瘤和（或）ctDNA *PIK3CA* 突变，与无突变的患者相比，肿瘤 /ctDNA 突变患者表现出更长的 PFS（11.9 个月 *vs.* 7.5 个月，*P*=0.027）。其他在研的 PIK3 抑制剂还有 HS-10352（NCT04631835）。

BRCA1/2 突变同样也是乳腺癌中较为常见的突变。PARP 抑制剂被认为是针对 *BRCA1/2* 突变较为有效的药物，近期在临床前研究中发现，PARP 抑制剂联合免疫治疗显示出抗肿瘤活性。因此研究者开始尝试评估奥拉帕尼联合 PD-L1 抑制剂 Durvalumab 在 *BRCA1/2* 突变的转移性乳腺癌患者中的疗效（MEDIOLA 试验，NCT02734004）。在 30 例可评估患者中，24 例患者在 12 周评估时疾病得到了控制。

九、其他的新药临床研究现状

Akt 是多种信号通路促进细胞存活、生长、侵袭和迁移的中心节点，激活 PI3K/Akt 通路与预后不良和耐药性有关。多项临床前研究表明，抑制 Akt 通路可提高三阴性乳腺癌的化疗疗效，并能克服耐药性。Capivasertib

是一种强效的高选择性、口服活性的小分子激酶抑制剂，对亚型Akt1、Akt2和Akt3具有相似的活性。PAKT是一项安慰剂对照、随机双盲的Ⅱ期试验。总共纳入140例TNBC患者，70例患者使用Capivasertib＋紫杉醇，70例患者使用安慰剂＋紫杉醇。这项试验表明，接受Akt抑制剂Capivasertib的患者的PFS和OS比接受安慰剂的患者更长。中位PFS在总体人群中得到了增加（5.9个月 *vs*. 4.2个月，单边 P=0.06，预设单边 P=0.10），在PIK3CA/Akt1/PTEN通路异常的三阴性乳腺癌患者中的获益更为明显。总人群中，使用Capivasertib组OS从12.6个月增加到19.1个月（双边 P=0.04），在PIK3CA/Akt1/PTEN改变的亚组中，OS增加也更明显。除此之外，还有Capivasertib联合氟维司群对比安慰剂联合氟维司群的临床研究（NCT04305496），Capivasertib联合CDK4/6抑制剂联合氟维司群的临床研究（NCT04862663）正在进行中。

诱导型一氧化氮合酶（iNOS）信号通路与三阴性乳腺癌预后不良相关。先前使用体内模型的研究表明，使用泛NOS抑制剂L-NMMA抑制iNOS信号通路可抑制TNBC患者的肿瘤生长并延长生存期。近期，研究者使用L-NMMA联合紫杉醇治疗难治性局部晚期乳腺癌或转移性TNBC的首个Ⅰ/Ⅱ期临床试验。研究者招募了多例转移性TNBC患者，其中15例为Ⅰ期试验，24例为Ⅱ期试验。总有效率为45.8%（11/24），其中LABC组为81.8%（9/11），转移性TNBC组为15.4%（2/13）。

第二节　新药临床研究的争议

在新药的研发过程中，经常需要进行随机临床试验以评估正在研究的新药的安全性和有效性。在新药临床试验的不同阶段，都应该遵循药物临床试验质量管理规范（good clinical practice，GCP）。但在实践中，无论是否遵循GCP，都不可避免地会出现一些有争议的问题。

争议一：Ⅰ期临床试验最大耐受剂量的确定，是使用“3＋3”方法好还是CRM方法好？

Ⅰ期临床试验主要采用最大耐受剂量（maximal tolerable dose，MTD）来作为Ⅱ期试验推荐的剂量。MTD主要由“3＋3”设计和CRM法两种方法得到。最近对已发表的Ⅰ期临床试验的回顾研究表明，绝大多数试验（98.4%）使用“3＋3”设计，因为“3＋3”设计更容易实现。但是目前我们可以看到，在FDA注册的肿瘤药物中，有25%的药物标记的剂量与Ⅰ期试验中确定的剂量不同，更不用说许多药物的开发可能由于使用剂量不足/剂量过大而被过早地中断了。此外，“3＋3”设计认为MTD就是最合适的推荐剂量，但很多靶向药物的最合适推荐剂量实际上是小于MTD的。CRM法已被证明在针对MTD方面比传统的“3＋3”方法更有效。与“3＋3”设计相比，CRM已分配了更多处于或接近MTD的试验参与者。然而，CRM法应用时会使得临床研究进展缓慢，不利于新药的快速研发。因此，目前使用“3＋3”方法好还是CRM方法好还是争议点之一。

争议二：临床研究的终点如何选择？pCR率是否可以作为替代终点？

由于早期乳腺癌患者生存时间较长，等待随机对照试验的最终结果通常需要5年甚至10年。为了满足加快药物审批的需求，使患者能够更快、更有效、更经济地获得有效治疗，FDA和EMA先后于2012年和2014年批准将术前新辅助治疗后的病理学完全缓解作为随机对照试验长期临床结局（无事件或无病生存期和总生存期）的替代终点，用于新药加速审批。支持FDA和EMA决策的证据，主要来自FDA资助的12项随机对照试验患者个体数据荟萃分析。该分析有力表明，病理学完全缓解与患者水平总生存期显著相关，但是试验水平未能显示出统计学显著相关性。2021 年 St.Gallen 再次讨论了病理学完全缓解替代价值的争议问题，其中仅 40% 的专家组成员支持将其作为定义早期乳腺癌术后辅助或术前新辅助全身治疗方案标准的合适终点。近期，一项纳入 54 项随机对照试验共计 32 611 例患者的荟萃分析提示，病理学完全缓解相对风险对数值与无病生存和总生存风险比对数值相关性较弱（$R2=0.14$ 和 0.08，95% *CI*：0.00 ～ 0.29 和 0.00 ～ 0.22）。该研究结果表明，病理学完全缓解在试验水平无法替代无病生存和总生存，病理学完全缓解不应作为早期乳腺癌术前新辅助试验监管的主要终点。因此，pCR 率是否可以作为替代终点仍然是目前的争议点。

争议三：如何保证独立委员会的独立性问题？

在临床试验中，特别是在临床研究的后期，往往需要一个独立的数据监管委员会（Independent Data Monitoring Committee，IDMC），以保持拟进行的临床试验数据的真实性和有效性。IDMC 应独立于本研究的任何与临床操作（项目团队）相关的活动。IDMC 的主要责任包括持续的数据真实性监测、进行中期分析，以及参与因安全性、无效性问题而及早停止的临床试验。IDMC 最具争议的问题之一可能是 IDMC 的独立性问题。第一，在实践中，一些赞助商将尽一切努力来指导 IDMC 的职能和活动。第二，在咨询 IDMC 成员之前，主办方通常会起草一份 IDMC 章程，概述 IDMC 的角色 / 责任和功能 / 活动。但 IDMC 成员一般都是直到第一次会议才有机会审查章程（IDMC 成员可能都没有机会在会议前彻底审查章程），因此章程的制定和审查是很仓促的。在某些情况下，主办者可能在首次 IDMC 会议之前就已经开始登记和入组患者。第三，在某些情况下，一些 IDMC 成员可能对研究方案和（或）章程的设计和分析有强烈的反对意见，在这种情况下，主办方应该与这些 IDMC 成员进行沟通，而不是替换他们，但是很多情况下，主办方会直接替换 IDMC 成员。因此，如果在即将进行的临床试验中存在任何不当行为，是否应鼓励 IDMC 与监管机构沟通？如何保证 IDMC 不受外界干扰做出独立的决策？是否应当提高独立委员会的地位？这些也是目前的争议点。

争议四：如何保证临床试验的随机性 / 双盲？

在临床试验中，随机化和盲法可以最大限度地减少由于主观选择偏差造成的偏倚。然而，在实践中，治疗组间的不均衡仍然可能发生，特别是在多中心临床试验中。在实践中，下面列出的问题通常会被问道：我们如何在临床试验中判断一个临床试验是否真的做到了盲法？针对这个问题的一个有效的做法，就是在试验期间或试验结束时，让患者去猜自己的治疗组（实验组？对照组？），而后将患者猜测的治疗组的信息，与真实的治疗组的信息进行卡方检验，以评估临床试验的双盲性。

争议五：是否应让申办者在临床试验中承担更多的责任？

在药物临床试验质量管理体系中，申办者、研究者和监管部门为三大责任主体，其中申办者应对药物试验质量和受试者安全承担第一责任。按西方发达国家惯例，药物临床试验的监管重点之一是对申办者的检查。而我国申办者的综合实力较弱，难以独立承担药物临床试验的质量管理职责，机构应运而生，承担了大部分本应由申办者承担的质量管理职责。目前我国药物临床试验的监管重点为对机构的检查，尚未对申办者在药物临床试验中的行为和职责进行检查。随着我国药物研发的迅猛发展，药物临床试验项目逐年增多，而与此相对应的是申办者职能的长期缺失，这将不利于我国药物临床试验的长远发展；另外，作为申办者的代理机构合同研究组织（Contract Research Organizations，CRO）承担了很大一部分药物临床试验的管理职能，但国内的大多数

CRO是小型公司，十几人甚至几人的CRO公司非常普遍，许多公司缺乏拥有合格资质的监察员，靠低价竞争来维持生存，造成了整个行业的无序化，最终影响了我国药物临床试验的整体质量。国家监管部门已充分认识到对申办者检查的重要性，将通过完善相关法规，并出台相应的检查细则来逐步实现对申办者的检查，以督促申办者完善自身建设，达到提高我国药物临床试验质量的目的。但目前我国申办者的综合实力仍然较弱，是否应当让申办者承担更多责任也是争议点之一。

争议六：生物类似物是否可以直接完全获批与原研药相同的适应证？

目前，较多的临床医生对于生物类似物直接完全获批与原研药相同的适应证还是存有一定的疑惑和忐忑。不少临床医生仍旧认为需要对生物类似物再进行临床研究确证后才可获批适应证。但我们可以看到FDA/EMA/NMPA从法规层面都支持适应证外推：如果一个生物类似药在某一适应证与原研药高度相似，并具有可比的安全性及有效性，其安全性及有效性数据可以外推到该原研药物所获批的其他适应证。此外，FDA/EMA/NMPA从实践层面也都支持适应证外推：NMPA批准9个已上市的生物类似药皆获批所有原研适应证；以曲妥珠单抗为例，FDA/EMA/NMPA获批的曲妥珠单抗生物类似药，皆获批所有原研适应证。此外，《中国生物类似药专家共识》给出了同样的意见：共识一：生物类似药与参照药疗效等同、安全性相似，临床上可以替代使用；共识二：根据适应证外推原则，生物类似药可获得参照药其他具有相同作用机制的适应证；共识三：对于正在接受治疗的患者，临床医生可根据患者情况，决定是否由参照药转换成生物类似药，这样做是安全有效的。因此，生物类似药可以直接完全获批与原研药相同的适应证应当逐步成为一项共识。

第三节　新药临床研究的未来之问

一、未来的新药临床研究是否可以更多地应用精准癌医学的创新性临床试验呢？

针对研究速度、广度和精度这三个方面，未来新药临床研究可考虑更为综合地应用多种创新性临床试验设计。

（一）在研究速度方面

传统的分阶段药物开发流程正在逐渐被更加流畅的“无缝设计”模式所替代。一个典型的例子是NCT0328056，这是一个针对免疫疗法的联合研究。

该研究采用二期设计评估晚期HR阳性/HER2阴性乳腺癌患者的多种免疫疗法联合方案，通过消除临床试验不同阶段之间的间隔，持续纳入患者，以加快评估新疗法的速度。这种新设计模式通过消除不同阶段之间的间隔，使得新疗法能够更快地得到评估。

（二）在研究广度方面

主方案研究包括篮子试验（basket Trials）、伞式试验（umbrella Trials）和平台试验（platform Trials），为临床研究提供了更多的灵活性。这些创新设计允许我们在单一的研究框架内同时评估多种治疗方法或针对具有共同生物标志物的不同疾病亚型进行研究。

首先，篮式设计（basket design）是研究一种治疗方式在多种疾病或具有共同生物标记的疾病亚型中的设计

（图 37-3-1）。以 IMMU-132-01 试验为例，该研究评估针对性药物 Sacituzumab Govitecan 在多种表达 Trop-2 抗原的实体瘤中的疗效。这种设计的核心目标是找出具有特定生物标记的多种疾病中某一针对性治疗的临床疗效。

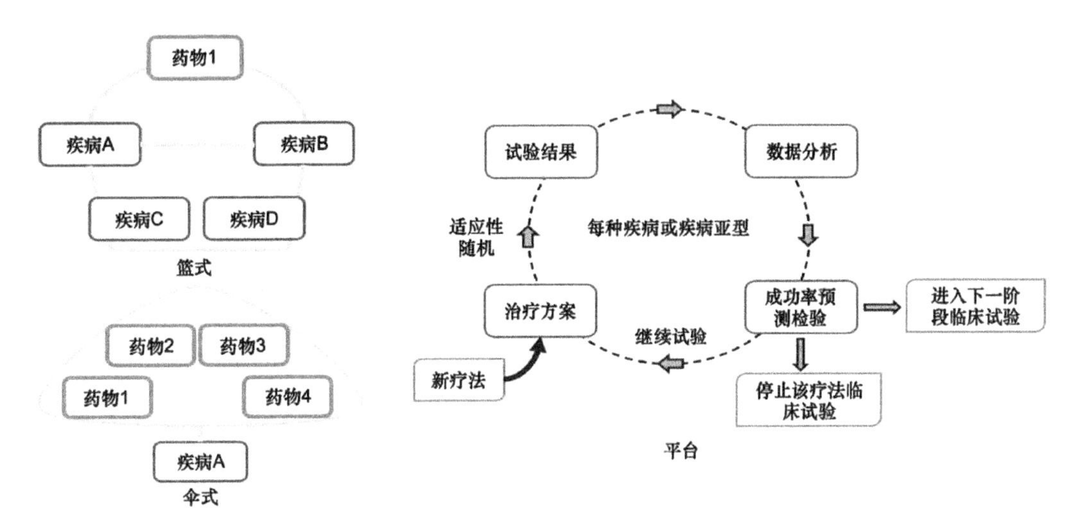

图 37-3-1　3 种常见的主方案试验设计

其次，伞式设计（Umbrella design）是基于分子分型，在单一疾病内研究多种治疗方法（图 37-3-1）。以 FUTURE 试验为例，其基于不同的分子分型，为转移性三阴性乳腺癌患者提供个性化的靶向治疗。这一设计旨在同时完成不同基因目标的检测，并据此进行精准治疗的分配。

最后，平台设计（如 I-SPY 2）旨在持续地在单一疾病的背景下研究多种针对性治疗。根据决策算法（贝叶斯算法）的基础，这些治疗方案可以进入或离开该研究平台（图 37-3-1）。这种设计模式允许治疗方法在效果评估后有机会被加入或剔除，从而实现一个更动态和灵活的研究环境。

这些创新性的临床试验设计不仅增加了研究的效率，还提供了更全面和灵活的方式来评估多种治疗方案或针对不同生物标记的疾病进行治疗。

（三）在研究精度方面

新兴的试验设计越来越多地利用生物标志物来提高治疗的精确度。例如，EMBRACA 试验专门针对具有 BRCA 基因突变的晚期乳腺癌患者，而 OlympiA 试验则专注于具有同样基因突变的早期乳腺癌患者。这种专门针对某一特定群体的“富集设计”有助于精准地识别最可能受益的患者群体。

与此类似，SOLAR-1 试验则采用了“标志物分层设计”，根据患者的 PIK3CA 基因状态进行分层，以实现更为精准的治疗方案。通过这些创新设计，研究能更有效地推进个体化治疗的发展。

二、未来是否可以使用 AI 辅助新药进行临床研究?

药物发现是关系到新药研发成功率的关键环节，主要包括靶点选择优化、先导化合物的发现、先导化合物的筛选优化。AI 在药物发现环节的应用聚焦于靶点发现、晶型预测及候选药物分子的筛选优化。但除此之外，AI 其实也可以辅助用于新药的临床研究。临床试验是新药研究中周期最长、成本最高的环节，由于患者队列选择和临床试验期间对患者的监测不力等原因，当前的药物临床试验成功率不高，通常 10 种进入临床试验的化合物中只有 1 种能进入市场。在临床试验环节，可以利用机器学习、自然语言处理等技术辅助临床试验设计、患者招募和临床试验数据处理。AI 辅助临床试验设计主要是利用自然语言处理技术快速处理同类研究、临床数据和监管信息，以及读取临床试验等数据。使用AI来优化临床试验设计，使患者更容易参加临床试验，消除不必要的临床操作负担。AI患者招募主要利用自然语言处理、机器学习等技术，对不同来源的受试者信息和临床试验方案的入组/排除标准进行识别和匹配，包括医学资料的数字化、理解医学资料的内容、关联数据集和模式识别、扩大受试者范围、开发患者搜索临床试验的简化工具等。AI辅助临床数据处理主要是利用云计算强大算力快速处理临床数据并分析，以及及时调整优化整个试验进程，提升临床试验风险控制能力。我们期待未来AI可以辅助临床试验更好、更快地进行。

林明曦　周腾　张剑

第三十八章　自主发起研究的现状、争议、未来之问

第一节　自主发起研究的现状

一、自主发起研究的定义

自主发起研究即研究者发起的临床研究（investigator-initiated clinical trial，IIT），是指由医疗科研机构或其研究人员申办和主导的临床研究。IIT有别于制药企业申办的临床研究（industry sponsored trial，IST），其研究范围主要是IST未涉及的领域，包括对现有诊疗手段的对比、对已上市药物或医疗器械临床应用的拓展、罕见病研究等。IIT的研究类型复杂多样，包括干预性研究、前瞻性研究、回顾性研究、诊断试验等。

在我国，IIT的研究经费来源主要为医疗科研机构、学术组织和政府部门，也有少数由企业资助，同时仍有约半数的IIT没有科研经费来源。由于上市前的新药临床试验（investigational new drug，IND）在申请及实施阶段需进行大量的筹备、组织、管理工作，且研究经费需求巨大，一般医疗科研机构及研究者难以承担，故目前我国的新药临床试验仍主要由制药企业发起，而IIT通常为上市后药物的临床研究。

二、自主发起研究在乳腺癌临床研究体系中的地位和作用

IIT在乳腺癌临床研究体系中具有至关重要的作用和意义。与IST开展的出发点和目的不同，IIT从解决实际的临床问题出发，往往更贴近临床需求与诊疗情境；同时IIT能充分发挥临床工作者和科研人员在医学研究中的主导作用，进一步补充IST所无法提供的数据。二者互为补充，在药物的安全性、有效性、适应证、最佳治疗人群、联用方案、同类药物中的优效性等方面提供了更全面的数据，为临床决策提供了更充分的循证医学证据。高质量IIT的研究结果能够推动药物新适应证的获批，也推动着乳腺癌诊治指南的更新，促进了乳腺癌诊疗水平的提升和同质化发展。

三、我国自主发起的乳腺癌临床研究的发展现状

近年来，我国IIT发展十分迅速，已逐渐成为我国临床研究体系中的主要组成部分。以中国医学科学院肿瘤

医院药物临床试验研究中心为例，在2016—2020年，立项的IIT数量达891项，远超IND的立项数目（597项）。在2009—2019年，我国有超过半数的临床试验由医疗科研机构、研究协作组织等非生物制药企业资助。在肿瘤IIT领域，乳腺癌的研究数量位居前列。这些都反映了我国乳腺癌IIT在研究数量上的占比优势。而在研究质量和研究影响力方面，越来越多由我国研究者发起的高质量乳腺癌临床研究发表于国内外顶级期刊，其研究成果在国际学术舞台上引发了广泛的关注与讨论，并正深刻地改变着乳腺癌的临床实践。

然而与此同时，我们仍需看到IIT与IST在高质量临床研究中的数量差距。近年来，尽管IIT在充满机遇的大背景下已受到了越来越多的政策支持，但由于研究经费、平台资质、资源整合、人员组织、项目管理、法律监管等各方面的问题，IIT的发展依然面临着诸多挑战。

四、自主发起研究中的研究者协作组织

高质量IIT的开展有赖于专业的研究平台、充足的研究经费和成熟的研究者协作网络的支持。建立临床研究协作组织有利于资源整合和管理统筹，从而实现高效、规范、集成化开展高质量的多中心临床研究的目标。目前国际上临床研究网络的组织结构较为多样，包括多层级组织结构、矩阵型组织结构、扁平化组织结构等。以美国癌症临床研究网络的矩阵型组织结构为例，该研究网络由美国国家癌症中心（National Cancer Institute，NCI）整合各大美国癌症研究组和加拿大临床试验网络组而形成，其中包括西南肿瘤组（Southwest Oncology Group，SWOG）、肿瘤临床试验联盟（Alliance for Clinical Trials in Oncology）、ECOG-ACRIN癌症研究小组、NRG肿瘤学会等知名癌症研究协作组织。由NCTN设立的专职功能单元支持各研究组工作，如统计中心、组织库、运营中心等。这类研究协作组织发起了一系列具有广泛影响力的乳腺癌临床研究，对推动乳腺癌诊疗发展功不可没。

在国内，各大乳腺癌临床研究协作组织也有如雨后春笋，如中国乳腺癌临床研究协作组（Chinese Breast Cancer Clinical Study Group，CBCSG）、华南乳腺癌临床研究协作组（South China Breast Cancer Group，SCBCG）、长江学术带乳腺联盟（Breast Cancer Study Group Along the Yangtze Rriver，YBCSG）等，为国内乳腺癌领域的学者搭建了良好的研究协作平台。期待我国的乳腺癌研究组织在未来进一步加深内部合作，发挥平台优势，产出更多高质量、具有开创性的多中心临床研究成果，形成基于本土人群的高级别循证证据，推动我国乳腺癌诊治的规范化发展。

五、国内外自主发起的重要乳腺癌临床研究

（一）国外自主发起的重要乳腺癌临床研究

1. 早期乳腺癌

（1）CALGB 9741、ECOG 1199研究：基于AC-T方案的“破”与“立”

CALGB 9344、NSABP B-28研究表明了蒽环类+环磷酰胺（AC）序贯紫杉类（T）在淋巴结阳性乳腺癌患者中优于AC方案，而后一些IIT又在此基础上进行了进一步探索。CALGB 9741研究由肿瘤临床试验联盟发起，对比了蒽环类、紫杉类剂量密集型化疗方案与常规辅助化疗及同时给药与序贯给药治疗淋巴结阳性乳腺癌患者的疗效和毒性。这项在两千多名受试者中开展的研究表明，2周剂量密集型方案（ddAC-ddP + G-CSF支持）对比常规3周方案（AC-P）显著改善无病生存期（disease-free survival，DFS）（*RR*=0.74，*P*=0.010）和总生存期（overall survival，OS）（*RR*=0.69，*P*=0.013），复发率和死亡率分别降低26%和31%。而同时给药与序

贯给药的3周方案的DFS与OS无显著差异。这项研究结果改写了当时的NCCN指南，奠定了剂量密集型化疗在辅助化疗方案中的地位。

ECOG 1199研究由美国东部肿瘤协作组（Eastern Cooperative Oncology Group，ECOG）发起，比较了多西他赛/紫杉醇周疗方案和3周方案在淋巴结阳性或淋巴结阴性伴高危因素的乳腺癌患者中的疗效。研究纳入了将近5000例患者，随机分组后分别接受多西他赛+环磷酰胺（AC）序贯周疗、紫杉醇或多西他赛周疗或3周方案。初步研究结果表明周疗紫杉醇方案对比3周紫杉醇方案可显著改善DFS和OS，而3周多西他赛方案对比3周紫杉醇方案可改善DFS。长期随访结果表明，与3周紫杉醇方案相比，周疗紫杉醇和3周多西他赛方案均显著改善了DFS（*HR*=0.84，*P*=0.011和*HR*=0.79，*P*=0.001），也改善了OS，但*P*值处于临界值（*HR*=0.87，*P*=0.09和*HR*=0.86，*P*=0.054）。而在TNBC患者中，周疗紫杉醇方案显著改善了DFS和OS（*HR*=0.69，*P*=0.010和*HR*=0.69，*P*=0.019）。结合CALGB 9741研究的结果，3周紫杉醇方案不再被国际指南所推荐。同时这项研究也表明了周疗紫杉醇方案在高危乳腺癌尤其是高危TNBC辅助治疗中的应用价值。

（2）GeparSixto（GBG66）、CALGB 40603、NeoStop研究：卡铂在新辅助化疗中的价值

GeparSixto研究探究了在基于蒽环、紫杉醇新辅助方案的基础上联合卡铂的疗效。结果表明，紫杉醇+多柔比星+贝伐珠单抗+卡铂对比无卡铂组可提高TNBC患者的病理性pCR率（53.2% *vs*. 36.9%，*P*=0.005）。然而联合卡铂同时也显著增加了毒性。随后在CALGB 40603研究中，周疗紫杉醇联合卡铂序贯剂量密集型AC（wP-ddAC）显著提高了pCR（$ypT_{0/is}N_0$）率（54% *vs*. 41%，*P*=0.0029），同样说明了卡铂的疗效，且该序贯方案毒性更小。卡铂的地位在后来的BrighTNess研究中进一步得到巩固。而NeoStop研究又进一步探索了毒性更低的含铂方案，该研究发现多西他赛联合卡铂（TCb）方案与wP-ddAC方案pCR率相似，且远期生存无显著差异，但TCb方案的毒性显然更小。

（3）TRAIN-2研究：双靶新辅助是否去蒽环

TRAIN-2研究由荷兰癌症研究所发起，探索了对于HER2阳性早期乳腺癌患者，在基于紫杉醇+卡铂（PCb）化疗联合曲妥珠单抗+帕妥珠单抗的双靶新辅助方案中，联合蒽环是否能够增加疗效。结果显示联合蒽环与去蒽环组pCR率并无显著差异（67% *vs*. 68%，*P*=0.95），且去蒽环组在毒性方面更低。而后续随访结果也证实了二者在远期生存方面相近，即联合蒽环并不会进一步增加获益，提示在双靶新辅助治疗中可联合去蒽环的化疗方案。

（4）ATEMPT研究：探索T-DM1能否拓展适应证

ATEMPT研究由Dana-Farber癌症研究所发起，以探索T-DM1作为Ⅰ期HER2阳性乳腺癌辅助治疗方案的可能性。结果显示T-DM1单药与紫杉醇+曲妥珠单抗（TH）相比，两者有临床意义的毒性（clinically relevant toxicities，CRT）发生率相近，而T-DM1组3年iDFS率更高，为97.8%（95% *CI*：96.3～99.3）。该研究表明T-DM1为Ⅰ期HER2阳性乳腺癌辅助治疗的可替代方案，但由于本研究入组人群激素受体阳性患者比例较高，故仍有待长期随访的结果。

（5）NSABP-B42、ABCSG-16、ATLAS、TEXT & SOFT研究等：内分泌个体化治疗的上下求索

NSABP-B42研究长期随访结果提示，对于激素受体阳性的绝经后早期乳腺癌患者，在完成5年芳香化酶抑制剂或初始3年他莫昔芬序贯2年AI的辅助内分泌治疗后，可以延长内分泌治疗5年，尤其是对于远期复发风险较高者。而IDEAL研究、ABCSG-16研究则提示在该人群中，2～2.5年的延长AI治疗与5年延长AI治疗的获益相当。对于绝经前患者，ATLAS和aTTom研究均表明10年他莫昔芬治疗较5年他莫昔芬治疗可降低

复发率。而后的Trans-aTTom研究提出了乳腺癌指数（breast cancer index，BCI）能够预测患者的远处复发风险，从而为是否延长辅助内分泌治疗提供参考。

SOFT 和 TEXT 研究则进一步探讨了卵巢功能抑制（ovarian function suppression，OFS）联合 AI 治疗绝经前激素受体阳性乳腺癌的价值。2014 年公布的 TEXT/SOFT 联合分析结果显示，OFS 联合 AI 对比 OFS 联合他莫昔芬能够提高 5 年 DFS 率，绝对获益为 3.8%。而后的长期随访数据进一步表明，OFS 联合 AI 组的复发风险持续降低，两组的总生存相似，而对于高风险的绝经前乳腺癌患者（年龄＜ 35 岁、肿瘤＞ 2 cm、肿瘤 3 级），总生存获益具有临床意义。基于 TEXT/SOFT 研究的 STEPP 分析结果显示，对于 STEPP 评分为高危的患者，OFS 联合 AI 相比 OFS 联合他莫昔芬或他莫昔芬单药的 5 年无乳腺癌间期的绝对获益为 10% ～ 15%；中危患者的绝对获益约为 5%；低危患者的绝对获益有限。这一结果也在 TEXT/SOFT 研究 8 年随访的分析中得到进一步证实，其中对于低复发风险患者，大于 97% 的患者在接受他莫昔芬单药治疗第 8 年时仍未出现远处复发，因而通常无须予以强化内分泌治疗。

2. 晚期乳腺癌

（1）PEARL 研究：晚期激素受体阳性内分泌耐药患者的治疗选择

CDK4/6 抑制剂的系列研究奠定了其在内分泌治疗中的地位，而这些研究多为 IST，此外一些 IIT 研究为其临床应用提供了更丰富的数据。PEARL 研究由西班牙乳腺癌研究组（Spanish Breast Cancer Research Group）发起，探究了在 AI 类耐药的激素受体阳性、HER2 阴性转移性乳腺癌患者中，哌柏西利联合内分泌治疗对比卡培他滨化疗的疗效。结果表明哌柏西利联合内分泌治疗（依西美坦或氟维司群）与卡培他滨化疗在 PFS 方面无显著差异（中位 PFS 7.5 个月 *vs.* 10.0 个月，*HR*=1.13，95% *CI*：0.85 ～ 1.50），但前者毒性更低、患者生活质量更佳。

（2）TNT、TBCRC 048 研究：基于精准检测的治疗决策

TNT 研究由英国癌症研究院发起，探究了铂类在合并 DNA 损伤修复缺陷的晚期乳腺癌患者中的疗效。结果表明在未经选择的 TNBC 患者中，卡铂与多西他赛疗效相似；而在伴 *BRCA* 胚系突变的患者中，卡铂组的 ORR 约为多西他赛组的 2 倍（68% *vs.* 33%，*P*=0.03）；在不伴 *BRCA* 胚系突变的 BRCAness 表型患者中（*BRCA1* 甲基化、*BRCA1* mRNA 低表达和 Myriad HRD 高评分）未见卡铂显著的优越性。TBCRC 048 研究则在奥拉帕尼原有适应证的基础上，进一步探索了奥拉帕尼治疗体系 *BRCA* 突变和胚系或体系同源重组（homologous recombination，HR）相关基因突变携带患者的疗效。结果显示，奥拉帕尼在携带非 *BRCA* 的 HR 相关基因胚系突变患者中的 ORR 为 33%（90%*CI*：19% ～ 51%），在 HR 相关基因体系突变患者中的 ORR 为 31%（90%*CI*：15% ～ 49%）。其中在胚系 *PALB2* 突变和体系 *BRCA1/2* 突变患者中取得了确认，ORR 分别达 82% 和 50%。尽管 TBCRC 048 研究的结论仍有待Ⅲ期研究的最终确认，这两项研究结果均提示了对于晚期 TNBC，基于基因突变状态指导治疗选择的可行性。

篇幅所限，本节仅选取了部分具有代表性的 IIT 研究进行介绍。从以上国际重大的乳腺癌 IIT 研究中可以看出，这些研究在形成乳腺癌综合治疗基本框架的过程中具有关键作用，同时也为许多新药研究补充了重要数据。

（二）国内自主发起的重要乳腺癌临床研究

1. 早期乳腺癌

（1）PATTERN 研究：TNBC 辅助治疗的“新白金方案”

PATTERN 研究是一项由复旦大学附属肿瘤医院牵头的多中心的Ⅲ期随机对照临床研究，旨在探究 TNBC 辅助治疗中紫杉醇联合卡铂（PCb）6 个周期方案对比标准剂量 3 个周期环磷酰胺 + 表柔比星 + 氟尿嘧啶序贯

3个周期多西他赛（CEF-T）的疗效差异。该研究纳入来自国内9个中心的根治性乳腺癌术后的TNBC患者（病理确诊为区域淋巴结阳性或肿瘤直径大于10 mm的淋巴结阴性患者）。入组患者被随机分为两组，一组接受PCb方案6个周期[具体：紫杉醇80 mg/m^2 + 卡铂（AUC=2），d1、d8、d15，q4w]治疗；另一组接受CEF-T方案治疗（具体：环磷酰胺500 mg/m^2 + 表柔比星100 mg/m^2 + 氟尿嘧啶500 mg/m^2、q3w，行3个周期治疗后，序贯3个周期多西他赛100 mg/m^2、q3w）。主要研究终点为DFS，次要研究终点为OS、无远处转移生存期（distant disease-free survival，DDFS）、无复发生存期（relapse-free survival，RFS）、携带胚系*BRCA1/2*突变或同源重组修复（homologous recombination repair，HRR）相关基因突变患者的DFS，以及毒性。

该研究共纳入患者647例，在中位随访62个月后，结果显示接受PCb方案治疗的患者比接受CEF-T方案治疗的患者有着更长的DFS（5年DFS 86.5% *vs*. 80.3%，*HR*=0.65，95% *CI*：0.44 ～ 0.96，*P*=0.03）。两组在OS方面没有显著差异（*HR*=0.71，95% *CI*：0.42 ～ 1.22，*P*=0.22）。该研究提示，对于TNBC术后患者，PCb方案优于标准CEF-T方案。该研究随后的生物标志物分析显示，同源重组修复缺陷（homologous recombination deficiency，HRD）评分与两种不同化疗方案的RFS显著相关（*P*=0.01）。HRD评分较高的患者，接受PCb方案化疗相较CEF-T标准化疗方案复发或死亡风险显著较低，提示具有HRD高评分特征的TNBC患者为PCb方案的优选人群。该研究结果为含铂方案在TNBC辅助治疗中的应用提供了有力的循证依据，也提示着HRD检测在指导TNBC治疗选择中的价值。

（2）CBCSG 010研究：联合卡培他滨在TNBC辅助治疗中的价值

CBCSG 010研究是一项由CBCSG发起的多中心Ⅲ期随机对照临床试验。TNBC的标准辅助治疗为基于蒽环类和紫杉类药物的方案，而联合卡培他滨治疗的获益仍然存在争议。CBCSG 010旨在回答这一问题，即探究在TNBC标准辅助治疗方案的基础上加用卡培他滨的安全性和有效性。

该研究纳入的人群为根治术后的早期TNBC患者。入组患者将按1 ∶ 1的比例被随机分为两组，一组接受卡培他滨 + 多西他赛3个周期序贯卡培他滨 + 表柔比星 + 环磷酰胺3个周期治疗，另一组接受多西他赛3个周期序贯氟尿嘧啶 + 表柔比星 + 环磷酰胺3个周期治疗。主要研究终点为DFS。

在2012年6月—2013年12月，共有585例TNBC患者入组。中位随访时间为67个月。研究结果显示，加用卡培他滨组的5年DFS高于标准治疗组（86.3% *vs*. 80.4%，*HR*=0.66，95% *CI*：0.44 ～ 0.99，*P*=0.044）。加用卡培他滨组的5年OS率更高，但未见统计学差异（93.3% *vs*. 90.7%）。在加用卡培他滨治疗的患者中，有39.1%的患者进行了卡培他滨药物减量，8.4%的患者出现了三级及以上的手足综合征。两组在安全性方面没有显著差异。这一研究结果支持了加用卡培他滨在TNBC术后辅助治疗中的效果，对CREATE-X研究未涉及的临床情境进行了补充，即未经新辅助治疗而直接手术的TNBC患者，在术后辅助治疗中联合卡培他滨能够有所获益。

（3）SYSUCC 001研究：TNBC标准辅助治疗后的卡培他滨节拍化疗

SYSUCC 001研究由SCBCG发起，共纳入了国内来自13个中心的443例患者。该研究旨在评估在TNBC标准辅助治疗之后进行低剂量卡培他滨维持治疗的疗效和不良反应。

SYSUCC 001研究纳入的人群为已完成标准辅助治疗的早期TNBC患者。入组患者被随机分为卡培他滨治疗组和观察组，前者需接受口服卡培他滨一年不间断的治疗，剂量为650 mg/m^2，每日两次。

研究结果提示，在61个月的中位随访时间后，卡培他滨组和观察组的预计5年DFS分别为82.8%和73.0%（*HR*=0.64，95% *CI*：0.42 ～ 0.95，*P*=0.03），预计5年DDFS分别为85.8%和75.8%（*HR*=0.60，95% *CI*：0.38 ～ 0.92，*P*=0.02）；预计5年OS分别为85.5% *vs*. 81.3%（*HR*=0.75，95% *CI*：0.47 ～ 1.19，*P*=0.22）。卡培

他滨组最常见的不良反应为手足综合征，约有 7.7% 的患者达到了三级及以上。该研究结果表明，早期 TNBC 患者在完成标准辅助治疗后，进行为期一年的低剂量卡培他滨节拍化疗能够显著降低复发及死亡风险。

2. 晚期乳腺癌

（1）CBCSG 006 研究：晚期 TNBC 一线化疗的“复旦方案”

CBCSG 006 研究是 CBCSG 系列研究中具有重大意义的临床研究之一。在该研究开展之前，多个国际权威指南均推荐采用吉西他滨 + 紫杉醇（GT）方案治疗复发转移性 TNBC。而在我国乳腺癌患者实际的治疗模式中，大多数复发转移性 TNBC 患者先前已使用过紫杉类药物，故有必要探索新的治疗方案。同时，铂类对于转移性 TNBC 的作用尚未被完全阐明。CBCSG 006 研究在此背景下开展，旨在比较顺铂 + 吉西他滨（GP）方案与 GT 方案作为转移性 TNBC 一线治疗的疗效。

这项Ⅲ期随机对照研究由复旦大学附属肿瘤医院牵头，在全国 12 家中心开展。入组患者按 1 ∶ 1 被随机分至 GP 方案组（顺铂 75 mg/m^2 d1 + 吉西他滨 1250 mg/m^2 d1、d8，q3w）和 GT 方案组（紫杉醇 175 mg/m^2 d1 + 吉西他滨 1250 mg/m^2 d1、d8，q3w）。研究的主要终点为 PFS。非劣效界值设为 1.2，若达到非劣效界值，将会进行优效性检验。研究结果显示 GP 方案组和 GT 方案组的中位 PFS 分别为 7.73 个月（95% *CI*：6.16 ～ 9.30）和 6.47 个月（95% *CI*：5.76 ～ 7.18），*HR* 为 0.692（95% *CI*：0.523 ～ 0.915；非劣效 $P < 0.0001$，优效性 $P=0.009$），表明 GP 方案非劣效于甚至优效于 GT 方案。两种方案在不良反应谱方面有所差异，GP 方案的恶心呕吐、贫血、血小板减少发生率更高，而脱发、外周神经病发生率更低。该项研究成果为晚期 TNBC 一线化疗确立了“复旦方案”，为铂类在晚期 TNBC 中的应用提供了充分的参考数据，被国内外各大指南所引用。

（2）FUTURE 系列研究：晚期难治性 TNBC 的精准治疗探索之路

TNBC 缺乏有效靶点，且具有高度异质性，复发转移性 TNBC 一直是乳腺癌治疗的难点。复旦肿瘤团队根据全球最大的 TNBC 基因图谱建立了“复旦分型”，将 TNBC 进一步分为管腔雄激素受体型（luminal androgen receptor，LAR）、免疫调节型（immunomodulatory，IM）、基底样免疫抑制型（basal-like immune-suppressed，BLIS）、间质型（mesenchymal-like，MES）四个亚型。在此基础上，寻找各分型 TNBC 的治疗靶点。

FUTURE 研究基于“复旦分型”设计了伞式研究，以评估各分型对应治疗靶点的有效性。入组患者根据不同的分子分型和突变特征，被分至 7 个不同的治疗臂接受个体化治疗：① LAR 亚型伴 *HER2* 突变，接受吡咯替尼联合卡培他滨治疗；② LAR 亚型不伴 *HER2* 突变，接受以雄激素受体抑制剂为基础的联合治疗；③ IM 亚型，接受抗 PD-1 单抗联合白蛋白紫杉醇治疗；④ BLIS 亚型伴 *BRCA1/2* 胚系突变，接受以 PARP 抑制剂为基础的联合治疗；⑤ BLIS 亚型不伴 *BRCA1/2* 胚系突变，接受以抗 VEGF/VEGFR 为基础的联合治疗；⑥ MES 亚型不伴 PI3K/Akt 通路突变，接受以抗 VEGFR 为基础的联合治疗；⑦ MES 亚型伴 PI3K/Akt 通路突变，接受 mTOR 抑制剂联合白蛋白紫杉醇治疗。研究的主要终点为 ORR。在研究的最终分析中，共纳入了 141 例经多线治疗失败的难治性 TNBC 患者，既往治疗线数最多达 8 线。其中 42 例患者确认达到客观缓解，总体客观缓解率为 29.8%（95% *CI*：22.4% ～ 38.1%）。中位 PFS 达 3.4 个月（95% *CI*：2.7 ～ 4.2），中位 OS 达 10.7 个月（95% *CI*：9.1 ～ 12.3）。同时，基因组学分析表明临床及基因组参数与治疗效果显著相关。

鉴于本研究中免疫治疗在 IM 型患者中的良好数据（C 臂），该研究团队进一步开展了 FUTURE-C-PLUS 研究，以寻找免疫治疗在 TNBC 患者中的最佳治疗人群和最佳治疗方案。该研究是一项单臂的Ⅱ期临床研究，纳入了局部晚期不可手术或转移性的 CD8 阳性（CD8 阳性细胞≥ 10%）的 TNBC 患者。入组患者接受法米替尼 20 mg po d1 ～ d28 + 卡瑞利珠单抗 200 mg iv d1、d15 + 白蛋白紫杉醇 100 mg/m^2 iv d1、d8、d15，q4w 治疗，直至疾病进展或发生不可耐受的毒性反应。结果表明，法米替尼+卡瑞利珠单抗+白蛋白紫杉醇方案用于局部晚期或转移性TNBC患者一线治疗的ORR达81.3%(95% *CI*：70.2%～92.3%)，中位PFS为13.6个月（95% *CI*：8.4～18.8），显示了该三联方案的出色疗效。同时，该方案总体耐受性良好。

目前，Ⅱ期随机对照伞式临床试验FUTURE-SUPER研究（NCT04395989）正在进行中，以进一步验证FUTURE研究中各治疗靶点的疗效。该系列研究开创了乳腺癌转化研究范式，证实了TNBC“分型精准治疗”的有效性，引领我国TNBC治疗进入精准时代。

（3）PERMEATE研究：HER2阳性乳腺癌脑转移患者的全身治疗

PERMEATE研究是一项由河南省肿瘤医院牵头、在全国8家中心开展的多中心、单臂、Ⅱ期临床试验。HER2阳性乳腺癌的脑转移发生率较高，且有效的全身治疗手段长期缺位。而既往研究数据提示，小分子TKI类药物可能对HER2阳性乳腺癌脑转移患者有效。而既往在国内开展的两大研究——PHENIX研究和PHEOBE研究，均显示了吡咯替尼在HER2阳性乳腺癌患者中的良好疗效。基于这样的研究背景，研究者发起了PERMEATE研究，旨在评估吡咯替尼联合卡培他滨治疗HER2阳性脑转移患者的有效性和安全性。

该研究将纳入的患者分为两个队列，队列A为既往未接受放疗的HER2阳性脑转移患者，队列B为放疗后出现疾病进展的HER2阳性脑转移患者。入组患者接受吡咯替尼400 mg qd po d1～d21 +卡培他滨1000 mg/m^2 bid po d1～d14，q3w治疗，直至疾病进展或毒性不可耐受。主要研究终点为研究者评估确认的颅内ORR。

在2019年1月29日—2020年7月10日，共有78例患者入组，其中队列A中有51例患者（86%）、队列B中有18例患者（95%）曾接受过曲妥珠单抗治疗。中位随访时间为15.7个月。队列A和队列B的颅内ORR分别达到了74.6%（95% *CI*：61.6%～85.0%）和42.1%（95% *CI*：20.3%～66.5%），显示了吡咯替尼联合卡培他滨的卓越疗效。

PERMEATE研究是首个评估吡咯替尼联合卡培他滨治疗HER2阳性脑转移疗效的临床试验，填补了脑转移全身治疗方案的空缺，也为这类患者的临床决策提供了来自中国的高级别循证依据。

（4）China CONFIRM研究：氟维司群500 mg剂量方案更优

既往的Global CONFIRM研究已证实，氟维司群500 mg剂量对比250 mg剂量改善了绝经后的局部晚期/转移性ER阳性乳腺癌患者的PFS，后续随访又进一步证实了500 mg剂量能够显著延长患者的OS，并且没有增加毒性反应。基于这一研究结果，氟维司群500 mg剂量于欧洲等国家获批上市。而China CONFIRM研究旨在探究氟维司群500 mg剂量在中国乳腺癌患者中的疗效和安全性，以使该剂量在国内获批。

这项Ⅲ期、多中心、双盲、随机对照研究纳入了绝经后的经内分泌治疗进展的ER阳性局部晚期/转移性乳腺癌患者，并将其随机分为氟维司群500 mg剂量组（d0、d14、d28，之后为每28天1次）和250 mg剂量组（每28天1次）。结果显示，在入组的221例患者中，氟维司群500 mg剂量组和250 mg剂量组的PFS分别为8.0个月和4.0个月（*HR*=0.75，95% *CI*：0.54～1.03，*P*=0.078），且安全性方面未出现新的不良事件。该研究结果与Global CONFIRM研究的结论一致，为氟维司群500 mg剂量方案提供了基于本土患者的数据支持。

（5）MIRACLE研究（CBCSG 016研究）：为依维莫司的应用再添证据

MIRACLE研究由中国医学科学院肿瘤医院发起，是一项由全国19家中心参与的Ⅱ期随机对照研究，旨在对比依维莫司联合来曲唑和来曲唑单药治疗绝经前HR阳性/HER2阴性、既往选择性雌激素受体调节剂（selective estrogen receptor modulators，SERM）类药物治疗失败的晚期乳腺癌患者。

入组患者按1∶1随机分组，分别接受依维莫司（10 mg口服，每日一次）+来曲唑（2.5 mg口服，每日一次）治疗和单药来曲唑（2.5 mg 口服，每日一次）治疗。两组患者均同时接受戈舍瑞林治疗。接受单药来曲唑治疗的患者允许在出现疾病进展后交叉至来曲唑联合依维莫司治疗组。主要研究终点为 PFS。

研究结果显示，接受依维莫司联合来曲唑治疗的患者中位 PFS 显著延长（19.4 个月 *vs*. 12.9 个月，*HR*=0.64，95% *CI*：0.46 ～ 0.89，*P*=0.008）。在单药来曲唑治疗组的原 98 例患者中，有 56 名（57.1%）交叉至来曲唑联合依维莫司组。交叉后的中位 PFS 为 5.5 个月（95% *CI*：3.8 ～ 8.2）。

BOLERO-2 研究已表明依维莫司用于非甾体芳香化酶抑制剂治疗后进展的晚期绝经后患者可显著改善 PFS。但由于国内乳腺癌患者的分布呈现年轻化态势，绝经前患者占比较大，而依维莫司在这部分人群中的适用证据相对不足。MIRACLE 研究则进一步证实在绝经前患者中，联合依维莫司能够为既往 SERM 类药物治疗失败的患者带来生存获益，为 mTOR 抑制剂在激素受体阳性的晚期乳腺癌患者中的临床应用增添新证。

从上述我国多项乳腺癌的重大 IIT 中，可以看出以下几个特点：一是许多研究的出发点是为了基于我国国情探索更适宜本土人群疾病特征、医疗和社会发展情况的诊疗方案；二是能够形成基于我国人群队列的循证医学证据，更有利于指导在我国患者中的临床实践；三是我国的乳腺癌 IIT 已开始迈入精准治疗时代，在实现基础向临床转化（from bench to bedside）方面开创了自己的研究范式，正在逐渐转变为世界范围内乳腺癌研究领域的引领者。

第二节　自主发起研究的争议

争议一：是否应当提倡自主发起研究团队内部的专职化分工？

IST 往往以药物注册上市为直接目的，与企业的核心利益密切相关，因此在 IST 研究实施前后，企业会投入大量经费和人力资源，参与研究的团队兼顾了研究的设计、实施、质量控制等多个方面，在此过程中出现了合同研究组织（Contract Research Organization，CRO）这类专门为医药企业研发工作提供专业化服务的机构，以及相应的专职化岗位如临床试验协调员、临床试验监察员等。

除了研究申办者的身份之外，IIT 和 IST 在研究设计、审核、实施、质控、监督等各个环节的要求并没有本质上的差异，换言之，在理论上同等规模的 IST 与 IIT 需要同等规格的研究团队推动研究，才能达到同水平的研究质量。一项自主发起研究的研究团队理论上至少要具有良好的研究设计能力、受试者招募能力、干预实施能力、组织协调能力、随访质控能力等，这一系列的工作对于研究团队的人力资源有较高的要求。然而目前大多数 IIT 研究团队由临床医生、护士等临时组建，需要同时兼顾繁忙的日常临床工作，许多团队缺乏临床研究专职人员，一些团队甚至缺乏必需的职能角色如统计师等，或是存在分工不明确的情况。

从目前我国 IIT 的发展现状来看，在监管体系和管理制度尚未建设完备的背景下，IIT 研究团队的自律十分重要。为了保障 IIT 的研究质量，一些人提出，可以通过适当扩充团队规模、雇用专业研究助理、医务工作者暂时脱产进行研究工作等途径，构建专职化分工的 IIT 研究团队，从而承担类似于 IST 中申办者、研究者、CRO 专职研究人员等多方面的职责。

然而专职化分工的显著优势是否就能说明优质的 IIT 必须以大团队细分工为前提呢？上述团队分工所需的经费和人力资源对于许多研究开展者来说显得较为理想化，事实上难以实施。笔者认为，“小而美”的 IIT 可能是基金和人力资源有限的研究者可以关注的方向。所谓“小而美”，就是小团队开展的小规模研究，仍能对其目标科学问题给出规范、严谨的答案。在资源有限的情况下，虽然做不到人员的专职化，合理的分工和设计仍然能保障小规模IIT的质量。

争议二：自主发起研究的资金来源问题

随着我国医学研究事业的发展，医学研究对于资金支持的要求也越来越高，规范化的研究流程和新技术、新药物、新设备等高技术含量的硬件设施，都对研究团队的经费基础有一定的要求。IST的研究资金一般由医药企业及医药企业控制的基金会等具备商业背景的机构提供，而IIT的资金来源类型众多，资助方式多样，其中包括来自国家级及省、市、区级基金委员会等政府部门的资助，也包括来自大学、医院、研究所等学术机构的资助，也有来源于药企的资助，一些情况下甚至由研究者自筹资金。我国有相当一部分IIT缺乏经费资助，需由研究者自行筹集。

不同的经费来源与研究者潜在的利益冲突问题是每一个IIT研究人员和监管人员不能回避的问题。其中的矛盾点主要存在于接受企业资助或自筹经费的IIT，如何规避其中潜在的利益冲突可能对科学的纯洁性和研究的规范性造成的影响，以及对受试者权益的不利影响。临床试验伦理委员会的审查能够在一定程度上避免这类问题的发生，在研究成果发表时许多期刊也会要求对经费来源加以声明，然而由于我国的IIT在这方面仍然相对缺乏严密的规章制度，对利益冲突的规避问题在一定程度上仍依赖于研究者的自觉性。

IIT研究与IST研究的出发点不同，企业与研究机构的根本属性也不同，企业的根本属性是市场经济体系下的营利性机构，对于有经济效益的研究活动投入资金支持是其盈利的手段，这是IST产生的基础；而IIT则是医疗卫生从业者为了解决在其从业或者研究过程中发现的科学问题，纵然研究结果具备潜在的社会经济价值，但研究本身并不以经济价值变现为首要目的。简言之，IIT的目的是求真，不是求财，而IST既要求真，也要求财。正因为IST与IIT的发起背景不同，IIT需要格外注意资金来源，在获得充足经费支持的同时，也要规避潜在的风险和利益冲突。然而若简单对IIT的资金来源加以限制，又将会阻碍IIT的开展，甚至使得经费来源更加难以透明化。故要想解决这一问题，一方面需要IIT规章制度的进一步完善，另一方面也仍有待政府和学术机构进一步加大对研究者发起临床研究的经费支持。

争议三：自主发起研究的结果将在何种程度上影响临床实践？

一项研究能否改变现有指南，影响现行的临床实践常常基于该研究的证据等级。根据循证证据等级的划分，对多个高质量RCT的系统评价与Meta分析或大样本多中心的RCT一般被视为最高等级证据，而后为单个大样本的RCT结果。受限于研究经费、平台、人力资源等客观的研究条件，开展多中心、大样本的IIT对于许多研究者来说十分困难，许多IIT由于达不到相应的研究规格，研究的证据等级常相对较弱。相比之下，IST由企业驱动，具有充足的研究资金支持，整合调动资源的能力相对更强，更有可能具备开展高规格研究的客观条件。以我国乳腺癌临床研究发展现状为例，登顶高分期刊的IIT与IST仍存在数量上的差距。如果仅仅凭借研究的规格评判其对临床实践的指导作用，可能会使许多IIT受限于研究规模而无法使研究成果反哺临床，这意味着来自研究者的声音在一定程度上被“稀释”，难以充分发挥IIT“取之于临床，用之于临床”的优势。由此可以看到，尽管根据证据分级评定推荐强度有其科学性，但仍具有一定的片面性。如何使IIT的研究成果真正转化为临床实践的依据，一方面当然需要研究者们努力提升研究质量，保证研究各个环节的严谨性、科学性；另一方面，从临床指南制定的角度，也应当在形成推荐意见时综合考量循证级别和专家意见两方面的因素，二者相互补充。

第三节 自主发起研究的未来之问

一、从制度设计的角度出发，未来如何优化自主发起研究的监督管理？

2021年9月，国家卫生健康委员会正式发布了《医疗卫生机构开展研究者发起的临床研究管理办法（试行）》（以下简称《办法》），并在北京市、上海市、广东省和海南省先行试点，我国IIT规范化管理进入有据可依的时代。《办法》中规定，开展IIT的医疗机构应明确，由研究单位的临床研究管理部门进行IIT的管理，并根据相关规章制度负责管理IIT从立项审查到结项存档的全过程，而监督工作由参与单位和研究单位所在地的省级卫生健康部门负责。

IIT的特点之一是研究发起人兼有研究者和申办者的双重身份，因此IIT的监督与质量控制工作均在同一研究团队内部进行分工，且相关人员可能都隶属于同一研究单位。虽然《办法》对省级卫生健康部门规定了其对于辖区内IIT的监督责任，但如果未设立具体的监督单位，IIT仍将缺乏有效的外部监督。

随着IIT对临床实践的影响力逐渐提高，IIT从设计到实施各个环节的监督工作显得尤为重要，特别是在审查研究设计的合理性、数据管理规范性、是否符合伦理、有无重大方案违背等问题上，严格专业的外部监督一方面可以保护受试者的利益不受侵害，另一方面可以减少低质量同类研究造成的资源浪费。

我国尚无在研究机构外直接参与IIT监督和管理的外部机构或部门，《办法》也未对省级健康卫生部门内的相关职能部门加以明确，在医疗机构内部设置的研究管理部门承担了流程管理、伦理审查、研究监督等多项工作。如此一来，由于不同研究单位的研究管理部门在研究技术水平、伦理审查规范、研究平台和能力等方面参差不齐，在缺乏技术规范和外部监督的情况下，难以保证所有IIT都能够安全、科学、规范地开展。

关于IIT实施和管理的制度设计，是确保其科学性和规范性的根本措施，真实可信的研究背后需要可靠的监督管理制度提供保障。除《办法》以外，未来的IIT研究还将继续出台哪些规范性文件？在研究机构外部，能否规定实施垂直化管理和监督的职能机构？在IIT的研究立项、伦理审查、实施监督和结项归档等方面，监管部门是否将给出统一的评价标准？这些问题都有待未来制度设计的进一步解答。

二、未来将如何建设自主发起研究的人才培养体系？

目前，IIT的主要参与者为临床医护人员，在医护人员本职工作之外同时开展研究，难免在时间和精力上捉襟见肘。此外，开展IIT的研究者需要经过专业的培训和长期的研究实践，许多医护人员的工作范围受限于科室内日常诊疗工作，缺乏专业培训、研究实践和积累经验的机会。对于有志参与IIT的医护人员而言，学习之路道阻且长。

近年来，在我国IIT研究者团队中陆续加入了医院培养的研究生、博士后及聘用的专职研究助理等研究人员，他们参与到研究的设计、实施、随访、数据管理与分析等各个环节中，在一定程度上分担了IIT的工作任务，对IIT的顺利开展起到了一定作用。然而与IST相比，目前IIT的人员配置仍然呈现出职业化、专业化程度不足的情况。构建IIT的专业人才培养体系将是未来IIT研究规范化、高质量发展的重要基础。

随着IIT在各类医疗机构和研究机构越来越受到重视，未来能否有充分的人才储备？未来是否会出现以培养优秀的临床研究者为目标的医学人才培养路径？在开展IIT的医疗机构中是否会普及职业IIT研究助理的岗位设置，并建立广泛参与和辅助院内IIT的临床研究部门？对于有意愿参与IIT的医护工作者，除了现行的GCP

培训外，还会出现哪些系统化、专业化的培养计划？这些都是IIT人才培养建设中尚待解决的问题。

三、未来将如何优化自主发起研究的风险管理？

自主发起研究的风险管理是项目设计和执行期间贯穿始终的重要问题。早在2005年，由欧盟、美国、日本三方发起的国际人用药品注册技术协调会就发布了质量风险管理文件，此后，FDA和EMA也发布了针对临床试验中风险管理的相关文件，由国家食品药品监督管理总局发布的GCP也将风险管理体系相关条文纳入其中。

上述较为完善和成熟的风险管理制度往往针对IND设置，而国内外尚无针对IIT风险管理的专门制度。其原因可能在于IIT种类繁多，基于研究类型的不同，需要在进行风险评估后，采用相对复杂的分层管理模式。此外，IIT缺乏专职部门管理，尚无直接负责的上级监管部门，也缺乏专职化人员的协作，在风险管理的具体实施方面仍未进一步明确各方角色和职责。

IIT的研究风险包括方案风险、系统风险、伦理风险、团队风险、经费风险等方面，合理的风险管理可以规避许多问题，但也增加了很多工作量。例如，IIT研究团队的人员资质风险，除了主要研究人员需要取得GCP证书之外，基于其研究设计的规模，研究团队的人员配置是否齐全、分工是否明确、人员分工是否会影响到盲法等的实施，这可能需要制定评估研究者团队的标准或者给出指导意见。此外还有研究设计是否合理规范、研究经费是否充足、预期的受试者依从性如何、新技术应用和扩大适应证用药给患者带来的风险与获益如何、受试者的赔偿预案是否合理等一系列问题。

未来IIT的风险管理是否仍主要由研究机构的临床研究管理部门负责？是否会出现外部机构或者部门直接对不同的IIT进行分层评估，并对其各类风险制定管理标准或者直接参与风险管理？从IIT的风险管理角度去分析，IIT按照其规模和研究性质，应该进行怎样的分类以便于进行分层风险管理？对于应用新技术和新药物的IIT，是否将出台专门的、细致的风险管理政策，防范例如基因编辑等新技术的滥用和错用？未来IIT的风险管理是否能及早发现问题、防范问题，从根源上减少严重不良事件的发生，并消除潜在的伦理学风险，从而保障受试者的权益？

金奕滋　张剑

第三十九章　真实世界研究的现状、争议、未来之问

第一节　真实世界研究的现状

一、定义

真实世界研究（real world study/real world research，RWS/RWR）指在真实世界环境下收集与研究对象健康状况和（或）诊疗及保健有关的数据[即真实世界数据（real world data，RWD）]或基于这些数据衍生的汇总数据，通过分析，获得药物的使用价值及潜在获益－风险的临床证据的研究过程。1993年，Kaplan等在一项纳

入 591 例高血压患者的研究中，评价了雷米普利的疗效，并在文中首次提及真实世界研究的概念。

受 2016 年《21 世纪治愈法案》的推动，2018 年 12 月，FDA 发布了“FDA 真实世界证据计划框架”，将 RWD 定义为通过多种途径获得的，与患者健康状态和医疗行为相关的数据。数据来源包括电子健康档案、医疗索赔数据、医疗产品或疾病登记数据库、家用及移动设备收集的患者信息等。将真实世界证据（real world evidence，RWE）定义为通过分析真实世界数据产生的与医疗产品的使用及潜在获益－风险相关的临床研究证据。

并非所有的真实世界数据经分析后都能产生真实世界证据，只有满足适用性的数据经恰当和充分地分析后才有可能形成真实世界证据。真实世界证据是药物有效性和安全性评价证据链的重要组成部分，而真实世界数据则是产生真实世界证据的基础，没有高质量的数据支持，真实世界证据亦无从谈起。目前真实世界数据的记录、采集、存储等流程缺乏严格的质量控制，可能存在数据不完整，数据标准、数据模型和描述方法不统一等问题，对真实世界数据的有效使用造成了一定的阻碍。因此，如何使收集的真实世界数据成为能够满足临床研究目的所需的分析数据，以及如何设定真实世界数据转化为真实世界证据的基本条件，是使用真实世界数据形成真实世界证据支持决策的关键问题。

二、真实世界研究与随机对照试验

由于随机对照试验（randomized controlled trial，RCT）在实际临床研究中存在一定的困难，近年来真实世界研究引起了医务工作者的关注。真实世界研究起源于实用性的临床试验，是对传统临床科研以外的多个数据集中挖掘出的信息所采取的开放性研究。随机对照试验通常是在严格的纳入和排除标准下入选研究对象，其代表性及外部真实性有一定局限性。相比之下，真实世界研究采用较宽泛的纳入标准和较少的排除标准，获得一组与试验结果外推人群保持一致的受试者，大大减少了选择性偏倚。乳腺癌呈现异质性，临床实践中存在化疗方案各异、周期长短不一、放疗方式和剂量各种各样，内分泌治疗难以坚持、患者随意停药甚至无服药意识，以及过度治疗、医疗资源分配及社保报销比例不均衡等现象。真实世界研究不仅可以减少传统研究的限制，而且还可以反映真实世界中治疗药物的临床疗效，为临床选择新药提供客观的对比依据。通过真实世界数据，可以充分了解指南与实践的差距，为指南的制定与规范提供参考，还能较好地平衡临床疗效和成本效益。

三、应用于乳腺癌领域的进展

虽然真实世界研究概念的提出仅仅几年时间，但真实世界数据一直贯穿于诊疗全程。随着人们对真实世界认识的提高，真实世界研究覆盖临床实践的多个方面，包括流行病学研究、治疗现状分析、疗效评价和罕见病诊疗等。

（一）流行病学研究

基于真实世界海量的诊疗信息，流行病学调查是真实世界研究应用最广泛的场景。根据最新的美国癌症统计报告，预计到 2023 年，美国将出现 1 958 310 例新发癌症病例。对于女性而言，乳腺癌的发病率仍居首位，发病率高达 15%。自进入 21 世纪以来，乳腺癌的发病率逐年上升，这不仅与乳腺癌筛查技术的发展有关，还与生育率下降和体重超标相关，这两个因素均可能导致乳腺暴露于雌激素的时间延长。乳腺癌数据显示，女性乳腺癌患者的死亡率在 1989 年出现一个高峰，而此后因为乳房 X 线摄影的应用，乳腺癌患者能在早期诊断并干预，死亡率下降 42%。

2023 年，《中华肿瘤杂志》发布了最新一期的全球女性乳腺癌发病趋势及年龄变化情况分析。1998—2012 年，除了北美洲，其他各洲女性乳腺癌发病率均呈现上升趋势，亚洲上升趋势最明显，AAPC为4.1%（95% *CI*: 3.9%～4.3%）。全球女性乳腺癌发病平均年龄在亚洲、拉丁美洲、大洋洲和欧洲也表现出逐年递增的趋势。在过去十余年里，恶性肿瘤生存率呈逐渐上升趋势，相较于十年前，提高了约10个百分点，但是与发达国家仍有很大差距，其中乳腺癌的5年生存率为82.0%，而美国等发达国家高达90.9%。调查结果显示，乳腺癌发病率高，死亡率相对较低，预后较好，癌症状况正变得与美国相似。真实世界数据调研能够帮助我们了解乳腺癌的发生、发展，为乳腺癌的预防、诊断、治疗提供证据支持，以推动我国乳腺癌防治工作。

根据国家肿瘤登记平台的数据可以大致了解乳腺癌的发病及死亡情况，但乳腺癌相关临床信息并未包括在内。基于此，中国临床肿瘤学会利用1980—2016年间54 000例乳腺癌患者的治疗相关数据，分析了我国乳腺癌近40年的诊疗历程。结果显示，中国乳腺癌患者发病年龄早于西方约10年；激素受体阳性的患者比例低于西方；保乳术、前哨淋巴结活检术及新辅助治疗的比例上升；紫杉类逐渐成为主要的化疗药物，蒽环类使用比例下降；绝经后辅助内分泌治疗以芳香化酶抑制剂为主，绝经前卵巢功能抑制比例上升，而卵巢功能抑制方式也逐渐以药物性为主。40年来，通过手术治疗、化疗、内分泌治疗、靶向治疗及放疗的共同努力，我国乳腺癌患者的死亡率下降了40%。

（二）治疗现状分析

1. 三阳性乳腺癌

HR阳性/HER2阳性乳腺癌仍属于HER2信号通路为主导的一类乳腺癌，应首先归于HER2阳性乳腺癌，在抗HER2治疗的基础上，再结合HR状态决定是否结合内分泌治疗等策略。《中国临床肿瘤学会（CSCO）乳腺癌诊疗指南（2023）》在分子分型诊断中指出：应当对所有乳腺浸润性癌进行HER2状态检测；复发转移性乳腺癌应尽量再检测HER2，以明确转移灶。随着驱动基因重要性的不断增强，明确判断HER2状态成为分子分型诊断的重要原则。国际和国内指南：美国国立综合癌症网络（National Comprehensive Cancer Network，NCCN）制定的《NCCN乳腺癌临床实践指南2022. V2》，欧洲肿瘤学院（European School of Oncology，ESO）、欧洲肿瘤内科学会（European Society for Medical Oncology，ESMO）制定的《晚期乳腺癌国际共识指南（ABC6）》，以及《中国临床肿瘤学会（CSCO）乳腺癌诊疗指南（2023）》等中均强调HR阳性/HER2阳性乳腺癌的早期和晚期治疗基础是抗HER2治疗，在此基础上，联合化疗或内分泌治疗。

registHER是一项基于美国的多中心、前瞻性、观察性队列研究，招募了2003年12月—2006年2月真实世界中530例HR阳性/HER2阳性转移性乳腺癌患者，旨在统计该人群的一线治疗模式及临床结果。10.1%的患者仅接受内分泌治疗，4.3%的患者仅接受曲妥珠单抗治疗，4.7%的患者仅接受化疗，39.4%的患者接受了曲妥珠单抗和化疗，9.8%的患者接受了曲妥珠单抗和内分泌治疗，2.1%的患者接受了化疗和内分泌治疗，29.4%接受了曲妥珠单抗、化疗和内分泌治疗。结果表明，接受一线曲妥珠单抗加激素治疗的患者的PFS明显长于仅接受激素治疗的患者（13.8个月 *vs.* 4.8个月），OS并无显著减少。与接受一线曲妥珠单抗联合化疗的患者相比，接受一线曲妥珠单抗联合化疗和激素治疗的患者中位PFS时间更长（20.4个月 *vs.* 9.5个月），死亡风险显著降低。另一项真实世界研究SystHERs也得到了类似的结果。SystHERs纳入的977例患者中（2012—2016年），70.1%（*n*=685）为HR阳性。最常见的方案是靶向治疗+化疗+内分泌治疗（45.3%），其次是靶向治疗+化疗（36.1%），此外，仅有少部分患者接受内分泌治疗，可以看出目前化疗仍然为该亚组患者的首选治疗方案。

另外一项美国真实世界研究收集了2010—2015年间6234例HR阳性/HER2阳性晚期乳腺癌患者，在一线治疗中，内分泌治疗患者占60%，化疗患者占40%。最终结果显示，接受化疗和内分泌治疗的患者的中位OS无显著差异；然而接受抗HER2治疗的患者的中位OS显著长于未接受抗HER2治疗者。随后将内分泌治疗或化疗分层后发现，在化疗或内分泌治疗基础上增加抗HER2治疗显示出更优越的生存获益。更有趣的是，在这群三阳性乳腺癌患者中，与化疗+抗HER2治疗相比，内分泌+抗HER2一线治疗反而得到了更长的OS。因此，这项研究对于我国临床实践具有指导意义，而我国也应该开展这样的真实世界研究，以收集我国三阳性乳腺癌患者的相关数据。

在我国，对于三阳性乳腺癌患者，一线化疗的比例仍然较高。国内一项多中心、非介入性研究分析了中国真实环境中HR阳性晚期乳腺癌患者的临床相关因素。其中，2015—2019年间共纳入1072例接受一线治疗的患者，其中有327例为HER2阳性。统计结果显示，在HR阳性/HER2阳性晚期乳腺癌患者中，有65.14%的患者接受了靶向治疗。其中，大多数患者（92.49%）接受靶向治疗联合化疗，只有极少部分（2.82%）接受靶向治疗联合内分泌药物。但近年来，可以观察到由于临床理念的改善，对于激素受体阳性的患者，如果没有内脏转移危象，更多患者会首选较温和的内分泌治疗。

2. HR阳性/HER2阴性乳腺癌

内分泌治疗是激素受体阳性乳腺癌的主要治疗手段。2019年的CSCO大会上，国内学者公布了中国临床肿瘤学会乳腺癌数据库中化疗对比内分泌一线治疗激素受体阳性、HER2阴性乳腺癌的真实世界研究结果，共纳入2325例患者，其中1218例接受化疗，788例接受内分泌治疗，结果显示一线化疗的客观缓解率高于内分泌治疗，而内分泌治疗的临床获益率高于化疗，生存分析显示内分泌治疗的中位PFS长于化疗。该研究结果提示，国内临床实践中多选择化疗进行激素受体阳性乳腺癌的解救治疗，但从结果来看，可考虑选择内分泌治疗作为一线治疗方法。2021年的ESMO大会上公布了国内一项多中心、非干预性、回顾性研究，共纳入了1072例国内激素受体阳性晚期乳腺癌患者，其中大部分（69.98%）HER2表达阴性。该真实世界研究表明，化疗后维持治疗是HR阳性晚期乳腺癌患者最常见的一线治疗方式。值得注意的是，与化疗后维持治疗相比，化疗后内分泌维持治疗与PFS获益相关。总体而言，相比化疗，接受内分泌治疗的患者耐受性更好、毒副反应更少、生活质量更佳，所以国内外指南均推荐HR阳性/HER2阴性晚期乳腺癌患者优选内分泌治疗，但临床上部分患者一线治疗需要化疗获得缓解后再进行维持治疗，化疗维持和内分泌治疗维持如何选择，最终需要兼顾疗效、安全性及经济因素制定个体化的治疗方案。

内分泌耐药是这部分患者肿瘤复发或进展的主要原因。近期研究发现一系列导致激素受体阳性乳腺癌不依赖雌激素的抵抗机制，开发出相应的靶向治疗药物，其中包括CDK4/6抑制剂、mTOR抑制剂等。CDK4/6抑制剂被认为是治疗HR阳性/HER2阴性晚期乳腺癌的标准策略。目前用于治疗的CDK4/6抑制剂包括Palbociclib、Ribociclib和Abemaciclib，其可以作为单一疗法，也可以与芳香酶抑制剂、氟维司群联合使用。CDK4/6抑制剂的出现开启了晚期激素受体阳性乳腺癌靶向联合内分泌治疗的新篇章。迄今为止，一些Ⅱ期和Ⅲ期随机对照试验已经评估了CDK4/6抑制剂在HR阳性/HER2阴性晚期乳腺癌中的作用，证实其在内分泌敏感和内分泌耐药人群中的临床获益。2021年发表的一项系统分析共纳入了114项真实世界研究，其中大多数已发表的真实世界研究（114项研究中的79项）针对接受Palbociclib治疗的患者，而Ribociclib和Abemaciclib的研究只能从有限数量的会议摘要中获得（分别为5个和6个）。结果表明，CDK4/6抑制剂对HR阳性/HER2阴性晚期乳腺癌患者是有效且安全的治疗方法，与临床试验结果一致。然而，大多数研究的随访期仍然很低。随着CDK4/6抑制剂治疗效果的肯定，未来将需要更长的随访期来证明其在真实世界的疗效。几乎所有Ribociclib和Abemaciclib的真实世界数据都在会议论文集中呈现，表明可用于此类药物的、经过严格审查的真实世界研究缺乏，因此这些治疗数据被认为不如Palbociclib的数据可靠。由于有关Ribociclib和Abemaciclib的实际有效性和安全性的可用数据较少，这两种CDK4/6抑制剂和Palbociclib之间的利益－风险平衡仍不清楚。此外，大部分数据来自在美国进行的研究，来自其他地区的研究相对较少，包括来自亚洲国家的有限证据。国内一项研究回顾性分析83例HR阳性/HER2阴性晚期乳腺癌患者采用哌柏西利联合内分泌治疗的真实一/二线及多线治疗的疗效及安全性。结果显示，一线/二线使用哌柏西利联合内分泌治疗的患者具有显著疗效；既往曾接受依维莫司或多线治疗进展的患者仍能从哌柏西利治疗中获益。2023年一项基于SEER-Medicare人群的真实世界研究共纳入了630例患者（169例接受ET + CDK4/6抑制剂治疗，461例单独接受ET治疗），在HR阳性/HER2阴性转移性乳腺癌老年患者中，CDK4/6抑制剂联合内分泌治疗比单独使用内分泌治疗具有显著的OS益处，与临床试验的证据基本一致。

哺乳动物西罗莫司靶蛋白（mTOR）抑制剂依维莫司可通过阻断细胞PI3K/Akt/mTOR通路，发挥逆转内分泌继发耐药的作用。目前依维莫司联合依西美坦用于绝经后HR阳性/HER2阴性晚期乳腺癌治疗的适应证已经在国际上得到批准。《中国临床肿瘤学会（CSCO）乳腺癌诊疗指南（2019）》推荐依维莫司联合甾体类AI二线治疗非甾体AI治疗失败的绝经后激素受体阳性的晚期乳腺癌（Ⅲ级推荐，1B类证据）。任何药物上市后都需要在临床实践中进一步得到检验，依维莫司联合芳香化酶抑制剂治疗晚期乳腺癌也还需要更多使用经验及数据累积，这一点在国内尤为重要。因此，有必要开展真实世界研究，从疗效、耐受性、依从性及不良反应等多个角度探讨依维莫司在乳腺癌中的治疗价值。从全球范围来看，依维莫司联合AI治疗晚期乳腺癌的真实世界研究主要有5项，分别是EVEREXES（n=235）、BRAWO（n=1300）、4EVER（n=281）、STEPAUT（n=134）和BALLET（n=2133）。这五项研究表明临床实践中，依维莫司较多用于偏后线，但依维莫司联合治疗作为前线方案似乎有更好的PFS获益。基于此，国内首个依维莫司治疗晚期乳腺癌的真实世界研究，回顾性纳入复旦大学附属肿瘤医院的75例HR阳性/HER2阴性转移性乳腺癌患者，均在既往内分泌治疗失败后接受依维莫司联合内分泌治疗。该研究提示，依维莫司联合内分泌药物对中国晚期乳腺癌患者是有效的，且不良反应谱与国外研究基本一致。

3. HER2阳性/HR阴性乳腺癌

HER2阳性乳腺癌占全部乳腺癌的20%～25%，该类型乳腺癌侵袭性较高，预后差，但是抗HER2药物的出现已经显著改善了该类型乳腺癌患者的治疗现状及预后。一项真实世界研究从法国120家随机入组医院的药房电子记录系统提取26 350例患者数据，根据乳腺癌分期和治疗方案，分析2011年以来治疗方案的变化。对于早期乳腺癌，89.2%的患者接受曲妥珠单抗＋紫杉类；对于晚期乳腺癌，一线、二线、至少三线治疗分别占80.3%、40.1%、28.3%。2014年，帕妥珠单抗获得欧盟批准用于早期一线治疗之后，用药比例由5.8%增加至67.4%，而曲妥珠单抗＋紫杉类由47.2%减少至9.2%。2014年，恩美曲妥珠单抗获得欧盟批准用于晚期二线治疗之后，用药比例由6.2%增加至53.8%。而曲妥珠单抗＋长春瑞滨或紫杉类分别由29.8%和29.1%减少至1.5%和6.7%。该大数据分析为治疗策略真实变化提供了可靠证据。

抗HER2治疗药物中，除曲妥珠单抗外，目前仅有帕妥珠单抗被批准应用于新辅助治疗。NeoSphere研究早期公布的结果证实化疗联合双靶方案优于化疗联合单药曲妥珠单抗方案，前者可以更好地提高病理学完全缓解率。NEOPETRA研究是一项多中心回顾性研究，共纳入243例常规临床实践中接受帕妥珠单抗和曲妥珠单抗新辅助治疗的HER2阳性早期乳腺癌患者。分析表明，与临床试验相比，新辅助双靶治疗联合化疗实现了相当甚至更高的tpCR率，且激素受体阴性肿瘤的pCR获益更高。其他多项真实世界研究均表明了新辅助双靶治疗联合化疗的有效性及安全性。

对于 HER2 阳性晚期乳腺癌，CLEOPATRA 随机对照研究表明帕妥珠单抗可显著改善曲妥珠单抗 + 化疗一线治疗患者的总生存；EMILIA 随机对照研究表明，与卡培他滨 + 拉帕替尼相比，T-DM1 可显著改善曲妥珠单抗 + 化疗失败后二线治疗患者的总生存。不过，报告这些新药真实世界长期结局的数据极少。一项真实世界研究对帕妥珠单抗和 T-DM1 治疗 HER2 阳性晚期乳腺癌的日常临床实践模式和结局进行了调查和分析。该人群队列回顾性对接受 T-DM1 二线治疗的 HER2 阳性Ⅳ期乳腺癌患者进行分析，其中，795 例接受帕妥珠单抗一线治疗，506 例接受 T-DM1 二线治疗。该人群队列回顾性研究结果表明，在临床实践中，接受帕妥珠单抗和 T-DM1 治疗的患者的总生存结局似乎不如关键随机对照研究结果，该结局的差异可能反映了临床实践患者人群和既往治疗线数的差异，故有必要开展进一步研究了解帕妥珠单抗治疗后 T-DM1 的有效性。一项基于意大利的多中心观察性研究，旨在对基于帕妥珠单抗的一线治疗后二线 T-DM1 的疗效和活性进行回顾性 / 前瞻性评估。结果显示，在一线帕妥珠单抗加曲妥珠单抗和紫杉烷之后，T-DM1 具有有意义的活性，约 27% 的患者有客观反映，40% 的患者实现了持久的疾病控制。另外一项基于法国的真实世界研究也证实一线曲妥珠单抗加帕妥珠单抗不会显著降低 T-DM1 在二线治疗中的疗效。

近年来，随着抗 HER2 治疗的蓬勃发展，酪氨酸激酶抑制剂的出现使得患者生存获益取得了较大突破，吡咯替尼作为我国首个国产抗 HER2 治疗的创新药，在《中国临床肿瘤学会（CSCO）乳腺癌诊疗指南（2020）》中被列为 HER2 阳性晚期乳腺癌的二线标准治疗及一线治疗的可选方案。Ⅱ期及Ⅲ期随机对照临床研究表明，吡咯替尼联合卡培他滨治疗可以显著延长 HER2 阳性乳腺癌转移患者的无进展生存期，适用于 HER2 阳性、既往未接受或接受过曲妥珠单抗的乳腺癌复发或转移患者。自 2018 年 8 月在中国上市仅 5 年余，吡咯替尼的真实世界临床应用报道极少。一项国内学者的真实世界研究报告，对口服吡咯替尼联合治疗 HER2 阳性乳腺癌转移患者的疗效及安全性进行了评价。72 例患者中，62 例（86.1%）接受吡咯替尼 + 化疗 ± 曲妥珠单抗、6 例（8.3%）接受吡咯替尼 + 内分泌治疗 ± 曲妥珠单抗，4 例（5.6%）接受吡咯替尼 ± 曲妥珠单抗。其中，完全缓解 1 例（1.4%），部分缓解 18 例（25.0%），客观缓解 19 例（26.4%）。该研究结果表明，吡咯替尼联合方案能够有效治疗 HER2 阳性转移性乳腺癌，包括拉帕替尼治疗失败及脑转移的患者，不良反应可耐受。另外一项由易文君教授牵头的多中心真实世界数据研究共入组了湖南地区经治的 168 例转移性乳腺癌患者，其中内脏及脑转移患者占到（患者）总数的 82%。此次研究结果显示，经吡咯替尼治疗后的 HER2 阳性晚期乳腺癌患者，其中位 PFS 可达 8.0 个月，OS 达到 19.07 个月；而针对存在脑转移的患者，吡咯替尼治疗的中位 PFS 和 OS 分别达到 8.67 个月和 13.93 个月。基于此次中国真实世界研究，进一步夯实了吡咯替尼应用的循证医学证据支持，也为 HER2 阳性晚期乳腺癌患者的治疗选择及生存预后带来了新方向。2023 年一项前瞻性真实世界研究评估了吡咯替尼在 HER2 阳性转移性乳腺癌患者中的真实疗效和安全性，共纳入了 2017—2020 年在四川大学华西医院诊断的 382 例患者。结果再次证实，与吡咯替尼的Ⅱ期和Ⅲ期临床试验相比，对 HER2 阳性 MBC 患者的临床疗效相当，并且在脑转移患者中存在有希望的结果。在乳腺癌治疗领域取得这些显著成就后，吡咯替尼的应用范围进一步拓宽。近日，吴一龙教授团队在国际医学顶刊《自然医学》上发表了一项针对肺癌的开创性研究。该研究首次提出了一种全新的临床试验模式，通过严格入组队列、同情用药队列和真实世界队列 3 个平行组，全面评价靶向药物吡咯替尼在 *HER2* 突变型非小细胞肺癌中的疗效和安全性。这种创新设计通过扩展入组标准，使更多患者有机会接受新药治疗，为药物在更广泛人群中的疗效和安全性提供了证据。该研究为以后开展类似罕见突变靶点的肿瘤临床研究提供了范例。

4. 三阴性乳腺癌

三阴性乳腺癌约占所有乳腺癌的15%，ER、PR和HER2 3个主要治疗靶点均为阴性，缺乏治疗靶点、复发转移风险高，是预后最差的乳腺癌类型。化疗是三阴性乳腺癌目前主要的全身治疗方法。2017年，我国一项真实世界研究在美国临床肿瘤学会年会重磅发布，徐兵河等学者对2007—2014年多西他赛辅助化疗方案多个大型临床研究数据进行了汇总分析。该研究对亚太乳腺行动（Asia-Pacific Breast Initiatives，APBI）2006—2008年第一阶段和2009—2011年第二阶段及两项中国观察研究（2011—2014年乳腺癌统计、2007—2010年乳腺癌登记）的非转移可手术乳腺癌中国女性成人（≥18岁）多西他赛辅助化疗进行回顾汇总分析。数据表明，对于中国可手术的乳腺癌患者，最常用的多西他赛辅助治疗方案为多西他赛+蒽环，其中最常用的多西他赛+蒽环方案为多西他赛+表柔比星+环磷酰胺。国际指南推荐的蒽环-多西他赛序贯方案，在中国的实际使用率相对较低。

对于晚期乳腺癌姑息化疗，虽然已经发表的循证数据和共识指南数据推荐单药而非联合，但是现有众多药物及其疗效比较研究结果不同导致治疗方案显著不同。在缺乏随机对照研究的情况下，真实世界证据可能有助于临床医生优化晚期乳腺癌患者的治疗选择。2020年一项真实世界研究利用医疗保险索赔数据库对2013年1月1日—2017年12月31日接受化疗的12 381例晚期乳腺癌女性患者进行回顾分析，按治疗线数对单药与联合化疗效果进行比较，根据至下一线治疗的时间对效果进行衡量。化疗方案共计5586个，其中单药化疗占66.5%、联合化疗占33.5%。联合化疗最常用于一线治疗（45%）。单药化疗与联合化疗相比，至下一线治疗的时间显著较长（中位时间5.3个月 *vs*. 4.1个月，$P < 0.0001$），尤其是三线治疗，而一线或二线治疗相似。对于单药化疗，卡培他滨与其他药物相比，至下一线治疗的中位时间最长，证实了指南的推荐意见。结果表明，对于仅接受化疗的晚期乳腺癌女性患者，应该根据已发表指南的推荐意见对联合化疗比例（尤其一线治疗）开展进一步探讨。

与其他乳腺癌亚型相比，TNBC对导致DNA损伤的药物（如铂）更敏感。此外，大部分TNBC患者携带*BRCA*突变，这表明了铂的潜在价值。迄今为止，在TNBC患者中使用基于铂的化学疗法在越来越多的临床前和临床试验中显示出可喜的结果，多项Ⅱ期或Ⅲ期临床试验证实了铂类方案的益处。在《中国临床肿瘤学会（CSCO）乳腺癌诊疗指南（2023）》中提出：对部分三阴性乳腺癌患者，如存在已知的*BRCA*突变，应在蒽环和紫杉基础上考虑铂类药物用于辅助治疗，大多数专家认为此类患者应在新辅助治疗中提前考虑铂类。由于现有临床数据的不一致和随机对照试验的狭窄代表性，铂类药物在治疗转移性三阴性乳腺癌中的现实表现仍不确定，来自常规临床实践的数据对于评估铂类药物的疗效至关重要。国内一项真实世界研究回顾性收集了2003年1月—2019年12月在中国四个癌症中心（国家癌症中心、中国人民解放军总医院、北京朝阳医院、北京三环肿瘤医院）的495例晚期三阴性乳腺癌患者。一线铂类化疗患者的客观缓解率（53.0% *vs*. 32.1%，$P < 0.001$）和中位PFS（8.4个月 *vs*. 6.0个月，P=0.022）均优于非铂类化疗患者；在二、三线治疗中，铂类化疗和非铂类化疗的表现相近。该研究结果提示在一线治疗中添加铂类化疗比第二、三线治疗效果更好，客观缓解率、无进展生存率和总生存率均有提高（$P < 0.001$）。最常用的铂类化疗方案为紫杉醇/多西他赛+铂类和吉西他滨+铂类。研究人员指出，这项大型多中心研究表明铂类化疗能够改善转移性三阴性乳腺癌患者的生存预后，其中一线使用铂类双药治疗的效果更好。同时，研究还发现铂类化疗的毒性反应可控。

（三）罕见疾病的诊疗

1. 激素受体低表达人群

在最新的病理指南中，ER IHC染色为1%～10%的肿瘤被定义为ER低表达，其生物学行为通常与ER阴性乳腺癌相似，患者是否可从内分泌治疗中获益尚无相关临床研究证据。由于占比较低，难以开展RCT。一项基于近10 000例患者的大型回顾性研究中，与ER低阳性组相比，ER高阳性组经内分泌治疗后的OS和DFS显著更佳；ER低阳性肿瘤与ER阴性肿瘤无显著差异。另一项超过16 000例患者的荟萃分析显示接受内分泌治疗的ER低表达患者的预后与未接受任何内分泌治疗的患者和接受内分泌治疗的ER阴性乳腺癌患者相似。相比之下，ER高表达患者的内分泌反应性优于ER低表达患者。此外，研究者利用中国临床肿瘤学会乳腺癌数据库中激素受体低表达患者的治疗信息，探索内分泌治疗的效果；共筛选出457例雌激素受体低表达的早期乳腺癌患者，其中37.2%的患者接受内分泌治疗，结果显示内分泌治疗并未改善3年无病生存率。这提示对于这部分患者，内分泌治疗可能并不是必需的，应该结合年龄、不良反应合理选择是否接受内分泌治疗及具体的治疗方案。这些研究通过真实世界数据为激素受体低表达患者辅助内分泌治疗的选择提供了新的循证医学证据。

2. **男性乳腺癌**

男性乳腺癌占所有乳腺癌的比例不到1%。目前，这种罕见疾病的治疗方法是从女性乳腺癌治疗中推断出来。然而，男性乳腺癌的临床病理学特征不同于女性乳腺癌。此外，诸如解剖学差异和激素调节等生物学因素可能会导致对治疗的不同反应。因此，需要一种专门用于男性乳腺癌最佳管理的系统方法。由于缺乏参与者，许多针对男性乳腺癌的临床试验已经结束，因此需要真实世界的数据来优化男性乳腺癌的临床管理。CDK4/6抑制剂哌柏西利已经获得批准用于绝经后的女性，其可与芳香酶抑制剂联用治疗HR阳性/HER2阴性晚期或转移性乳腺癌。FDA根据从IQVIA医疗保险数据库、Flatiron Health乳腺癌数据库和辉瑞全球安全数据库中获得的数据，发现哌柏西利在男性和女性患者中表现出类似的安全性。基于此，哌柏西利已被批准与芳香酶抑制剂或氟维司群联用，治疗HR阳性/HER2阴性晚期或转移性男性乳腺癌。值得注意的是，这一批准是基于电子病历和药物上市后男性患者的使用数据，成为真实世界研究在乳腺癌领域罕见病适应证获批的里程碑。2023年的一项真实世界研究调查了美国男性转移性乳腺癌患者在常规临床实践中接受阿贝西利治疗的特征和结局，再次证实了CDK4/6抑制剂在男性乳腺癌治疗中的有效性。

一项基于真实世界研究的荟萃分析评估了一些男性乳腺癌的治疗方式，包括保乳术与乳房切除术，乳房切除后放疗或不放疗，前哨淋巴结活检的准确性及各内分泌疗法的比较。这项对真实世界数据的系统评价表明，保乳术对患有乳腺癌的男性来说是一种可行的选择，尤其是对于小于2 cm的肿瘤。尽管接受乳房切除术后放疗的患者更有可能在晚期患上这种疾病，但与生存率增加有关。前哨淋巴结活检的识别率和假阴性率与女性相当。他莫昔芬与提高生存率相关，是芳香酶抑制剂更好的选择，特别是对于治疗持续时间至少5年的患者。在这个不同的人群中不太可能进行随机对照试验，因此，真实世界数据的合成是一种整合合理数量证据的方法，使临床医生能够就最佳治疗得出结论。

第二节　真实世界研究的争议

一、真实世界研究证据等级的争议

很多人基于对“证据等级”的固有观念，认为真实世界研究结果的可信度弱于随机对照研究产生的证据。真实世界研究由于未随机分组而无法全面控制各种潜在的混杂因素，从而可能导致试验组与对照组之间的可比性较差，加之数据质量参差不齐等问题，使得其在进行因果推断时容易受到质疑。RCT是支持临床决策的证据金标准。与真实世界研究相比，随机对照试验具有许多优势，包括前瞻性设计、随机化、设置对照、限制偏倚。然而，RCT已回答的问题也会存有极大差异，这意味着许多临床决策不能完全依赖RCT生成的证据。同时，随机对照试验的弱点也可能会削弱其为临床实践提供信息的能力。例如，它们并不能代表普遍的患病群体；它们采取高度控制的治疗管理策略；他们并不总是收集晚期、长期或以患者为中心的结果。此外，RCT越来越多地使用替代终点，这可能无法预测OS的长度或质量。而真实世界研究可以以较低的成本快速进行，并可以构成未来验证性RCT的基础。因其可以纳入有代表性的患者群体，能更好地反映常规临床实践。据此，英国制药工业协会在2011年明确提出真实世界研究与随机对照试验证据是相互补充的关系，两者在“证据等级”中处于平等地位。实际上，研究问题决定研究设计。没有任何一种研究设计可以解决所有研究问题，因此也就不存在任何一种研究设计绝对优于其他设计。虽然理论上真实世界研究也可产生高质量的证据，但由于其数据来源广泛，易出现数据质量差的情况，故在实际研究过程中，应着重管理数据质量，保证研究结果的真实性。

二、真实世界研究的方法学争议

真实世界研究常常被认为不采用干预性或随机化的试验设计，在研究方法上与传统临床研究泾渭分明。实际上，真实世界研究不仅可以是观察性研究，还可以是干预性研究，甚至可以采用类似随机对照的研究设计，如2021年一项评估远程主动管理早期乳腺癌化疗期间毒性的有效性的研究。基于人群的研究表明，化疗院内护理很常见，在常规实践中接受全身治疗的患者中，42%的患者在治疗期间至少去过一次急诊或住院。许多毒性是可以预测的，可以通过早期干预来预防或改善。因此，通过在诊所就诊间隔期间进行有效的主动远程支持，院内护理的使用率可能会更低，患者的预后可能会更好。基于这一重要的临床问题，加拿大安大略省的20个癌症中心被随机分配为主动远程管理（干预，n=10）或常规护理（对照，n=10）。参与者患有早期乳腺癌，并于干预期间在参与机构开始进行辅助或新辅助化疗。结果表明，积极的、基于电话的化疗毒性管理并未减少急诊科就诊或住院人数，这可能由于主动管理会将原本不会寻求护理的患者引导至急诊室。这种除了随机分组后给予各组符合临床实际情况的不同干预外，不采取其他限制措施的真实世界研究，我们称其为实用性临床试验（pragmatic clinical trial，PCT）。

为此，美国食品和药品监督管理局于2016年12月在《新英格兰医学杂志》上发文，纠正这一错误观念——“RWE与其他证据的本质区别不在于研究方法和试验设计，而在于获取数据的环境，即真实世界研究的数据来源于医疗机构、家庭和社区，而非存在诸多严格限制的科研场所”。

三、真实世界研究的真实性争议

尽管真实世界研究的样本更接近临床医疗实践，但这并不意味其具有良好的样本代表性。由此，真实世界研究的真实性常常受到质疑。在样本人群的选择、抽样框架的制定、目标人群的诊断和研究实施过程中，往往容易出现选择偏倚。例如，在肿瘤药物研究中，肿瘤恶性程度低的患者病程可能更长、更易成为研究样本，而恶性程度较高的患者可能因病程较短而死亡，并未被及时纳入研究，从而低估了结局风险，因此，在研究方案中应对研究对象疾病分期、病程长短等做出具体规定；又或者选择医院病例为研究对象时，由于入院率的不同或就诊机会不同而导致入院率偏倚；还有抢救不及时的死亡病例、距离研究医院远的病例、病情轻的病例等。因此，开展这类真实世界研究时，应尽量保证医院级别多样、地域广泛、具有医保可及性等因素，除了医院电子病例系统外，还应考虑医保数据、医药销售记录数据、社区健康数据等多源病例的选择。

第三节 真实世界研究的未来之问

一、真实世界研究的证据来源和数据质量之问

真实世界数据构成真实世界证据的基础，可以通过多种途径获取，如患者登记、医疗保健数据库、索赔数据库、患者网络、社交媒体和可穿戴设备的数据。日常临床实践提供的数据作为真实世界研究的常见来源，存在数据缺失或差错的问题，且不同医疗机构使用的电子化信息系统和数据标准也会有所差异，使数据不易共享和整合，造成数据碎片化和信息孤岛现象。另外，许多临床数据缺乏针对性，并非为某项研究设计收集，需要进行复杂而耗时的数据整理才能被有效利用。因此，在进行真实世界研究时做好数据治理，建立全国统一的数据标准和质量规范尤为迫切。

目前，世界范围内已采取几项针对标准化真实世界数据的措施。美国联邦政府将医学临床术语系统化命名法用于临床健康信息的电子交换。FDA 的 Reagan Udall 基金会的医学证据开发和监测创新项目正在对数据库和电子健康记录中定义健康结果的方法进行调查、分类和系统化。同样，ASCO 的 CancerLinQ 正在使用美国国家癌症研究所主题词表对跨 EHR 系统的数据元素进行标准化。

此外，目前很少有医院对记录临床数据的工作人员有明确限制或要求，这会降低存储于 EHR 和其他电子数据集中的数据的质量和准确性，需要对数据录入的工作人员进行正规的培训。

二、真实世界研究的技术和方法学之问

真实世界研究的类型可分为实效性试验和观察性研究，前者主要包括实用临床试验，后者包括描述性研究（横断面研究、病例系列研究及病例报告）和分析性研究（前瞻性或回顾性队列研究、巢式病例对照研究、病例对照研究）。

当前我国真实世界数据与研究联盟（ChinaREAL）在基于真实世界数据评价治疗结局的观察性研究设计方面已经发布了相关的指南与共识，围绕真实世界证据生产中的两个关键问题，包括如何基于真实世界数据建立研究型数据库及如何开展治疗结局的评价撰写了第一批技术规范。

许多组织制定了方法指南，以促进观察性研究中的最佳实践、降低偏倚风险并改进数据解释。值得注意的是，Morton 等系统地审查和比较了 9 个观察性研究方法指南，涵盖 23 个方法学要素。他们发现指南的受众和关注点存在很大差异。此外，尽管指南涉及的主题存在重叠，但指南中包含的详细程度和具体建议往往不同。例如，其中 7 项指南提到了缺失数据，但他们在如何处理数据方面存在分歧。鉴于观察研究方法指南的变化，需要一个癌症观察研究最佳实践的框架，这可以由一个国际组织商议开发。

三、真实世界研究的国内发展之问

我国拥有世界上最多的患者，临床医生的实践诊疗经验丰富。对于很多常见的癌症，我国的治疗水平并不逊色于其他国家；但在国际学术舞台上，我国还尚未取得与诊疗技术相匹配的学术地位，因为我们缺乏“证据”说话。真实世界研究也是循证医学的重要组成部分，为更多的临床问题提供答案及证据。目前国内的真实世界研究仍处于起步阶段，与国外相比，在文献发表数量、质量等方面仍有一定差距。国外开展的真实世界研究主要用于药物的有效性和安全性评价，大多为前瞻性队列研究或实效性临床研究，且纳入的样本量较大；而国内

主要基于疾病登记系统及回顾性研究，缺少实效性临床研究，往往样本量较小，这也与既往我国缺乏大型专科数据库有关。此外，真实世界研究的根本目的是利用真实世界证据制定决策，但目前尚无依靠真实世界证据成功改变我国决策制定的实例。未来我国真实世界研究的方向为建立和完善数据库、开展助力药物研发的真实世界研究及探索基于国人数据的真实世界研究。

曾铖　张剑

第四十章　临床研究平台和组织建立的现状、争议、未来之问

第一节　临床研究平台和组织建立的现状

一、全球主要乳腺癌临床研究组织之 EORTC

欧洲癌症研究和治疗组织（European Organization for Research and Treatment of Cancer，EORTC）创建于比利时，是一个独立、非政府、非营利的癌症研究组织，其使命是协调和开展国际临床研究与转化，以提高患者的癌症治疗标准。EORTC 旨在通过测试基于现有药物、手术和放疗的新治疗策略，提高人们的生存和生活质量。EORTC 也与制药业合作，从患者的最大利益出发，帮助开发新的药物和治疗方法。除了独立性之外，EORTC 还因其科学和方法的严谨性而受到认可，为医生和患者带来了强大的数据集，以促进治疗方法的改进。EORTC 涵盖了抗击癌症的所有学科，针对所有患者，包括罕见肿瘤患者和特殊患者群体。

EORTC 的特点①国际化：管理着超过 35 个国家的临床研究活动；②多学科性：研究横跨癌症管理的各个方面，从影像学和放射学到外科手术和治疗创新，并以所有领域的尖端专业知识为后盾；③多肿瘤：借助于广泛的肿瘤学专家网络，其研究以解决方案为导向，针对所有类型的癌症；④符合法规：在当今复杂的监管环境中，EORTC 的专家确保其活动符合最严格的质量和可靠性要求；⑤独立：其研究是在坚定不移的独立性和问责制的条件下进行的，所有的结果都是公开的，以确保患者和肿瘤学界从中受益。

单独的医院或大学，甚至国家研究组织，都无法在广泛的临床研究领域资助广泛而全面的研究。当医学科学家和临床医生在多学科的国际努力中围绕患者的需求联合起来时，这种研究才是最好的。EORTC 通过利用全球专家网络，在独立的临床试验主办方中占据了一个独特的空间，在许多不同的癌症类型中发挥作用。其成员网络由科学家和临床医生组成，每个人都对癌症研究的特定领域感兴趣。他们包括临床调查员、研究协调员、转化研究人员和实验室科学家。这些小组在 EORTC 的法定地理区域内，采用多学科方法，对所有类型的癌症进行转化研究和临床试验。

编者注：国外及国内多研究机构或学术组织致力于推动乳腺癌临床研究的发展，由于篇幅有限，在此我们选取了典型机构或组织的部分临床研究进行相应介绍。

多年来，EORTC 的临床研究通过评估新的分子、完善现有的治疗方案、确定生物标志物和评估患者的生活质量，在癌症的治疗和管理方面取得了重大进展。自 1962 年以来，EORTC 的 1400 多项研究中，有许多导致了治疗实践的改变并且建立了新的医疗标准。在局部区域治疗（如器官保留）、特定人群（如罕见肿瘤）和疾病晚期的里程碑式的研究，为 EORTC 对治疗进展的贡献做了铺垫。

EORTC 乳腺癌小组（Breast Cancer Group，BCG）是一个多学科小组，旨在挑战、重新定义和完善乳腺癌诊断和治疗中所有有争议领域的医疗标准，包括男性乳腺癌等罕见疾病。该小组研究长期疗效，并随访所有患者，直到死亡。BCG 自建立以来发起和参与了多项大型乳腺癌临床试验，涵盖乳腺癌的手术治疗、化疗、放疗及晚期心理支持等多个方面，研究类型也包括随机对照研究、横断面研究和队列研究等，这些临床试验对于乳腺癌的临床实践产生了重要影响及改变。现介绍 BCG 完成的经典乳腺癌临床试验及其应用价值。

（一）证明保乳治疗与乳房切除术具有相似的疗效（EORTC 10801）

在 EORTC 进行的一项前瞻性随机临床试验中，对 1980—1986 年间进入研究的 903 例Ⅰ期和Ⅱ期乳腺癌患者进行了乳房改良根治术（modified radical mastectomy，MRM）与保乳治疗（breast-conserving therapy，BCT）的比较。在英国、荷兰、比利时和南非的八个中心开放招募，数据收集于布鲁塞尔的 EORTC 数据中心。研究组的治疗包括肿块切除术、腋窝清除术和乳腺放疗（5 周内进行 50 Gy 的外照射，然后用 25 Gy 的铱金植入物进行增效）。重要的是，本研究中有大量 TNM Ⅱ期患者（755 人）。因为肿瘤大小为 2～5 厘米，大多数患者是Ⅱ期，研究组和对照组的患者和肿瘤特征都很均衡。两组的生存曲线和局部复发率没有统计学差异。在单变量分析中发现，肿瘤大小是保乳治疗组局部复发的一个重要风险因素，但在乳房切除组中没有。与乳房切除术组相比，保乳治疗组对局部复发的抢救性治疗结果并不理想。对生活质量和外观的测量显示，保乳治疗组有明显的好处。

经过 22.1 年的中位随访（IQR 18.5～23.8），MRM 组有 175 例患者（42%）出现远处转移，而 BCT 组有 207 例（46%）出现转移。此外，506 例患者（58%）死亡 [MRM 组 232 例（55%），BCT 组 274 例（61%）]。BCT 和 MRM 的远处转移时间（*RR*=1.13，95% *CI*：0.92～1.38，*P*=0.23）或死亡时间（*RR*=1.11，95% *CI*：0.94～1.33，*P*=0.23）没有显著差异。20 年后远处转移的累积发生率在 MRM 组为 42.6%（95% *CI* 37.8～47.5），在 BCT 组为 46.9%（95% *CI*：42.2～51.6）。据估计，MRM 组的 20 年总生存率为 44.5%（95% *CI*：39.3～49.5），BCT 组为 39.1%（95% *CI*：34.4～43.9）。各组之间的远处转移时间或总生存率在年龄上没有差异 [远处转移时间：＜ 50 岁 1.09（95% *CI*：0.79～1.51）*vs.* ≥ 50 岁 1.16（95% *CI*：0.90～1.50）；总生存期：＜ 50 岁 1.17（95% *CI*：0.86～1.59）*vs.* ≥ 50 岁 1.10（95% *CI*：0.89～1.37）]。

该项研究表明，BCT（包括放疗）用于早期乳腺癌患者似乎是合理的，因为长期随访显示与乳房切除术后的生存率相似。

（二）表明术前或术后化疗在生存率方面产生了相似的结果（EORTC 10902）

原发性可手术乳腺癌的术前化疗研究旨在比较早期乳腺癌患者术前和术后的化疗关于 BCT 程序、DFS 和 OS 的情况。1991—1999 年，698 例早期乳腺癌患者被纳入，并在术前与术后化疗（4 个周期的氟尿嘧啶、表柔比星和环磷酰胺）之间进行随机选择。中位随访 10 年，两个治疗组的 OS（*HR*=1.09，95% *CI*：0.83～1.42，*P*=0.54）、DFS（*HR*=1.12，95% *CI*：0.90～1.39，*P*=0.30）或局部复发（*HR*=1.16，95% *CI*：0.77～1.74）没有统计学差异。术前化疗与 BCT 率增加有关。由于术前化疗后肿瘤缩小，部分缓解的 BCT 与未缩小肿瘤的 BCT 相比，与较高的局部复发率或较差的 OS 没有关联。

此研究提示：在早期乳腺癌患者中，术前化疗与术后化疗相比，不会导致OS或DFS的差异。此外，术前化疗增加了BCT率，但没有明显增加局部复发率。这意味着术前化疗对早期乳腺癌患者来说是安全的。

（三）证明了与腋窝淋巴结切除术相比，前哨淋巴结阳性后的腋窝放疗能提供出色的、可比较的区域控制，并可降低发病率（AMAROS）

这项随机、多中心、开放标签、Ⅲ期非劣效的EORTC 10981-22023 AMAROS试验招募了$T_{1\sim2}$原发性乳腺癌患者，且无可触及的淋巴结病。2001年2月19日—2010年4月29日，9个欧洲国家的34个中心共招募了4823例患者，其中4806例符合随机分配的条件。2402例患者被随机分配接受腋窝淋巴结清扫，2404例患者接受腋窝放射治疗。在1425例前哨结节阳性的患者中，744例被随机分配接受腋窝淋巴结清扫术，681例被分配接受腋窝放疗；这些患者构成意向治疗人群。前哨淋巴结阳性患者的中位随访时间为6.1年（IQR 4.1～8.0）。在腋窝淋巴结清扫组中，672例接受腋窝淋巴结清扫的患者中有220例（33%）有额外的阳性结点。腋窝淋巴结清扫组的744例患者中有4例腋窝复发，腋窝放疗组的681例患者中有7例腋窝复发。腋窝淋巴结清扫术后5年腋窝复发率为0.43%（95% *CI*：0.00～0.92），而腋窝放疗后5年腋窝复发率为1.19%（95% *CI*：0.31～2.08）。在第1年、第3年和第5年时，腋窝淋巴结清扫术后同侧手臂的淋巴水肿明显多于腋窝放疗后。

研究表明，腋窝淋巴结清扫术和前哨淋巴结阳性后的腋窝放疗为$T_{1\sim2}$型原发性乳腺癌和无可触及淋巴病患者提供了良好的、可比较的腋窝控制。腋窝放疗可使发病率明显降低。

（四）证明了在一些早期乳腺癌中，根据临床和生物学标准被认为是疾病复发的高风险患者，如果70基因检测结果是低风险的，可以安全地省去化疗，而不会造成结果的差异（MINDACT）

这项随机Ⅲ期研究招募了6693例早期乳腺癌患者。共有1550例患者（23.2%）被认为具有高临床风险和低基因组风险。5年后，该组未接受化疗者无远处转移的生存率为94.7%（95% *CI*：92.5～96.2）。这些患者与接受化疗的患者之间这一生存率的绝对差异为1.5%，不接受化疗的生存率更低。在雌激素受体阳性、HER2阴性、结节阴性或结节阳性的患者亚组中，无远处转移的存活率相似。

因此，在临床风险高、复发基因组风险低的早期乳腺癌妇女中，根据70基因检测显示，不接受化疗导致无远处转移的患者5年生存率比接受化疗的比率低1.5 %。鉴于这些发现，大约46%的临床高风险的乳腺癌妇女可能不需要化疗。

二、全球主要乳腺癌临床研究组织之ABCSG

奥地利乳腺癌和结直肠癌研究组（Austrian Breast & Colorectal Cancer Study GroUP，ABCSG）是奥地利最大和最知名的学术研究组织，成功地进行了关于乳腺癌和结直肠癌的国际临床试验，自2013年以来还进行了关于胰腺癌的项目，并且在转化研究领域越来越活跃。自1984年以来，全世界约有29 000例患者参加了ABCSG的研究。在奥地利，每2个绝经后乳腺癌患者和每3个绝经前乳腺癌患者中有1位患者参与了ABCSG的研究。多学科性是其在全球成功的关键，在提高治愈率和患者生存率方面发挥了作用。ABCSG的临床试验和转化研究项目高度透明，并在每个阶段都受到伦理委员会、相关机构和高度专业及专注的ABCSG运营团队的监督。

临床研究主要是以国家和国际合作的形式进行的。ABCSG很早就认识到，一个非常广泛的研究领域是不可或缺的，癌症的治疗需要不同疗法的结合，并依赖于多学科和国际方法。为了能够通过创新的干预措施显示出显著的变化，必须有统计学上必要数量的、合适的研究参与者，而奥地利的人口数量是一个巨大的挑战。因此，ABCSG与国际临床研究项目进行合作或由其维也纳总部领导这些项目。一个很好的例子是ABCSG迄今为止最大的研究——ABCSG 42/PALLAS，以及与 Alliance Foundation Trials（AFT）和许多其他当地伙伴和研究小组的相关跨大西洋学术合作。虽然 AFT 对美国的这一合作试验项目负有法律责任，但 ABCSG 在 20 个国家充当法律赞助人，并协调大约 250 个研究地点。

自 ABCSG 数十年的研究活动开展以来，重点是新的药物、剂量的变化，甚至改变不同癌症疗法的使用形式，给患者带来更好的预后和治疗选择。ABCSG 的医生们已经取得了显著的成功。

（一）ABCSG 16/S. A. L. S. A：绝经后乳腺癌两年的治疗延长期足够（2017 年）

绝经后乳腺癌的标准治疗方法是在手术切除肿瘤后 5 年内进行内分泌治疗。ABCSG 16/S.A.L.S.A 的研究结果表明，此后继续使用芳香化酶抑制剂阿那曲唑治疗 2 年就足够了，延长到 5 年没有意义，因为治疗结果没有改善，但不良反应（尤其是骨折）却增加了。2004—2010 年，共有 3484 例绝经后乳腺癌患者在 70 多个奥地利中心参加了这项研究——这使其成为奥地利最大的临床研究之一。参与者患有早期激素受体阳性的乳腺癌（Ⅰ～Ⅲ期），在接受了 5 年的标准辅助抗激素治疗后，接受了芳香化酶抑制剂阿那曲唑的额外 2 年或 5 年的延长内分泌治疗。这些来自 ABCSG 16/S.A.L.S.A 的数据于 2017 年在圣安东尼奥乳腺癌研讨会（SABCS，12.5～9 日）上提出，甚至被列为大会的重点报告。

（二）ABCSG 18：将骨质疏松症的风险减半（2015 年），并减少复发风险（2018 年）

2006 年，ABCSG 最大的研究在奥地利的 49 个中心和瑞典的 5 个中心开展，共有 3425 例患者参加。该研究调查了地诺单抗是否能降低乳腺癌患者由于接受芳香化酶抑制剂治疗引起骨质疏松症的风险。2014 年 3 月 26 日，第一个里程碑式的 PADCD（初级分析数据截止日期）出现了 247 例骨折病例。治疗引起的骨质疏松症风险可以降低 50%。在没有额外毒性的情况下，每年 2 次皮下注射 60 mg 的地诺单抗，可使临床骨折率减半，还可使脊柱的骨密度增加 10%，髋部增加约 8%，股骨颈增加 6%。这些数据于 2015 年在芝加哥举行的美国临床肿瘤学会年会上公布，并发表在著名杂志《柳叶刀》上。

3 年后的 2018 年，作为次要研究目标的无病生存率也有了结果。经过平均 72.6 个月的随访，这些结果也具有统计学意义。使用地诺单抗后，复发风险降低了约 18%。在同时接受地诺单抗治疗的患者中，89.2%（相对于 87.3%）在 5 年后无病，80.6%（相对于 77.5%）在 8 年后无病。这些显著的差异尤其引人注目，因为这种类型的乳腺癌患者的治愈率和生存率本身就相当高。这些数据于 2018 年 6 月 4 日由大学教授 Michael Gnant 博士在芝加哥举行的美国临床肿瘤学会年会上公布。

（三）ABCSG 14 和 ABCSG 24：重点是新辅助治疗（2004 年和 2009 年）

长时间以来，ABCSG 一直将其临床研究的重点放在创新的新辅助治疗上。2004 年，新辅助治疗的积极作用在 ABCSG 14 中得到了体现，并取得了初步的成功。手术前化疗周期从 3 个翻倍到 6 个会带来显著的改善，病理 pCR 率从 7% 增加到 18%。

这些调查在 ABCSG 24 中继续进行，奥地利有 536 例患者参加了这项研究。据此，在使用表柔比星 + 多西他赛 + 卡培他滨的组别中，可检测到pCR 患者比例上升到24%，这比接受标准疗法（表柔比星 + 多西他赛治疗）的患者多 1 倍，其中 16% 没有发现活的癌细胞。

（四）ABCSG 12：关键性发现（2008—2011 年）

双膦酸盐可预防早期乳腺癌复发——即有抗肿瘤作用。与单纯的抗激素治疗相比，减少复发的前景得到改善，生存的机会大大增加：ABCSG 12 中超过 98% 的参与者在诊断后 5 年仍然存活，即使没有辅助化疗。

这一结果引起了国际社会的高度关注，并成为 2008 年、2010 年和 2011 年 ASCO 会议的科学亮点之一。著名的《柳叶刀•肿瘤学》杂志也在 2011 年 6 月的期刊上发表了该研究 62 个月的随访数据。同时，84 个月的数据可以证实所有的结果。使用唑来膦酸钠后，复发的概率可以降低 28%，患者的总生存率提高了约 36%。

许多人患有骨质疏松症，这是癌症治疗的一个不良反应。ABCSG 成功地证明，在标准疗法的基础上额外给予双膦酸盐（唑来膦酸盐）可以避免这种影响，从而减少骨折风险。

（五）ABCSG 8：转换治疗方式（2008 年）

2008 年，在美国得克萨斯州圣安东尼奥的乳腺癌讨论会上，ABCSG 又提出了两项研究成果，此后引起了全世界的关注。首先是激素受体阳性女性手术后的新治疗概念，他们接受已经用于治疗为期 2 年的抗雌激素药物他莫昔芬治疗，然后接受为期 3 年的芳香化酶抑制剂阿那曲唑治疗，这种“转换疗法”将新肿瘤形成的风险降低了 40%。

（六）ABCSG 6A：治疗延长可更加安全（2005 年）

该研究的目的是阐明将治疗时间延长至术后总共 8 年是否能增加乳腺癌患者的存活机会。结果显示这些妇女从芳香化酶抑制剂的长期抗激素治疗中受益，乳腺癌复发率可降低 36%。

（七）ABCSG 5：以抗激素治疗代替化疗（2002 年）

研究表明，如果在手术后进行联合抗激素治疗而不是传统的化疗，绝经前乳腺癌患者的生存率会显著增加。ABCSG 5 研究报告在 2002 年发表时引起了国际关注。这是奥地利研究小组的第一个重大成功，最重要的是，绝经前乳腺癌患者从此受益于不良反应大大减少的抗激素疗法。

三、中国主要乳腺癌临床研究组织之 CACA-CBCS

2006 年，中国抗癌协会乳腺癌专业委员会（The Chinese Anti-Cancer Association，Committee of Breast Cancer Society，CACA-CBCS）成立了中国乳腺癌临床研究协作组 CBCSG，以加强中国乳腺癌领域各中心和专业机构之间的合作、探索中国人群乳腺癌循证医学数据。CBCSG 有严密的组织架构及人员配备，拥有严格的管理和组织制度，严格遵循先进性、代表性、学识性和成就性的标准来推选委员。CBCSG 开展了一系列高水平的临床研究，提高了全国乳腺癌领域的诊治水平，在世界上发出了中国声音。

（一）循环肿瘤细胞为转移性乳腺癌提供预后信息（CBCSG004）

CBCSG004 是一项多中心、双盲、前瞻性研究，目的是评估循环肿瘤细胞在预测抗癌治疗反应方面的潜在效用，包括对人表皮生长因子受体 2（HER2）靶向药物的反应、PFS 和中国女性 MBC 的 OS。300 名 MBC 患者从中国 6 个癌症中心入选，其中 294 例可以评估。在多变量 Cox 回归分析中，基线 CTC 数量仍然是 PFS（HR=1.93，95% CI：1.39 ～ 2.69，P < 0.001）和 OS（HR=3.76，95% CI：2.35 ～ 6.01，P < 0.001）的独立预后因素。在第一次随访时，对 PFS（P=0.049）和 OS（P < 0.001）的 CTC 计数也有类似的结果。中国 MBC 患者的循环肿瘤细胞计数可提供大量预后信息，是一个与 PFS 和 OS 相关的独立因素。

（二）顺铂联合吉西他滨可作为转移性三阴性乳腺癌的一线化疗策略（CBCSG006）

在这项于中国 12 家机构或医院进行的开放标签、随机、Ⅲ期、混合设计的试验中，2011 年 1 月 14 日—2013 年 11 月 14 日，240 例年龄在 18 ～ 70 岁、无既往治疗、经组织学证实为转移性三阴性乳腺癌且 ECOG 状态为 0 ～ 1 的患者被随机分配到治疗中（顺铂加吉西他滨组 120 例，顺铂 75 mg/m^2，第 1 天和第 8 天，吉西他滨 1250 mg/m^2；紫杉醇加吉西他滨组 120 例，紫杉醇 175 mg/m^2，第 1 天和第 8 天，吉西他滨 1250 mg/m^2，每 3 周静脉注射，最多 8 个周期）。

顺铂加吉西他滨组的中位随访时间为 16.3 个月（IQR 14.4 ～ 26.8），紫杉醇加吉西他滨组的中位随访时间为 15.9 个月（IQR 10.7 ～ 25.4），无进展生存的危险比为 0.692（95% *CI*：0.523 ～ 0.915。pnon-inferiority ＜ 0.0001，psuperiority=0.009），因此顺铂加吉西他滨既不劣于也不优于紫杉醇加吉西他滨。顺铂加吉西他滨组的中位 PFS 为 7.73 个月（95% *CI*：6.16 ～ 9.30），紫杉醇加吉西他滨组的中位 PFS 为 6.47 个月（95% *CI*：5.76 ～ 7.18）。两组之间差异显著的 3 级或 4 级不良事件包括恶心、呕吐和肌肉及骨骼疼痛。顺铂加吉西他滨组患者的 1 ～ 4 级脱发和周围神经病变事件明显减少，但存在更多的 1 ～ 4 级厌食、便秘、低镁血症和低钾血症。因此，顺铂加吉西他滨可以作为转移性三阴性乳腺癌患者的备选方案，甚至是首选的一线化疗策略。

（三）卡培他滨应用于三阴性乳腺癌辅助治疗（CBCSG010）

这是一项随机、开放标签、Ⅲ期临床试验，2012 年 6 月—2013 年 12 月，636 例 TNBC 患者被筛选，585 例被随机分配到治疗中（对照组 288 例；卡培他滨组 297 例）。卡培他滨组接受 3 个周期的卡培他滨和多西他赛治疗，然后是 3 个周期的卡培他滨、表柔比星和环磷酰胺治疗；对照组接受 3 个周期的多西他赛和 3 个周期的氟尿嘧啶、表柔比星和环磷酰胺治疗。中位随访时间为 67 个月。卡培他滨组的 5 年 DFS 率高于对照组（86.3% *vs*. 80.4%，*RR*=0.66，95% *CI*：0.44 ～ 0.99，*P*=0.044）。5 年总生存率没有明显改善（卡培他滨组 93.3%；对照组 90.7%）。总的来说，39.1% 的患者减少了卡培他滨的剂量，8.4% 报告了≥ 3 级的手足综合征。最常见的≥ 3 级血液学毒性是中性粒细胞减少症和发热性中性粒细胞减少症。

该研究表明，卡培他滨加入 3 个周期的多西他赛，然后再加入 3 个周期的含有卡培他滨而非氟尿嘧啶的 3 种蒽环类药物组合，可显著改善 TNBC 的 DFS，且无新的安全问题。

四、中国主要乳腺癌学术组织之 CSCO-BC

中国临床肿瘤学会（Chinese Society of Clinical Oncology，CSCO），成立于 1997 年，是由临床肿瘤学工作者与相关企事业单位自愿组成的全国性、学术性、非营利性专业学术团体。CSCO 长期致力于开展临床肿瘤学继续教育和多中心协作研究，推动肿瘤诊断治疗的规范化，提高中国临床肿瘤学的学术水平，是我国知名度最高、权威性最高的医学科技学术性团体之一，并对国际临床肿瘤学界产生着深远影响。中国临床肿瘤学会乳腺癌专家委员会（CSCO BC）是 CSCO 的分支组织之一。20 多年来，CSCO BC 全方位多角度开展学术活动、组织医疗从业人员的乳腺肿瘤继续教育、编辑出版医学学术刊物、普及乳腺肿瘤科学知识、组织协调遵照 GCP 规范的乳腺肿瘤多中心、多学科、多层次的协作研究。

五、中国主要乳腺癌学术组织之 BCTOP

乳腺肿瘤精准治疗协作组（breast cancer precision treatment group，BCTOP）是由中国基础与临床肿瘤学工作者自愿组成的，致力于乳腺肿瘤精准医学研究和交流的民办非营利研究型学术组织。近年来，BCTOP 组织全方位多角度开展学术活动、组织医疗从业人员的乳腺肿瘤继续教育、编辑出版医学学术刊物、普及乳腺肿瘤科学知识、组织遵照 GCP 规范的乳腺肿瘤多中心、多学科、多层次的协作研究，以提升我国乳腺癌诊治水平和国际地位。

六、中国主要乳腺癌学术组织之YBCSG

长江学术带乳腺联盟（YBCSG）成立于2020年12月12日，是以长江主流和支流覆盖的12个省市的乳腺癌领域同仁为核心组成的学术性公益组织。YBCSG积极开展乳腺癌多中心临床研究，推动乳腺癌专业的继续教育，规范和提高乳腺癌从业人员的水平，从而促进12个省市之间医疗资源的互补，推进我国乳腺癌领域临床实践与创新、推动多学科规范化综合治疗和学科发展，共同促进乳腺癌防治事业的更大突破。YBCSG开办了十二学院，乳外与整形学院、放疗学院、靶向与免疫学院、HER2之家、支持与康复学院、诊断学院、临研学院、内分泌学院、基因与遗传学院、化疗学院、新辅助学院、基础与转化学院。YBCSG致力于为肿瘤医务工作者提供专业、科学、丰富的学术内容，向公众提供有价值的医学科普内容，共同助力中国乳腺领域医生诊疗水平与大众疾病防治理念的整体提升，得到了普遍关注和好评。

第二节　临床研究平台和组织建立的争议

一、临床研究试验设计方案的争议

长久以来，随机对照试验（randomized controlled trial，RCT）被认为是临床试验研究中探究干预与结局的因果关系及某治疗手段成本效益的“金标准”，也是研究人员最常采用的试验设计方案。RCT通过“随机”“对照”“重复”“盲法”等基本设计原则，联合统计学方法处理试验数据，实现对药物安全性和有效性的范围界定，大量新药、新疗法涌现并上市，推动了现代肿瘤治疗的进步。但RCT的固有局限性也被研究者和相关人员更多地认识到，如高成本、阴性试验结果不易发表、时间跨度长、纳入患者数有限和效率低等。

随着精准治疗概念的普及和生物标志物的广泛应用，伞式研究和篮式研究的数量逐渐增加。在伞式研究中，纳入患者的肿瘤类型一致，但根据分子标志物的不同，在各组别中进行相应的临床试验。篮式研究是涵盖多种肿瘤类型的前瞻性临床试验，通过纳入具有相同分子改变的患者，来评估某靶向治疗方法的效果。WSG ADAPT是一项研究早期乳腺癌风险评估和治疗反应预测的前瞻性、多中心、对照、非盲、随机的Ⅱ/Ⅲ期伞式研究，根据各自的乳腺癌亚型，设计了四个不同的子试验；ADAPT HR阳性/HER2阴性、ADAPT HER2阳性/HR阳性、ADAPT HER2阳性/HR阴性和ADAPT三阴性，是探索最精准的治疗决策指导、最佳影像学评估方法的一次创新性尝试。我国首个三阴性乳腺癌精准治疗伞式临床研究FUTURE（未来）于2023年3月27日公布了终点分析结果。研究者将三阴性乳腺癌分为了4个不同的亚型：免疫调节型（IM）、腔面雄激素受体型（LAR）、基底样免疫抑制型（BLIS）、间质型（MES）。为最大限度地将每一位患者都纳入精准治疗的体系之中，141例经多线治疗失败的难治性三阴性乳腺癌患者根据各自的亚型分别进入7个不同治疗臂，并分别接受个体化的治疗方案，体现出三阴性乳腺癌精准诊疗“研究模式”和“治疗理念”的创新。

二、靶向药物剂量的争议

MTD往往作为肿瘤药物相关注册试验的推荐剂量。靶向药物在超过一定剂量之后继续加大剂量可能不再增强抗肿瘤活性，多个周期的实验性治疗之后却可能导致严重的毒性作用。在慢性癌症管理时代，我们一方面要防止分子靶向药物对正常组织产生毒性，另一方面要尽可能控制肿瘤生长，这提示研究人员需要设计具有长期耐受性的治疗方案。

三、获取临床研究知情同意方式的争议

传统获得临床研究知情同意的方式是受试者阅读并签署书面同意书。但近年来，随着互联网的快速发展，新型知情同意书应运而生。电子知情同意书有利于研究者快速、简单地收集数据，进行数据挖掘和分析，以及对多种来源的数据进行整合，解除了书面签署的时间或地点限制。但是，用冗长、复杂、技术性电子信息页取代书面文件并不一定代表进步，事实上，在互联网端点击“同意”之前，很少有受试者阅读协议，这让知情同意书的意义大打折扣。知情同意不仅仅是一个简单的签名，更是一个被编入法律的伦理概念。知情同意的形式需要创新，同时，无论受试者还是研究者，都需要对其保持严肃、认真的态度。

第三节　临床研究平台和组织建立的未来之问

一、临床研究试验设计方案之问

相较于传统的随机对照试验，伞式研究和篮式研究可在一个共用的大主题下同时进行多个子试验，这大大提高了研究效率。同时，各个子实验之间也可相互协调，产生优于单独试验的协同作用。当然，伞式研究和篮式研究也不是完美的，复杂的试验设计需要研究人员在前期进行周密的规划和准备，并搭建好各子实验的研究平台，保障试验的有序进行。

二、靶向药物剂量之问

靶向药物的慢性、低级别毒性作用可能会妨碍患者长期用药，需要减小剂量和延迟给药，影响依从性，这些都可能导致肿瘤进展。因此，靶向药物的剂量寻找策略需要更多的创新与尝试，并且剂量优化应在第一阶段后和整个开发过程中持续进行。

三、免疫治疗靶点之问

在中国，用于治疗癌症的免疫肿瘤学疗法是高度集中的，很少有新的目标和细胞疗法。截至 2019 年 12 月，在中国注册的抗 PD-1 和 PD-L1 试验占所有癌症免疫治疗试验的 76%。抗 PD-1 和 PD-L1 产品的冗余提示我国免疫药物的研发需要转变方向，寻找新靶点，实现免疫治疗的突破。

四、全球肿瘤药物企业开展临床试验的中国布局之问

2019 年的统计数据显示，全球制药企业在中国发起的肿瘤药物临床试验以Ⅲ期临床试验为主，占 56.2%，Ⅰ期临床试验只占 24.7%。应联合我国政府、医院、科研单位及制药企业的力量，吸引更多全球制药企业将中国市场纳入全球肿瘤药物早期临床试验的战略布局。

郭晴　张剑

致敬未来的科学问题

1. 如何吸引更多全球创新药企将中国纳入抗肿瘤药物早期临床研究的重要布局点？

2. 如何更好地发挥乳腺癌“伞式研究”、平台研究在新方案、新药研究中的作用？

3. 未来如何优化自主发起研究的风险管理？未上市新药的自主发起研究如何助力注册研究？

4. 进行真实世界研究时，如何做好数据管理、完善研究型数据库、建立全国统一的数据标准和质量规范？

5. 如何真正实现“以患者为中心”的乳腺癌临床研究，实现患者获益最大化？

6. 如何在新药临床研究中更好地利用数字化技术和平台，如移动设备、可穿戴设备、远程监测等，以提高数据收集效率，降低研究成本和负担？

7. 如何建立国际公认的乳腺癌临床研究组织和平台？

第十二篇　乳腺癌的基础与转化研究

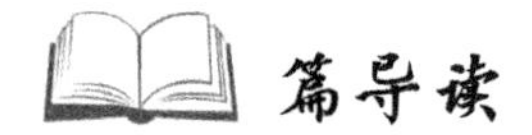

篇导读

癌症代表复杂的生态系统，包括肿瘤细胞和大量非癌细胞。肿瘤微环境（tumor microenvironment，TME）包括多种免疫细胞类型、癌症相关成纤维细胞、内皮细胞、周细胞和各种其他组织驻留细胞类型。这些宿主细胞曾经被认为是肿瘤发生的旁观者，但现在已知在癌症的发病机制中起着关键作用。TME的细胞组成和功能状态可能因肿瘤发生的器官、癌细胞的内在特征、肿瘤分期和患者特征而有很大差异。TME从肿瘤的发生、进展、侵袭和浸润到转移性播散和生长的每个阶段都具有极其重要的作用。了解疾病进展的肿瘤细胞内在、细胞外在和全身介质之间的复杂相互作用对于合理开发有效的抗癌治疗方法至关重要。乳腺癌同样是一个由多种细胞类型组成的复杂生态系统，TME中恶性和非恶性细胞多层面的动态相互串扰，在乳腺癌的发生和发展中起着重要作用。肿瘤细胞通过重编程组织驻留和招募的细胞来塑造其环境，以支持它们的生存、生长和扩散。

癌症相关成纤维细胞（cancer-associated fibroblasts，CAF）是肿瘤诱导的间充质细胞的统称，表现出广泛的表型和功能异质性。最近的分子研究已经阐明CAF成分在乳腺癌进展过程中是动态变化的。已经定义了4个不同的亚型，CAF-S1到CAF-S4，每个亚型都有与细胞黏附、细胞外基质（extracellular matrix，ECM）组织和免疫反应相关的不同转录程序，单细胞研究进一步将CAF分解为包括与调节性T细胞介导的免疫抑制和免疫治疗耐药相关的免疫抑制细胞的8种状态，或识别炎性样和肌成纤维样的5种CAF状态。不同亚型的CAF在不同亚型或特征的乳腺癌中具有不同的功能和作用，是靶向微环境精准治疗乳腺癌的新方向。

TME拥有许多免疫细胞亚群，包括TIL、固有淋巴样细胞和髓系细胞。单细胞研究显示乳腺肿瘤中T细胞受体的多样性及其可能受到TME中局部生态位的影响。在TNBC中，组织驻留记忆$CD8^+$T细胞高表达免疫检查点分子，预示着患者预后的改善。除了$CD8^+$T细胞外，TNBC的肿瘤免疫原性还与乳腺内γ-δT细胞的不同亚群，以及NK细胞和$CD4^+$T细胞之间的表观遗传相互作用有关。迄今为止，虽然B细胞群在单细胞水平上尚未得到充分研究，但浆细胞团在TNBC和HER2阳性肿瘤中具有主导地位。最近有研究证实在早期HER2阳性乳腺癌中，B细胞比TIL具有更高的预后和预测价值。上述研究结果提示充分研究不同亚群免疫细胞的分布和功能对乳腺癌免疫治疗具有深远影响。

肿瘤相关巨噬细胞（tumor-associated macrophage，TAM）是乳腺癌免疫浸润的主要组成部分。为了响应来自肿瘤和微环境的信号，被招募的单核细胞和组织驻留的巨噬细胞进行功能重编程，以促进癌细胞的增殖和转移，并抑制抗肿瘤免疫。有证据表明TAM重编程可能与免疫治疗具有协同作用，以提供强大的抗肿瘤反应。通过单细胞鉴定了多种细胞类型和状态，包括表达PD-L1和PD-L2等免疫调节分子的新型脂质相关巨噬细胞。使用大约70个标志物的单细胞蛋白质组学证实了乳腺癌亚型中T细胞和巨噬细胞亚型之间的高度多样性。中性粒细胞是TME中第二个关键的髓系细胞群。循环中的高中性粒细胞/淋巴细胞比率是乳腺癌预后不良的强有力的生物标志物，特别是在TNBC内。因此，不同亚型的TAM具有不同的功能和作用，是靶向微环境精准治疗乳腺癌的另外一个新方向。

展望未来，伴随分析技术、维度的提升，有望实现对TME进行全面系统的解析以识别和治疗靶向关键节点。整合多模态数据和高级计算分析，包括使用人工智能对于实现这一目标至关重要。生物工程亦将取得重大进展，将使大规模测试平台的应用成为可能，如离体类器官和准确概括器官特异性TME的组织切片。此外，还必须了解肿瘤本身以外的其他复杂性层，包括系统影响和外部环境。例如，微生物组、饮食、运动和新陈代谢如何影响 TME 和治疗反应。同时，个体患者的潜在生理学（如肥胖、恶病质、昼夜节律周期、炎症和衰老）对 TME 的影响也是非常有意义的研究方向。最后，我们可以期待在外部环境（如污染和致癌物暴露）对炎症和 TME 的影响方面有新的见解，这应该会促使迫切需要的公共卫生应对措施出现。总的来说，通过整合和利用这些关键观点，我们乐观地认为，在不久的将来，我们将能够针对 TME 进行治疗，使更多的患者受益。

齐晓伟

第四十一章　乳腺癌多组学研究的现状、争议、未来之问

第一节　乳腺癌多组学研究的现状

组学是研究细胞、组织或整个生物体内某种分子所有组成内容的学科，其种类主要包括基因组学、表观基因组学、转录组学、蛋白质组学、代谢组学、微生物组学、影像组学和病理组学等。疾病的复杂性，尤其是肿瘤的多样性和异质性，决定了单一组学研究无法完整揭示其全貌，因此多组学整合研究应运而生。肿瘤多组学从整体的角度出发去研究人类组织细胞结构、基因、蛋白质及分子间相互作用，对生物体多个层面（包括基因表达、转录、翻译、修饰、功能及代谢状态等）进行分析，为全局探索肿瘤发生、发展提供新思路。随着研究的不断深入，组学研究逐渐与乳腺癌临床诊疗深度融合，提高了临床决策的准确性，使乳腺癌诊断、治疗和预后发生了革命性变化。接下来，笔者将分别介绍基因组学、表观基因组学、转录组学、蛋白质组学、代谢组学、微生物组学、影像组学、病理组学及多组学整合分析在乳腺癌领域的研究现状。

一、乳腺癌基因组学研究的现状

基因组学主要研究基因组的结构、功能、基因之间的相互作用及其对于生物体的影响。DNA 蕴含了整个生物体的遗传信息，其序列测定是基因组学基础而关键的内容，基因组测序技术可用于分析 DNA 序列的单核苷酸多态性、插入缺失、拷贝数变异等变异信息。随着大量测序工作的完成，一批优质的组学数据库被整合构建。癌症基因组图谱（The Cancer Genome Atlas，TCGA）作为肿瘤基因组的重要数据库，收录了 33 种肿瘤的测序数据和临床数据，可用于肿瘤分子分型、基因组图谱绘制等，可作为研究者的重要数据来源。此外，诸如癌症体细胞突变目录（Catalogue of Somatic Mutation in Cancer，COSMIC）、癌症基因数据库（Cancer Genome Anatomy Project，CGAP）、人类基因突变数据库（Human Gene Mutation Database，HGMD）等数据库，也可帮助研究者全面获取各类组学数据和生物医学信息，对肿瘤基因组学研究的数据积累和解析做出了巨大的贡献。

肿瘤基因组学致力于寻找肿瘤基因组特有的体细胞变异，从而识别和探索肿瘤细胞的异质性，为实现个体化诊疗提供理论依据。肿瘤发生、进展相关基因变异的发现亦得益于大规模测序工作的开展。基因组学在乳腺癌风险评估、早期诊断、分子分型、临床决策等方面均有广泛应用。Bertucci 等通过对 600 余例晚期转移性乳腺癌的转移灶样本进行全外显子测序，发现相比 TCGA 的早期乳腺癌数据集，在晚期乳腺癌患者中基因组变化更为复杂，且基因突变率和拷贝数变异亦显著增加。Lang 等利用基因组学绘制中国乳腺癌基因突变图谱，并综合分析中国乳腺癌的突变特征和潜在分子靶点，揭示中西方乳腺癌患者的主要差异存在于 HR 阳性 /HER2 阴性乳腺癌亚型中，且 p53 和 Hippo 通路的突变亦更为显著。

二、乳腺癌表观基因组学研究的现状

表观遗传学是指在不改变 DNA 序列的前提下通过特定机制导致基因表达水平的变化，如 DNA 甲基化、组蛋白修饰等；表观基因组学则是在基因组水平上对表观遗传改变的研究，其研究技术包括亚硫酸氢盐测序

（bisulfite sequencing，BS-seq）、染色质免疫沉淀测序（chromatin immunoprecipitation followed by sequencing，ChIP-seq）等。与基因组学相似，表观基因组学的研究可以拓宽人类对基因和疾病的认知，描绘肿瘤相关基因表达的调控区域与其功能的相关性，揭示表观修饰在肿瘤发生、发展中的作用。

据报道，乳腺癌中有超过100个基因的启动子存在DNA甲基化修饰，此类基因多在细胞周期调节（如*CCND2*、*CDKN2A*）及DNA损伤修复（如*BRCA1*、*GSTP1*）、凋亡（如*BCL2*、*DAPK*）、侵袭转移（如*RASSF1A*、*RARβ*、*TWIST*、*HIN1*）、转录调节（如*HOXA5*）和细胞黏附（如*CDH1*）等方面发挥重要作用。乳腺癌各亚型的甲基化水平亦存在异质性，其中Luminal B亚型具有高甲基化表型，而基底样亚型则具有低甲基化的特征。DNA甲基化还可作为乳腺癌诊断和分期的重要生物标志物。Shirkavand等的研究表明，*DOK7*基因病理性高甲基化与乳腺癌患病风险增加显著相关。此外，VIM、CXCR4在乳腺癌患者中表现出低甲基化趋势，可能可以作为潜在的表观遗传生物标志物。与DNA甲基化类似，组蛋白修饰也在乳腺癌发生、发展中发挥了重要作用。研究表明，乳腺癌的发生机制之一可能是组蛋白去乙酰化酶（histone deacetylase，HDAC）与相关启动子的结合异常，从而引起调节癌细胞增殖和迁移的抑癌基因的转录抑制。另外，H3K27me3与淋巴结的转移、肿瘤大小及病理分期等有关，是乳腺癌患者的独立预后指标，H3K27me3水平越低的患者预后越差。以上研究均表明，对于表观基因组的细节和整体研究为乳腺癌诊治带来了新视角。

三、乳腺癌转录组学研究的现状

狭义的转录组是指编码蛋白质的mRNA的总和，而广义的转录组指所有转录出的RNA分子总和，包括mRNA、rRNA、tRNA、ncRNA、miRNA、lncRNA等。转录组学是一门在整体水平上研究细胞中基因转录情况及转录调控规律的学科，其技术主要包含两种：基于杂交技术的基因芯片和基于测序技术的转录组测序技术，常用数据库包括基因本体论数据库（gene ontology，GO）、京都基因与基因组百科全书（Kyoto Encyclopedia of Genes and Genomes，KEGG）等。

基于对21组数据集中578例三阴性乳腺癌患者转录组的全面分析，Lehmann等研究者将三阴性乳腺癌分为7个亚型，包括2种基底样型（basal-like，BL1 and BL2）、免疫调节型（immunomodulatory，IM）、间充质型（mesenchymal，M）、间充质干细胞型（mesenchymal stem-like，MSL）、腔面雄激素受体型（luminal androgen receptor，LAR）和其他。另外，鉴于群体RNA分析可能掩盖单细胞异质性的问题，单细胞RNA数据的挖掘逐渐普及。单细胞RNA测序能够揭示乳腺癌中的亚克隆异质性和侵袭性疾病状态，有助于深入了解其调控网络，为乳腺癌精准治疗提供新机遇。

四、乳腺癌蛋白质组学研究的现状

蛋白质是生命活动的主要承担者和生理过程的最终执行者，一个细胞、组织或有机体所表达的全部蛋白质的集合即为蛋白质组。蛋白质组学是从整体的角度出发，分析细胞或生物体内蛋白质的组成成分、表达水平、修饰状态、相互作用及动态变化，解析生命体病理状态下蛋白质水平的变化，更为系统地阐明疾病发生、发展的内在分子机制。伴随着蛋白质定性和定量技术的发展，蛋白质组学的研究范畴也日益广泛，包括差异性蛋白表达谱、蛋白质翻译后修饰、蛋白质相互作用、蛋白质的组织器官空间定位乃至亚细胞定位等。UniProt等蛋白质组学数据库也应运而生。

与基因相比，蛋白质的结构和功能更加复杂。蛋白质常存在多种翻译后修饰，包括糖基化、磷酸化、甲基化、乙酰化及泛素化等。此类修饰通常与蛋白质的表达及功能状态相关，直接影响癌症的发生与发展，故更适合作为动态的生化指标。因此，蛋白质组学是揭示乳腺癌分子机制和生物标志物的强大工具，有助于识别新的治疗靶点及预后标记，改善乳腺癌的治疗和预后。Krug 等利用非负矩阵因式分解（Non-negative Matrix Factorization，NMF）的方法，在蛋白质组水平上分析了 122 例原发性乳腺癌样本的代谢特征，将乳腺癌分为四种 NMF 亚型：NMF Basal-I、NMF LumA-I、NMF LumB-I 和 NMF HER2–I。其中，NMF Basal-I 参与 DNA 延伸、翻译和碳水化合物代谢的蛋白上调，参与胆固醇合成、氨基酸代谢等的蛋白下调；NMF LumA-I 和 NMF LumB-I 的总体代谢特征则与 NMF Basal-I 相反；NMF HER2–I 表现出胆固醇合成和脂代谢相关蛋白的上调。进一步整合乙酰化修饰组数据与 NMF 亚型分析发现，不同乳腺癌亚型的细胞组分（如细胞质、细胞核、线粒体）及代谢通路（如糖酵解、丝氨酸代谢）等乙酰化修饰调控存在很大差异，说明不同 NMF 亚型具有不同的乙酰化修饰特征，可以作为每种亚型潜在的治疗靶标。综上所述，利用蛋白质组学有助于以全新的、更精确的、更完善的视角认识乳腺癌的发生和发展，精确寻找病因和治疗靶点，最终达到个性化精准诊疗的目的。

五、乳腺癌代谢组学研究的现状

代谢组学是指利用气相色谱 – 质谱联用（gas chromatography-mass spectrometry，GC-MS）、液相色谱 – 质谱联用（liquid chromatography-mass spectrometry，LC-MS）、核磁共振技术（nuclear magnetic resonance，NMR）等技术和统计学数据处理手段，定量或定性地研究生物体被扰动后体内代谢产物的种类、数量及变化规律，以探明代谢变化轨迹，从而反映病理生理过程的科学。根据研究目的和对象不同，代谢组学研究可以分为四个层次：代谢物靶标分析、代谢轮廓分析、代谢指纹分析和代谢组分析。代谢组学的常用数据库包括人类代谢组数据库（Human Metabolome Database，HMDB）、KEGG 等。

近年来，多项研究表明代谢组学可以通过检测患者尿液、血清、唾液等非侵入性手段，获取其中的小分子代谢物信息，在乳腺癌早期诊断、标志性代谢物发现、分型等方面有巨大的潜力。基于 NMR 的非靶向代谢组学可用于绝经前乳腺癌的发病率预测，Jobard 等通过对比乳腺癌患者组和匹配对照组的血浆代谢物，鉴定出与发病风险相关的 10 种代谢物，包括组氨、N- 乙酰糖蛋白、甘油及乙醇等。利用代谢组学平台，Xie 等发现血清中天冬氨酸水平的降低是人类乳腺癌关键的代谢特征之一，揭示肿瘤天冬氨酸利用率增加这一特性。在乳腺癌分型方面，Gong 等基于 360 例三阴性乳腺癌的转录组代谢特征，将三阴性乳腺癌分为 3 种代谢亚型（metabolic-pathway-based subtypes，MPSs）：脂质合成亚型（MPS1）、糖酵解亚型（MPS2）和混合亚型（MPS3）。进一步对 72 个三阴性乳腺癌样本的 594 种代谢物进行非靶向代谢组学分析，结果与转录组有较好的一致性：MPS1 亚型各种脂质的积累增加，如肉豆蔻酸、棕榈油酸、油酸和花生四烯酸；MPS2 亚型糖酵解的底物葡萄糖水平较低，糖酵解和核苷酸代谢的中间产物多，包括葡萄糖 -1- 磷酸、磷酸二羟丙酮和乳酸。另外，MPS2 的无复发生存率明显低于其他两种亚型，且对糖酵解途径抑制剂较敏感，抑制乳酸脱氢酶可显著提高该亚型对免疫检查点 PD-1 抑制剂的敏感性。以上研究表明，利用代谢组学技术挖掘乳腺癌生物标志物已成为重要的研究手段之一。

六、乳腺癌微生物组学研究的现状

人体微生物组是指生活在人体内或表面的全部微生物及其遗传信息的总和。随着微生物组学研究的蓬勃发展，其研究技术也趋于多元化，主要包括 16S rRNA 基因测序技术、宏基因组技术、宏转录组技术、宏蛋白质组学技术及宏代谢组学技术等，令全面了解人体微生物组成为可能。多项研究表明，人体微生物组与疾病之间存在相关性，可通过多种机制发挥促癌作用，还与代谢性疾病、传染病、炎症性肠病等有关。因此，明确微生物与特定肿瘤发生、发展的相关性将有助于癌症的诊断和治疗。

微生物组学的研究是近年来的热点，医学界对其的重视与日俱增。Nejman 等开展的一项基于七种癌症类型（乳腺癌、肺癌、卵巢癌、胰腺癌、黑色素瘤、骨肿瘤和脑瘤）的微生物组学分析表明，肿瘤间微生物组构成存在异质性，其中乳腺癌中的细菌数量和多样性最高。另外，肠道微生物组在乳腺癌发生、转移等方面也发挥重要作用。临床研究显示，乳腺癌患者肠道菌群的组成与正常人群相比存在显著差异。目前关于肠道微生物组与乳腺癌关系的报道主要集中在两方面：一是肠道菌群通过影响雌激素代谢参与乳腺癌的发生、发展，二是肠道菌群通过调节免疫系统对乳腺癌的发生及免疫治疗疗效产生影响。通过粪菌移植、饮食干预及使用益生菌、益生元、合生元、抗生素等策略操纵微生物组也有很好的治疗前景。

七、乳腺癌影像组学研究的现状

随着影像学技术的发展，影像学数据在肿瘤诊断和疗效评估方面提供越来越重要的参考价值。影像组学是联合医学影像和临床大数据，利用人工智能的方法高通量地提取海量图像特征，挖掘具有代表性的组学特征，以提供潜在的肿瘤相关信息、为临床决策提供辅助支持的交叉性学科。影像组学的数据可通过超声、CT、MRI、PET 等多种影像技术获取，随后进行图像分割、特征提取、特征筛选、模型建立，将高维度图像信息转化为高保真、深层次的数据信息，联合临床、病理等信息来综合评价肿瘤的各个层次，包括表型、组织形态、细胞分子等。

目前，影像组学在乳腺癌领域中被广泛研究，已在乳腺癌诊断、疗效评估、预后预测等方面产出突破性成果。人工智能辅助诊断系统 Quantx 是美国食品和药品监督管理局批准的首个计算机辅助乳腺癌诊断系统，它的出现标志着影像组学在乳腺癌诊断方面的研究已步入临床转化阶段。研究表明，Quantx 可减少 39% 的乳腺癌漏诊率，其在辅助区分良、恶性乳腺病变方面的有效性已在临床试验中得到证实。另有研究表明，影像组学对评估乳腺癌患者新辅助治疗疗效、识别病理学完全缓解的乳腺癌患者具有较高的准确度，且相比外科操作具有快捷、无创、可重复的优势。通过影像组学捕捉和量化图像特征，还有助于对乳腺癌患者进行分子分型、风险分层、预后预测，相信影像组学在乳腺癌个体化诊疗中将发挥更大的潜能。

八、乳腺癌病理组学研究的现状

与影像组学类似，病理组学是通过结合人工智能和数字化病理学，将病理图像转化为高保真、高通量、数字化的可挖掘数据集，然后自动捕获纹理特征、形态学特征、边缘梯度特征、生物学特性等定量特征，自动执行癌症分类或预后预测等任务的学科。作为疾病诊断的金标准，病理学在组学的帮助下可以显露人眼不易察觉的细节和主观经验难以总结的规律，从而节省研究成本，使有限的临床资源得到充分利用。研究表明，将自动化深度学习模型应用于病理切片图像可以提高乳腺癌淋巴结转移诊断的准确性和效率，在雌激素受体状态的评估及乳腺癌的预后中也存在重要作用。

九、乳腺癌多组学整合分析研究的现状

如今，由于个体间和肿瘤内的异质性和复杂性，单一组学已经越来越难以满足临床需求和研究期望，具有更高精度、广度、深度的多组学数据整合分析是组学发展的新趋势。多组学整合分析是指对来自基因组、表观基因组、转录组、蛋白质组、代谢组等不同生物分子层次的批量数据进行归一化处理、比较分析和相关性分析等，建立不同组间数据关系。对不同组学层次的数据进行整合分析，可以相互验证、相互补充，有利于从多个水平对生物过程进行全面而深入的阐释，从而对疾病和人体的全貌进行综合溯源和解析。

乳腺癌的发生、发展是一个复杂的过程，基因组变异、基因表达水平异常、蛋白修饰变化等都可能是其发生

的重要因素。在乳腺癌研究中，常常进行关联分析的组学层次主要有转录组和基因组、转录组和蛋白质组、转录组和代谢组、蛋白质组和代谢组等。例如，基于中国乳腺癌的基因组和转录组数据，Jiang等将三阴性乳腺癌分为四个亚型：腔面雄激素受体型（luminal androgen receptor，LAR）、免疫调节型（immunomodulatory，IM）、基底样免疫抑制型（basal-like immune-suppressed，BLIS）和间质型（mesenchymal-like，MES），被称为三阴性乳腺癌的“复旦分型”。基于复旦分型，Zhao等筛选了4个免疫组织化学标志物（AR、CD8、FOXC1、DCLK1）作为简化“标签”，极大地推动了三阴性乳腺癌复旦分型的临床应用。另外，利用单细胞DNA测序和单细胞RNA测序揭示三阴性乳腺癌的耐药进化机制，利用基因组、转录组、病理组数据揭示三阴性乳腺癌微环境特征及免疫逃逸机制，利用蛋白基因组学准确区分乳腺癌亚型及分析乙酰化修饰信号等，无论是在乳腺癌致病机制研究，还是筛选靶向途径和肿瘤标志物，抑或是早期诊断、治疗、预后预测等方面，多组学整合分析都具有巨大的潜力。

第二节　乳腺癌多组学研究的争议

随着多组学技术的不断发展、大数据分析处理水平的提升，基因组、表观基因组、转录组、蛋白质组、代谢组、微生物组、影像组和病理组等多组学数据不断产出，被广泛用于分析乳腺癌分子机制、寻找可靠的生物标志物和药物作用靶点、阐明耐药机制，服务于乳腺癌的预防、诊断、治疗、预后评估等。多组学研究虽有广阔的发展前景，但在其诞生、发展到成熟的过程中依然存在诸多争议，不断遇到挑战，且存在一系列亟待解决的问题。

一、乳腺癌多组学研究数据产生阶段的争议

（一）质控体系尚未完善

生物样本的质量直接关系到组学研究结果的可靠性。在没有事先制定样本纳入标准和标准化分析流程的情况下，所得样本的质量往往参差不齐，测序结果也很可能会受到诸多混杂因素的干扰。将不符合标准的样本纳入研究不仅会造成时间和金钱的浪费，也将影响研究结果的准确性和真实性。例如，在基因组学和转录组学研究中，因核酸类样品易降解、杂质多，若提取的DNA或RNA的浓度和纯度不足，将会对测序结果产生极大影响；在代谢组学研究中，研究对象的病史、饮食、运动和生活习惯等临床信息的遗漏、欠缺或病例对照研究设置不当，均存在令结果可信度下降的风险；在蛋白质组学和微生物组学研究中，获取样本后保存不当或处理时间不一，可能导致样本中的蛋白质或微生物在外界影响下出现二次变化，导致结果呈假阳性或假阴性；在影像组学和病理组学研究中，图像清晰度和制片质量等均会对结果产生影响……；另外，即使研究者在开展研究时制定了详尽的样本纳入标准和标准化分析流程，但不同中心样本质控体系尚缺乏国家或国际统一标准，各数据集存在异质性，导致难以对多中心的数据进行整合和联合分析，甚至造成类似研究得出不一致的结果，从而难以得到更为普适的结论。

（二）数据获取技术限制

技术的进步推动组学的发展，同时组学的发展也受到技术的限制。组学研究的成功与否，很大程度上取决于其技术方法水平的高低。以基因组学技术为例，第一代DNA测序技术以化学降解法和双脱氧链终止法为主，因为其测序成本高、测序通量低，不能满足研究人员进行大规模测序研究的需要，限制了人们对生命活动和疾病的深入了解，这就促使了成本低、通量高的第二代DNA测序技术的产生。随后，以纳米孔单分子测序技术

为标志的第三代测序技术应运而生，该测序技术具有读长较长、单分子测序、无 GC 偏好性、测序的同时可以检测碱基修饰的独特优势。然而，其准确度与第二代测序技术存在差距，且成本偏高。相比基因组学技术，蛋白质研究技术的发展与更新更为复杂和困难。除氨基酸种类远比核苷酸残基种类多（20 : 4）外，蛋白质还有着复杂的翻译后修饰，如磷酸化、糖基化、甲基化、乙酰化、泛素化等，故分离和分析蛋白质有着很高的难度。全基因组 DNA 芯片可以检测样本所表达的全部基因，而蛋白质组学技术的瓶颈在于其不可能获得一个完整的蛋白质组，现有的研究技术只能检测到所表达的部分蛋白质，且难以检测细胞中表达量很少或几乎不表达的蛋白质。综上所述，各种组学的兴起和发展对技术有了新的需求和挑战，发展高通量、高灵敏度、高准确性、低成本的研究技术平台是组学研究中的重要任务。

（三）组学数据高变异性

组学数据的高变异性有多种来源，一是生物个体或样本本身存在异质性，如不同蛋白质的性质千变万化，存在难以区分的异构体，且易发生变性和降解；二是混杂因素的影响，如患者的年龄、性别、机体状态，以及样本的组织量、组织代表性、取材方法、组织切片情况等，都在一定程度上影响组学信息的准确性和可靠性；三是仪器或操作者测量受各种因素影响，容易出现随机误差和系统误差，如在影像组学中，不同分割方法或不同操作者勾画的目标肿瘤范围存在一定误差和偏倚，进而导致特征提取的不稳定性。

二、乳腺癌多组学研究数据处理阶段的争议

（一）缺乏有效的分析方法

随着大数据和生物医学技术的不断发展，全球每年产生的生物数据总量高达 EB 级。在生物信息学和计算生物学等计算学科的支持下，组学数据的分析方法学日益完善，产生了一系列可及性较高的研究方法。数据持续可用是多组学联合的最大优势，通过将多组数据集整合分析，基于系统生物学方法建立模型，可以得出新的肿瘤耐药机制，帮助改善抗肿瘤药物疗效，克服肿瘤对化疗或免疫疗法的抗性。但是，组学数据处理和挖掘的能力越来越难以满足飞速增长的数据产出，复杂分散、呈指数级增长的数据在对计算平台性能需求造成巨大压力的同时，也给现有的生物信息学方法带来了巨大挑战，导致海量数据分析整合困难。就数据本身而言，其具有高维度、多噪声、数据稀疏、异质性的特点，现有的算法模型分析能力不足，难以将不同、复杂且大规模的组学数据进行整合。另外由于组学数据高噪声的特点，即使在单一组学中也可能因为低丰度的物质所产生的实际输出信号无法被有效区分，从而使得大量有用的计算信息资源被浪费。

（二）缺乏有效的统计方法

乳腺癌多组学研究的其中一个重要目的是筛选有诊断、预后、耐药识别价值的生物标志物，这时就需要用到统计学方法进行关联性分析和因果关系验证，从而进行变量筛选。目前这类统计学方法应用非常广泛，如 LASSO 回归算法、随机森林算法等，但不可完全避免过拟合或欠拟合现象，或造成假阳性或假阴性、因果谬误、虚假关联。此外，多组学数据整合分析能够更系统地研究和理解具有高度异质性的癌症，但由于研究资源及设计的局限性，同一批次的样本很难有多个完整的组学数据集，亦称为“块缺失”数据，这给跨组学整合带来了挑战。虽然已有多种跨组学数据的填补方法，但是，目前的很多方法还是基于单一组学，在多组学中的效率低下甚至难以实现，且填补是依据现有的数据信息，会导致信息重复利用。当填补出现偏差时，结果的偏差会更大。另外，基因组、转录组、代谢组等的数据结构不同，数据类型也不同，目前的统计方法尚无法将它们统一表示并有效地运用起来，这也是限制多组学数据整合分析的瓶颈之一。

三、乳腺癌多组学研究结果应用阶段的争议

（一）基础实验验证受限

即使依靠先进的分析技术可以获得翔实可靠的数据，再通过数据分析和统计可以挖掘出差异性结果，但从中提出有科学意义和研究价值的假说，然后验证和解决假说是组学研究的挑战之一。以代谢组学为例，一般情况下高通量测序后得到的差异代谢物较为分散，相互作用关系复杂，从而大大增加了识别代谢标志物的难度，即使采用专业的代谢途径分析工具也很难将差异代谢物集中在特定的代谢途径上，在大规模临床样本中验证这些潜在的标志物分子更是需要大量的时间和费用，因此下一步的验证工作就很难展开。即使确定了重要的代谢标志物，通常也会有几条不同的代谢途径与之相关，它们受到多种关键酶和多个基因的调控，传统的分子生物学手段难以全面复现测序结果且难以准确解释其产生变化的机制。蛋白质组学也有类似的限制，不同于DNA的PCR扩增技术，通过分子克隆方法进行蛋白质的体外扩增和分离纯化绝非易事，从而难以直接合成大量的蛋白质以进行大规模验证和分析。另外，在基础实验验证阶段可能会出现与测序数据相悖的情况：组学测序数据分析的结果显示具有显著性差异，但基础实验验证结果提示无显著性差异或者变化趋势完全相反，这时就需要从组学数据和基础实验两方面寻找导致差异的原因。每个应用于临床的标志物分子都必须要经过挖掘、发现、证实、实验室内验证和实验室间验证等多个不同阶段，实验周期长，技术要求高。

（二）临床应用转化受限

由于临床样本不易得到，代谢组学、蛋白质组学等组学相关技术价格昂贵，大规模的临床研究相对少见。所以目前虽然已有多项乳腺癌相关组学的研究成果，但大多数是停留在数据层面的描述性研究或基础实验层面的验证性研究，仍需扩大样本进行多中心的临床研究进一步验证实验结果，才能真正进行临床应用，造福更多的乳腺癌患者。另外，在组学产品完成临床转化后，可能会与影像学、病理学等传统方法的结果产生矛盾，或者与同质性产品的结果发生分歧。例如，在基因组学中，不同多基因检测工具结果可能不一致，TransATAC研究提示同一患者分别利用Oncotype DX® 复发评分（RS）、PAM50复发风险（ROR）、EndoPredict（EP）、乳腺癌指数（Breast Cancer Index，BCI）四种多基因检测方法分别评估HR阳性/HER2阴性早期乳腺癌内分泌治疗的远处复发风险，评估结果不尽相同。这就需要临床医生对不同产品的原理和侧重点有深入的了解，以便更好地对结果进行分析和解释，从而做出有利的临床决策。

四、乳腺癌多组学研究自身局限性

（一）测序成本高昂

某些组学研究技术费用昂贵、对设备要求高，如单细胞测序技术和空间组学技术等，因而在一定程度上限制了组学研究的推广。另外，对于乳腺癌临床诊疗来说，需要动态监测肿瘤大小和转移情况来监测疗效，组学技术只能反映肿瘤某一时间的情况，监测动态变化花费较高，给患者造成经济负担。

（二）学习成本高昂

组学研究的测序、分析、解读等步骤均须具有相应知识背景的人员进行，专业门槛高。研究者应当具有能够承担科研工作相应的教育经历和实践经验，培养一个优秀的科研人才所需的成本高、周期长。

（三）单一组学局限性

如今，单一组学的分析思路已相当成熟，但却越来越难以满足研究期望，癌症的复杂性决定了单一的组学

研究很难系统且全面地解释其整体生物学行为、反映其全貌，具有更高精度、广度、深度的多组学数据整合分析是组学发展的新趋势。另外，新的技术也在不断出现，如单细胞测序、空间组学等，如何将它们与传统组学进行整合分析也会是一个新的挑战。

（四）种族差异性

不同中心的组学研究成果具有种族差异性，难以针对性地制定适合不同地区人种的组学标准。乳腺癌的特征和对药物的反应性在种群方面具有异质性，所以在将组学成果应用于患者时不能进行简单套用，应与人口学特征、生活方式、环境因素等多源、纵向的数据进一步整合，才能更加符合实际情况。

第三节　乳腺癌多组学研究的未来之问

乳腺癌多组学研究虽然面临许多争议与挑战，但前景毫无疑问是光明和值得期待的。基于目前存在的不足，通过优化组学研究的流程和方法、促进组学结果验证与转化、推动多组学层次整合分析，相信多组学的应用将愈加广泛，乳腺癌精准医学体系将会越来越完善。

一、乳腺癌多组学研究的流程与方法之问

一是优化样本管理，建立研究样本国际质量控制标准，打造符合标准的高质量乳腺癌生物样本库，制定统一的操作规范，从样本的采集、保存、运输、使用等方面加强样本库建设和专业人员的培训；二是优化样本质量，采用标准化、自动化的样本制备方法，减少混杂因素影响，保证用于研究的样本质量；三是优化研究方法，大力发展低成本高通量的测序技术，“高维度、大样本、深测序”，打造组学一站式分析平台，使用新型算法、统计模型执行复杂综合分析和无偏估计，充分利用中心法则、代谢调控网络、分子间相互作用等信息，将多组学数据进行整合。这些方法的应用必将对今后乳腺癌的多组学研究产生重大影响，也将进一步促使组学方法取得新进展。

二、乳腺癌多组学研究的验证与转化之问

组学数据未来将会更多基于现阶段的描述性研究步入“释因”阶段，实现从“是什么”到“为什么”“如何应用”的转化。创新发展与组学结合的验证技术、降低组学结果的基础实验验证难度，有利于缩短实验周期，提高组学结果转化率。这方面的典型例子是平行反应监测（parallel reaction monitoring，PRM）技术，它是目前靶向蛋白质组学数据的主流方法，基于质谱发展而不依赖于抗体，可验证蛋白质组学中某些蛋白质的变化，实现蛋白质的相对或绝对定量。相比免疫印迹法等传统蛋白质验证方法，PRM 技术具有高效、高通量、高特异性的特点。此外，开展多中心联合的大样本前瞻性临床研究，进一步验证实验结果，促进多组学与临床试验的有机结合，获得更多科学的循证医学数据，将有利于推动临床实践的发展。

三、乳腺癌多组学研究的分析与整合之问

随着组学研究的不断深入，单一组学越来越难以满足研究期望，多组学层次整合分析已经成为发展趋势，对于乳腺癌的基础和临床研究具有十分重要的意义。为解决多组学研究数据分析和整合困难等痛点问题，一是要建立生物医学数据中心，完善以 TCGA 为代表的大型癌症数据库，接收和存储完备的多组学数据供研究者使

用，以促进各组学维度的信息交联和数据集成；二是要发展更为有效的数据整合方法，运用单细胞测序、空间组学等新兴技术，全方位、多层次地深化组学数据挖掘度。在此基础之上，乳腺癌的多组学层次整合分析将会更加系统而全面地展开。

肖玉铃　朱秀之　王晗　郑亚兵　江一舟

第四十二章　乳腺癌干细胞研究的现状、争议、未来之问

第一节　乳腺癌干细胞研究的现状

乳腺癌中少量的肿瘤干细胞有助于肿瘤的发生、复发和转移，这一概念已经被广泛接受并被相关的研究结果所证明。针对乳腺癌的传统治疗方法不足以消除肿瘤中的所有癌细胞，尤其是肿瘤干细胞，这会导致肿瘤复发和耐药性的产生。肿瘤干细胞也被称作肿瘤起始细胞，是肿瘤中具有自我更新能力并能产生异质性肿瘤细胞的一类细胞群。乳腺癌干细胞（breast cancer stem cells，BCSCs）能够以非常小的数量启动肿瘤，并且对化疗或放疗不敏感。与正常干细胞相似，BCSCs在自我更新和分化之间平衡，借此来维持肿瘤稳态。一方面，它们分化为各种癌细胞，形成肿瘤本体；另一方面，它们在癌症的整个发生、发展过程中通过自我更新使得干细胞库永不枯竭。它们在对于应答环境刺激方面也有一套独特的系统，当非肿瘤干细胞被传统的化疗或放射治疗消除时，BCSCs由于其细胞休眠和药物外排能力而得以在氧化应激或DNA损伤的状态中存活下来。在肿瘤转移的过程中，BCSCs首先通过上皮－间充质的过渡状态侵袭至下层组织或进入血液循环，然后触发间充质－上皮的程序在远端组织定植成为一个相当大的转移灶。

BCSCs具有特殊的基因表达特征，主要由一系列转录因子（表42-1-1）和表观遗传因子所决定（表42-1-2）。转录因子产生的一系列反应是无法忽视的，八聚体结合转录因子-4（Octamer-binding transcription factor-4，OCT4）在干细胞的自我更新中发挥重要作用。OCT4在4T1鼠源乳腺癌细胞中的高表达促进了体外CSC的形成，在MCF-7肿瘤模型中敲除OCT4后可以部分通过Tcl1/Akt1途径来诱导细胞凋亡并抑制肿瘤生长。研究发现，雌激素可以诱导MCF-7细胞中OCT4的表达，促进肿瘤球的形成，但这种机制能够被生育酚所抑制。PD-L1通过促进OCT4磷酸化来维持CSC的干性，而组蛋白去甲基酶JMJD3通过下调OCT4的表达水平来逆转乳腺癌干细胞样的特性。Krüppel样因子-4（Krüppel-like factor 4，KLF4）和Krüppel样因子-5（KLF5）在乳腺肿瘤中扮演着致癌基因的角色。作为胚胎干细胞的特异性基因，KLF4过表达增加了CSC的比例。MiR-7通过靶向KLF4来阻碍CSC的自我更新和侵袭能力。组蛋白去甲基化酶（lysine demethylase 7A，KDM7A）通过上调KLF4和C-Myc维持BCSCs。下调双特异性酪氨酸磷酸化调节激酶-2（dual-specificity tyrosine phosphorylation-regulated kinase 2，DYRK20）增加了KLF4的表达，从而增加BCSCs的百分比。基于我们的前期研究发现，KLF5对于维持基底样乳腺癌（basal like breast cancers，BLBC）中正常乳腺干细胞和BCSCs的干性至关重要。有趣的是，KLF5下游的几个靶基因，包括Slug和Nanog，也能增加BCSCs的干性。C-Myc和Y染色体性别决定基因相

关高迁移率族盒蛋白 -2（SRY-related high mobility-group -box protein-2，SOX-2）是两个重要的干细胞转录因子。MDA-MB-468 细胞中 C-Myc 的过表达促进了癌症干细胞标记物醛脱氢酶（aldehyde dehydrogenase，ALDH）的表达。小窝蛋白 -1 能抑制 BCSCs 中 C-Myc 介导的代谢重编程功能。此外，p62 通过稳定 C-Myc 增强 BCSCs 的干性。用 siRNA 敲降 SOX-2 可降低 BCSCs 的干性。肿瘤抑制因子 TRPS1（trichorhinophalangeal syndrome type 1）和叉头盒 -O3（forkhead box O3，FOXO3a）在功能上抑制 SOX-2 的表达和 BCSCs 的致瘤性。同样，敲除 SOX-9 能极大地抑制 MDA-MB-231 细胞的致瘤性，使肿瘤起始能力降低 70 倍，抑制肺转移的能力增加 40 倍。更重要的是，SOX-9 和 Slug 在通过激活自调节基因表达协同逆转分化的管腔细胞为乳腺干细胞方面具有巨大优势。

B 淋巴瘤 Mo-MLV 插入区 1 同源物（B lymphoma Mo-MLV insertion region 1 homolog，BMI1）是多梳蛋白家族（Polycomb group，PcG）的转录抑制因子，通过诱导染色质修饰而阻止转录因子与 RNA 聚合酶结合来沉默基因表达。有文献证实，BMI1 以其功能性作用来促进 BCSCs 自我更新和致瘤性。分子伴侣热休克蛋白 90α（Heat Shock Protein 90 α，HSP90α）可维持 BMI1 的表达，进而提高 BCSCs 的自我更新能力。无独有偶，激活的白细胞介素 1 受体 -2（interleukin 1 receptor type 2，IL-1R2）可以招募泛素特异肽酶 15（ubiquitin specific peptidase 15，USP15）来稳定 BMI1，促进 BCSCs 的自我更新和转移。最近的研究发现，miR-494-3p 通过靶向 BMI1 抑制 BCSCs 自我更新。组蛋白甲基化转移酶（zeste homolog 2，EZH2）是多梳抑制复合体 -2（polycomb repressive complex 2，PRC2）的一个催化亚基，它对组蛋白 H3 上第 27 位赖氨酸进行甲基化以抑制转录。EZH2 的过表达增强了 BCSCs 形成乳腺球的能力，其还通过调节 Notch1 和激活 Wnt 通路促进 BCSCs 自我更新，增加 BCSCs 的百分比。Li 等发现蛋白质精氨酸甲基转移酶 -1（protein arginine methyltransferase 1，PRMT1）催化 EZH2 的不对称甲基化来促进乳腺癌的渗透、转移和肿瘤发生。赖氨酸特异性去甲基酶 -1（lysine-specific demethylase 1，LSD1）通过黄腺嘌呤二核苷酸（yellow adenine dinucleotide，FAD）依赖的氧化反应选择性作用于 H3K4 和 H3K9，所以其具有转录激活和抑制的双重作用。Boulding 等发现 LSD1 通过调控诱导基因表达程序选择性诱导癌症干细胞的基因，同时抑制非干细胞肿瘤细胞亚群，促进癌症进展。LSD1 可能通过 CAF 来间接调节 CSC，也可能通过调节肿瘤微环境调节 BCSCs 的自我更新。PRMT1 是哺乳动物细胞中的不对称精氨酸甲基转移酶，它催化组蛋白 H4 的第 3 位精氨酸不对称二甲基化，修饰活性染色质。此外，PRMT1 还通过叉头盒蛋白 -O1（forkhead box O1，FOXO1）和雌激素受体 -α（estrogen receptor α，ERα）蛋白的精氨酸甲基化来调控细胞功能。相关研究表明，PRMT1 可诱导 MCF10A 细胞形成干细胞特性和自我更新能力，其可能通过激活信号转导及转录激活蛋白 -3（signal transducer and activator of transcription 3，STAT3）调节 TNBC 干细胞的特性。值得注意的是，PRMT1 介导的 EGFR 信号可能有助于 ZEB1（Zinc Finger E-Box Binding Homeobox 1）表达水平的上调和 ZEB1 诱导 BCSCs 的产生。蛋白质精氨酸甲基转移酶 5（Protein arginine methyltransferase 5，PRMT5）是一种Ⅱ型甲基转移酶，负责细胞质和细胞核中靶蛋白上的精氨酸残基的对称二甲基化，并通过转录因子 NF-kB、p53 和 E2F-1 的甲基化来调节转录。PRMT5 通过组蛋白甲基化和底物基因 *FoxP1*、*KLF4* 的表达调控细胞基因组的稳定性和干细胞的扩增，从而促进乳腺肿瘤的发展和化疗耐药。PRMT5 通过稳定 KLF5 蛋白来促进下游靶基因的转录，从而增强 BLBC 中 CSC 的干性和增殖。表观遗传因子组蛋白去乙酰化酶（epigenetic factor histone deacetylases，HDAC）是以赖氨酸残基为靶点，促进染色质凝集，参与有丝分裂、分化、自噬和凋亡等生物学过程的调控。与不具有干性的肿瘤细胞相比，HDAC1 和 HDAC7 是维持 BCSCs 所必需的。过表达 HDAC7 足以增强 CSC 的表型，表现为成球能力的增强和肿瘤起始细胞数量的增加。沉默 HDAC5 可抑制人 BCSCs 的生长、迁移和侵袭，增强细胞凋亡。HDAC 抑制剂通过体内 miR-125a-5p 抑制 BCSCs 的肿瘤发生，与此截然不同的是，另一项研究表明 HDAC 抑制剂通过 β-catenin 信号通路来增加 BCSCs 的数量。

表 42-1-1 调控 BCSCs 的转录因子

转录因子	功能特征
OCT4	在体外，高表达 OCT4 能够促进 BCSCs 成球；而抑制 OCT4 则诱导细胞凋亡，削弱 BCSCs 的特性，抑制肿瘤生长
KLF4	KDM7A 和 DYRK2 通过上调 KLF4 的表达而增加 BCSCs；miR-7 通过抑制 KLF4 进而抑制 BCSCs 的自我更新和侵袭性
KLF5	米非司酮和二甲双胍部分通过抑制 KLF5 而抑制 BCSCs；PRMT5 则通过稳定 KLF5 增加 BCSCs 的干性
C-Myc	小窝蛋白 -1 抑制 C-Myc 介导的 BCSCs 代谢重编程；p62 稳定 C-Myc 以增强 BCSCs 的特性
SOX-2	SOX-2 的下调可减弱 BCSCs 的干性，TRPS1 和 FOXO3a 可抑制 SOX-2 的表达和 BCSCs 的肿瘤发生
SOX-9	SOX-9 的下调显著抑制 MDA-MB-231 细胞的致瘤性
Slug	HES1 调节 Slug 转录活性以增强 BCSCs 的干性。有趣的是，Notch4/Slug/gas1 轴有效地支持间充质样 BCSCs
Snail	UCP1 介导的 FBP1 表达促进 BCSCs 的特性，而 snail 可以逆转这种特性。除此之外，IFN-β 抑制 snail 参与 BCSCs 肿瘤起始过程
β-catenin	β-catenin 通过 CCL2 介导的巨噬细胞极化和浸润促进 BCSCs 的特性。CCL16 和致死蛋白通过促进 β-catenin 的易位来维持 BCSCs 的干性
GLI1	tripartite motif 16（TRIM16）部分通过 GLI1 抑制 BCSCs。相反，雌激素通过激活 GLI1 促进 BCSCs 发育
p65	p65 水平对 BCSCs 的存活很重要，对 p65 特异性敲低可以抑制 BCSCs 的形成
ER	在乳腺癌中，降低 ER 的表达，抑制 CSC 的肿瘤播种效率
FOXO3a	FOXO3a 通过负向调节 SOX-2 信号通路抑制 BCSCs 的特性和肿瘤发生
TAZ	TAZ 在 BCSCs 中的过表达增强了细胞的致瘤性和迁移能力。HIF-1 和 crumb homolog 3（CRB3）维持或诱导 BCSCs 特性的能力部分是通过激活 TAZ 实现的
YAP	下调 YAP1 对 BCSCs 的致瘤性和干性有负面影响

表 42-1-2 调控 BCSCs 的表观因子

表观因子	功能特征
BMI1	HSP90α 和 IL1R2 通过稳定 BMI1 促进 BCSCs，而 miR-494-3p 作用于 BMI1 抑制 BCSCs
EZH2	EZH2 可以增强 BCSCs 的乳腺球形成能力，促进 BCSCs 的自我更新，提高 BCSCs 的百分率
LSD1	BCSCs 的自我更新受到 CAF 或肿瘤微环境的调控，癌症干细胞的基因被 LSD1 选择性诱导
PRMT1	PRMT1 通过激活 STAT3 和 EGFR 信号，诱导 BCSCs 的特性和自我更新
PRMT5	甲基化 KLF5 促进 BCSCs 的维持和增殖
HDAC7	HDAC7 过表达增加了 BCSCs 表型，包括成球能力的增强和肿瘤起始细胞数量的增加
HDAC5	沉默 HDAC5 抑制 BCSCs 的生长、迁移和侵袭，并且增加细胞凋亡
SETD4	SETD4 通过促进异染色质的形成来调控 BCSCs 的静息状态

DNA、RNA 和蛋白质是生命活动中的重要分子，在细胞中编码 RNA 仅占 2%，而非编码 RNA 占据了总量的 98%。有报道称，许多 miRNAs 在调控 BCSCs（表 42-1-3）中的作用是不可小觑的。相关研究发现，miR-200c 家族通过靶向 Pin1 抑制 BCSCs，其还抑制 BMI1 和 zeste12 同源物 1 抑制因子 2（Recombinant Suppressor Of Zeste 12 Homolog，Suz12）的表达水平。此外，Let-7 miRNAs 家族还通过抑制 Wnt 信号通路降低 BCSCs 的自我更新能力。相反，miRNA-221/222 通过下调 *PTEN*（gene of phosphate and tension homology deleted on chromosome ten）的表达而促进 BCSCs 的自我更新。miR-20b-5p 促进 BCSCs 的增殖和抑制凋亡。如出一辙的是，LncRNAs 也能调控 BCSCs（表 42-1-4）。LncRNA HOTAIR 通过调控 BCSCs 中的 miR-34a/SOX-2 来增强 BCSCs 的特性。LncRNA SOX21-AS1 通过增强 Hippo 信号通路中的关键角色 Yes- 相关蛋白（Yes-associated protein，YAP）的核定位能力来维持 BCSCs 的干性。相反，LncRNA FGF13-AS1 抑制 BCSCs 的干性，这归因于其能破坏胰岛素样生长因子 2-mRNA 结合蛋白（Insulin-like growth factor 2-mRNA binding protein，IGF2BPs）与 C-Myc 之间的相互作用，后者的转录对 FGF13-AS1 起到负调控的作用效果。

表 42-1-3 调控 BCSCs 的 miRNA

miRNA	机制
miRNA-200c	抑制 Pin1、BMI1、Suz12 的表达
Let-7 family	抑制 Wnt 信号通路
miR-34 family	miRNA-34a 靶向 Notch1
miRNA-7	抑制 RelA、STAT3、CD44 和 ALDH1A3 的表达
miRNA-600	miRNA-600/SCD1/PORCN 调控 Wnt 信号转导
miRNA-146a	促进 BCSCs 的不对称分裂
miRNA-760	抑制 Nanog 的表达
miR-422a	降低 PLP2 的表达
miRNA-142-3p	降低 β-catenin 水平
miRNA-1	负调控 EVI-1 水平
miRNA-128-3p	下调 NEK2，抑制 Wnt 信号通路
miRNA-638	降低 E2F2 的表达
miR-376c-3p	减少 RAB2A 的表达
miRNA-221/222	抑制 PTEN 的表达
miR-20b-5p	双向调节 CCND1 和 E2F1
miR-335	抑制 CDH11、β-catenin 和 vimentin 的表达，降低转移性乳腺癌干细胞的潜能
miR-153	下调 HIF1α 和 KLF5，抑制乳腺癌血管生成和 CSC
miR-145	通过抑制 KLF4 来抑制 BCSCs 生长
miR-375	通过阻断 JAK2-STAT3 通路来减少 BCSCs

表 42-1-4 调控 BCSCs 的 LncRNA

LncRNA	机制
HOTAIR	通过调节 miR-34a 来上调 BCSCs 中 SOX-2 的表达
SOX21-AS1	抑制 Hippo 信号通路，从而增强 YAP 的核定位能力
CCAT1	增强 T 细胞因子 4（TCF4）的表达，激活 Wnt 信号通路
H19	miRNA let-7 和 LIN28 在体内外形成双向负反馈环
SPRY4-IT1	miR-6882-3p 与 TCF7L2 竞争结合
LINC00511	依赖于 miR-185-3p/E2F1/Nanog 轴的调节
HOTTIP	充当 miR-148a-3p 海绵，调节 Wnt1
LUCAT1	竞争性结合 miR-5582-3p 和 TCF7L2，增强 Wnt/β-catenin 通路
FEZF1-AS1	FEZF1-AS1/miR-30a/Nanog 信号通路
Lnc408	募集 SP3 抑制 CBY1 的表达和 β-catenin 的积累
CCAT2	上调 OCT4-PG1 和 miR-205-Notch1 通路
Hh	直接靶向 GAS1，刺激 Hedgehog-GLI1 信号通路的激活
Lnc030	与 PCBP2 相互作用，稳定 SQLE，激活 PI3K/Akt 信号通路
MALAT1	通过正向调节 SOX-2 来维持 BCSCs 表型
ROPM	维持磷脂酶活性，促进脂质代谢，从而激活 Wnt/β-catenin 通路
FGF13-AS1	形成 FGF13-AS1/IGF2BPs/Myc 循环

基因表达最终是由信号转导通路控制实现的，以响应环境刺激带来的影响。Notch 通路是 BCSCs 自我更新的驱动信号，在 TNBC 中 Notch-1 可以维持 BCSCs 的干性，抑制 Notch1 可显著减少 BCSCs 的数量。有趣的是，Notch-1 分别通过抑制 PTEN 或激活 ERK1/2（extracellular-signal-regulated kinase）这两个途径来维持 BCSCs 的存活。Notch-2 对于 BCSCs 的重要性也是不言而喻的，研究发现，敲低 Notch-2 可减少 BCSCs 的百分比。该家族中的 Notch-3 激活 Hippo 通路的抑制剂 Kibra，从而促进 BCSCs 的 EMT。此外，Notch3 通过介导 IL-6/STAT3 抑制 BCSCs 的自我更新。Notch-4 在 BCSCs 向祖细胞分化过程中发挥特定作用，降低 Notch-4 的表达水平，对 BCSCs 形成乳腺球的能力产生了负面影响。

前已提及，Wnt 在调控干细胞中发挥重要作用。LGR4（leucine rich repeat containing G protein coupled receptor 4）作为 Wnt/β-catenin 信号通路的主要正调控因子，能够维持 BCSCs 的存活。钙黏附蛋白 CDH11 通过靶向 β-catenin，从而抑制 TNBC 细胞的干性。沉默低密度脂蛋白受体相关蛋白 -8（LDL receptor related protein 8，LRP8）的表达水平可减少 TNBC 中 BCSCs 的比例。β1，4- 半乳糖基转移酶Ⅴ（β1，4-Galactosyltransferase Ⅴ，β4GalT5）通过糖基化来稳定 frizzated-1 的水平并维持 BCSCs 的干细胞性。

Hedgehog 信号通路的激活也增加了 BCSCs 的数量和乳腺球的形成。四次跨膜蛋白 -8（tetraspanin-8，TSPAN-8）的水平在 BCSCs 中是上调的，其与 SHH-PTCH1 复合物相互作用，增强 CSC 的干性。上海交通大学的王红霞教授团队第一次发现 TSPAN-8 通过与 14-3-3θ、Importin-β 和胆固醇结合进入细胞核。泛素特异性肽酶 37（ubiquitin-specific peptidase 37，USP37）通过增加 Smo 和 GLI1 的表达水平来激活 Hedgehog 通路，从而增强 BCSCs 的特性。

TAZ（transcriptional co-activator with PDZ-binding motif）是 Hippo 通路的效应子，是 BCSCs 维持自我更新能力所必需的。血管内皮生长因子（vascular endothelial growth factor，VEGF）- 神经纤毛蛋白 2（neuropilin-2，NRP2）信号通路通过 rac1 依赖机制参与 TAZ 激活，从而增强 BCSCs 成球能力。沉默 DLG5（discs large homolog 5）可增强 TAZ 活性，从而维持 BCSCs 的自我更新能力和干性。我们之前报道过 TAZ 可稳定 KLF5，肿瘤坏死因子 α（tumor necrosis factor α，TNF-α）可诱导 TAZ 表达增加 BCSCs 的干性。同样也有报道称 YAP 能增强 BCSCs 的干性。激活 STARD13（star-related lipid transfer domain containing 13）相关的 ceRNA 网络可降低 YAP/YAZ 活性，从而抑制 BCSCs 的形成。YAP 与 β-catenin 和 Hippo 通路中的关键因子 TEAD4 相互作用，在细胞核中协同调节 CSC，这发生在 BLBC 中。

受体酪氨酸激酶（receptor tyrosine kinase，RTK）可激活下游的 PI3K/Akt/mTOR 和 MAPK 信号通路。胰岛素样生长因子 1 受体（insulin-like growth factor 1 receptor，IGF-1R）通过激活 PI3K/Akt/mTOR 通路来维持 BCSCs。下调低氧诱导因子 -2α（hypoxia-Inducible Factors 2 alpha，HIF-2α）的表达可通过抑制 PI3K/Akt/mTOR 通路来抑制 BCSCs 的干性。B7-H3 通过与 MVP 结合激活 MEK，调节 MAPK 激酶通路，增加 BCSCs 的百分比。表皮生长因子受体（epidermal growth factor receptor，EGFR）上调环氧化酶 -2（cyclooxy-genase-2，COX-2），激活 Nodal 信号，促进 BCSCs 自我更新。我们的研究发现，SGCE 通过打破 c-Cbl 和 EGFR 之间的相互作用来稳定 EGFR 水平，从而激活 PI3K/Akt/mTOR 通路，增强乳腺癌细胞的干性。

Wang 等报道了 JAK/STAT3 信号通路通过调节脂质代谢促进 BCSCs，抑制这条途径可阻断 BCSCs 的自我更新。WW 结构域氧化还原酶（WW domain-containing oxidoreductase，WWOX）通过抑制 JAK2 的磷酸化而抑制 STAT3 的激活，从而抑制乳腺癌细胞的增殖和转移。相反，在 TNBC 中，EGFR 通过促进 STAT3 磷酸化而激活 JAK/STAT3 通路，从而促进肿瘤细胞的增殖和侵袭。

转录因子 NF-κB（nuclear factor kappa beta）在 BCSCs 中过表达，较高的 NF-κB 活性参与调节 BCSCs 的自我更新和分化过程。白细胞介素 -1α（Interleukin-1 alpha，IL-1α）介导 HER2 诱导的 NF-κB 通路和白细胞介素 -6（Interleukin-6，IL-6）的产生来维持 BCSCs 的存活。TNF-α 通过非经典的 NF-κB 通路上调 TAZ 和转录共激活因子的表达，来促进人 BCSCs 的自我更新。HGFL-RON 信号通过抑制 β-catenin 及其效应因子 NF-κB 磷酸化水平，进而调节 BCSCs 数量和自我更新能力。ErbB3 的配体 HRG（heregulin）已被证实可促进 BCSCs 和乳腺球的形成，发挥该效应的主要机制是激活 PI3K/NF-κB 通路。热休克蛋白 -27（heat shock protein 27，Hsp27）降解 IκBα，激活 NF-κB 进入细胞核，在 BCSCs 的维持中发挥作用。

Alec 等发现 TGF-β 激活细胞因子受体 LIFR 来启动 JAK-STAT 信号通路，进而驱动 BCSCs 的形成。Jun 等研究表明，TGF-β 通过上调纤维连接蛋白和 smad3 依赖的 COX-2 表达来增强 BCSCs 的自我更新能力。BCSCs 中上调的支架蛋白 SH3RF3 与 JNK 相互作用，激活 JNK-Jun 通路，从而增强穿透素 -3（Pentraxin3，PTX3）的表达来促进 BCSCs 的特性。

肿瘤干细胞是肿瘤复发、转移的起始细胞，具有极强的耐药功能，也为肿瘤生长做出了许多贡献。RAD51 相关蛋白 1（RAD51-associated protein 1，RAD51AP1）通过上调干细胞相关基因 *Nanog* 和 *KLF4* 的表达与肿瘤生长密切相关。G 蛋白偶联雌激素受体 -1（G protein-coupled estrogen receptor-1，GPER-1）在 BCSCs 中高度表达，调控 PKA/Bad 通路，沉默 GPER 可以抑制 BCSCs 干性，这表现为减弱肿瘤生长和癌细胞的成球能力。Nicastrin 部分通过 Akt 途径来消耗 BCSCs，敲除 Nicastrin 可延缓肿瘤生长。CXC 趋化因子受体 -7（CXC chemokine receptor type 7，CXCR7）与 Nicastrin 的作用相类似，它抑制 BCSCs 增殖并诱导细胞周期停滞在 G1/S 期以延缓肿瘤生长。Hong 等表明，癌基因 *RUNX1*（runt-related transcription factor1）下调 ZEB1 表达水平来减弱 BCSCs 活性和抑制体内肿瘤生长。

现有证据表明，*p53* 的沉默促进 BCSCs 的分裂，进而提高其自我更新能力，有助于肿瘤的复发。抑制癌基因兰尼碱受体 1（ryanodine receptor type 1，RyR1）和谷胱甘肽 S- 转移酶 Omega-1（glutathione s-transferase Omega-1，GSTO1）的表达可清除由化疗诱导的 BCSCs 富集，有效延缓癌症复发。肿瘤复发相关基因 6- 磷酸果糖 -2- 激酶 / 果糖 -2，6- 二磷酸酶 -3（6-phosphofructo-2-kinase/fructose-2，6-biphosphatase 3，Pfkfb3）的异常表达可被自噬激活所抑制，使 BCSCs 处于静息状态。

乳腺癌干细胞具有很强的细胞迁移能力，易于脱离原发部位进入血液循环，侵袭并定植到远处器官部位。前已提及，肿瘤起始细胞（tumor-initiating cells，TICs）等同于肿瘤干细胞，具有较强的致瘤性，被认为与肿瘤转移密切相关。在 BCSCs 中，表达 CD44v 和 ESRP1 的细胞亚群具有更强的肺转移能力。Six2 与 SOX-2 的增强子结合后，可以促进 SOX-2 和下游靶标 Nanog 的表达，从而诱导干细胞特性，增强 TNBC 细胞转移能力。细胞因子 IL-8 促进 BCSCs 转移，以及 CXCR1/2 的激活会提高 BCSCs 的活性。TGF-β1 显著增加 MDA-MB-231 细胞中 BCSCs 的数量并促进乳腺癌向肝脏转移。CCL2 通过 STAT3 和 Notch-1 信号通路增强 CSC 的自我更新和种群繁衍，并促进乳腺肿瘤的生长和转移。基质细胞衍生因子 -1（stromal cell derived factor-1，SDF-1）激活 NF-κB 信号通路以增加 BCSCs 的比例并促进 MCF-7 细胞的转移。与此相一致的是，Shan 等的研究表明 SDF-1 过表达通过 Wnt/β-catenin 通路来诱导 MCF-7 细胞形成 BCSCs 表型，从而增强转移潜力。在某种程度上，不受控制的癌基因也调节了 BCSCs 的转移潜力。在乳腺肿瘤模型中敲除 p21 可以抑制 BCSCs 的自我更新和肺转移。沉默 Akt2 会降低 BCSCs 的侵袭和集落形成能力，这是由 Akt2/TWIST/mTOR 信号轴介导的。RhoC 是在 BCSCs 转移过程中所必需的，抑制 RhoC 的表达极大地降低了 SUM149 癌细胞肺转移的可能性。ERK2 促进 BCSCs 自我更新和肺转移，ERK2的敲除显著抑制集落形成和乳腺球形成。抗衰老酶SIRT1的缺失加速了PRRX1的降解，抑制KLF4并激活ALDH1的转录，从而诱导了BCSCs和肺转移能力。GD3合酶ST8SIA1在BCSCs中高度表达，抑制该酶将消除BCSCs来减少肿瘤生长和转移。OTUD7B去泛素化LSD1以削弱H3K4/H3K9甲基化水平，从而维持乳腺癌转移的潜力。DNER的高表达可以促进乳腺癌的转移，是通过激活Girdin/PI3K/Akt信号通路来调控干细胞特性实现的。BCSCs中miR-7的过表达通过靶向RELA减少ESAM表达并抑制肿瘤发生和远处肺转移。miRNA-628直接靶向SOS1以抑制BCSCs的迁移和侵袭。特别是由缺氧诱导的miRNA-210上调通过阻断E-钙黏蛋白表达诱导BCSCs迁移。LncRNA MALAT-1在BCSCs中上调，并通过调节SOX-2促进BCSCs的自我更新、迁移和侵袭。Linc-ROR通过抑制肿瘤中TGF-β信号通路中关键因子SMAD2和α-SMA的异常过表达来促进BCSCs的增殖和侵袭。LncRNA NR2F1-NAS1与NR2F1的5'UTR区域结合并招募PTBP1以增强NR2F1的翻译，后者抑制ΔNp63的转录，从而促进BCSCs的间质样和上皮样转化，最终诱导癌细胞转移休眠。

虽然手术联合辅助治疗提高了乳腺癌的生存率，但仍有部分患者出现治疗耐药。目前的研究表明，BCSCs是产生抗辐射和抗化疗的主要原因之一。Yang等报道AURKA促进BCSCs的FOXM1转录、自我更新和提高耐药性。去泛素化酶USP28可以稳定LSD1，以增强乳腺癌细胞的干性和耐药性。BCSCs中表达下调的miR-708具有抗癌作用，主要体现在增强BCSCs对化疗的敏感性。信号诱导增殖相关蛋白-1（signal-induced proliferation-related protein，SIPA1）通过增加SMAD2和SMAD3的表达，促进干细胞相关转录因子如Oct4、Nanog、SOX-2和BMI1的表达，导致化疗耐药的产生，但通过抑制SMAD3磷酸化可以逆转这种表型。BCSCs的耐药性产生主要是由于引起药物外排的转运蛋白的表达，以及作为解毒酶来代谢抗癌物质ALDH1的高水平表达。此外，BCSCs具有很强的DNA损伤修复能力，并通过激活抗凋亡和抗氧化信号通路显示出抗辐射特性。ALDH与BCSCs耐药密切相关，原因之一是它可以使环磷酰胺等化疗药物的代谢失活。ALDH直接通过清除由化学疗法和放射疗法产生的氧自由基，并能产生烟酰胺腺嘌呤二核苷酸磷酸来达到抗氧化的功效。Nanog的过表达通过激活Notch1和Akt通路来增强ALDH的活性，从而诱导辐射抗性的产生。此外，BCSCs的耐药性也是能通过线粒体驱动的，具有ALDH活性的干细胞具有更高的线粒体质量。BCSCs对放疗的抵抗可能基于DNA损伤反应的机制，导致细胞凋亡减少并激活DNA损伤检查点基因表达。细胞主要通过同源重组（homologous recombination，HR）或非同源末端连接（non-homologous end-joining，NHEJ）来修复DNA损伤中的双链断裂。Jiao等表明CCR5参与调控DNA损伤和修复，内源性CCR5足以增强化疗后乳腺癌的DNA修复水平，包括同源修复和单链退火修复。BCSCs还通过增强ChK1和ChK2的活性，以避免有丝分裂带来的灾难和修复受损的DNA。通过激活PI3K和NRF2信号通路，BCSCs对药物或辐射诱导的细胞凋亡具有更强的抵抗力。同样地，通过下调FOXO3A表达水平激活的PI3K/Akt信号也能增强BCSCs的干性和治疗抗性。转录因子NRF2在BCSCs中具有高表达水平，调节抗氧化和解毒基因的编码，从而保持较低水平的活性氧（reactive oxygen species，ROS），敲除细胞中的NRF2不会产生抗性，通过p62的积累和减少蛋白酶体降解稳定了NRF2的表达，从而增强了乳腺肿瘤的抗性。

第二节　乳腺癌干细胞研究的争议

自从CSC的概念被提出以来，科学家们试图在各种癌症中识别和分离CSC。随着首次在白血病中发现干细胞的存在，并鉴定出其表达 CD34^{+}/CD38^{-}表面分子标志物，科学家们逐渐在实体瘤中探寻干细胞的踪迹。在乳腺癌中，BCSCs 最初根据细胞表面蛋白 CD44^{+}/CD24^{-}的表达进行标记。2003 年，科学家在实体瘤中实现了质的飞跃，他们发现从乳腺癌患者中分离的 100 个 ESA^{+}/CD44^{+}/CD24^{-}的 BCSCs 能够在免疫缺陷的小鼠中形成肿瘤，而 10 000 个另一种类群的细胞则无法成瘤。体外研究进一步证实 CD44^{+}/CD24^{-}细胞群具有自我更新能力。然而，CD44^{+}/CD24^{-}并不是通用的分子标志物，大多数 MDA-MB-231 和 MDA-MB-361 细胞具有 CD44^{+}/CD24^{-}表型，但两者只有 5% 和 12% 的细胞具有致瘤性。Mollie 等发现从 *BRCA1* 缺失的小鼠乳腺肿瘤中除了分离出低比例的 CD44^{+}/CD24^{-}细胞，还有 2% ～ 5.9% 的 CD133^{+}细胞。这些 CD133^{+}乳腺癌细胞表现出较强的成球能力、肿瘤起始能力和耐药性，提示 CD133^{+}是 BCSCs 的另一个重要标志物。值得注意的是，研究人员观察到 CD133^{+} BCSCs 和 CD44^{+}/CD24^{-} BCSCs 没有重叠性，因此可以体现出 BCSCs 存在异质性。目前，CD133 在乳腺癌中被认为是有希望的治疗干预靶点，与其他标志物相比，其在 BCSCs 中的表达水平更明显。与 CD44 类似，细胞表面受体整合素（CD29、CD49f 和 CD61）被证明是有效的 BCSCs 标志物，使用 CD29 或 CD49f 联合 CD24 能够从 *BRCA1* 突变小鼠的原发性乳腺肿瘤中识别出 CSC，而 CD61 的敲除可以阻碍 TGF-β 信号的激活从而无法维持乳腺癌细胞的干性。此外，蛋白质 C 受体（protein C receptor，PROCR）作为乳腺干细胞表面标志物，在位于乳腺基底层的多能乳腺干细胞上表达，PROCR 阳性细胞在实验中表现出较强的自我更新能力，并分化为多个谱系。在乳腺癌中，干扰 PROCR 的表达极大地减少了 CSC 的数量，并抑制 TNBC 肿瘤的生长和复发。尽管细胞表面标志物赋予识别和分离 BCSCs 的特性，科学家们也试图利用干细胞相关特征来定义干细胞。ALDH 是促进醛代谢的酶，Ginestier 等发现 ALDH 活跃的细胞表型与乳腺干细胞相同，他们通过测定醛脱氢酶的水平来评估具有高醛脱氢酶活性的细胞，Aldefluor 阳性细胞的乳腺球形成效率约为 13%，而 Aldefluor 阴性细胞没有成球表现。其他研究人员也证实了 ALDH 作为 BCSCs 分子标志物的可靠性，他们在乳腺癌细胞系中分选出 ALDH^{+}乳腺癌干细胞群，并发现 ALDH^{+}干细胞群具有较强的转移能力。ALDH^{+}和 CD44^{+}/CD24^{-}细胞群存在部分重叠和互换的现象。研究发现，来自几种癌症的肿瘤干细胞中转谷氨酰胺酶 2（transglutaminase 2，TG2）水平升高，其是一种重要的乳腺癌细胞生存因子，标示肿瘤复发的高危性。BATTULA 等对神经节苷脂 GD2 进行研究，发现 GD2^{+}的细胞表现出与 CD44^{+}/CD24^{-}相似的干性，表明 GD2 能成为潜在的肿瘤干细胞标志物。炭疽毒素受体 1（anthrax toxin receptor 1，ANTXR1）在乳腺癌细胞表面上选择性表达可以维持干性，靶向 ANTXR1 的疗法可以削弱 BCSCs 群体和抑制肿瘤生长。虽然以免疫缺陷小鼠为受体的异种移植实验是检测肿瘤干细胞的有效方法，但也存在局限性，表现在小鼠寿命短、内环境具有种间差异及无法对肿瘤进行免疫监视等方面。

另一种识别癌症干细胞的方法是基于其生物学行为特征的，如使用 Hoechst 33342 染色来识别干细胞样细胞或使用基于 PKH26 的标签保留试验来识别干细胞样细胞。Hoechst 33342 染料是一种细胞荧光染色，用于标记双链 DNA，尽管所有类型的细胞都能摄取 Hoechst，但干细胞将其排出的速度是最快的。在此基础上，利用流式细胞分析将 Hoechst 阳性细胞侧区的群体定义为干细胞，称其为侧群（side population，SP）细胞。SP 细胞不仅表达高水平的干细胞相关基因，而且对化疗和放疗也有抗性，这在一些癌症中已经被分离出来，特别是那些没有表面标志物的癌症。PKH26 作为细胞膜的一种亲脂性荧光染料，主要用于研究细胞分裂的方式，因为 PKH26 的荧光标记会平均分配到两个子代细胞中，所以 PKH26 的强度反映了细胞分裂的数量。通常，与正常细胞或癌细胞相比，正常干细胞或 CSC 分裂更慢，子细胞中会保留更多的 PKH26 染料。因此，采用 PKH26 染色法可以方便地分离或跟踪这些干细胞在体内的静止状态。

乳腺干细胞作为体干细胞与BCSCs具有相似的特征，表明它们可能具有共同的起源。例如，$CD44^+$和$CD24^-$表面标志物同时在乳腺干细胞和BCSCs中表达。由于在多个肿瘤系统中已经报道了与自我更新相关的几个重要通路是异常激活的，因此提出了正常干细胞的突变导致了CSC形成的假设。遗传性乳腺癌的起源可能与*BRCA1/2*、*p53*或*PTEN*的种系突变携带者有关。Liu等发现*BRCA1*参与干细胞分化，当*BRCA1*缺失时就会发生不可控的干细胞积累，最终只有少量缺失*BRCA1*的干细胞发展成癌症。另一个关于癌症干细胞起源的推测是上皮细胞向间充质细胞转化（epithelial mesenchymal transition，EMT），这是胚胎发育的一个非常重要的程序。在EMT过程中，上皮细胞形态由鹅卵石形转变为梭形，促进细胞发生迁移。最近，许多关于EMT作用的研究揭示了其对干细胞特性的诱导作用。首次在乳腺中进行EMT与干性的相关研究表明，EMT/miR-200轴通过TGF-β介导的不对称分裂促进乳腺干细胞的扩增。大量证据表明，在肿瘤的发展过程中，无论在最初阶段还是最终转移阶段，癌细胞都会激活EMT转录因子（epithelial mesenchymal transition transcriptional factors，EMT-TFs），以促进其增殖和生存。EMT-TF ZEB1是肿瘤转移的重要激活因子，Wellner等发现ZEB1通过抑制与抑制干性相关的miRNA促进肿瘤起始能力。Poornima等在$CD44^-/CD24^+$ MCF10A细胞中过表达EMT-TF Slug，发现有少量的$CD44^+/CD24^-$干细胞样细胞产生，该团队还将Slug引入到MCF-7细胞中，产生具有强大成球能力的$CD44^+/CD24^-$细胞。他们的研究为正常上皮细胞和其相应的肿瘤细胞在EMT与干细胞方面的联系提供了证据。初级纤毛是细胞信号中心，经初级纤毛发生的过程组装而成。最近的研究发现，EMT通过激活Hedgehog信号通路诱导正常或恶性上皮细胞生成原发性纤毛，抑制原发性纤毛的形成会极大降低正常乳腺干细胞和BCSCs的类器官形成能力。值得注意的是，BMI1是Hedgehog信号转导的靶基因，这增加了BMI1可能在EMT诱导的干细胞中发挥核心作用的可能性。然而，细胞是否通过EMT获得多能性仍存在较多的争议。Ocana等发现一个EMT激活子Prrx1与EMT-TF Twist1在所有的EMT相关特性上都表现出协同作用，但Prrx1会抑制乳腺癌的干性。进化上保守的调控干细胞生长和维持生态位的重要信号通路包括Hedgehog、Wnt和Notch，也被发现在促进正常干细胞向CSC转化中发挥关键作用。据报道，在乳腺上皮中转基因表达胶质瘤相关癌基因1（glioma-associated oncogene 1，GLI1）足以诱导小鼠体内Hedgehog信号的过度激活和肿瘤的发生、发展。GLI1驱动的肿瘤包括以Keratin6和BMI1为特征的部分CSC扩增，支持Hedgehog信号在乳腺癌发展中的作用。最近发现的EMT和Hedgehog信号传导之间的联系被证明在维持乳腺肿瘤起始细胞的干性和成瘤能力中起着关键作用。Wnt信号通路的突变、扩增、缺失和翻译后修饰也促进了正常干细胞的恶性转化。在正常乳腺上皮和乳腺癌中均发现了具有表面标志物Lin-$CD10^-CD24^-PROCR^+CD44^+$的人干细胞。值得注意的是，PROCR和CD44都是Wnt通路的靶基因。此外，Wnt1配体和β-catenin在转基因小鼠中过表达会导致乳腺增生和肿瘤形成。

第三节　乳腺癌干细胞研究的未来之问

目前治疗癌症最主要的难点（也是预后差的原因）是转移、耐药和复发，而肿瘤干细胞与这三点都密切相关。目前临床上常用的治疗肿瘤的方法可以有效地清除大量已分化的癌细胞，但不能有效地清除肿瘤干细胞。靶向干细胞是减少乳腺癌转移、复发，显著提高患者缓解率和生活质量的一种极具吸引力的方法。

尽管许多针对肿瘤干细胞的药物和疗法已经被开发出来，但一个主要的挑战是区分肿瘤干细胞和正常干细胞。乳腺癌作为一种异质性很强的疾病，目前还没有发现一套通用的分子、细胞或遗传标记。肿瘤干细胞具有数量极少的特征，在肿瘤中仅占据微小部分，这一比例会随着肿瘤进展而增加，所以要精准地找到并分离出肿瘤干细胞。因此，需要进一步明确肿瘤干细胞上的靶点，才能有效地靶向肿瘤干细胞，而不是对正常的干细胞产生具有伤害性的影响。近年来发展热门的单细胞空间转录组技术在进行单细胞转录组测序的同时记录细胞的空间位置信息，或许可能为消除肿瘤干细胞提供线索。我们需要从正常干细胞生物学和肿瘤干细胞生物学出发，提高对干细胞更深层次的理解和认知，可能会在不久的将来引领新的治疗方法的发展。

关于肿瘤干细胞的来源其实还没有统一的答案，有的研究认为肿瘤干细胞是过度激活正常乳腺干细胞或前体细胞自我更新能力突变的结果；有的研究认为肿瘤干细胞的产生源于体细胞突变或肿瘤微环境成分诱导的变化，非干细胞经过上皮－间质转化后获得干细胞的特性。此外，癌症干细胞具有非常高的可塑性，也就意味着其能够改变形式，在休眠状态和快速繁殖的状态之间来回不停切换。CSC 进入静止状态是为了防止自我更新的衰竭，如何诱导处于静止状态的干细胞进入细胞周期并将其去除也是一大挑战。

根据研究结果显示，放化疗对肿瘤干细胞不仅不能起到很好的杀伤效果，反而促进了肿瘤干细胞的富集，进而造成肿瘤的耐药、复发和转移。这是癌症治疗的一个重要障碍，所以需要更多的研究将重点集中于如何将放化疗的效果发挥到极致并且不会对干细胞产生影响。近些年来，针对乳腺癌的疗法如百花绽放，但真正靶向 BCSCs 的治疗方法少之甚少，也没有在临床试验中看到其过多的身影。所以未来需要进一步发展针对肿瘤干细胞的疗法，以使其能完全适合与现有疗法进行联合。重要的是，如何抑制分化的癌细胞在治疗的诱导下向干细胞的表型转化仍然是关键，要实现真正的治愈或许需要结合靶向肿瘤干细胞和非肿瘤干细胞的药物。此外，减少或避免不良反应仍是靶向肿瘤干细胞的最终目标，患者将在发展成熟的治疗策略中获益良多。

郑亚兵　陈雯敏　陈策实

第四十三章　乳腺癌微环境研究的现状、争议、未来之问

第一节　乳腺癌微环境研究的现状

一、乳腺癌 NK 细胞研究的现状

TME 是指肿瘤细胞存在的周围微环境，包括基质细胞（如成纤维细胞、免疫细胞、血管内皮细胞等）、各种可溶性的信号分子和细胞外基质（extracellular matrix，ECM）。肿瘤微环境可以维持肿瘤生长，并能够影响免疫逃逸和癌症进展。肿瘤浸润性免疫细胞主要包括四类，肿瘤浸润淋巴细胞、肿瘤相关巨噬细胞、树突状细胞和骨髓来源的抑制性细胞。

自然杀伤（natural killer，NK）细胞作为固有淋巴细胞，是免疫系统中最重要的具有细胞毒性的细胞之一，参与先天免疫和适应性免疫。不同于 T 淋巴细胞和 B 淋巴细胞，NK 细胞主要通过非特异性抗体识别、快速应答、

杀伤肿瘤等特点成为目前免疫治疗研究的另一焦点。人类 $CD3^-CD56^+$NK 细胞亚群根据表面 CD56 和 CD16 的表达水平，可以分为 $CD56^{bright}CD16^-$NK 细胞和 $CD56^{dim}CD16^+$NK 细胞。$CD56^{dim}CD16^+$NK 细胞占外周循环中 90% 以上，是成熟且具有较强杀伤能力的 NK 细胞亚群。当其激活受体使其活化后，$CD56^{dim}CD16^+$NK 细胞可以无须致敏直接杀伤靶细胞。$CD56^{bright}CD16^-$NK 细胞主要位于二级淋巴组织中，其杀伤能力相对较弱。与 $CD56^{dim}CD16^+$NK 细胞亚群相比，$CD56^{bright}CD16^-$NK 细胞表达更高水平的趋化因子受体，有助于其向组织迁移。同时，该 NK 细胞亚群高表达细胞因子受体，并可以分泌大量的细胞因子，从而调控先天免疫和适应性免疫。NK 细胞表面表达多种激活性受体和抑制性受体，这些受体介导的信号平衡决定了 NK 细胞的功能状态，抑制性受体由杀伤细胞抑制性受体（killer inhibitory receptors，KIR）和 C 型凝集素受体（CD94/NKG2A）等组成；激活性受体则由自然细胞毒性受体（NKp46、NKp44 和 NKp30）和 C 型凝集素受体（NKG2D，CD94/NKG2C）等组成。此外，NK 细胞表面还表达大量调节其激活状态的其他抑制性受体，包括 PD-1、TIGIT、LAG3 和 TIM3 等。

在正常情况下，NK 细胞处于抑制状态。NK 细胞的抑制性受体通过识别自身的 MHC- Ⅰ类分子，对“自我”进行识别，从而阻止了 NK 细胞的活化，这可以防止宿主细胞被 NK 细胞杀伤，当 NK 细胞遇到缺失自身 MHC- Ⅰ类分子的细胞时，NK 细胞将会被激活。肿瘤细胞通常会下调 MHC- Ⅰ类分子的表达来逃避细胞毒性 T 淋巴细胞的杀伤，但是这也使他们变得容易被 NK 细胞识别为“非我”并受到攻击。这种情况下，抑制性受体不再被激活，使得平衡向 NK 细胞激活的方向倾斜。当激活性受体被激活后，激活的 NK 细胞通过刺激肿瘤细胞上的 Fas 受体与 NK 细胞上的 Fas 配体相互作用，促使 NK 细胞释放颗粒酶和穿孔素等进入肿瘤细胞，从而诱导 Caspase 级联反应，最终在肿瘤细胞中发生凋亡。

NK 细胞可以通过直接或间接的方式来调控肿瘤生长，包括同肿瘤细胞直接相互作用和与其他免疫细胞相互作用间接调控肿瘤细胞。目前认为，TME 中 NK 细胞的存在可能与良好的预后有关。Garcia-Chagollan M 等通过对化疗耐药的乳腺癌样本进行分析，发现组织样本中 NK 细胞介导的细胞毒性基因表达显著下调。另外一项研究表明：同健康人群的正常组织样本相比，乳腺癌患者样本中的 NK 细胞比例及其激活性受体比例显著降低、抑制性受体比例显著增高。此外，NK 细胞在肿瘤的转移过程中发挥了极为重要的作用，NK 细胞功能障碍与各种癌症类型的转移增加密切相关。在乳腺癌中，糖原合成酶激酶 -3β（GSK-3β）失活导致的 NK 细胞功能障碍被认为是转移形成的重要原因。另外一项临床前研究表明，NK 细胞是抑制小鼠乳腺癌肺转移的关键免疫细胞。

但同时，肿瘤细胞会通过影响 NK 细胞表面抑制性受体和激活性受体的表达和功能，来逃脱 NK 细胞的免疫监视，从而逃避 NK 细胞的识别和清除，实现免疫逃逸。因此，通过各种策略来开发和恢复 NK 细胞的抗肿瘤活性为肿瘤的治疗提供了新的途径。包括：① NK 细胞的过继转输；②使用单克隆抗体阻断抑制性信号；③针对肿瘤微环境中对 NK 细胞产生抑制作用的因素的靶向药物；④基于 NK 活化相关的细胞因子的免疫疗法；⑤靶向肿瘤抗原的策略等。

二、乳腺癌 T 细胞研究的现状

T 淋巴细胞是免疫系统中发挥关键作用的组分之一，人体内适应性免疫应答无法离开 T 细胞的参与。依据表面标记分群，T 细胞可分为 $CD8^+$T 细胞、$CD4^+$T 细胞等；依据功能分群，T 细胞可分为辅助 T 细胞、效应 T 细胞、细胞毒性 T 细胞等。T 细胞主要发挥细胞免疫及免疫调节功能，其本身表达 TCR（T cell receptor），故具有结合特异性抗原的潜在能力，如肿瘤抗原、细菌抗原等。在机体对肿瘤的免疫应答中，抗原呈递细胞对体内的肿瘤抗原进行加工，并以抗原肽 -MHC- Ⅰ类分子复合物的形式呈递给初始 T 细胞，为 T 细胞的活化提供第一信号，同时通过B7-CD28等相互作用为T细胞的活化提供第二信号。T细胞活化后进一步分化为CTL、Th1、Th2等，最终以相互协作的方式发挥杀伤肿瘤的免疫效应。

乳腺肿瘤可以分为不同的分子分型，对于不同的分子分型具有不同的预后特征。在肺部肿瘤、黑色素瘤等“热肿瘤”的患者中，基于T细胞的免疫治疗展现了较好的疗效，故乳腺肿瘤领域也逐渐开展了免疫治疗的相关研究。而乳腺癌为相对意义上的“冷肿瘤”，其免疫原性较弱，肿瘤内T细胞浸润较少。Leisha A Emens等发现针对T细胞的免疫治疗在三阴性乳腺癌中有效率较低，在10%左右。

三、乳腺癌B细胞研究的现状

B淋巴细胞简称B细胞，是由骨髓分化发育而来、定植于全身淋巴器官的淋巴细胞，是T细胞以外另一种参与适应性免疫的重要淋巴细胞。在受到相应抗原刺激后，B细胞迅速增殖分化产生浆细胞，通过产生IgG、IgA、IgM、IgE、IgD等不同类型抗体介导体液免疫反应，针对细菌、寄生虫、毒素、病毒/细菌感染的细胞及肿瘤细胞等发挥作用。B细胞不仅是体液免疫的主要介导者，还是一种重要的专职抗原呈递细胞，可以通过B细胞抗原受体（B cell receptor，BCR）识别抗原后内吞加工，MHC-Ⅰ类分子将抗原呈递给CD4$^+$T细胞。此外，B细胞还能通过分泌IL-10等发挥免疫调节作用。

在肿瘤免疫中，B细胞与T细胞相比是一类相对次要的细胞。根据其亚型不同，肿瘤浸润B细胞可以通过产生抗体、免疫调节等方式发挥促肿瘤/抗肿瘤的双向作用。乳腺癌领域，多项研究认为乳腺癌浸润B细胞与更好的患者预后相关。另有研究认为B细胞与乳腺癌患者接受治疗后更佳的疗效相关。在以上相关性研究的基础上，2020年的*Cell*杂志发表的论著更进一步，从机制上阐释了不同B细胞亚群在新辅助化疗反应中发挥的双向作用，认为ICOSL$^+$B细胞发挥了促进抗肿瘤免疫作用，CD55$^+$B细胞则发挥了反向作用。除浸润于乳腺肿瘤中发挥作用外，B细胞还存在于乳腺癌引流淋巴结中，通过分泌病理性抗体发挥促乳腺癌淋巴结转移的负面效应。

四、乳腺癌MDSC研究的现状

骨髓来源的抑制性细胞（myeloid-derived suppressor cell，MDSC）是髓系细胞在病理条件下异常分化的产物，包括髓系细胞前体、未成熟的粒细胞、单核细胞和DC。小鼠的MDSC表型为Gr-1$^+$CD11b$^+$，根据其与Gr-1分子中不同表位（Ly6G、Ly6C）的抗体结合特异性不同分为两个亚群：单核细胞样的MDSC亚群（CD11b$^+$Ly6G$^-$Ly6Chi）和粒细胞样的MDSC亚群（CD11b$^+$Ly6G$^+$Ly6Clow）。人的MDSC只有一群（Lin-HLA-DR-CD33$^+$CD11b$^+$）。MDSC能够抑制T淋巴细胞、NK细胞、B细胞等多个免疫细胞群体，被认为具有促进肿瘤相关免疫抑制的作用。MDSC不仅涉及癌症，还涉及慢性炎症、感染、自身免疫性疾病、创伤和移植物抗宿主病等疾病的免疫调节的各个方面。

在乳腺癌患者中，MDSC在血液、骨髓和次级淋巴器官中积累，表达水平升高，这些细胞的循环水平已被证明与临床分期、转移负担和化疗耐药性相关。在乳腺癌中，MDSC被激活并引起免疫抑制的机制研究是一大热点。Weber R的研究指出癌细胞源性IL-6激活MDSC中的STAT3通路促进乳腺癌的侵袭和转移。YU F的研究指出CXCL5/CXCR2轴促进了MDSC迁移，并且抗GM-CSF抗体可以中和CXCL5诱导的MDSC积累。考虑到乳腺癌中MDSC的高水平与临床分期和预后不良相关，靶向MDSC被认为是乳腺癌治疗领域一个有前景的研究方向。靶向MDSC的药物包括抗体、适配体和拮抗剂，它们抑制MDSC的募集，耗尽MDSC并调节MDSC的极化和分化等。此外，降低MDSC功能产物水平的治疗也可能是一种有效的策略，Li P的研究指出1-甲基-L-色氨酸（1-MT）能抑制MDSC产生的IDO，抑制MDSC对T细胞的抑制作用，有助于促进乳腺癌的治疗。

五、乳腺癌巨噬细胞研究的现状

巨噬细胞（macrophage）是最重要的天然免疫细胞之一。传统观点认为巨噬细胞可分为两种极化类型：炎症型（M1）和抗炎型（M2），这种特征决定了巨噬细胞在组织损伤、再生与修复、肿瘤发生及发展中具有复杂的功能和多变的特点。根据其在调控炎症微环境中扮演的作用，研究通常认为M1巨噬细胞属于抗瘤巨噬细胞，其能够通过直接分泌抗瘤因子或者招募细胞毒性T细胞（cytotoxic T lymphocytes，CTLs）发挥抗肿瘤作用；与之相反，虽然M2巨噬细胞在正常的组织修复过程中一般是促进组织再生，发挥积极的作用，但在肿瘤微环境中，M2巨噬细胞往往会释放抗炎因子、招募调节性T细胞（Treg）和Th2 T细胞，形成免疫抑制微环境，同时促进血管生成、诱导细胞外基质（extracellular matrix，ECM）重构等，进而促进肿瘤的进展。值得我们注意的是，M2和肿瘤相关巨噬细胞（tumor-associated macrophage，TAM）不能直接画等号，研究表明TAM与M2具有极高的相似性，但是TAM在表达谱等方面有时也会与M1重叠，因此，TAM在肿瘤微环境的复杂调控下，不能简单归为M1或M2，通过单细胞测序技术结合流式细胞学对TAM进行亚群和功能分类，研究具体亚群对肿瘤发生、发展的调控作用更为合理。

在乳腺癌中，肿瘤细胞和TAM的相互作用一直是研究热点，也是临床药物开发的重要靶点。癌巢中的TAM具有显著的异质性，与乳腺癌较短的OS和PFS相关，尤其是位于基质和瘤体内的巨噬细胞具有更高的诊断价值。不仅如此，具有不同标志物的巨噬细胞对乳腺癌的进展也可能存在不同机制，$CD68^+$巨噬细胞与瘤体大小和淋巴结转移相关，$CD163^+$巨噬细胞则与血管化、淋巴结转移和分子分型相关，提示TAM的异质性对肿瘤不同方面的调控作用具有各自的侧重性。

肿瘤细胞或基质细胞会通过释放CCL2、CCL5、M-CSF等趋化因子募集单核/巨噬细胞进入到肿瘤，临床上也发现CCL2、CCL5与乳腺癌进展和预后较差呈正相关。反之，TAM也可以通过直接或者间接作用调控乳腺癌的进展。研究表明，TAM可以通过释放CCL2、白细胞介素、TNF-α等生长因子和炎症介质促进肿瘤细胞增殖，同时TAM会释放M2巨噬细胞表达的一些因子，如CCL18、CXCL1等，促进肿瘤细胞的迁移和ECM重构。同时，TAM也会通过改造肿瘤微环境间接影响肿瘤的进展，目前研究比较深入的是对血管化和T细胞功能的调控。TAM会通过分泌经典的血管生成因子（angiogenic factor）及VEGF、MMP9、TGF-β家族成员等促进肿瘤血管化的发生。在调控T细胞方面，TAM会通过CCL22和CCL20募集Treg细胞，形成瘤体内的免疫抑制微环境。

研究发现，不同分子分型的乳腺癌中，TAM的特点也存在差异。三阴性乳腺癌瘤体中巨噬细胞占比较高，原因可能是促进TAM表达CCL2引起巨噬细胞的浸润，而ER阳性乳腺癌中虽然巨噬细胞总比例较低，但M2样的TAM比重更高，主要表达CXCL10、IL-3、TGF-β等炎症因子。

从治疗层面来看，目前针对TAM的治疗靶点包括趋化因子系统，如CCL家族、CXCL家族；代谢途径包括缺氧代谢、糖代谢、脂肪酸代谢及外泌体途径。

总之，TAM在表达谱和分子分型上均有显著异质性，不同亚群在调控肿瘤发生、发展时的功能也具有显著差异，详细解析TAM的异质性对于精准治疗的研发十分重要。

六、乳腺癌脂肪细胞研究的现状

乳房中90%以上是脂肪组织，脂肪细胞是乳腺最主要的基质细胞。乳腺主要由两种组织结构组成——上皮细胞区（主要是腺体组织）和结缔组织区（主要是脂肪），而脂肪组织具有活跃的分泌行为，与肥胖等代谢波动也密切相关，因此脂肪细胞在乳腺癌发生、发展中的作用一直都是乳腺癌肿瘤微环境的研究重点。

与巨噬细胞类似，肿瘤微环境中的脂肪细胞也与正常的脂肪细胞存在明显差异，因此被称为肿瘤相关脂肪细胞（tumor-associated adipocytes，CAA）。体外研究发现，CAA 体积变小、形状不规则、脂质含量减少，脂肪细胞分化标志物，如抵抗素、脂联素、FABP4 等表达降低。同时，CAA 开始表现出脂肪前提细胞的基因标志物，出现去分化表型，获得增殖能力。一些趋化因子和炎症因子，包括 CCL2、CCL5、IL-6、TNF-α 等表达显著增高，提示 CAA 在调控肿瘤微环境方面发挥了关键作用。

Wnt 通路是 CAA 和肿瘤细胞相互作用的重要通路之一，在乳腺癌环境中，激活 Wnt 信号可以导致脂肪细胞去分化，其中尤以 Wnt3A 和 Wnt5A 最重要。Wnt3A 可以上调多种去分化标志物，如 Pref-1 和 GATA2 的表达，诱导脂肪细胞表达成纤维细胞表型；而 Wnt5A 会激活 PPARγ 和 C/EBPα，导致去分化表型。

细胞因子是 CAA 调控肿瘤微环境的重要途径，与正常脂肪细胞相比，CAA 的功能失调，其分泌物更易促进肿瘤恶化表型的形成。瘦素是脂肪细胞的重要分泌因子，瘦素血清水平增高与乳腺癌危险程度、侵袭性和较差的预后呈正相关。同时瘦素高表达可能促进乳腺癌细胞的增殖和转移。IL-6 和 CAA 的表型密切相关，其可以通过经典的 IL-6/STAT3 信号通路促进肿瘤发生，与肿瘤恶性程度相关。与此相反，CAA 中脂联素表达明显降低，而研究发现脂联素可以通过抑制 PI3K/Akt 通路抑制肿瘤细胞的增殖和迁移，具有抗癌效应。

代谢重编程是 CAA 的另一个显著特点，在肿瘤微环境中，CAA 会释放游离脂肪酸（free fatty acid，FFA）。FAT/CD36、FATP/SLC27A 和 LDLR 等通路调控了肿瘤细胞摄入 FFA。在肿瘤摄入 FFA 后，会通过代谢重编程、表观遗传修饰和 ROS 等途径调控肿瘤的自身生长，与预后较差密切相关。除了游离脂质分子的摄入，目前发现代谢小分子还可以通过外泌体途径进行运输。CAA 来源的外泌体代谢物组成成分十分复杂，包括胆固醇、鞘磷脂等，同时还会输送谷氨酰胺等氨基酸。

除了直接调控肿瘤细胞，CAA 还可以通过重构免疫微环境间接影响肿瘤的发展。研究表明脂肪细胞可通过释放 CCL 家族、白细胞介素家族、VEGF、血清淀粉样蛋白 A（serum amyloid A，SAA）等调控免疫微环境。CAA 可以通过分泌 IL-8 募集中性粒细胞，促进其分化，引起乳腺癌转移。而通过 FFA 可以诱导 TAM 表达抗炎和免疫抑制表型，抑制 NK 细胞和树突状细胞（dendritic cell，DC）的功能。

肥胖是乳腺癌的高危因素，也对脂肪细胞的表型有重要调控作用。研究表明肥胖患者来源的脂肪细胞会促进乳腺癌细胞的增殖和侵袭。研究认为其可能通过诱导乳腺癌细胞发生上皮间质化（epithelial-mesenchymal transition，EMT）有关，肥胖患者来源的脂肪细胞会促使 EMT 标志物、N-cadherin、forkhead box C2 等表达增高，降低 E-cadherin 的表达。

七、乳腺癌相关成纤维细胞的现状

肿瘤相关成纤维细胞（cancer associated fibroblast，CAF）作为肿瘤微环境中最丰富的重要组成部分，近年来越来越多地受到人们的关注。乳腺癌中的 CAF 由几种不同的细胞转变而来，并表现出明显的异质性。CAF 可以向肿瘤微环境中释放细胞因子、外泌体和营养物质，还可以重塑细胞外基质并抑制免疫细胞功能，从而促进乳腺癌的进展。同时 CAF 在肿瘤组织中的特异性分布及其独特的标志蛋白也使其成为良好的治疗靶标。靶向 CAF 及相关信号通路的药物已经在研发并取得了一定进展。

乳腺癌 CAF 的常用标志蛋白包括 α 平滑肌肌动蛋白（alpha smooth muscle actin，α-SMA）、波形蛋白

（vimentin）、成纤维细胞特异性蛋白 1（fibroblast specific protein-1，FSP1）、成纤维细胞激活蛋白 α（fibroblast activation protein alpha，FAPα）、血小板源性生长因子受体（platelet-derived growth factor receptor，PDGFR）α、PDGFRβ、小窝蛋白 -1（caveolin-1）和平足蛋白（podoplanin，PDPN）等，其他标志物包括腱糖蛋白 -C（tenascin-C）、结蛋白（desmin）、CD10 及 G 蛋白偶联受体（G protein-coupled receptor，GPCR）等。需要注意的是，由于 CAF 存在巨大的异质性，目前尚没有能够特异性标记所有 CAF 的理想标志蛋白。不同分子分型和组织学分型的乳腺癌中，CAF 均表现出显著的异质性。此外，在同一个肿瘤的不同区域及同型肿瘤的不同进展阶段，CAF 也表现出明显的区别。由于存在着巨大异质性，CAF 被分为了不同的亚型，而不同亚型的 CAF 在功能上互相配合，共同促进肿瘤的进展。

由于缺乏特异性的标志蛋白，对 CAF 的溯源研究也面临着诸多难题。目前的证据表明，乳腺癌 CAF 有多种细胞来源，而乳腺组织中固有正常成纤维细胞（normal fibroblast，NF）是 CAF 的主要来源。C-X-C 模体趋化因子配体（C-X-C motif chemokine ligand，CXCL）12、转化生长因子 -β（transforming growth factor-β，TGF-β）、Wnt7A、血小板源性生长因子（platelet-derived growth factor，PDGF）、骨桥蛋白（osteopontin，OPN）等细胞因子，以及 miRNA、化疗刺激及与乳腺癌细胞共培养等可以将 NF 转化为表达不同标志蛋白的 CAF。骨髓来源的成纤维细胞被招募至肿瘤微环境中，成为 α-SMA+/PDGFRα– 的 CAF。肿瘤细胞来源的外泌体和 TGF-β 将间充质干细胞（mesenchymal stem cell，MSC）转化为 α-SMA+ 的 CAF；骨髓来源的 MSC 在肿瘤微环境中成为 FSP1+/FAP+ 的 CAF；而 OPN 则将 MSC 转化为 α-SMA+/vimentin+/FSP1+ 的 CAF。脂肪细胞可以被 Wnt3A 转化为 FSP1+/α-SMA–/FAP– 的 CAF。周细胞可以转变为表达血管调节基因的 CAF。表达不同标志蛋白的 CAF 可以通过分泌细胞因子、产生外泌体、释放营养物质、重塑细胞外基质、抑制免疫细胞功能及促进血管生成等方式改变肿瘤微环境并影响肿瘤细胞的生物学行为。

第二节　乳腺癌微环境研究的争议

一、乳腺癌 T 细胞研究的争议

虽然 T 细胞是在抗肿瘤免疫中发挥效应的主要细胞，而乳腺肿瘤中 T 细胞浸润较少可能限制了 T 细胞作为免疫治疗靶点的价值，故对于乳腺癌免疫治疗的策略仍然存在争议。一项利用自身抗原特异性的肿瘤浸润淋巴细胞（tumor infiltrating lymphocyle，TIL）体外扩增后体内回输治疗晚期乳腺癌的临床研究展现了较好的结果，能够带来客观缓解。TONIC 临床研究结果提示，针对乳腺癌的免疫治疗，需要某种联合治疗措施来促进免疫治疗疗效，这可能和联合治疗后乳腺肿瘤抗原释放、肿瘤内 T 细胞浸润增多有关。

二、乳腺癌 B 细胞研究的争议

由于其分泌抗体至胞外执行体液免疫的特性，B 细胞在抗肿瘤免疫中受到的关注远不如执行细胞免疫的 T 细胞多，对于其发挥的功能和相关机制仍知之甚少。不同的研究得出了 B 细胞抗肿瘤 / 促肿瘤的截然不同的结论，随着研究的深入，目前可以达成的共识是应根据 B 细胞的不同亚群探讨其各自对肿瘤免疫的不同作用。但关于亚群划分方式仍众说纷纭，目前存在按分泌抗体的 Ig 类型划分、按表面分子划分、按细胞因子分泌特性进行功能分群等不同观点。此外，肿瘤浸润B细胞、引流淋巴结B细胞似乎在肿瘤生长、转移中分别发挥了截然不同的作用，最终将对乳腺癌预后产生何种影响尚不明确。

三、乳腺癌NK细胞研究的争议

目前，关于NK细胞在乳腺癌的研究和治疗中还存在着很多挑战，包括乳腺癌肿瘤微环境对NK细胞的影响、NK细胞过继免疫疗法的安全性、患者使用NK细胞抑制性受体阻断剂的有效性及安全性等。

四、乳腺癌MDSC研究的争议

临床前和临床研究已经报道了靶向MDSC药物治疗乳腺癌的有效性，但仍然面临争议。尽管高维单细胞分析通常在精炼细胞类型定义方面有很大希望，但由于MDSC本身具有复杂多样的亚型，目前仍然缺乏MDSC独特的标志物，仍然需要进一步的研究来确定肿瘤组织或癌症患者外周血中MDSC表达的特定分子。

五、乳腺癌巨噬细胞研究的争议

TAM具有显著异质性，且根据肿瘤分子分型的不同，TAM的促瘤机制也存在差异，这可能是导致临床及临床前的一些抗肿瘤疗法疗效不稳定的潜在因素之一。目前对于不同乳腺癌分子分型中TAM的分布、异质性、代谢状态的研究还不够深入，影响了精准医学治疗手段的研发，如何进行高通量筛查，依据不同乳腺癌分子分型，以及同种分子分型中不同恶性程度、转移状态及对治疗的不同反应分别精准分析TAM的细胞亚群及表达谱和功能是至关重要的科学问题。

六、乳腺癌脂肪细胞研究的争议

脂肪细胞对肿瘤的调控十分复杂，涉及对肿瘤细胞的直接调控、对免疫细胞的调控，涉及代谢微环境、免疫微环境等多种微环境的改变，同时脂肪细胞还与肥胖等乳腺癌高危的特殊因素密切相关，因此，脂肪细胞调控肿瘤的发生、发展机制尚未完全了解清楚。同时，脂肪细胞与脂肪前体细胞是否具有相同的变化也是需要进一步深入研究的方向。

七、肿瘤相关成纤维细胞研究的争议

CAF在促进乳腺癌进展的同时也为我们提供了良好的治疗靶点，对乳腺癌的治疗来说既是挑战也是机遇。但要真正将靶向CAF的治疗策略应用于临床，还有许多困难需要克服。CAF在时间（随疾病进展）、空间（肿瘤内部不同位置）及个体之间的异质性给针对CAF的靶向治疗增加了难度。在体外研究中，CAF生长环境和生长方式的变化及CAF的衰老都可能使其表型与在体内有巨大差异。

第三节　乳腺癌微环境研究的未来之问

一、乳腺癌T细胞研究的未来之问

未来，乳腺肿瘤的免疫治疗很有可能成为辅助治疗中非常重要的手段，但仍需探索增强其治疗效果的方法，如联合治疗等。为了解决这一难题，越来越多的创新研究被开展。乳腺肿瘤中的微生物代谢产物具有影响

免疫治疗效果的作用，并可能成为一种干预措施。有研究报道，小鼠乳腺肿瘤中的乳酸所形成的免疫抑制微环境为限制乳腺肿瘤免疫治疗有效性的关键因素。乳腺肿瘤的免疫治疗，一方面需关注增强T细胞的抗肿瘤作用；另一方面也许需要结合抑制肿瘤细胞生物学行为的治疗，可能对免疫治疗的展开提供可能性。

二、乳腺癌B细胞研究的未来之问

过去很长时间里B细胞在肿瘤中发挥的作用研究几乎是一片空白，但近10年来肿瘤免疫领域B细胞相关的高水平研究大量涌现，B细胞与各类肿瘤的关系也在被逐渐揭开。乳腺癌浸润B细胞应该如何分群？各亚群的功能分别如何？引流淋巴结B细胞与肿瘤浸润B细胞之间是否存在关联？在肿瘤原位生长、淋巴结转移中的作用分别该如何解读？在T细胞相关免疫治疗迅速发展的今天，B细胞是否具备作为新免疫治疗靶点的潜力？这些问题都亟待更多高水平研究给出答案。

三、乳腺癌T细胞研究的未来之问

基于NK细胞的肿瘤治疗方案在肿瘤治疗，特别是转移性乳腺癌的治疗中将发挥不可忽视的作用，也会为越来越多的癌症患者带去希望，将成为目前和未来研究的焦点。

四、乳腺癌MDSC研究的未来之问

未来，得益于新兴的高维度分析方法的发展和普及，如CyTOF、scRNA-seq、ATAC-seq、代谢组学及其他多组学技术，对于MDSC的分类与标记必将进一步深入，并有望将特定的免疫抑制功能与精细的MDSC分群进行相互联系，针对乳腺癌的不同亚型和分期使用不同的药物靶向MDSC，从而实现精准而有效的治疗。

五、乳腺癌巨噬细胞研究的未来之问

单细胞测序、空间转录组、空间代谢组等高通量与精细化研究结合的技术手段的研发，为后续研究TAM在不同分子分型，以及恶性程度不同的乳腺癌中的异质性创造了可行条件。依据TAM的异质性如何根据患者的不同病理状态开发针对性的抗瘤疗法是未来临床和临床前研究值得深究的问题。

六、乳腺癌脂肪细胞研究的未来之问

在未来研究中，多组学研究对脂肪细胞参与乳腺癌发生、发展的机制探索十分关键，代谢组学、蛋白质组学结合空间转录组和单细胞测序的联合使用有利于了解脂肪细胞的异质性及不同亚群脂肪细胞在乳腺癌中的精细化调控。同时，外泌体作为脂肪细胞积极参与周围微环境调控的重要信号媒介，其代谢成分和蛋白组分的研究也为乳腺癌局部浸润和远处转移提供了新的研究思路。

七、肿瘤相关成纤维细胞的未来之问

随着单细胞测序和新型体外培养平台等研究技术不断革新，进一步将CAF分解为与调节性T细胞介导的免疫抑制和免疫治疗耐药相关的免疫抑制细胞的8种状态，或识别炎性样和肌成纤维样的5种CAF状态或更为精细的亚型，这些抗CAF靶向治疗的相关研究必将给乳腺癌患者带来新的福音。

陈策实　郑亚兵　齐晓伟　周济春　康夏　黄圆
张子文　田浩　李召卿　胡邓迪　王林波　罗名鹏　林茜茜

致敬未来的科学问题

1. 如何有效地整合和标准化来自不同实验室和平台的乳腺癌多组学数据？
2. 如何建立合适的数据共享政策和框架，以促进全球范围内的数据共享和协作？
3. 如何有效地整合不同组学维度的数据，如基因组、转录组、表观组等，以揭示乳腺癌的全貌和复杂性？
4. 除了已知的组学维度，是否存在其他尚未被充分研究和应用的新组学维度可用于乳腺癌研究？
5. 如何通过多组学研究找到乳腺癌最关键的驱动因子，为个体化治疗提供精准指导？
6. 如何将乳腺癌多组学发现转化为创新药物研发和临床应用，以提供更有效和个性化的治疗选择？

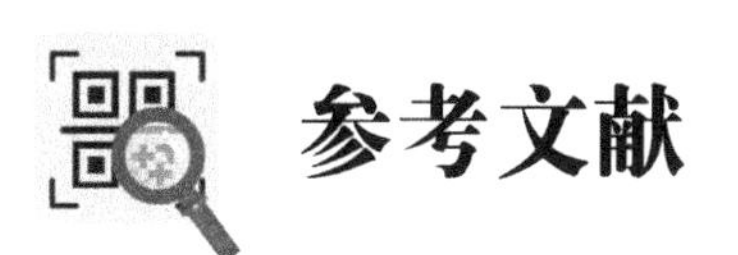

参考文献扫码查看

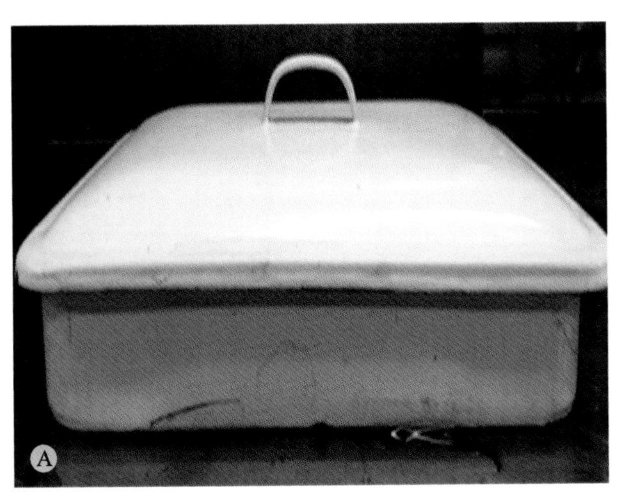

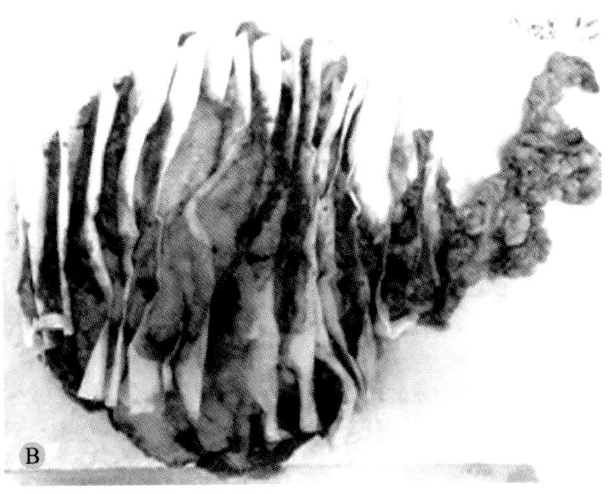

A. 标本固定的容器，需保证固定液量与所浸泡组织的比例足够；B. 固定时将标本每隔 0.5 ～ 1 cm 切开，在组织间嵌入滤纸。

彩插 1　组织标本固定

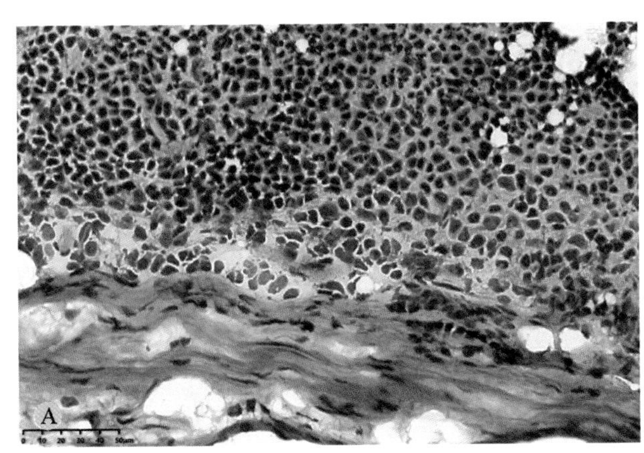

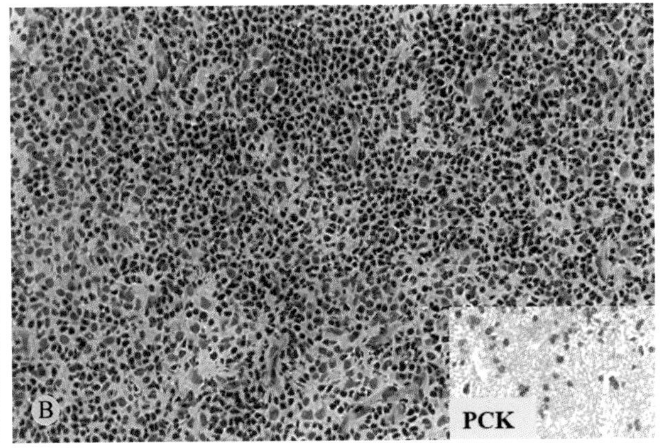

A 和 B 均为前哨淋巴结浸润小叶癌转移。放大倍数：A 为 40×；B 为 20×，PCK（1+）。

彩插 2　术中冰冻诊断前哨淋巴结转移

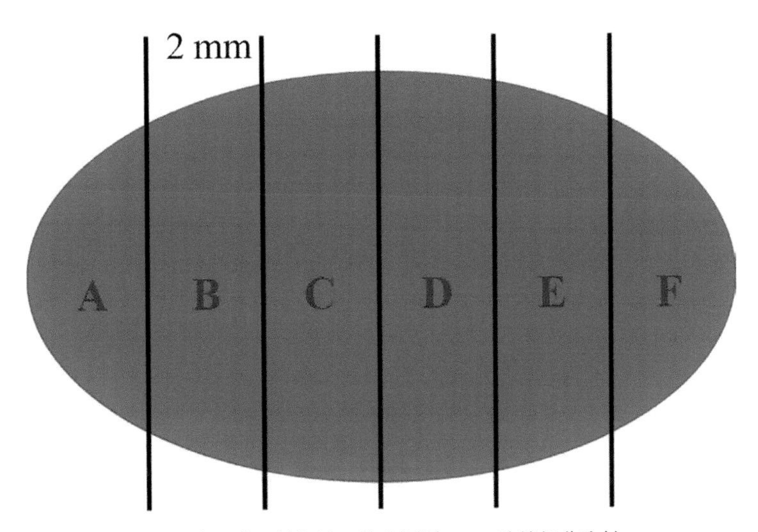

垂直于淋巴结长轴，依次间隔 2 mm 连续切分取材。

彩插 3　淋巴结病理规范取材

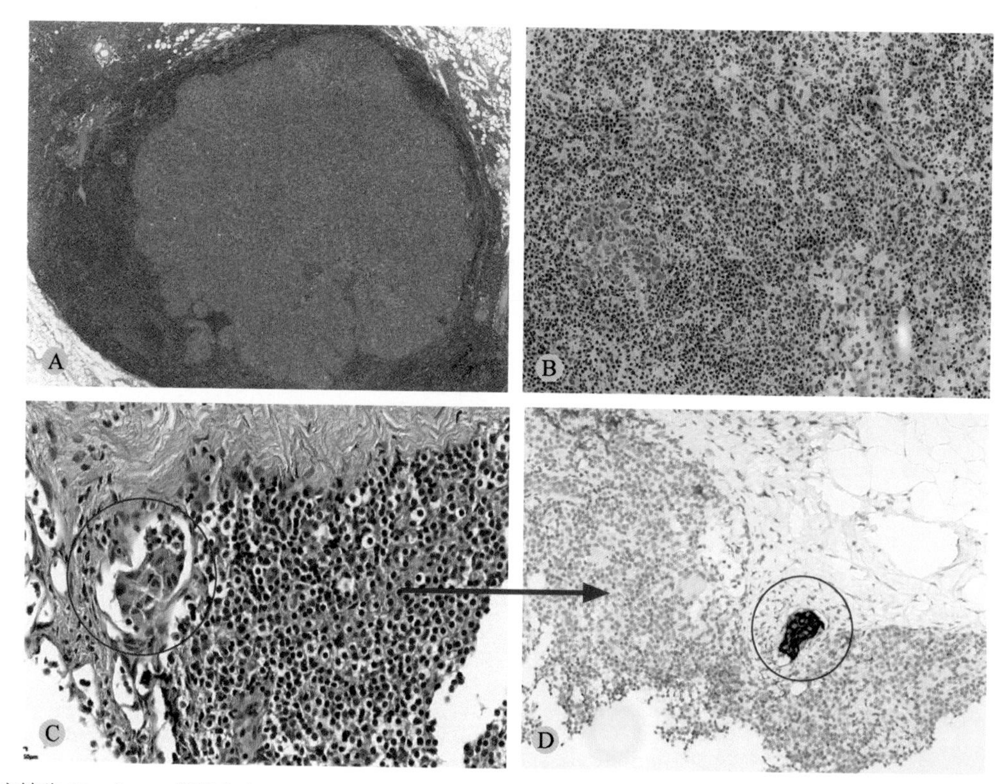

A. 宏转移（2×）；B. 微转移（20×）；C 和 D 红色圈内为同一病例同一区域，均为孤立肿瘤细胞：C. HE 染色（40×）；D.CK 染色（20×）。

彩插 4　前哨淋巴结转移灶类型

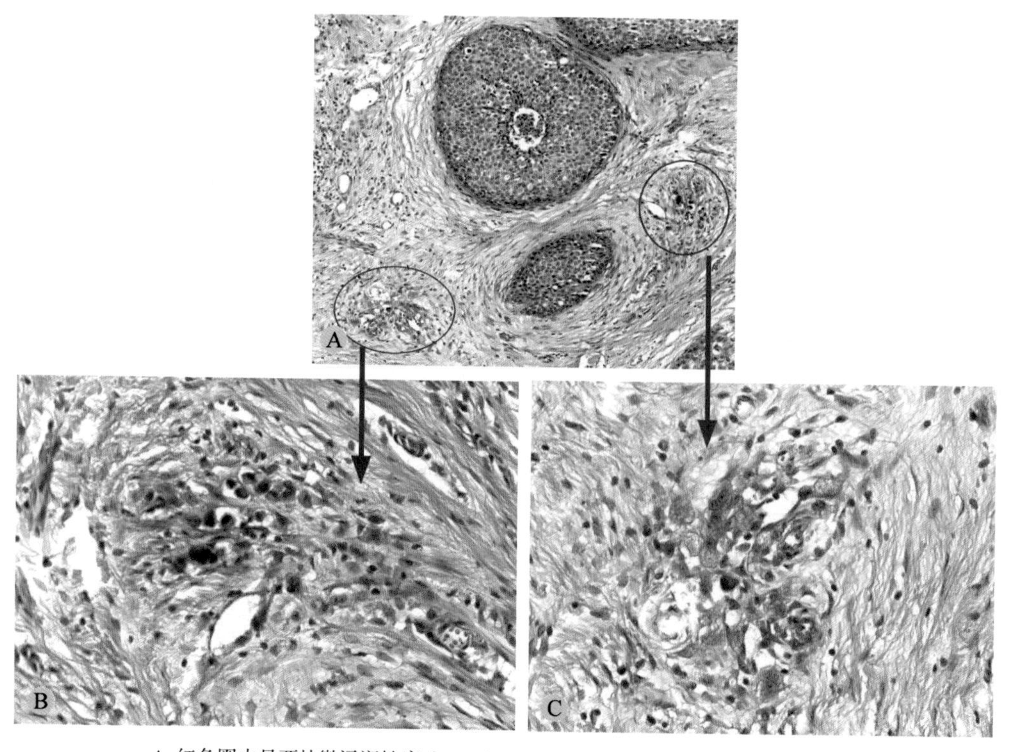

A. 红色圈内见两灶微浸润性癌（10×）；B 和 C 分别为两处微浸润性癌（40×）。

彩插 5　原位癌伴微浸润性癌

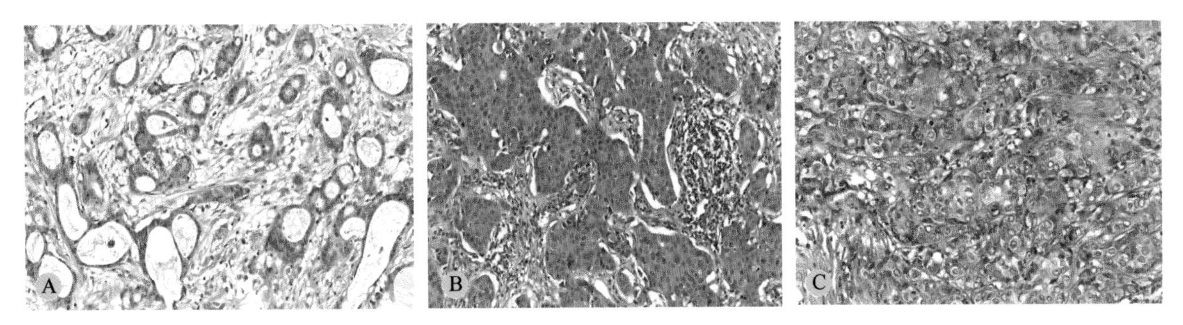

A. 组织学分级为Ⅰ级（20×）；B. 组织学分级为Ⅱ级（20×）；C. 组织学分级为Ⅲ级（20×）。

彩插 6　组织学分级

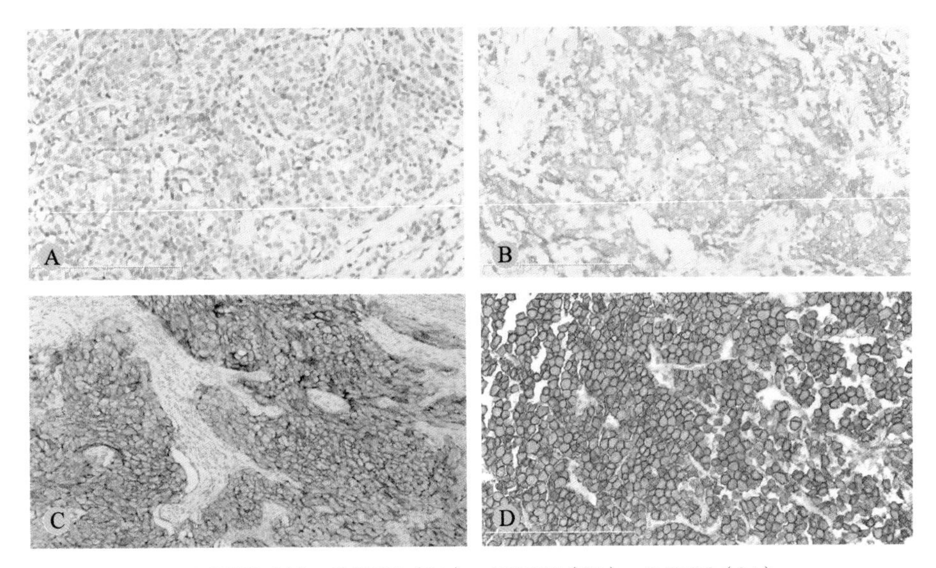

A.HER2（0）；B.HER2（1+）；C.HER2（2+）；D.HER2（3+）。

彩插 7　HER2 的 IHC 判读

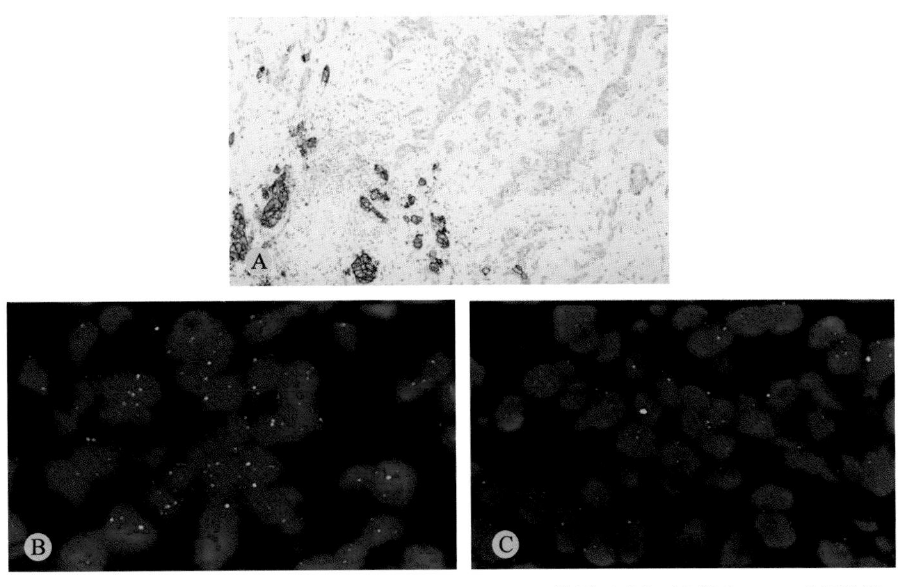

A.IHC 显示左下角肿瘤 HER2（3+）与右上角肿瘤 HER2（1+）；B.FISH 检测显示左下角肿瘤 *HER2* 基因扩增；C.FISH 检测显示右上角肿瘤 *HER2* 基因未扩增。

彩插 8　IHC 及 FISH 中 HER2 的异质性表达

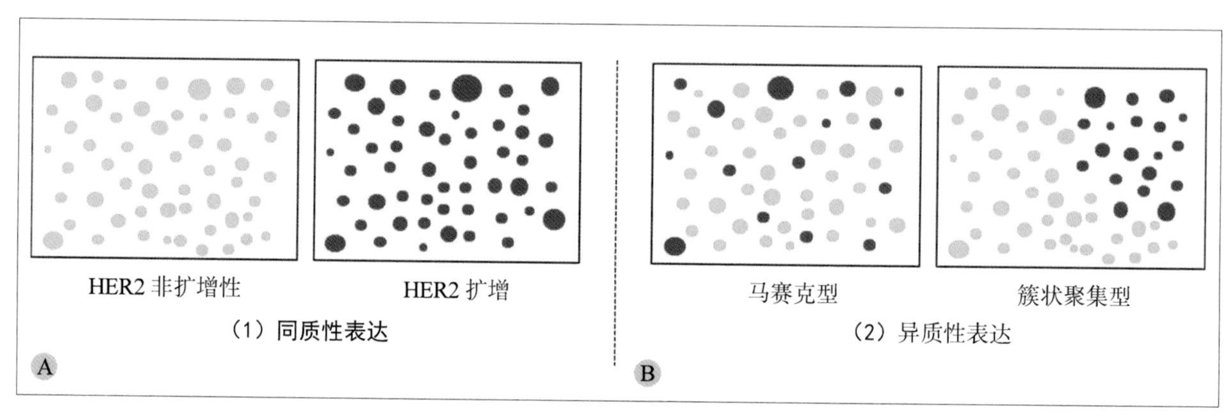

A.HER2 同质性表达（HER2 扩增与非扩增）；B.HER2 异质性表达（马赛克型和簇状聚集性）。

彩插 9　HER2 同质性表达和异质性表达模式

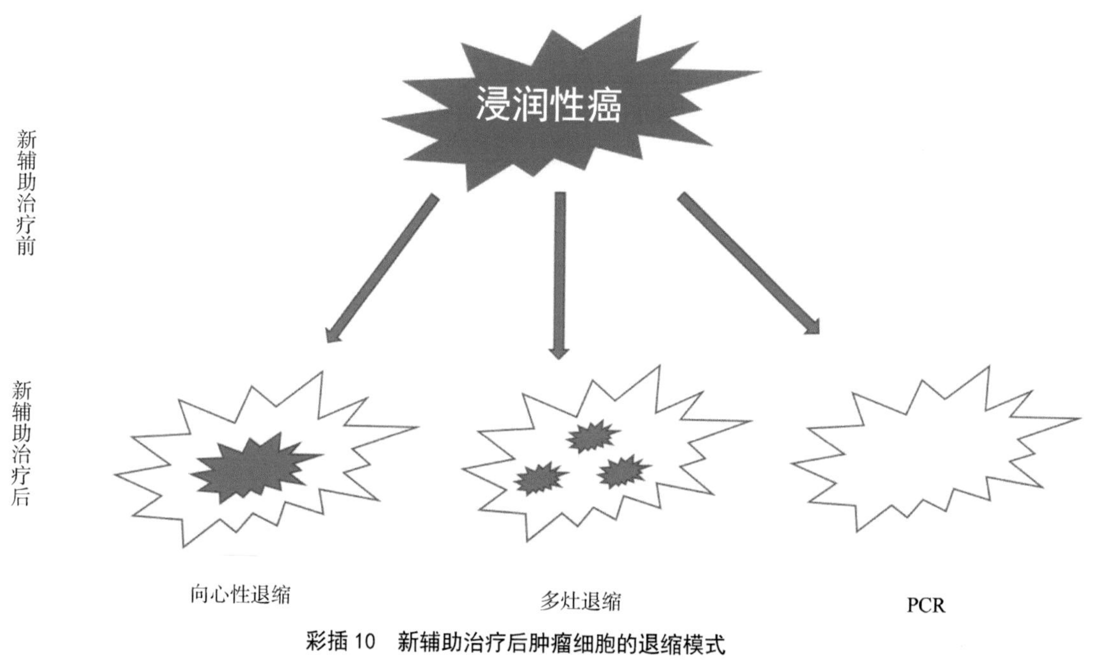

彩插 10　新辅助治疗后肿瘤细胞的退缩模式

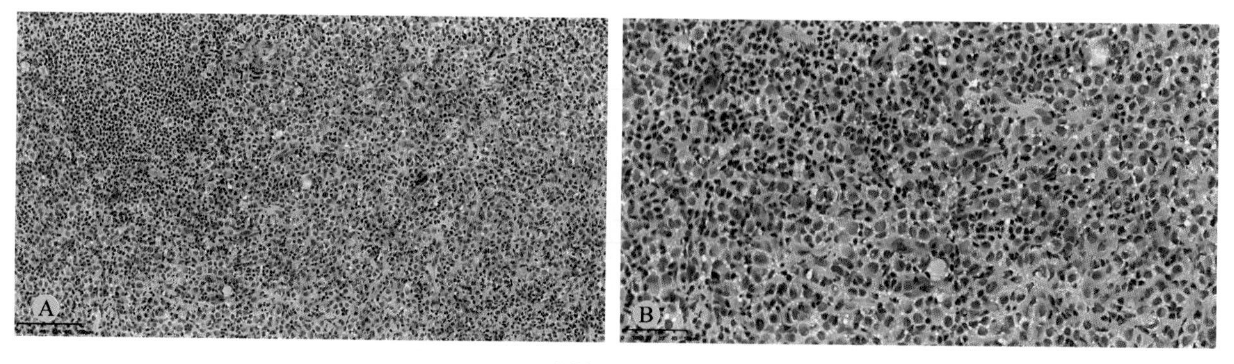

A.20×；B.40×。

彩插 11　冰冻切片前哨淋巴结转移（宏转移）

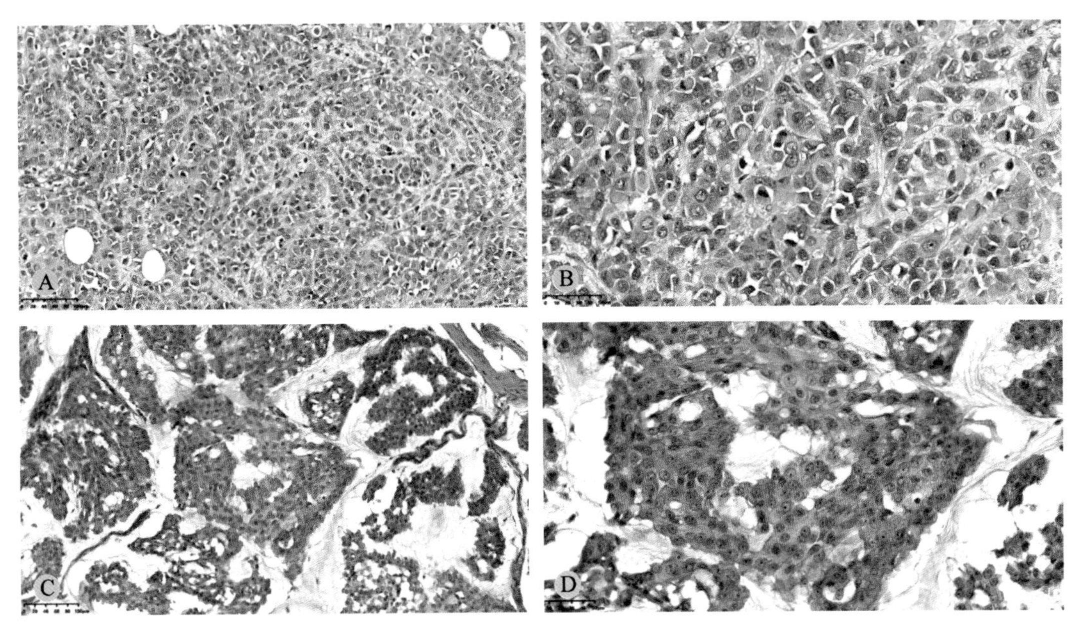

A 和 B 为浸润性多形性小叶癌，组织学分级为 3 级；A 放大倍数为 20×，B 放大倍数为 40×；
C 和 D 为黏液癌，组织学分级为 2 级；C 放大倍数为 20×，D 放大倍数为 40×。

彩插 12　特殊类型浸润性乳腺癌组织学分级

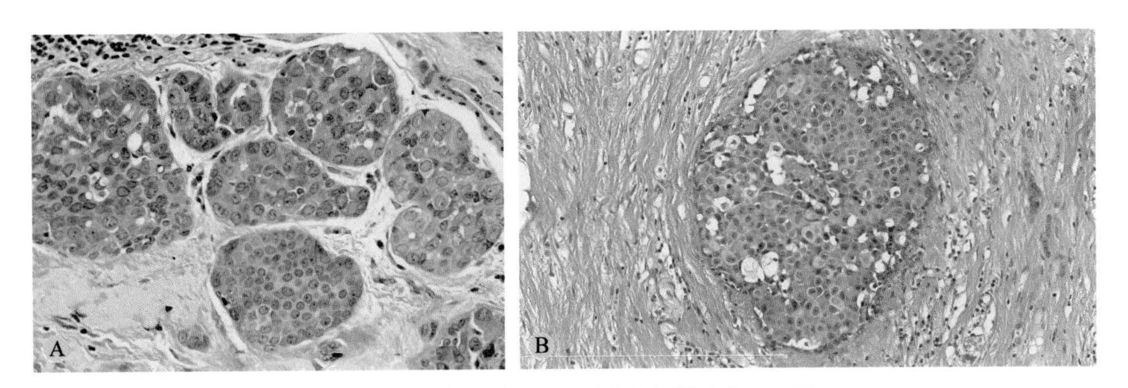

A. 经典型小叶原位癌；B. 旺炽型小叶原位癌伴中央坏死。

彩插 13　小叶原位癌

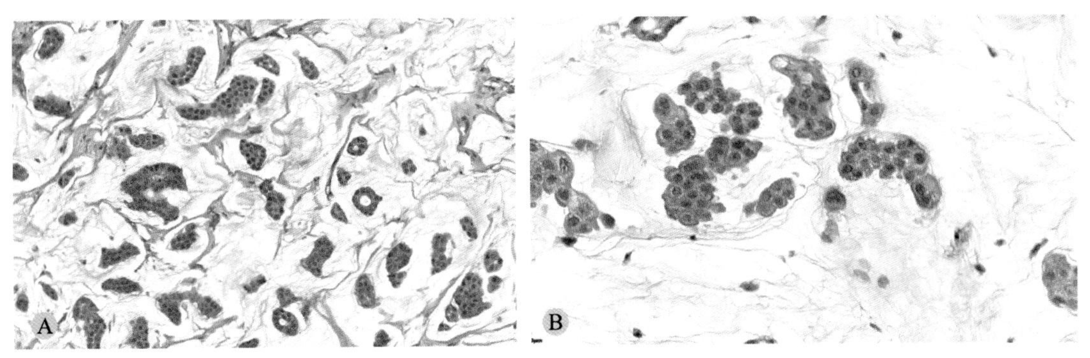

A. 微乳头型黏液癌（桑葚样、中空细胞簇、边缘锯齿状）（20×）；B. 微乳头型黏液癌（桑葚样、边缘锯齿状）（40×）。

彩插 14　微乳头型黏液癌

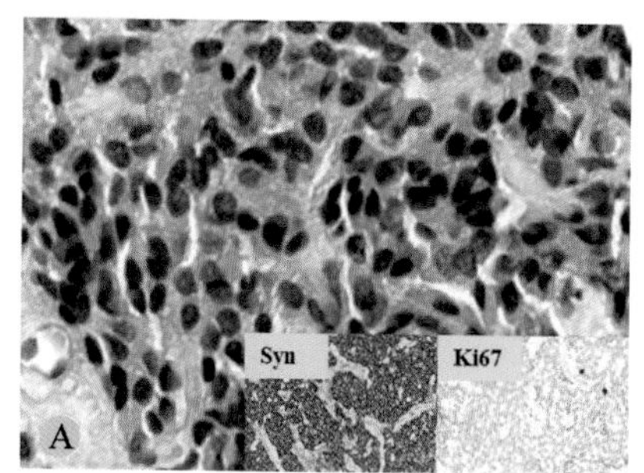

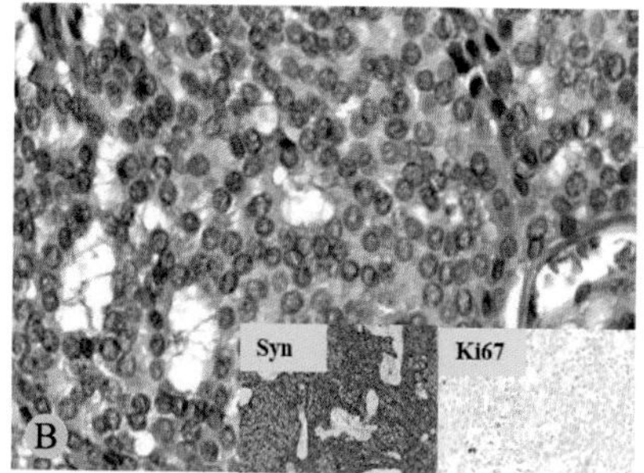

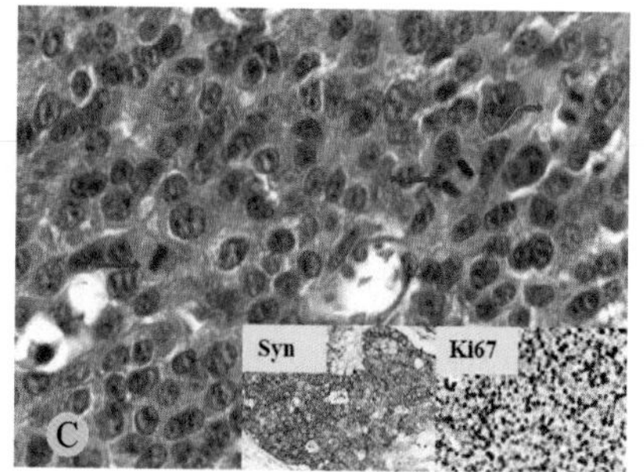

A. 神经内分泌肿瘤（G1），Syn（+），Ki-67（+，＜5%）；B. 神经内分泌肿瘤（G2），Syn（+），Ki-67（+，约 5%）；C. 神经内分泌癌（大细胞），核分裂象多见（红色箭头处），Syn（+），Ki-67（+，80%）。

彩插 15　神经内分泌肿瘤

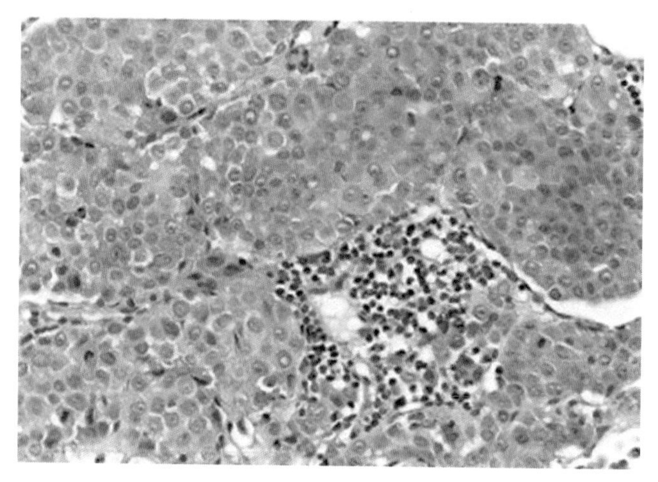

彩插 16　三阴性乳腺癌中肿瘤浸润淋巴细胞

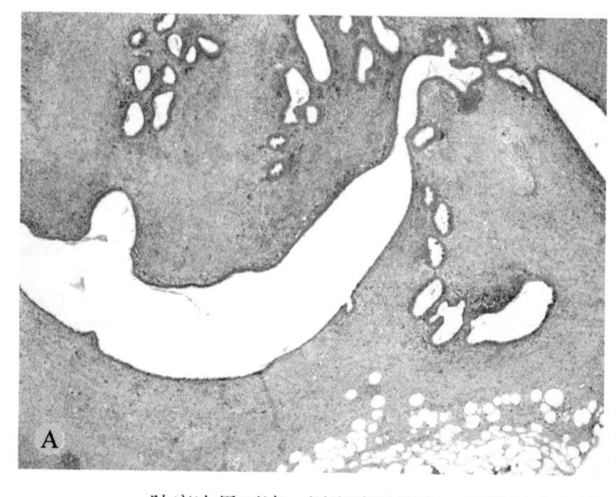

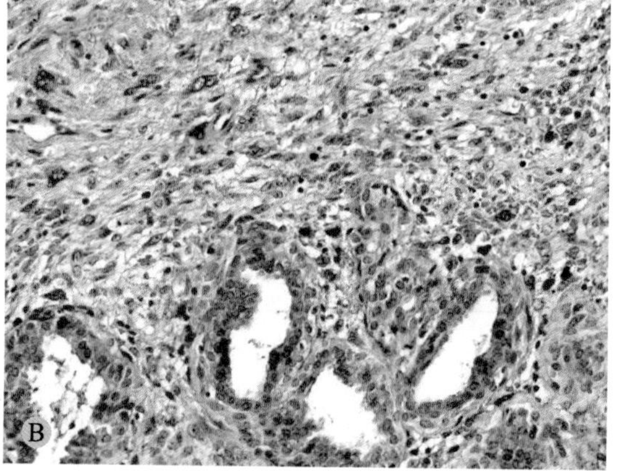

肿瘤边界不清、浸润脂肪组织，间质过度生长、富于细胞，细胞呈明显非典型性，可见核分裂象。

彩插 17　恶性叶状肿瘤